ALGIAS CRÂNIOFACIAIS

DIAGNÓSTICO E TRATAMENTO

ALGIAS CRANIOFACIAIS

DIAGNÓSTICO E TRATAMENTO

Eduardo Grossmann

2019

Editora dos Editores

CONTEÚDO ORIGINAL

SBED
SOCIEDADE BRASILEIRA PARA ESTUDO DA DOR

Editora dos Editores

ALGIAS CRANIOFACIAIS: DIAGNÓSTICO E TRATAMENTO

Eduardo Grossmann

Produção editorial: Triall Editorial Ltda

Revisão: Tânia Cotrim, Miguel Silva, Eloisa Mendes

Revisão Referências: Helena Teixeira

Diagramação: Triall Editorial Ltda.

Capa: Triall Editorial Ltda

Impresso no Brasil
Printed in Brazil
1ª impressão – 2019

ISBN: 978-85-85162-22-1

Editora dos Editores
São Paulo: Rua Marquês de Itu,408 - sala 104 – Centro.
(11) 2538-3117
Rio de Janeiro: Rua Visconde de Pirajá, 547 - sala 1121 – Ipanema.
www.editoradoseditores.com.br

Este livro foi criteriosamente selecionado e aprovado por um Editor científico da área em que se inclui. A Editora dos Editores assume o compromisso de delegar a decisão da publicação de seus livros a professores e formadores de opinião com notório saber em suas respectivas áreas de atuação profissional e acadêmica, sem a interferência de seus controladores e gestores, cujo objetivo é lhe entregar o melhor conteúdo para sua formação e atualização profissional.
Desejamos-lhe uma boa leitura!

Dados Internacionais de Catalogação na Publicação (CIP)
Angélica Ilacqua CRB-8/7057

Algias craniofaciais : diagnóstico e tratamento / editado por Eduardo Grossmann. -- São Paulo : Editora dos Editores, 2019.
844 p. : il.

Bibliografia
ISBN 978-85-85162-22-1

1. Dor 2. Neuralgia craniana 3. Dor facial 4. Neuralgia facial 5. Cefaléia I. Grossmann, Eduardo

19-1079 CDD 616.849

Índices para catálogo sistemático:

1. Dor craniofacial

Sobre o Editor

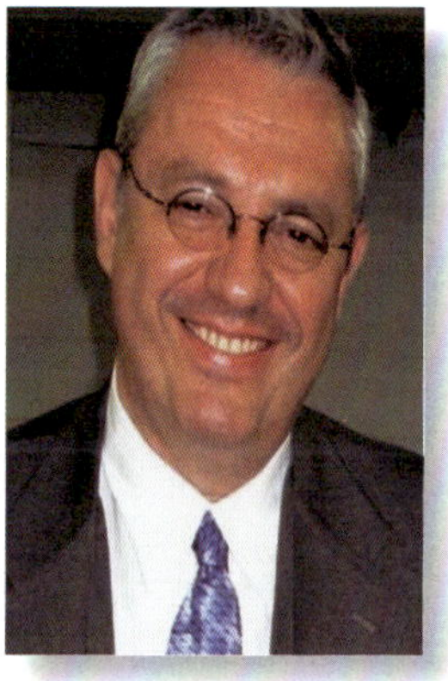

Eduardo Grossmann

- Pós-doutorado em Cirurgia e Traumatologia Bucomaxilofacial pela Universidade Estadual de Maringá (UEM);
- Professor Titular, Responsável pela Disciplina de Dor Craniofacial aplicada à Odontologia, da Universidade Federal do Rio Grande do Sul (UFRGS);
- Professor do Programa de Pós-graduação em Cirurgia da Faculdade de Medicina da Universidade Federal do Rio Grande do Sul (UFRGS);
- Presidente da Sociedade Brasileira para o Estudo da Dor (SBED);
- Diretor do Centro de Dor e Deformidade Orofacial (CENDDOR, RS).

Sobre os Colaboradores

Alan Chester Feitosa de Jesus

Neurologista, Membro Efetivo da Academia Brasileira de Neurologia (ABN). Membro Efetivo da Sociedade Brasileira de Cefaleia (SBC). Membro da Sociedade Brasileira do Estudo da Dor (SBED).

Alessandra Oliveira Teixeira

Neurologista do Hospital da Restauração, Recife – PE.

Alessandra Shenandoa Heluani

Psicóloga Clínica e Hospitalar. Especialista em Avaliação e Reabilitação Neuropsicológica pela Faculdade de Medicina da Universidade de São Paulo (FMUSP). Mestre em Ciências pela (FMUSP).

Caio Vinicius de Meira Grava Simioni

Médico Neurologista do Ambulatório de Cefaleias do Hospital das Clínicas da Faculdade de Medicina da Universidade de São Paulo (HC-FMUSP). Membro da Sociedade Brasileira de Cefaleias (SBCe). Membro Titular da Academia Brasileira de Neurologia (ABN). Médico Assistente do Departamento de Neurologia do Hospital A. C. Camargo Cancer Center.

Camila Degen Meotti

Médica Otorrinolaringologista do Hospital de Clínicas de Porto Alegre (HCPA). Mestrado em Ciências Cirúrgicas pela Universidade Federal do Rio Grande do Sul (UFRGS). *Fellowship* em Rinologia e Cirurgia da Base Anterior do Crânio pelo HCPA.

Caren Serra Bavaresco

Cirurgiã Dentista do Grupo Hospitalar Conceição (GHC). Doutora em Bioquímica pela Universidade Federal do Rio Grande do Sul (UFRGS). Pós-doutorado do Programa de Cirurgia da Faculdade de Medicina, Psicologia e Terapia Ocupacional da Universidade Federal do Rio Grande do Sul (FAMED-UFRGS). Professora do Programa de Pós-graduação em Odontologia pela Universidade Luterana do Brasil (ULBRA).

Carla Ceres Villas Miranda

Membro Efetivo da Sociedade Brasileira de Neurocirurgia (SBN), Sociedade Brasileira de Neurocirurgia Funcional (SBENF) e Sociedade Internacional de Neuromodulação (INS). Área de atuação em Dor e Neurocirurgia Funcional na região do Vale do Paraíba (São Paulo).

Celia Regina Ambiel da Silva

Professora Doutora de Fisiologia Humana do Departamento de Ciências Fisiológicas da Universidade Estadual de Maringá (UEM).

Daniel Ciampi de Andrade

Coordenador do Centro de Dor do Departamento de Neurologia da Faculdade de Medicina da Universidade de São Paulo (FMUSP). Coordenador da Residência Médica em Neurologia e Neurocirurgia. Área de atuação em Dor da Faculdade de Medicina da Universidade de São Paulo (FMUSP). Instituto do Câncer FMUSP.

Daniel de Araújo Paz

Assistente de Neurocirurgia pela Universidade Federal de São Paulo (Unifesp). Mestre pela Unifesp.

Daniela Aparecida de Godoi Gonçalves

Cirurgiã Dentista Graduada pela Faculdade de Odontologia de Araraquara (FOAr), Universidade Estadual Paulista Júlio de Mesquita Filho (Unesp). Especialista em Dor Orofacial e Disfunção Temporomandibular. Mestre em Neurologia pela Faculdade de Medicina de Ribeirão Preto – Universidade de São Paulo (FMRP-USP). Doutora em Reabilitação Oral pela Faculdade de Odontologia de Araraquara – Universidade Estadual de São Paulo (FOAr-Unesp).

Daniele Nardi Pedro

Cirurgiã Dentista no Centro de Saúde na Comunidade (CECOM) da Universidade Estadual de Campinas (Unicamp). Especialista em Periondontia pela Faculdade de Odontologia de Piracicaba – Universidade Estadual de Campinas (FOP-Unicamp).

Denise Sabbagh Haddad

Mestre e Doutora em Diagnóstico Bucal pela Faculdade de Odontologia da Universidade de São Paulo (FO-USP), com ênfase em Termografia Infravermelha. Pós-doutorado em Diagnóstico Bucal pela FOUSP, com ênfase em Termografia Infravermelha. Especialista em Disfunção Temporomandibular e Dor Orofacial (DTM/DOF). Vice-Diretora do Departamento de DTM/DOF da Associação Paulista de Cirurgiões Dentistas (APCD). Membro da Câmara Técnica de DTM/DOF do Conselho Regional de Odontologia de São Paulo (CROSP). Professora do Curso de Especialização em Termologia e Termografia Craniocervical da Faculdade de Medicina da Universidade de São Paulo (FMUSP). Cirurgiã Dentista da equipe BioPain. Membro da Associação Brasileira de Termologia (Abraterm), da Sociedade Brasileira de Disfunção Temporomandibular e Dor Orofacial (SBDOF) e da Sociedade Brasileira para o Estudo da Dor (SBED).

Dirce Maria Navas Perissinotti

Pós-doutorado pelo Departamento de Psiquiatria da Escola Paulista de Medicina da Universidade Federal de São Paulo (EPM-Unifesp). Doutora e Mestre em Ciências pelo Departamento de Neurologia da Faculdade de Medicina da Universidade de São Paulo (FMUSP). Especialista em Psicoterapias e Psicanálise, Avaliação e Reabilitação Neuropsicológica. Diretora Administrativa da Sociedade Brasileira para o Estudo da Dor (SBED).

Eliseu Becco Neto

Médico Neurocirurgião, Doutorando em Neurocirurgia pela Faculdade de Medicina da Universidade de São Paulo (FMUSP).

Fabiana Gomes de Campos

Médica, Pediatra e Oncologista Pediátrica do Departamento de Terapia Antálgica, Cirurgia Funcional e Estereotaxia, e Serviço de Cuidados Paliativos do A.C. Camargo Cancer Center, São Paulo. Área de Atuação em Medicina Paliativa pela Associação Médica Brasileira (AMB). Titular do Serviço de Cuidados Paliativos do A.C. Camargo Cancer Center.

Fernanda Dutra Santiago Bassora

Pós-doutorado pela Universidade Estadual de Campinas (Unicamp). Doutora em Ciências Médicas e Mestre em Ciências Básicas pela Universidade Estadual de Campinas (Unicamp). Biomédica e Coordenadora Científica do Centro de Estudos em Regeneração Tecidual (CERT). Diretora Financeira e Coordenadora da Sociedade Brasileira de Regeneração Tecidual (SBRET).

Fernanda Grüninger Mercante

Cirurgiã Dentista e Mestranda em Reabilitação Oral pela Faculdade de Odontologia de Araraquara – Universidade Estadual de São Paulo (FOAr-Unesp)

Flavia Pereira Fleming

Otorrinolaringologista pela Universidade do Estado do Rio de Janeiro (UERJ). Título de Especialista em Otorrinolaringolia pela Associação Brasileira de Otorinolaringologia e Cirurgia Cervicofacial da Associação Médica Brasileira (ABORL-CCF/AMB).

Gabriel Taricani Kubota

Neurologista com Especialização em Dor pelo Hospital das Clínicas da Faculdade de Medicina da USP (HC-FMUSP). Membro Titular da Academia Brasileira de Neurologia. Pós-graduando em Dor e Cefaleia pelo Departamento de Neurologia da Universidade de São Paulo (USP).

Heráclito Fernando Gurgel Barboza

Fisioterapeuta. Área de Atuação em Dor no Hospital das Clínicas da Faculdade de Medicina da Universidade de São Paulo (HC-FMUSP). Mestrando em Medicina pela Universidade Federal do Rio de Janeiro (UFRJ). Coordenador do Comitê de Dor e Movimento da Sociedade Brasileira para o Estudo da Dor (SBED).

Hong Jin Pai

Médico Especialista em Acupuntura. Graduado pela Faculdade de Medicina da Universidade de São Paulo (FMUSP). Doutor em Ciências pela FMUSP. Coordenador do Centro de Acupuntura do Centro de Dor da Neurologia do Hospital das Clínicas da Faculdade de Medicina da Universidade de São Paulo (HC-FMUSP).

Isadora Peres Klein

Mestrado em Patologia Bucal pela Faculdade de Odontologia da Universidade Federal do Rio Grande do Sul (UFRGS). Habilitação em Laserterapia pela Universidade de São Paulo (USP). Habilitação em Odontologia Hospitalar pela Associação Brasileira de Odontologia Secção Rio Grande do Sul (ABO-RS).

Joacir Graciolli Cordeiro

Professor Efetivo da Universidade Federal de Sergipe (UFS) e Neurocirurgião do Hospital Universitário da Universidade Federal do Sergipe (HU-UFS). Preceptor da Residência Médica da Fundação de Beneficência Hospital de Cirurgia (FBHC). Especialização em Dor Crônica pela Universidade de São Paulo (USP). Especialização em Cirurgia de Epilepsia e Funcional e Estereotáxica na Universidade de Freiburg, Alemanha. Títulos de Médico e de Neuro cirurgião pelo CRM de Baden-Württemberg, Alemanha. Diploma de Medicina validado nos EUA (ECFMG)

João Batista Santos Garcia

Professor Doutor da Disciplina de Anestesiologia, Dor e Cuidados Paliativos da Universidade Federal do Maranhão (UFMA). Responsável pelo Serviço de Dor e Cuidados Paliativos do Hospital Universitário da Universidade do Maranhão (UFMA) e do Hospital de Câncer do Maranhão.

João Paulo Bezerra Leite

Médico Ortopedista, Coordenador Científico do Comitê de Dor e Regeneração Tecidual da Sociedade Brasileira para o Estudo da Dor (SBED). Diretor Médico da *BIOPAIN Institute.*

Jorge Roberto Pagura

Médico Neurocirurgião, Doutor pela Faculdade de Medicina da Universidade de São Paulo (FMUSP). Professor Titular de Neurologia e Neurocirurgia da Faculdade de Medicina da Fundação do ABC (FMABC).

Jorge Von Zuben

Mestre em DTM e Dor Orofacial pela Escola Paulista de Medicina da Universidade Federal de São Paulo (EPM/Unifesp). Especialista em DTM e Dor Orofacial no Conselho Federal de Odontologia (CFO). Especialista em Prótese Dentária no CFO. Psicanalista Clínico pelo Centro de Formação em Psicanálise Clínica (CFPC), Campinas. Especialista em Psicossomática pelo Instituto Junguiano de Ensino e Pesquisa (IJEP). Sócio-fundador da Sociedade Brasileira de Disfunção Temporomandibular e Dor Orofacial (SBDOF) da EPM/Unifesp. Centro de Formação em Psicanálise Clínica (CFPC). Instituto Jungiano de Ensino e Pesquisa (IJEP).

José Geraldo Speciali

Professor-Associado de Neurologia pela Faculdade de Medicina de Ribeirão Preto (FMRP).

José Osvaldo Barbosa Neto

Doutor em Anestesiologia pela Faculdade de Medicina da Universidade de São Paulo (FMUSP). Anestesiologista com Área de Atuação em Dor pela Associação Médica Brasileira (AMB) do Serviço de Anestesiologia Clínica do Maranhão.

José Osvaldo de Oliveira Júnior

Neurocirurgião. Doutor em Ciências pela Universidade de São Paulo (USP). Diretor do Departamento de Terapia Antálgica, Estereotaxia e Cuidados Paliativos da Escola de Cancerologia "Celestino Bourroul" da Fundação Antônio Prudente. Diretor Científico da Sociedade Brasileira Para o Estudo da Dor (SBED) de 2018-2019. Presidente da Comissão de Dor da Associação Médica Brasileira (AMB).

José Stechman-Neto

Doutor em Estomatologia pela Pontifícia Universidade Católica do Paraná (PUC-PR). Professor Adjunto da Universidade Tuiuti (UTP), Paraná. Coordenador do Centro de Diagnóstico e Tratamento da ATM (CDATM).

José Tadeu Tesseroli de Siqueira

Cirurgião Dentista. Especialista em Disfunção Temporomandibular e Dor Orofacial pelo Conselho Federal de Odontologia (CFO). Especialista em Cirurgia e Traumatologia Bucomaxilofacial pela Associação Paulista de Cirurgiões Dentistas (APCD). Doutor em Farmacologia pela Universidade de São Paulo (USP). Pós-doutorado em Ciências da Saúde pela Universidade Federal de São Paulo (Unifesp). Supervisor da Equipe de Dor Orofacial da Divisão de Odontologia do Hospital das Clínicas da Faculdade de Medicina da Universidade de São Paulo (FMUSP).

Josimari Melo de Santana

Fisioterapeuta. Doutora em Ciências da Reabilitação pela Universidade de São Paulo (USP). Pós-doutorado em Neurobiologia da Dor pela University of Iowa (EUA). Professora-Associada da Universidade Federal de Sergipe (UFS). Chefe do Laboratório de Pesquisa em Neurociência

(LAPENE). Líder do Grupo de Pesquisa Dor e Motricidade. Membro do Comitê Dor e Movimento da Sociedade Brasileira para Estudo da Dor (SBED).

Juliana Barcellos de Souza

Fisioterapeuta no Hospital Universitário da Universidade Federal de Santa Catarina (UFSC), PhD. Diretora Financeira da Sociedade Brasileira Para o Estudo da Dor (SBED) de 2018-2019.

Juliete Melo Diniz

Residente de Neurocirurgia Graduada em Medicina pela Universidade Federal da Paraíba(UFP). Residência Médica no Curso em Neurocirurgia no Hospital do Servidor Público do Estado de São Paulo (IAMSPE). Mestrado em Ciências da Saúde pelo Sistema de Pós-graduação no IAMSPE. Mestre em Ciências da Saúde pelo IAMSPE.

Karen Andrade Norremose

Neurologista pelo Instituto de Assistência Médica do Servidor Público Estadual de São Paulo (IAMSPE). Especialização em Neurossonologia, Hemodinâmica Encefálica e Neurointensivismo pelo Hospital das Clínicas da Faculdade de Medicina da Universidade de São Paulo (HC-FMUSP).

Karina Kohn Cordeiro

Títulos de Médica e de Anestesiologista Reconhecidos pela Landesärztekammer Baden-Württemberg, Alemanha Professora Efetiva da Universidade Federal do Sergipe (UFS). Anestesiologista vinculada à Cooperativa dos Anestesiologistas de Sergipe (COOPANEST-SE)

Karine Bombardelli

Médica Otorrinolaringologista pelo Hospital de Clínicas de Porto Alegre (HCPA). *Fellowship* em Rinologia pelo HCPA.

Leonardo Mochiutti Girardi

Aluno de Medicina da Universidade Estadual de Maringá (UEM).

Letícia Bueno Campi

Cirurgiã Dentista. Mestre e Doutoranda em Reabilitação Oral pela Faculdade de Odontologia de Araraquara – Universidade Estadual Paulista Júlio de Mesquita Filho ((FOAr-Unesp).

Lin Tchia Yeng

Coordenadora do Centro de Dor do Instituto de Ortopedia Faculdade de Medicina da Universidade de São Paulo (FMUSP).

Lucas Brunati Gremaschi

Aluno de Medicina da Universidade Estadual de Maringá (UEM).

Luciane Fachin Balbinot

Médica Fisiatra e Neurofisiologista Clínica. Mestre em Biomecânica pela Universidade do estado de Santa Catarina (UDESC). Doutora em Neurociências pela Universidade Federal do Rio Grande do Sul (UFRGS). Vice-Presidente da Associação Brasileira de Terminologia Médica (Abraterm). Especialização em Termologia e Termografia Médica FMUSP. Membro do Comitê de Termografia da SBED.

Luciano Ambrosio Ferreira

Cirurgião Dentista pela Faculdade de Odontologia da Universidade Federal de Juiz de Fora (UFJF). Doutor em Ciências pela Faculdade de Medicina da Universidade Federal do Rio de Janeiro (UFRJ). Mestre em Clínica Odontológica pela Faculdade de Odontologia da UFJF. Especialista em Imaginologia e Radiologia Odontológica pela UFJF. Especialista em Dor Orofacial e Disfunção Temporomandibular pela Faculdade Sete Lagoas (Facsete).

Luiz Felipe Blanco

Aluno de Medicina da Universidade Estadual de Maringá (UEM).

Manoel Jacobsen Teixeira

Professor Titular da Disciplina de Neurocirurgia da Faculdade de Medicina da Universidade de São Paulo (FMUSP). Fundador do Centro de Dor do Departamento de Neurologia FMUSP.

Marcos Fabio Henriques dos Santos

Cirurgião Dentista. Mestre em Ciências Morfológicas e Doutor em Ciências. Professor Adjunto no Instituto de Ciências Biomédicas da Universidade Federal do Rio de Janeiro (UFRJ).

Marcos Leal Brioschi

Pós-doutorado pelo Departamento de Neurologia do Hospital das Clínicas da Faculdade de Medicina da Universidade de São Paulo (HC-FMUSP). Doutor em Engenharia, com ênfase em Biotermodinâmica pela Universidade Federal do Paraná (UFPR). Coordenador da Especialização em Termologia e Termografia Médica pelo HC-FMUSP. Presidente da Associação Brasileira de Termografia Médica (Abraterm). Presidente do Comitê de Termografia da Sociedade Brasileira para o Estudo da Dor (SBED). Presidente da Regional Paranaense da Sociedade Brasileira para Estudo da Dor (SPrED).

Marcus Yu Bin Pai

Médico Especialista em Fisiatria e Acupuntura, com Área de Atuação em Dor. Doutor em Ciências pela Faculdade de Medicina da Universidade de São Paulo (FMUSP). Colaborador do Grupo de Dor do Instituto de Ortopedia do Hospital das Clínicas da Faculdade de Medicina da Universidade de São Paulo (HC-FMUSP). Pesquisador do Grupo de Dor do Departamento de Neurologia do HC-FMUSP).

Maria da Graça Rodrigues Bérzin

Bacharelado e Licenciatura em Psicologia. Especialista em Psicoterapia pela Associação Brasileira de Psicoterapia (ABP). Mestre pela Pontifícia Universidade Católica do Rio Grande do Sul (PUC-RS). Doutora pela Universidade Estadual de Campinas (Unicamp). Pesquisadora nas Áreas de Dor, Estresse Profissional e Formação em Saúde.

Marina Curra

Doutorado em Patologia Bucal pela Faculdade de Odontologia da Universidade Federal do Rio Grande do Sul (UFRGS). Habilitação em Odontologia Hospitalar pela Universidade de São Paulo (USP), Bauru/Funbeo. Pós-doutorado em Estomatologia pela Faculdade de Odontologia da Univerisdade Federal do Rio Grande do Sul (UFRGS).

Matheus Fernandes de Oliveira

Neurocirurgião pela Assistência Médica do Servidor Público Estadual de São Paulo (AMSPE-SP). Doutor em Neurologia pela Universidade de São Paulo.

Maurício kosminsky

Doutor em Odontologia pela Faculdade de Odontologia de Pernambuco (FOP/UPE). Coordenador do Curso de Especialização de DTM e Dor Orofacial FOP/UPE. Professor de DTM e Dor Orofacial FOP/UPE.

Michele Gomes do Nascimento

Especialista em Disfunção Temporomandibular e Dor Orofacial pela Faculdade de Odontologia de Pernambuco (FOP/UPE). Especialista em Acupuntura pelo Colégio Médico de Acupuntura/PE (CMA). Mestre em Hebiatria pela FOP/UPE. Professora do Curso de Especialização de DTM e Dor Orofacial pelo FOP/UPE.

Natália Ferreira

Cirurgiã Dentista, Mestre em Ciências. Doutoranda do Programa de Pós-graduação em Radiologia pela Universidade Federal do rio de Janeiro (UFRJ).

Norma Regina Pereira Fleming

Neurologista da Clínica de Dor do Instituto Nacional de Traumatologia e Ortopedia (INTO). Mestre em Neurologia pela Universidade Federal Fluminense (UFF). Membro Titular da Academia Brasileira de Neurologia (ABN). Membro Efetivo da Sociedades Brasileiras para o Estudo da Dor (SBED) e da Sociedade Brasileira de Cefaleia (ABC). Membro Ativo da International Association for the Study of Pain (IASP).

Orlando Carlos Gomes Colhado

Médico Anestesista com Pós-graduação em Dor e Medicina Paliativa pelo Hospital de Clínicas da Faculdade de Medicina da Universidade Federal do Rio Grande do Sul (UFRGS). Doutor em Ciências Médicas pela Universidade de São Paulo (USP). Professor Adjunto dos Cursos de Medicina da Universidade Estadual de Maringá (UEM) e do Centro Universitário Uningá (Uningá). Responsável pela Pós-graduação em Controle da Dor e Medicina Paliativa da Uningá.

Paula Cristina Jordani Ongaro

Cirurgiã Dentista, Mestre e Doutoranda em Reabilitação Oral pela Faculdade de Odontologia de Araraquara (FOAr) – Universidade Estadual Paulista Júlio de Mesquita Filho (Unesp).

Paula Michele dos Santos Leite

Fisioterapeuta. Mestre em Ciências da Saúde pela Universidade Federal de Sergipe (UFS).

Paulo Roberto Santos Mendonça

Neurologista, Chefe do Setor de Cefaleia e Dor Orofacial do Instituto de Neurologia de Curitiba (INC). Membro Efetivo da Sociedade Brasileira de Cefaeia (SBCe). Membro Efetivo da Sociedade Brasileira para o Estudo da Dor (SBED). Neurocirurgião do Hospital de Urgências, Aracaju– SE.

Paulo Sergio Faro Santos

Neurologista, Chefe do Setor de Cefaleia e Dor Orofacial do Instituto de Neurologia de Curitiba (INC). Membro-Diretor da Sociedade Brasileira de Cefaleia (SBCe). Membro da Sociedade Brasileira do Estudo da Dor (SBED).

Pedro André Kovacs

Neurologista, Diretor do Departamento de Neurologia do Instituto de Neurologia de Curitiba (INC). Membro-Diretor da Sociedade Brasileira de Cefaleia (SBCe). Chefe da Residência Médica em Dor do Hospital de Clínicas da Universidade Federal do Paraná (UFPR). Coordenador do Setor de Cefaleias do Serviço de Neurologia do Hospital das Clínicas da Universidade Federal do Paraná (HC-UFPR).

Rafael Tardin Rosa Ferraz Gonçalves

Fisioterapeuta, Especialista em Disfunção Temporomandibular e Dor Orofacial. Coordenador e Professor do Curso de Especialização em Disfunção Temporomandibular e Dor Orofacial da Faculdade Ciodonto. Coordenador da Clínica Escola (CETRO), Belo Horizonte – BH.

Raimundo Pereira Silva-Néto

Mestre e Doutor em Neurologia. Professor Adjunto de Neurologia da Universidade Federal do Piauí (UFPI). Vice-coordenador do Departamento Científico de Cefaleia da Academia Brasileira de Neurologia (ABN). Membro-Diretor da Sociedade Brasileira de Cefaleia (SBC). Editor-Chefe da Revista Headache Medicine.

Renata Campi de Andrade Pizzo

Cirurgiã Dentista Graduada pela Universidade Federal de Alfenas (Unifal). Mestre em Odontologia Restauradora pela Faculdade de Odontologia de Ribeirão Preto da Universidade de São Paulo (FORP/USP). Doutora em Neurologia pelo Departamento de Neurociências e Ciências do Comportamento da Faculdade de Medicina de Ribeirão Preto da Universidade de São Paulo (FMRP/USP). Membro do Ambulatório de Algias Craniofaciais do Hospital das Clínicas (HC-FMRP/USP).

Renata Silva Melo Fernandes

Mestre e Doutora em Reabilitação Oral pela Faculdade de Odontologia de Ribeirão Preto da Universidade de São Paulo (FORP-USP). Professora-Associada do Curso de Odontologia da Universidade Federal de Pernanbuco (UFPE). Coordenadora do Ambulatório de Dor Orofacial do Curso de Odontologia da UFPE.

Renato Luiz Bevilacqua de Castro

Médico Ortopedista, Membro da Sociedade Brasileira de Ortopedia e Traumatologia (SBOT). Membro da Sociedade Brasileira de Cirurgia do Joelho (SBCJ). Membro da Sociedade Brasileira de Cirurgia do Ombro e Cotovelo (SBCOC). Membro da International Society of Knee Surgery and Sports Medicine (ISAKOS). Coordenador do Comitê de Dor e Regeneração Tecidual da Sociedade Brasileira para o Estudo da Dor (SBED). Presidente do Centro de Estudos em Regeneração Tecidual (CERT). Presidente da Sociedade Brasileira de Regeneração Tecidual (SBRET).

Rhianna Barreto Azeredo

Especialista em Disfunção Temporomandibular e Dor Orofacial do Hospital das Clínicas da Faculdade de Medicina da Universidade de São Paulo (HC-FMUSP). Especialista em Cirurgia Bucomaxilofacial pela Universidade Paulista (UNIP), São Paulo – SP. Aprimoramento Profissional em Odontologia Hospitalar do Hospital das Clínicas da Faculdade de Medicina da Universidade de São Paulo (HC-FMUSP).

Ricardo Tanus

Mestre em Morfologia Aplicada à Saúde (DTM e Dor Orofacial) pela Universidade Federal de São Paulo (Unifesp). Especialista em Disfunção Temporomandibular pelo Conselho Federal de Odontologia (CFO). Especialista em Prótese Dentária pela Associação Brasileira de Odontologia de Juiz de Fora (ABO-JF). Membro do Comitê de Dor Orofacial da Sociedade Brasileira para o Estudo da Dor (SBED). Presidente do Comitê de Dor Orofacial da Sociedade Brasileira de Cefaleia (SBC). Membro Fundador da Sociedade Brasileira de Dor Orofacial (SBDOF).

Rodrigo Lorenzi Pohula

Cirurgião Dentista Graduado pela Universidade Estadual de Maringá (UEM). Residência em Prótese Dentária pela UEM. Mestre em Odontologia Integrada pela UEM. Doutorando em Reabilitação Oral pela Faculdade de Odontologia de Bauru da Universidade de São Paulo (FOB/USP). Pós-graduação em Disfunção Temporomandibular e Dor Orofacial pela Dental Press. Membro da Sociedade Brasileira para o Estudo da Dor (SBED). Membro do Bauru Orofacial Pain Group.

Sandra Serrano Caires

Médica, Pediatra e Neurologista Infantil do Departamento de Terapia Antálgica, Cirurgia Funcional e Estereotaxia, e Serviço de Cuidados Paliativos do Hospital A.C.Camargo Cancer Center, São Paulo. Chefe do Serviço de Cuidados Paliativos do Hospital A.C.Camargo Cancer Center, São Paulo. Área de Atuação em Medicina Paliativa pela Associação Médica Brasileira (AMB). Mestre em Ciências da Saúde, com área de concentração em Oncologia. Assistente de Ensino de Emergência Pediátrica do Hospital Santa Marcelina Itaquera (HSM).

Thiago Abner dos Santos Sousa

Fisioterapeuta. Mestre em Ciências da Saúde pela Universidade Federal de Sergipe (UFS).

Wagner de Oliveira

Coordenador do Centro de Oclusão e Articulação Temporomandibular da Faculdade de Odontologia de São José dos Campos, Instituto de Ciências e Tecnologia da Universidade Estadual de São Paulo (Unesp).

Wagner Hummig

Cirurgião Dentista. Especialista em Disfunção Temporomandibular e Dor Orofacial pela Universidade Tuiuti do Paraná (UTP-PR). Mestre em Farmacologia com ênfase em Dor pela Universidade Federal do Paraná (UFPR). Professor da UTP-PR. Coordenador Odontólogo do Setor de Cefaleia e Dor Orofacial (SCEDOF) do Instituto de Neurologia de Curitiba (INC-PR).

Dedicatória

Dedico esse livro aos meus mestres e amigos: Francisco Cintra Vilarino, que me possibilitou ingressar na Disciplina de Bioquímica, dos Cursos de Odontologia e Medicina, junto à Pontifícia Universidade Católica do Rio Grande do Sul, colaborando para o início da minha formação acadêmica e profissional; Mirian Martelete, que me orientou na área da Dor durante os dezenove anos de convívio, na Unidade de Dor do Hospital de Clínicas de Porto Alegre; Jorge Honorino Brito (*in memoriam*) e César Santanna Lorandi (*in memoriam*) pelas orientações de Mestrado e Doutorado junto à Pontifícia Universidade Católica do Rio Grande do Sul; José Antonio Barbosa Opitz (*in memoriam*), um visionário que me recebeu com carinho e de portas abertas no Departamento de Ciências Morfológicas do Instituto de Ciências Básicas da Saúde da Universidade Federal do Rio Grande do Sul, onde ingressei em 1998 e permaneço até hoje; Sérgio Henrique Ferreira (*in memoriam*), grande ser humano e cientista, da Faculdade de Medicina de Ribeirão Preto, da Universidade de São Paulo, que apesar do pouco convívio, os momentos em que nos encontrávamos eram de grande intensidade e aprendizado.

A todos vocês o meu muito obrigado!

Agradecimentos

Sou grato a todos os colaboradores, amigos e colegas, de diferentes formações acadêmicas, professores, pós-graduandos e graduandos que colaboraram, incansavelmente, sacrificando suas horas de lazer em prol de reunir as suas experiências materializadas sob a forma de um livro, inédito em nosso meio.

À Sociedade Brasileira para Estudo da Dor (SBED), que vem contribuindo em muito para reduzir os casos de dor nesse país, através dos mais diferentes meios, como seu site, seu periódico regular e trimestral *Brazilian Journal of Pain,* Jornal Dor e dos Comitês, além de eventos como simpósios e cursos itinerantes e seus congressos.

À Editora dos Editores, assim como a todos os seus funcionários, pelo empenho, competência e dedicação, sem os quais certamente não seria possível realizar esse sonho.

EDUARDO GROSSMANN
Presidente da Sociedade Brasileira para o Estudo da Dor (SBED),
Professor Titular da Universidade Federal do Rio Grande do Sul (UFRGS).

Prefácio

A dor tem sido definida como "uma experiência sensorial e emocional desagradável associada a um dano tecidual real ou potencial"; é a razão mais comum para consulta a um profissional da área de saúde, sendo a principal queixa em muitas condições médicas. Por último, mas não menos importante, pode interferir profundamente na qualidade de vida das pessoas.

Além disso, a Dor Craniofacial (DC), devido ao grande número e complexidade das estruturas anatômicas envolvidas, torna difícil de ser diagnosticada e tratada adequadamente.

Em relação à dor relacionada à Articulação Temporomandibular (ATM), nos últimos anos ocorreram dois fenômenos importantes: o primeiro vinculado a uma mudança na abordagem clínica; o segundo, ao importante aumento dessa patologia.

Historicamente, a ATM tem sido a única articulação a não ser tratada por ortopedistas, fisiatras ou reumatologistas, mas por cirurgiões dentistas. Talvez, isso se deva à complexidade de tal estrutura, ou quem sabe, em função de uma menor fonte de ganho dos médicos/dentistas em comparação com tratamentos como prótese, periodontia ou implantodontia. Por essas razões, muitas vezes, esses pacientes foram tratados levando em consideração a sua oclusão e, em seguida, abandonados com uma recomendação de empregar unicamente medicação para a dor, se necessário.

O aumento de Escolas de Odontologia, a introdução de novos métodos de diagnóstico, como a ressonância magnética, a menor relevância dada à oclusão, considerada durante décadas a referência terapêutica para o tratamento das disfunções temporomandibulares (DTM), e o maior intercâmbio cultural entre as várias áreas da Medicina, Odontologia e Fisioterapia têm colocado sob uma nova luz essa articulação, por muitos anos considerada "órfão".

Outro fenômeno que levou a um aumento do interesse em relação à ATM tem sido o crescente número de indivíduos com DTM, ao estilo de vida do mundo contemporâneo e à correlação estabelecida entre estresse, bruxismo, sobrecarga e microtraumatismo articular, e sua repercussão sobre essa articulação.

Nesse contexto evolutivo, o livro editado pelo professor Eduardo Grossmann é extremamente apropriado, porque analisa de forma magistral e abrangente os vários aspectos das DC graças à contribuição de 72 especialistas brasileiros no tratamento da dor facial.

Partindo da classificação e da fisiopatologia das dores faciais, através da avaliação clínica e instrumental, essa obra oferece um amplo espectro das terapias mais utilizadas atualmente para tratar as dores craniofaciais.

O presente livro não se limita a um simples guia para o aluno ou para o profissional que quer aprofundar-se na questão das DC, mas é uma referência valiosa, interdisciplinar, que permite ter uma visão completa de todos os métodos, atualmente utilizados, tanto no campo médico quanto no odontológico, para solucionar da melhor forma a grande problemática, cada vez mais atual, dos pacientes que sofrem de dores craniofaciais.

Luca Guarda - Nardini, MD, DDS
Chefe do Departamento de Cirurgia Maxilofacial
Azienda Marca Trevigiana
Professor de Odontologia na Universidade de Pádua (Itália)

Sumário

CAPÍTULO 1

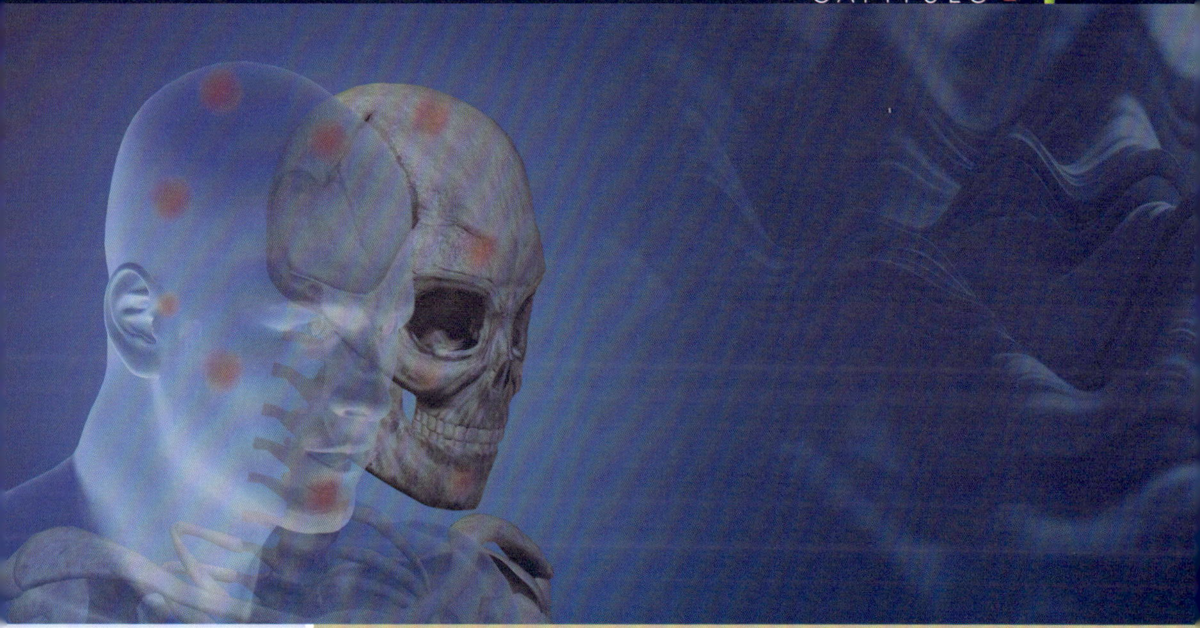

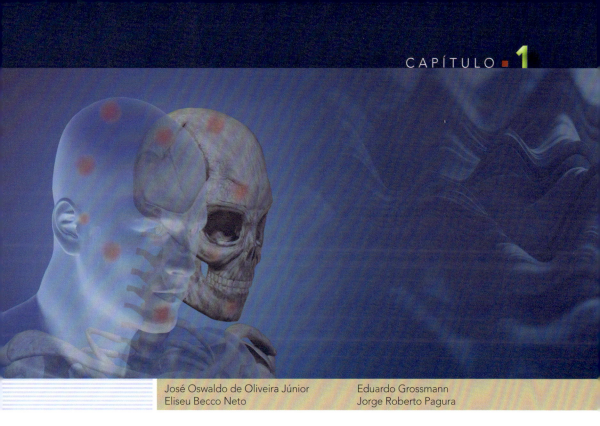

José Oswaldo de Oliveira Júnior
Eliseu Becco Neto
Eduardo Grossmann
Jorge Roberto Pagura

Taxonomia e Vocabulário Básico das Algias Craniofaciais

INTRODUÇÃO

Taxonomia é a ciência da classificação, amplamente utilizada em biologia para categorizar os organismos em grupos, de acordo com sua estrutura, sua origem e outras características.[1] O presente capítulo obedeceu, de modo geral, aos conceitos e às definições estabelecidas pela Associação Internacional para o Estudo da Dor (IASP).

O fenômeno doloroso está longe de poder ser considerado obra acabada e de aceitação tácita.[2] A taxonomia da dor (ou algia) craniofacial impôs ampliação para contemplar vocábulos específicos às respectivas regiões anatômica e funcional.

DEFINIÇÃO

Muitas foram as tentativas de se definir a dor. A palavra vem do grego *algos* e do latim *dolor*, que originou os termos *dolore*, em italiano, *doleur*, em francês, e *dor*, em português. A filologia do termo "dor" atrela seu significado tanto à noção latina de dolo ou culpa quanto à ideia anglo-saxã de pena ou punição, aproximando-o da cultura vigente que permeou sua forja.

Há muito a dor é associada a uma situação desagradável e também considerada como fenômeno psicológico. Em 1994, Merskey e Bogduk[3] definiram a dor como "experiência desagradável primariamente associada a dano tecidual", definição que passou a ser utilizada por outros autores da IASP. O Subcomitê de Taxonomia, após modificá-la, deu sua formatação final como "experiência sensorial e emocional desagradável associada a dano potencial ou real ou descrito em termos desses".

Não se deve considerar a dor não causada por neoplasia como benigna, pois esse termo, de acordo com Boas (1976),[4] significaria gentil, favorável e outros adjetivos amenos.

A utilização de uma terminologia adequada é importante para uma avaliação correta e o diagnóstico preciso das síndromes álgicas. Além disso, o conhecimento do vocabulário correspondente facilita o entendimento dos demais capítulos deste livro, e também da literatura especializada disponível, que cresce dia a dia.

VOCABULÁRIO BÁSICO

O agrupamento de termos incluídos na coletânea seguinte baseou-se em recente publicação da Sociedade Brasileira para o Estudo da Dor (SBED), de 2017,[5] complementada por pesquisa de rastreamento de dois termos em língua portuguesa, "dor" e "orofacial", no portal de periódicos da Coordenação de Aperfeiçoamento de Pessoal de Nível Superior (Capes), vinculada ao Ministério da Educação (MEC) do Governo Federal do Brasil, com possibilidade de acesso aos textos em toda sua integralidade.

O número de registros de trabalhos encontrados relacionando os termos pesquisados foi de 706, incluindo artigos, resumos, capítulos de livros, dissertações de mestrado e teses de doutorado, publicados entre 1965 e 2018.

Seguem os termos:

1. **Acufeno:** o termo acufeno deriva do francês *acouphène*, que, por sua vez, apresenta origem grega, com etimologia nas palavras *akouein* e *phainein* e podendo ser traduzido como "fenômeno auditivo» (Meyer, 2001). Na literatura anglo-saxônica, o termo que descreve acufenos é *tinnitus*, com origem latina na palavra *tinnire* (Sandlin, Olsson, 2000). Jastreboff e Hazell (2004, p.1) apresentam a definição de acufenos proposta pelo *American National Standards Institute* (ANSI) em 1969, dizendo que é "a sensação de som sem estimulação externa". Araújo e Escada (2003, p. 50), por sua vez, indicam uma definição de acufenos referindo que "em função do paciente, pode definir-se como a percepção

aberrante de som, sem a existência de estímulo acústico externo". Meyer (2001, p. 4) acrescenta "que se trata de uma sensação auditiva que parece localizar-se numa ou em ambas as orelhas, ou ainda na cabeça, sem localização possível precisa da sua origem".[6]

2. **Afta:** o termo grego *aphtae* foi inicialmente usado em relação a distúrbios orais e descrito por Hipócrates (460-370 a.C.). Esse termo significa "úlcera", o que torna a expressão úlcera aftosa redundante. Porém, essa terminologia já se apresenta bem estabelecida no meio médico, e, hoje, a úlcera aftosa recorrente (UAR) é reconhecida como o distúrbio oral mais comum no ser humano e se caracteriza por úlceras necrosantes na mucosa oral que persistem, remitem e reaparecem em diversos episódios ao longo da vida, podendo ser debilitantes e frequentemente motivo de ansiedade para os pacientes. Estudos epidemiológicos relatam uma prevalência dela entre 2% e 66% da população geral, sendo a maioria das estimativas entre 5% e 25%. Em grupos selecionados de estudantes de Medicina e Odontologia se observou uma alta frequência, de 50% a 60%. A idade em que geralmente se manifesta o primeiro episódio varia entre 10 e 30 anos, e tipicamente há um decréscimo na frequência e na severidade com o passar dos anos. Após a infância e a adolescência, pode persistir por toda a vida sem preferência por sexo ou raça,[1] apesar de alguns estudos demonstrarem que parece afetar discretamente mais o sexo feminino e classes sociais mais elevadas. A frequência com que aparecem pode ser dividida em intervalos de um a três meses (50%), mensalmente (30%) e mais do que três meses (10%).[7]
3. **Alexitimia:** é um termo empregado no diagnóstico clínico de pessoas com acentuada dificuldade ou incapacidade para expressar emoções e significa "sem palavras para as emoções".[8]
4. **Algômetro:** instrumento para medir objetivamente a dor. No entanto, a mensuração da dor é sempre subjetiva, dependente das informações de quem a sente. O dolorímetro de pressão, também chamado de algômetro de pressão ou algômetro de Fisher, é um aparelho desenvolvido para medir o limiar de dor, através de estímulos físicos (pressão sobre os nociceptores), aplicando-se uma pressão em qualquer parte do corpo. E esse limiar é definido como a pressão mínima que induz a dor. É um aparelho fácil de utilizar e podem ser encontrados dois tipos dele: analógico e digital. Em ambos, existe uma ponta redonda de 1 cm de diâmetro que é colocada no ponto a ser testado. Aplica-se pressão direta até iniciar a dor, medida em kilograma-força (kgf) ou libras por centímetro. A cada segundo é aplicado 1 kgf. O dispositivo consegue medir a intensidade do estímulo, e não sua nocicepção efetiva, nem a dor ou o sofrimento relacionado. A mensuração do estímulo pode ser relacionada com o comportamento da reação desencadeada, que não possui relação direta com a dor ou com o sofrimento gerados.[9]
5. **Alvéolo Dentário:** corresponde a uma cavidade no osso da mandíbula e da maxila que alberga a(s) raiz(íes) dentária(s), sendo sua existência dependente do germe dentário.[10]

6. **Anquilose Temporomandibular:** é uma doença rara, resultante da fusão da cabeça da mandíbula com a base do crânio, envolvendo alterações anátomo-clínicas. Trauma e infecção são os principais fatores etiológicos dessa patologia, que tem como método de tratamento a terapia cirúrgica associada à fisioterapia prolongada.[11]
7. **Apertamento:** é um fechamento forte dos dentes das arcadas opostas em uma relação estática da mandíbula em relação à maxila, em máxima intercuspidação ou em uma posição cêntrica. Ver briquismo ou bruxismo.[12]
8. **Apneia Obstrutiva do Sono (AOS):** é um distúrbio muito frequente da respiração do sono, de etiologia ainda desconhecida. Sua característica principal é a ocorrência de esforços inspiratórios ineficazes, decorrentes de oclusão dinâmica e repetitiva da faringe durante o sono, que resulta em pausas respiratórias de 10 segundos ou mais, acompanhadas ou não de dessaturação de oxigênio.[13]
9. **Artralgia:** também chamada de dor articular, está entre os tipos mais frequentes de dor. As principais causas de dor são o traumatismo e a inflamação (artrites aguda e crônica). Geralmente, a artralgia se associa com o comprometimento da função articular, que varia desde uma simples restrição dos movimentos até sua completa incapacidade.[5,14]
10. **Avanço Mandibular:** trata-se do deslocamento da mandíbula de posterior para anterior impulsionado pelos músculos pterigóideos mediais, cabeça inferior do pterigóideos laterais e feixes superficiais do músculo masseter.[12]
11. **Bitestrip®:** é um detector em miniatura de atividade eletromiográfica (EMG), desenvolvido para a realização de triagem de bruxómanos de médio e alto níveis. O dispositivo em questão é composto por um elétrodo de EMG, um amplificador, uma unidade central de processamento (CPU) com programação especial, um painel eletrônico que exibe os resultados no período da manhã, um díodo emissor de luz e uma bateria de lítio, que registra o número de atividades musculares do masseter acima de um limiar predefinido.[12]
12. **Briquismo:** é o ato de ranger ou apertar os dentes. Em 1907, os autores franceses Marie e Pietkiewicz introduziram o neologismo *bruxomanie* a partir do vocábulo grego *bruchein*, que significa "apertamento, fricção ou atrito dos dentes". Entre 1930 e 1936, o termo foi adotado inicialmente pelo dentista norte-americano Endelman e, mais tarde, por seu compatriota Miller, sob a forma anglizada *bruxomania*. Surgiu, assim, o vocábulo inglês *bruxism*, também significando o ato de ranger os dentes. Há divergências na prosódia do "x" da palavra em português. Alguns o pronunciam com o som de "ch" (como em "xícara") e outros, com o som de "kç" (como em "fixo"). Mas, conforme o professor Idel Becker, o maior problema da palavra "bruxismo" não se restringiu à pronúncia, abrangendo uma inadmissível grafia, ou seja, uma malformação léxica. Dois erros foram identificados por Becker: o étimo grego que deu origem seria de transcrição latina, *brýcho*, e de transcrição fonética moderna, *brýkho*. Os citados autores franceses, considerados jejunos do idioma helênico e dos processos filológicos de derivação, confundiram o hípsilo grego "y" com o "m", e o Khi

grego "X" com o "x". A confusão na transliteração no primeiro caso e o erro mais grosseiro no segundo geraram a palavra "bruxismo". A opção correta em francês, espanhol, italiano ou inglês seria o similar em português: "briquismo". Em odontologia, briquismo, o vocábulo correto, pode ser definido como uma atividade involuntária e hábito parafuncional, tendo manifestação no período diurno (briquismo em vigília) ou noturno (briquismo do sono).[15,16]

13. **Bruxismo:** ver Briquismo.
14. **Canal:** o canal radicular começa no soalho da câmara pulpar e se prolonga por toda a raiz do dente, abrindo-se na região apical por um orifício denominado forame apical. Às vezes, as ramificações que podem ocorrer na porção terminal do canal implicam na substituição do forame único por vários forames, determinando o aparecimento do chamado delta apical ou foramina apical.[17]
15. **Cárie Dentária:** é uma doença infecciosa que progride de maneira muito lenta na maioria dos indivíduos. Raramente é autolimitante e, na ausência de tratamento, progride até destruir por completo a estrutura dentária.[18]
16. **Cemento:** é um tecido conjuntivo duro e avascular que cobre a raiz dos dentes. É composto por 45% a 50% de substâncias inorgânicas (hidroxiapatita) e 50% a 55% de matéria orgânica (colágeno, principalmente colágeno tipo I, e proteínas da matriz não colagenosas).[19]
17. **Cementócito:** na superfície radicular, o cemento é depositado em camadas lamelares, por entre as quais permanecem linhas basofílicas de aposição alternada, assim como muitos cementoblastos acabam por ser incluídos na matriz e passam a ser chamados de cementócitos. No interior do cemento, as lacunas onde residem os cementócitos ou têm a forma de uma aranha, com numerosos canalículos preenchidos por prolongamentos citoplasmáticos.[20]
18. **Concha Nasal:** à parede lateral da cavidade nasal fixam-se as três conchas nasais, definindo os meatos superior, médio e inferior. A unidade ostiomeatal que drena os seios paranasais frontais, maxilares, etmoidais anteriores e médios está localizada no meato médio, representando um sítio complexo, no qual variantes anatômicas podem causar obstruções sinusais.[21]
19. **Dentina:** é composta por cerca de 70% de material inorgânico, 20% de material orgânico e 10% de água. As porcentagens são aproximadas em virtude da mineralização constante da dentina, sendo, portanto, variáveis com a idade e a condição bucal. A porção inorgânica da dentina constitui-se principalmente de cristais de hidroxiapatita – $Ca_{10}(PO_4)_6(OH)_2$. Os cristais são formados por milhares de unidades possuidoras da fórmula química destacada. Já a porção orgânica é constituída em especial por colágeno (91%). A maior parte do colágeno é do tipo I, mas existe uma quantidade pequena de colágeno tipo V.[22]
20. **Dentística:** ramo da odontologia que tem por finalidade preservar e/ou devolver ao elemento dental suas integridades morfológica, funcional ou estética, que podem ser alteradas pelas mais diversas causas, entre elas, a lesão cariosa.[23]
21. **Disfunção Craniomandibular:** a articulação temporomandibular (ATM) apresenta conexões ligamentares e neuromusculares com a região cervical e a base do crânio, formando o sistema crânio-cérvico-mandibular. O conjunto de de-

sordens que afetam a ATM, os músculos mastigatórios e as estruturas relacionadas é denominado disfunção temporomandibular (DTM).[24]

22. **Disfunção Temporomandibular (DTM):** é um termo coletivo que abrange um largo espectro de problemas clínicos da articulação temporomandibular (ATM), dos músculos da mastigação, ou de ambas as estruturas. Essas disfunções são caracterizadas principalmente por sinais e sintomas como a dor muscular e/ou articular, sons na articulação, como estalidos e crepitação durante os movimentos mandibulares, e função irregular ou limitada da mandíbula. A DTM é considerada um subgrupo distinto de alterações musculoesqueléticas e reumatológicas, representando uma causa importante de dor não odontológica na região orofacial.[25]
23. **Doença Periodontal:** é uma doença infecto-inflamatória que acomete os tecidos de suporte (gengiva) e sustentação (cemento, ligamento periodontal e osso) dos dentes. Caracteriza-se pela perda de inserção do ligamento periodontal e pela destruição do tecido ósseo adjacente. A evolução desse processo leva à perda dos dentes, pois há o comprometimento e a destruição pela ação bacteriana. Além disso, o acúmulo de tártaro e a inflamação dessas estruturas colaboram para a formação de bolsas periodontais que levam à mobilidade dentária.[26]
24. **Dor Dentária:** ou seja, a dor de dente. A polpa dental apresenta boa capacidade de reparo; por ser um tecido conjuntivo, quando diante de um agente agressor, ocorrem fenômenos vásculo-exsudativos, caracterizando a inflamação. Em virtude de a polpa dental estar circundada por paredes dentinárias rígidas, quando ocorre a inflamação pulpar e, consequentemente, o aumento de volume desse tecido, há a compressão de fibras nervosas, gerando dor. Além disso, o aumento do volume pulpar pode dificultar a circulação sanguínea local e o retorno de sangue venoso via forame apical, o que prejudica a capacidade de defesa do tecido pulpar. A dor dentária pode ser difícil de ser distinguida da neurálgica. Muitos pacientes chegam ao especialista já desdentados e com dores secundárias à redução da dimensão vertical. Os mecanismos são complexos e multifatoriais. A possibilidade de liberação de substâncias algiogênicas pelos receptores dolorosos tanto nas neuralgias (primárias ou não) como nas dores por aumento de nocicepção representa a inflamação neuromediada (ou neurogênica). A inflamação neuromediada aumenta o volume da polpa dental e deflagra ou incrementa o desconforto doloroso, mesmo a princípio exclusivamente neurálgico.[15,27,28]
25. **Dor Nocipática:** também chamada de disfuncional, é a dor decorrente de disfunção do sistema nervoso sem lesão ou doença detectáveis.[29]
26. **Esmalte Dentário:** é um tecido não inervado e avascular, que está constantemente sob a influência de carregamento cíclico (funcional ou parafuncional) e não tem capacidade de regeneração.[30]
27. **Estilomandibular, Ligamento:** o ligamento estilomandibular estende-se de um ponto próximo ao ápice do processo estiloide até a região que compreende a borda posterior e o ângulo da mandíbula, entre os músculos masseter e pteri-

góideo medial. Além de separar as glândulas parótida e submandibular, possibilita a inserção de algumas fibras do músculo estiloglosso.[31]

28. Estimulação Elétrica Nervosa Transcutânea (TENS): envolve a transmissão de energia elétrica de um estimulador externo para o sistema nervoso periférico (SNP) através de eletrodos de superfície conectados na pele. É uma técnica simples e eficiente, muito utilizada para o alívio da dor. Apesar disso, os estudos que investigam o efeito de diferentes parâmetros da TENS na modulação da dor apresentam resultados divergentes.[2,3]

29. Estomatognático, Aparelho: ou sistema estomatognático, integra uma das mais complexas unidades anatômicas e funcionais do corpo humano. Constitui-se de estruturas esqueléticas, arcadas dentárias, tecidos moles, articulações temporomandibulares e músculos, que trabalham em harmonia na realização das funções de mastigação, deglutição, respiração e fonoarticulação.[32]

30. Faringite: é uma causa frequente de procura dos serviços de saúde, especialmente entre a população pediátrica. O estreptococo β-hemolítico do grupo A (SGA) é a causa bacteriana mais frequente.[33]

31. Fibras de Sharpey: o periodonto compreende todos os tecidos que suportam o dente: gengiva, osso alveolar, cemento radicular e o ligamento periodontal. O ligamento periodontal é uma estrutura de tecido conjuntivo que sustenta o dente no alvéolo. O principal constituinte dessa estrutura são as fibras de colágeno, denominadas fibras de Sharpey, divididas em grupos, de acordo com sua orientação e sua inserção.[34]

32. Fotogrametria: segundo Baraúna e Ricieri (2002), é uma técnica de análise postural que consiste na aplicação de princípios fotogramétricos às imagens de fotografias. Ribeiro *et al.* (2006) a definiram como uma técnica relativamente simples, fácil e objetiva; com vantagens como baixo custo, facilidade de fotointerpretação, arquivamento e acesso a registros, alta precisão, reprodutibilidade dos resultados, bem como ausência de radiação.[35]

33. Gengivite: a doença periodontal é considerada a mais comum doença dentária localizada e inflamatória causada por infecção bacteriana, podendo estar associada à placa dental. A gengivite é a fase inicial da doença, podendo ou não progredir para periodontite, sendo uma inflamação resultante da presença de bactérias localizadas na margem gengival. As características clínicas da gengivite incluem presença de placa bacteriana, eritema, edema, sangramento, sensibilidade, aumento do exsudato gengival, ausência de perda de inserção, ausência de perda óssea, mudanças histológicas e reversibilidade após a remoção da placa bacteriana.[36]

34. Glossodinia: síndrome da boca ardente ou estomatodínia são denominações para descrever sintomas de dor e queimação na presença de mucosa oral de aspecto normal. Motivados pelo fato de que as queixas não têm uma explicação visível, os pacientes acabam indo de um profissional a outro sem resultados satisfatórios. Denomina-se glossodinia quando a sintomatologia é exclusiva da língua.[37]

35. **Halitose:** ou hálito fétido, ou mau hálito, ou fedor da boca, *fetor oris* ou *fetor ex ore*, consiste em alterações do hálito de origem local ou sistêmica, caracterizadas pela emanação de odores fétidos pela boca.[38]
36. **Hiperalgesia:** sensação dolorosa de intensidade anormal, forte, após um estímulo nocivo (sabidamente doloroso). Pode representar uma resposta exagerada a determinada modalidade de estímulo – por exemplo, hiperalgesia térmica. Alodínia e hiperalgesia com frequência coexistem e, na prática, podem ser de difícil diferenciação. Ambos os sinais positivos são considerados cardinais para dor neuropática, mas podem também estar presentes nas dores nociceptivas.[39]
37. **Hipertonia:** trata-se de uma desordem motora caracterizada pela hiperexcitabilidade do reflexo de estiramento velocidade-dependente, com exacerbação dos reflexos profundos e aumento do tônus muscular.[40]
38. **Luxação da Articulação Temporomandibular:** denominada mais modernamente de deslocamento da cabeça mandibular. Ocorre quando a cabeça da mandíbula se desloca para fora da fossa mandibular e não é capaz de retornar a ela, permanecendo na fossa infratemporal. As manifestações clínicas mais frequentes dessa patologia são: dificuldade de fechar a boca, depressão pré-auricular, sialorreia, tensão dos músculos da mastigação e dor severa na região articular. A luxação pode ocorrer isoladamente ou em episódios repetitivos, sendo, por isso, chamada luxação espontânea ou recorrente. O tratamento da luxação da ATM divide-se em transitório, constituído por autorredução e manobras de redução da luxação, e definitivo, que, por sua vez, pode ser conservador ou cirúrgico.[41]
39. **Mialgia Mastigatória:** dor nos tecidos musculares (mialgia) faciais relacionados com a mastigação. Os sintomas são frequentemente associados a uma sensação de fadiga e tensão muscular, espasmos, limitação de movimento, disfunção autonômica, cefaleia, dor a palpação e dor referida.[42]
40. **Movimento Isocinético:** nessa modalidade de contração motora, o parâmetro fixo é a velocidade angular do movimento, ou seja, a aproximação ou o afastamento das extremidades do músculo ocorre em uma velocidade constante.[43]
41. **Movimento Isométrico:** é na verdade, paradoxalmente, "estático". Há atividade muscular de contração sem movimentação articular real ou detectável. Os exercícios isométricos são aqueles nos quais não há movimento articular, seja em virtude de um obstáculo intransponível, seja por causa de uma contração simultânea dos grupamentos musculares antagonistas entre si.[43]
42. **Movimento Isotônico:** ou exercícios isotônicos, são aqueles aos quais a resistência imposta é tida como constante. São as formas mais habituais de contração, seja na vida rotineira, seja em terapia, seja na prática esportiva. A maior crítica ao conceito do exercício isotônico é que ele não tem, de fato, uma resistência constante – a despeito do que seu nome possa levar a entender.[43]

43. Movimentos Dentários:

a) **Verticais:** são os que tendem a aprofundar o dente no alvéolo (movimento de pistão ou aprofundamento). Verificados durante a mastigação, são decorrentes da força de pressão que tende a intruir o dente. As fibras oblíquas resistem a essas forças. Em termos absolutos de movimento, as forças de compressão aplicadas a um dente são as que determinam menor alteração ou deslocamento da peça.

b) **Laterais:** efetuam-se no sentido das faces vestibulares ou linguais (vestibulolinguais) e mesiais ou distais (mesiodistais).

Ambos (a + b) são movimentos pouco extensos, sendo os primeiros pela ação dinâmica da musculatura lábio-glosso-geniana, e os segundos, consequentes à própria posição dentária, pois, como é sabido, todos os dentes permanentes têm uma inclinação geral da coroa e da raiz para o lado mesial.

c) **De rotação:** é o mais limitado que o dente pode sofrer pelo fato de a morfologia radicular nunca ser perfeitamente cônica. Pequenas rotações podem ser efetuadas para qualquer dos lados da coroa.

Nos movimentos de rotação com finalidade ortodôntica, verificou-se que os feixes de fibras do grupo supra-alveolar do ligamento alveolodental são os responsáveis pela recidiva do deslocamento após o dente ter atingido a posição correta na arcada. Eis por que se aconselha, nesses casos, uma super-rotação, ou desinserção cirúrgica dos referidos feixes.

d) **De traslação:** para que o dente realize o movimento de translação, ou seja, de todo seu corpo, há a necessidade de uso de aparelho ortodôntico especializado. Caso contrário, os movimentos realizados pelos dentes serão sempre de inclinação ou de rotação em torno de um eixo.

O movimento de translação do dente verifica-se durante sua migração, e é um reflexo das forças funcionais que se manifestam sobre os ossos. De fato, por mais paradoxal que pareça, o osso é o mais plástico dos tecidos ele responde às pressões com reabsorção e às tensões com aposições de novas camadas. A translação dental é largamente adotada em ortodontia quando se procura posicionar dentes em seus devidos lugares. Oppenheim assevera que as variações na intensidade das forças aplicadas sobre os dentes podem modificar o ponto de apoio em torno do qual eles giram.[44]

44. Neuralgia: antes, um sinônimo de nevralgia, dor neuropática ou, ainda, de neuropatia dolorosa referente a determinado nervo. A neuralgia mais conhecida na região cefálica é a do trigêmeo. Atualmente, dor neuropática é aquela decorrente de lesão ou doença que acomete o sistema nervoso somático-sensitivo. A atual classificação excluiu todas as antigas dores consideradas neuropáticas primárias. Assim, as anteriormente chamadas neuralgias primárias, essenciais ou criptogenéticas ficaram em um controverso "limbo classificatório".[15,45]

45. Neuralgia Pós-Herpética (NPH): é uma dor neuropática secundária localizada à agudização de uma infecção viral; é conceituada como dor persistente por mais de três meses após a resolução das lesões de pele observadas no herpes-zóster. A incidência de NPH é bastante variável e dependente da idade, sendo mais frequente em pacientes acima de 60 anos e associada à redução da qualidade de vida do indivíduo. Na maioria das vezes, sua apresentação é considerada atípica. Na região cefálica, a NPH costuma, com maior frequência, acometer territórios de ramos de uma ou mais divisões do trigêmeo.[46]

46. **Neuralgia Trigeminal (NT):** a clássica, também conhecida como idiopática, essencial, primária ou, ainda, de tique doloroso, tem sido conhecida desde há muito, e é uma das enfermidades que mais dor inflige ao ser humano na região cefálica. No entanto, conforme o sistema de classificação da IASP, o diagnóstico é complicado pela exigência de sinais objetivos confirmando uma lesão subjacente ou doença do sistema somático-sensitivo. A Classificação Internacional de Cefaleias criou dificuldades similares ao abandonar o termo NT sintomática para manifestações causadas por doenças neurológicas importantes, como neoplasias ou esclerose múltipla. O empasse diagnóstico e classificatório atual dificulta a triagem de doentes com NT para terapia e ensaios clínicos, além de dificultar o desenho das diretrizes de tratamento. Exames de imagem e neurofisiológicos que estabelecem a etiologia da NT clássica ou secundária determinam a dor neuropática definida. O reconhecimento, por parte dos estudiosos, dos eventuais conflitos entre estruturas vasculares e nervosas (no caso, o quinto nervo craniano) como etiologia das NT apenas recentemente tentou aliviar o empasse e permitiu classificar a NT paroxística episódica como dor neuropática verdadeira. Plexos mistos, compostos por vasos (arteriais e venosos) e nervos são encontrados em todo o organismo humano, e não apenas nas imediações do tronco encefálico, porém, nessas demais localizações, as neuralgias não são localizadas. Há publicações recentes que relatam a descompressão neurovascular para neuralgia do trigêmeo primária, documentando a confusão criada. A controvérsia quanto à etiologia continua. Quanto ao quadro clínico, independentemente da etiologia, a principal divisão é a que separa as neuralgias típicas e atípicas.[15,47-50]
47. **Neuralgia Trigeminal Atípica:** é a dor no território de inervação do nervo trigêmeo que não corresponde aos critérios da neuralgia típica.[15,47]
48. **Neuralgia Trigeminal Típica:** é a dor rápida, paroxística, de curtíssima duração e forte intensidade, descrita como choque elétrico, no território de inervação do nervo trigêmeo, sem passar a linha média. O desconforto evolui para crises com duração máxima de dois minutos. A ausência de sintomas nos intervalos entre as crises e a ocorrência de alodinia nas áreas ou nos pontos conhecidos como gatilho são características da neuralgia típica do trigêmeo. Menos de 5% das neuralgias típicas do trigêmeo são bilaterais.[15,47]
49. **Neurinoma (Acústico):** o neurinoma do acústico é uma neoplasia benigna, geralmente unilateral e indolente, derivada das células de Schwann e que se desenvolve no VIII par de nervos cranianos. É, muitas vezes, assintomático, sendo seu diagnóstico frequentemente acidental. A ressonância magnética (RM) é o exame de imagem utilizado para confirmação do diagnóstico. No que se refere

ao tratamento, há três principais abordagens: a terapêutica expectante, a microcirurgia e a radiocirurgia.[51]

50. Neurofibromatose (NF): é uma denominação genérica para três doenças de origem genética autossômica dominante: neurofibromatose tipo 1 (NF1), neurofibromatose tipo 2 (NF2) e schwannomatose. A NF1 é a doença humana mais frequente causada por defeito em um único gene.[52]

51. Neuroma: pode ser a nodulação consequente ao crescimento axonal após lesão traumática, infecciosa, tóxica ou química. A sensibilização periférica junto ao neuroma pode induzi-lo a produzir substâncias algiogênicas com incremento ou formação de consequente inflamação neurogênica, além de suscitar potenciais de ação nas fibras nervosas adjacentes. Também pode ser sinônimo de NEURINOMA.[51]

52. Nevralgia: ver Neuralgia.

53. Nocicepção: é o fenômeno pelo qual ocorre a codificação e o processamento dos estímulos ambientais físicos e químicos ou patológicos que resultam na dor, através de uma cascata complexa de eventos da periferia até as estruturas superiores do sistema nervoso central (SNC).[53]

54. Ortognática, Cirurgia: a cirurgia ortognática é assim denominada por constituir-se de técnicas de osteotomias realizadas no sistema mastigatório com o objetivo de corrigir as discrepâncias relacionadas à maxila, à mandíbula ou a ambas e, por conseguinte, estabelecer o equilíbrio entre a face e a base do crânio.[54]

55. Otite Média: é definida como uma inflamação da orelha média, independente de etiologia ou patogênese específicas. Uma vez que todos os espaços pneumatizados do osso temporal são contíguos, a inflamação da orelha média pode envolver também outros três espaços pneumatizados: mastoide, ápice petroso e células perilabirínticas.[55]

56. Parafuncional, Atividade: o conceito de atividade parafuncional remete a toda atividade que não seja funcional, como fala, mastigação e deglutição. Isso inclui o bruxismo, o apertamento, bem como hábitos orais nocivos. As atividades parafuncionais podem ser divididas em dois grupos: diurnas ou noturnas. As atividades diurnas consistem em apertar ou ranger os dentes e em hábitos orais como mordida da língua e das bochechas, sucção digital, mordida de canetas etc., sem que o indivíduo tenha consciência deles. Esse tipo de atividade pode geralmente ser visto em pessoas que estão concentradas em alguma tarefa ou realizando algum trabalho que exija muito esforço físico. Já as atividades parafuncionais durante o sono, ou noturnas, são muito comuns.[56]

57. Periodontia: periodontia ou periodontologia ("peri": em volta de; "odonto": dente) é a ciência que estuda e trata as doenças do sistema de implantação e suporte dos dentes. Esse aparelho é formado por osso alveolar, ligamento periodontal e cemento. As alterações patológicas do periodonto são chamadas doenças periodontais, como placa bacteriana, gengivite e periodontite.[57,58]

58. Periodonto: tecido conjuntivo que fixa o dente no alvéolo; parodonte.[57,58]

59. Petroclival, Tumor: tumores petroclivais podem ser definidos como aqueles que surgem dos dois terços superiores do clivus, da junção petroclival e medialmente ao nervo trigêmeo. Eles costumam crescer comprimindo o tronco cerebral, deslocando ou envolvendo a artéria basilar e seus ramos, acometendo o quinto e o sexto nervos cranianos. Podem expandir-se em sentido superior atingindo o seio cavernoso, uni ou bilateralmente, ou atravessando o osso até o esfenoide. A história natural dessas neoplasias é de deterioração neurológica lenta e progressiva, acompanhando seu crescimento.[59]

60. Placa Oclusal: placas oclusais, também denominadas de dispositivos interoclusais (DIO), são aparelhos removíveis normalmente fabricados em resina acrílica, que cobrem as superfícies oclusais dos dentes superiores ou inferiores e são extensivamente usados no tratamento da disfunção musculoarticular.[40,60]

61. Polissonografia: é uma técnica que faz o registro gráfico de múltiplas variáveis fisiológicas ao longo do tempo de sono, e esse registro pode ser feito tanto no período noturno quanto no diurno. As variáveis a ser registradas pelo exame devem ser escolhidas conforme a suspeita clínica relacionada aos sintomas do paciente. Os exames polissonográficos geralmente são feitos em laboratórios especializados, já que os exames são acompanhados durante todo o tempo por um técnico treinado.[61]

62. Polpa Dentária: a polpa é um tecido conjuntivo frouxo, que reage de maneira similar a outros tecidos de mesma constituição encontrados em outras regiões do organismo em situações fisiológicas ou patológicas. Contudo, em função da localização do tecido pulpar em uma cavidade formada por paredes de dentina, exceto pelo forame apical e pelos canais acessórios, uma condição excepcional é conferida à polpa, principalmente quando acometida por um processo inflamatório.[62]

63. Rinossinusite (RS): é um processo inflamatório da mucosa rinossinusal. De acordo com o tempo de evolução dos sinais e sintomas, é classificada em aguda (< 12 semanas) ou crônica (≥ 12 semanas), e, segundo a gravidade do quadro, em leve, moderada ou grave. A gravidade da doença é estabelecida pela intensidade da dor associada.[63]

64. Sincinesia: corresponde aos movimentos involuntários e concomitantes provocados pela realização de determinados atos voluntários. Em geral, são observados em espelho, nos territórios contralaterais aos dos movimentos voluntários.[64]

65. Síndrome da apneia Obstrutiva do Sono (SAOS): essa síndrome é uma condição caracterizada por obstruções repetidas das vias aéreas superiores que resultam, frequentemente, em dessaturação de oxigênio e despertares do sono. A hipersonolência diurna é uma manifestação clássica da SAOS, mas outros sintomas, como sono não reparador, capacidade de concentração diminuída e fadiga, são com frequência referidos.[65]

66. **Síndrome da Ardência Bucal (SAB):** essa síndrome é definida como uma patologia complexa, que se caracteriza pela manifestação de sintomas de queimação, ardência ou dor na cavidade bucal e nos lábios, estando a mucosa clinicamente normal. O sexo feminino é mais afetado, e 86% a 90% das mulheres com os sintomas já passaram pela menopausa. Sua etiologia não está totalmente esclarecida e é considerada multifatorial por muitos estudos, que incluem, como agentes causais, fatores locais, psicológicos, sistêmicos e idiopáticos.[66]
67. **Síndrome de Ernest:** é caracterizada pela inflamação do ligamento estilomandibular. O exame radiográfico não é de grande ajuda no diagnóstico dessa síndrome, porém alguns autores sugerem uma possível calcificação desse ligamento. Uma história adequada, a palpação da inserção do ligamento estilomandibular e um bloqueio anestésico local da inserção ligamentosa afetada são de grande utilidade na confirmação diagnóstica. O ligamento estilomandibular é considerado um dos ligamentos acessórios, assim como o esfenomandibular e o temporomandibular. As disposições anatômica e funcional fazem de seu diagnóstico isolado um verdadeiro desafio.[67,68]
68. **Síndrome de Gradenigo:** Giuseppe Gradenigo, em 1907, relatou uma série de pacientes com uma síndrome caracterizada por otorreia/otalgia, dor retro-orbital e paralisia do nervo abducente (VI par de nervos cranianos), causada por uma inflamação no ápice petroso. Posteriormente, essa síndrome passou a ter o nome desse médico.[15,69]
69. **Síndrome de Wallenberg:** também conhecida como infarto bulbar lateral, é a síndrome vascular mais frequente da circulação posterior, afetando a artéria cerebelosa posterior e inferior e a artéria vertebral.[15,70]
70. **Somatização:** é definida como uma tendência para experimentar e comunicar desconforto somático e sintomas que não podem ser explicados pelos achados patológicos, atribuí-los a doenças físicas e procurar ajuda médica para eles.[71,72]
71. **Subluxação Temporomandibular:** ocorre quando a cabeça mandibular sai da fossa mandibular em direção à fossa infratemporal, deixando uma depressão visível na região pré-auricular e forçando a boca na posição aberta. O próprio paciente movimenta a mandíbula laterolateralmente ou de maneira protrusiva, resultando em um fechamento da boca. Pode-se observar em alguns casos pacientes que apresentam abertura excessiva da boca, acima de 60 mm.[73-75]
72. **Terapia a Laser de Baixa Intensidade (TLBI):** tem sido utilizada para o tratamento de várias doenças que acometem o SNC e o SNP.[76,77]
73. **Xerostomia:** trata-se de uma sensação de boca seca. Resulta de certas doenças ou pode ser efeito secundário de alguns medicamentos. As causas incluem doenças das glândulas salivares, como a síndrome de Sjögren (SS), diabetes melito (DM), radiação da cabeça e do pescoço, quimioterapia e uso de alguns medicamentos como antidepressivos tricíclicos.[78]

Classificação de síndromes dolorosas

Para facilitar a comunicação e a interpretação dos dados, a IASP[5] desenvolveu uma taxonomia que classifica a dor em cinco itens principais, de acordo com a região acometida, o sistema envolvido, a característica temporal da dor, sua intensidade relatada pelo paciente e a etiologia.

Região acometida

- Cabeça, face e boca
- Região cervical
- Ombros e membros superiores
- Região torácica
- Região abdominal
- Coluna lombossacral e cóccix
- Membros inferiores
- Região pélvica
- Região perineal, anal e genital

Sistema envolvido

- Nervoso: central, periférico e/ou neurovegetativo
- Fatores psicológicos e sociais
- Respiratório e/ou cardiovascular
- Musculoesquelético e/ou tecido conjuntivo
- Cutâneo, subcutâneo e/ou glandular
- Gastrintestinal
- Geniturinário
- Outros órgãos ou vísceras

Característica temporal da dor

- Contínua ou quase contínua sem flutuações
- Contínua com exacerbações
- Recorrente com regularidade
- Recorrente sem regularidade
- Paroxística
- Combinações

Intensidade da dor relatada pelo paciente

- Leve, moderada e intensa
- Fraca, moderada e forte
- Ausente, fraca, moderada, forte e insuportável

A intensidade da dor pode ser classificada pela aplicação de diversas escalas uni ou multidimensionais.

Etiologia

- Transtornos congênitos ou genéticos
- Traumatismos, cirurgias e/ou queimaduras
- Infecções
- Parasitoses
- Inflamações
- Neoplasias
- Toxicidade química, metabólica e/ou por irradiação
- Mecânica e/ou degenerativa
- Disfuncional ou nocipática
- Psicogênica
- Desconhecida, criptogenética ou essencial

A esses itens foram adicionados outros para diversas síndromes, o que gerou a seguinte nova classificação:

- Síndromes álgicas generalizadas
- Síndromes álgicas localizadas
- Dor craniofacial de origem musculoesquelética
- Lesões da orelha, do nariz e da cavidade bucal
- Cefaleias primárias
- Dor de origem psicológica da cabeça e da face
- Dor decorrente de disfunção musculoesquelética das regiões suboccipital e cervical
- Dor visceral do pescoço
- Dor de origem neurológica no pescoço, no ombro e na extremidade superior
- Lesão do plexo braquial
- Dor nos braços, no ombro e na cabeça
- Doença dos membros
  - Vascular
  - Do colágeno
  - Funcional vasodilatadora
  - Por insuficiência arterial
  - Psicológica
- Dor torácica
  - Somática
  - Psicológica
  - Referida do abdômen e do trato gastrintestinal
- Dor abdominal
  - Neurológica
  - Visceral

Outras classificações também podem ser utilizadas, como as que se baseiam na origem, na evolução e nos mecanismos da dor:

Origem

- Oncológica
- Não oncológica

Evolução

- Aguda
- Crônica

Mecanismo

- Nociceptivo
- Neuropático
- Disfuncional ou nocipático
- Psicogênico
- Misto

CONCLUSÕES

A aquisição de novos conhecimentos é dinâmica, não cessa, e, destarte, a taxonomia da dor continua sendo construída, dia após dia.[2]

A Sociedade Internacional de Cefaleia (IHS) desenvolveu, no decorrer de décadas, uma classificação abrangente das algias craniofaciais, mesclando muitos dos critérios relatados anteriormente aqui. O histórico e os progressos da classificação da IHS serão detalhados e comentados no próximo capítulo.

REFERÊNCIAS BIBLIOGRÁFICAS

1. Pagura JR. Taxonomia da dor. In: Alves Neto O, Costa CM, Siqueira JT, et al. Dor: princípios e prática. Porto Alegre: Artmed; 2009. p. 91-3.
2. Loeser JD. Bonica's management of pain. 3rd ed. Philadelphia: Lippincott Williams & Wilkins; 2001.
3. Merskey H, Bogduk N. Task force on taxonomy: classification of chronic pain. Seattle: IASP; 1994.
4. Boas RA. Pain patients: traits and treatments. New York: Academic Press; 1976.
5. Pagura JR, Oliveira Jr JO. Taxonomia. In: Posso IP, Grossmann E, Fonseca PR, et al. Tratado de dor: publicação da Sociedade Brasileira para Estudo da Dor. São Paulo: Atheneu; 2017.
6. Oliveira AV. Qualidade de vida em indivíduos com queixa de acúfenos: comparação com a percepção do acompanhante. Dissertação (Mestre em Psicologia da Saúde e Intervenção Comunitária) Universidade Fernando Pessoa. Porto (Portugal): 2007.
7. Gazel M, Frazão MS, Avelar BM, et al. Aftas orais. Revista Brasileira de Medicina. 2004;61(1-2):23-8.
8. Carneiro BV, Yoshida EM. Alexitimia: uma revisão do conceito. Psicol Teor Pesqui. 2009;25(1): 103-8.

9. Siviero D, Karvat J, Antunes JS, et al. Confiabilidade inter-avaliador para determinação do limiar de dor pelo dolorímetro de pressão. FIEP Bulletin. 2013; 83(Special Edition): 5-7.

10. Diehl DF, Lima EOC, Moura LFDL, et al. Avaliação da regeneração óssea em alvéolo dentário após enxerto com osso liofilizado e deste associado com células-tronco mesenquimais provenientes da polpa dentária de dente decíduo e da medula ósea do fêmur de coelhos Nova Zelândia. Livro de resumos. Porto Alegre: UFRGS. 2009;(21)19-23.

11. Pereira Jr FB, Tunes RS, Silva AL. Anquilose da articulação temporomandibular causada por agressão por arna de fogo: relato de caso. Rev Cir Traumatol Buco-Maxilo-Fac. 2005;(5)4:37-42.

12. Pestana SC. Bruxismo: da etiologia ao diagnóstico. Dissertação (Mestrado Integrado em Medicina Dentária) - Universidade de Lisboa, Faculdade de Medicina Dentária, 2014.

13. Silva GA, Sander HH, Eckeli AL, et al. Conceitos básicos sobre síndrome da apnéia obstrutiva do sono. Rev Bras Hipertens. 2009;16(3):150-7.

14. Muratt GM, Rosa ES, Willers T, et al. Diagnóstico difencial incomum de artralgia. Rev Bras Reumatol. 2017;57(Suppl):S258-9.

15. Oliveira Jr JO. Algias faciais. In: Nitrini R, Fortini I, Castro LH, et al. Condutas em neurologia. 12 ed. São Paulo: Manole; 1989.

16. Becker I. Nomenclatura biomédica no idioma português do Brasil. 2 ed. São Paulo: Nobel; 1968.

17. Filpo-Perez CA. Análise quantitativa da anatomia dos canais radiculares distais dos molares inferiores mediante microtomografia computadorizada. Dissertação (Mestre em Ciências Odontológicas Aplicadas) - Universidade de São Paulo, Faculdade de Odontologia de Bauru, 2013.

18. Kidd E, Fejerskov O. Cárie dentária: a doença e seu tratamento clínico. São Paulo: Santos; 2005.

19. Escórcio BP. Análise da junção cemento-esmalte utilizando-se a técnica da réplica e da microscopia eletrônica de varredura. Dissertação (Mestre em clínica odontológica) - Universidade Federal do Espírito Santo, Programa de Pós-graduação em Ciências da Saúde, 2012.

20. Consolaro A, Furquim L. Mecânica intrusiva gera forças de inclinação e estímulos ortopédicos com reposicionamento dentário e remodelação óssea simultâneos. Dental Press J Orthod. 2011; 16(5): 20-9.

21. Aburieli BD, Ávila AF, Diniz RL, et al. Concha nasal média secundária: relato de caso. Radiol Bras. 2012;45(6):351-2.

22. Holland R, Sousa V, Nery MJ, et al. Apostila de endodontia. Araçatuba: UNESP; 2015.

23. Pereira JC, Netto CA, Gonçalves, SA. Dentística: uma abordagem multidisciplinar. São Paulo: Artes Médicas; 2014.

24. Amantea DV, Novaes AP, Campolongo, GD, et al. A importância da avaliação postural no paciente com disfunção da articulação temporomandibular. Acta Ortop Bras. 2004,12(3).155-9.

25. Milet VO. Disfunção temporomandibular: estudo de sinais, sintomas e diagnóstico clínico em pacientes de DTM na consulta de estomatologia do Hospital São João. Rev CEFAC. 2010;12(5):788-94

26. Lorenzoni BC. Avaliação da doença periodontal da unidade São Sebastião no município de Ribas do Rio Pardo no Mato Grosso do Sul: projeto de intervenção. Monogragia (Curso de Especialização em Atenção Básica em Saúde da Família) – Universidade Mato Grosso, 2011.

27. Leonardi DP, Giovanini AF, Almeida S, et al. Alterações pulpares e periapicais. RSBO. 2011;(8)4: e47-61.

28. Oliveira Jr JO, Portella Jr CS, Cohen CP. Inflammatory mediators of neuropathic pain. Rev Dor. 2016;17(1):35-42.

29. Miranda CC, Franco Jr LF, Pelloso LR. New physiological classification of pains: current concept of neuropathic pain. Rev Dor. 2016;17(1):2-4.

30. Vargas SM. Estimativa das propriedades elásticas do esmalte dentário humano via homogeneização computacional. Dissertação (Modelagem Computacional) - Universidade Federal de Juiz de Fora, Programa de Pós-graduação, 2016.

31. Mendonça Neto P. Síndrome de Eagle: aspectos radiográficos e implicações clínicas. Monografia (Curso de Especialização em Radiologia Odontológica) - Universidade Estadual de Campinas, Faculdade de Odontologia de Piracicaba, 1999.

32. Souza JA. Postura e disfunção temporomandibular: avaliação fotogramétrica, baropodométrica e eletromiográfica. Dissertação (Mestre em Eletromiografia) - Universidade Federal de Santa Maria; 2010.

33. Lean WL, Arnup S, Danchin M, et al. Rapid diagnostic test for group A streptococcal pharyngitis: a meta-analysis. Pediatrics. 2014;134(4):771-81.

34. Varanda ND. Ligamento Periodontal e síntese de colagénio: estudo experimental. Projeto de Mestrado (Ciclo de Estudos de Mestrado Integrado em Medicina Dentária) - Universidade de Coimbra, Faculdade de Medicina, 2010.

35. Souza JA. Postura e disfunção temporomandibular: avaliação fotogramétrica, baropodométrica e eletromiográfica. Dissertação (Mestrado em Eletromiografia) - Universidade Federal de Santa Maria. 2010.

36. Antonini R, Cancellier K, Ferreira GC, et al. Fisiopatologia da doença periodontal. Rev Inova Saúde (Criciúma). 2013;(2):90-107.

37. Cerchiari DP, Moricz RD, Sanjar FA, et al. Síndrome da boca ardente. Rev Bras Otorrinolaringol. 2006;72(3):419-24.

38. Carvalho MF, Rodrigues PA, Chaves MG. Halitose: um estigma social. Rev Juiz de Fora. 2008;34(4):273-9.

39. Chaves ML. Rotinas em neurologia e neurocirurgia. Porto Alegre: Artmed; 2008.

40. Grossmann E, Paiva H, Paiva AMFV. Dores bucofaciais: conceitos e terapêutica. Porto Alegre: Artes Médicas; 2013.

41. Soares TA. Luxação da articulação temporomandibular: da etiologia ao tratamento. Dissertação (Mestre em Medicina Dentária) - Universidade Fernando Pessoa, 2013.

42. Souza LB. Etiologia da dor miofascial associada ao sistema estomatognático. Monografia (Especialização em Prótese Dentária) - Universidade Federal de Minas Gerais, 2011.

43. Pereira MI, Gomes PS. Efeito do treinamento contra-resistência isotônico com duas velocidades de movimento sobre os ganhos de força. Rev Bras Med Esporte. 2007;13(2):91-6.

44. Staley R, Reske N. Fundamentos em ortodontia: diagnóstico e tratamento. Rio de Janeiro: Elsevier; 2014.

45. Treed RD, Jensen TS, Campbell JN, et al. Neuropathic pain: redefinition and a grading system for clinical and research purposes. Neurology. 2008;70(18):1630-5.

46. Oliveira CA, Castro AP, Miyahira SA. Neuralgia Pós-herpética. Rev Dor. 2016;(17 Suppl1):52-5.

47. Cruccu G, Finnerup NB, Jensen TS, et al. Trigeminal neuralgia. Neurology. 2016;87(2):220-8.

48. Zhang H, Lei D, You C, et al. The long-term outcome predictors of pure microvascular decompression for primary trigeminal neuralgia. World Neurosurg. 2013;79(4):756-62.

49. Treede RD, Rief W, Barke A, et al. A classification of chronic pain for ICD-11. Pain. 2015;156(2):1003-7.

50. Selb M, Kohler F, Nicol MM, et al. A comprehensive picture of health, an update on the ICD–ICF joint use initiative. J Rehabil Med. 2015;47(1):2-8.

51. Torres MT. O papel da radiocirurgia no tratamento do neurinoma de acústico. Universidade de Lisboa: 2015/2016.

52. Souza JF, Toledo LL, Ferreira MC, et al. Neurofibromatose tipo 1: mais comum e grave do que se imagina. Assoc Med Bras. 2009;55(4): 394-920.

53. Oliveira Jr JO, Freitas MF, Bullara de Andrade C, et al. Local analgesic effect of tramadol is mediated by opioid receptors in late postoperative pain after plantar incision in rats. J Pain Res. 2016;17(9):797-802.

54. Ribas MO, Reis LF, França BH, et al. Orthognathic surgery: legal orientations to orthodontists and bucomaxilofacial surgeons. Rev Dent Press Ortodôntica Ortop Facial. 2005;10(6):75-83.

55. Castro BG. Diferentes realidades da otite média.Trabalho Final (Mestrado Integrado em Medicina) - Clínica Universitária de Otorrinolaringologia. Lisboa, Portugal, 2017.

56. Souza LB. Etiologia da dor miofascial associada ao sistema estomatognático. Monografia - Universidade Federal de Minas Gerais, 2011.

57. Wilson TG, Kornman KS. Fundamentos de periodontina. São Paulo: Quintessense; 2001.

58. Newman M., Takei H, Klokkevold PR, et al. Carranza periodontia clínica. Rio de Janeiro: Elsevier; 2006.

59. Borba LA, Cunha ML, Dietzel Filho LF, et al. Meningiomas petroclivais: planejamento cirúrgico. J Bras Neurocirurg. 2009;20(3):335-40.

60. Portero PP, Kern R, Kusma SZ, et al. Placas oclusais no tratamento da disfunção temporomandibular (DTM). Rev Gest e Saúde. 2009;1(1):36-40.

61. Bustamante GO. Monitorização polissonográfica: aspectos gerais. Simpósio – Distúrbios respiratórios do sono. Capítulo II. Medicina (Ribeirão Preto) 2006;39(2):169-84.

62. Holland R, Sousa V, Nery MJ, et al. Apostila de Endodontia. Araçatuba: UNESP; 2015.

63. Barros E, Silva A, Vieira A, et al. Avaliação da prevalência e caracterização da rinossinusite nos cuidados de saúde primários em Portugal. Rev Port Otorrinolaringol Cir Cérvico-Facial. 2012;(50):5-12.

64. Rodríguez-Rodríguez KV, Torres-Sánchez E, Rodríguez-Ortiz MD. Efecto del estrés en las sincinesias en pacientes con parálisis facial periférica idiopática crónica. Latin Am J Behav Med. 2016;7(1):9-15.

65. Anselmo-Lima WT, Sakano E, Tamashiro E, et al. Rhinosinusitis: evidence and experience: São Paulo. Braz J Otorhinolaryngol. 2015;81(1 Suppl 1):S1-S49.

66. Souza AC. Síndrome da ardência bucal: um desafio para o cirurgião dentista. Monografia (Curso de Especialização em Atenção Básica à Saúde da Família) - Universidade federal de Minas Gerais, 2013.

67. Okeson JP. Management of temporomandibular disorders and occlusion. 7th ed. Missouri: Elsevier Mosby; 2013.

68. Reis AC. Alterações morfológicas da articulação temporomandibular em pacientes odontogeriátricos. Dissertação (Mestre em Medicina Dentária) - Instituto Superior de Ciências da Saúde Egas Moniz. Almada, Portugal, 2014.

69. Schiavetto RR, Haber DM, Cancan LR, et al. Síndrome de Gradenigo como primeira manifestação de rabdomiossarcoma. Arq Int Otorrinolaringol. 2009;13(3):326-30.

70. Carrillo-Esper R, Rosales-Gutiérrez AO, Espinoza de los Monteros-Estrada I, et al. Síndrome de Wallenberg. Med Sur. 2018;21(3):141-4.

71. Sacramento LD. Caracterização do limiar de dor e presença de pontos gatilho de dor em crianças típicas comparação com adultos saudáveis. Dissertação (Mestrado em Fisioterapia) – Universidade Federal de Santa Catarina. Florianópolis, 2014.

72. Quartilho MJ. O processo de somatização: conceitos, avaliação e tratamento. Coimbra University Press, 2016.

73. Santos P. Disfunções intra-articulares da ATM: tratamentos conservadores. Monografia (Curso de Especialização em Prótese Dentária) - Universidade Federal de Santa Catarina. Florianópolis, 2006.

74. Ferreira LA, Grossmann E, Januzzi E, et al. Diagnosis of temporomandibular joint disorders: indication of imaging exams. Braz J Otorhinolaryngol. 2016;82(3):341-52.

75. Torres F, Campos LG, Fillipini HF, et al. Efeitos dos tratamentos fisioterapêutico e odontológico em pacientes com disfunção temporomandibular. Fisioter Mov. 2012;(25):117-25.

76. Holanda VM, Oliveira Jr JO, Ojea AR, et al. Low Level Laser Therapy In The Dorsal Root Ganglion For Treatment Of Chronic Low Back Pain: A Pilot Study. Lasers Surg Med. 2015:(47):44.

77. Holanda VM, Chavantes MC, Silva DF, et al. Photobiomodulation of the dorsal root ganglion for the treatment of low back pain: a pilot study. Lasers Surg Med. 2016;48(7):653-9.

78. Villa A, Connell CL, Abati S. Diagnosis and management of xerostomia and hyposalivation. Ther Clin Risk Manag. 2015;(11):45.

CAPÍTULO 2

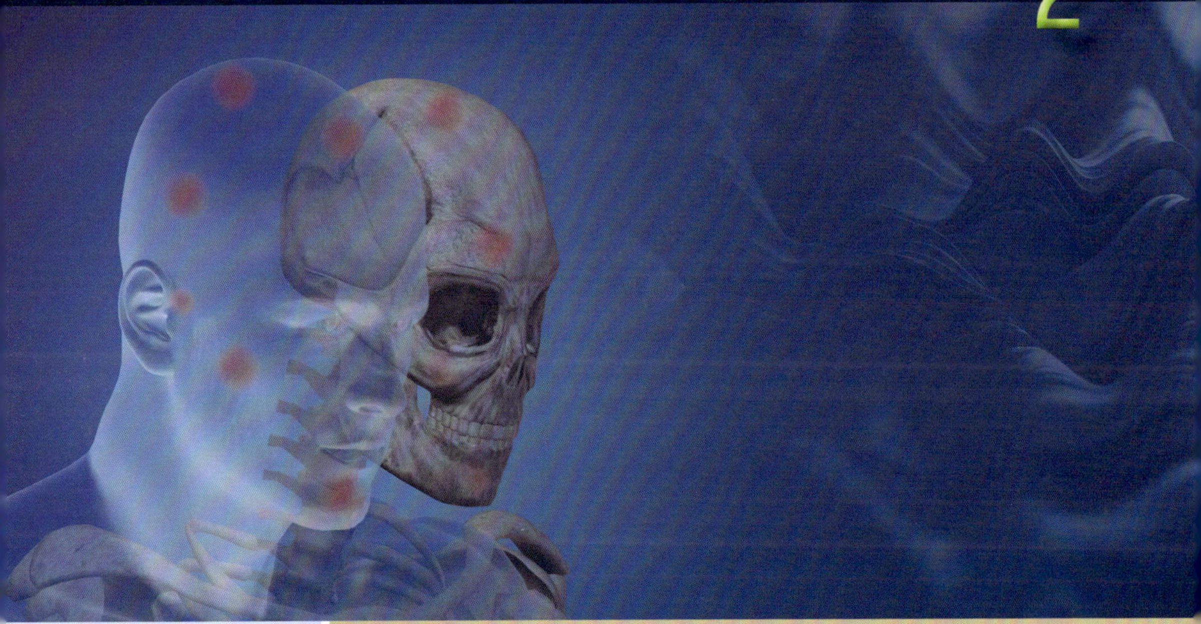

José Geraldo Speciali

Introdução e Histórico das Algias Craniofaciais

INTRODUÇÃO

Dores craniofaciais podem ser definidas como aquelas que acometem desde a implantação do cabelo, na região da nuca, até a região inferior do ramo horizontal do osso mandibular, incluindo, portanto, as regiões cranial e facial. Dor facial ainda inclui as cavidades oral e nasal, os seios paranasais, a cavidade orbital e a região temporomandibular, com a articulação temporomandibular. As cefaleias são dores na cabeça, ou seja, da fronte (região supraorbital) até a implantação dos cabelos, na região nucal.[1]

Podem ser classificadas como agudas ou crônicas. As dores crônicas são aquelas que persistem por mais de três meses ou, ainda, aquelas classificadas como nociceptivas, neuropáticas, mistas e disfuncionais (nociplásticas).

As etiologias das dores craniofaciais crônicas são indicadas pela classificação das cefaleias ICHD-3 (2018)[2] e podem ser provocadas por várias condições.

Cefaleias primárias

São consideradas dores funcionais ou nociplásticas, uma disfunção dos circuitos encefálicos responsáveis pela modulação dos estímulos dolorosos a esse nível, tal qual a fibromialgia, a síndrome do colo irritável e outras. As cefaleias primárias apresentadas na ICHD-3 estão relacionadas a seguir, utilizando-se a numeração da ICHD-3.[2] Foi utilizada a nomenclatura original em inglês por não haver uma tradução para o português oficialmente aprovada pela Sociedade Brasileira de Cefaleia.

1. *Migraine (Migrânea ou Enxaqueca)*
- 1.1 *Migraine without aura*
- 1.2 *Migraine with aura*
- 1.3 *Chronic migraine*
- 1.4 *Complications of migraine*
- 1.5 *Probable migraine*
- 1.6 *Episodic syndromes that may be associated with migraine*

2. *Tension-type headache (TTH) (Cefaleia do tipo tensional)*
- 2.1 *Infrequent episodic tension-type headache*
- 2.2 *Frequent episodic tension-type headache*
- 2.3 *Chronic tension-type headache*
- 2.4 *Probable tension-type headache*

3. *Trigeminal autonomic cefalalgias (TACs) (Cefalalgias trigêmino-autonômicas)*
- 3.1 *Cluster headache*
- 3.2 *Paroxysmal hemicrania*
- 3.3 *Short-lasting unilateral neuralgiform headache attacks*
- 3.4 *Hemicrania continua*

4. *Other primary headache disorders (Outras cefaleias primárias)*
- 4.1 *Primary cough headache*
- 4.2 *Primary exercise headache*
- 4.3 *Primary headache associated with sexual activity*
- 4.4 *Primary thunderclap headache*
- 4.5 *Cold-stimulus headache*
- 4.6 *External-pressure headache*
- 4.7 *Primary stabbing headache*
- 4.8 *Nummular headache*
- 4.9 *Hypnic headache*
- 4.10 *New daily persistent headache (NDPH)*

Cefaleias secundárias

As cefaleias são sintomas de doenças com etiologias demonstráveis. Elas podem ser nociceptivas (musculares, articulares, tendíneas, ósseas, ligamentares etc.), neuropáticas ou mistas. O reconhecimento do tipo de dor é fundamental para elaborar o tratamento; medicamentoso, não medicamentoso ou multimodal.

A seguir estão listadas as principais cefaleias secundárias que podem acometer a região craniofacial (utiliza-se a numeração da ICHD-3).[2]

5. *Headache attributed to trauma or injury to the head and/or neck*

6. *Headache attributed to cranial and/or cervical vascular disorder:*

6.5.1 *Headache or facial or neck pain attributed to cervical carotid or vertebral artery dissection*

7. *Headache attributed to non-vascular intracranial disorder*

11. *Headache or facial pain attributed to disorder of the cranium, neck, eyes, ears, nose, sinuses, teeth, mouth or other facial or cervical structure*

11.2 *Headache attributed to disorder of the neck*

11.2.1 *Cervicogenic headache*

11.2.2 *Headache attributed to retropharyngeal tendonitis*

11.2.3 *Headache attributed to craniocervical dystonia*

11.3 *Headache attributed to disorder of the eyes*

11.3.1 *Headache attributed to acute angle-closure glaucoma*

11.3.2 *Headache attributed to refractive error*

11.3.3 *Headache attributed to ocular inflammatory disorder*

11.3.4 *Trochlear headache*

11.4 *Headache attributed to disorder of the ears*

11.5 *Headache attributed to disorder of the nose or paranasal sinuses*

11.5.1 *Headache attributed to acute rhinosinusitis*

11.5.2 *Headache attributed to chronic or recurring rhinosinusitis*

11.6 *Headache attributed to disorder of the teeth*

11.7 *Headache attributed to temporomandibular disorder (TMD)*

11.8 *Head or facial pain attributed to inflammation of the stylohyoid ligament*

11.9 *Headache or facial pain attributed to other disorder of cranium, neck, eyes, ears, nose, sinuses, teeth, mouth or other facial or cervical structure*

Neuropatias cranianas dolorosas, outras dores faciais e outras cefaleias

Neste capítulo de classificação das cefaleias, são listadas doenças que provocam dor crônica, principalmente do tipo neuropática, periférica ou central, como as neuralgias cranianas idiopáticas, as dores faciais decorrentes de patologias do tronco cerebral e do encéfalo (acidente vascular encefálico – AVE, esclerose múltipla), a síndrome de ardência bucal e a dor facial idiopática persistente. Incluem-se também neuropatias e outras cefaleias craniofaciais, secundárias a outras doenças que acometem a região.[2]

13. *Painful lesions of the cranial nerves and other facial pain*

13.1.1 *Trigeminal neuralgia*

13.1.1.1 *Classical trigeminal neuralgia*

13.1.1.2 *Secondary trigeminal neuralgia*

13.1.1.2.1 *Trigeminal neuralgia attributed to multiple sclerosis*

13.1.1.2.2 *Trigeminal neuralgia attributed to space-occupying lesion*

13.1.1.2.3 *Trigeminal neuralgia attributed to other cause*

13.1.1.3 *Idiopathic trigeminal neuralgia*

13.1.1.3.1 *Idiopathic trigeminal neuralgia, purely paroxysmal*

13.1.1.3.2 *Idiopathic trigeminal neuralgia with concomitant continuous pain*

13.1.2 *Painful trigeminal neuropathy*

13.1.2.1 *Painful trigeminal neuropathy attributed to herpes zoster*

13.1.2.2 *Trigeminal post-herpetic neuralgia*

13.1.2.3 *Painful post-traumatic trigeminal neuropathy*

13.1.2.4 *Painful trigeminal neuropathy attributed to other disorder*

13.1.2.5 *Idiopathic painful trigeminal neuropathy*

13.2 *Pain attributed to a lesion or disease of the glossopharyngeal nerve*

13.2.1 *Glossopharyngeal neuralgia*

13.2.2 *Painful glossopharyngeal neuropathy*

13.2.2.1 *Painful glossopharyngeal neuropathy attributed to a known cause*

13.2.2.2 *Idiopathic painful glossopharyngeal neuropathy*

13.3 *Pain attributed to a lesion or disease of nervus intermedius*

13.3.1 *Nervus intermedius neuralgia*

13.3.2 *Painful nervus intermedius neuropathy*

13.3.2.1 *Painful nervus intermedius neuropathy attributed to herpes zoster*

13.3.2.2 *Post-herpetic neuralgia of nervus intermedius*

13.3.2.3 *Painful nervus intermedius neuropathy attributed to other disorder*

13.3.2.4 *Idiopathic painful nervus intermedius neuropathy*

13.4 *Occipital neuralgia*

13.5 *Neck-tongue syndrome*

13.6 *Painful optic neuritis*

13.7 *Headache attributed to ischaemic ocular motor nerve palsy*

13.8 *Tolosa–Hunt syndrome*

13.9 *Paratrigeminal oculosympathetic (Raeder's) syndrome*

13.10 *Recurrent painful ophthalmoplegic neuropathy*
13.11 *Burning mouth syndrome (BMS)*
13.12 *Persistent idiopathic facial pain (PIFP)*
13.13 *Central neuropathic pain*
13.13.1 *Central neuropathic pain attributed to multiple sclerosis (MS)*
13.13.2 *Central post-stroke pain (CPSP)*

A Associação Internacional para o Estudo da Dor (IASP) publicou uma comparação entre a classificação das dores da cabeça e pescoço, item B. *Relatively localized syndromes of the head and neck; group ii: neuralgias of the head and face,*[3] com a Classificação da Sociedade Internacional das Cefaleias de 1988. Atualizou-se essa comparação no quadro a seguir com a utilização da Classificação Internacional das Cefaleias publicada em 2018[2] (Quadro 2.1).

Quadro 2.1 Classificação das dores craniofaciais da IASP[3] e da ICHD-3 (2018).[2]

IASP	ICHD-3[2]
1-6 Dor central (se confinada à cabeça e à face)	13.13 Dor neuropática central 13.13.1 Dor neuropática central atribuída à esclerose múltipla (MS) 13.13.2 Dor neuropática central pós-AVE (CPSP)
II-1 Neuralgia trigeminal (*tic doloureux*)	13.1.1.1 Neuralgia trigeminal clássica 13.1.1.1.1 Neuralgia trigeminal clássica, puramente paroxística 13.1.1.1.2 Neuralgia trigeminal clássica com dor contínua concomitante 13.1.1.3 Neuralgia trigeminal idiopática 13.1.1.3.1 Neuralgia trigeminal idiopática, puramente paroxística 13.1.1.3.2 Neuralgia trigeminal idiopática com dor contínua concomitante
11-2 Neuralgia secundária (trigeminal) a lesões (tumor ou aneurisma) do sistema nervoso central	13.1.1.2 Neuralgia trigeminal secundária 13.1.1.2.1 Neuralgia trigeminal atribuída à esclerose múltipla 13.1.1.2.2 Neuralgia trigeminal atribuída à lesão que ocupa espaço 13.1.1.2.3 Neuralgia trigeminal atribuída a outras causas
11-3 Neuralgia trigeminal secundária à trauma facial	13.1.2.3 Neuropatia trigeminal dolorosa pós-traumática

(*Continuação*)

Quadro 2.1 Classificação das dores craniofaciais da IASP[3] e da ICHD-3 (2018).[2] *(Continuação)*

IASP	ICHD-3[2]
11-4 Herpes-zóster agudo (trigeminal)	13.1.2.1 Neuropatia trigeminal dolorosa atribuída ao herpes-zóster
11-5 Neuralgia pós-herpética (trigeminal)	13.1.2.2 Neuralgia pós-herpética (trigeminal)
11-6 Neuralgia geniculada (síndrome de Ramsay Hunt)	
11-8 Neuralgia glossofaríngea (IX nervo cranial)	13.2.1 Neuralgia do glossofaríngeo 13.2.1.1 Neuralgia do glossofaríngeo clássica 13.2.1.2 Neuralgia do glossofaríngeo secundária 13.2.1.3 Neuralgia do glossofaríngeo idiopática 13.2.2 Neuropatia dolorosa do glossofaríngeo 13.2.2.1 Neuropatia dolorosa do glossofaríngeo atribuída a uma causa conhecida 13.2.2.2 Neuropatia dolorosa do glossofaríngeo idiopática
11-9 Neuralgia do nervo laríngeo superior (neuralgia do nervo vago)	13.3.1 Neuralgia do nervo intermédio 13.3.1.1 Neuralgia do nervo intermédio clássica 13.3.1.2 Neuralgia do nervo intermédio secundária 13.3.1.3 Neuralgia do nervo intermédio idiopática 13.3.2 Neuropatia dolorosa do nervo intermédio 13.3.2.1 Neuralgia do nervo intermédio atribuída ao herpes-zóster 13.3.2.2 Neuralgia pós-herpética do nervo intermédio 13.3.2.3 Neuropatia dolorosa do nervo intermédio atribuída a outros distúrbios 13.3.2.4 Neuropatia dolorosa do nervo intermédio idiopática
11-10 Neuralgia occipital	13.4 Neuralgia occipital
11-11 Neuralgia do hipoglosso	

(Continuação)

Quadro 2.1 Classificação das dores craniofaciais da IASP[3] e da ICHD-3 (2018).[2] *(Continuação)*

IASP	ICHD-3[2]
11-12 Dor na projeção do glossofaríngeo por trauma	13.2.2.1 Neuropatia dolorosa do glossofaríngeo atribuída à causa conhecida
11-13 Dor na projeção do hipoglosso por trauma	13.5 Síndrome pescoço-língua
11-14 Síndrome de Tolosa-Hunt (oftalmoplegia dolorosa)	13.8 Síndrome de Tolosa–Hunt
	2.1 Cefaleia do tipo tensional episódica infrequente 2.1.1 Cefaleia do tipo tensional episódica infrequente associada com dolorimento pericrânio 2.1.2 Cefaleia do tipo tensional episódica infrequente não associada com dolorimento pericrânio 2.2 Cefaleia do tipo tensional episódica frequente 2.2.1 Cefaleia do tipo tensional episódica frequente associada com dolorimento pericrânio 2.2.2 Cefaleia do tipo tensional episódica frequente não associada com dolorimento pericrânio
111-2 Cefaleia tensional: forma crônica (cefaleia por contração muscular do escalpo)	2.3.1 Cefaleia do tipo tensional crônica associada com dolorimento pericrânio 2.3.2 Cefaleia do tipo tensional crônica não associada com dolorimento pericrânio
111-3 Dor temporomandibular e síndrome disfuncional	11.7 Cefaleia atribuída a distúrbios temporomandibulares (DTM)
111-5 Artrite reumatoide da articulação temporomandibular	11.9 Cefaleia ou dor facial atribuída a outros distúrbios do crânio, pescoço, olhos, orelha, nariz, seios da face, dente, boca ou outras estruturas da face e cervicais

(Continuação)

Quadro 2.1 Classificação das dores craniofaciais da IASP[3] e da ICHD-3 (2018).[2]
(*Continuação*)

IASP	ICHD-3[2]
IV-1 Sinusite maxilar	11.5.1 Cefaleia atribuída à rinossinusite aguda 11.5.2 Cefaleia atribuída à rinossinusite crônica ou recorrente
IV-2 ao IV-5 Tipos de odontalgia	11.6 Cefaleia atribuída a problemas dentais
IV-6 Glossodinia e dor bucal	13.11 Síndrome da ardência bucal (BMS)
IV-7 Síndrome do dente trincado (*cricked*)	11.6 Cefaleia atribuída a problemas dentais
IV-8 Alveolite seca	
IV-9 Doença gengival, inflamatória	11.9 Cefaleia ou dor facial atribuída a outros distúrbios do crânio, pescoço, olhos, orelha, nariz, seios da face, dente, boca ou outras estruturas da face e cervicais
IV-10 Dor de dente, causa desconhecida	11.6 Cefaleia atribuída a problemas dentais
IV-11 Doenças da maxila, condições inflamatórias	11.7 Cefaleia atribuída a distúrbios temporomandibulares DTM
IV-12 Outras dores e inespecíficas na maxila	11.7 Cefaleia atribuída a distúrbios temporomandibulares (DTM)
V-1 Migrânea clássica (migrânea com aura)	1.2.1 Migrânea com aura típica 1.2.1.1 Aura típica com cefaleia 1.2.1.2 Aura típica sem cefaleia 1.2.2 Migrânea com aura do tronco cerebral 1.2.3 Migrânea hemiplégica 1.2.3.1 Migrânea hemiplégica familiar (FHM) 1.2.3.2 Migrânea hemiplégica esporádica (SHM) 1.2.4 Migrânea retiniana
V-2 Migrânea comum (migrânea sem aura)	1.1 Migrânea sem aura
V-3 Variantes da migrânea	1.3 Migrânea crônica 1.4 Complicações da migrânea
V-5 Cefaleia mista	Classificar os vários tipos de cefaleia

(*Continuação*)

Quadro 2.1 Classificação das dores craniofaciais da IASP[3] e da ICHD-3 (2018).[2] (*Continuação*)

IASP	ICHD-3[2]
V-6 Cefaleia em salvas (*cluster headache*)	3.1.1 Cefaleia em salvas episódica
V-7.1 Hemicrania paroxística crônica: variedade ou forma sem remissão	3.2.2 Hemicrania paroxística crônica
V-7.2 Hemicrania paroxística crônica: variedade ou forma com remissão	3.2.1 Hemicrania paroxística episódica
V-8 Cefaleia em salvas crônica (*chronic cluster headache*)	3.1.2 Cefaleia em salvas crônica
V-10 Cefaleia pós-traumática	5.1 Cefaleia aguda atribuída à trauma da cabeça 5.2 Cefaleia persistente atribuída à trauma da cabeça
V-11 Síndrome de socos e e punhaladas (*jabs and jolts*)	4.7 Cefaleia primária em facadas
V-12 Arterite temporal (arterite de células gigantes)	6.4.1 Cefaleia atribuída à arterite de células gigantes (GCA) 6.4.2 Cefaleia atribuída à angiíte primária do sistema nervoso central (PACNS)
V-13 Cefaleia associada com baixa pressão do liquido cefalorraquidiano	7.2 Cefaleia atribuída à baixa pressão do líquido cefalorraquidiano (CSF) 7.2.2 Cefaleia atribuída à fistula do líquido cefalorraquidiano (CSF) 7.2.3 Cefaleia atribuída à hipotensão intracraniana espontânea
V-14 Cefaleia pós-punção dural	7.2.1 Cefaleia pós punção dural
V-16 Cefaleia não especificada (*otherwise specified*)	14.1 Cefaleia não classificada em outro local 14.2 Cefaleia não especificada
VI-2 Dor histérica ou hipocondríaca na cabeça, face e pescoço	12. Cefaleia atribuída a transtornos psiquiátricos
VI-3 Cefaleia de origem psicológica na cabeça, face e pescoço associada com depressão	12. Cefaleia atribuída a transtornos psiquiátricos
VII-2 Cefaleia cervicogênica	11.2.1 Cefaleia cervicogênica
IX-1 Dor cervical da coluna ou radicular atribuída à fratura	11.2 Cefaleia atribuída a transtornos do pescoço
IX-1.7 Fratura da lâmina	11.2 Cefaleia atribuída a transtornos do pescoço

(*Continuação*)

Quadro 2.1 Classificação das dores craniofaciais da IASP[3] e da ICHD-3 (2018).[2] *(Continuação)*

IASP	ICHD-3[2]
IX-1.9 Fratura do arco anterior do atlas	11.2 Cefaleia atribuída a transtornos do pescoço
IX-1.10 Fratura do arco posterior do atlas	11.2 Cefaleia atribuída a transtornos do pescoço
IX-1.11 Fratura explosiva do atlas (Burst)	11.2 Cefaleia atribuída a transtornos do pescoço
Nota: Outros itens do pescoço não foram incluídos, embora eles possam causar cefaleia, motivo pelo qual eles podem entrar em outros itens relevantes da sessão da coluna cervical	
IX-8 Trauma de aceleração-desaceleração do pescoço (*cervical sprain*)	5.4 Cefaleia persistente atribuída à chicotada (*whiplash*)

A comparação entre as classificações apresentadas pela IASP e pela IHS mostram que cada uma delas se preocupa com condições clínicas que são mais prevalentes em suas respectivas especialidades. No geral, a classificação da IASP privilegia doenças da região relacionadas com o aparelho estomatognático e a coluna cervical, enquanto a IHS, compreensivelmente, privilegia as várias subdivisões das cefaleias e também das cefaleias secundárias, que se apresentam com mais frequência entre os neurologistas.

O Grupo Especial de Interesse em Dor Orofacial e Cefaleia da IASP, em 2016, sugeriu os seguintes itens para serem divulgados para os profissionais da área para o Ano Global contra a Dor Orofacial.[4]

1. Dor orofacial
2. Dor neurovascular orofacial
3. Neuropatia dolorosa pós-traumática do trigêmeo
4. Dor dental/odontogênica
5. Síndrome da ardência bucal
6. Distúrbios temporomandibulares
7. Dor facial idiopática persistente
8. Neuralgia do glossofaríngeo
9. Neuralgia do trigêmeo

1. **Dor orofacial:** dor percebida na face e/ou na cavidade oral. É causada por doenças ou distúrbios das estruturas regionais, por disfunção do sistema nervoso, ou ser referida de fontes distantes. A dor orofacial, muitas vezes, imita os distúrbios da dor não dentária da região orofacial.

2. **Dor neurovascular orofacial:** pode mimetizar a dor odontogênica, pois é grande o número de pacientes com enxaqueca e cefaleias trigêmino-autonômicas que busca tratamentos dentários. Discutem-se aqui as entidades mais comuns: dor odontogênica ou dentária, enxaqueca, cefaleia do tipo tensional, cefalalgias autonômicas do trigêmeo e outras dores de cabeça secundárias que mimetizam a dor odontogênica e os disturbios temporomandibulares.
3. **Neuropatia dolorosa pós-traumática do trigêmeo (PTTN, da sigle em inglês):** dor facial ou oral unilateral após lesão do nervo trigêmeo, com outros sintomas e/ou sinais clínicos de disfunção do nervo trigêmeo. A PTTN é caracterizada por dor em queimação contínua e/ou dor aguda em uma área que tem uma história de trauma associado ao início da dor. Clinicamente, existem sinais e sintomas neurológicos positivos e/ou negativos, e essas são marcas de PTTN.
4. **Dor dental/odontogênica:** uma dor facial de origem odontogênica não deve ser negligenciada como uma possível fonte de dor orofacial crônica ou complexa. A suposição de que um paciente goza de boa saúde bucal pode nem sempre ser verdade. A dor decorrente dos dentes e das estruturas de suporte deve sempre ser considerada durante qualquer exame de um paciente com dor facial.
5. **Síndrome da ardência bucal ou síndrome da boca ardente (BMS):** também conhecida como glossodinia, glossopirose, disestesia oral ou estomatodinia, sensação de queimação intraoral crônica que não tem nenhuma causa identificável, seja local ou sistêmica.
6. **Distúrbios temporomandibulares ou disfunções temporomandibulares (DTM):** grupo de condições musculoesqueléticas e neuromusculares que envolvem a articulação temporomandibular (ATM), os músculos mastigatórios e todos os tecidos associados. A dor pode ser proveniente de um distúrbio temporomandibular miogênico ou da ATM (sinovite, capsulite, osteoartrite). A mastigação ou outra atividade mandibular agrava a dor musculoesquelética.
7. **Dor facial idiopática persistente (PIFP):** anteriormente denominada "dor facial atípica", "dor alveolar persistente crônica" e "odontalgia atípica", difícil de diagnosticar e tratar. Surge em dentes ou locais de extração dentária de dentes muito dolorosos, que sofreram vários tratamentos ou procedimentos. É uma dor persistente na face que não apresenta as características das neuralgias cranianas e não pode ser mais bem atribuída a outro distúrbio.
8. **Neuralgia do glossofaríngeo:** distúrbio doloroso unilateral que se caracteriza por dores breves, do tipo choque elétrico. Tem início e terminação abruptos e está localizado na orelha, na base da língua, na fossa tonsilar ou embaixo do ângulo da mandíbula. Tem muitas das mesmas características que a neuralgia do trigêmeo (NT).
9. **Neuralgia do trigêmeo:** distúrbio doloroso unilateral caracterizado por dores breves, semelhantes a choques elétricos, limitado à distribuição de uma ou mais divisões do nervo trigêmeo. O ideal seria que as várias associações internacionais que publicam classificações de doenças ou outras condições relacionadas à saúde pudessem apresentar a seus associados uma classificação única. Assim, todos os

profissionais envolvidos naquelas áreas entenderiam melhor um diálogo sobre o assunto pautado e entenderiam melhor os trabalhos publicados na literatura. Todos falariam a mesma linguagem.

As causas das dores craniofaciais são inúmeras e os neurologistas e os dentistas especializados em dor orofacial estão capacitados para reconhecer e comprovar o diagnóstico de cada uma delas. Outros especialistas poderão se tornar, daí por diante, os responsáveis pelo tratamento e o acompanhamento de cada paciente ou fazer parte de uma equipe multidisciplinar de tratamento.

HISTÓRICO

Na impossibilidade de discorrer sobre o histórico das dores craniofaciais, em geral, escolhemos as mais frequentes e as que ficaram conhecidas por uma sequência de eventos e descobertas bem elaborada nas publicações encontradas.

Disfunção temporomandibular

O manejo da disfunção temporomandibular (DTM) começou com os egípcios, que tratavam manualmente as luxações mandibulares. No V século a.C., Hipócrates descreveu um manual com um método de redução das luxações mandibulares muito semelhante às técnicas utilizadas hoje.[1]

Acredita-se que Annandale fez o primeiro reposicionamento cirúrgico de um disco articular em 1887. No início do seculo XX (1900), Lanz, Pringle e Wakeley estavam entre os primeiros cirurgiões a relatar um manejo bem-sucedido de sinais e sintomas de DTM com remoção do disco intra-articular. Assim, no final dos anos 1800 e início de 1900, os dentistas indicavam esses procedimentos com a finalidade de melhorar deformidades estruturais e tratar disfunções, proporcionando reparação estrutural ou melhoria dos sintomas[1].

Também no final de 1800, uma grande preocupação dos cirurgiões dentistas foi de gerenciar a oclusão durante substituição de dentes naturais por artificiais. Envolvidos na construção de dentaduras artificiais completas ou parciais, preocuparam-se com o restabelecimento das funções adequadas e com o conforto.

Embora Ferrein tenha publicado um artigo sobre o movimento mandibular em 1748, Gariot foi reconhecido em 1805 como o primeiro a investigar o movimento da mandíbula. Evens, por sua vez, desenvolveu o primeiro instrumento que reproduziria os movimentos da mandíbula e recebeu uma patente dos EUA para um articulador dentário em 1840.[1]

Em 1934, a sigla TMJ tornou-se conhecida universalmente quando Costen,[5] um otorrinolaringologista, publicou um artigo chamando a atenção para sintomas de dor no entorno da mandíbula dependente de uma função perturbada da articulação temporomandibular. Costen, em seu artigo seminal de 1934 sobre DTM, escreve que existem sintomas facilmente diagnosticados como problemas de orelha ou dos seios da face que, na realidade são decorrentes de problemas dentais da articulação temporomandibular e a problemas de mordida (*overbite*). Segundo ele, em geral, os pacientes com essas condições eram tratados por otorrinolaringologistas.

Na primeira descrição clínica da disfunção realizada por ele em 1934, foram listados 14 sintomas e por algum tempo o termo síndrome de Costen foi usado para esse conjunto de sintomas. Cada um desses enumerados por esse autor era explicado por disfunção da articulação, ligamentos ou músculos. Os sintomas auditivos eram explicados pelo envolvimento da tuba auditiva e das estruturas timpânicas. Os sintomas dos seios da face eram mais aparentes do que reais. Costen escreve que a real origem desses sintomas foi confirmadas por marcada melhora, após a correção dos problemas da oclusão e da articulação temporomandibular, reconduzindo a cabeça da mandíbula para dentro da sua fossa.

Os sintomas listados por Costen[5] foram:

1. Sintomas das orelhas observados:
- diminuição da audição, contínua ou com períodos de melhora;
- sensação de pressão nas orelhas, principalmente durante as refeições;
- zumbido em geral de tonalidade mais grave e mais raramente zumbido baixo, irritante enquanto mastiga;
- dor pesada dentro ou no entorno das orelhas;
- tontura fraca ou de intensidade incapacitante, melhorando pelo inflar da tuba auditiva;

2. Sintomas dos seios da face:
- cefaleia grave e constante localizada no vértex e na região occipital, atrás das orelhas, típicas de sinusopatias posteriores, piorando no final do dia, sugerindo cefaleia ocular;
- queimação na garganta, na língua e nas narinas.

As ideias de Costen foram julgadas por muitos de seus colegas como inadequadas, por indicar que toda gama de sintomas listada por ele advinha das ATM. As principais críticas eram às suas explicações anatômicas e a sua visão do papel central da má oclusão, considerando o *overbite* da dimensão vertical da oclusão como a principal causa da DTM.

Em 1959, Schwartz[6] nomeou a síndrome de Costen de disfunção articular, enquanto Laskin[7] a chamou de disfunção temporomandibular miofascial, criando-se a polêmica a respeito de qual seria a fonte da dor: músculos ou articulações.

Nas décadas de 1970 e 1980, Jankelson (1975)[8] desenvolveu a instrumentação necessária para estabelecer relações ideais durante a mordida, base para o tratamento oclusal da DTM. Ramjford (1985)[9] popularizou o uso de placas oclusais (*splint*) na década de 1960 com base em sua pesquisa sobre eletromiografia dos músculos envolvidos na mastigação.

No decorrer dos anos, alguns critérios diagnósticos de DTM foram estabelecidos pela Associação Internacional para o Estudo da Dor, em 1986, e pela Sociedade

Internacional das Cefaleias. Os critérios diagnósticos foram, então, a partir daí, sendo aprimorados.[10-12]

Em 1992, Dworkin e Le Resche propuseram o *Research Diagnostic Criteria* (RDC/TMD), que forneceu um sistema de diagnóstico duplo de avaliação – fatores físicos e fatores psicológicos.[13] Esses critérios foram aprovados pela comunidade de colegas dedicados à dor orofacial por abarcar os fatores psicologicos, até então não valorizados. Os critérios foram mais refinados em 2014,[14] quando foi feita a distinção entre as condições que afetam os músculos da mastigação e aquelas que envolvem a articulação exclusivamente ou em combinação com o envolvimento dos músculos. Os aspectos psicológicos foram validados psicometricamente por meio de uma série estudos.

Neuralgia do Trigêmeo (NT)

A primeira descriçao detalhada da neuralgia do trigêmeo (NT) foi fornecida por John Locke em uma publicação datada de 4 de dezembro de 1677.[1,15,16] Ele deu uma descrição abrangente da NT com base em um ataque que testemunhou, que foi o caso da Condessa de Northumberland. Locke deixou claro que a dor é unilateral e envolve não só a face, mas também a boca e língua. Ela foi descrita como episódica e desencadeada pelo ato de falar. Locke relatou contração na face durante um ataque. Esse último aspecto também observado por Nicolas Andre, em 1756,[17] que chamou a neuralgia do trigêmeo de *tic douloureux*, porque a dor facial estava associada com espasmos transitórios dos músculos faciais. Andre também observou o que se assinala hoje como típico da doença: a periodicidade da dor, que pode ocorrer tão frequentmente que o paciente "raramente tem 5 ou 6 minutos de paz em uma hora".

Em 1773, Fothergill[16] deu uma descrição detalhada de 14 casos no seu livro "Sobre uma aflição dolorosa da face", o que faz com que a NT também seja chamada de doença de Fothergill. A doença parece ser peculiar das pessoas de idade avançada e das mulheres mais do que de homens. A dor vem de repente e de maneira insuportável; de curta duração, ¼ a ½ do minuto, e passa. Retorna em intervalos variáveis irregulares, de 30 minutos a horas, ou repetem-se em curtos intervalos de minuto(s). Pode ser desencadeada pela mastigação, pela fala ou outros movimentos da face, assim como por um leve toque na região afetada, mas não pela pressão forte no local.

Essa descrição de Fothergill é muito fiel às caracteristicas da dor da neuralgia: surgimento abrupto de dor excruciante de curta duração e a presença de gatilhos bem determinados. Harris (1926)[18] acrescentou aos gatilhos conhecidos a luz, fatores emocionais, vento frio e traumas locais. A duração das crises atualmente é dada como de alguns segundos a poucos minutos.

Krause em 1913,[19] apontou que, em fases mais evoluídas da doença, os ataques começam a ficar mais prolongados e várias vezes o período com dor passa a ser maior do que os sem dor, sendo difícil nessa fase dizer que a NT provoca apenas ataques de dor.

Rasmussen (1965)[20] também salientou a curta duração de um ataque (menos de dois minutos) e apresentou ilustrações gráficas mostrando tanto a duração dos ataques individuais, como a duração da série de ataques e a duração dos intervalos sem dor. Sugere-se que esses gráficos possam servir par a distinção da NT da dor facial atípica. Essas observações poderiam suportar a ideia de que os pacientes podem ter diferentes tipos de dor, que vão desde simples ataques a uma série deles, prolongados, e que esses podem variar ao longo do tempo.

Um período refratário, ou seja, a incapacidade de provocar um ataque imediatamente após outro, foi descrita em 1959 por Kugelberg e Lindblom[21] e foi considerada uma característica da forma idiopática da NT.

Em 1914,[1] Patrick referiu que às vezes as zonas de gatilho são particularmente restritas: "uma mancha não maior do que uma unha do dedo" e Kugelberg e Lindblom (1959) observaram que essa área pode ser pequena (1-2 mm^2), mas outras áreas de gatilho podem ser difusas e grandes[21].

Shoja *et al.* 2010,[22] traduziram recentemente os escritos de um médico persa medieval, Esmail Jorjani. Em seu livro chamado *Tesouro de Khawarazm Shah* (1042-1137), não encontraram apenas uma descrição da NT, mas também uma sugestão de que um conflito vaso-nervo poderia estar presente. Jorjani escreve: "se um paciente [estiver] com dor de dente aguda da mandíbula de início súbito acompanhada de convulsões musculares locais e ansiedade, você deve saber que a patologia é dos nervos e que a causa da convulsão do músculo e da ansiedade é a artéria, pulsando perto dos nervos ou em contato com eles". A ideia de compressão vascular foi apontada pela primeira vez por Dandy na década de 1920. No entanto, foi Jannetta, em 1977,[23] que relatou o resultado de descompressão microvascular da raiz trigeminal e determinou que o contato vaso-nervo era um fator etiológico muito importante da NT.

REFERÊNCIAS BIBLIOGRÁFICAS

1. Zakrzewska JM, JensenTS. History of facial pain diagnosis. Cephalalgia. 2017;37(7):604-8.
2. The International Classification of Headache Disorders. 3rd ed. International Headache Society: Cephalalgia. 2018;38(1):1-211.
3. Relatively localized syndromes of the head and neck group II: neuralgias of the head and face. In: IASP Classification of Chronic Pain. 2nd ed. 2018.
4. IASP Fact Sheets in English Revised in 2016 for the 2013-2014. Global Year Against Orofacial Pain, 2016.
5. Costen JB. A syndrome of ear and sinus symptoms dependent upon disturbed function of the temporomandibular joint. Ann Rhinol Laryngol. 1934;43(1):1-15.
6. Schwartz L. Disorders of the temporomandibular joint and muscle pain. Philadelphia: WB Saunders; 1959.
7. Laskin DM. Myofascial pain syndrome: etiology. In: Sarnat BG, Laskin DM. The temporomandibular joint: a biological basis for clinical practice. Springfield, IL: Charles C Thomas; 1980.
8. Jankelson B, Sparks S, Crane PF. Neural conduction of the myo-monitor stimulus: a quantitative analysis. J Prosthet Dent 1975;34(2):245-53.
9. Ramfjord SP, Ash MM. Occlusion. 3rd ed. Philadelphia: W B Saunders; 1983.
10. Classification and diagnostic criteria for headache disorders, cranial neuralgias and facial pain. Headache Classification Committee of the International Headache Society. Cephalalgia. 1988; 8(Suppl 1):S1-S96.
11. The International Classification of Headache Disorders: 2nd ed. Cephalalgia. 2004;24(2 Suppl):S9-S160.

12. The International Classification of Headache Disorders. 3rd ed. Cephalalgia. 2013;33(3):629-808.

13. Dworkin SF, LeResche L. Research diagnostic criteria for temporomandibular disorders: Review, criteria, examinations and specifications, critique. J Craniomandib Disord. 1992;6(2):301-55.

14. Schiffman E, Ohrbach R, Truelove E, et al. Diagnostic criteria for temporomandibular disorders (DC/TMD) for clinical and research applications: recommendations of the International RDC/TMD Consortium Network* and Orofacial Pain Special Interest. J Oral Facial Pain Headache. 2014;28(3):6-27.

15. Pearce JMS. John Locke (1632-1704) and the trigeminal neuralgia of the Countess of Northumberland. J Neurol Neurosurg Psychiat. 1993; 56(1):45.

16. Plaut GS. Dr John Fothergill and eighteenth-century medicine. J Med Biogr. 1999;7(4):192-6.

17. Patel SK, Liu JK. Overview and History of trigeminal neuralgia. Neurosurg Clin N Am. 2016;27(3):265-76.

18. Harris W. Chronic paroxysmal trigeminal neuralgia. Neuritis and neuralgia. Oxford: Oxford University Press;1926.

19. Rosegay H. The Krause operations. J Neurosurg. 1992;76(6):1032-6.

20. Rasmussen P. Facial pain, a clinical study with special reference to the symptomatology, aetiology and surgical therapy. Copenhagen: Munksgaard; 1965.

21. Kugelberg E, Lindblom U. The mechanism of the pain in trigeminal neuralgia. J Neurol Neurosurg Psychiat. 1959;22(2):36-43.

22. Shoja MM, Tubbs RS, Khalili M, et al. Esmail Jorjani (1042-1137) and his descriptions of trigeminal neuralgia, hemifacial spasm, and Bell's palsy. Neurosurgery. 2010;67(3):431-4.

23. Jannetta PJ. Observations on the etiology of trigeminal neuralgia, hemifacial spasm, acoustic nerve dysfunction and glossopharyngeal neuralgia. Definitive microsurgical treatment and results in 117 patients. Neurochirurgia (Stuttg). 1977;20(1):145-54.

CAPÍTULO 3

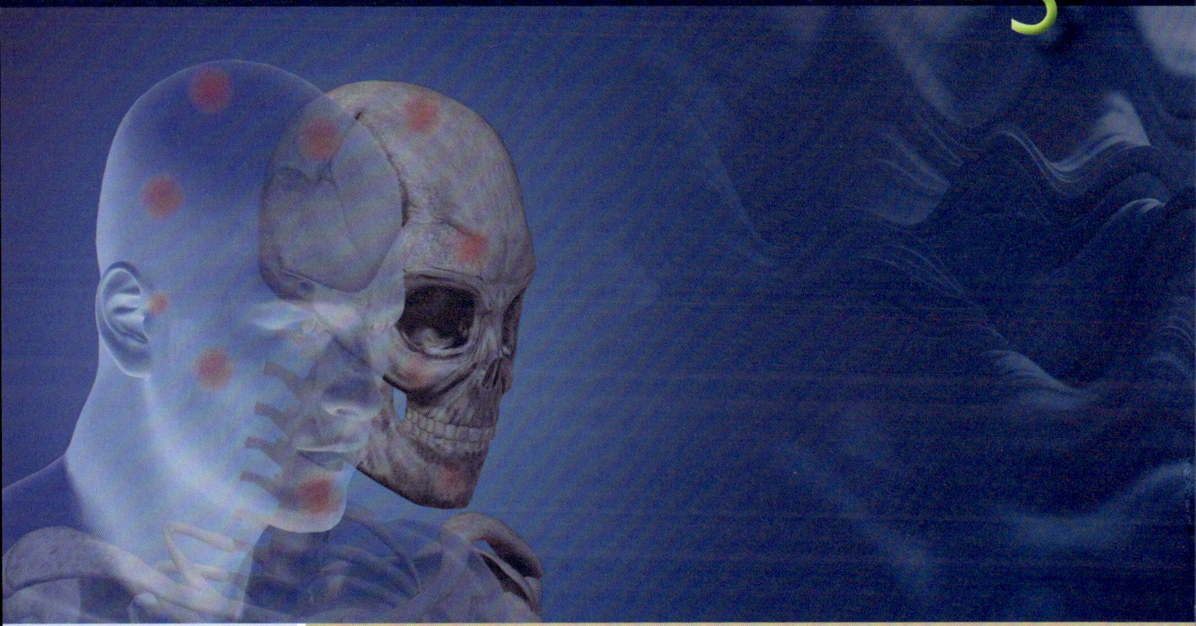

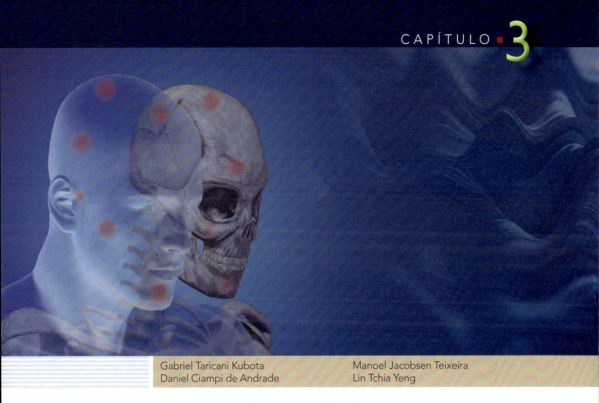

Gabriel Taricani Kubota
Daniel Ciampi de Andrade
Manoel Jacobsen Teixeira
Lin Tchia Yeng

Exame Clínico

INTRODUÇÃO

O segmento craniocervical é uma porção particular do corpo humano. Nele convergem um grande número de sistemas biológicos, como neurológico, respiratório, digestório, musculoesquelético e oftalmológico. Estruturas nobres desses sistemas não apenas coexistem em grande proximidade nessa região, mas também se relacionam e interagem de forma íntima e complexa. Assim, a avaliação clínica desse segmento deve ser ampla e incluir os diferentes subconjuntos que compõem o todo.

O presente capítulo tem como objetivo descrever brevemente a avaliação neurológica direcionada ao exame clínico do paciente com algia craniofacial.

AVALIAÇÃO DA SENSIBILIDADE GERAL DA FACE

A sensibilidade geral, isto é, dor, temperatura, tato e propriocepção, da grande maioria das estruturas que compõem a face é mediada principalmente pelo nervo trigêmeo.[1-3] Esse é um nervo craniano volumoso que tem origem aparente na porção lateral da ponte e pedúnculo cerebelar médio. Ele se divide em três ramos ou divisões principais, a saber: divisão oftálmica (V1), divisão maxilar (V2) e divisão mandibular (V3) (Figura 3.1).[2,3]

Essas divisões são responsáveis por suprir a sensibilidade geral para:[1,2]

- Pele da face e porção anterior do escalpo (até o vértex);
- Conjuntiva dos olhos;
- Mucosa nasal e dos seios paranasais;
- Mucosa da orofaringe;
- Mucosa dos dois terços anteriores da língua;
- Pele da porção anterior da orelha e do meato acústico externo, além de parte do tímpano;
- Maior parte de dura-máter e dos vasos intracranianos.

É importante notar que o nervo trigêmeo não provê sensibilidade para o ângulo da mandíbula ou para o escalpo posterior ao vértex. O comprometimento sensitivo dessas regiões fala contra a lesão desse nervo, e sugere diagnósticos alternativos como: lesões do sistema nervoso central ou sintomas somatoformes.

FIGURA 3.1

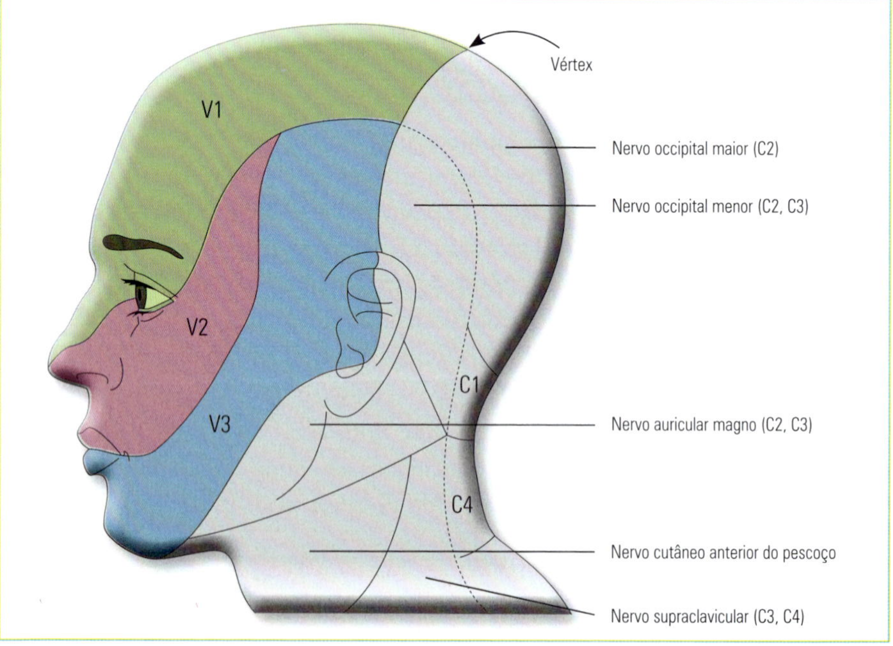

Principais territórios de inervação sensitiva do segmento cefálico.

Pontos principais do exame sensitivo

Primeiramente, devemos esclarecer que o exame da sensibilidade não avalia a presença de dor. Essa é um fenômeno complexo, que inclui um componente nociceptivo ou discriminativo (onde, como e quanto dói), um componente afetivo-emocional (influência da dor no afeto e no humor) e um componente cognitivo-avaliativo (como a dor modifica o comportamento do paciente no seu contexto ambiental). O exame da sensibilidade avalia apenas o primeiro desses componentes, o discriminativo. Ou seja, esse exame avalia a função do sistema somatossensitivo, cuja lesão ou disfunção pode ou não determinar a presença de dor. De fato, não existe nenhum instrumento semiológico, neurofisiológico ou de anatomia patológica até o presente momento que consiga evidenciar a dor propriamente dita.

O exame de sensibilidade é uma parte difícil do exame físico, pois depende muito da atenção, compreensão e colaboração do paciente. Nisso, há certo componente subjetivo no exame, já que cabe ao próprio paciente valorizar ou não pequenas diferenças entre as áreas examinadas. Para minimizar a subjetividade do exame, sugere-se:[1]

- **Atenção ao momento do exame:** o paciente deve estar relaxado e confortável. O ambiente deve ser silencioso, com temperatura confortável e acolhedor. Se houver, no momento da avaliação dor aguda ou exacerbações importantes de uma dor crônica, sugere-se tratar primeiro a dor antes de examinar.
- **Explicar claramente o exame:** antes de iniciar o exame, é recomendável explicar por alguns minutos ao paciente como ele será realizado e em que ele deverá prestar atenção. Comunicação inadequada pode levar a conclusões errôneas dos achados do exame. Por exemplo, ao avaliar a sensibilidade dolorosa com agulha, deve-se solicitar que o paciente atente à sensação de picada (sensibilidade dolorosa) e não à pressão (sensibilidade tátil) exercida pela agulha. Ainda, na avaliação da sensibilidade térmica, o paciente deve ser orientado a atentar à sensação de calor ou frio, não à sensação tátil do objeto-teste.
- **Utilizar uma área controle:** inicia-se o exame apresentando o estímulo em uma área onde o paciente não apresente queixa de dor ou alterações sensitivas. Essa área servirá de parâmetro para que ele seja capaz de avaliar se o estímulo nas áreas sintomáticas é percebido da mesma forma, mais ou menos intensamente. A escolha da área controle depende do contexto e da suspeita clínica. Quando a queixa álgica e/ou sensitiva é restrita ao segmento cefálico, pode-se utilizar a porção proximal do membro superior ou o dorso, por exemplo.
- **Procure quantificar os sintomas:** deve-se solicitar que o paciente tente quantificar suas percepções em escalas numéricas verbais, de 0 a 10. Por exemplo, quanto dói a picada de um alfinete, de 0 a 10, sobre a área dolorosa em relação à área não dolorosa. Mesmo fenômenos não dolorosos podem ser quantificados dessa forma, como a intensidade de uma sensação disestésica, o quão gelado o paciente sente um metal a 25 °C sobre a área em questão.

- **Inspecionar a pele antes de aplicar o estímulo:** diferenças de sensibilidade podem ser resultantes de cicatrizes, hematomas, calosidades, traumas, queimaduras e patologias dermatológicas locais.
- **Sempre avaliar todas as modalidades:** todas as modalidades devem ser testadas nas áreas afetadas, pois a dissociação sensorial (preservação de determinada sensibilidade e acometimento de outra) aliada à localização dos sintomas permite o diagnóstico topográfico e nosológico.

Semiotécnica da sensibilidade dolorosa

A avaliação da sensibilidade dolorosa deve ser realizada aplicando-se um estímulo doloroso suportável sem provocar lesões no paciente. Para tanto, prefere-se utilizar instrumentos pontiagudos não perfurantes, como agulhas de costura, clipes abertos, um filamento de Von Frey grosso ou espátulas quebradas. As agulhas de seringa não são adequadas, pois têm ponta biselada e podem perfurar facilmente a pele, provocando pouca dor.[1] Os instrumentos não necessitam ser estéreis, porém devem ser descartados após o exame e nunca reutilizados em outros pacientes.

O estímulo é aplicado apenas uma vez em cada região, em intervalos irregulares (de forma que não sejam previsíveis ao indivíduo) e não muito rápidos (para permitir com que o paciente os perceba).[1] Ainda, é importante atentar-se à aplicação do estímulo sempre com a mesma pressão entre as áreas a serem comparadas.

Durante o exame, para tornar mais claro o contraste entre áreas normais e com sensibilidade comprometida, sugere-se avaliar inicialmente a área de menor sensibilidade e depois passar para a de maior sensibilidade.[1] Nesse caso, se a queixa é de hipoestesia, passar da área acometida para a não acometida. Se a queixa é hiperestesia, passar da área normal para a hiperestésica.

FIGURA 3.2

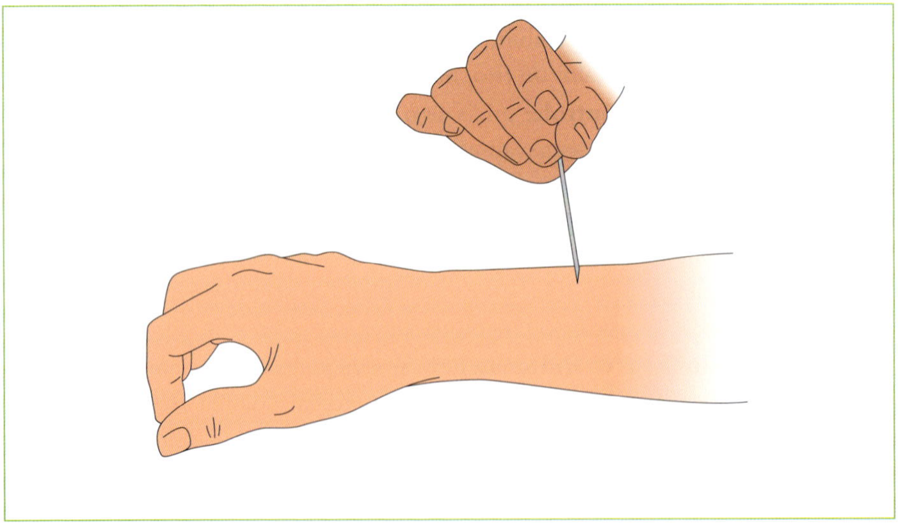

Semiotécnica da pesquisa da sensibilidade dolorosa mecânica.

Semiotécnica da sensibilidade térmica

A avaliação é realizada classicamente com dois tubos de ensaio: um contendo água a 10 °C e outro a 40 °C. Porém, outra alternativa mais prática é o uso de objetos metálicos, como um diapasão resfriado e outro aquecido. Nesse último caso, o objeto frio deve ser resfriado a cada aplicação, sob água fria e depois secando-o; o quente é aquecido a cada aplicação, por exemplo, pelo atrito com a mão. Não é recomendável uso de objetos a temperaturas menores do que 10 °C ou maiores do que 45 °C, pois eles podem levar a sensação de dor. Também não é interessante o uso de objetos úmidos, como a comparação de gazes e algodões secos com molhados, pois o indivíduo pode perceber a diferença pelo tato e não apenas pela temperatura.[1]

Ao longo do exame, aplica-se o objeto-teste à pele do indivíduo, comparando-se uma área com a outra. A aplicação não deve ser excessivamente rápida, pois a latência para percepção da sensibilidade térmica é maior. Em áreas normais, o indivíduo é capaz de discernir variações de até 1 °C.[1]

É importante enfatizar que a sensibilidade térmica é transmitida por vias neurológicas próximas às vias responsáveis pela transmissão da sensibilidade dolorosa.[1] Dessa forma, a dissociação entre essas duas modalidades sensoriais é muito infrequente e, exceto em condições como a moléstia de Hansen inicial (em que há comprometimento inicial de fibras sensoriais térmicas), ou quando os sintomas não têm origem orgânica.

Semiotécnica da sensibilidade tátil

Existem instrumentos formais criados para a avaliação tátil, a saber, os filamentos de Semmes-Weinstein e os de Von Frey. Esses monofilamentos permitem a avaliação mais precisa do limiar de sensibilidade tátil da pele. Porém, são caros e pouco utilizados na prática clínica.[1] Como alternativa, sugere-se o uso de algodão, papel higiênico ou toque leve do dedo do examinador (Figura 3.3).

FIGURA 3.3

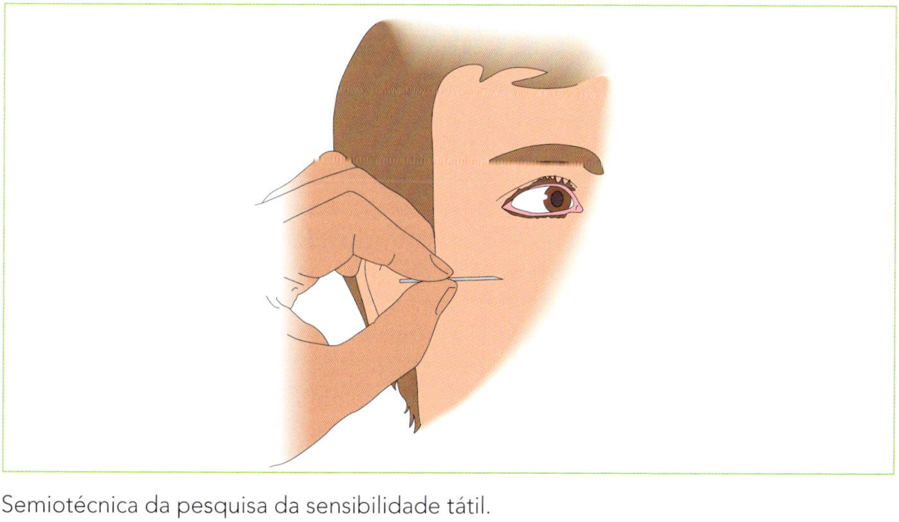

Semiotécnica da pesquisa da sensibilidade tátil.

O instrumento de avaliação é aplicado levemente sobre a pele, com a menor pressão possível para não estimular receptores mais profundos do subcutâneo.[1]

Terminologia das possíveis alterações encontradas no exame de sensibilidade

Os achados encontrados no exame físico sensorial são descritos com terminologia específica, apresentada na Tabela 3.1. Esses achados podem ser divididos em fenômenos negativos (nos quais há perda da percepção sensorial) ou em fenômenos positivos (nos quais essa percepção está anormalmente aumentada ou distorcida de alguma forma).[1,2]

Tabela 3.1 Terminologia das alterações encontradas no exame de sensibilidade.

	Sintomas negativos
Anestesia/hipostesia	Ausência/diminuição da percepção de todas as modalidades sensitivas
Analgesia/hipoalgesia	Ausência/diminuição da percepção da dor, mediante aplicação de estímulos dolorosos
Termoanestesia/ termo-hipostesia	Ausência/diminuição da sensibilidade térmica
	Sintomas positivos
Alodinia	Percepção de estímulo habitualmente não doloroso como doloroso. A alodinia pode ser dividida em térmica ou mecânica, a depender da modalidade sensorial do estímulo que a evoca. A alodinia mecânica pode ainda ser classificada em estática (quando o estímulo aplicado é estacionário) ou dinâmica (quando esse estímulo se movimenta, como quando se arrasta levemente um algodão sobre a pele a 2 cm/s).
Hiperalgesia	Aumento da percepção/resposta dolorosa de estímulo habitualmente doloroso. Por exemplo, em uma área normal, o estímulo doloroso aplicado com um alfinete desencadeia dor de intensidade 2/10, ao passo que há intensidade 8/10 sobre a área hiperalgésica. Enquanto a hiperalgesia a estímulos dolorosos térmicos é sugestiva de presença de lesões de vias somatossensoriais neurológicas que inervam o território avaliado, a hiperalgesia a estímulos dolorosos mecânicos pode ocorrer tanto nessas condições como em outras, em que não há lesão neurológica.

(*Continua*)

Tabela 3.1 Terminologia das alterações encontradas no exame de sensibilidade. (*Continuação*)

	Sintomas positivos
Disestesia	Perversão da percepção de um estímulo sensitivo. Por exemplo, quando se toca a pele do paciente e ele relata sentir que o toque desencadeia formigamento local. A disestesia sempre tem conotação desagradável, mas nem sempre é dolorosa.
Parestesia	Sensação anormal espontânea. Pode adquirir diferentes aspectos como em formigamento, queimação, cócegas, aperto, dormência, entre outros. Ela pode ou não ser dolorosa.
Anestesia dolorosa	Consiste na percepção espontânea de dor em áreas em que o exame sensorial, de forma aparentemente paradoxal, evidencia perda da percepção de modalidades sensoriais. Por exemplo, o paciente conta sentir dor em uma região do corpo, porém quando se avalia a sensibilidade mecânica dolorosa com alfinete, nota-se hipoalgesia ou analgesia local.
Hiperpatia	Caracteriza-se como obtenção de reações anormais, geralmente explosivas, frente a estímulos dolorosos repetitivos. Esse fenômeno curioso ocorre quando há aumento do limiar de dor inicialmente, mas ocorre uma redução dinâmica desse limiar durante a realização repetitiva do estímulo doloroso (em frequência de 0,3 a 1 Hz). Sua presença é fortemente sugestiva de lesões de vias somatossensoriais neurológicas.

Reflexo córneo palpebral

Além da avaliação das modalidades sensoriais na face, outra forma de acessar a integridade do nervo trigêmeo e de seus núcleos no tronco encefálico é através do reflexo córneo palpebral. Esse reflexo tem como via aferente a divisão V1 do nervo trigêmeo, é integrado nos núcleos dos nervos trigêmeo ipsilateral e faciais bilateralmente no tronco encefálico, e tem como via eferente os nervos faciais, bilateralmente.[2]

A pesquisa desse reflexo é realizada habitualmente com um algodão molhado em água destilada (Figura 3.3). Solicita-se que o paciente olhe para o lado oposto ao olho que será testado. Então, com o algodão molhado toca-se muito levemente a córnea do olho testado, próximo do seu limite com a esclera. A resposta esperada é o piscamento reflexo de ambas as pálpebras.[1] Se o nervo trigêmeo ou seus núcleos estiverem lesionados em um lado, o piscamento que será obtido ao testar o olho desse lado será menos intenso do que o obtido quando se testa o lado saudável ou simplesmente não ocorrerá.[1]

Esse reflexo permite uma avaliação mais objetiva da presença de lesões do nervo trigêmeo ou seus núcleos. No entanto, ele apenas avalia a divisão V1 do nervo. Além do mais, o reflexo pode estar diminuído em pacientes que fazem uso de lentes de contato. Deve-se ainda ter cautela para evitar que o paciente visualize o algodão se aproximando da sua córnea. Caso isso ocorra, o paciente produzirá uma resposta reflexa de piscamento mediante ameaça visual e o reflexo córneo palpebral não será avaliado (Figura 3.4).[1]

Padrões de alteração de sensibilidade na face por lesões neurológicas

A lesão das vias neurológicas somatossensitivas que inervam a face levam a padrões de alteração da sensibilidade nessa região que variam de acordo com o local onde essas vias foram lesionadas. De forma resumida, destacam-se três padrões principais de distribuição de anormalidades sensoriais: divisional, em balaclava ou em casca de cebola e o padrão dimediado.

O padrão divisional (Figura 3.5A) surge quando há lesões de uma ou mais das divisões do nervo trigêmeo. Nesse caso, as anormalidades sensoriais, sejam elas positivas ou negativas, ocorrem dentro da distribuição de inervação sensorial de uma ou mais divisões específicas desse nervo.[2] Nas regiões acometidas, todas as modalidades sensoriais no território lesionado tendem a ser acometidas. Regiões da cabeça que não são inervadas pelo nervo trigêmeo e suas divisões são poupadas, como: ângulo da mandíbula, porção posterior do pavilhão auditivo e porção posterior do escalpo.[2]

FIGURA 3.4

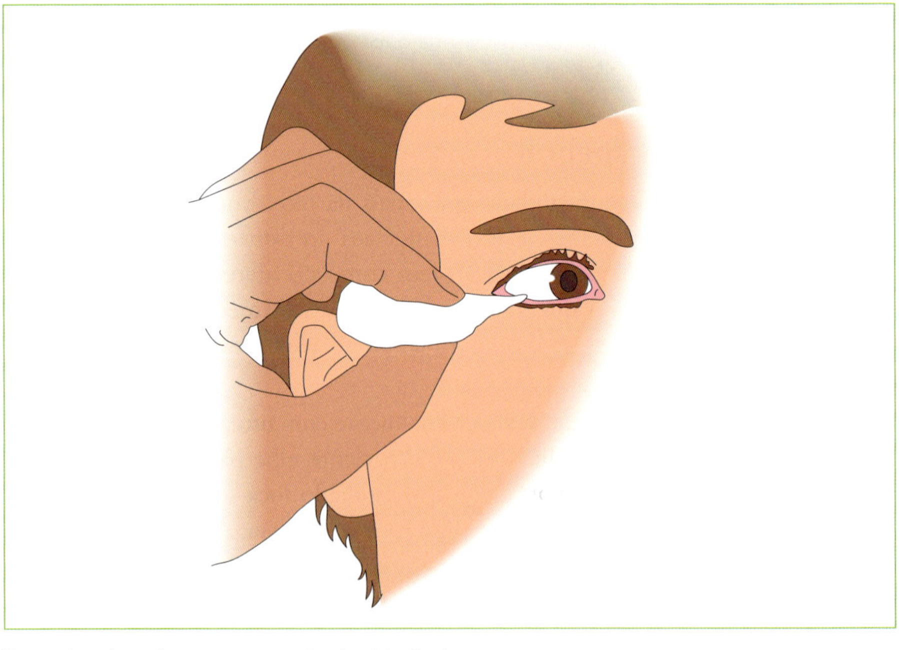

Pesquisa do reflexo corneopalpebral à direita.

O reflexo córneo palpebral é diminuído ipsilateralmente ao nervo acometido, desde que a divisão V1 tenha sido comprometida.[2]

O padrão em balaclava ou em casca de cebola (Figura 3.5B) ocorre quando há lesão dos núcleos do trigêmeo localizados no tronco encefálico. Como esses núcleos são responsáveis por modalidades sensoriais diferentes, pode haver dissociação sensorial (ou seja, a sensibilidade tátil pode estar completamente preservada enquanto as sensibilidades dolorosa e térmica estão acometidas e vice-versa).[1,2] Como as informações sensoriais relativas a todo o segmento cefálico ipsilateral convergem para esses núcleos, a distribuição do déficit sensorial pode não respeitar o território de inervação do nervo trigêmeo.[1,2] Por outro lado, reflexo córneo palpebral pode ou não estar diminuído ipsilateralmente aos núcleos lesionados. Ainda, sinais de projeção (que serão abordados com maiores detalhes abaixo) podem ocorrer ipsilateral ou contralateralmente aos déficits sensoriais.[2]

Por fim, o padrão dimediado caracteriza-se pela presença de anormalidades sensoriais que se distribuem em todo hemicrânio do paciente (Figura 3.5C). Esse padrão ocorre mediante lesões das vias somatossensitivas supratentoriais, no cérebro.[2] Em geral, o hemicrânio afetado é contralateral à lesão, pois esse tende a ocorrer após a decussação das vias somatossensoriais. Habitualmente, o reflexo córneo palpebral tende a estar preservado nessas circunstâncias e sinais de projeção frequentemente ocorrem ipsilaterais ao hemicrânio comprometido.[2]

PALPAÇÃO DOS PRINCIPAIS RAMOS DO NERVO TRIGÊMEO

Além do exame de sensibilidade da face, é importante a palpação e percussão dos principais ramos superficiais do nervo trigêmeo. Quando há comprometimento desses ramos, essa manobra semiológica determina choque, dor ou parestesias que irradiam pelo território do nervo em questão.

FIGURA 3.5

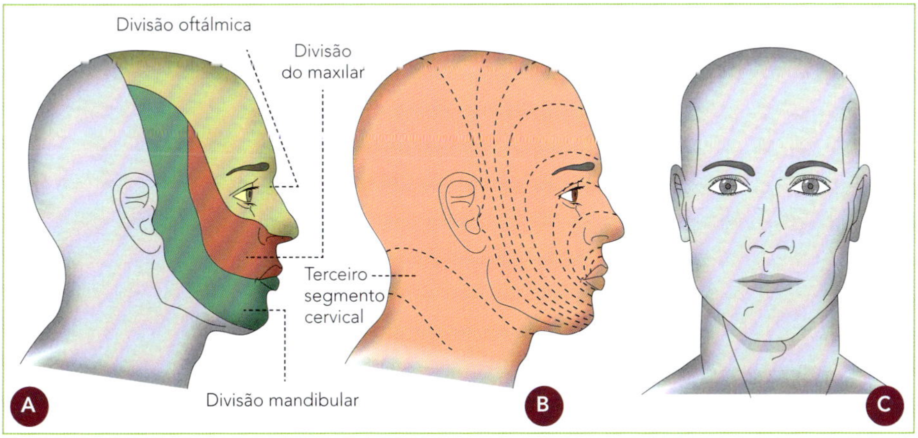

Padrões de alteração de sensibilidade na face por lesões neurológicas. (A) Padrão divisional; (B) Padrão em casca de cebola ou em balaclava; (C) Padrão dimediado.

Os principais nervos a serem pesquisados são:

- **Nervo supraorbital:** ramo de V1. Esse nervo pode ser palpado logo quando entra pelo forame de mesmo nome. Esse está localizado na borda superior da órbita, usualmente na união do terço medial com o terço médio do supercílio (Figura 3.6A). Ele inerva a pele sobre a fronte.[4]
- **Nervo supratroclear:** ramo de V1. Localizado na região superomedial da órbita, logo medial e inferior ao nervo supraorbital (Figura 3.6B). Ele inerva a porção mais medial da pele da fronte.[4]
- **Nervo infratroclear:** ramo de V1. Localizado na região inferomedial da órbita, logo abaixo do nervo supratroclear (Figura 3.6C). Ele inerva a pele sobre a pálpebra superior e a sobre a porção lateral do nariz.[4]
- **Nervo infra orbital:** ramo de V2. Esse nervo pode ser palpado na entrada no forame de mesmo nome. Esse está localizado cerca de 1,0 cm abaixo do ponto médio da borda inferior da órbita (Figura 3.6D). Ele inerva a pele sobre a pálpebra inferior, região lateral do nariz, parte da região maxilar e lábio superior.[4]
- **Nervo mentual:** ramo de V3. Esse nervo pode ser palpado na sua entrada pelo forame de mesmo nome. Esse está localizado cerca de 0,5 cm acima da borda inferior da mandíbula, 2,5 cm lateralmente à linha mediana entre as raízes dos 2 pré-molares inferiores (Figura 3.6E).[5] Ele inerva a pele da porção anterior do mento, lábio inferior, gengiva vestibular dos dentes incisivos inferiores até a região dos pré-molares.[4]
- **Nervo auriculotemporal:** ramo de V3. Esse nervo pode ser palpado na região pré-auricular, logo à frente do trago (Figura 3.6F). Ele inerva a pele sobre a hélice, parte do trago, glândula parótida, região temporal anterior e porção posterior lateral e medial da articulação temporomandibular.[4,5]

FIGURA 3.6

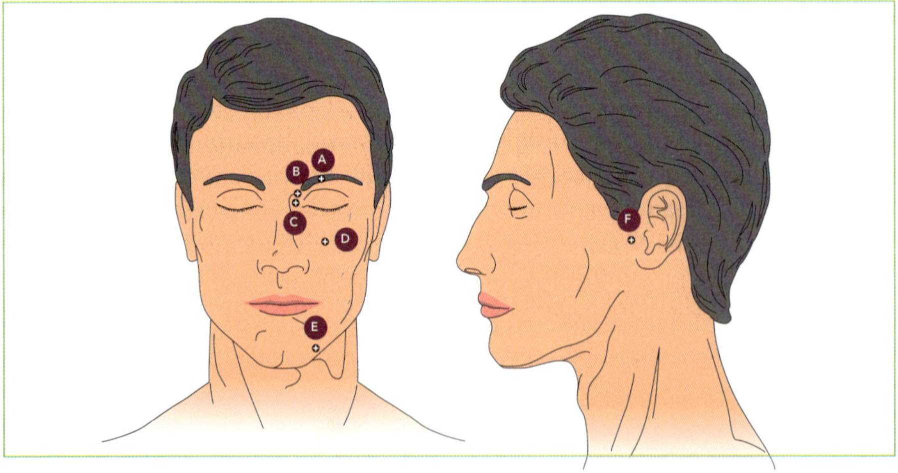

Localização dos ramos superficiais do nervo trigêmio. (A) Nervo supraorbital; (B) Nervo supratroclear; (C) Nervo infratroclear; (D) Nervo infra orbital; (E) Nervo mentual; (F) Nervo auriculotemporal.

Fonte: Essa ilustração foi adaptada de Dach F; *et al.*, 2015.[4].

PESQUISA BREVE DA FUNÇÃO DOS DEMAIS NERVOS CRANIANOS

Além do exame da função sensorial do nervo trigêmeo, é importante investigar brevemente a função dos demais nervos cranianos. O comprometimento desses nervos pode sugerir a presença de uma lesão intracraniana ou encefálica e, portanto, demandar a necessidade da avaliação de um neurologista. No presente capítulo, será descrita uma avaliação breve dos nervos cranianos, direcionada a não neurologistas.

O nervo olfatório (NC I) é responsável pela percepção do olfato.[2,3] Uma forma simples de avaliar sua função é através da anamnese, questionando se o paciente notou alguma alteração ou redução do olfato ou da gustação.[1] Ainda se pode apresentar ao paciente de olhos fechados substâncias com odores típicos (p. ex., café, bala de menta) e solicitar que o mesmo identifique o odor em questão.[1] Recomenda-se evitar substâncias-teste irritativas (p. ex., álcool), pois elas levam à ativação de fibras nociceptivas da mucosa nasal (pertencentes ao nervo trigêmeo) e o indivíduo pode reconhecê-los independentemente da função do NC I.[1]

O nervo óptico (NC II) tem como função a visão.[2,3] Para avaliá-lo de forma breve, recomenda-se examinar a acuidade visual e a campimetria visual. A avaliação da acuidade visual pode ser realizada com auxílio de um instrumento prático e portátil, a Tabela de Rosenbaum (Figura 3.7). Essa tabela é apresentada cerca de 35 cm de distância do paciente, em ambiente bem iluminado. Cada olho deve ser testado separadamente, sendo que o olho não testado deve ser ocluído durante o

FIGURA 3.7

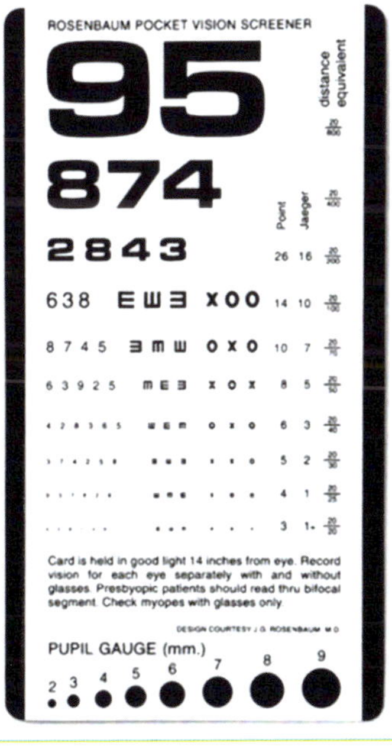

Tabela de Rosenbaum.

exame. O paciente deverá ler os algoritmos da tabela linha por linha, iniciando-se pelos de tamanho maior e progredindo para os menores. A última linha em que o paciente é capaz de ler mais da metade dos algoritmos corresponde à sua acuidade visual.[1] Para avaliar a campimetria visual, o paciente deve ser posicionado com os olhos na mesma altura e a uma distância de 1 m do examinador. Da mesma forma que para a acuidade visual, cada olho deve ser examinado separadamente e o olho não examinado deve ser ocluído. Solicita-se então que o paciente fixe o olhar na pupila do olho correspondente do examinador. O campo visual é testado através da contagem dos dedos do examinador apresentados na metade da distância entre os dois. Os dedos deverão ser apresentados nos quatro quadrantes visuais e no centro da visão do paciente.[1] Caso ele não visualize os dedos em um dos quadrantes ou os veja embaçados, pode haver um déficit de campo visual.

Os nervos oculomotor (NC III), troclear (NC IV) e abducente (NC VI) são responsáveis pela motricidade ocular extrínseca, sendo que o oculomotor responde também pela motricidade intrínseca do globo ocular.[2,3] Devem ser testados em conjunto. Solicita-se que o paciente fixe o olhar no dedo do examinador. O dedo deve ser apresentado a cerca de 1 a 2 m do paciente. Inicialmente, o dedo do examinador é apresentado logo à frente do paciente, em posição central. Depois disso, esse dedo deve se mover para cada uma das seguintes oito posições: central-superior, central-inferior, superolateral à direita, inferolateral à direita, superolateral à esquerda e inferolateral para esquerda e finalmente para direita e esquerda (Figura 3.8).[1] Durante a avaliação, deve-se avaliar o alinhamento

▶ FIGURA 3.8

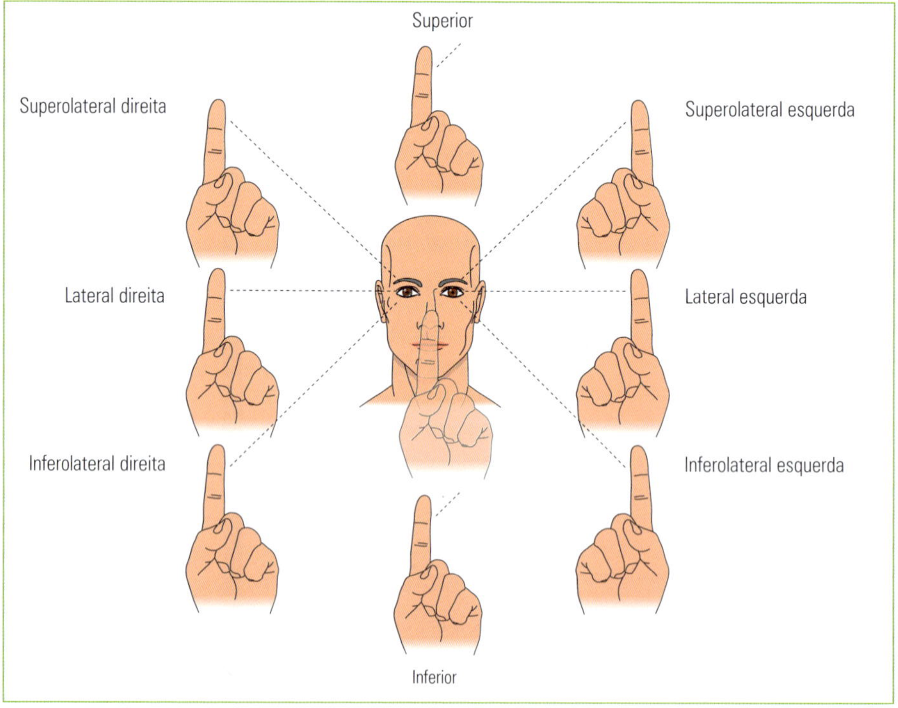

Avaliação das 8 posições do olhar.

dos olhos do paciente em cada uma das posições do olhar. Devemos também atentar ao surgimento de queixa de embaçamento visual ou visão dupla em posições específicas do olhar ou paralisia do olhar conjugado para alguma das posições.[1]

Segue-se então para a avaliação da pupila. Deve-se atentar para a posição, forma e tamanho delas. Habitualmente, as pupilas têm posição central na íris, são arredondadas e de tamanho simétrico. Assimetrias de diâmetro maiores do que 2 mm ou cuja diferença varia de acordo com a luminosidade do ambiente são sugestivas de processos patológicos. A anisocoria (assimetria do tamanho de pupila), que piora em ambientes iluminados, ocorre em lesões do nervo oculomotor do lado da pupila maior.[1] Nesses casos, pode haver paralisia da motricidade ocular extrínseca desse olho. Já a anisocoria que piora em ambientes escuros ocorre em lesões que acometem as vias simpáticas que inervam o olho com a pupila menor. Nesse caso, podem ocorrer também uma semiptose palpebral e pseudoenoftalmia do olho em questão, bem como a hemianidrose (redução da sudorese) da hemiface ipsilateral ao olho acometido.[1]

Também é parte do exame da pupila a avaliação do reflexo fotomotor. Esse reflexo tem como via aferente o nervo óptico, é integrado em nível do mesencéfalo e tem como via eferente o nervo oculomotor. Para testá-lo adequadamente, o paciente deve ser examinado em ambiente escuro. Então, direciona-se um foco luminoso forte para um dos olhos do paciente.[1] A resposta esperada é a contração das pupilas (miose) do olho para o qual a luz foi direcionada (resposta direita) e do olho contralateral (resposta consensual). Se ambas as respostas estiverem comprometidas, é provável que haja uma lesão da via aferente do olho testado (isto é, do nervo óptico). Se apenas a resposta direita estiver comprometida, pode haver uma lesão da via eferente (nervo oculomotor) ipsilateral. Se apenas a resposta consensual estiver comprometida, pode haver lesão da via eferente contralateral.[1,2]

A avaliação da função sensorial do nervo trigêmeo (NC V) já foi extensamente explorada. No entanto, o ramo mandibular (V3) desse nervo também tem função motora importante, sendo responsável por inervar a musculatura mastigatória.[2,3] Para avaliação da função motora do trigêmeo, deve-se inspecionar o trofismo dos músculos temporal (localizado nas têmporas) e masseter (localizado anteriormente à articulação temporomandibular).[1] Pode-se ainda palpar a contração do ventre muscular deles quando o paciente morde com força. Assimetrias significativas podem sugerir perda da função motora desse nervo craniano. Por outro lado, o desvio da mandíbula para um lado mediante a abertura da boca pode sugerir fraqueza dos músculos mastigatórios ipsilaterais ao lado do desvio, ou alteração intra-articular da articulação temporomandibular.[1]

O nervo facial (NC VII) tem como função principal a inervação dos músculos responsáveis pela mimese facial.[2,3] Para avaliá-lo, solicita-se que o paciente levante as sobrancelhas, mostre os dentes, infle as suas bochechas com ar e faça bico com os lábios. Durante cada uma dessas posições, deve-se atentar a assimetrias entre as hemifaces.[1] A redução da mimese facial proporcionada tanto na metade superior como na metade inferior de uma hemiface sugere a lesão do nervo facial ipsilateral.

Já a redução da mimese facial muito mais significativa na metade inferior de uma hemiface sugere a presença de lesão do sistema nervoso central.[1,2]

O nervo vestibulococlear (NC VIII) é composto por duas divisões com funções distintas. A divisão coclear tem função auditiva.[2,3] Para testá-la pode-se fazer vibrar um diapasão de 512 a 1.024 Hz a cerca de 2 cm de uma orelha do paciente, em ambiente silencioso. Quando o paciente informar que deixou de ouvir a vibração, o examinador aproxima o diapasão de sua própria orelha. Se ainda for possível ouvir a vibração desse instrumento, pode haver redução de audição (hipoacusia) do lado testado.[1] É importante enfatizar que a hipoacusia, especialmente em indivíduos mais idosos, em geral é de origem otorrinolaringológica. A divisão vestibular é importante para o equilíbrio.[2,3] Quando comprometida, o paciente pode queixar-se de tontura frequentemente associada a náuseas e vômitos. Durante a marcha ou quando fica em pé com olhos fechados, o paciente tende a oscilar ou cair ipsilateralmente ao nervo acometido.[1] Também durante o exame de motricidade ocular se pode observar a presença de um nistagmo. O nistagmo de origem vestibular é tipicamente espasmódico (isto é, tem uma fase rápida e outra lenta), a fase rápida bate no sentido do lado não acometido, um componente horizontal e outro rotatório, e aumenta de amplitude quando o paciente olha contralateralmente ao nervo acometido.[1] Nistagmos com outras características são encontrados, em geral, em pacientes com lesões do sistema nervoso central.[1,2]

Do ponto de vista semiológico, a principal função dos nervos glossofaríngeo (NC IX) e vago (NC X) é a motricidade do palato.[2,3] Para avaliar brevemente a sua função, solicita-se que o paciente abra a boca e fale "ah" de forma contínua e prolongada. Quando há comprometimento de um ou ambos os nervos, o palato não se eleva de forma simétrica e a base da úvula pode ser deslocada em direção ao lado saudável. A lesão desses nervos pode ainda levar a uma fala anasalada e tosse ineficaz.[1,2]

O nervo acessório (NC XI) tem como principal função a inervação da porção superior dos músculos trapézio e esternocleidomastóideo.[2,3] Para examinar a função do músculo trapézio, avalia-se a força que o paciente exerce ao realizar o movimento de aproximação desse com a parte posterior da cabeça do ombro ipsilateral ao músculo testado.[1] Já para a função do músculo esternocleidomastóideo, avalia-se a força que o paciente exerce ao rotar a cabeça contralateralmente ao músculo testado.[1] Também, quando há comprometimento crônico da função do nervo acessório, pode ocorrer hipotrofismo dos músculos por ele inervados.[1]

Por fim, o nervo hipoglosso (NC XII) é responsável por inervar os músculos extrínsecos e intrínsecos da língua.[2,3] Para examiná-lo, solicita-se que o indivíduo abra a boca e inspeciona-se a posição da língua. Então, orienta-se o indivíduo a protruir a língua para fora da boca. Nos casos de lesão do nervo hipoglosso, a língua dentro da boca é desviada contralateralmente ao nervo acometido e quando protraída, a língua desvia para ipsilateralmente ao nervo comprometido.[1] Nos casos de lesões do sistema nervoso central, a língua desvia apenas durante a sua protrusão. Ademais, quando há o comprometimento crônico da função do nervo hipoglosso, pode haver hipotrofismo da hemilíngua ipsilateral.[1,2]

INVESTIGAÇÃO DE SINAIS DE PROJEÇÃO

Além da avaliação da função dos nervos cranianos do paciente com dor craniofacial, é importante a pesquisa de sinais de projeção. Esses sinais são alterações do exame físico neurológico que sugerem a presença de uma lesão nas grandes vias sensoriais e motoras do sistema nervoso central, a saber, a via piramidal, as vias somatossensitivas e as vias cerebelares. Aqui, serão descritos os principais passos na pesquisa desses sinais.

A via piramidal é a principal responsável pela motricidade voluntária do ser humano.[2,3] Para avaliar sua função, a força muscular e os reflexos tendinosos profundos devem se testados. O exame de força muscular pode ser realizado através de manobras deficitárias e de oposição. As manobras deficitárias são mais sensíveis na detecção de déficits motores sutis. Em membros superiores, a manobra mais importante é a do desvio pronador. Para tanto o paciente deve ser posicionado sentado ou em pé, com os braços estendidos à sua frente e as palmas da mão voltadas para cima (Figura 3.9A). Deverá ser orientado a fechar os olhos e manter essa posição por 2 mins. Quando há perda da força em um membro por lesão da via piramidal, esse membro cai com um padrão específico: ocorre flexão do cotovelo, pronação do antebraço e possível abdução discreta dos dedos (Figura 3.9B).[1] Em membros inferiores, a manobra que deve ser realizada é a de Mingazzini. Para tanto, o paciente deve ser posicionado em decúbito dorsal horizontal. Solicita-se então que o mesmo flexione ambas as coxas a 90°, flexione ambas as pernas a 90° e de preferência realize a dorsiflexão de seus pés a 90° (Figura 3.10). O paciente deverá manter essa posição por 2 mins. Em caso de fraqueza por lesão piramidal, o membro acometido cai com um padrão específico: inicialmente há perda da dorsiflexão do pé, depois da flexão da perna e, por fim, redução da flexão da coxa[1].

FIGURA 3.9

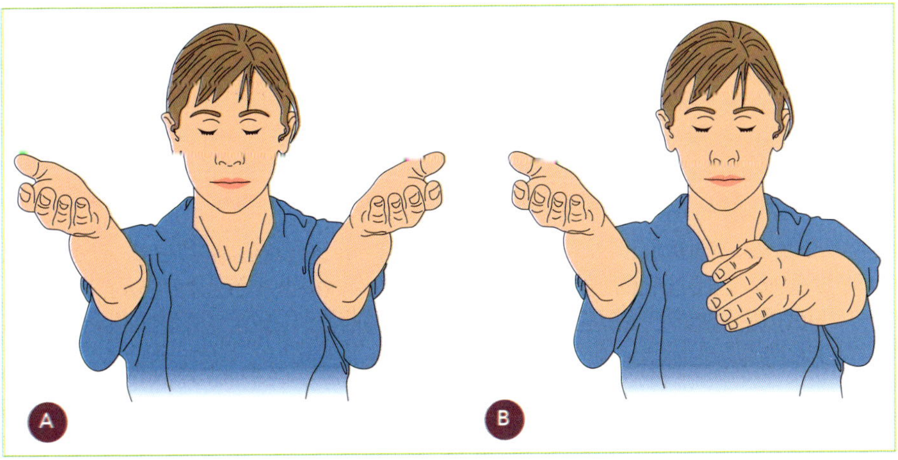

Manobra do desvio pronador. (A) Posição inicial; (B) Queda de membro superior com padrão de déficit piramidal.

FIGURA 3.10

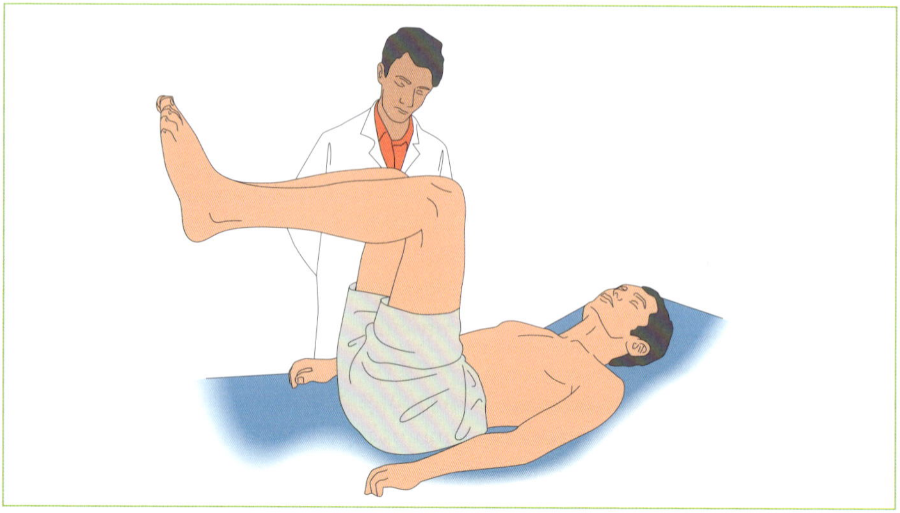

Manobra do Mingazzini.

A avaliação da força muscular por oposição, apesar de menos sensível, permite a quantificação do déficit muscular. Essa graduação da força pode ser realizada através da escala *Medical Research Council* (MRC) (Tabela 3.2).[1] Durante o exame, é necessário se atentar a alguns detalhes. Ao realizar as manobras de oposição, é necessário inspecionar e palpar o músculo testado. Devem ser levadas em consideração as diferenças inerentes de força muscular entre o examinador e o paciente, especialmente em crianças e idosos.[1] Por fim, é importante opor o músculo testado do paciente com um músculo equivalente do examinador (isso é, ao avaliar o músculo bíceps do paciente, este pode ser oposto à ação do bíceps ou do tríceps do examinador). Para uma avaliação breve, os principais movimentos a serem examinados são: abdução dos quirodáctilos, extensão e flexão dos antebraços, abdução dos braços, dorsiflexão dos pés, extensão e flexão das pernas e flexão das coxas.[1]

Tabela 3.2 Escala *Medical Research Council* (MRC) para graduação da força muscular.

Grau	Descrição
0	Ausência de contração muscular perceptível
1	Contração muscular perceptível, porém sem levar a movimento do segmento corpóreo
2	Movimenta o segmento corpóreo, porém não vence a gravidade
3	Movimento do segmento corpóreo vence a gravidade, porém não a resistência
4	Movimento do segmento corpóreo consegue opor certa resistência
5	Força muscular normal

Fonte: Campbell, 2012; Masdeu e Biller, 2011.

A avaliação dos reflexos tendinosos profundos é um instrumento importante na investigação de um quadro de fraqueza muscular ou de alteração de sensibilidade. Quando há comprometimento da via piramidal, eles em geral estão aumentados.[1,2] Já quando há lesões de nervos periféricos ou do corno anterior da medula espinal, esses reflexos tendem a estar reduzidos. A abolição dos reflexos ou sua exacerbação (caracterizada pelo aumento da área reflexógena, aumento evidente da amplitude do movimento reflexo, obtenção do reflexo mediante percussão de ponto de exaltação e redução da latência entre a percussão do tendão e a resposta motora) são sempre patológicos. Por outro lado, alguns indivíduos normalmente podem apresentar reflexos mais hiperativos ou vivos, enquanto outros apresentam reflexos mais hipoativos.[1] No entanto, a assimetria importante dos reflexos entre membros pode sugerir processo patológico. A Tabela 3.3 descreve os principais reflexos tendinosos

Tabela 3.3 Principais reflexos tendinosos profundos e sua semiotécnica.

Reflexo	Posição	Ponto de obtenção	Resposta esperada	Pontos de exaltação
Bicipital	Antebraço em semiflexão e apoiado, mão em supinação	Tendão distal do bíceps (com interposição do dedo do examinador)	Flexão e supinação do antebraço	Região supraclavicular, olecrano, processos espinhosos cervicais, acrômio
Tricipital	Braço em abdução, sustentado pelo examinador e antebraço em flexão, pendente	Tendão distal do tríceps	Extensão do antebraço	Ausente
Flexores dos dedos	Mão apoiada e relaxada	Superfície palmar das falanges (com interposição do dedo do examinador)	Flexão dos dedos	Ausente
Patelar	Sentado, com as pernas pendentes	Ligamento patelar	Extensão da perna	Face anterior da tíbia (principalmente tuberosidade da tíbia), processos espinhosos toracolombossacros
Aquileu	Decúbito ventral com perna fletida sobre a coxa	Tendão de Aquiles	Flexão plantar do pé	Maléolos laterais ou mediais, face anterior da perna

Fonte: Campbell, 2012.

profundos, a posição do paciente para o exame, o ponto de obtenção, os pontos de exaltação e a resposta esperada de cada um. A Figura 3.11 demonstra a semiotécnica de obtenção desses reflexos.[1]

As vias somatossensitivas podem ser divididas de forma simples em: via anterolateral e via proprioceptiva.[2,3] A primeira está associada à percepção de dor e temperatura, enquanto a segunda está relacionada com a percepção da posição dos segmentos corpóreos no espaço (propriocepção) e da sensibilidade vibratória (palestesia).[2,3] O teste da sensibilidade à dor e temperatura obedece aos mesmos princípios descritos acima na avaliação dessas modalidades sensoriais no território do nervo trigêmeo. No restante do corpo, deve-se comparar a sensibilidade entre os dois hemicorpos e entre as porções proximais e distais dos membros.[1] Déficits de sensibilidade que acometem um hemicorpo do paciente são sugestivos de lesões encefálicas.[2]

Por outro lado, para avaliar a palestesia, deve-se lançar mão de um diapasão de 128 a 256 Hz.[1] O objetivo do exame é avaliar a capacidade de o paciente identificar a vibração do instrumento ao ser colocado sobre uma eminência óssea (Figura 3.12). Os principais locais para a avaliação são: articulações interfalangianas das mãos e dos pés, tuberosidade das tíbias, cristas ilíacas, apófises espinhosas, processos estiloides, olecranos, epicôndilos laterais e clavículas.[1] Deve-se quantificar por quanto tempo e com que intensidade o paciente percebe a vibração em cada local e avaliar se há disparidades significativas em sua área contralateral ou em área homóloga do examinador.[1] Da mesma forma que para a dor e a temperatura, déficits de sensibilidade que acometem um hemicorpo são sugestivas de lesões encefálicas.[2]

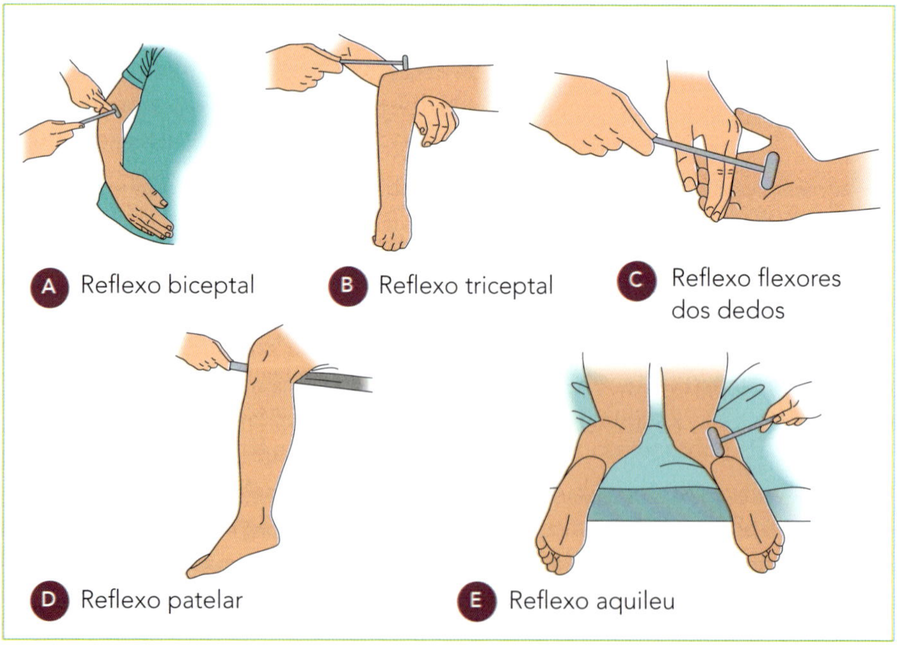

FIGURA 3.11
Semiotécnica para obtenção dos principais reflexos tendinosos profundos.

FIGURA 3.12

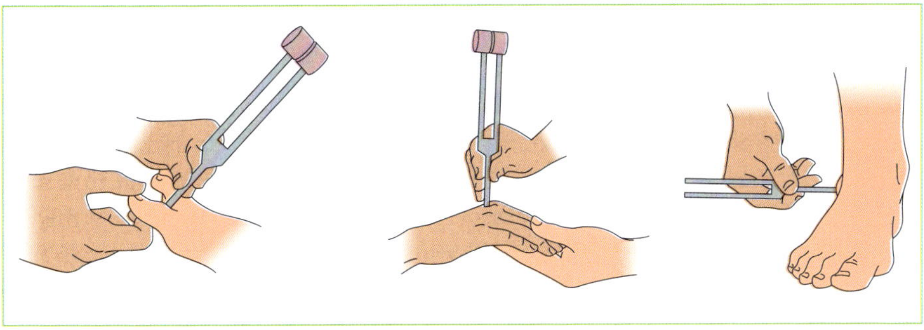

Pesquisa da sensibilidade vibratória.

Por fim, as vias cerebelares são particularmente importantes para a coordenação motora fina dos movimentos de membros, equilíbrio e marcha.[2,3] Uma forma breve de avaliar sua função é através do exame da coordenação dos membros do paciente. Para os membros superiores, pode-se utilizar a manobra índex-nariz. Nela, o paciente deve abduzir o braço a 90°, com seu antebraço estendido. Então, mantendo a abdução do braço, ele deve flexionar o antebraço e tocar seu próprio nariz com o dedo indicador e depois voltar à posição inicial (Figura 3.13A).[1] Para avaliar a coordenação motora dos membros inferiores, pode-se lançar mão da manobra calcanhar-joelho. Para tanto, o paciente deve ser posicionado em decúbito dorsal horizontal. Então ele é orientado a tocar o joelho com o calcanhar contralateral, escorregar esse calcanhar pela face anterior da perna e retornar à posição inicial (Figura 3.13B).[1] Ambas as manobras devem ser repetida diversas vezes, primeiro com o paciente de olhos abertos e depois fechados, e em velocidades inicialmente menores e depois maiores.[1]

FIGURA 3.13

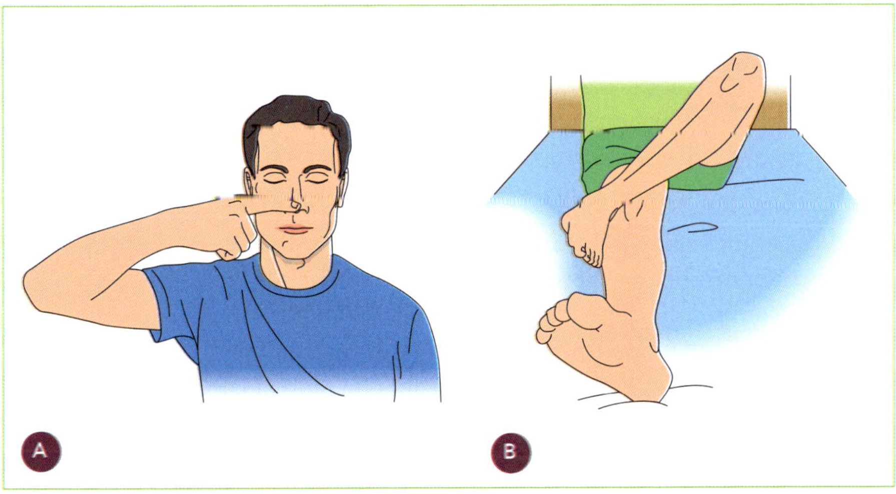

Pesquisa da coordenação motora dos membros. (A) Manobra index-nariz; (B) Manobra calcanhar-joelho.

A perda da coordenação motora dos membros é notada mediante a presença de dismetria e decomposição do movimento.[1,2] A dismetria é caracterizada pelo erro em acertar um alvo. Por exemplo, o paciente tem dificuldade de acertar o nariz com o dedo indicador na manobra índex-nariz ou de acertar o joelho com o calcanhar do pé contralateral na manobra calcanhar-joelho. A decomposição do movimento é caracterizada pela fragmentação do movimento, que se torna errático e irregular e também pode ser observado durante essas manobras.[1,2]

RACIOCÍNIO TRANSLACIONAL DO MECANISMO DE DOR

Inicialmente, os esforços no estudo da abordagem e tratamento da dor foram voltados a patologias e contextos clínicos específicos. No entanto, atualmente, compreende-se que os processos responsáveis por gerar dor não são específicos de cada doença. De fato, mecanismos de dor semelhantes podem ser encontrados em patologias diversas e, frequentemente, múltiplos mecanismos diferentes podem ser encontrados em um mesmo paciente. Por exemplo, na neuralgia do trigêmeo, além da dor neuropática típica da doença, pode haver componente nociceptivo miofascial dos músculos mastigatórios. Essa forma de abordagem da dor é denominada de translacional.[6-8] O objetivo do exame físico detalhado é permitir a identificação do mecanismo subjacente à dor.

De forma geral, existem três mecanismos ou síndromes dolorosas importantes: nociceptiva, neuropática e nociplástica.[6-8]

A dor nociceptiva seria aquela gerada pela ativação de nociceptores periféricos por um estímulo nocivo, dado que as vias somatossensitivas periféricas e centrais estejam estrutural e funcionalmente íntegras.[7] Um exemplo típico é a dor relacionada com o processo inflamatório articular que ocorre na disfunção da articulação temporomandibular. Essa dor geralmente é percebida em planos profundos pelo paciente e tem característica de pontada, peso ou aperto. O exame de sensibilidade da face pode evidenciar discretas alterações, nem sempre consistentes e que não respeitam território neural específico. Ainda, não há alodinia térmica nesses casos, nem sinais de projeção ou alteração da função de outros nervos cranianos.[7]

Um tipo específico de dor nociceptiva é a síndrome dolorosa miofascial (SDM).[8,9] Ela é um subtipo de dor muscular circunscrita a uma região do corpo e que se origina de pontos dolorosos específicos, chamados pontos-gatilho. Ou seja, o que caracteriza essa síndrome é a reprodução da dor do paciente mediante a palpação de pontos específicos dos músculos. Não infrequentemente, essa dor pode se disseminar em territórios relativamente distantes do músculo que as origina.[8] No entanto, com exceção do músculo esternocleidomastóideo, a dor referida nunca cruza a linha média. Em pacientes com algias craniofaciais, os músculos que frequentemente podem levar à SDM são os mastigatórios, o esternocleidomastóideo, o masseter[10] e o trapézio superior.[11]

Um fenômeno curioso pertinente às síndromes dolorosas nociceptivas é a dor referida viscerosomática.[6] Esse fenômeno é caracterizado pela percepção da dor proveniente de uma víscera em uma região da pele com origem embriológica comum à víscera acometida. Isso se dá pela convergência das vias somatossensitivas provenientes dessas duas estruturas. Nessa região da pele, ainda, podem ocorrer fenômenos sensitivos positivos, como hiperestesia e hiperalgesia.[6] No caso particular das algias craniofaciais, processos patológicos de vísceras torácicas (como coração, pulmões e esôfago) ou cervicais (como traqueia, laringe, esôfago, tireoide) podem produzir dor referida na face.

A dor neuropática é definida como aquela causada por lesão ou doença do sistema nervoso somatossensitivo, seja em nível periférico ou central. Em outras palavras, ela resulta do comprometimento das próprias vias, que devem sinalizar o estímulo doloroso ao sistema nervoso central.[7] É importante enfatizar que a presença da lesão de uma estrutura nervosa não necessariamente significa que a dor no território inervado por essa estrutura seja de origem neuropática. De fato, apenas uma fração dos pacientes com patologias da via somatossensitiva apresenta dor resultante diretamente disso.[6]

A dor neuropática, quando presente, ocorre obrigatoriamente no território desnervado devido à lesão da estrutura neural em questão. A dor é tipicamente em choque, queimação. Geralmente, ela é percebida em planos superficiais pelo paciente. Na região da dor, ele pode se queixar de parestesias, prurido, alfinetadas e dormência.[6] O exame de sensibilidade da face é habitualmente alterado, respeitando o território de inervação da estrutura neural lesionada (com exceção da neuralgia do trigêmeo, em que o exame neurológico em geral é normal). Pode haver sinais de projeção e/ou alteração da função de outros nervos cranianos.[1]

Por fim, a síndrome dolorosa nociplástica é definida como aquela que surge da nocicepção alterada, na ausência de evidência clara de lesão tecidual real ou potencial que leve à ativação de nociceptores, ou da evidência de doença ou lesão do sistema somatossensorial.[6,7] Ou seja, é o conjunto de condições que não se encaixam nas definições de dor neuropática ou nociceptiva e que têm em comum a ausência de lesão tecidual clara que explique a presença da dor.[5] Esse mecanismo de dor inclui diversas doenças frequentes na prática clínica, que têm apresentações clínicas particulares, incluindo: cefaleias trigêmino-autonômicas e síndrome da ardência bucal. Da mesma forma que para as síndromes dolorosas nociceptivas, o exame de sensibilidade da face pode evidenciar discretas alterações, nem sempre consistentes, e que não respeitam território neural específico. Também, não há alodinia térmica nesses casos, nem sinais de projeção ou alteração da função de outros nervos cranianos.[7]

REFERÊNCIAS BIBLIOGRÁFICAS

1. Campbell WW. DeJong's the neurologic examination. 7th ed. Philadelphia: Lippincott Williams & Wilkins; 2012.
2. Brazis PW, Masdeu JC, Biller J. Localization in clinical neurology. 6th ed. Philadelphia: Lippincott Williams & Wilkins; 2011.
3. Blumenfeld H. Neuroanatomy through clinical cases. New York: Sinauer Associates; 2000.
4. Dach F, Éckeli AL, Ferreira KD, et al. Nerve block for the treatment of headaches and cranial neuralgias: a practical approach. Headache. 2015;55(Suppl 1):59-71.
5. Grossmann E, Paiva HJ, Paiva AM. Dores bucofaciais: conceitos e terapêutica. São Paulo: Artes Médicas; 2013.
6. Classification of chronic pain. Descriptions of chronic pain syndromes and definitions of pain terms. Prepared by the International Association for the Study of Pain, Subcommittee on Taxonomy. Pain Suppl. 1986;3(Suppl):S1-226.
7. Teixeira MJ. Fisiopatologia da dor. In: Alves Neto O, Costa CM, Siqueira JT, Teixeira MJ. Fisiopatologia da dor. Porto Alegre: Artmed; 2009.
8. Breen J. Transitions in the concept of chronic pain. ANS Adv Nurs Sci. 2002;24(4):48-59.
9. Gerwin RD. Myofascial trigger point pain syndromes. Semin Neurol. 2016;36(1):469-73.
10. Poluha RL, Grossmann E, Iwaki LCV, et al. Myofascial trigger points in patients with temporomandibular joint disc displacement with reduction: a cross-sectional study. J Appl Oral Sci. 2018;26:e20170578.
11. Simons DG, Travell JG, Simons LS. Travell & Simons' myofascial pain and dysfunction: upper half of body. Philadelphia: Lippincott Williams & Wilkins; 1999.

CAPÍTULO 4

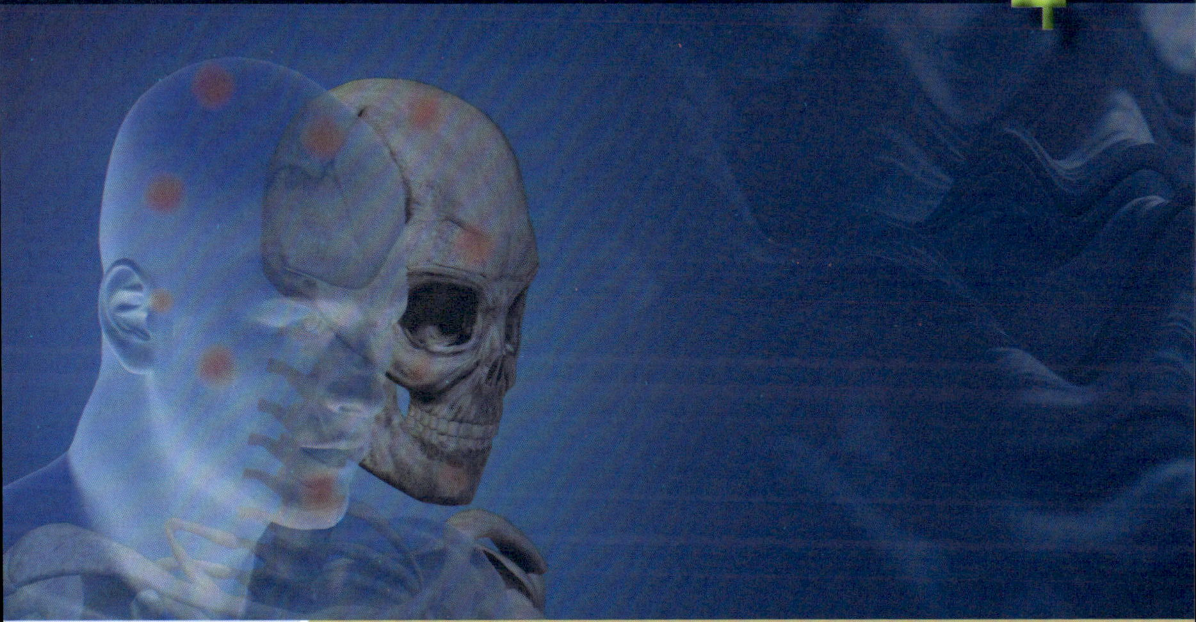

Celia Regina Ambiel
Leonardo Mochiutti Girardi
Lucas Brunati Gremaschi
Luiz Felipe Blanco

Fisiopatologia das Dores Craniofaciais

INTRODUÇÃO

Segundo a Associação Internacional para o Estudo da Dor (IASP – *International Association for the Study of Pain*), dor pode ser definida como uma experiência sensorial e emocional desagradável, que é associada a lesões teciduais ou descrita nesses termos. Entretanto, pode manifestar-se mesmo na ausência de agressões teciduais vigentes, como ocorre em pacientes com neuropatia periférica ou central e em certas afecções psicopatológicas.[1]

A região craniofacial (Figura 4.1), por ser ricamente inervada e por possuir uma extensa representação somatossensorial no córtex cerebral, pode ser fonte de dores muito intensas e debilitantes,[2] como é o caso de neuralgia do trigêmeo (NT), migrâneas, disfunções temporomandibulares (DTM) e dores dentais.

FIGURA 4.1

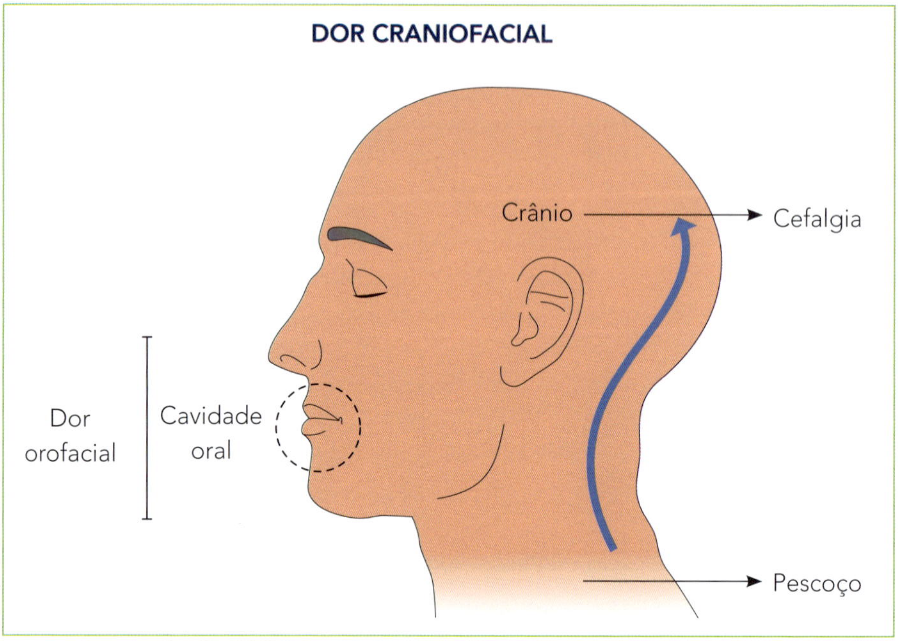

Esquema ilustrando a região craniofacial, bem como as dores craniofaciais, classificadas conforme suas origens. Dor orofacial: decorrente de estruturas da cavidade oral (dente, ossos, língua etc.); cefalgia, ou cefaleia: dor proveniente de estruturas da cabeça (crânio, meninges, vasos etc.). Embora a cervicalgia (dor decorrente de estruturas do pescoço) não seja diretamente considerada dor craniofacial, pode ser a causa de dores craniofaciais.

A dor crônica orofacial está presente entre 7% a 10% da população adulta em geral.[3,4] Segundo estudo retrospectivo,[3] a causa mais prevalente de dor orofacial é a pulpite, representando 43% dos casos analisados; ainda, 32% dos pacientes apresentavam dor periodontal e 13% tinham pericoronarite. Neuralgias corresponderam a 8% do total, e outras causas sinalizavam apenas 4% – nesse último grupo foram reunidas diferentes doenças, como traumas, carcinoma de células escamosas, carcinoma de glândula salivar e neoplasmas patológicos craniofaciais.

A região craniofacial compreende um conjunto de diversos tecidos e estruturas que incluem: pele da face, meninges, mucosa oral, dentes e tecidos periodontais, periósteo, ossos, articulação temporomandibular (ATM), músculos, ligamentos, fáscias e glândulas.[5-7] Dessa forma, a dor craniofacial pode ser classificada, de acordo com sua origem, em dores músculo-ligamentares, dentoalveolares, neuropáticas, vasculares e idiopáticas.[8]

Adicionalmente, as muitas estruturas que compõem tal região são responsáveis por processos fisiológicos importantes, como a fala, a deglutição, a expressão das emoções e também a experiência de sentidos únicos no organismo, incluindo visão, audição, olfação e gustação, que podem ser prejudicados nos diferentes quadros álgicos craniofaciais.[6]

As fibras nociceptivas primárias, cujo campo receptivo encontra-se na região craniofacial, adentram o sistema nervoso central (SNC), principalmente via sistema trigeminal, embora informações craniofaciais nociceptivas também deem entrada no SNC pelos segmentos medulares C1 e C2, e pelos nervos cranianos: facial, glossofaríngeo e vago. Esses neurônios aferentes se dirigem ao tronco encefálico, terminando no complexo sensitivo nuclear do trigêmeo.[5,9,10,11]

Embora este capítulo se refira à fisiopatologia da dor craniofacial, serão inicialmente apresentadas as principais etiologias desse tipo de dor, bem como uma breve revisão da anatomia da região, importantes para o entendimento da dor craniofacial.

PRINCIPAIS ETIOLOGIAS DAS DORES CRANIOFACIAIS

Existem muitas condições patológicas que envolvem a região craniofacial, incluindo dores difusas, não específicas ou referidas.[5,12] Assim, várias são as causas de dor craniofacial que não estão relacionadas de modo obrigatório com etiologias decorrentes primariamente dessa região. Por isso, a tentativa de agrupar todas as etiologias que envolvem a dor craniofacial pode se apresentar insatisfatória por não incluir todas as condições que causam dor nessa região. Dessa forma, será apresentado aqui um breve apanhado das principais etiologias que podem causar dor craniofacial, e muitas delas serão devidamente exploradas em outros capítulos deste livro.

As etiologias da dor craniofacial podem ser divididas nas seguintes categorias:[11,13-15]

Dor intracraniana

Diz respeito às condições dolorosas que afetam estruturas contidas dentro da caixa craniana, possuindo um alto potencial de gravidade. Essas etiologias incluem, mas não se limitam a:

- Neoplasias (malignas ou benignas);
- Aneurismas;
- Hemorragias ou hematomas intracranianos;
- Edema intracraniano;
- Abscessos ou infecções.

Cefaleias primárias ou secundárias

Existe uma vasta classificação de dores de cabeça, porém, as mais importantes são:

- Migrânea;
- Cefaleia em salvas;
- Cefaleia tensional;
- Cefaleias trigêmino-autonômicas;
- Hemicrânia paroxística;
- Arterite temporal.

Dor neuropática

É um tipo de dor desencadeada por uma lesão primária de componentes do sistema nervoso, acometendo tanto o SNC como o sistema nervoso periférico (SNP). Os fatores que podem gerar um quadro de dor neuropática estão relacionados a agressões mecânicas (p. ex.: traumas, neoplasias) ou agressões metabólicas (p. ex.: diabetes melito). As principais são:

- Neuralgia trigeminal (NT);
- Neuralgia glossofaríngea;
- Neuralgia pós-herpética (NPH);
- Glossodinia ou síndrome da ardência bucal (SAB);
- Odontalgia atípica;
- Dor idiopática facial persistente;
- Dor resultante de trauma ou neuroma.

Dor intraoral

Como já mencionado, epidemiologicamente, as patologias intraorais são as maiores causadoras de dor craniofacial. Podem ser, ou não, de etiologia primária da cavidade oral. As que mais causam dor nessa região, de acordo com a estrutura afetada, são:

- Dentes: sensibilidade dental, cáries e pulpites;
- Periodonto: gengivite, doença periodontal aguda ou crônica, sensibilidade relacionada à retração gengival, patologia do osso alveolar;
- Outros tecidos moles (palato, soalho da boca, mucosa oral, língua etc.): doenças da mucosa, neoplasias, dores relacionadas a parafunção ou trauma;
- Odontalgia atípica.

Disfunções temporomandibulares

Referem-se à dor relacionada à ATM e aos músculos da mastigação (masseter, pterigóideos lateral e medial, temporal, digástrico) ou outros das regiões cefálica e cervical.

Dor cervical

A região cervical está intrinsecamente relacionada à região craniofacial, e patologias cervicais também podem gerar dores nas regiões facial e craniana. Portanto, podem ser incluídas nas etiologias das dores craniofaciais:

- Mialgias dos músculos cervicais;
- Desordens da coluna espinal (hérnia de disco, doença discal degenerativa, osteoartrites, fraturas, compressão da coluna espinal etc.).

Dor relacionada a estruturas anatômicas associadas

- Olhos;
- Cavidades paranasais;
- Orelha;
- Garganta;
- Nariz;
- Linfonodos;
- Glândulas salivares;
- Vasos.

Dor referida

Existem muitas estruturas que podem refletir dor na região craniofacial. Um exemplo clássico é o infarto agudo do miocárdio (IAM), que pode referir dor nas regiões mandibular e mentual. Para um em cada 15 pacientes, a dor craniofacial pode ser a única queixa de um quadro de isquemia cardíaca aguda. Na ausência de dor torácica, a dor craniofacial é muito mais comum do que a de qualquer outra área durante um IAM.[14,16]

Dor psicogênica

Diz respeito àquelas dores advindas de doenças psiquiátricas e mentais. Encontra-se bem estabelecido que desordens mentais possuem uma grande influência na percepção e até mesmo nos mecanismos moduladores da dor. Por isso, é muito importante que sejam incluídas nas etiologias as causas psicogênicas. Estudos comprovam a correlação de doenças como ansiedade, depressão e estresse crônico como fatores de risco para dor crônica orofacial.[13,15,16]

ANATOMIA DA REGIÃO CRANIOFACIAL

Nesta seção, será feita uma breve revisão da inervação sensitiva de estruturas da face e do crânio, dando destaque à inervação nociceptiva.

Inervação das meninges

Das três meninges, a dura-máter é a que, de fato, apresenta maior inervação nociceptiva. Em sua porção craniana, a dura-máter é inervada majoritariamente por fibras que se originam do gânglio trigeminal e do gânglio cervical superior. Ramos de C1, C2 e C3, nervo glossofaríngeo e ramos recorrentes do nervo vago que acompanham a artéria meníngea posterior fornecem inervação à dura-máter, posterior à fossa craniana. Os ramos meníngeos do nervo maxilar e mandibular do trigêmeo acompanham os ramos da artéria meníngea média e se distribuem para seus territórios de inervação.[17]

Regiões onde artérias e veias cursam pela dura-máter possuem vasta distribuição de terminações sensoriais. Assim, o seio sagital superior e o tentório do cerebelo são locais bastante sensíveis a estímulos dolorosos, em contraste com o soalho do crânio, que é menos densamente inervado.[17]

A dor decorrente da estimulação da dura-máter, em geral, é referida como uma dor de cabeça localizada em regiões cutâneas, correspondentes às áreas inervadas. Por outro lado, o estímulo de regiões laterais ao seio sagital superior pode causar dor referida atrás do olho ipsilateral ou em região frontal.[18]

Inervação da face

A inervação sensitiva das estruturas da face, incluindo a inervação intraoral, é realizada pelos nervos trigêmeo (NC V), glossofaríngeo (NC IX), vago (NC X) e facial (NC VII). Já a inervação cutânea da face é majoritariamente realizada pelo trigêmeo.[19] O Quadro 4.1 resume os nervos com aferências à face e sua origem no SNC.[20]

Três pares de nervos cranianos são responsáveis pela sensibilidade da face: o trigêmeo, o glossofaríngeo e o facial (Quadro 4.1). Lesões irritativas no trajeto desses nervos, desde as terminações periféricas até seus núcleos, são processadas como estímulos dolorosos. Consequentemente, a região da face pode ser acometida por NT, neuralgia do glossofaríngeo, neuralgia do facial, além de dores provocadas por lesões no sistema simpático (simpatalgias faciais).[6]

Quadro 4.1 Resumo dos nervos cranianos que transportam aferências à face.

	Origem aparente no SNC	Origem aparente no crânio	Arco faríngeo de origem
Nervo trigêmeo (V par)	Entre ponte e pedúnculo cerebelar médio	▪ Ramo oftálmico: fissura orbital superior ▪ Ramo maxilar: forame redondo ▪ Ramo mandibular: forame oval	1º arco faríngeo
Nervo facial (VII par)	Sulco bulbo-pontino	Forame estilomastoideo	2º arco faríngeo
Nervo glosso-faríngeo (IX par)	Sulco lateral posterior do bulbo	Forame jugular	3º arco faríngeo

Fonte: Adaptado de Machado AB, 2013.[20]

Nervo trigêmeo

O nervo trigêmeo é o maior nervo sensitivo do corpo, e aquele com maior representação no córtex somatossensorial.[21] O trigêmeo recebe aferências sensitivas de grande parte da região da cabeça e do pescoço (Quadro 4.2).[22] Em decorrência disso, trata-se do principal nervo envolvido nas DTM, nas migrâneas e nas patologias periodontais.

Quadro 4.2 Resumo das divisões e regiões de inervação do nervo trigêmeo.

	Embriologia	Origem	Área de inervação (face)	Ramos
Nervo oftálmico	Processo frontonasal	Fissura orbital superior	▪ Conjuntiva ▪ Fronte ▪ Pálpebra superior ▪ Superfície externa do nariz	▪ Supraorbital ▪ Supratroclear ▪ Lacrimal ▪ Infratroclear ▪ Nasal externo
Nervo maxilar	Processo maxilar	Forame redondo	▪ Pálpebra inferior ▪ pele sobre bochecha ▪ Asa do nariz ▪ Parte da têmpora ▪ lábio superior	▪ Zigomaticofacial ▪ Zigomaticotemporal ▪ Infraorbital
Nervo mandibular	Processo mandibular	Forame oval	▪ Mandíbula ▪ Lábio inferior ▪ Parte carnosa da bochecha ▪ Parte da orelha	▪ Bucal, alveolar inferior e lingual ▪ Mentual ▪ Aurículo temporal

Fonte: Adaptado de Chopard RP, 2012.[22]

As três divisões do trigêmeo (nervo oftálmico, nervo maxilar e nervo mandibular) chegam separadamente ao gânglio trigeminal e emergem como uma grande raiz sensitiva, que leva as aferências aos núcleos do trigêmeo no tronco encefálico (Figura 4.2). A raiz sensitiva do trigêmeo recebe informação somatossensorial de toda a face (exceto do ângulo da mandíbula, inervado pelo plexo cervical), do meato acústico externo e da região anterior do couro cabeludo.[23]

O núcleo do trigêmeo, por sua vez, é anatomicamente dividido em quatro núcleos, sendo eles:[9,19,24]

a) **Núcleo mesencefálico:** participa da modulação da mordida e transporta estímulos proprioceptivos de músculos extraoculares, sensação de pressão e cinestesia de dentes, periodonto, palato duro e cápsula da ATM.
b) **Núcleo sensorial principal:** transporta impulsos nervosos do sentido tátil e de pressão.

FIGURA 4.2

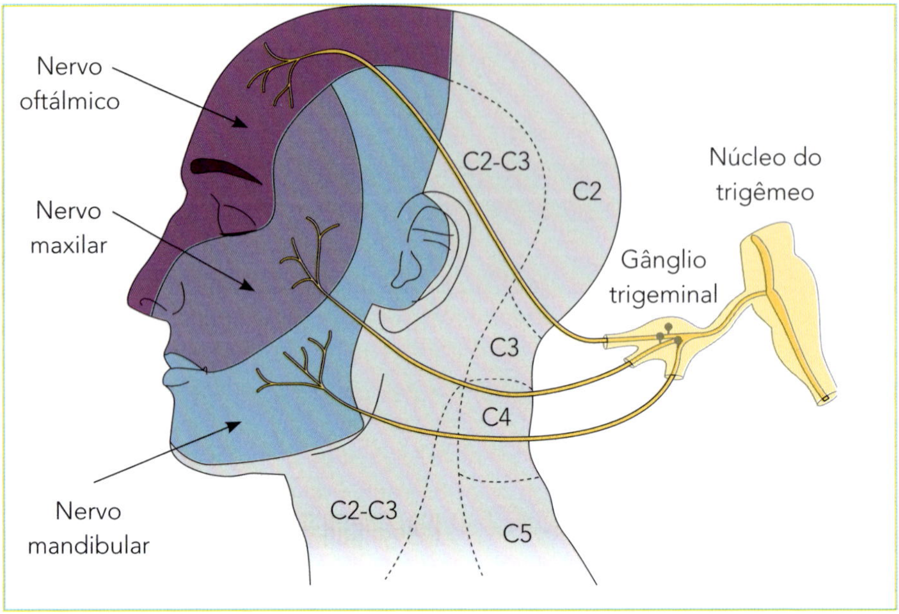

Desenho esquemático mostrando a região da face inervada por ramo do nervo trigêmeo (NC V) e a localização do gânglio e do núcleo do trigêmeo no tronco encefálico. Também são evidenciados os territórios de inervação dos nervos espinais cervicais (C2 a C5) na cabeça. C1 não é evidenciado, pois não possui território de inervação cutânea.
Fonte: Adaptada de Shankland WE, 2000.[24]

c) **Núcleo motor:** formado por neurônios motores que enviam seus axônios até os músculos da mastigação. Além de receber aferências de vias motoras superiores, axônios provenientes do núcleo mesencefálico também fazem sinapse no núcleo motor, produzindo um arco reflexo importante na modulação do grau da mordida.

d) **Núcleo caudado ou espinal:** recebe modalidades sensoriais de dor e temperatura da região da cabeça e do pescoço. Este núcleo trigêmeo é o de maior interesse no estudo da dor craniofacial, pois é o principal destino das fibras nociceptivas que inervam a região dessa dor. O núcleo consiste de três partes (Figura 4.3):[5,9]
   - *Pars oralis*, ou subnúcleo oral: recebe aferências de estruturas internas do nariz e da boca.
   - *Pars interpolaris*, ou subnúcleo interpolaris está relacionada principalmente a regiões faciais cutâneas.
   - *Pars caudalis*, ou subnúcleo caudal: possui campo receptivo na região frontal, na bochecha e na mandíbula, incluindo percepções dolorosas e térmicas.[25] Possui clara semelhança com o corno dorsal da medula espinal, em termos de citoarquitetura; por isso, também é conhecido corno dorsal bulbar.[26]

▶ FIGURA 4.3

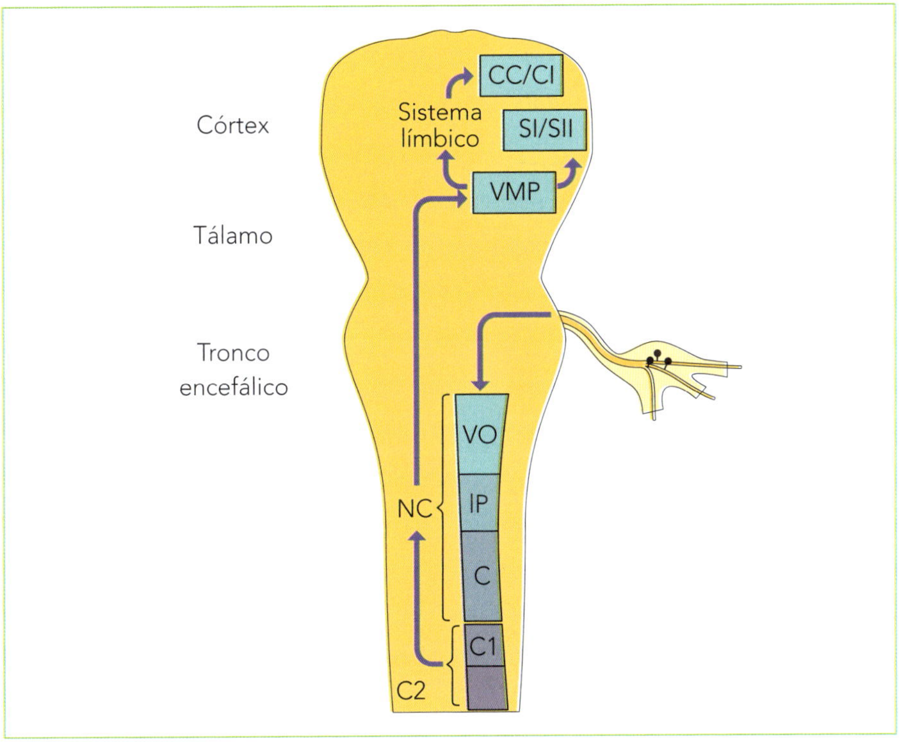

Esquema ilustrando o núcleo caudado (NC) ou espinal do trigêmeo, que se estende entre a ponte e o bulbo do tronco encefálico, sendo formado pelos subnúcleos: oral (VO), interpolar (IP) e caudal ou espinal (C). O núcleo caudado ou espinal é o principal destino das fibras nociceptivas do nervo trigêmeo e dos neurônios de projeção nociceptivos do corno dorsal dos segmentos medulares C1-C2. Também é ilustrada a via ascendente nociceptiva, onde, a partir do núcleo caudado, as fibras neurais se encaminham para a região ventromedial posterior do tálamo (VMP), se dirigindo, em seguida, para o córtex somatossensorial (áreas SI e SII) e para áreas límbicas, como o córtex cingulado anterior (CCA) e o córtex insular (CI).

Fonte: Adaptada de Iwata, 2017.[5]

Uma estreita comunicação entre os subnúcleos do núcleo espinal tem sido evidenciada. Tais vias internucleares ascendentes e descendentes podem contribuir para a integração das aferências sensitivas relevantes à dor orofacial.[5]

Nervo facial

Embora o nervo facial, o VII par de nervo craniano, seja normalmente lembrado por sua função motora para os músculos da face, é também formado por fibras sensoriais e autonômicas.[27] Dentre as fibras neurais que formam o nervo facial, podemos citar:

1. **Eferentes motoras (eferentes viscerais especiais):** se originam no núcleo facial. A porção mais superior desse núcleo lança fibras para os músculos da fronte e ocular da mímica, enquanto a porção mais inferior é responsável por músculos da mímica abaixo do olho.

2. **Eferentes parassimpáticas (eferentes viscerais gerais):** com origem no núcleo salivatório superior, seguem via nervo petroso maior até o gânglio pterigopalatino ou até unirem-se à corda do tímpano. Após isso, seguem via nervo lingual para atingir o gânglio submandibular (onde fibras pré-simpáticas fazem sinapses com fibras pós-simpáticas). Fruto dessas fibras são as inervações das glândulas lacrimais, das nasais, das palatinas e parte da inervação de glândulas salivares sublingual e submandibular.
3. **Aferentes viscerais especiais:** através do nervo lingual, fibras transportam informações gustativas dos dois terços anteriores da língua. A partir da corda do tímpano, essas fibras deixam o nervo lingual para se juntarem ao nervo facial.
4. **Aferentes somáticas gerais:** derivadas da parede posterior do meato acústico externo, bem como da parte posterior da concha da orelha e do tímpano.
5. **Eferentes simpáticas (eferentes viscerais gerais):** podem seguir trajeto com os ramos do nervo facial.

Nervo glossofaríngeo

O IX par de nervo craniano é também considerado um nervo misto, carregando em si fibras aferentes e eferentes. É, nele, a porção sensorial de maior importância, em comparação com sua discreta porção motora. Esta última inclui componente parassimpático, cuja função é enviar ao gânglio ótico fibras eferentes pré-ganglionares que inervarão a glândula parótida.[28]

Fibras que formam o nervo glossofaríngeo:

1. **Eferentes motoras (viscerais especiais):** derivadas do núcleo ambíguo, inervando músculos da faringe e do palato mole.
2. **Eferentes parassimpáticas (viscerais gerais):** derivadas do núcleo salivatório inferior, inervando a parótida.
3. **Aferentes somáticas gerais:** projetam para o núcleo espinal do nervo trigêmeo, advindas da membrana mucosa da faringe e do terço posterior da língua.
4. **Aferentes viscerais especiais:** conduzem estímulos do seio carotídeo e do glomo carotídeo (gerais), bem como estímulos gustatórios do terço posterior da língua, encaminhando para o núcleo solitário.

Nervo vago

O X par de nervo craniano tem por função enviar fibras parassimpáticas para o coração, o esôfago, o estômago, a traqueia, os brônquios, o trato biliar e o intestino. Além disso, é responsável por receber fibras aferentes viscerais da membrana mucosa da faringe, da laringe, dos brônquios, dos pulmões, do coração, do esôfago, do estômago, do intestino e dos rins.[29]

No entanto, o nervo vago não é formado apenas por fibras autonômicas. Existe uma porção delas que inerva músculos do palato, da faringe, da laringe e do esôfago.[27]

Entre as fibras que formam esse nervo, podemos citar:

1. **Eferentes parassimpáticas (eferentes viscerais gerais):** inervam a musculatura lisa e as glândulas do corpo. Surgem no bulbo, posteriormente ao nervo vago.
2. **Eferentes viscerais especiais:** inervam a musculatura esquelética do palato, da faringe, da laringe e do esôfago. Surgem do núcleo ambíguo.
3. **Aferentes viscerais gerais:** seguem dos órgãos abdominais em direção ao núcleo posterior do vago e do núcleo solitário.
4. **Aferentes somáticas gerais:** partem do meato acústico externo e das meninges da fossa posterior. Projetam para o núcleo espinal do nervo trigêmeo.
5. **Aferentes viscerais especiais:** partem da gustação da raiz da língua e da epiglote, em direção ao núcleo solitário.

Nervo acessório

O XI par de nervo craniano inerva os músculos cervicais, em especial músculos esternocleidomastóideo e trapézio. Seus aferentes nociceptivos, provenientes dos músculos cervicais, convergem para o núcleo espinal do nervo trigêmeo.[30]

É interessante salientar que a dor miofascial cervical parece ser recorrente em pacientes com dor orofacial e, consequentemente, dor craniofacial.

Entre as fibras que compõem esse nervo, temos:[27]

1. Eferentes motoras (viscerais especiais).
2. Aferentes somáticas gerais.

Nervos cervicais superiores

Além dos nervos cranianos já apresentados, os primeiros nervos cervicais também transportam aferências sensitivas da região craniofacial posterior (Figura 4.2). Os nervos espinais C1 a C4 e, possivelmente, o C5 são importantes em caso de dor orofacial porque suas fibras sensoriais convergem para o subnúcleo caudal do trigêmeo.[31]

Fibras neurais dos segmentos C1 a C4 saem da coluna, se juntam a fim de formar o plexo cervical e, a partir disso, lançam ramos musculares e mistos para inervar a parte posterior da cabeça e do pescoço, parte da orelha e de seu lóbulo, parte anterior do pescoço e o ângulo da mandíbula e dos ombros, além da região torácica superior.

Sistema nervoso autonômico

Simpático

Neurônios pré-ganglionares simpáticos responsáveis por inervar a região craniofacial surgem na medula espinal, com seus núcleos na região intermediolateral no segmento localizado entre as vértebras T2 e L3.[32] Os axônios desses mesmos neurônios partem, através das raízes anteriores da medula, até o gânglio simpático cervical superior, onde realizam sinapses com neurônios simpáticos pós-ganglionares.[33] Fibras pós-ganglionares partem do gânglio cervical superior para inervar vasos sanguíneos da cabeça e do pescoço, bem como glândulas e olhos. As peles da face e do couro cabeludo recebem fibras simpáticas através de plexos que se estendem ao longo de ramos da artéria carótida externa.

Parassimpático

Para inervar a região da cabeça e do pescoço, fibras parassimpáticas se originam de núcleos localizados no SNC e alcançam os gânglios parassimpáticos periféricos a partir dos nervos cranianos: oculomotor (III), facial (VII), glossofaríngeo (IX) e vago (X).[34]

FISIOPATOLOGIA DA DOR CRANIOFACIAL

Diferença entre nocicepção e dor

Antes de falarmos sobre a fisiopatologia da dor craniofacial propriamente dita, faz-se necessário conceituar os termos: nocicepção e dor. Nocicepção é o processo pelo qual estímulos intensos, de natureza térmica, mecânica ou química, são detectados por uma população de fibras nervosas periféricas especializadas chamadas de nociceptores e transformados em potenciais de ação, que são, a seguir, transmitidos da periferia para o SNC. Dor, por sua vez, é a percepção consciente do estímulo doloroso. Nem sempre a nocicepção leva à dor, e, algumas vezes, a dor está presente mesmo na ausência da nocicepção.[35,36] Isso é possível porque a dor pode ser modulada para mais ou para menos, como veremos adiante.

Nociceptores

Os nociceptores que inervam a região craniofacial são neurônios pseudounipolares, cujo corpo celular encontra-se principalmente no gânglio trigeminal, sendo também encontrados nos gânglios da raiz dorsal dos segmentos medulares C1 e C2.[5,6] O ramo axonal periférico dos nociceptores dirige-se até os tecidos, e neles se ramifica, inervando determinada área tecidual, chamada de campo receptivo. Como a porção final dessas ramificações não apresenta nenhuma estrutura especializada, os terminais periféricos dos nociceptores são chamados de terminações nervosas livres. O ramo axonal central, por sua vez, se encaminha até o SNC, contraindo sinapse com o neurônio de 2ª ordem da via nociceptiva, presente principalmente na porção caudal do núcleo do trigêmeo, bem como no corno dorsal da medula espinal.[36,37]

Quanto à morfologia, os nociceptores são classificados em dois tipos principais. Um deles, os nociceptores A-delta (δ), que possuem axônios de pequeno calibre, mas ainda mielinizados, com velocidade de condução dos impulsos nervosos na ordem de 5 a 20 m/s, sendo os responsáveis por propagar principalmente dor aguda, bem localizada ou rápida. O segundo tipo é o dos nociceptores C, cujos axônios são delgados e desprovidos de mielina, apresentando menor velocidade de condução dos impulsos nervosos (até 5 m/s); conduzem principalmente a dor mal localizada ou lenta.[36-38] Entretanto, nem todas as fibras aferentes A-delta e C conduzem informações nociceptivas. Muitas delas estão associadas a receptores que respondem a estímulos não nocivos, como frio e calor, e táteis.[5]

Normalmente, os nociceptores têm um limiar de estimulação elevado, ou seja, somente estímulos intensos são capazes de provocar alterações no potencial de membrana, fortes o suficiente para que seja atingido (ou ultrapassado) o limiar de despolarização e, consequentemente, sejam gerados potenciais de ação que são conduzidos até o SNC.[7,39] Esse quadro é bastante alterado nos tecidos lesionados/inflamados, onde o limiar de despolarização dos nociceptores encontra-se bastante reduzido, como veremos adiante.

De acordo com a sensibilidade dos nociceptores que inervam a região craniofacial aos diferentes tipos de estímulos nocivos, eles são classificados em nociceptores mecanossensíveis, termossensíveis, quimiossensíveis ou polimodais - quando são sensíveis a mais de um tipo de estímulo doloroso.[35,36] Essa sensibilidade específica dos nociceptores aos diferentes estímulos nocivos do meio ambiente depende da presença de proteínas receptoras na membrana dos terminais sinápticos periféricos. Assim, nociceptores sensíveis a altas temperaturas expressam receptores ionotróficos dos tipos TRPV1 e TRPV2. Nociceptores sensíveis a substâncias ácidas possuem receptores ionotróficos dos tipos ASIC e DRASIC, e também TRPV1. Aqueles que são mecanossensíveis expressam os receptores ionotróficos MDEG, DRASIC e TREK-1. Receptores ionotróficos do tipo TRPM8 são encontrados nos terminais periféricos dos nociceptores sensíveis às baixas temperaturas.[40]

Uma vez estimulada, as fibras nociceptivas conduzem, de maneira ortodrômica, os potenciais de ação até o núcleo trigeminal (subnúcleo caudal, principalmente), contraindo sinapse com neurônios de 2ª ordem. Glutamato e substância P são os principais neurotransmissores envolvidos nessa sinapse.[41,42]

Inflamação neurogênica e sensibilização periférica do nociceptor

Quando ativado, o nociceptor, diferentemente dos demais receptores somestésicos, é capaz de conduzir potenciais de ação de maneira antidrômica para o terminal axônico que sofreu o estímulo nociceptivo, bem como para os ramos colaterais axonais periféricos do nociceptor, levando à liberação por eles, no tecido lesionado, de glutamato, substância P, peptídeo relacionado ao gene da calcitonina (PRGC) e neuropeptídeo Y (Figura 4.4). ATP e fator neurotrófico derivado do cérebro (BDNF) são também liberados nos tecidos periféricos pelos terminais nociceptivos que estão no local ou próximos ao sítio que sofreu o estímulo doloroso.[41-43]

Na fenda sináptica, esses neurotransmissores e neuropeptídeos se ligam a receptores presentes nas células imunocompetentes próximas, como: macrófagos, células dendríticas, linfócitos-T, mastócitos, além de células vasculares. Tais células respondem rapidamente à estimulação, liberando várias substâncias pró-inflamatórias, dentre as quais podemos citar: histamina, interleucina (IL)-1β, IL-6, fator de necrose tumoral-α (TNF-α) e fator de crescimento neuronal (NGF), prostaglandinas, bradicinina, serotonina, ATP e óxido nítrico (NO) (Figura 4.4). Os vasos sanguíneos locais, muito sensíveis a substância P e PRGC, se dilatam e aumentam sua permeabilidade, levando a rubor, calor e edema tecidual e à imigração de outras células de defesa do plasma para o tecidual injuriado, como é o caso dos linfócitos T ($CD4^+$ e $CD8^+$). Essa interação orquestrada no tecido periférico entre o nociceptor ativado e as células imunológicas constitui o que hoje é conhecido por inflamação neurogênica.[41-44] Tal fenômeno também é observado na migrânea.[41]

FIGURA 4.4

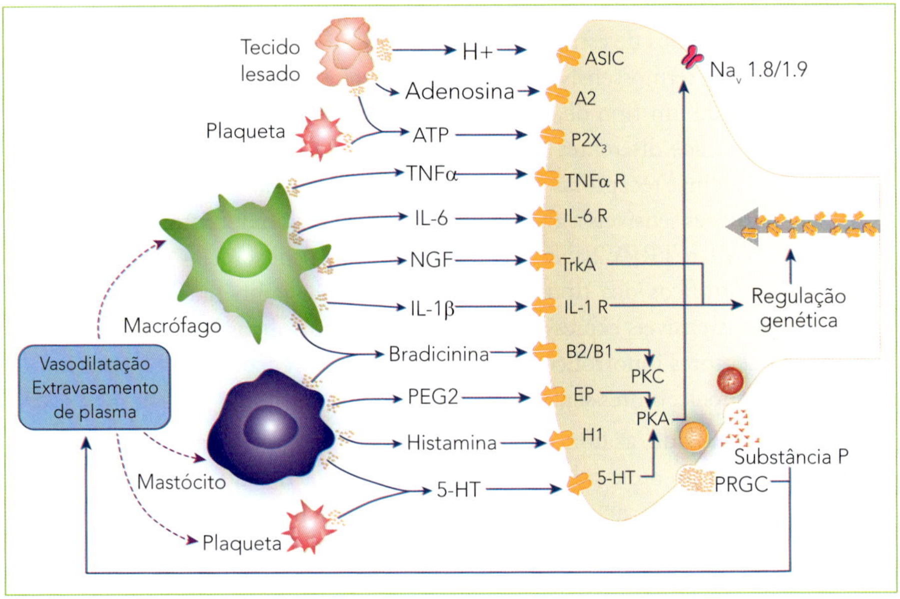

Substâncias liberadas no tecido inflamado que estão envolvidas na sensibilização periférica do nociceptor. A partir da lesão tecidual, numerosos mediadores químicos são liberados pelas células de defesa e pelas próprias células lesionadas que atuam de modo direto nos canais iônicos ou em proteínas receptoras presentes na membrana do terminal axônico periférico do nociceptor, podendo despolarizá-lo diretamente ou sensibilizá-lo. Esse aumento de sensibilidade pode ser resultante da fosforilação (via segundos mensageiros: PKA, PKC) de canais de Na+ voltagem-dependentes (Nav 1.8/1.9) e/ou da ativação da transcrição de várias proteínas receptoras (regulação genética). Também é mostrada a liberação de substância P e de peptídeo relacionado ao gene da calcitonina (PRGC) pelo próprio nociceptor ativado. Esses neuropeptídeos irão ativar ainda mais as células de defesa, além de induzirem vasodilatação e extravasamento do plasma, contribuindo para a intensificação e o prolongamento do processo inflamatório. ASIC – canal iônico sensível a ácido; 5-HT – serotonina; IL-1β – interleucina-1-β; IL-6 – interleucina-6; LIF – fator inibidor da leucemia; NGF – fator de crescimento neural; PAF – fator agregador de plaquetas; PGE2 – prostaglandina E2; PKA – proteína quinase A; PKC – proteína quinase C; TNF-α – fator de necrose turmoral alfa; TrkA – receptor tirosina quinase A.

Fonte: Adaptada de Chichorro JG, 2017.[7]

A membrana do terminal axonal do nociceptor apresenta um grande número de diferentes canais iônicos e proteínas receptoras, geralmente acopladas à proteína G, que possuem sensibilidade seletiva a esse mar de mediadores moleculares liberados pelo próprio nociceptor e pelas células imunocompetentes durante o processo inflamatório (Figura 4.4).[45] A ativação desses receptores por seus respectivos ligantes pode levar à despolarização direta dos nociceptores ou, mais comumente, à sensibilização deles, por meio da redução do limiar de despolarização. Tal sensibilização pode se dar pela fosforilação de canais de Na^+ voltagem-dependentes (em especial dos subtipos Nav1.7, Nav1.8 e Nav1.9), além de receptores como TRPV1 e TRPA1, fazendo que esses canais se abram mais precocemente e/ou permaneçam abertos por mais tempo.[38]

Paralelamente, as cascatas de ativação disparadas a partir do acionamento das proteínas G no terminal axônico periférico do nociceptor também podem levar à formação de fatores de transcrição no terminal axônico que são transportados até o corpo do nociceptor, no gânglio trigeminal ou na raiz dorsal medular, onde induzem a transcrição de vários receptores (p. ex.: TRPV1, TRPM8, P2X3 etc.) e canais iônicos (p. ex.: Nav1.8), sensibilizando ainda mais os nociceptores. Tais mudanças transcricionais podem também ocorrer após lesões neuronais, resultando na geração de padrões de impulsos nervosos anormais, espontâneos e ectópicos nas fibras nociceptivas, com frequência registrados nas dores neuropáticas.[7]

Essas alterações no fenótipo das fibras nociceptivas observadas na inflamação após lesões teciduais, nas patologias inflamatórias crônicas (p. ex.: DTM), nas condições neuropáticas (p. ex.: NT) ou na migrânea induzem a uma sensibilidade periférica aumentada dos aferentes nociceptivos, resultando em hiperalgesia (resposta aumentada a estímulos dolorosos), alodinia (resposta de dor a estímulos normalmente inócuos), dor espontânea (dor na ausência de qualquer estímulo), bem como em uma expansão extraterritorial da área sensibilizada, muito frequente nas dores inflamatórias ou neuropáticas.[7,46,47]

Contribuição do gânglio trigeminal no aumento da sensibilidade nociceptiva

O gânglio do nervo trigêmeo (assim como o gânglio sensitivo da raiz dorsal) é composto principalmente pelos corpos dos neurônios sensitivos (nociceptivos ou não) que estão envoltos pelas células gliais satélites (CGSs); juntos, eles formam uma unidade funcionalmente distinta.[48-50] As interações entre as CGSs e os neurônios, e as consequências dessas interações na excitabilidade neuronal, são um dos focos mais recentes de pesquisa na área da dor.[48]

Conforme relatam Costa e Moreira Neto,[48] no passado não muito distante, o corpo celular (ou soma) dos neurônios aferentes primários sempre teve um papel passivo na transmissão da informação sensitiva da periferia até o SNC, ficando responsável somente pela manutenção metabólica, bem como pela expressão, dentro de um ritmo adequado, de canais iônicos, receptores e proteínas (muitas delas neurotransmissores ou neuromoduladores) transportados até os terminais axônicos centrais e periféricos. Já para as CGSs eram atribuídas as funções de regulação da concentração iônica do espaço extracelular, em especial do K^+ por meio de canais Kir 4.1 (*inward rectifying potassium channel*) e da reciclagem de neurotransmissores (Figura 4.5).

Contudo, nas últimas décadas, essa passividade do gânglio sensitivo tem sido definitivamente desconsiderada. Essa nova visão funcional do soma tem como base a evidência de que ele, quando estimulado, secreta, de maneira Ca^{++}-dependente, diferentes neuromoduladores como: substância P, PRGC, ATP, ácido gama-amino-butírico (GABA) e glutamato, que, por sua vez, irão agir, provavelmente via CGSs, nos somas de neurônios vizinhos, fenômeno esse denominado excitação cruzada (do inglês, *cross-excitation*).[39,48,50,51]

Uma estreita comunicação bidirecional tem sido observada entre o soma do neurônio sensitivo e as CGSs.[5,51] Isso é possível porque a membrana das CGSs

FIGURA 4.5

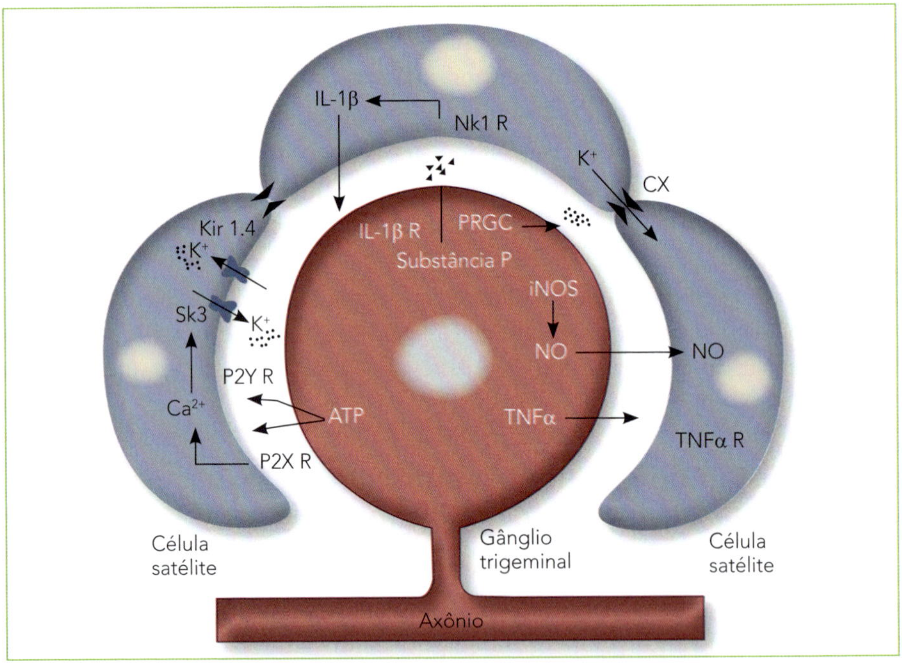

Diagrama mostrando a interação entre o corpo do nociceptor e as células satélites no gânglio trigeminal ou no gânglio da medula espinal durante estados de dor inflamatória ou neuropática. PRGC – peptídeo relacionado ao gene da calcitonina; Cx – conexina; IL-1βR – receptor de interleucina 1-β; iNOs – óxido nítrico sintase induzível; Kir 4.1 e K^+ – canal de potássio retificador de corrente de entrada; NK1 R – receptor neurocinina 1; NO – óxido nítrico; P2X R – receptor purinérgico ionotrópico subtipo 2X; P2Y R – receptor purinérgico metabotrópico subtipo 2Y; SK3 – canal de potássio de baixa condutância ativado por cálcio; TNFα R – receptor para fator de necrose tumoral alfa.

Fonte: Adaptada de Chiang CY, 2011.[52]

expressa receptores para ATP, substância P, PRCG, glutamato, além de receptores para várias citocinas e quimocinas. Por outro lado, na membrana do soma neuronal, também estão presentes proteínas receptoras para vários desses neurotransmissores/neuromoduladores, além de proteínas receptoras para citocinas que são liberadas pelas CGSs, como é o caso da IL-1β e da TNF-α.[39,50] Tal comunicação é intensificada em situações de aumento da atividade do neurônio sensitivo, como na inflamação periférica ou na lesão neuronal, aumentando o rol dos fatores que tornam o nociceptor hipersensibilizado em estados de dores inflamatórias crônicas e neuropáticas (Figura 4.5).

Por exemplo, tem sido observado que a inflamação periférica faz com que o próprio soma neuronal do nociceptor passe também a secretar substância P, que, por sua vez, se liga a receptores NK-1 presentes na SGS, induzindo à liberação de IL-1β. Essa citocina se liga a receptores presentes no soma neuronal e, possivelmente, suprime correntes de K^+ voltagem-dependentes via proteína G-PKC, resultando, assim, em um aumento da excitabilidade neuronal, o que pode contribuir para o fenômeno da hiperalgesia observada nos estados inflamatórios.[53] Ainda, durante estados inflamatórios, um *down-regulation* dos canais Kir 4.1 nas SGSs tem sido descrito.[54,55] Como esses canais participam da manutenção em baixos níveis de concentração de K^+ extracelular, uma excitabilidade neuronal aumentada é observada, sendo, portanto, um fator a mais que contribui para hiperalgesia e também alodinia observadas em estados de dores inflamatórias e neuropáticas.[39]

Sinapse entre o nociceptor e o neurônio de 2ª ordem

A experiência de dor, a partir da estimulação do nociceptor, depende de uma transmissão eficiente entre o nociceptor e o neurônio de 2ª ordem, também chamado de neurônio de projeção, localizado no SNC.[45]

Partindo do gânglio trigeminal ou dos gânglios da coluna dorsal dos segmentos C1 e C2 da medula espinal, o ramo axonal central dos nociceptores que inervam a região craniofacial se dirige ao tronco encefálico, onde a maioria contrai sinapse com neurônios de 2ª ordem, localizados no subnúcleo caudal do complexo nuclear sensorial trigeminal.[5,7] O subnúcleo caudal, assim como os demais subnúcleos do complexo nuclear sensorial trigeminal, apresenta uma organização somatotópica bem definida. No subnúcleo caudal, as regiões periorais estão representadas na parte mais rostral, e as regiões mais laterais da face, mais caudalmente; esse padrão somatotópico é algumas vezes referido com arranjo em "casca de cebola".[9]

Dois tipos de neurônios de 2ª ordem são observados no subnúcleo caudal: o primeiro tipo são os neurônios nociceptivos específicos, que, como o nome pressupõe, se tornam ativados somente com estímulos nocivos aplicados nos campos receptivos das fibras nociceptivas A-delta ou C. O segundo tipo são os neurônios de amplo espectro dinâmico (WDR – *wide dynamic range*), que são ativados tanto pelas fibras nociceptivas A-delta e C como pelas fibras A-β e A-gama que conduzem informações que não são nociceptivas, como sensações táteis e térmicas. Outra característica que distingue os dois tipos de neurônios é o tamanho do campo receptivo, sendo bem mais amplo para aqueles pertencentes aos neurônios WDR, podendo se expandir ainda mais ao serem intensamente estimulados, como nas lesões trigeminais.[7,39,47,56] Como veremos, esses dois tipos de neurônios de 2ª ordem, semelhante ao caso dos nociceptores, quando intensa e cronicamente estimulados, podem mudar seus fenótipos, tornando-se hiperexcitáveis, induzindo ou intensificando a hiperalgesia e a alodinia, fenômeno esse chamado de sensibilização central ou neuroinflamação neurogênica no SNC.[41,42]

Glutamato é o principal neurotransmissor da sinapse entre o nociceptor e o neurônio de 2ª ordem (Figura 4.6). As membranas dos dendritos e do soma do neurônio de 2ª ordem possuem pelo menos três tipos de receptores ionotrópicos para o glutamato: receptores NMDA (N-metil-D-aspartato), receptores AMPA (ácido α-amino-3-hidroxi-5-metil-4-isoxazolepropiônico) e receptores cainato. A ligação do glutamato a esses receptores induz a abertura de seus canais e a consequente entrada de Ca^{++} e Na^{+} no neurônio pós-sináptico, gerando um rápido potencial pós-sináptico despolarizante. Diferentes subtipos de receptores glutamatérgicos metabotrópicos (acoplados à proteína G) também são encontrados nos neurônios de 2ª ordem, levando à formação/ativação de diferentes segundos mensageiros, como inositol trifosfato (IP_3), diacilglicerol (DAG) e proteína quinase A (PKA), cujo resultado final é a entrada de Ca^{++} no neurônio, levando à geração de potenciais pós-sinápticos excitatórios, porém mais lentos.[47,57]

O neurônio de 2ª ordem da via nociceptiva também possui uma alta sensibilidade à substância P, outro neurotransmissor liberado simultaneamente com o glutamato quando altas frequências de impulsos nervosos atingem o terminal axônico central do nociceptor (Figura 4.6). A substância P se liga aos receptores do tipo NK-1 (neurocinina-1) no neurônio de 2ª ordem. Esses receptores estão acoplados à proteína G, levando à geração de um potencial pós-sináptico despolarizante no neurônio de 2ª ordem, via inositol trifosfato (IP_3) e diacilglicerol (DAG). Adicionalmente, essa cascata de sinalização também é capaz de induzir uma facilitação no funcionamento e um aumento dos receptores NMDA e AMPA (Figura 4.6), resultando em uma maior sensibilidade neuronal.[58] Esse é um fator, dentre vários outros, que aumenta a sensibilidade do neurônio de 2ª ordem, como veremos a seguir.

Um número expressivo de outras células neuronais, além dos neurônios de projeção, também está presente no núcleo trigeminal ou no corno dorsal da medula espinal. Dentre elas, se destacam os interneurônios inibitórios, secretores de GABA ou glicina, cujo efeito inibitório se processa com a entrada de Cl^{-} no neurônio de 2ª ordem, por meio da abertura de canais presentes em seus respectivos receptores. Outros neurônios liberadores de adenosina ou opioides podem, quando estimulados por vias cerebrais descendentes, modular de maneira pré-sináptica a liberação de neurotransmissores pelo nociceptor e reduzir, ou mesmo prevenir, a estimulação do neurônio de 2ª ordem (ver seção Modulação da dor).[59]

FIGURA 4.6

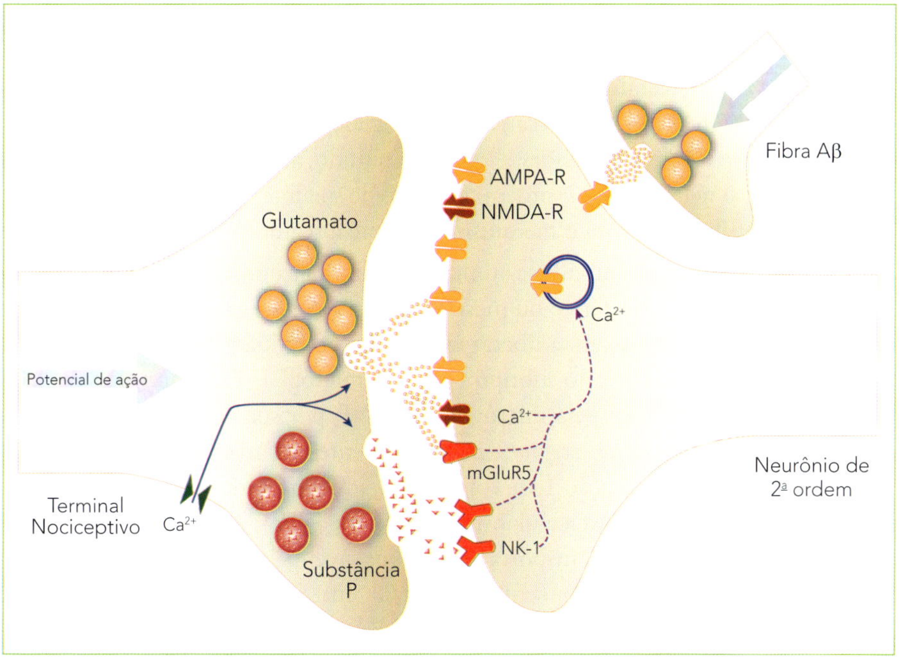

Sensibilização central. Alterações no subnúcleo caudal e no corno dorsal da medula espinal induzem uma intensificação do sinal nociceptivo trazido pelos nociceptores, bem como uma maior sensibilização dos neurônios de 2ª ordem ou de projeção. Tais modificações pré- e pós-sinápticas contribuem para uma amplificação da dor, por induzir no neurônio de 2ª ordem uma redução de seu limiar, uma expansão de seu campo receptivo e uma mudança em suas características temporais. O recrutamento de informações aferentes normalmente inócuas para a via nociceptiva, via fibras Aβ, é um importante aspecto da sensibilização central.

Fonte: Adaptada de Henn C, 2012.[57]

Inflamação neurogênica e sensibilização central

Além do glutamato e da substância P, o ramo axonal central do nociceptor, quando estimulado, também é capaz de secretar praticamente as mesmas moléculas liberadas por seu ramo axonal periférico, como: PRGC, neuropeptídeo Y, ATP e BDNF e somatostatina. Receptores para essas moléculas podem ser encontrados no neurônio de 2ª ordem e/ou em outras células neuronais (p. ex.: interneurônios), ou em células não neuronais dentro do núcleo sensitivo trigeminal ou no corno dorsal da medula espinal, como células da glia (astrócitos e micróglia), mastócitos, linfócitos T e células vasculares.[41,42]

Semelhante à neuroinflamação periférica, essas substâncias liberadas pelo nociceptor dentro do SNC, além de induzirem a despolarização (direta ou indireta) do neurônio de 2ª ordem, também podem desencadear uma inflamação neurogênica, à medida que estimulam células microgliais, astrócitos, mastócitos da dura-máter, macrófagos perivasculares e linfócitos T a liberarem um número expressivo de substâncias pró-

-inflamatórias, como citocinas, quimocinas, BDNF, ATP, NO, fator de crescimento neuronal (NGF - *neuronal growth factor*), dentre outras moléculas, que poderão estimular e/ou sensibilizar, por meio de diferentes formas, os neurônios de projeção.[41-42] O detalhamento desses mecanismos envolvidos foge do escopo deste capítulo, mas é citado em excelentes revisões.[41,42,45,59,60] Contudo, a capacidade do nociceptor em sensibilizar o neurônio de 2ª ordem por meio de sua interação com as células microgliais pode ser ilustrada com o mecanismo descrito a seguir.

Em situações de atividade aumentada dos nociceptores, por conta de um processo inflamatório periférico ou mesmo em virtude de lesões neuronais, seus terminais axonais centrais passam a liberar expressivas quantidades de ATP, que, por sua vez, se ligam a receptores do subtipo P2X4 na microglia. Tal ligação induz a síntese e a liberação de BDNF pela micróglia.[61] BDNF, por sua vez, interage com receptores do tipo trk (*tyrosine receptor kinase*), presentes na membrana do neurônio de 2ª ordem,[62] e sua ativação tem como resultado final um aumento da concentração de Cl^- no líquido intracelular, por inibição da KCC2 (transportador $1K^+$: $2Cl^-$), a principal proteína transportadora responsável pela extrusão de Cl^- nessa célula.[63] Com o aumento da concentração de Cl^- intracelular, sinapses inibitórias, intermediadas pelos neurotransmissores GABA e glicina, passam a ser muito menos efetivas, já que a consequente entrada de Cl^- pode estar reduzida, ou, mesmo, ser evidenciada a saída desse íon da célula. Ou seja, os neurônios de 2ª ordem passam a ser mais facilmente excitáveis, em vez de serem inibidos, contribuindo para a sensibilização central, que se traduz clinicamente em uma hiperalgesia.[63,64]

É também merecedor de destaque o fato de que os neurônios de 2ª ordem são sítios pós-sinápticos de fibras mecanorreceptivas do tipo A-β (Figura 4.6). Porém, quando não sensibilizadas, essas tais fibras não são capazes de estimular os neurônios de 2ª ordem. Tal incapacidade é superada quando o limiar de estimulação desses neurônios é reduzido por diferentes mecanismos de sensibilização atuando sobre eles. Esse processo contribui para a alodinia observada nas dores inflamatórias e neuropáticas.

Outra plasticidade observada no neurônio de 2ª ordem, quando estimulado com intensidade, é o aumento de sua ramificação dendrítica, provavelmente desencadeado pela maior entrada de Ca^{++}. Tal mecanismo tem como consequência uma maior possibilidade de contatos sinápticos, inclusive com outros terminais sensitivos (p. ex.: mecano ou termossensíveis), além dos nociceptivos, sendo, assim, um fator adicional que contribui para a hiperalgesia e a alodinia.[57]

Em suma, uma sensibilização central ou inflamação neurogênica leva a uma alteração do fenótipo do neurônio de projeção, tendo como consequência um aumento de sua excitabilidade, resultante de uma redução de seu limiar de despolarização, um aumento de seu campo receptivo, um aumento de sua atividade espontânea e respostas aumentadas a estímulos periféricos.[9,65]

É importante destacar que mecanismos de sensibilização periférica, ganglionar e central são fenômenos normalmente reversíveis nos estados de dores agudas, mas, se mantidos, podem induzir e sustentar estados de dores crônicas.[7]

Vias nociceptivas centrais

Muitos dos neurônios do subnúcleo caudal do núcleo sensitivo do nervo trigêmeo que são ativados pelos nociceptores têm seus axônios ramificados dentro do próprio núcleo sensitivo. Com isso, podem modular a atividade de outros neurônios locais[7,9] e/ou, ainda, se projetar para outras áreas do tronco encefálico, incluindo formação reticular, núcleos da rafe, área parabraquial, núcleos motores dos nervos cranianos e corno ventral da medula espinal, onde contribuem para a circuitaria central envolvida nas respostas reflexas autonômicas e motoras evocadas pela estimulação dos tecidos craniofaciais.[6,7,47] Algumas dessas áreas, por sua vez, fazem parte dos sistemas moduladores descendentes da dor (ver seção Modulação da dor). Por fim, muitos axônios desses neurônios de projeção fazem parte das vias nociceptivas ascendentes do SNC que se dirigem, principalmente de modo contralateral, até o tálamo.

Os axônios dos neurônios nociceptivos específicos e dos neurônios WDR terminam na região ventroposterior, nos núcleos mediais e na porção posterior do tálamo.[6,7] A região ventroposterior possui uma organização somatotópica bem definida, e sua porção medial recebe informações nociceptivas da região intraoral; as informações de dor provenientes da face e da cabeça terminam na porção lateral dessa região.[66] Partindo dos núcleos ventroposteriores talâmicos, a maioria dos axônios se encaminha até as áreas somatossensoriais primária (SI) e secundária (SII), nas respectivas áreas somatotópicas correspondentes, indicando o papel dessa via em definir as características espaço-temporais dos estímulos dolorosos, ou seja, a dimensão sensório-discriminativa da dor. Por outro lado, neurônios que partem das regiões mediais e posteriores do tálamo, juntamente com neurônios provenientes de regiões do tronco encefálico, como região parabraquial, enviam seus axônios principalmente para o córtex pré-frontal, o córtex cingulado anterior e o córtex insular, regiões essas envolvidas com a dimensão motivacional ou afetiva da dor (Figura 4.7).[67,68] Todas essas áreas encefálicas que são em geral ativadas durante estimulação nociceptiva são hoje em dia referidas com "matriz de dor".[68] É digno de nota que neurônios nesses níveis cerebrais superiores de processamento da informação nociceptiva estão também sujeitos a mudanças neuroplásticas, contribuindo para sensibilização central após lesão ou inflamação nos tecidos periféricos,[7] porém os mecanismos envolvidos necessitam ainda serem elucidados.

Não se pode deixar de mencionar que o cérebro não é um receptor passivo da mensagem de dor, mas é capaz de modular, positiva ou negativamente, a intensidade desse tráfego ascendente de informação nociceptiva por meio das vias descendentes moduladoras facilitadora ou inibidora da dor, respectivamente,[69] que veremos a seguir.

Modulação da dor

A percepção da dor por um indivíduo é muito variável, podendo ser influenciada, para mais ou para menos, por muitos fatores, como aferências sensoriais não

FIGURA 4.7

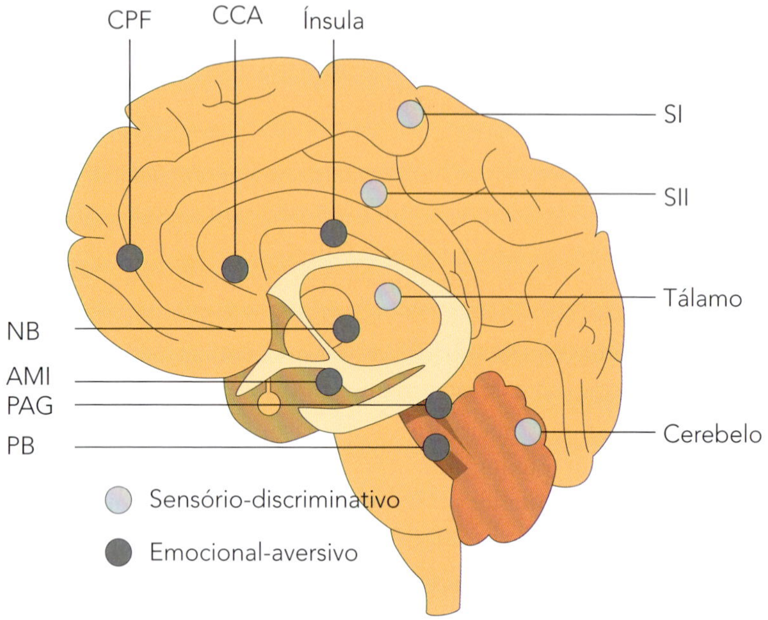

Regiões do tronco encefálico, diencéfalo e telencéfalo que recebem informações nociceptivas e estão envolvidas com o componente sensório-discriminativo da dor (círculos claros) ou com o componente emocional-aversivo da dor (círculos pretos). Conjuntamente, essas regiões são chamadas de "matriz de dor". CCA – córtex cingulado anterior; SI – córtex somatossensorial primário; SII – córtex sensorial secundário; PAG – área cinzenta periaquedutal; PB – núcleo parabraquial; AMI – amígdala; CPF – córtex pré-frontal; NB – núcleos basais.

Fonte: Adaptada de Peirs C, 2016.[67]

dolorosas concomitantes, contexto, experiências prévias, gênero, idade, estresse, ansiedade, atenção e, em especial, estados emocionais.[7]

Os alvos principais dos mecanismos moduladores da dor são o próprio terminal axônico central do nociceptor e o neurônio de 2ª ordem da via nociceptiva, localizado no corno dorsal da medula espinal e no subnúcleo caudal do núcleo sensorial trigeminal. Além de ser estimulado pelo nociceptor, o neurônio de 2ª ordem também tem sua atividade influenciada por interneurônios locais, a maioria inibitórios, secretores de GABA, glicina ou derivados opioides, como a encefalina.[67] Esses interneurônios, por sua vez, podem ser ativados ou inibidos por vias descendentes cerebrais ou por neurônios mecanorreceptivos periféricos, interferindo tanto em sítios pré- como pós-sinápticos na sinapse entre o nociceptor e o neurônio de projeção. Essas influências inibitórias são o alvo dos efeitos analgésicos de várias propostas terapêuticas usadas para o controle da dor, incluindo massagem, acupuntura, estimulação cerebral profunda, estimulação elétrica nervosa transcutânea (TENS), opioides (p. ex.: morfina) e antidepressivos (p. ex.: amitriptilina).[7]

Teoria da comporta

A teoria da comporta, ou do portão, apresentada por Melzack e Wall em 1965, descreve que estímulos mecânicos não dolorosos, conduzidos para o SNC via fibras A-β, seriam capazes de ativar interneurônios inibitórios, secretores, provavelmente de glicina, no corno dorsal da medula espinal e no subnúcleo caudal, que, por sua vez, inibiriam os neurônios de 2ª ordem da via nociceptiva.[70] A teoria também propõe que a fibra nociceptiva, além de ativar o neurônio de 2ª ordem, seria capaz de inibir tal interneurônio inibitório. Ou seja, por meio desse circuito, a atividade isolada da fibra nociceptiva resulta em excitação do neurônio de projeção, fazendo que sinais nociceptivos trafeguem até níveis superiores. Por outro lado, com a ativação simultânea das fibras táteis A-β (por toque, massagem, acupuntura ou TENS) e das fibras nociceptivas A-delta ou C, uma menor ativação do neurônio de projeção, ou até mesmo uma supressão de sua atividade, pode ser observada.[35]

Na prática, esse mecanismo de modulação da dor explica, por exemplo, o comportamento de ficar massageando a região da face localizada logo acima de um dente dolorido.

Vias descendentes moduladoras da dor craniofacial

Os primeiros achados mostrando a existência de áreas cerebrais capazes de induzir analgesia foram descritos por Reynolds em 1969,[71] de acordo com os quais a estimulação elétrica da substância cinzenta periaquedutal (PAG – *periaqueductal grey*) do mesencéfalo de ratos era capaz de inibir o reflexo de retirada perante estímulos dolorosos. Pesquisas subsequentes demonstraram que a analgesia resultava de uma inibição de neurônios do corno dorsal da medula espinal,[72,73] ou seja, uma via descendente endógena inibidora da dor seria a responsável pela inibição da porção sensitiva do reflexo de retirada, e não da porção motora.[74]

Atualmente, encontra-se bem estabelecido que a PAG recebe aferências diretas, ou via hipotálamo, de várias regiões do SNC, como córtex pré-frontal, córtex cingulado anterior e complexo amigdaloide (Figura 4.8),[75] deixando clara a influência do estado emocional na modulação da dor, bem como a influência do estado cognitivo – o que explica, por exemplo, os efeitos do placebo. A PAG também é alvo de vias nociceptivas ascendentes dos cornos dorsais da medula espinal e do subnúcleo caudal trigeminal.[76] Assim, a PAG está estrategicamente localizada para modular entradas nociceptivas e, em consequência, a percepção da dor, por meio de suas interações com projeções ascendentes e descendentes, oriundas de vários locais do SNC.[77]

Essa capacidade da PAG em modular a dor ocorre por sua estreita comunicação com a região rostral ventromedial do bulbo (RVM) e do tegmento pontino dorsolateral.[74] A RVM compreende o núcleo magno da rafe (secretor de serotonina), o núcleo reticular gigantocelular e o núcleo para-gigantocelular lateral.[78,79] Para essa importante relação entre PAG e RVM, é utilizado o termo sistema PAG-RVM, embora a RVM também receba, em menores proporções, aferências do tálamo, da região parabraquial e do *locus ceruleus*.[78] Como veremos a seguir, o sistema PAG-

-RVM tem um papel fundamental nas estratégias de organização para lidar com estressores intrínsecos e extrínsecos, sendo também reconhecido com o sítio central de ação de vários analgésicos, incluindo opioides e canabinoides.[46,69]

Atualmente, a RVM é considerada a via final comum na modulação descendente da dor, cujos axônios terminam no corno dorsal dos diferentes níveis da medula espinal, bem como no subnúcleo caudal do núcleo sensitivo trigeminal (Figura 8), onde estabelece sinapses diretamente com os terminais sinápticos dos nociceptores e/ou com os neurônios de projeção da via nociceptiva, ou, indiretamente, via interneurônios locais.[78]

Uma vez que o efeito dominante observado a partir da estimulação elétrica tanto da PAG como da RVM era analgesia, com participação de sinapses opioidérgicas, o sistema PAG-RVM foi inicialmente concebido como um sistema de analgesia. Contudo, depois, tornou-se claro que esse é um sistema modulatório verdadeiro, ou seja, tem a capacidade de inibir, mas também de aumentar a percepção da dor, de acordo com o contexto comportamental.[69,80]

Essa dupla capacidade da RVM de modular a dor para mais, podendo levar a uma hipersensibilidade algésica (hiperalgesia), ou para menos, levando a uma menor ou até mesmo à ausência de sensibilidade algésica (hipoalgesia ou analgesia, respectivamente), é possível pelo fato de a RVM possuir uma população de neurônios denominados de "células *on*", que formam uma via descendente facilitadora da dor, e de outro grupo de neurônios, chamados de "células *off*", formadores da via descendente inibidora da dor.[80]

Em geral, essas influências descendentes são tonicamente ativas, mas o equilíbrio entre as vias facilitadoras e inibidoras da dor é dinâmico e, ainda, pode ser alterado em diferentes estados comportamentais, emocionais e patológicos. Encontra-se bem estabelecido que situações de estresse e/ou de medo intensos estão associadas com hipoalgesia, ou seja, um deslocamento do equilíbrio em direção a um aumento da atividade da via descendente inibidora da dor aumentada. Ou seja, a supressão da dor poderia ser mais vantajosa em condições altamente estressantes e ameaçadoras, nas quais outros comportamentos deveriam se sobrepor àquele de resposta à dor para garantir a sobrevivência.[69]

Por outro lado, estados inflamatórios, lesões neuronais e doenças estão associados à hiperalgesia, refletindo um deslocamento do equilíbrio em direção a um aumento da atividade da via descendente facilitadora da dor. Ou seja, facilitação da dor poderia promover comportamentos recuperativos durante a doença e o aumento da vigilância em situações em que o perigo é possível, mas não iminente.[69]

Quanto aos mecanismos celulares e moleculares envolvidos, a via descendente moduladora inibidora da dor é a que se encontra mais bem elucidada. Nela, informações do lobo frontal e/ou do complexo amigdaloide são enviadas para a PAG, via hipotálamo. A PAG, por sua vez, se comunica com projeções serotoninérgicas (principalmente do núcleo magno da rafe) e não serotoninérgicas da RVM, além de ativar vias noradrenérgicas do tegmento pontino dorsolateral. Esses neurônios

FIGURA 4.8

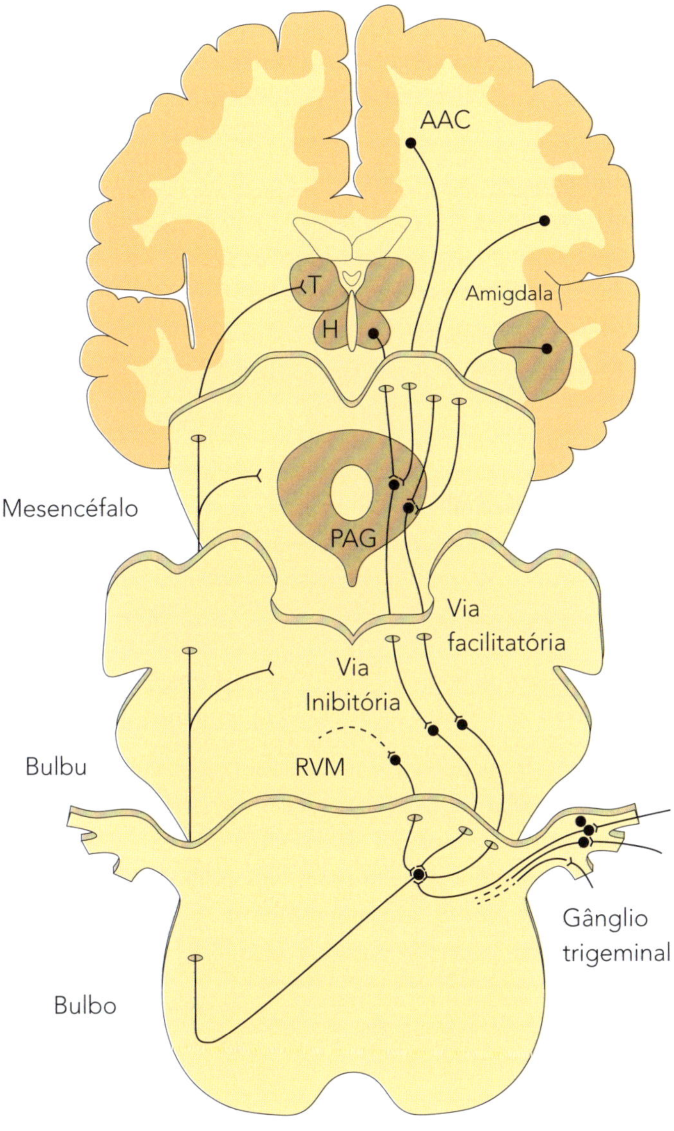

Vias de scendentes moduladoras inibidora (linha contínua) e facilitadora (linha pontilhada) da dor. Ambas as vias moduladoras podem ser ativadas por estímulos externos e certos estados motivacionais. Áreas límbicas, como o córtex cingulado anterior (ACC), outras áreas pré-frontais, o hipotálamo (H) e a amígdala enviam axônios até a área cinzenta periaquedutal (PAG) do mesencéfalo, que, por sua vez, projeta seus axônios até a região rostral ventromedial do bulbo (RVM). A RVM, por meio de suas células *on* ou *off*, pode exercer um controle facilitatório ou inibitório, respectivamente, sobre a sinapse entre o nociceptor e o neurônio de 2ª ordem no subnúcleo caudal (ou no corno dorsal da medula espinal). À esquerda da figura, é também apresentada a via ascendente nociceptiva. T – tálamo.

Fonte: Adaptada de Fields HL, 2004.[74]

de projeção modulam, direta ou indiretamente, a excitabilidade dos neurônios nociceptivos e neurônios de 2ª ordem do subnúcleo caudal e do corno dorsal dos diferentes níveis da medula espinal. Por exemplo, no subnúcleo caudal ou no corno dorsal da medula espinal, projeções serotoninérgicas vindas do núcleo magno da rafe ativam interneurônios secretores de opioides, como a encefalina, que, por sua vez, se ligam a receptores de opioides (em especial do subtipo μ), reduzindo a entrada de Ca^{++} no terminal sináptico do nociceptor e inibindo, em consequência, a exocitose de neurotransmissores (glutamato e/ou substância P). Outro efeito da ação opioidérgica é a abertura de canais de K^{+}, o que resulta na depressão da atividade tanto do nociceptor quanto dos neurônios de projeção. Dessa forma, um enfraquecimento – ou mesmo uma supressão – da comunicação sináptica entre o nociceptor e o neurônio é observado a partir da ativação dessa via descendente inibidora da dor.[36,81,82]

REFERÊNCIAS BIBLIOGRÁFICAS

1. IASP – International Association for The Study of Pain. Subcomittee on taxonomy of pain terms. A list with definitions and notes on usage. Pain. 1979;6(4):249-52.
2. Reyes MR, Uyanik JM. Orofacial pain management: current perspectives. J Pain Res. 2014;7(2):99-115.
3. Shetty A, James L, Nagaraj T, et al. Epidemiology of orofacial pain: a retrospective study. J Adv Clin Res Ins. 2015;2(2):12-5.
4. Aggarwal, Vishal R, Farragher TM, et al. Risk factors for onset of chronic oro-facial pain–results of the North Cheshire oro-facial pain prospective population study. Pain. 2010;149(2):354-9.
5. Iwata K, Takeda M, Oh SB, et al. Neurophysiology of orofacial pain. New York: Springer International Publishing AG; 2017.
6. Sessle BJ. Peripheral and central mechanisms of orofacial inflammatory pain. Int Rev Neurobiol. 2011; 97(1):179-206.
7. Chichorro JG, Porreca F, Sessle B. Mechanisms of craniofacial pain. Cephalalgia. 2017;37(7):613-26.
8. Zakrzewska, JM. Facial pain: neurological and non-neurological. J Neurol Neurosurg Psych. 2002;72(Suppl 2):ii27-ii32.
9. Sessle BJ. Acute and chronic craniofacial pain: brainstem mechanisms of nociceptive transmission and neuroplasticity, and their clinical correlates. Crit Rev Oral Biol Med. 2000;11(1):57-91.
10. Shephard MK, Macgregor EA, Zakrzewska JM. Orofacial pain: a guide for the headache physician. Headache. 2014;54(2):22-39.
11. Benoliel R, Birman N, Eliav E, et al. The International Classification of Headache Disorders: accurate diagnosis of orofacial pain? Cephalalgia. 2008;28(3):752-62.
12. Grossmann E, Siqueira JT, Siqueira SR. Neuralgias craniofaciais e cefaleias trigeminoautonômicas. In: Posso IP. Tratado de dor. Rio de Janeiro: Atheneu; 2017.
13. De Leeuw R. Orofacial pain: guidelines for assessment, diagnosis, and management. 4th ed. Hanover Park (IL): Quintessence Publishing; 2008.
14. Kumar A, Brennan MT. Differential diagnosis of orofacial pain and temporomandibular disorder. Dent Clin. 2013;57(3):419-28.
15. Merskey H, Bogduk N. Classification of chronic pain: descriptions of chronic pain syndromes and definition of pain terms. 2nd ed. Seattle: IASP Press; 1994.

16. Kreiner M, Okeson JP, Michelis V, et al. Craniofacial pain as the sole symptom of cardiac ischemia: a prospective multicenter study. J Am Dent Assoc. 2007;138(1):74-9.

17. Xianli LV, Wu Z, Li Y. Innervation of the cerebral dura mater. Neuroradiol J. 2014;27(3):293-8.

18. Penfield W, McNaughton F. Dural headache and innervation of the dura mater. Arch Neurol Psychy. 1940;44(1):43-75.

19. Joo W, Yoshioka F, Funaki T, et al. Microsurgical anatomy of the trigeminal nerve. Clin Ana. 2014;27(1):61-88.

20. Machado AB. Neuroanatomia funcional. 3 ed. Rio de Janeiro: Atheneu; 2013.

21. Renton T, Durham J, Aggarwal VR. The classification and differential diagnosis of orofacial pain. Expert Rev Neurother. 2012;12(5):569-76.

22. Chopard RP. Anatomia odontológica e topográfica da cabeça e do pescoço. São Paulo: Santos; 2012.

23. Go JL, Kim PE, Zee CH. The trigeminal nerve. Semin Ultrasound CT MR. 2001;22(6):502-20.

24. Shankland WE. The trigeminal nerve. Part I: an overview. Cranio. 2000;18(4):238-48.

25. Capra NF, Dean D. Central connections of trigeminal primary afferent neurons: topographical and functional considerations. Crit Rev Oral Biol Med. 1992;4(1):1-52.

26. Gobel S. Golgi studies of the neurons in layer II of the dorsal horn of the medulla (trigeminal nucleus caudalis). J Comp Neurol. 1978;180(2):395-413.

27. Paulsen F, Waschke J. Sobotta: atlas de anatomia humana: cabeça, pescoço e neuroanatomia. 23 ed. Rio de Janeiro: Guanabara Koogan; 2012.

28. Romanes GJ. The peripheral nerves system. In: Cunningham's Textbook of Anatomy. 11th ed. Oxford: University Press; 1972.

29. Yuan H, Silberstein SD. Vagus nerve and vagus nerve stimulation, a comprehensive review: part II. Headache. 2015;56(2):259-66.

30. Placheta E, Tinhofer I, Schmid M, et al. The spinal accessory nerve for functional muscle innervation in facial reanimation surgery. Ann Plast Surg. 2016;77(6):640-4.

31. Pozzebon D, Piccin CF, Silva AM, et al. Disfunção temporomandibular e dor craniocervical em profissionais da área da enfermagem sob estresse no trabalho. Rev CEFAC. 2016;18(2):439-48.

32. Fan W, Zhu X, He Y, et al. Peripheral sympathetic mechanisms in orofacial pain. J Pain Res. 2018;11(1):2425-31.

33. Okeson JP. Bell's oral and facial pain. 7th ed. Chicago: Quintessence Publishing; 2014.

34. Wehrwein EA, Orer HS, Barman SM. Overview of the anatomy, physiology, and pharmacology of the autonomic nervous system. Compr Physiol. 2016;6(3):1239-78.

35. Bear MF, Connors BW, Paradiso MA. Neurociências: desvendando o sistema nervoso. 4 ed. Porto Alegre: Artmed; 2017.

36. Basbaum AI, Jessel TM. Dor. In: Kandel ER, Schwartz JH, Jessell TM, et al. Princípios de neurociências. 5 ed. Porto Alegre: AMGH; 2014.

37. Basbaum AI, Bautista DM, Scherrer G, et al. Cellular and molecular mechanisms of pain Cell. 2009;139(2):267-84.

38. Benarroch EE. Ion channels in nociceptors: recent developments. Neurology. 2015;84(11):1153-64.

39. Takeda M, Takahashi M, Nasu M, et al. Peripheral inflammation suppresses inward rectifying potassium currents of satellite glial cells in the trigeminal ganglia. Pain. 2011;152(9):2147-56.

40. Scholz J, Woolf CJ. Can we conquer pain? Nat Neurosci. 2002;5(Suppl):1062-7.

41. Sandkühler J. Neuroinflammation and neuroplasticity in pain. Oxford: Research Encyclopedia of Neuroscience. 2017.

42. Xanthos DN, Sandkühler J. Neurogenic neuroinflammation: inflammatory CNS reactions in response to neuronal activity. Nat Rev Neurosci. 2014; 15(1):43-53.

43. Chiu IM, von Hehn CA, Woolf CJ. Neurogenic inflammation and the peripheral nervous system in host defense and immunopathology. Nat Neurosci. 2012;15(8):1063-7.

44. Ji RR, Chamessian A, Zhang YQ. Pain regulation by non-neuronal cells and inflammation. Science. 2016;354(6312):572-7.

45. Pinho-Ribeiro FA, Verri Jr WA, Chiu IM. Nociceptor sensory neuron-immune interactions in pain and inflammation. Trends Immunol. 2017; 38(1):5-19.

46. Lavigne GJ, Sessle BJ. The neurobiology of orofacial pain and sleep and their interactions. J Dent Res. 2016;95(10):1109-16.

47. Iwata K, Imamura Y, Honda K, et al. Physiological mechanisms of neuropathic pain: the orofacial region. Int Rev Neurobiol. 2011;97(3): 227-50.

48. Costa FA, Moreira Neto FL. Células gliais satélite de gânglios sensitivos: o seu papel na dor. Rev Bras Anestesiol. 2015;65(1):73-81.

49. Goto T, Oh SB, Takeda M, et al. Recent advances in basic research on the trigeminal ganglion. J Physiol Sci. 2016;66(5):381-6.

50. Takeda M, Tanimoto T, Nasu M, et al. Activation of NK1 receptor of trigeminal root ganglion via substance P paracrine mechanism contributes to the mechanical allodynia in the temporomandibular joint inflammation in rats. Pain. 2005;116(3):375-85.

51. Gu Y, Chen Y, Zhang X, et al. Neuronial soma-satellite glial cell interactions in sensory ganglia and the participation of purinergic receptors. Neuron Glia Biol. 2010;6(1):53-62.

52. Chiang CY, Dostrovsky JO, Iwata K, et al. Role of Glia in orofacial pain. Neurocientist. 2011;17(3):303-20.

53. Dubový P, Klusáková I, Svízenská I, et al. Satellite glial cells express IL-6 and corresponding signal-transducing receptors in the dorsal root ganglia of rat neuropathic pain model. Neuron Glia Biol. 2010;6(1):73-83.

54. Vit JP, Jasmin L, Bhargava A, et al. Satellite glial cells in the trigeminal ganglion as a determinant of orofacial neuropathic pain. Neuron Glia Biol. 2006;2(4):247-57.

55. LaMotte RH, Ma C. Hyperexcitable neurons and altered non-neuronial cells in the compressed spinal ganglion. Sheng Li Xue Bao. 2008;60(5):597-602.

56. Iwata K, Imai T, Tsuboi Y, et al. Alteration of medullary dorsal horn neuronal activity following inferior alveolar nerve transection in rats. J Neurophysiol. 2001;86(6):2868-77.

57. Hehn C, Baron R, Woolf CJ. Deconstructing the neuropathic pain phenotype to reveal neural mechanisms. Neuron. 2012;73(4):638-52.

58. Zieglgänsberger W. Substance P and pain chronicity. Cell Tissue Res. 2018; 375(1):227-41.

59. Benarroch EE. Central neuron-glia interactions and neuropathic pain: overview of recent concepts and clinical implications. Neurology. 2010;75(3):273-8.

60. Ren K, Dubner R. Activity-triggered tetrapartite neuron-glial interactions following peripheral injury. Curr Opin Pharmacol. 2016;26(2):16-25.

61. Coull JA, Boudreau D, Bachand K, et al. Trans-synaptic shift in anion gradient in spinal lamina I neurons as a mechanism of neuropathic pain. Nature. 2003;424(6951):938-42.

62. Slack SE, Grist J, Mac Q, et al. TrkB expression and phospho-ERK activation by brain-derived neurotrophic factor in rat spinothalamic tract neurons. J Comp Neurol. 2005;489(2):59-68.

63. Kahle KT, Staley KJ, Nahed BV, et al. Roles of the cation-chloride cotransporters in neurological disease. Nat Clin Pract Neurol. 2008; 4(9):490-503.

64. Beggs S, Salter MW. Microglia-neuronal signalling in neuropathic pain hypersensitivity 2.0. Curr Opin Neurobiol. 2010;20(4):474-80.

65. Sessle BJ. Trigeminal central sensitization. Rev Analgesia. 2005;8(1):85-102.

66. Willis WD. Role of neurotransmitters in sensitization of pain responses. Ann N Y Acad Sci. 2001; 933(2):142-56.

67. Peirs C, Seal R. Neural circuits for pain: recent advances and current views. Science. 2016; 354(6312):578-84.

68. Kuner R, Flor H. Structural plasticity and reorganisation in chronic pain. Nat Rev Neurosci. 2016;18(1):20-30.

69. Heinricher MM, Tavares I, Leith JL, et al. Descending control of nociception: specificity, recruitment and plasticity. Brain Res Rev. 2009;60(1):214-25.

70. Melzack R, Wall PD. Pain mechanisms: a new theory. Science. 1965;150(3699):971-9.

71. Reynolds DV. Surgery in the rat during electrical analgesia by focal brain stimulation. Science. 1969; 164(3):444-5.

72. Holden JE, van Poppel AY, Thomas S. Antinociception from lateral hypothalamic stimulation may be mediated by NK1 receptors in the A7 catecholamine cell group in rat. Brain Res. 2002;953(1-2):195-204.

73. Liebeskind JC, Guilbaud G, Besson JM, et al. Analgesia from electrical stimulation of the periaqueductal gray matter in the cat: behavioral observations and inhibitory effects on spinal cord interneurons. Brain Res. 1973;50(2):441-6.

74. Fields HL. State-dependent opioid control of pain. Nat Rev Neurosci. 2004;5(7):565-75.

75. Davis KD, Flor H, Greely HT, et al. Brain imaging tests for chronic pain: medical, legal and ethical issues and recommendations. Nat Rev Neurol. 2017;13(10):624-38.

76. Bushnell MC, Čeko M, Low LA. Cognitive and emotional control of pain and its disruption in chronic pain. Nat Rev Neurosci. 2013;14(7):502-11.

77. Jales Jr LH, Jales Neto LH, Brito PLJ. Mecanismos neurais e modulação da dor. In: Posso IP. Tratado de dor. Rio de Janeiro: Atheneu; 2017.

78. De Felice M, Ossipov MH. Cortical and subcortical modulation of pain. Pain Manag. 2016;6(2):111-20.

79. Harasawa I, Johansen JP, Fields HL, et al. Alterations in the rostral ventromedial medulla after the selective ablation of μ-opioid receptor expressing neurons. Pain. 2016;157(1):166-73.

80. Heinricher MM. Pain modulation and the transition from acute to chronic pain. Adv Exp Med Biol. 2016;904(2):105-15.

81. Nagi K, Pineyro G. Kir3 channel signaling complexes: focus on opioid receptor signaling. Front Cell Neurosci. 2014;186(8):1-15.

82. Ossipov MH, Morimura K, Porreca F. Descending pain modulation and chronification of pain. Curr Opin Support Palliat Care. 2014;8(2):143-51.

CAPÍTULO 5

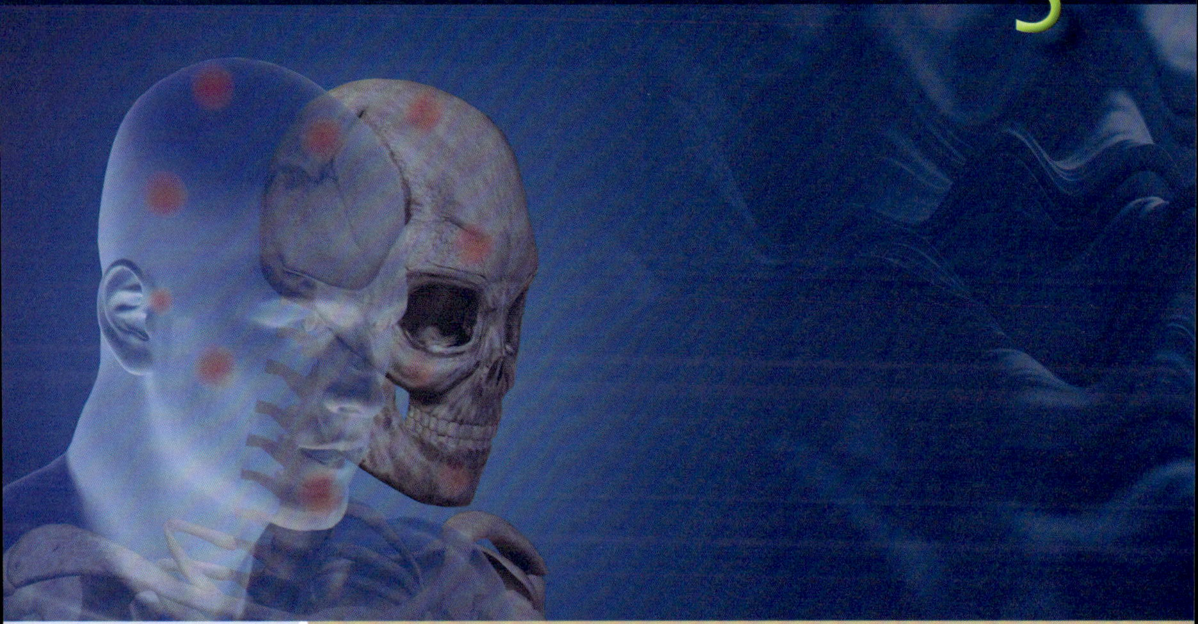

João Batista Santos Garcia
José Osvaldo Barbosa Neto

Genética e Dor

INTRODUÇÃO

Os pacientes acometidos por síndromes dolorosas crônicas exibem grande variabilidade em sua expressão de dor, em sua suscetibilidade a fatores agravantes e em sua resposta aos tratamentos empregados.[1] Essas características parecem ser produto de determinantes genéticos que, ao sofrerem influência de fatores ambientais, delineiam as características que serão manifestadas por cada indivíduo.[2]

As pesquisas em genética têm desvendado as bases biológicas envolvidas na sensibilidade à dor e na variabilidade de resposta aos analgésicos e tentam identificar alvos específicos para o desenvolvimento de ferramentas diagnósticas e terapêuticas específicas.[3]

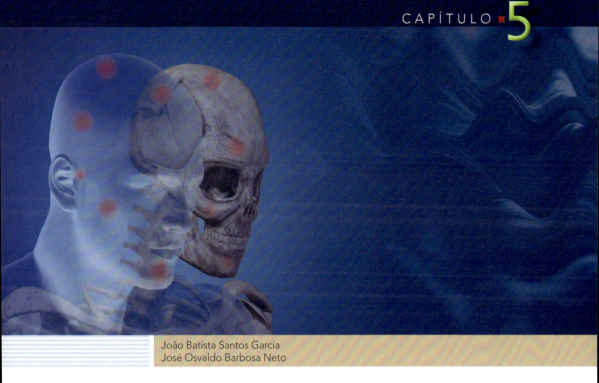

DEFINIÇÕES

Genótipo	O genótipo de um indivíduo é formado por um conjunto de 23 pares de cromossomos que codificam toda informação herdada dos pais. Cada indivíduo tem um genoma único, composto por duas cópias de cada gene.[3]
Fenótipo	O fenótipo consiste nas características que são observáveis. A variabilidade fenotípica é resultado de uma complexa interação entre a carga genética e as pressões exercidas pelo ambiente.[3]
Mutação de linhagem germinativa	Mutação que ocorre no DNA das células germinativas (gametas) e que é, portanto, passada pelos pais para os descendentes.
Mutação de novo	É uma mutação nova que surge nas células germinativas dos descendentes, não tendo sido herdada de nenhum dos pais.
Mutações somáticas	São mutações que ocorrem no DNA de células somáticas (e, portanto, não podem ser passadas para a prole) no decorrer da vida, estando relacionadas ao desenvolvimento de câncer.[4]
Polimorfismo de nucleotídeo único (PNU)	O PNU é uma variação na sequência do DNA que ocorre em uma única localização no genoma, produzindo duas variantes alélicas, sendo que a menos comum está presente com uma frequência de pelo menos 1% na população geral.[3] Esse tipo de mutação em geral tem pouco efeito sobre o fenótipo, e, portanto, dependem de um ambiente propício para que seus efeitos sejam percebidos.[4] PNUs relacionados à dor estão catalogados no Human Pain Genetics Database (http://diatchenko.lab.mcgill.ca/hpgdb).
Epigenética	É um termo usado que se refere a características de organismos que são estáveis ao longo de diversas divisões celulares, mas que não envolvem mudanças na sequência de DNA do organismo. A herança epigenética é a transmissão de experiências que não ocorrem por meio do DNA.[5]

ESTUDOS GENÉTICOS EM DOR

Indícios de que haveria uma base familiar, hereditária, de doenças que cursam com dor crônica foram observados, motivando o aprofundamento da pesquisa desse tema.[6,7] Estudos foram realizados utilizando gêmeos, com o proposito de avaliar se um determinado traço poderia ser influenciado pela herdabilidade, ou seja, à medida que um traço (fenótipo) sofre variação em decorrência da carga genética herdada. A herdabilidade foi identificada em diversas síndromes dolorosas, algumas superando 40%, como a migrânea.[8] Em pacientes com dor crônica generalizada, foi observado que fenótipos como fadiga crônica, depressão e níveis plasmáticos baixos de de-hidroepiandrosterona tiveram valores elevados de herdabilidade.[9]

Os estudos em modelos animais proporcionaram a exploração de novos campos de pesquisa genética para dor, ao permitir a manipulação de genes específicos por meio de técnicas de engenharia genética.[4,10] A herdabilidade da dor e da analgesia em roedores foi demonstrada em estudos em que determinada característica, como a maior ou menor resposta analgésica aos opioides, foi selecionada no cruzamento de certos animais.[11]

Os estudos que visam identificar mutações associadas a condições dolorosas em humanos têm base em duas metodologias: as análises de ligação e os estudos de associação. No primeiro, os membros de uma família têm seu genótipo e fenótipo catalogados de modo a relacionar lócus genéticos específicos com cada doença pesquisada. Essa técnica é muito eficiente na identificação de mutações familiares raras, como a do KCNK18, gene responsável pela expressão do canal de potássio TRESK (*TWIK-related spinal cord potassium channel*), que está implicado na fisiopatologia da migrânea familiar.[12] A associação de certas doenças com alterações genéticas também foi determinada por essa metodologia, como a neuropatia sensitiva hereditária[13] e a migrânea hemiplégica familiar.[14] No entanto, a realização desse tipo de estudo é complexa, pois a confirmação da associação depende de o pesquisador ter acesso a várias gerações de uma mesma família.

Os estudos de associação são utilizados para identificar PNUs funcionantes. Essas pesquisas são realizadas com base no pareamento do material genético de indivíduos com o fenótipo (doença) estudado com indivíduos saudáveis. Para isso, o DNA dos pacientes investigados é identificado, utilizando-se uma seleção definida de genes ou por meio da construção de um painel pangenômico de alta densidade de PNUs. O último é conhecido como estudo de associação pangenômica (GWAS – *genome-wide association study)*, que demanda um grande número de participantes para ser realizado e, por essa razão, costuma ser realizado por meio de parceria entre instituições de pesquisa.[4] Em dor crônica, o número de GWAS permanece pequeno, à exceção da cefaleia tipo migrânea, que conta com cinco desses estudos[15-19] e três metanálises,[15,20,21] e da fibromialgia.[22,23] Com essa metodologia, já foram identificados em torno de 23 genes associados à dor, porém nem todas essas descobertas puderam ser replicadas, e as evidências publicadas trazem dados contraditórios.

A associação de variabilidade no gene do citocromo P2D6 (CYP2D6) com a eficácia da ação dos opioides foi replicada e confirmada.[24] A maior frequência de mutação no gene SLC6A4, que codifica receptores de serotonina, está relacionada ao desenvolvimento de fibromialgia,[25] e esse mesmo gene está implicado na dor decorrente da extração do terceiro molar.[26]

Estudos de associação genética apresentaram um novo direcionamento para a compreensão dos fatores de risco para desenvolvimento da dor crônica e da efetividade da analgesia promovida por opioides. Porém, o desenvolvimento nessa área é lento, permeado por informações controversas e dados que ainda não foram replicados. As limitações dessa metodologia já são conhecidas e decorrem em geral da estratificação da população estudada, baixo poder dos estudos, fenótipos muito variados, além de outros tipos de viés.[10] Além disso, estudos que incluem poucos PNUs têm pouco poder para avaliar toda a variabilidade genética envolvida na determinação do fenótipo, em razão da complexidade de interação entre os fatores que influenciam na percepção da dor. A variabilidade genética pode, ainda, ser consequência de outros mecanismos diferentes dos PNUs, como *splicing*, que consiste em remover os introns e juntar os exons depois da transcrição do RNA. Esse fenômeno foi relacionado à variabilidade que envolve o gene OPRM1 que codifica receptores opioides mu, produzindo variabilidade na eficácia dos agonistas.[27] Em função disso, os dados obtidos por esse método de estudo genético devem ser observados com cuidado.

A farmacogenética se refere ao poder que a variabilidade genética tem de influenciar no surgimento de diferentes respostas às drogas habitualmente utilizadas.[28] Sua importância está na compreensão dos mecanismos que explicam por que alguns analgésicos utilizados em pacientes com quadros clínicos semelhantes podem ter respostas tão diferentes. A diferença na eficácia de uma droga pode variar de 2 até 100 vezes entre membros de uma mesma família e, em alguns pacientes, doses habituais podem provocar toxicidade, enquanto em outros podem não obter o efeito analgésico desejado.[29,30] Os estudos de farmacogenética buscam a identificação de PNUs que estejam implicados nessa variabilidade de reposta aos analgésicos. Os dois focos principais desses estudos são: as diferenças interpessoais quanto à farmacocinética das drogas analgésicas e quanto aos limiares de dor estudados em indivíduos saudáveis, obtidos por meio dos testes sensitivos quantitativos (QSQ); e as diferenças na farmacodinâmica dos analgésicos.[31] Os genes associados a alterações na farmacocinética dos analgésicos incluem os que codificam as enzimas da família dos citocromos P450 (CYP), as enzimas responsáveis pela glucuronização e por proteínas transportadoras. Esses agentes estão envolvidos com absorção, metabolismo e excreção dos fármacos, e o aumento ou a diminuição de suas funções produz drásticas mudanças de concentração plasmática dos analgésicos.

O polimorfismo do gene da catecol-O-metiltransferase (COMT) tem influência sobre o metabolismo das catecolaminas, aumentando ou reduzindo a disponibilidade desses neurotransmissores em função de menor ou maior atividade enzimática. Esse gene está associado a maior predisposição a dor crônica, tendo sido identificados polimorfismos em quadros de fibromialgia, resposta inadequada aos opioides e disfunção temporomandibular.[10] A variante rs165774 desse gene também está relacionada a maior sensibilidade da polpa dental à estimulação elétrica utilizada em testes de viabilidade.[1]

Os genes implicados na variabilidade de expressão de dor em diferentes situações clínicas estão exemplificados na Tabela 5.1.

Tabela 5.1 Genes relacionados a síndromes dolorosas e analgesia em humanos[10]

Fenótipo	Gene	Proteína
Angina	ADRA2 CADRB2 NOS3	Receptor adrenérgico, α2C Receptor adrenérgico, β2 Óxido nítrico sintetase (endotelial)
Artrite dolorosa	ESR1 IL6	Receptor estrogênico, α Interleucina 6
Dor lombar	GCH1 IL1A/B IL1RN IL6	GTP ciclohidrolase 1 Interleucina 1 (α e β) Antagonista do receptor de interleucina 1 Interleucina 6
Fibromialgia	COMT HTR2A SLC6A4	Catecol-O-metiltransferase Receptor de serotonina, 2A Transportador de serotonina
Migrânea	Apresentados separadamente	
Síndrome do intestino irritável	IL10 HTR2A SLC6A4 TNFA	Interleucina 10 Receptor de serotonina, 2A Transportador de serotonina Fator de necrose tumoral α
Analgesia por anti-inflamatórios	PTGS2	Ciclo-oxigenase 2
Analgesia por opioides	COMT CYP2D6 MC1R OPRM1	Catecol-O-metiltransferase Citocromo P450 2D6 Receptor de melanocortina 1 Receptor opioide μ1
Dor pélvica	IL10	Interleucina 10
Dor pós-operatória	MAOB	Monoamino oxidase B
Disfunção temporomandibular	ADRB2 COMT SLC6A4	Receptor adrenérgico, α2C Catecol-O-metiltransferase Transportador de serotonina

DOR OROFACIAL E GENÉTICA

Dor orofacial é um termo genérico que engloba síndromes dolorosas que se expressam por meio de dor na região do crânio, sem, no entanto, denotar homogeneidade no processo fisiopatológico envolvido no quadro. A origem da dor pode estar na musculatura esquelética, estruturas vasculares, na articulação temporomandibular, em neuropatia dos nervos cranianos ou em distúrbios psíquicos. Esse tipo de dor é muito frequente, relatado por 10% a 26% da população adulta, acometendo mais frequentemente as mulheres.[32] A influência de fatores genéticos no desenvolvimento de dor orofacial vem sendo estudada, e a associação de polimorfismo de determinados genes está sendo associada a maior risco de esses pacientes desenvolverem quadros de migrânea, fibromialgia, disfunção temporomandibular e neuralgia do trigêmeo.[33]

Migrânea

A influência de fatores genéticos é marcante na migrânea. Até o momento, 38 lócus de suscetibilidade já foram identificados e diversos genes foram mapeados e correlacionados com a fisiopatologia da migrânea, sendo que parte desses genes foram isolados em estudos GWAS.[21] Cinco já foram realizados em pacientes com migrânea,[15-19] porém apesar de grandes avanços na investigação, ainda há muito debate sobre os mecanismos acerca da fisiopatologia dessa doença.

De maneira geral, existem duas teorias bem fundamentadas que tentam explicar as causas para essa síndrome: uma teoria vascular e uma teoria de excitabilidade neuronal.[4] Ambas as teorias receberam contribuições importantes para a sua fundamentação de estudos genéticos.

Origem vascular da migrânea

A teoria da origem vascular da cefaleia consiste numa combinação de resposta inadequada ao estresse oxidativo, baixos níveis de vasodilatadores e níveis aumentados de vasoconstritores. Esses fatores levam à disfunção endotelial e ao aumento de mediadores inflamatórios.[34] Diversos genes foram associados aos mecanismos que envolvem a teoria vascular: o EDNRA, que codifica o receptor de endotelina tipo A; o MTHFR, que codifica a metileno-tetrahidrofolato redutase; o NOS3, que codifica a óxido nítrico sintetase endotelial; o ACE, que codifica a enzima conversora de angiotensina 1; o NOTCH3, que codifica o receptor envolvido no desenvolvimento e na integridade vascular; o TGFB1, que codifica o fator de crescimento transformador β-2; e o TGFBR2, que codifica o receptor de crescimento transformador β-2.[4]

Marcadores inflamatórios na migrânea

Estudos de associação genética correlacionaram um estado inflamatório alterado na migrânea com a presença de variantes de alelos de genes que expressam marcadores inflamatórios, como TNF-alfa, TNF-β e fator de necrose tumoral (gene TNFRSF1B), IL-1β, IL-9, receptores de quimiocinas, prostaglandina endoperóxido sintetase.[4]

Origem neuronal da migrânea

As bases fisiopatológicas neuronais da migrânea estão relacionadas a um desequilíbrio entre as vias ascendentes nociceptivas e descendentes inibitórias e nelas estão envolvidos o sistema glutamatérgico, serotoninérgicos, dopaminérgicos, gabaérgicos, orexígeno e a transmissão purinérgica.[34] A Tabela 5.2 mostra os genes envolvidos com o papel de cada sistema e o surgimento de migrânea.

Tabela 5.2 Genes associados aos mecanismos neuronais da migrânea[4,19]	
Sistema	**Gene**
Glutamatérgico	GRIA1 e GRIA 2 (receptores AMPA) GRM7 (receptor glutamatérgico) LRP1 (receptor de lipoproteína) MEF2D (fator de melhora dos miócitos) CPQ (glutamato carboxipeptidase plasmática) DLG2 (neurotransmissão do glutamato)
Sistema serotoninérgico	HTR7 (receptor de serotonina) SLC6A4 (transportador de serotonina)
Sistema dopaminérgico	DBH (dopamina β-hidroxilase) DRD2 e DRD4 (receptores de dopamina) COMT
Sistema gabaérgico	GABRB3 (receptor GABA-A) SCN1A (supressão de atividade gabaérgica)
Sistema orexígeno	HCRTR1 (receptor hipocretina)
Sistema purinérgico	ADARB2 (adenosina deaminase) ATP5B (ATP mitocondrial sintetase) P2RX7 (receptor purinérgico)

Migrânea hemiplégica familiar (MHF)

A MHF é uma forma rara de migrânea hereditária que se caracteriza por cefaleia com aura e acompanhada de fraqueza motora. Podem ocorrer ainda sintomas do tipo basilar em até 70% dos indivíduos acometidos. Ataques graves, com hemiplegia prolongada, confusão, coma, febre e convulsões podem ocorrer. Sinais de acometimento cerebelar permanente (nistagmo, ataxia, disartria) podem ser percebidos, e menos frequentemente convulsões e déficit cognitivo.[35]

A causa desse tipo de cefaleia está classicamente relacionada a mutações raras em três genes: o CACNA1A (MHF1), que codifica a subunidade alfa 1 do canal de cálcio voltagem-dependente P/Q, sofre uma mutação com ganho de função, levando à excitabilidade neuronal aumentada; o ATP1A2 (MHF2), que codifica a subunidade alfa 1 da bomba de sódio-potássio ATPase, sofre uma mutação que diminui a capacidade de bombeamento de sódio contra a corrente, interferindo no fluxo de glutamato e cálcio; e, por fim, o SCN1A (MHF3), que codifica a subunidade alfa 1 do canal de sódio voltagem-dependente neural e acelera o tempo de recuperação do canal da inativação rápida.[4] Mais recentemente, uma mutação no gene PRRT2, que codifica a proteína transmembrana rica em prolina 2, também foi associado à MHF, e especula-se que essa variante esteja envolvida na exocitose neuronal e liberação de neurotransmissores por meio da interferência com a localização e com a cinética de outros canais iônicos.

Estudos GWAS corroboraram com a evidência de desregulação na excitabilidade neuronal em pacientes com migrânea ao demonstrarem a associação de quatro mediadores de plasticidade sináptica: o trocador de cátions neuronal (SLC2A3), regulador de fosfatase e actina (PHACTR1, atrotactina (ASTN2) e ampliador de transcrição (FHL5).[21,36]

Outros genes foram associados à migrânea e estão apresentados na Tabela 5.3. A quantidade de genes identificados é uma representação da variabilidade dessa doença tão complexa.

Tabela 5.3 Outros genes relacionados à migrânea[4]

Genes	Proteínas
KCNK18	Canal de potássio TRESK
KCNG4 e KCNAB3	Canal de potássio voltagem-dependente
KCNN3	Canal de potássio
BDNF	Fator neurotrófico cerebral
CGRP	Peptídio relacionado ao gene da calcitonina
DAO	Enzima degradadora da histamina
RAMP1	Receptor do peptídio relacionado ao gene da calcitonina
ESR1 e ESR2	Receptor de estrogênio
FSHR	Receptor hormônio folículo-estimulante
PGR	Receptor de progesterona
LDLR	Receptor de LDL
HLA-DRB1	Antígeno leucocitário humano
INSR	Receptor de insulina
NOTCH4	Proteína homologa aos lócus *notch*
TRPV1 e TRPV3	Receptores vaniloides

Disfunção temporomandibular

A disfunção temporomandibular (DTM) é a causa mais comum de dor orofacial, com uma prevalência entre 3% e 12% no mundo, e apresenta grande variabilidade interindividual com relação à manifestação da doença e à resposta ao tratamento, além disso, tem uma herdabilidade calculada em torno de 27%.[37] Os sintomas podem ter origem na musculatura facial, na articulação temporomandibular ou como uma cefaleia que é atribuída à DTM.[38] Sua fisiopatologia ainda é motivo de debate, e seus mecanismos e fatores modificadores são pouco compreendidos, o que dificulta o diagnóstico e a escolha do tratamento apropriado.[4] Nesse aspecto, a compreensão dos fatores genéticos relacionados à DTM pode fornecer dados valiosos para a definição da estratégia de tratamento. Em 2011 foram publicados os primeiros dados do estudo "Orofacial pain prospective evaluation and risk assessment study (OPPERA), ou seja, estudo de avaliação de risco e evolução prospectiva para dor orofacial, um trabalho multicêntrico com base populacional que teve duração de sete anos e que investigou fatores de risco biopsicossocial e genéticos associados com o desenvolvimento da DTM.[39] Nesse estudo, 385 genes de cerca de 1.608 indivíduos foram avaliados e foi possível associar o polimorfismo dos genes da COMT e HTR2A com dor orofacial e apresentaram-se outros possíveis candidatos (NR3C1, CAMK4, CHRM2, IFRD1 e GRK5).[40]

Uma variante do gene da COMT, que está relacionado ao sistema catecolaminérgico, levando a um aumento fos níveis de adrenalina ou reduzindo os níveis de dopamina, é responsável por maior incidência de dor, pior resposta aos analgésicos e está associado também a um maior risco de mialgia mastigatória.[41,42] O polimorfismo do gene do receptor β adrenérgico ADRB2 também contribui para o aumento do risco de desenvolvimento de DTM. Além disso, foram identificados três PNUs nos receptores alfa-adrenérgicos ADRA2C e ADRA1D, que estão associados a essa síndrome dolorosa.[40,43] A implicação do polimorfismo de receptores estrogênicos na fisiopatologia da DTM ainda é controversa, e apresenta resultados conflitantes, mas variantes do gene ESR1 foram associadas à DTM.[44,45] O sistema serotoninérgico contribui para maior risco de DTM por meio do polimorfismo dos receptores de serotonina (HTR2A) e do transportador de serotonina (SCL6A4).[4]

A participação do polimorfismo das citocinas inflamatórias foi estudada e, apesar de não haver um PNU que diretamente aumente o risco de DTM, a interação de uma variante da IL-8 (CXCL8) com uma variante do fator de crescimento transformador (TGFB1) produzem um maior efeito da DTM, com dor generalizada.[4,46] O polimorfismo de outros genes, como os que codificam enzimas da via metabolizadora do folato (SHMT1, MTHFD1 e MTRR), os receptores glicocorticoides (NR3C1 com três PNUs), o receptor colinérgico muscarínico 2 (CHRM2), a proteína quinase dependente de cálcio/calmodulina 4 (CAMK4), o regulador do desenvolvimento relacionado a interferon 1 (IFRD1), o receptor de quinase 5 acoplado a proteína G (GRK5), a glutationa S-transferase Mu 1 (GSTM1), o receptor de dopamina D4 (DRD4) também foram associados com maior risco de DTM.[40,47] Por fim, o polimorfismo de genes que codificam o fator de diferenciação do crescimento 5 (GDF5), o membro da família SMAD 3 (SMAD3) e o fator de transcrição relacionado ao Runt 2 (RUNX2) foram associados a um maior risco de desenvolvimento de osteoartrose da articulação temporomandibular em mulheres chinesas.[48] O medo da dor também foi avaliado por estudo genético, e foi demonstrada uma potencial associação do polimorfismo de alguns genes com graus variados de medo de dor orofacial.[49,50]

Os dados publicados, até o momento, sugerem uma associação de fatores genéticos com o desenvolvimento da DTM crônica. Dados do estudo OPPERA, no entanto, não demonstraram envolvimento de polimorfismo de nenhum dos 385 genes estudados com o surgimento de casos novos de DTM, sugerindo uma origem em fatores ambientais para os quadros agudos.[46]

Fibromialgia e dor crônica generalizada

A fibromialgia e a dor crônica generalizada são duas síndromes muito semelhantes do ponto de vista da apresentação clínica, no entanto, a primeira é definida como dor crônica musculoesquelética generalizada, acompanhada de fadiga, distúrbio de sono e distúrbios do humor.[33,51] Já a segunda é definida pela presença de dor no esqueleto axial e em pelo menos dois quadrantes corporais contralaterais, por pelo menos três meses.[52] Ambas têm forte associação com fatores genéticos, sendo que a fibromialgia tem herdabilidade estimada em 50%.[53] Os genes implicados na fisiopatologia da fibromialgia estão relacionados a diversas vias de neurotransmissão, como: DRD4 (receptor de dopamina); COMT; MAO (monoamina oxidase); ADRB2, SLC6A4, HTR2A (receptores e transportadores de serotonina); GCH1 (GTP ciclohidrolase), uma enzima crítica para produção de dopamina, serotonina e óxido nítrico; TAAR1 (receptor associado à amina de traço), que participa da neurotransmissão dopaminérgica; GABRB3 (receptor GABA); SCN9A (canais nav. 1.7); MYT1L (fator trascricional semelhante a mielina 1), que participa da diferenciação neuronal; NRXN3 (estabilizador da estrutura sináptica), que está envolvido na transmissão glutaminérgica e gabaérgica; APOE (apolipoproteína); GBP1 (proteína ligadora do guanilato).[4,33] O impacto da farmacogenética sobre o tratamento da fibromialgia também é relevante, uma vez que medicamentos como duloxetina e amitriptilina sofrem metabolismo por meio do sistema de CYP, cuja eficiência pode ser influenciada por polimorfismos nos genes que expressam as enzimas desse sistema.[33]

Com relação à dor crônica generalizada, estudos demonstram uma associação da doença com variantes dos genes: SERPINA6 (globulina ligadora de glicocorticoides); CRHBP (proteína ligadora de hormônio liberador de corticotropina); POMC (pró-opiomelanocortina); MCR2 (receptor do hormônio adrenocorticotrópico).[54] Em uma metanálise de GWAS foi encontrado um loci de susceptibilidade para essa síndrome em uma região não codificadora, entre o gene CCT5 e o FAM183B. O primeiro parece ter papel na sensibilização central, enquanto a função do segundo ainda não é conhecida.[23]

Neuralgia do trigêmeo

A neuralgia do trigêmeo está entre as neuralgias mais frequentes em adultos, com uma incidência de 4-13/100.000 pessoas/ano.[55] É caracterizada por paroxismos de dor intensa, unilateral e obedecendo à distribuição de um dos ramos do nervo trigêmeo. O mecanismo dessa doença ainda não foi esclarecido, e a influência do polimorfismo do gene SLC6A4, que codifica o transportador de serotonina, parece ter papel importante em seu desenvolvimento, bem como na resposta à carbamazepina. O polimorfismo desse gene aumentou a suscetibilidade para desenvolver esse tipo de cefaleia, e os pacientes obtiveram pior resposta ao tratamento com anticonvulsivante.[56]

Cefaleia em salvas (CS)

A CS faz parte das cefaleias trigêmino-autonômicas. É classificada como primária e se caracteriza por ataques de dor de cabeça unilateral e acompanhada de fenômenos autonômicos craniofaciais.[57] A suspeita de que houve relação entre fatores genéticos e o maior risco de desenvolver esse tipo de cefaleia decorreu da observação de correspondência elevada em gêmeos univitelinos, bem como o maior risco de descendentes de primeiro e segundo graus de desenvolver CS. Ainda existe debate acerca do mecanismo de hereditariedade dessa doença, existindo estudos que sugerem tanto herança autossômica dominante quanto recessiva. Uma associação com polimorfismo do gene da enzima álcool desidrogenase 4 (ADH4) com CS foi observado em uma população de italianos, porém o resultado não foi replicado quando o mesmo estudo foi conduzido na Suécia. Novos estudos serão necessários para melhor compreender a influência de fatores genéticos no desenvolvimento dessa cefaleia [57].

CONCLUSÃO

O polimorfismo genético tem grande impacto sobre o manejo de pacientes com dor crônica. Os estudos nessa área promoveram um grande avanço na compreensão de aspectos particulares da fisiopatologia da dor orofacial, de diagnóstico e tratamento.

REFERÊNCIAS BIBLIOGRÁFICAS

1. Mladenovic I, Krunic J, Supic G, et al. Pulp sensitivity: influence of sex, psychosocial variables, comt gene, and chronic facial pain. J Endod. 2018;44(2):717-21.
2. Norbury TA, MacGregor AJ, Urwin J, et al. Heritability of responses to painful stimuli in women: a classical twin study. Brain. 2007;130(3):3041-9.
3. Kim H, Clark D, Dionne RA. Genetic contributions to clinical pain and analgesia: avoiding pitfalls in genetic research. J Pain. 2009;10(2):663-93.
4. Zorina-Lichtenwalter K, Meloto CB, Khoury S, et al. Genetic predictors of human chronic pain conditions. Neuroscience. 2016;338(2):36-62.
5. Descalzi G, Ikegami D, Ushijima T, et al. Epigenetic mechanisms of chronic pain. Trends Neurosci. 2015;38(4):237-46.
6. Schanberg LE, Anthony KK, Gil KM, et al. Family pain history predicts child health status in children with chronic rheumatic disease. Pediatrics. 2001;108(2):e47.
7. Bruehl S, Chung OY. Parental history of chronic pain may be associated with impairments in endogenous opioid analgesic systems. Pain. 2006;124(3):287-94.
8. Larsson B, Bille B, Pedersen NL. Genetic influence in headaches: a swedish twin study. Headache J Head Face Pain. 1995;35(2):513-9.
9. Burri A, Ogata S, Livshits G, et al. The association between chronic widespread musculoskeletal pain, depression and fatigue is genetically mediated. PLoS One. 2015;10(11):e0140289.
10. LaCroix-Fralish ML, Mogil JS. Progress in genetic studies of pain and analgesia. Annu Rev Pharmacol Toxicol. 2009;49(2):97-121.

11. Belknap JK, Haltli NR, Goebel DM, et al. Selective breeding for high and low levels of opiate-induced analgesia in mice. Behav Genet. 1983;13(2):383-96.

12. Lafrenière RG, Rouleau GA. Migraine: role of the TRESK two-pore potassium channel. Int J Biochem Cell Biol. 2011;43(2):1533-6.

13. Krupp JJ, Hellgren D, Eriksson AB. Linkage analysis and functional evaluation of inherited clinical pain conditions. Methods Mol Biol. 2010;617:309-25.

14. Dichgans M, Freilinger T, Eckstein G, et al. Mutation in the neuronal voltage-gated sodium channel SCN1A in familial hemiplegic migraine. Lancet. 2005;366(9483):371-7.

15. Anttila V, Stefansson H, Kallela M, et al. Genome-wide association study of migraine implicates a common susceptibility variant on 8q22.1. Nat Genet. 2010;42(2):869-73.

16. Chasman DI, Schürks M, Anttila V, et al. Genome-wide association study reveals three susceptibility loci for common migraine in the general population. Nat Genet. 2011;43(3):695-8.

17. Freilinger T, Anttila V, De Vries B, et al. Genome-wide association analysis identifies susceptibility loci for migraine without aura. Nat Genet. 2012;44(2):777-82.

18. Cox HC, Lea RA, Bellis C, et al. A genome-wide analysis of "Bounty" descendants implicates several novel variants in migraine susceptibility. Neurogenetics. 2012;13(2):261-6.

19. Chen SP, Fuh JL, Chung MY, et al. Genome-wide association study identifies novel susceptibility loci for migraine in Han Chinese resided in Taiwan. Cephalalgia. 2018;38(2):466-75.

20. Ligthart L, De Vries B, Smith A V, et al. Meta-analysis of genome-wide association for migraine in six population-based European cohorts. Eur J Hum Genet. 2011;19(8):901-7.

21. Gormley P, Anttila V, Winsvold BS, et al. Corrigendum: meta-analysis of 375,000 individuals identifies 38 susceptibility loci for migraine. Nat Genet. 2016;48(10):1296.

22. Docampo E, Escaramís G, Gratacòs M, et al. Genome-wide analysis of single nucleotide polymorphisms and copy number variants in fibromyalgia suggest a role for the central nervous system. Pain. 2014;155(3):1102-9.

23. Peters MJ, Broer L, Willemen HL, et al. Genome-wide association study meta-analysis of chronic widespread pain: evidence for involvement of the 5p15.2 region. Ann Rheum Dis. 2013;72(3):427-36.

24. Lötsch J, Geisslinger G. Current evidence for a genetic modulation of the response to analgesics. Pain. 2006;121(2):1-5.

25. Cohen H, Buskila D, Neumann L, et al. Confirmation of an association between fibromyalgia and serotonin transporter promoter region (5- HTTLPR) polymorphism, and relationship to anxiety-related personality traits. Arthritis Rheum. 2002;46(4):845-7.

26. Kim H, Lee H, Rowan J, et al. Genetic polymorphisms in monoamine neurotransmitter systems show only weak association with acute post-surgical pain in humans. Mol Pain. 2006;2(1):24.

27. Klepstad P, Skorpen F. Genetic findings related to pain and analgesics-why are they so inconsistent? Pain. 2016;157(3):284-5.

28. Kapur BM, Lala PK, Shaw JL. Pharmacogenetics of chronic pain management. Clin Biochem. 2014;47(13-14):1169-87.

29. Kirchheiner J, Schmidt H, Tzvetkov M, et al. Pharmacokinetics of codeine and its metabolite morphine in ultra-rapid metabolizers due to CYP2D6 duplication. Pharmacogenomics J. 2007;7(3):257-65.

30. Lalovic B, Kharasch E, Hoffer C, et al. Pharmacokinetics and pharmacodynamics of oral oxycodone in healthy human subjects: role of circulating active metabolites. Clin Pharmacol Ther. 2006;79(2):461-79.

31. Ballantyne JC, Board A, Cousins MJ, et al. Pharmcogenetics. IASP Pain Clin Updat. 2010;18(2):1-8.

32. Shaefer JR, Khawaja SN, Bavia PF. Sex, Gender, and Orofacial Pain. Dent Clin North Am. 2018;62(1):665-82.

33. Knezevic NN, Tverdohleb T, Knezevic I, et al. The role of genetic polymorphisms in chronic pain patients. Int J Mol Sci. 2018;19(6):10-6.

34. Ferrari MD, Klever RR, Terwindt GM, et al. Migraine pathophysiology: lessons from mouse models and human genetics. Lancet Neurol. 2015;14(2):65-80.

35. Russell MB, Ducros A. Sporadic and familial hemiplegic migraine: Pathophysiological mechanisms, clinical characteristics, diagnosis, and management. Lancet Neurol. 2011;10(2):457-70.

36. Esserlind AL, Christensen AF, Steinberg S, et al. The association between candidate migraine susceptibility loci and severe migraine phenotype in a clinical sample. Cephalalgia. 2016;36(7):615-23.

37. Plesh O, Noonan C, Buchwald DS, et al. Temporomandibular disorder-type pain and migraine headache in women: a preliminary twin study. J Orofac Pain. 2012;26(2):91-8.

38. List T, Jensen RH. Temporomandibular disorders: old ideas and new concepts. Cephalalgia. 2017; 37(2):692-704.

39. Maixner W, Diatchenko L, Dubner R, et al. Orofacial pain prospective evaluation and risk assessment study: the OPPERA study. J Pain. 2011;12(3):T4-T11.e2.

40. Smith SB, Maixner DW, Greenspan JD, et al. Potential genetic risk factors for chronic TMD: Genetic Associations from the OPPERA case control study. J Pain. 2011;12(3):T92-101.

41. Diatchenko L, Slade GD, Nackley AG, et al. Genetic basis for individual variations in pain perception and the development of a chronic pain condition. Hum Mol Genet. 2005;14(1):135-43.

42. Meloto CB, Segall SK, Smith S, et al. COMT gene locus: new functional variants. Pain. 2015; 156(2):2072-83.

43. Diatchenko L, Anderson AD, Slade GD, et al. Three major haplotypes of the β2 adrenergic receptor define psychological profile, blood pressure, and the risk for development of a common musculoskeletal pain disorder. Am J Med Genet Part B Neuropsychiatr Genet. 2006;141(2):449-62.

44. Ribeiro-Dasilva MC, Peres Line SR, Leme Godoy dos Santos MC, et al. Estrogen Receptor-α Polymorphisms and Predisposition to TMJ Disorder. J Pain. 2009;10(5):527-33.

45. Kim BS, Kim YK, Yun PY, et al. The effects of estrogen receptor α polymorphism on the prevalence of symptomatic temporomandibular disorders. J Oral Maxillofac Surg. 2010;68(2):2975-9.

46. Melis M, Di Giosia M. The role of genetic factors in the etiology of temporomandibular disorders: a review. Cranio - J Craniomandib Pract. 2016;34(2):43-51.

47. Aneiros-Guerrero A, Lendinez AM, Palomares AR, et al. Genetic polymorphisms in folate pathway enzymes, DRD4 and GSTM1 are related to temporomandibular disorder. BMC Med Genet. 2011;12(3):75.

48. Xiao JL, Meng JH, Gan YH, et al. Association of GDF5, SMAD3 and RUNX2 polymorphisms with temporomandibular joint osteoarthritis in female Han Chinese. J Oral Rehabil. 2015;42(2):529-36.

49. Randall CL, Wright CD, Chernus JM, et al. A preliminary genome-wide association study of pain-related fear: implications for orofacial pain. Pain Res Manag. 2017; 2017:7375468.

50. Dubner R, Randall CL, McNeil DW, et al. Fear of Pain Mediates the Association between MC1R Genotype and Dental Fear. J Dent Res. 2016;95(3):1132-7.

51. Mease P. Fibromyalgia syndrome: review of clinical presentation, pathogenesis, outcome measures, and treatment. J Rheumatol. 2005;75:6-21.

52. Gupta A, Silman AJ, Ray D, et al. The role of psychosocial factors in predicting the onset of chronic widespread pain: results from a prospective population-based study. Rheumatology. 2007;46(4):666-71.

53. Markkula R, Järvinen P, Leino-Arjas P, et al. Clustering of symptoms associated with fibromyalgia in a Finnish Twin Cohort. Eur J Pain. 2009;13(2):744-50.

54. Holliday KL, Nicholl BI, Macfarlane GJ, et al. Genetic variation in the hypothalamic-pituitary-adrenal stress axis influences susceptibility to musculoskeletal pain: results from the EPIFUND study. Ann Rheum Dis. 2010;69(1):556-60.

55. MacDonald BK. The incidence and lifetime prevalence of neurological disorders in a prospective community-based study in the UK. Brain. 2000;123(1):665-76.

56. Cui W, Yu X, Zhang H. The serotonin transporter gene polymorphism is associated with the susceptibility and the pain severity in Idiopathic Trigeminal Neuralgia patients. J Headache Pain. 2014;15:42.

57. Leone M, Proietti Cecchini A. Advances in the understanding of cluster headache. Expert Rev Neurother. 2017;17(2):165-72.

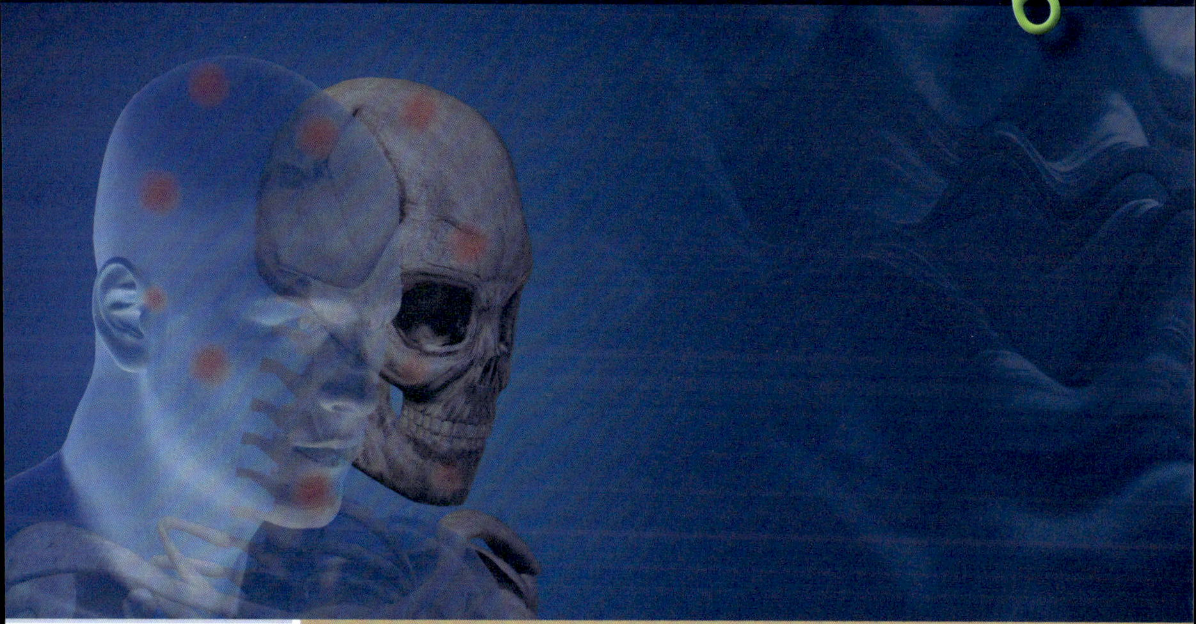

CAPÍTULO 6

Sandra Caires Serrano
Fabiana Gomes de Campos

Epidemiologia da Cefaleia

INTRODUÇÃO

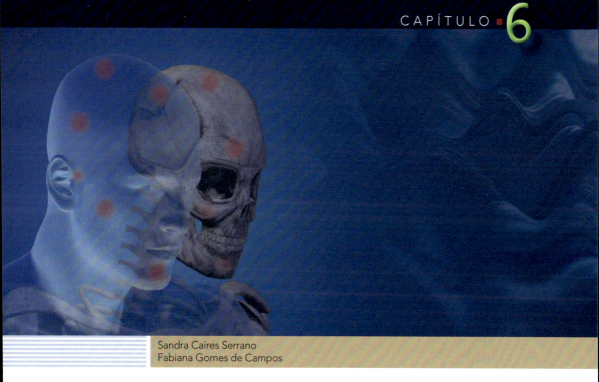

Os estudos epidemiológicos indicam a prevalência mundial de dor crônica em 10% a 55%.[1] A cefaleia é um dos principais problemas de dor no mundo. Em revisão sobre a epidemiologia da cefaleia crônica em adultos, a prevalência média mundial atinge 3%,[2] variando de 1,4% em Cingapura a 7,3% em Porto Alegre, Rio Grande do Sul.[3] Nesse cenário, a cefaleia é uma das condições neurológicas mais prevalentes no mundo e se apresenta entre os sintomas mais comuns na prática clínica.[4] Nos EUA, estudos apontam que a cefaleia aguda responde por 2,1 milhões de atendimentos nos setores de emergência.[5] A cefaleia do tipo tensão é mais comum que a enxaqueca, com prevalência ao longo da vida de aproximadamente 52%. A média da prevalência de enxaqueca ao longo da vida é de 18%, e a média estimada da prevalência durante o último ano é de 13%.[6,7] Em 2008, uma metanálise conduzida por Fischera *et al.*,[8] abrangendo todos os estudos populacionais de cefaleia realizados em 2008 (total de mais de 120.000 indivíduos), identificou prevalência de cefaleia ao longo da vida de 124 casos por 100.000 indivíduos. Nessa metanálise, a presença de cefaleia foi cerca de um terço mais comum em mulheres do que em homens. A neuralgia do trigêmeo apresenta prevalência anual de 4,3 casos por 100.000 habitantes, afetando mais as mulheres do que os homens (5,7% × 2,5% por 100.000 habitantes) e indivíduos de idade mais avançada (11 casos para cada 100.000 pessoas acima de 75 anos). Quando a neuralgia do trigêmeo é sintomática, a esclerose múltipla é a etiologia mais comum, afetando geralmente pacientes mais jovens do que nas neuralgias clássicas.[9] Uma revisão sistemática de estudos epidemiológicos de dor na população em geral, baseada em dados eletrônicos de janeiro de 1966 a dezembro de 2012, evidenciou que as taxas de incidência e prevalência da dor crônica com características neuropáticas do glossofaríngeo variaram entre 0,2 e 0,4/100.000 pessoas/ano.[10]

Um inquérito sobre cefaleia crônica diária, conduzido no Brasil por meio de telefonemas para identificar a prevalência em um ano de cefaleia crônica diária e suas características sociodemográficas, encontrou prevalência de 6,9%. Esse achado é semelhante ao resultado encontrado em Florianópolis, Santa Catarina (6,4%).[2,11] A enxaqueca no adulto frequentemente tem início na infância. Quando questionados, cerca de metade dos adultos com enxaqueca referem o início das crises de cefaleia antes dos 20 anos e um quarto antes dos 10 anos de idade.[12]

CEFALEIA EM CRIANÇAS E ADOLESCENTES

A cefaleia é um sintoma de elevada incidência e prevalência na infância e na adolescência, trazendo alto custo para o indivíduo e a sociedade[13]. Trata-se de um dos sintomas mais frequentes na clínica pediátrica, com um amplo espectro de causas e dificuldades diagnósticas peculiares. O impacto de cefaleias crônicas como a enxaqueca sobre a qualidade de vida de crianças e adolescentes é similar ao observado em outras condições como doenças reumáticas e câncer.[14] Estudos indicam que a prevalência de enxaqueca em crianças e adolescentes é de 7,7%.[13,14]

Uma revisão sistemática conduzida por King *et al.*[15] analisou estudos de taxas de prevalência de dor em crianças e adolescentes publicados em inglês ou francês entre 1991 e 2009 identificados nos bancos de dados EMBASE, Medline, CINAHL e PsycINFO. Dois revisores independentes examinaram os documentos para inclusão, extraíram dados e avaliaram a qualidade dos estudos. Dos 185 artigos inicialmente encontrados, apesar de 58 artigos preencherem critérios iniciais de inclusão, após revisão, apenas 41 artigos foram incluídos, pois a maioria dos estudos encontrados não satisfez os critérios de qualidade. Em conclusão, essa revisão sistemática evidenciou que as taxas de prevalência da dor na população estudada variaram substancialmente e foram as seguintes: cefaleia 8-83%; dor abdominal 4-53%; dor nas costas 14-24%; dor musculoesquelética 4-40%; dores múltiplas 4-49%; outras dores: 5-88%. As taxas de prevalência de dor foram geralmente maiores nas meninas e aumentaram com a idade para a maioria dos tipos de dor. Por fim, um menor status socioeconômico foi associado com maior prevalência de dor especialmente para cefaleia. De fato, uma referência clássica na literatura é o estudo conduzido por Bille,[16] 1962, em Uppsala, Suécia, envolvendo 8.993 escolares entre 7 e 15 anos, no qual houve o relato de ao menos um episódio de cefaleia na vida em 40% das crianças aos 7 e em 75% dos adolescentes aos 15 anos de idade. Em 1976, Sillanpää,[17] estudando 4.825 crianças com 7 anos de idade que iniciavam o curso primário nas cidades de Turku e Tampere (Finlândia), obteve resultados semelhantes: 37,7% das crianças estudadas já haviam se queixado de cefaleia ao menos uma vez na vida e 2,7% apresentavam enxaqueca como causa da cefaleia. Posteriormente, Sillanpää,[18] ao reavaliar essas crianças aos 14 anos de idade, encontrou uma prevalência de cefaleia em 69% e de enxaqueca em 10,6%.

Considerando as dificuldades metodológicas relacionadas à investigação de doenças de manifestações episódicas, há poucos estudos prospectivos sobre a incidência de cefaleia e enxaqueca em crianças e adolescentes. Em 1992, um estudo conduzido por Stang *et al.*,em Minnesota (EUA), baseado na análise de prontuários eletrônicos dos pacientes, estimou uma incidência anual de enxaqueca de 9 casos por 100.000 crianças, entre 0 e 4 anos de idade, e de 151 casos por 100.000 nos jovens, entre 15 e 19 anos de idade. O pico de incidência nos homens (incluindo adultos) ocorreu entre os 10 e os 14 anos de idade (246 casos/100.000/ano) e, nas meninas, entre os 20 e os 24 anos (689/100.000/ano).[19] A prevalência de enxaqueca aos 7 anos de idade varia entre 1,2% e 3,2%, enquanto, entre os 7 e 15 anos, varia de 4% a 11%.[20]

Um estudo epidemiológico realizado em 1994, em Aberdeen, no Reino Unido, utilizando os critérios da ICHD-I (1988), entrevistou 2.165 crianças de 67 escolas locais, com idade entre 5 e 15 anos. A principal forma de cefaleia crônica primária encontrada na infância foi a enxaqueca (10,6%), seguida pela cefaleia do tipo tensional (0,9%). A enxaqueca sem aura foi mais prevalente que a enxaqueca com aura e não houve preponderância entre os sexos até os 12 anos, quando a enxaqueca se tornou mais frequente no sexo feminino (3:1).[21]

Em 1996, um estudo transversal, randomizado e com número proporcional de pacientes de ambos os sexos realizado em Porto Alegre (RS) com 538 crianças entre 10 e 18 anos de idade, encontrou prevalência para cefaleia no último ano de 82,9%, sendo 72,8% diagnosticados como cefaleia do tipo tensional e 9,9% como enxaqueca. A prevalência de cefaleia na última semana foi elevada (31,4%), sendo duas vezes mais frequente em meninas.[13]

Em uma metanálise que reuniu cinco estudos retrospectivos sobre cefaleias na infância, realizados entre 1977 e 1991, reunindo 27.606 crianças, a prevalência de cefaleia nas crianças de 7 anos foi de 37% a 51%, enquanto 57% a 82% dos adolescentes de 15 anos relataram apresentar cefaleia. Em fase pré-puberal, a cefaleia foi mais comum em meninos, relação que se inverteu após o início da puberdade.[22] O aumento progressivo da prevalência de cefaleia e de enxaqueca com a idade em ambos os sexos é bem documentado no estudo de Mortimer *et al.*[23] A enxaqueca predomina nos meninos na fase pré-escolar, enquanto na puberdade sua prevalência é duas vezes maior nas meninas, fato atribuído à presença de fatores hormonais femininos na fisiopatologia dessa cefaleia crônica.[23]

Sem dúvida, o Brasil necessita de estudos epidemiológicos mais robustos, que englobem todas as regiões do país, uma vez que os estudos epidemiológicos disponíveis abrangem situações pontuais em algumas cidades, regiões ou capitais, mas certamente não permitem análises e comparações regionais pormenorizadas.

REFERÊNCIAS BIBLIOGRÁFICAS

1. Macfarlane GJ, McBeth J, Jones GT. Epidemiology of pain. In: Wall PD, Melzack R. Textbook of Pain. 6Th ed. Philadelphia: Elsevier Saunders; 2013.
2. Stovner LJ, Hagen K, Jensen R, et al. The global burden of headache: a documentation of headache prevalence and disability worldwide. Cephalalgia. 2007;27(3):193-210.
3. Wiehe M, Fuchs FS, Moreira LB, et al. Migraine is more frequent in individuals with optimal and normal blood pressure: a population-based study. J Hypertens. 2002;20(7):1303-6.
4. Teixeira MJ, Siqueira SR. Epidemiologia da dor. In: Alves Neto O, Costa C, Siqueira J, Teixeira MJ. Dor: princípios e prática. Porto Alegre: Artmed; 2009.
5. Edlow JA, Panagos PD, Godwin SA, et al Clinical policy: critical issues in the evaluation and management of adult patients presenting to the emergency department with acute headache. Ann Emerg Med. 2008;52(1):407-36.
6. Jensen R, Stovner LJ. Epidemiology and comorbidity of headache. Lancet Neurol. 2008;7(4):354-61.
7. Merikangas KR, Lateef T. Epidemiology and quality of life of migraine. In: Fernandes-de-las-Pes C, Chaitow L, Schoenen J. Multidisciplinary management of migraine: pharmacological, manual and other therapies. Sudbury(MA): Jones & Bartlett; 2011.
8. Fischera M, Marziniak M, Gralow I, et al. The incidence and prevalence of cluster headache: a meta-analysis of population-based studies. Cephalalgia. 2008;28(3):614-8.
9. Posso IP, Palmeira CC, Vieira EB. Epidemiologia da dor neuropática. Rev Dor (São Paulo) 2016;17(Suppl 1):S11-4.
10. Raskin NH, Appenzeller O. Headache. Major Probl Intern Med. 1980;19(1):1-244.
11. Queiroz LP, Barea LM, Blank N. An epidemiological study of headache in Florianopolis, Brazil. Cephalalgia. 2006;26(2):122-7.
12. Lipton RB, Maytal J, Winner P. Epidemiology and classification of headache. In: Winner P, Rothner AD. Headache in children and adolescents. Hamilton: BC Decker; 2001.
13. Barea LM, Tannhauser M, Rotta NT. An epidemiological study of headache among children and adolescents of southern Brazil. Cephalalgia. 1996;16(2):545-9.
14. Abu-Arafeh I, Razak S, Sivaraman B, et al. Prevalence of headache and migraine in children and adolescents: a systematic review of population-based studies. Dev Med Child Neurol. 2010;52(1):1088-97.
15. King S, Chambers CT, Huguet A, et al. The epidemiology of chronic pain in children and adolescents revisited: a systematic review. Pain. 2011;152(3):2729-38.
16. Bille B. Migraine in school children. Acta Paediatr Scand. 1962; 51(136):1-151.

17. Sillanpää M. Prevalence of migraine and other headache in Finnish children starting school. Headache. 1976;15(1):288-90.

18. Sillanpää M. Changes in the prevalence of migraine and other headaches during the first seven school years. Headache. 1983;23(1):15-9.

19. Stang PE, Yanagihara T, Swanson JW. Incidence of migraine headaches: a population-based study in Olmstead County, Minnesota. Neurology. 1992;42(2):1657-62.

20. Sillanpää M. Headache in children. In: Olesen J. Headache Classification and Epidemiology. New York: Raven Press; 1994.

21. Kernick D, Reinhold D, Campbell IL. Impact of headache on young people in a school population. Br J Gen Pract. 2009;59(566):678-81.

22. Lewis DW, Ashwal S, Dahl G, et al. Practice parameter: evaluation of children and adolescents with recurrent headaches: report of the Quality Standards Subcommittee of the American Academy of Neurology and the Practice Committee of the Child Neurology Society. Neurology. 2002;59(4):490-8.

23. Mortimer MJ, Kay J, Jaron A. Epidemiology of headache and childhood migraine in an urban general practice using Ad Hoc, Vahlquist and IHS criteria. Dev Med Child Neurol. 1992;34(1):1095-101.

CAPÍTULO 7

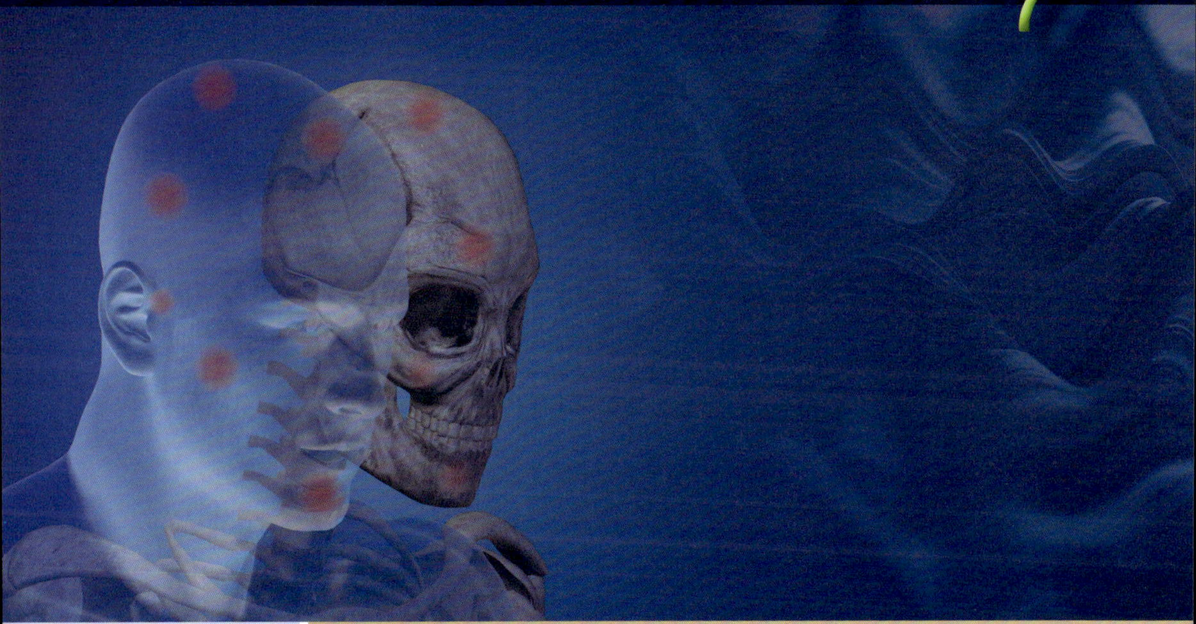

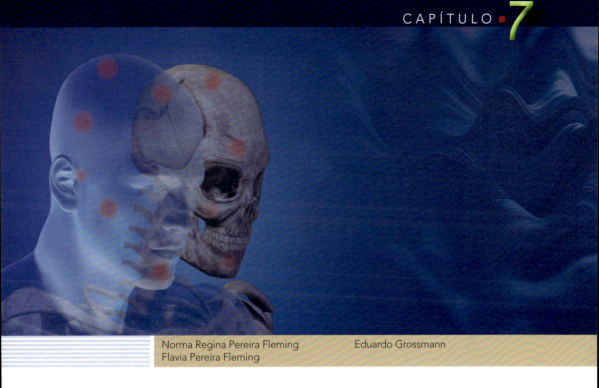

Norma Regina Pereira Fleming
Flavia Pereira Fleming
Eduardo Grossmann

Cefaleias Primárias

INTRODUÇÃO

A cefaleia é um sintoma muito comum. Quando grave e crônica, muito frequentemente não é causada por doença orgânica.[1] Na cefaleia causada por doença orgânica, a dor de cabeça faz parte do quadro sindrômico da doença e é denominada cefaleia secundária. Já a cefaleia que por si só é a doença denomina-se cefaleia primária.

A maioria das cefaleias recorrentes é sintoma de cefaleias crônicas primárias, porém problemas oftalmológicos, sinusites, doenças dentárias, infecções, neoplasia cerebral, hemorragia cerebral e meningite, entre outras, podem apresentar-se com dor de cabeça.[1]

Em 2008, avaliamos a prevalência em pacientes portadores de distúrbio temporomandibular (DTM) da queixa de cefaleia no *Research Diagnostic Criteria for TMD* (RDC/TMD). Foram atendidas em clínicas de dor orofacial universitárias (41 pacientes). Estas foram comparadas com a prevalência de cefaleias naqueles atendidos na Clínica de Cefaleia da Faculdade de Medicina da UERJ (42 pacientes), de acordo com a Classificação das Cefaleias da IHS 2004. Os resultados foram avaliados pelo teste χ^2 de Friedman.[2] A DTM articular (DTMA) foi a menos frequente, porém o que necessitou de maior uso de analgésico, o que pode sugerir maior intensidade de dor. Já a DTM miofascial (DTMM) foi o que apresentou maior prevalência de cefaleia crônica, o que nos mostra a importância desse gatilho para a mesma.[3]

Neste capítulo, serão abordadas as cefaleias primárias, a migrânea, a cefaleia do tipo tensional (CTT), as cefaleias trigêmino-autonômicas (TACs) e a cefaleia crônica diária (CCD).

Em razão dessa gama de diagnósticos que são acompanhados de cefaleia, é essencial que todo médico ou odontólogo que deseja trabalhar com dor esteja familiarizado com esse tema.

Segundo um estudo de revisão de prevalência sobre a carga global da cefaleia, encontrou-se na população adulta uma média de 46% de cefaleia geral, 11% de migrânea, 42% de cefaleia do tipo tensional (CTT) e 3% de cefaleia crônica diária (CCD).[4]

Em relação aos países e continentes, a Ásia, a Austrália, a Europa e os Estados Unidos apresentaram uma prevalência próxima aos 50%, e foi marcadamente inferior (20%) na África. Nas Américas do Sul e Central a prevalência global foi de 40%.[4]

CEFALEIAS PRIMÁRIAS

Cefaleias primárias são muito comuns. Geralmente, são leves ou infrequentes, mas quando são graves e frequentes, causam sofrimento considerável, diminuindo ou eliminando a capacidade de trabalho da vítima.[5]

Migrânea

A migrânea é uma cefaleia primária comum e incapacitante que figura no ranking do *Global Burden of Disease Survey* como a terceira doença mais prevalente, ocupadora da 17ª posição mundial entre as doenças causadoras de incapacidade.[6]

Rasmussen *et al.*[5] encontraram uma taxa de prevalência para migrânea ao longo da vida de 16%, sendo 8% nos homens e 25% nas mulheres. A taxa de prevalência também foi significativamente mais alta nas mulheres, na proporção de 3:1.[5] Já Stovner aponta a prevalência de 11% para migrânea.[4] A combinação de alta prevalência, dor grave e sintomas neurológicos debilitantes faz com que o impacto social da migrânea esteja além das demais cefaleias primárias.[7]

Podemos dividi-la em dois subgrupos principais: migrânea sem aura e migrânea com aura. Para diagnosticá-las, devemos seguir os critérios da Sociedade Internacional de Cefaleias (IHS) (Quadros 7.1 e 7.2).[6]

Quadro 7.1 Migrânea sem aura 1.1.[6]
A – Pelo menos cinco crises preenchendo os critérios B e D.
B – Cefaleia com duração de 4 a 72h (sem tratamento ou com tratamento ineficaz).
C – Cefaleia preenchendo pelo menos duas das seguintes características: 1 – Localização unilateral. 2 – Caráter pulsátil. 3 – Intensidade moderada ou forte. 4 – Exacerbada por ou levando o indivíduo a evitar atividades físicas rotineiras (por exemplo, caminhar ou subir escadas).
D – Durante a cefaleia, pelo menos um dos seguintes: 1 – Náusea e/ou vômitos. 2 – Fotofobia e fonofobia.
E – Não melhor explicada por outro diagnóstico da ICHD-3 β.

Quadro 7.2 Migrânea com aura 1.2.[6]
A – Pelo menos duas crises preenchendo os critérios de B a D.
B – Um ou mais dos seguintes sintomas de aura, totalmente reversíveis: 1 – Visual. 2 – Sensitivo. 3 – Fala e/ou linguagem. 4 – Motor. 5 – Tronco cerebral. 6 – Retiniano.
C – Pelo menos duas das quatro características seguintes: 1 – Pelo menos um sintoma de aura alastra gradualmente em cinco ou mais minutos, e/ou dois ou mais sintomas aparecem sucessivamente. 2 – Cada sintoma individual de aura dura 60 minutos.[1] 3 – Pelo menos um sintoma de aura é unilateral.[2] 4 – A a aura é acompanhada, ou seguida em 60 minutos, de cefaleia.
D – Não melhor explicada por outro diagnóstico da ICHD-3 β e foi excluído um acidente isquêmico transitório.

Notas: Quando, por exemplo, três sintomas ocorrem durante uma aura, a duração máxima aceitável é de 3 × 60 minutos. Sintomas motores podem durar até 72 horas. Afasia é sempre considerada um sintoma unilateral; disartria pode ser unilateral ou não.

A migrânea sem aura, a mais comum, é uma cefaleia tipicamente unilateral, sem preferência por lado, embora alguns pacientes a reportem como bilateral. Migrânea ocorrendo persistentemente do mesmo lado tem sido observada em até metade dos pacientes com a doença.[8] A dor é de caráter pulsátil, de intensidade moderada a forte, incapacitante, que piora com atividades de vida diária, muitas vezes, deixando o paciente acamado. Acompanha-se de náuseas e eventualmente de vômitos (quando esse ocorre, geralmente promove alívio na dor). Também vem acompanhada de fotofobia e de fonofobia concomitante. A dor pode durar de 4 a 72 horas, muitas vezes, recorrendo nesse período após uso de medicação analgésica.

Na migrânea com aura, na maioria dos pacientes a cefaleia preenche os critérios para migrânea sem aura e ocorre depois da aura (93%). Em outros casos, a cefaleia e a aura ocorrem ao mesmo tempo (4%) ou a dor de cabeça precede a aura.[7] Embora menos comuns, ainda existem casos em que a dor de cabeça não preenche os critérios para migrânea ou ela se encontra completamente ausente[2].

A aura clássica consiste em sintomas visuais (os mais frequentes) e/ou sensoriais e/ou de fala.[6] Os sintomas visuais começam uma linha oscilante em zigue-zague, desprovida de cor, no centro do campo de visão, afetando a visão central – espectro de fortificação. Os segundos mais frequentes são os distúrbios sensoriais, afetando um lado do corpo e da face. A aura sensorial típica é unilateral, começando pela mão, progredindo em direção ao braço e afetando a face e a língua. Os menos frequentes são os distúrbios da fala, usualmente disfásicos, mas difíceis de categorizar.[7]

Tratamento

Na migrânea é possível o controle da frequência, da duração e da gravidade dos ataques. Os pilares essenciais do controle dela podem ser resumidos em educação do paciente, tratamento sintomático ou abortivo e tratamento profilático. Durante a fase de educação, torna-se importante uma explicação sobre o problema, com o objetivo de facilitar a compreensão e a aderência do paciente ao tratamento. Nessa fase, é importante uma explicação sobre os fatores que contribuem para os sintomas, como dieta, sono e estilo de vida, facilitando o manejo de desencadeantes possíveis de serem evitados. Também se pode avaliar a possibilidade ou não do tratamento não farmacológico, realizado com técnicas de relaxamento (em casos selecionados), terapia cognitivo-comportamental (útil quando há nível elevado de estresse associado à motivação do paciente), dieta (indicada somente para desencadeantes comprovados naquele paciente específico), psicoterapia (em casos selecionados), acupuntura e fisioterapia (recomendada em casos selecionados).[9,10] A identificação de comorbidades também é importante, uma vez que terão impacto no tipo de terapia e mais especificamente dos medicamentos selecionados para determinado paciente. O abuso de fármacos pelo paciente deve ser investigado e controlado com atenção.

O tratamento abortivo é realizado durante ou, de preferência, imediatamente antes da crise, com o objetivo específico de aliviar os ataques, mas também como auxílio a regimes profiláticos que não controlam totalmente as dores de cabeça. O mais adequado é a intervenção prematura, quando a dor ainda é leve, o que pode encurtar o tempo necessário para erradicação da dor.[11] As drogas utilizadas são geralmente divididas em duas categorias, inespecíficas e específicas. Como inespecíficas, há o paracetamol, anti-inflamatório não esteroidais

(AINEs), e combinações analgésicas (por exemplo, aspirina e paracetamol e cafeína). Já as medicações específicas para a migrânea incluem tartarato de ergotamina, di-hidroergotamina (DHE) e os triptanos (almotriptano, naratriptano, sumatriptano, zolmitriptano, rizatriptano etc.).[11,12] Os triptanos são mais eficazes quando tomados bem no início da cefaleias, enquanto a dor é de intensidade leve ou moderada.

A abordagem pode ser passo a passo ou estratificada. Na abordagem passo a passo, os episódios de dor são controlados inicialmente com drogas mais seguras e mais baratas, enquanto os medicamentos específicos para migrânea somente serão utilizados se o controle inicial falhar. Na abordagem estratificada, o tratamento inicial é baseado na avaliação da gravidade das crises e incapacidade associada. Essa abordagem recomenda drogas específicas para migrânea em caso de crise grave.[7-11] A abordagem estratificada permite um resultado clínico melhor e mais rápido e com um custo-benefício melhor que o da abordagem passo a passo.[13]

As drogas profiláticas dividem-se em cinco grupos: betabloqueadores, antidepressivos, bloqueadores de canal de cálcio, antagonistas da serotonina e anticonvulsivantes. Recentemente, para fornecer uma atualização das recomendações para o tratamento preventivo da migrânea de 2000, a Academia Americana de Neurologia e a Sociedade Americana de Cefaleia propuseram o seguinte protocolo baseado em evidências: divalproato de sódio, valproato de sódio, topiramato, metropolol, propranolol e timolol são efetivos para prevenção da migrânea (nível A). Frovatriptana é efetiva na prevenção de migrânea menstrual (nível A). Antidepressivos, betabloqueadores e triptanos são provavelmente efetivos (nível B) e lamotrigina não é efetiva para a prevenção de migrânea (nível A).[14]

É sempre importante ter em mente que cada paciente é único e pode responder de forma diferente às drogas. Pode ser necessário que um paciente teste várias drogas profiláticas até que chegue à prescrição ideal. A comorbidade também deve ser considerada na escolha da droga mais apropriada, pois o tratamento de alguma dessas doenças pode ser facilitado pela droga utilizada na prevenção da migrânea (por exemplo, usos de amitriptilina ou inibidores da recaptação de serotonina em pacientes com depressão) ou pode ser contraindicado (por exemplo, betabloqueadores em asmáticos ou pacientes com doença cardíaca congestiva). Deve-se começar com uma dose mais baixa e ir titulando até que se atinja o efeito terapêutico ou os efeitos colaterais se tornem intoleráveis. Muitas vezes, explicar para o paciente o que está acontecendo com ele e acolher seu sofrimento já melhora muito sua recuperação.

Cefaleia do tipo tensional

Essa é a cefaleia mais prevalente em todos os estudos populacionais[15], embora não o seja nas clínicas de cefaleia. Talvez seja devido ao fato de que a cefaleia do tipo tensional episódica (CTTE) seja leve o suficiente para que os pacientes que a apresentam não procurem atendimento médico e muito menos em uma clínica de cefaleia.

Segundo Rasmussen,[5] na cefaleia do tipo tensional (CTT), houve uma maior prevalência nas mulheres, sendo que em menor proporção, isso é, mulheres 5: 4 homens.[5] Entretanto, estudos populacionais mais recentes, apresentam uma variabilidade muito grande nos resultados dessas aferições, sendo de 2% em Hong Kong, 12,9% em Singapura, 13% no Brasil, 16,2% na Coreia, 36% no Canadá, 38,3% na Alemanha e 86,5% na Dinamarca.[16] Essas diferenças podem talvez ser imputadas às diferentes metodologias empregadas ou mesmo às diferenças individuais.[16] Quando as CTT se tornam crônicas (CTTC), causam sofrimento considerável, diminuem a capacidade de trabalho ou mesmo o impede, interferem na qualidade de vida e determinam grande impacto socioeconômico.[17]

Ainda segundo esses critérios, as CTT podem ser subdivididas, quando associadas ou não a alterações funcionais dos músculos pericranianos (músculos frontal, temporal, masseter, pterigóideo lateral, esternocleidomastóideo, esplênio da cabeça e trapézio), de acordo com a presença da sensibilidade dolorosa verificada por meio da palpação manual. Desde a segunda classificação das cefaleias da Sociedade Internacional de Cefaleias (IHS),[18] a CTT continuou dividida em episódica (CTTE) e frequente (CTTEf), porém a CTTE foi subdividida em infrequente (CTTEi) e frequente (CTTEf), tudo isso determinado pelo número de dias com crise por ano e por mês, o que se manteve na atual classificação de 2013. Na CTTEi haverá < 12 dias por ano de dor, na CTTEf as crises ocorrerão em ≥ 12 dias e < 180 dias por ano, ficando a CTTC, como na IHCD de 1988, com ≥ 180 dias por ano, (Quadros 7.3, 7.4 e 7.5).

Quadro 7.3 Cefaleia tipo-tensional infrequente - 2.1
A. – Pelo menos 10 crises ocorrendo < 1 dia por mês em média (< 12 dias por ano) e preenchendo oscritérios de B a D
B. – Cefaleia durando de 30 minutos a 7 dias
C. – A cefaleia tem pelo menos duas das seguintes quatro características 1. localizaçãobilateral 2. pressão ou aperto (não pulsátil) 3. intensidade leve a moderada 4. não é agravada por atividade física rotineira como caminhar ou subir escadas
D. – Ambos os seguintes: 1. ausência de náuseas e/ou vômitos 2. fotofobia ou fonofobia (apenas uma delas pode estar presente)
E. – Não atribuída a outro transtorno.

Quadro 7.4 Cefaleia tipo-tensional frequente - 2.2

A. – Pelo menos 10 crises que ocorrem em 1-14 dias por mês em médiapor mais de 3 meses (≥ 12 e < 180 dias por ano) e preenchendo oscritérios de B a D

B. – Cefaleia durando de 30 minutos a 7 dias

C. – A cefaleia tem pelo menos duas das seguintes quatro características
1. localização bilateral
2. pressão ou aperto (não pulsátil)
3. intensidade leve a moderada
4. não é agravada por atividade física rotineira como caminhar ou subir escadas

D. – Ambos os seguintes:
1. ausência de náuseas e/ou vômitos
2. fotofobia ou fonofobia (apenas uma delas pode estar presente)

E. – Não atribuída a outro transtorno.

Quadro 7.5 – Cefaleia Tipo-tensional crônica - 2.3

A. – Cefaleia que ocorre em ≥ 15 dias por mês em médiapor mais de 3 meses (≥ 180 dias por ano) e preenchendo oscritérios de B a D

B. Cefaleia durando de 30 minutos a 7 dias

C. A cefaleia tem pelo menos duas das seguintes quatro características
1. localização bilateral
2. pressão ou aperto (não pulsátil)
3. intensidade leve a moderada
4. não é agravada por atividade física rotineira como caminhar ou subir escadas

D. Ambos os seguintes:
1. ausência de náuseas e/ou vômitos
2. fotofobia ou fonofobia (apenas uma delas pode estar presente)

E. Não atribuída a outro transtorno.

A dor da CTT é tipicamente bilateral, com caráter em pressão ou aperto, de intensidade fraca a moderada e não piora com a atividade física. Não há náusea, mas fotofobia ou fonofobia podem (somente uma) estar presente.[6] A associação de dolorimento muscular nesse tipo de cefaleia é detectada pela palpação manual, que deverá ser feita com pequenos movimentos giratórios e pressão firme com o segundo e o terceiro dedo sobre o músculo frontal, temporal masseter, esternocleidomastóideo, esplênio da cabeça e trapézio. No caso do pterigóideo lateral,[15] realizam-se testes funcionais de fechamento e abertura da boca, protrusão, lateralidade, normalmente associados a uma carga aplicada na mandíbula. Cada uma dessas cabeças do pterigóideo lateral manifestará um quadro álgico, dependendo do teste empregado. Pode-se ainda associar um abaixador de lingua posicionado sobre os dentes que ajuda a elucidar de qual músculo a dor provém.[7,15] Uma pontuação de dolorimento local de zero a três em cada músculo pode ser somada para produzir uma contagem total de dolorimento para cada indivíduo.[6]

Não se pode deixar de comentar que o dolorimento pericraniano também pode ocorrer nos pacientes com migrânea e, principalmente, na migrânea crônica.[17-19]

Mecanismos

Ese tipo de cefaleia é o menos estudado das cefaleias primárias, a despeito do fato de ter alto impacto socioeconômico.[18]

Como principais correntes para origem desse tipo de cefaleia ao longo do tempo, há: a psicogênica, a contração muscular, como um *continuum* entre migrânea e CTT,[20,21] como um modelo miogênico-supraespinalvascular,[22] a hipótese da convergência[23] e os pontos-gatilhos miofascias (PGM).[24] Segundo a ICHD-3 β, os mecanismos periféricos, muito provavelmente, exercem um papel na cefaleia do tipo tensional episódica frequente e infrequente, ao passo que mecanismos centrais exercem um papel mais importante na cefaleia do tipo tensional crônica.

Em importante estudo de 1991, no modelo miogênico-supraespinalvascular, Olesen propôs uma base neurológica comum para migrânea e CTT, permitindo que sejam entidades distintas, mas que poderiam sobrepor-se ocasionalmente.[22] Haveria três sistemas que influenciariam a resposta dolorosa, cujos estímulos seriam carreados para um neurônio do núcleo caudal do trigêmeo, o qual se situa anatomicamente desde a ponte até segmentos cervicais superiores. Esses três sistemas seriam: central (controles centrais poderosos inibitórios e excitatórios sobre este neurônio do núcleo caudal), vascular (um único neurônio do núcleo caudal estaria também conectado a dois neurônios do gânglio trigeminal, cada um projetando para tecidos e vasos intra e extracranianos) e miogênico (estruturas musculares da cabeça via ramo oftálmico do trigêmeo, assim como estruturas musculares e ligamentos do pescoço via nervos cervicais superiores). Esses três sistemas atuariam sobre o neurônio do núcleo caudal. Quando o estímulo principal fosse miogênico, o impulso estimularia esse neurônio do núcleo caudal,o qual decodificaria esse estímulo como uma dor surda, em pressão. Já quando o estímulo principal fosse vascular, seria interpretado pelo neurônio do núcleo caudal como uma dor pulsátil. Isso tudo sofreria uma modulação central com inibição ou facilitação, propiciando padrões álgicos diferenciados dependendo da intensidade não só do estímulo como também da intensidade do controle supraespinal límbico.[22]

Burstein, em 2006, relata que, como nas migrâneas, os pacientes com cefaleia tipo tensional tendem a exibir um aumento da sensibilidade à dor não apenas pericraniana, como também em locais extracefálicos, como no tendão do calcâneo e nos dedos. Como em outros distúrbios de dor muscular crônica, dolorimento dos músculos pericranianos crônico pode refletir uma alteração no aumento dos neurônios nociceptivos medulares e supramedulares, em vez de *input* anormal dos nociceptores musculares.[22] Além da alteração na sensibilidade no nociceptor periférico, a hipersensibilidade dolorosa é também reflexo de alterações na excitabilidade dos neurônios pela sensibilização central. Essa sensibilização central ocorrerá em toda a via de dor. Somando-se ao aumento da excitabilidade da membrana, disparada pelo estímulo proveniente do nociceptor periférico, também ocorre diminuição da inibição, produzindo alterações na excitabilidade do corno dorsal.[25-27]

Fatores miofasciais e outras implicações no contexto da CTT

Embora haja um consenso sobre o papel relevante que ambas as sensibilizações desempenham na indução da CTT, ainda continua desconhecido qual dos mecanismos, central ou periférico, seria o responsável direto pela geração do "dolorimento" contínuo que caracteriza essa cefaleia. Além disso, admite-se que os mecanismos da dor de origem periférica estariam mais diretamente relacionados com as cefaleias episódicas, dos subtipos infrequentes e frequentes, enquanto a redução da atividade moduladora do sistema antinociceptivo central se constituiria no fator predominante no desencadeamento da CTT[16]. Entretanto, cabe assinalar que esse consenso não afasta a possibilidade de esses mecanismos resultarem, como veremos mais adiante, de uma sucessão de fenômenos, cujo início ocorreria, muito provavelmente, ao nível periférico.[23]

Em decorrência dessas suposições, nessa última década houve um marcado incremento dos estudos referentes aos mecanismos periféricos. Com efeito, a análise pormenorizada dos PGM, presentes no contingente miofascial dos tecidos pericranianos, revelou particularidades de natureza histológica e bioquímica capazes de esclarecer o verdadeiro papel desempenhado por esses pontos e suas implicações no contexto geral das CTT.[23]

O estabelecimento desses novos achados fisiopatológicos, esclarecendo particularmente os mecanismos relacionados com a origem, a intensidade e a sensibilização dos estímulos nociceptivos periféricos, tornou esses últimos altamente sugestivos de constituírem a primeira etapa desses processos fisiopatológicos,[23] cuja intensidade e frequência poderiam gerar e, sucessivamente, perpetuar a sensibilização central, a qual, por meio de uma redução da atividade moduladora do sistema antinociceptivo central, promoveria o surgimento da CTT.

Portanto, a análise pormenorizada dos mecanismos periféricos abriu novas perspectivas para um estudo mais racional das CTTs. Assim, a detecção e a avaliação de novos PGM nos tecidos pericranianos deverão merecer uma atenção especial dos pesquisadores envolvidos nesse campo.

Fernández-de-las-Peñas e Schoenen, em 2009,[24] formularam uma atualização em um modelo de dor para CTTC envolvendo ambas: a sensibilização periférica dos nociceptores dos PGM ativos localizados na musculatura inervada pelos segmentos C1-C3 (trapézio superior, subocciptal, ECM) e pelo nervo trigêmeo (temporal, masseter) poderiam ser responsáveis pelos *inputs* nociceptivos periféricos e, com isso, produzir uma "barreira" aferente contínua dentro do núcleo caudal do trigêmeo e sensibilizar o sistema nervoso central na CTTC.

Portanto, de acordo com esse modelo de dor, o dolorimento muscular seria consequência, enquanto os PGM (dor referida) seriam uma das principais causas, mas não a única, da CTTC.[24]

Os próprios autores citam que, porém, não há evidência científica para reivindicar um papel importante para a sensibilização periférica e central na CTTC, uma vez que provavelmente ambos os mecanismos de sensibilização estão interconectados ao mesmo tempo.

Os PGM ativos na CTTC não negam a relevância de outros fatores perpetuantes ou promovedores, como postura anteriorizada da cabeça, atrofia muscular, padrão de recrutamento muscular alterado ou fatores psicológicos na exacerbação desses processos sensibilizantes.[24] Por exemplo, o comportamento de evitação e o medo relacionado à dor na CTTC podem induzir o desuso muscular, daí a atrofia muscular dos músculos extensores cervicais profundos, aumentando a coativação muscular dos músculos cervicais superficiais. Isso poderia sobrecarregar a musculatura superficial, particularmente o trapézio superior e o esternocleidomastóideo (ECM). Em consequência, ativaria os PGM, que poderiam sensibilizar os nociceptores periféricos, contribuindo potencialmente e conduzindo para a sensibilização central. Dessa forma, os mecanismos periféricos poderiam ser um fator perpetuador do processo de sensibilização central.[24]

Tratamento

A CTTEi, muitas vezes, não necessita de tratamento e, se for necessário, assim como nos outros tipos de cefaleia, poderemos lançar mão de analgésicos comuns a anti-inflamatórios.[24,25]

Na CTTEf e na CTTC, o foco deverá ser o tratamento profilático associado a medidas que aliviem os possíveis fatores associados. Na vigência de PGM, a discussão sobre o tratamento está detalhada no capítulo deste livro sobre síndrome miofascial.

As drogas de escolha para o tratamento profilático da CTT são: antidepressivos tricíclicos (amitriptilina, nortiptilina), inibidores seletivos de recaptação de serotonina e inibidores duplos de recaptação de serotonina e noradrenalina (fluoxetina, paroxetina, nefazodona e duloxetina) e miorrelaxantes (tizanidina e carisoprodol).[19,27-30]

Devemos avaliar cada paciente individualmente e observarmos quais os possíveis fatores associados que possam estar corroborando para a CTT nele. Se o fator emocional for um agravante, poderemos pensar em terapia concomitante ao tratamento medicamentoso ou até mesmo em técnicas de relaxamento.

Já se a contratura ou disfunção musculoesquelética estiver presente, técnicas de relaxamento, fisioterápicas, osteopáticas e acupuntura poderão ser utilizadas.

Cefaleias trigêmino-autonômicas

Cefaleia em salvas (CS), hemicrania paroxística (HP), hemicrania contínua (HC) e cefaleia de curta duração, unilateral, neuralgiforme (SUNCT e SUNA), são cefaleias primárias recentemente classificadas juntas como cefaleias trigêmino-autonômicas (TACs).[6,31]

Compartilham achados clínicos de cefaleia unilateral com sinais autonômicos parassimpáticos cranianos proeminentes, os quais também são lateralizados e ipsilaterais à cefaleia. Experimentos e imagens funcionais em humanos sugerem que essas síndromes ativam o reflexo parassimpático trigeminal normal, com sinais clínicos secundários de disfunção simpática craniana. A aura migranosa típica pode ser vista, raramente, associada com as TACs.[6]

A ativação hipotalâmica observada durante as crises de TAC pela neuroimagem funcional e o sucesso da estimulação hipotalâmica como tratamento confirmam que o hipotálamo posterior é crucial na fisiopatologia dessas cefaleias, embora ele também module dor craniofacial e sua ativação também ocorra em outros distúrbios dolorosos, sugerindo que essa área cerebral provavelmente tem um papel mais complexo nas TACs do que o de um mero gatilho.[31]

Então, a ativação hipotalâmica pode desempenhar um papel no término diferente do de um gatilho e também dar origem a um estado permissivo central, possibilitando que as crises ocorram.

Cefaleia em salvas

São crises de dor forte, estritamente unilateral, na região orbital, supraorbital, temporal ou em qualquer combinação dessas áreas, durando de 15 a 180 minutos e ocorrendo desde uma vez a cada dois dias até oito vezes por dia. A dor associa-se a um ou mais dos seguintes aspectos, todos ipsilaterais à dor: hiperemia conjuntival, lacrimejamento, congestão nasal, rinorreia, sudorese na fronte e na face, miose, ptose e/ou edema palpebral, e/ou com inquietude ou agitação.[6]

O termo salva reconhece a periodicidade como o principal achado clínico dessa cefaleia. A crise significa uma resposta individual dentro do período de salva. Minicrise é um período de crise que dura menos do que sete dias (Quadro 7.6).[32]

Durante um período particular de salva, algumas crises podem ser mais graves do que outras e sua duração também pode variar. Principalmente no início e no final da salva, a dor pode ser menos frequente.[32] A idade de início da cefaleia é geralmente dos 20 aos 40 anos. Por razões desconhecidas, os homens são três vezes mais acometidos do que as mulheres.[6] Há uma prevalência aproximada de 0,05% a 2,4% na população geral.[33] A cefaleia em salvas pode ser autossômica dominante em cerca de 5% dos casos.[6] Durante o período de salva, a crise pode ser desencadeada por álcool, histamina, hipoxemia (da altitude ou da apneia do sono).[32]

Segundo a ICHD-3 β, a salva pode ser episódica ou crônica (Quadros 7.7).

Quadro 7.6 Cefaleia em salvas 3.1.[6]
A – Pelo menos cinco crises preenchendo os critérios de B a D.
B – Dor forte e muito forte unilateral, orbital, supraorbital e/ou temporal, com duração de 15-180 minutos, se não tratada.
C – Acompanhada por um ou ambos os seguintes: 1. Pelo menos um dos seguintes sintomas ou sinais, ispilaterais à cefaleia: a) Hiperemia conjuntival e/ou lacrimejamento. b) Congestão nasal e/ou rinorreia. c) Edema palpebral d) Sudorese frontal e facial. e) Rubor frontal e facial. f) Miose e/ou ptose. 2. Sensação de inquietude ou agitação.
D – As crises têm frequência entre 1 a cada 2 dias a 8 por dia, por mais da metade do tempo da salva.

Quadro 7.7 Cefaleia em salvas episódica 3.1.1 e crônica 3.1.2.[6]
A – Crises preenchendo de A a D para cefaleia em salvas.
B – 3.1.1. Pelo menos dois períodos de salva com duração de 7-365 dias (se não tratados) e separados por períodos de remissão > 1 mês. B – 3.1.2. Ocorrem sem um período de remissão ou com remissões < 1 mês, por pelo menos 1 ano.

Na salva episódica 3.1.1, as crises ocorrem em períodos que duram de sete dias a um ano, separado por períodos assintomáticos que duram um mês ou mais. Já na salva crônica 3.1.2, que pode ocorrer em 10% a 15% dos pacientes, as crises ocorrem por mais de um ano sem remissão ou com períodos de menos de um mês.[6]

Tratamento da salva

O tratamento pode ser dividido em tratamento da crise e tratamento profilático da salva episódica e da crônica. Na crise, pode ser utilizados oxigênio, sumatriptamo injetável e *spray* nasal. A ergotamina ou a di-hidroergotamina seriam boas na apresentação sublingual, pois agiriam mais rapidamente, porém, essa apresentação não está disponível no Brasil.[14]

Francis *et al.*, em 2010, publicaram uma revisão do tratamento da salva tanto da crise quanto do profilático baseado em evidência. Para o tratamento agudo, o oxigênio a 100% foi nível A de evidência, sumatriptano subcutâneo(SC) 6 mg nível

A, sumatriptano nasal nível B, zolmitriptano nasal nível A e oral nível B e lidocaína intranasal nível C.[34]

O tratamento de escolha da crise é o oxigênio a 100% logo no início, descrito pela primeira vez por Horton em 1952. Kudrow estudou 52 pacientes utilizando oxigênio para a crise da salva e definiu alguns critérios. A melhor resposta ocorre na salva episódica e em pacientes com menos de 50 anos. O alívio ocorreu após 7 minutos em 62% dos pacientes, entre 8 e 10 minutos em 31% e entre 11 e 15 minutos em 7% dos pacientes. O oxigênio deve ser administrado em máscara e com o paciente sentado, com alto nível de saturação (100%), a 7 litros por minuto e por vários minutos (pelo menos 15). O alívio seria justificado por haver uma dessaturação de oxigênio antes da crise, segundo o autor.[35]

O sumatripano injetável 6 mg subcutâneo tem ação rápida, em torno de 15 minutos em 76% de 49 pacientes do estudo multicêntrico de 1991. O mecanismo seria a possível interrupção do processo de base da salva.[36] Já Goadsby e Edvinsson atribuem a eficácia à diminuição do CGRP.[37]

Nesse estudo multicêntrico, o uso do sumatriptano injetável não promoveu alteração bioquímica, hematológica, no eletrocardiograma, na frequência cardíaca ou na pressão arterial. As contraindicações para seu uso são: infarto agudo do miocárdio, doença vascular periférica e hipertensão arterial não controlada.[36] Essa droga não pode ser associada a ergotamínicos e deve ser utilizada com cuidado na associação com metisergida.[38]

O tratamento da salva deve ser dividido no da salva episódica e da salva crônica. Na salva episódica poderão ser utilizados: prednisona, metisergida (não há mais no Brasil), verapamil, ácido valproico e topiramato. Já na salva crônica, além dessas medicações, será incluído o lítio.[39,40] Segundo Spierings, na salva episódica, 77% dos pacientes melhoram com prednisona (60 a 40 mg), 73% com verapamil (240-720 mg em 3 tomadas) e 53% com metisergida e na erônica 87% melhoram com lítio (600 a 2.000 mg), 60% com verapamil, 40% com prednisona e 7% com metisergida.

Já Francis *et al.*, em 2010, em revisão de evidência para o tratamento farmacológico agudo e preventivo para a salva, selecionaram os seguintes medicamentos para a prevenção: verapamil 360 mg nível C, melatonina 10 mg nível B, lítio 900 mg nível C e injeção suboccipital de esteroide nível B. Foram insuficientes as evidências para: valproato de sódio 500 mg nível B, capsaicina e prednisona 20 mg em dias alternados nível U. Já o oxigênio hiperbárico 100% não foi aconselhável (nível C de evidência[34]).

O balanço de evidências indica que a cefaleia em salvas é uma doença de longa duração e geralmente acompanha a vida do paciente na maioria dos casos. Entretanto, em uma substancial percentagem dos pacientes, a remissão completa ou o prolongamento das fases de remissão pode ocorrer, enquanto em um terço dos pacientes a salva crônica poderá evoluir para o padrão episódico.[40]

Hemicrania paroxística

Em 1976, Ottar Sjaastad e Inge Dale descreveram dois casos de crises de cefaleia de curta duração e frequentes (6 a 18/24 horas). A dor é excruciante, grave, unilateral (sempre do mesmo lado) não acompanhada de fenômenos visuais, náusea/vômito, mas acompanhada por congestão nasal e lacrimejamento do lado sintomático. A dor máxima é sentida na região temporal, embora, durante as crises graves, o hemicrânio inteiro esteja envolvido e o pescoço, ombro e membro superior ipsilateral estejam envolvidos de uma forma difusa. O padrão da crise se difere claramente da cefaleia em salvas tanto pela frequência da crise quanto pelo padrão temporal de longo prazo. Nesse mesmo artigo os autores relatam a falta de eficácia com numerosas drogas e descrevem a resposta impressionante, rápida e de efeito contínuo à indometacina. Esse fármaco administrado oralmente parece ser recuperada no liquor e em pequena quantidade, parecendo ser de relevância esse local de ação na Hemicrania paroxística (HP).[41]

Após essa descrição inicial, seguiram-se várias e importantes publicações e, atualmente, na classificação de 2013, há critérios para as formas episódica e crônica dessa hemicrania paroxística. Descrita como crise de cefaleia grave, unilateral em região orbital, supraorbital e temporal ou em qualquer combinação dessas regiões, durando de 2 a 30 minutos e ocorrendo diversas vezes ao dia. As crises são associadas com hiperemia conjuntival, lacrimejamento, congestão nasal, rinorreia, sudorese na fronte e na face, miose, ptose e/ou edema palpebral ispilaterais. Responde fortemente à indometacina[6] (Quadro 7.8). Nos adultos, a indometacina deve ser utilizada incialmente na dose de pelo menos 150 mg/dia e aumentada, se necessário, a 225 mg/dia. As doses de manutenção geralmente utilizadas são menores. Contrastando com a cefaleia em salvas, não há predominância masculina. Inicia-se geralmente na fase adulta, embora haja casos relatados em crianças.[6]

Segundo a ICHD-3 β, a hemicrania paroxística pode ser episódica 3.2.1 ou crônica 3.2.2 (Quadro 7.9). Na hemicrania paroxística episódica 3.1.1, as crises ocorrem em períodos que duram de sete dias a um ano, separadas por períodos assintomáticos que duram pelo menos 1 mês. Já na hemicrania paroxística crônica 3.2.2, as crises ocorrem por mais de um ano sem remissão ou com períodos de menos de um mês.[6]

Recomenda-se a ingestão de inibidores da bomba de prótons em razão dos efeitos adversos comuns desse fármaco no trato gastrointestinal.[42] Nenhum outro tratamento é tão eficaz quanto a indometacina. Os pacientes que não respondem a esse medicamento devem ser reavaliados, uma vez que há possibilidade de diagnósticos errôneos.[43,44]

Há relato de outros AINEs, incluindo aspirina, ibuprofeno, naproxeno e diclofenaco eficazes para HP.[44] Outros medicamentos com dados limitados de eficácia incluem verapamil, acetazolamida, prednisona, carbamazepina, lítio e topiramato.[44]

Quadro 7.8 Hemicrania paroxística 3.2.[6]

A – Pelo menos 20 crises preenchendo os critérios de B e E.

B – Dor forte e muito forte unilateral, orbitária, supraorbital e/ou temporal, com duração de 2-30 minutos.

C – Pelo menos um dos seguintes sintomas ou sinais, ispilaterais à cefaleia:

1. Hiperemia conjuntival e/ou lacrimejamento.
2. Congestão nasal e/ou rinorreia.
3. Edema palpebral.
4. Sudorese frontal e facial.
5. Rubor frontal e facial.
6. Sensação de plenitude na orelha.
7. Miose e/ou ptose.

D – As crises têm frequência de mais de 5 dias na metade do tempo.

E – As crises são completamente prevenidas por doses terapêuticas de indometacina.

F – Não melhor explicada por outro diagnóstico da ICHD-3.

Quadro 7.9 Hemicrania paroxística episódica 3.2.1 e crônica 3.2.2.[6]

A – Crises preenchendo critérios para hemicrania paroxística 3.2 e ocorrendo em períodos

B – 3.2.1. Pelo menos dois períodos com duração de 7-365 dias (se não tratados) e separados por períodos de remissão de 1 mês.

B – 3.1.2. Ocorrem sem um período de remissao ou com remissões < 1 mês, por pelo menos 1 ano.

Cefaleia de curta duração, unilateral, neuralgiforme

É uma cefaleia primária que, na ICHD-3 β, foi classificada como crise de cefaleia moderada ou grave, estritamente unilateral, que dura segundos a minutos, ocorrendo pelo menos uma vez por dia e geralmente associada a lacrimejamento proeminente e vermelhidão do olho ipsilateral[6] (Quadro 7.10).

As crises de maior duração são caracterizadas por múltiplas "pontadas" ou por um padrão de "dente de serra".

Quadro 7.10 Cefaleia de curta duração, unilateral, neuralgiforme 3.3.[6]
A – Pelo menos 20 crises que cumpram os critérios B-D.
B – Cefaleia moderada a grave, unilateral, com distribuição orbital, supraorbital, temporal e/ou outra trigeminal, durando de 1-600 segundos, ocorrendo como "pontada" única, séries de pontadas ou padrão de "dente de serra".
C – Pelo menos um dos seguintes sintomas ou sinais autonômicos cranianos, ipsilaterais à dor: 1. Hiperemia conjuntival e/ou lacrimejamento. 2. Congestão nasal e/ou rinorreia. 3. Edema de pálpebra. 4. Sudorese facial e da região frontal. 5. Rubor facial e da região frontal. 6. Sensação de orelha cheia. 7. Miose e/ou ptose.
D – As crises têm frequência de, pelo menos, uma vez por dia, durante mais da metade do tempo em que a perturbação está ativa.
E – Não é mais bem explicada por outro diagnóstico da ICHD-3 β.

São reconhecidos dois tipos de cefaleia de curta duração (3.3), unilateral, neuralgiforme na ICHD-3 β:

- 3.3.1 Cefaleia de curta duração, unilateral, neuralgiforme, com hiperemia conjuntival e lacrimejamento (SUNCT).
- 3.3.2 Cefaleia de curta duração, unilateral, neuralgiforme, com sintomas autonômicos cranianos (SUNA).

A SUNCT poderá ser uma subforma da SUNA, embora essa afirmação exija mais estudos. Entretanto, são classificadas como subtipos distintos.[6]

SUNCT e SUNA são geralmente desencadeáveis sem existência de período refratário. Estas contrastam com a nevralgia do trigêmeo, que normalmente tem um período refratário após cada crise.[6] Há a descrição de pacientes em que 3.3.1 SUNCT e 13.1 Neuralgia do trigêmeo se sobrepõem. A diferenciação clínica é complexa. Esses pacientes devem receber os dois diagnósticos. Tem sido mencionado que há pacientes com 3.3.1 SUNCT e 3.1 Cefaleia em salvas. A significância patofisiológica dessa sobreposição ainda não está totalmente esclarecida.[6]

Williams e Broadley, em 2006, revisaram, por um período de 6 anos, todos os casos de SUNCT e SUNA das clínicas neurológicas do Coast Gold Hospital, Austrália, utilizando o critérios da ICHD-2[5]. Revisaram os aspectos clínicos e de resposta ao tratamento utilizando diários de cefaleia e imagem de ressonância magnética cerebral. Encontraram 24 pacientes com SUNCT ou SUNA. O curso episódico da doença foi evidente em 14/24 pacientes (58%), enquanto em 10/24 (42%) tiveram um curso crônico.[45]

Nesse estudo, concluíram que a marca encontrada nos pacientes com SUNCT foi a tendência a crises recorrentes, de intensidade moderada a grave, de dor em facada, ao redor dos olhos ou têmporas e com sinais autonômicos associados. A duração das crises variou entre 5 segundos e 240 segundos (4 minutos) e frequência de 200/dia.[45]

Já na SUNA os achados foram similares aos da SUNCT, mas com uma gama mais ampla de duração das crises, entre 2 segundos e 10 minutos, e frequência de uma ou mais ocorrências por dia. Como as outras TACs, ambas também podem ser episódicas ou crônicas.[45]

2.3.3.1 – Cefaleia de curta duração, unilateral, neuralgiforme, com hiperemia conjuntival e lacrimejamento (SUNCT): segundo a ICHD-3 β, a literatura sugere que o mais comum mimetizador de SUNCT é uma lesão da fossa posterior. Os critérios diagnósticos estão no Quadro 7.11.

Quadro 7.11 Cefaleia de curta duração, unilateral, neuralgiforme, com hiperemia conjuntival e lacrimejamento 3.3.1.[6]
A – Crises que cumpram os critérios de 3.3 Cefaleia de curta duração, unilateral, neuralgiforme.
B – Existência de hiperemia conjuntival e lacrimejamento.

Não há predileção por lado, com localização nas regiões oculares, periocular, auricular, temporal, occipital, sem cruzar a linha média. Parece acometer mais indivíduos do gênero masculino em relação ao feminino em uma proporção 2:1.[46] É acompanhada de congestão ocular e nasal, lacrimejamento, rinorreia e sudorese frontal ipsilateral. Pode ser desencadeada por mastigação, escovação, vento na face. O bloqueio anestésico da área afetada não alivia ou elimina a dor.[47] Responde mal ao tratamento com carbamazepina, gabapentina associada à carbamazepina,[48] indometacina, lítio, amitriptilina, verapamil, valproato de sódio e/ou prednisona. O medicamento de primeira escolha é a lamotrigina. Nos casos em que a terapia medicamentosa falha, pode se optar por técnicas cirúrgicas como estimulação hipotalâmica, descompressão cirúrgica microvascular, microcompressão transcutânea do gânglio trigeminal, glicerol, rizotomia por radiofrequência e radiocirurgia com gama *knife*.[49] É necessário realizar o diagnóstico diferencial em relação às demais neuralgias clássicas e outras dores orofaciais.[48]

3.3.1.1 SUNCT episódica: crises de SUNCT que ocorrem em períodos com duração de 7 dias a 1 ano, separadas por períodos sem dor de 1 mês ou mais. Critérios de diagnóstico no Quadro 7.12.

Quadro 7.12 SUNCT episódica 3.3.1.1.[6]
A – Crises que preencham os critérios de 3.3.1 Cefaleia de curta duração, unilateral, neuralgiforme com hiperemia conjuntival e lacrimejamento, ocorrendo por períodos.
B – Pelo menos dois episódios, com duração de 7 dias a 1 ano, separados por períodos de remissão sem dor de 1 mês ou mais.

3.3.1.2 SUNCT crônica: crises de SUNCT que ocorram em mais de um ano sem remissão ou com períodos de remissão que durem menos de um mês. Critérios de diagnóstico no Quadro 7.13.

Quadro 7.13 SUNCT crônica 3.3.1.2.[6]
A – Crises que preencham os critérios de 3.3.1 Cefaleia de curta duração, unilateral, neuralgiforme com hiperemia conjuntival e lacrimejamento e o critério B abaixo.
B – Ocorrem sem período de remissão ou com remissões durando menos de 1 mês, durante pelo menos 1 ano.

3.3.1.3 SUNA e episódica 3.3.2.1 e crônica 3.3.2.2: para preencher os critérios de SUNA é necessário que haja apenas um ou nenhum dos sinais de hiperemia conjuntival e lacrimejamento.[6] Critérios diagnósticos de SUNA no Quadro 7.14. SUNA episódica 3.3

Na SUNA episódica, é necessário que as crises ocorram em períodos com duração de 7 dias a 1 ano, separadas por períodos livres de dor com duração de pelo menos 1 mês. Seus critérios diagnósticos estão no Quadro 7.14.[6] Já na SUNA crônica, as crises devem ocorrer durante mais de 1 ano sem remissão ou com períodos de remissão de menos de 1 mês de duração[6]. Critérios no Quadro 7.15 e 7.16.

Quadro 7.14 SUNA 3.3.2.[6]
A – Crises que preencham os critérios de 3.3.1 Cefaleia de curta duração, unilateral, neuralgiforme, com hiperemia conjuntival e lacrimejamento, e o critério B abaixo
B – Apenas um ou nenhum dos sinais de hiperemia conjuntival ou lacrimejamento.

Quadro 7.15 SUNA episódica 3.3.2.1.[6]

A – Crises que preencham os critérios de 3.3.1 Cefaleia de curta duração, unilateral, neuralgiforme, com hiperemia conjuntival e lacrimejamento, e o critério B abaixo.

B – Apenas um ou nenhum dos sinais de hiperemia conjuntival ou lacrimejamento.

Quadro 7.16 SUNA crônica 3.3.2.2.[6]

A – Crises que preencham os critérios de 3.3.1 Cefaleia de curta duração, unilateral, neuralgiforme, com hiperemia conjuntival e lacrimejamento, e o critério B abaixo.

B – Ocorrem sem período de remissão ou com remissões com duração de menos de 1 mês, durante pelo menos 1 ano.

Cefaleia crônica diária

Esse diagnóstico se refere às cefaleias que ocorrem mais do que 15 dias por mês. Na classificação da SIC de 1988, a única possibilidade diagnóstica era CTTC.[50]

Em 1994, um grupo de especialista (Silberstein, Lipton, Solomon e Mathew) se reuniu e publicou uma proposta de classificação para a CCD que até hoje é muito utilizada na prática clínica. Utilizaram o termo CCD para um grupo de cefaleias primárias distintas, que ocorriam diária ou quase diariamente, durando mais do que 4 horas por dia se não tratada. Dividiram a CCD em: CTTC, MT, cefaleia persistente e diária desde o início (CPDI) e hemicrania contínua (HC). Como a literatura mostrava que a principal causa de transformação era o uso excessivo de analgésicos, sugeriram que cada um dos quatro tipos pudesse ser subdividido em com ou sem uso excessivo de analgésico.[51]

Na ICHD-2 2004 foi, então, introduzido o termo migrânea crônica (MC) – item 1.5.1. Na terceira classificação de 2013, versão β, a MC – item 1.3 é descrita como uma cefaleia que ocorre por 15 dias ou mais por mês e por mais de três meses, com características de migrânea por pelo menos 8 dias no mês.

Ainda na ICHD-3 β, o diagnóstico de 1.3. Migrânea crônica exclui o diagnóstico de 2. CTTC ou seus subtipos, porque as cefaleias idênticas à CTT enquadram se nos critérios diagnósticos da 1.3 MC (Quadro 7.17).

A razão para separar a migrânea crônica da migrânea episódica é que é possível distinguir episódios individuais em pacientes com cefaleias muito frequentes ou contínuas. É extremamente difícil manter esses pacientes sem medicação a fim de observar a história natural da doença. A causa mais comum de sintomas sugestivos de MC é o uso excessivo de medicamentos, conforme definido na 8.2 Cefaleia por uso excessivo de medicação (CEM). Cerca de 50% dos pacientes aparentemente com 1.3 Migrânea Crônica têm ela revertida para um subtipo de migrânea episódica, após a retirada da medicação, e vice-versa. Por essas razões e, por causa da regra

Quadro 7.17 Migrânea crônica 1.3.[6]
A – Cefaleia (idêntica à cefaleia do tipo tensional e/ou à migrânea) em 15 dias por mês ou mais, durante mais de 3 meses preenchendo os critérios B e C.
B – Pelo menos cinco crises preenchendo os critérios B-D 1.1 Migrânea sem aura e/ou critérios B e C de 1.2 Migrânea com aura.
C – Em 8 dias por mês ou mais durante mais de 3 meses, preenchendo algum dos seguintes: 1. Critérios C e D de 1.1 Migrânea sem aura. 2. Critérios B e C de 1.2 Migrânea com aura. 3. Descrita pelo paciente como migrânea no início e aliviada por um triptano ou ergotamínico.
D – Não melhor explicada por outro diagnóstico da ICHD-3.

geral, os pacientes que preencherem os critérios de 1.3 MC e 8.2 CEM devem receber ambos os diagnósticos. Após a retirada de medicamentos, a migrânea pode reverter para episódica ou permanecer crônica, sendo reclassificada em conformidade.

A hemicrania contínua (HC) foi descrita por Sjaastad e Spierings em 1984[52] e somente introduzida na ICHD-2 de 2004,[50] 4.7, no item 4, outras cefaleias primárias, apesar dos sinais autonômicos.

A inclusão no grupo 3 baseou-se no fato de a dor ser tipicamente unilateral, assim como os sintomas autonômicos cranianos, quando presentes. Estudos de imagem cerebral mostram sobreposições importantes entre todas essas perturbações, aqui incluídas, sendo de salientar a ativação da região da substância cinzenta hipotalâmica posterior. Some-se a isso a resposta absoluta da indometacina da 3.4 Hemicrania contínua ser partilhada com a 3.2 Hemicarnia paroxística.[6]

A HC definida como cefaleia persistente estritamente unilateral, associada a hiperemia conjuntival ipsilateral, lacrimejamento, congestão nasal, rinorreia, sudorese facial e da região frontal, miose, ptose, e/ou edema palpebral e/ou inquietação ou agitação. A cefaleia é absolutamente sensível à indometacina (Quadros 7.18).[6]

Na ICHD-3 β, a HC pode ser remitente (3.4.1) ou não remitente (3.4.2) (Quadro 7.19). No subtipo remitente, a HC é caracterizada por dor que não contínua, interrompida por períodos de remissão de, pelo menos, um dia. Pode surgir de novo ou a partir de 3.4.2 HC subtipo não remitente. No subtipo não remitente, a HC é caracterizada por dor contínua, sem períodos de remissão de pelo menos 1 dia, durante pelo menos 1 ano.[6]

A cefaleia persistente e diária desde o início (CPDI) (item 4.10-ICHD-3 β) é uma cefaleia persistente, diária desde o início. A dor não tem aspectos considerados característicos e pode ser idêntica à migrânea ou à CTT ou ter elementos de ambas (Quadro 7.20).[6]

Quadro 7.18 Hemicrania contínua 4.7.[6]

A – Cefaleia unilateral que preencha os critérios B-D.

B – Presente por mais de 3 meses, com exacerbações de intensidade moderada ou mais intensa.

C – Um ou dois dos seguintes:

1. Pelo menos um dos seguintes sintomas ou sinais ipsilaterais à cefaleia:
   a) hiperemia conjuntival e/ou lacrimejamento;
   b) congestão nasal e/ou rinorreia;
   c) edema palpebral;
   d) sudorese facial e da região frontal;
   e) rubor facial e da região frontal;
   f) sensação de orelha cheia;
   g) miose e/ou ptose;
2. Sensação de inquietação ou agitação ou agravamento da dor pelo movimento;

D – Resposta absoluta a doses terapêuticas de indometacina[1].

E – Não melhor explicada por outro diagnóstico da ICHD-e β.

1 No adulto, a indometacina oral deve ser utilizada inicialmente numa dose de pelo menos 150 mg diários e aumentada, se necessário, até os 225 mg dia. A dose injetável é de 100-220 mg. São frequentemente utilizadas doses de manutenção menores.

Quadro 7.19 Hemicrania contínua remitente 3.4.1 e não remitente 3.4.2.[6]

A – Cefaleia que preencha os critérios de 3.4 Hemicrania contínua e o critério B abaixo

B – 3.4.1. A cefaleia não é diária ou contínua, mas interrompida por períodos de remissão de 1 dia ou mais, sem tratamento.

B – 3.4.2. A cefaleia é diária e contínua, durante pelo menos 1 ano, sem períodos de 1 dia ou mais.

Quadro 7.20 Cefaleia persistente e diária desde o início 4.8 a 4.10.[6]

A – Cefaleia persistente preenchendo os critérios de B e D.

B – Tem um início distinto claramente recordado, em que a dor se torna contínua e sem remissão em 24h.

C – Está presente há mais de 3 meses.

D – Não melhor explicada por outro diagnóstico da ICHD-3 β.

A CPDI é uma entidade única na medida em que rapidamente se torna uma cefaleia sem remissão e que ocorre tipicamente em indivíduos sem história prévia de cefaleias. Invariavelmente, os pacientes recordam e são capazes de descrever bem o início; caso contrário, deve ser feito outro diagnóstico.[6]

De qualquer modo, os pacientes com história prévia de cefaleias (1. Migrânea ou 2. CTT) não são excluídos desse diagnóstico, mas não deverão referir exacerbações das mesmas seguidas de uso excessivo de medicamentos. A CPDI pode ter características de migrânea ou CTT. Embora os critérios de MC 1.3 e/ou CTTC 2.3 possam ser preenchidos, o diagnóstico de CPDI 4.10 deverá ser feito sempre que os critérios dessa entidade sejam preenchidos. Ao contrário, quando ambos os critérios de CPDI 4.10 e HC 3.4 são preenchidos, o diagnóstico será de HC 3.4.[6]

A CPDI 4.10 pode assumir duas subformas que não são codificadas separadamente. Uma forma é a autolimitada, que tipicamente desaparece sem tratamento dentro de alguns meses e outra é refratária, que é resistente a uma terapêutica agressiva.[6]

A cefaleia por uso excessivo de medicação (CEM. 8.2)[6] ocorre em 15 ou mais dias por mês, em consequência do uso excessivo regular de medicação aguda ou sintomática para a cefaleia (em 10 ou mais, ou 15 ou mais dias por mês, dependendo da medicação) por mais de 3 meses (Quadro 7.21). Habitualmente, mas não invariavelmente, a cefaleia desaparece após a parada do uso excessivo do medicamento.[6]

Quadro 7.21 Cefaleia por uso excessivo de medicamentos.[6]
A. Cefaleias ocorrem em 15 dias ou mais por mês num paciente com uma cefaleia preexistente.
B. Uso excessivo por mais de 3 meses de um ou mais fármacos que podem ser tomados para o tratamento agudo e/ou sintomático da cefaleia[1].
C. Não melhor explicado por outro diagnóstico da ICHD-e β.

De acordo com o medicamento usado de modo excessivo e os critérios definidos abaixo.

A CEM é uma interação entre um agente terapêutico utilizado de maneira excessiva e um paciente suscetível (ICHD-3 β). Porém, o comportamento de alguns pacientes com CEM 8.2 é similar ao verificado com outras adições e fármacos e a pontuação na *Severity of Dependence Scale* (SDS) é um preditor significativo de abuso de medicação nos doentes com cefaleias.[53]

Em resumo, para haver a transformação de uma cefaleia episódica em crônica por uso excessivo de medicação é necessário o seguinte (item B do critério):

- **8.2.1 – Cefaleia por uso excessivo de ergotamina:** ingestão regular em 10 dias ou mais por mês, de forma regular, por mais de 3 meses.
- **8.2.2 – Cefaleia por uso excessivo de triptanos:** ingestão regular de um ou mais triptanos (especificado entre parênteses), em qualquer formulação, por 10 dias ou mais por mês, por mais de 3 meses.
- **8.2.3 – Cefaleia por uso excessivo de outro fármaco anti-inflamatório não esteroide (AINE):** ingestão de um ou mais AINE (especificado entre parên-

teses), que não seja ácido acetilsalicílico, em 15 dias por mês ou mais, por mais de 3 meses.

- **8.2.4 – Cefaleia por uso excessivo de opioides:** ingestão regular de um ou mais opioides (especificado entre parênteses), por 10 dias ou mais por mês, por mais de 3 meses.
- **8.2.5 – Cefaleia por uso excessivo de associações de analgésicos:** ingestão regular de medicamentos com uma ou mais associações de analgésicos (duas ou mais classes atuando como analgésicos ou adjuvantes; especificado entre parênteses), em qualquer formulação, por 10 dias ou mais por mês, por mais de 3 meses. Mais comumente são comprimidos associando analgésicos simples combinado com opioides, butalbital e/ou cafeína.
- **8.2.6 – Cefaleia por uso excessivo de medicamentos de classes farmacológicas múltiplas, não havendo excesso de seu uso individual:** ingestão regular de ergotamina, triptanos, analgésicos simples, AINEs e/ou opioides (especificados entre parênteses), num total de 10 dias ou mais por mês, por mais de 3 meses, sem uso excessivo de qualquer um dos fármacos isolados ou da classe farmacológica.
- **8.2.7 – Cefaleia por uso excessivo de medicamentos atribuída ao uso excessivo não comprovado de múltiplas classes farmacológicas:**

  1. Ingestão regular de qualquer associação de ergotamina, triptanos, analgésicos simples, AINEs e/ou opioides por 10 dias ou mais por mês, por mais de 3 meses sem uso excessivo de qualquer um dos fármacos isolados ou da classe farmacológica.
  2. A identidade, a quantidade e/ou perfil de uso ou uso excessivo dessas classes de fármacos não pode ser estabelecida com certeza.

- **8.2.8 – Cefaleia por uso excessivo de medicamentos atribuída a outra medicação:** uso excessivo regular, por 10 dias ou mais por mês, por mais de 3 meses, de um ou mais medicamentos, para além dos descritos anteriormente (especificados entre parênteses) tomados para tratamento agudo ou sintomático da cefaleia.

Tratamento

Na possível MC associada a provável CEM, os tratamentos envolvidos são: das crises; de transição; preventivo.[53]

Para o tratamento da crise e de transição, anterior á quebra do ciclo da dor, há várias opções publicadas e resumidas por Mathew e no Consenso Latino Americano[53,54]. Envolve medidas de duração limitada (menor do que 30 dias), precedentes ou concomitantes ao início do tratamento preventivo. São elas: descontinuação do fármaco em uso excessivo (se possível de forma abrupta); tratamento sintomático da cefaleia rebote com analgésicos/antimigranosos; tratamento dos sintomas de abstinência.[53]

Esses agentes podem também ser utilizados em combinação e, geralmente, por poucos dias a uma semana, até que o ciclo seja quebrado:[53,54]

- **AINEs:** naproxeno, ácido tolfenâmico, cetoprofeno e diclofenaco;
- Sumatriptano injetável subcutâneo;

- Corticosteroide oral (predinisolona por 9 dias: 100 mg/dia por 3 dias, 50 mg/dia por 3 dias e 20 mg/dia por três dias);
- DHE IV;
- Clorpromazina IV (12,5 mg infundida em 15 minutos de 6 em 6 horas e por 2 dias. Cuidado com a hipotensão ortostática) ou em gotas sublinguais;
- Dexametasona IV (2 mg 2×/dia e por 3 dias).

Imediatamente, devemos iniciar o tratamento profilático. Estudos classe I e nível de evidência A incluem: onabotulinum-toxina e topiramato. Evidência B: valproato de sódio e divalproato.[54] Outros fármacos utilizados para o tratamento da migrânea episódica podem ser tentados: antidepressivos tricíclicos (amitriptilina, nortiptilina), inibidores duplos de recaptação de serotonina e noradrenalina (venlafaxina e duloxetina) e miorrelaxantes (tizanidina e carisoprodol)[30,42,50] e neurolépticos atípicos.[52] Também poderemos associar medidas coadjuvantes quando necessário: técnicas fisioterápicas, técnicas osteopáticas, psicoterapia, acupuntura e técnicas de relaxamento.[52]

REFERÊNCIAS BIBLIOGRÁFICAS

1. Silberstein SD, Lipton RB, Dalessio DJ. Overview, diagnosis, and classification of headache. in: wolff's headache and other head pain. 7th ed. New York: Oxford University; 2001.
2. Stovner LJ, Hagen K, Jensen R, et al. The global burden of headache: a documentation of headache prevalence and disability worldwide. Cephalalgia. 2007;27(3):193-210.
3. Fleming NR, Sousa JA, Pereira Junior FJ, et al. Prevalence of headaches in the population of patients with TMD according to IHS classification of headache – 2004. Cephalalgia. 2007;27(6):665.
4. Fleming NR, Sousa JA, Pereira Junior FJ, et al. Comparison of the prevalence of chronic headache in patients with TMD and headache. Cephalalgia. 2007;27(6):702.
5. Rasmussen BK, Jensen R, Schroll M, et al. Epidemiology of headache in a general population--a prevalence study. J Clin Epidemiol. 1991;44(11): 1147-5.
6. Headache Classification Committee of the International Headache Society (IHS).The International Classification of Headache Disorders. 3rd ed. Cephalalgia. 2013;33(9):629-808.
7. Sharav Y, Katsarava Z, Benoliel R. Migraine and possible facial variants: neurovascular facial pain. In: Sharav Y, Benoliel R. Orofacial pain and headache. 2nd ed. Hanover Park: Quintessence; 2015.
8. Kelman L. Migraine pain location: atertiary care study of 1283 migraineurs. Headache. 2005; 45(2):1038-47.
9. Campbell JK, Penzien DB, Wall EM. Evidence-based guidelines for migraine headache: behavioral and physical treatments. New York: US Headache Consortium; 2000.
10. Consenso da Sociedade Brasileira de Cefaleia - Comitê AD Hoc da Sociedade Brasileira de Cefaleia - Recomendações para o tratamento profiláticoda migrânea, Arq Neuro-Psiquiat. 2002;60 (1):159-69.
11. Antonaci F, Dumitrache C, De Cillis I, et al. A review of current European treatment guidelines for migraine. J Headache Pain. 2010;11(2):13-9.
12. Silberstein SD, Saper JR, Freitag FG. Migraine: diagnosis, and treatment. In: Silberstein SD, Lipton RB, Dalessio DJ. Wolff's headache and other head pain. 7th ed. New York: Oxford University; 2001.
13. Lipton RB, Stewart WF, Stone AM, et al. Stratified care vs step care strategies for migraine: The disability in strategies of care (DISC) study: a randomized trial. JAMA. 2000;284(20):2599-605.

14. Silberstein SD, Holland S, Freitag F, et al. Evidence-based guideline update: Pharmacologic treatment for episodic migraine prevention in adults: Report of the Quality Standards Subcommittee of the American Academy of Neurology and the American neurology Society. Neurology. 2012;78(2):1337-45.

15. Grossmann E, Paiva H, Paiva AM. Dores bucofaciais: conceitos e terapêutica. São Paulo: Artes Médicas; 2013.

16. Queiroz LP, Perez MF, Piovesan EJ, et al. A nationwide population-based study of tension-type headache in Brazil. Headache. 2009;49(1):71-8.

17. Drummond PD. Scalp tenderness and sensitivity to pain in migraine and tension headache. Headache. 1987;27(1):45-50.

18. Fleming NR. Alterações musculares nas cefaléias crônicas: nossa abordagem. Arq Neuro-Psiquiat. [Abstract]. 1998; 56(1):114.

19. Silberstein S, Lipton RD, Goadsby PJ. Tension-type headache: diagnosis and treatment. In: Headache in Clinical Practice. Oxford: Oxford University; 1998.

20. Spierings E. Overview of headache. In: Agilus LH, Butterwortth H. Headache. USA. 1998.

21. Raskin MH. Headache. 2nd ed. New York: Churchill-Livingstone; 1988.

22. Olesen J. Clinical and pathophysiological observations in migraine andtension-type headache explained by interection of vascular, supraspinal andmyofascial inputs. Pain. 1991;46(2):125-32.

23. Cady R, Schreiber C, Farmer K, et al. Primary headaches: a convergency hypothesis. Headache. 2002;42(3):204-16.

24. Fernández-de-las Peñas C, Schoenen J. Chronic tension-type headache: what is new? Curr Opin Neurol. 2009;22(3):254-61.

25. Woolf C, Decosterd I. Implications of recent advances in the understanding of pain pathophysiology for the assessment of pain in patients. Pain. 1999; Suppl 6:141-S7.

26. Jacobsen M. "Anatomia e fisiologia das vias nociceptivas e supressoras da dor". in: Dor, epidemiologia, fisiopatologia, avaliação, síndromes dolorosas e tratamento. São Paulo: Moreira Jr; 2001.

27. Saper JR, Silberstein SD, Lake III AE, et al. Double-blind Trial of Fluoxetine: chronic daily headache and migraine.Headache. 1994;34(2):497-502.

28. Bendtsen L, Jensen R. Amitriptyline reduces myofascial tenderness in patients with chronic tension-type headache. Cephalalgia. 2000;20(2):603-10.

29. Saper JR, Lake III AE, Tepper SJ. Nefazodone for chronic dailyheadache prophylaxis: an open-label study. Headache. 2001;41(1):465-74.

30. Saper JR, Lake III AE, Cantrell DT, et al. Chronic daily headache prophylaxis with Tizanidine: a double--blind, Placebo-controlled Multicenter Outcome Study. Headache. 2002; 42(2):470-82.

31. Leone M, Bussone G. Pathophysiology of trigeminal autonomic cefalalgias. Lancet Neurol. 2009; 8(8):755-64.

32. Mathew NT. Cluster Headache and other trigeminal autonomic cephalalgias. In: Randolph W, Mathew EN. Handbook of Headache. 2nd ed. Philadelphia: Lippincott Williams & Wilkins; 2005.

33. Manzoni GC, Pruzinski A. Cluster headache: introduction. In: Olesen J, Tfelt-Hansen P, Welch M. The headaches. 2nd ed. Philadelphia: Lippincot Williams & Wilkins; 2000.

34. Francis GJ, Becker WJ, Pringsheim TM. Acute and preventive pharmacologic treatment of cluster headache. Neurology. 2010;75(3):463-73.

35. Kudrow L. Response of cluster headache attacks to oxygen inhalation. Headache. 1981;12(2):1-4.

36. Sumatriptano Cluster Headache Study Group. Treatment of acute cluster headache with sumatriptan. N Engl J Med. 1991;325(5):322-6.

37. Goadsby PJ, Edvinsson L. Human in vivo activation in cluster headache:neuropeptide changes and effects of acute attacks therapies. Brain. 1994;117(2):427-34.

38. Fleming NR. Tratamento agudo de cefaléia em salvas. Migrâneas e Cefaleias. 2000;3(2):69-73.

39. Spierings E. Cluster headache. In: Alius LH, Spierings E, Heinemann B. Headache. Philadelphia: Lippincott Williams & Wilkins; 1998.

40. Dodick DW, Campbell JK. Cluster headache: diagnosis, managementand treatment. in: Silberstein SD, Lipton RB, Dalessio DJ. wolff's headache and other head pain. 7th ed. New York: Oxford University; 2001.

41. Sjaastad O, Dale I. A new (?) clinical headache entity "Chronic Paroxysmal Hemicrania"2. Acta Neurol Scandinav. 1976;54(2):140-59.

42. Favier I, van Vliet JA, Roon KI, et al. Trigeminal autonomic cephalalgias due to structural lesions: a review of 31 cases. Arch Neurol. 2007;64(2):25.

43. May A, Leone M, Afra J, et al. EFNS guidelines on the treatment of cluster headache and other trigeminal--autonomic cephalalgias. Eur J Neurol. 2006;13(10):1066-77.

44. Matharu MS, Goadsby PJ. Trigeminal autonomic cephalalgias: diagnosis and management. In: Silberstein SD, Lipton RB, Dodick DW. Wolff's Headache. 8th ed. New York: Oxford University Press; 2008.

45. Williams MH, Broadley SA. SUNCT and SUNA: clinical features and medical treatment. J Clin Neuroscience. 2008;15(2):526-34.

46. Pareja JA, Álvarez M. The usual treatment of trigeminal autonomic cephalalgias. Headache. 2013; 53(9):1401-14.

47. Pareja JA, Alvarez M, Montojo T. SUNCT and SUNA: Recognition and Treatment. Curr Treat Options Neurol. 2013;15(1):28-39.

48. de Coo IF, Wilbrink LA, Haan J. Symptomatic trigeminal autonomic cephalalgias. Curr Pain Headache Rep. 2015;19(8):39.

49. Favoni V, Grimaldi D, Pierangeli G, et al. SUNCT/SUNA and neurovascular compression: new cases and critical literature review. Cephalalgia. 2013;33(16):1337-48.

50. Headache Classification Committee of the International Headache Society Classification and diagnostic criteria for headache disorders, cranial neuralgias and facial pain.Cephalalgia. 1988;8(7):1-96.

51. Silberstein SD, Lipton RB, Solomon S, et al. Classification of Daily and near-daily headaches: proposed revisions to the HIS Criteria. Headache.1994;34(1):1-7.

52. Mathew NT. Chronic daily headache. In: Randolph W. Handbook of headache. 2nd ed. Philadelphia: Lippincott Williams & Wilkins; 2005.

53. Calabresi PE, Cupiniz LM. Medication-overuse headache similarities with drug addiction. TRENDS Pharmacol Sciences. 2005;26(2):62-8.

54. Giacomozzi AR, Vindas AP, Silva Junior AA, et al. Consenso Latino-Americano para as Diretrizes de Tratamento da Migrânea Crônica. Headache Med. 2012;3(4):150-61.

CAPÍTULO 8

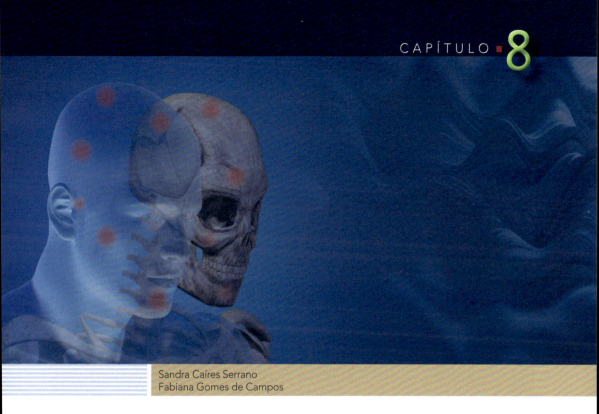

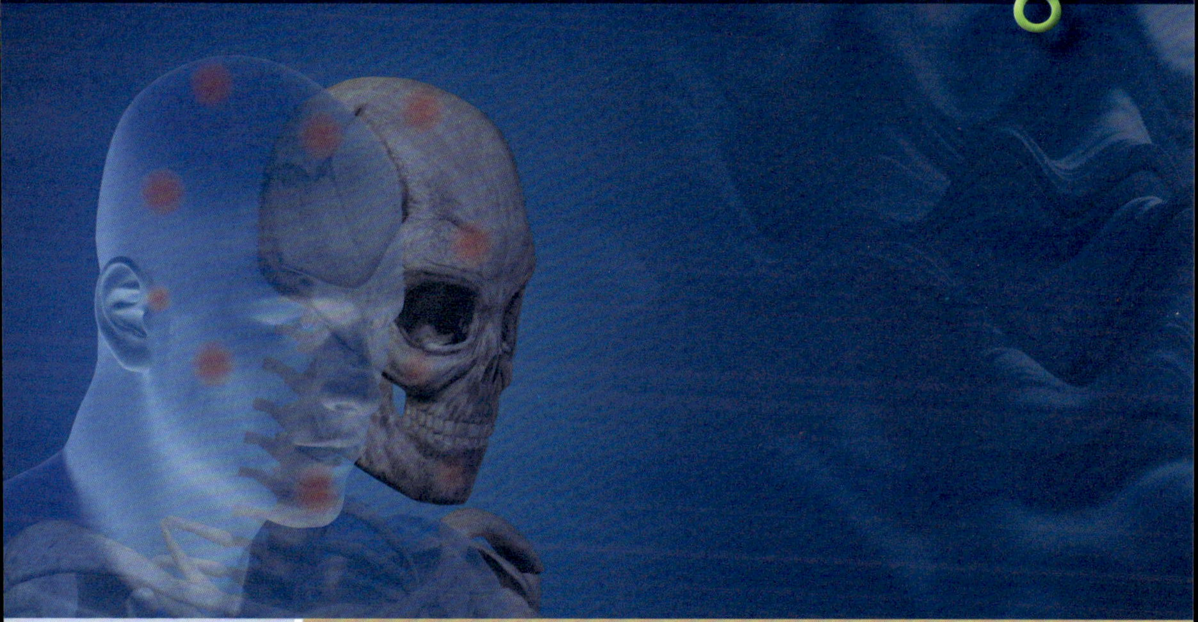

Sandra Caíres Serrano
Fabiana Gomes de Campos

Cefaleia na Infância e Adolescência

INTRODUÇÃO

A cefaleia é uma das queixas mais comuns nas crianças e adolescentes e sua prevalência aumenta com a idade. Cerca de 20% das crianças e adolescentes de 4 a 18 anos apresentaram cefaleias frequentes ou graves nos últimos 12 meses. Geralmente, as crianças que se queixam de cefaleia de forma recorrente são levadas a consultas médicas em função de faltas escolares, isolamento em função da dor ou por preocupações relacionadas com a possível causa, como, por exemplo, um tumor cerebral. A anamnese minuciosa acompanhada de exames físico e neurológico adequados é fundamental para o diagnóstico e tratamento das cefaleias. As etiologias mais comuns das cefaleias variam em função de diferentes contextos; raramente as cefaleias na infância são causadas por distúrbios subjacentes graves. Em geral, a maioria das crianças atendidas em emergências pediátricas por cefaleia aguda apresenta quadro viral ou infecção do trato respiratório superior como etiologia sintomática. Em casos anormais ou suspeitos de etiologia secundária, exames subsidiários deverão ser realizados para descartar etiologias mais sérias.[1-3]

No atendimento primário, as cefaleias primárias (Tabela 8.1) e etiologias infecciosas são mais comuns.[4] Em uma coorte histórica de 48.575 crianças e adolescentes com idade entre 5 e 17 anos que foram acompanhados no atendimento primário por queixa de cefaleia, 19% foram diagnosticados como cefaleia primária (CP) no momento da apresentação, 1,1%, com cefaleia secundária (CS) e 79,7% não recebeu diagnóstico formal (5,4% desses foram diagnosticados com CP no ano seguinte).[5]

Tabela 8.1 Características mais comuns das cefaleias em crianças e adolescentes.

Sintoma	Enxaqueca	Cefaleia tipo tensão	Cefalalgia trigêmino-autonômica (p. ex., cefaleia em salvas)
Localização	Geralmente bilateral em crianças pequenas; em adolescentes e adultos jovens unilateral em 60%-70% e bifrontal ou global em 30%.	Bilateral.	Unilateral, normalmente começa ao redor dos olhos ou têmporas.
Características	De início gradual, crescendo, pulsátil, intensidade moderada a intensa, agravada por atividades físicas.	Pressão ou aperto, que aumenta ou diminui.	A dor começa rapidamente e aumenta em poucos minutos, a dor é profunda, contínua, excruciante e explosiva.
Preferência do paciente	Paciente prefere ficar no escuro e em ambiente silencioso.	Paciente pode permanecer ativo ou pode precisar descansar.	Paciente permanece ativo.
Duração	2-72h.	Variável.	30 minutos a 3h.

(Continua)

Tabela 8.1 Características mais comuns das cefaleias em crianças e adolescentes. *(Continuação)*

Sintoma	Enxaqueca	Cefaleia tipo tensão	Cefalalgia trigêmino-autonômica (p. ex., cefaleia em salvas)
Sintomas associados	Náusea, vômito, fotofobia, fonofobia, pode ter aura (normalmente visual, mas pode envolver outros sentidos ou causar déficits de fala ou motores).	Nenhum.	Lacrimejamento ipsilateral e vermelhidão no olho, obstrução nasal, rinorreia, palidez, sudorese, síndrome de Horner, sintomas neurológicos focais raros, sensibilidade ao álcool.

Fonte: Adaptada de *Headache Classification Committee of the International Headache Society* (IHS), 2018.[36]

CLASSIFICAÇÃO

As cefaleias em crianças e adolescentes podem ser classificadas como CP (p. ex., enxaqueca, cefaleia tensional, cefaleias trigêmino-autonômicas) ou cefaleia secundária (quando a cefaleia é sintoma de uma condição subjacente) (Tabela 8.1). As cefaleias secundárias apresentam relação temporal com uma causa subjacente e/ou se resolvem ao tratar essa causa. São causas comuns de CS situações como doença febril aguda (p. ex., infecções de vias aéreas superiores, gripe), trauma encefálico, alguma condição potencialmente fatal do sistema nervoso central (SNC) ou mesmo hipertensão intracraniana. As cefaleias primárias e secundárias não são mutuamente excludentes, uma vez que a CP pode ser exacerbada por uma etiologia secundária. A International Classification of Headache Disorders, 3rd edition (versão β) (ICHD-3 β) traz critérios diagnósticos detalhados de CP, CS e distúrbios da dor facial.[6] A enxaqueca e a cefaleia tipo tensão são as CP mais comuns na infância (Tabela 8.1).

Enxaqueca

A enxaqueca é a causa mais comum de cefaleia episódica aguda na infância que gera busca por atendimento médico. A enxaqueca é caracterizada por episódios recorrentes de dor moderada a intensa na cabeça, com duração de 2 a 72 horas quando não tratada. Os episódios de enxaqueca se caracterizam por dor localizada, pulsátil (que piora aos esforços) e pode ser acompanhada por náusea, vômito, fotofobia e fonofobia (Tabela 8.2A). Em crianças menores, a duração da cefaleia costuma ser menor quando comparada aos adultos, aumentando com a idade. As cefaleias de localização occipital têm risco aumentado de causa secundária, (embora a enxaqueca permaneça como a causa mais comum de cefaleia occipital), recomendando-se atenção nesses casos.

Cerca de 10% das crianças com enxaqueca apresentam fenômeno de aura, que pode ser visual, sensorial, motora, relacionada com a fala, ou relacionada a sintomas de tronco cerebral ou mesmo retinianos (p. ex., presença de escotoma, fosfena, hemiplegia, fraqueza, parestesias, disfasia, ataxia, confusão mental).[6] A enxaqueca crônica é a cefaleia crônica mais comum na infância e adolescência e é definida como cefaleia presente em 15 dias ou mais por mês (com presença de no mínimo 8 dias por mês) e com características de enxaqueca. Em um estudo populacional realizado em estudantes de 12 a 14 anos, a prevalência global encontrada foi de 1,5%, sendo a enxaqueca crônica mais comum em meninas do que em meninos (2,4 × 0,8%).[7] Evitar abuso de medicamentos é um aspecto importante na prevenção da enxaqueca crônica, uma vez que abuso medicamentoso foi encontrado em 20 a 36% dos adolescentes com enxaqueca crônica e é um preditor independente de sua persistência.[8] A depressão maior é outro preditor independente de frequência elevada de cefaleia,[8] que não pode ser negligenciada em crianças. Sintomas episódicos associados a enxaqueca (antigamente chamados de síndromes periódicas da infância ou variantes da enxaqueca) incluem vertigem paroxística benigna, vômito cíclico, cólica e enxaqueca abdominal. O torcicolo benigno paroxístico (caracterizado por episódios recorrentes, muitas vezes breves, de inclinação da cabeça com recuperação espontânea em crianças) também tem sido proposto como uma variante da enxaqueca.[9]

Cefaleia tipo tensão

As cefaleias tipo tensão são caracterizadas por apresentarem localização difusa, não pulsátil, de intensidade leve a moderada, e sem piora com atividade física (embora a criança possa não desejar participar de atividades durante o episódio de dor) e pode durar de 30 minutos a 7 dias (Tabela 8.2B). A cefaleia tipo tensão pode estar associada à náusea, fotofobia ou fonofobia, mas normalmente não é acompanhada por vômitos e quase nunca por aura.[6] Embora a cefaleia tipo tensão possa compartilhar características clínicas da enxaqueca, o ICHD-3 β especifica que o diagnóstico da enxaqueca tenha prioridade sobre o diagnóstico de cefaleia tipo tensão – dessa forma, quando em dúvida entre esses dois diagnósticos, o diagnóstico de enxaqueca deve prevalecer.[6]

Cefaleia em salvas

As cefaleias deste grupo são caracterizadas pela localização trigeminal e associação a características autonômicas. De forma geral, as cefaleias em salvas apresentam localização unilateral e frontal-periorbital (Tabela 8.2C). A dor da cefaleia em salvas é intensa com duração menor que 3 horas, mas múltiplas crises ocorrem em período de tempo muito curto. Em geral, a cefaleia em salvas é associada a sintomas autonômicos, incluindo lacrimejamento, rinorreia, hiperemia oftálmica e ocasionalmente a síndrome de Horner (miose ipsilateral, ptose e anidrose facial).[6] Há relatos de cefaleia em salvas em crianças de 3 anos de idade, mas sua incidência é rara em menores de 10 anos. Em geral, a cefaleia em salvas ocorre mais entre 10 e 20 anos de idade, embora seja pouco frequente.

Tabela 8.2A Critérios diagnósticos para enxaqueca.
Enxaqueca sem aura
A. Pelo menos cinco episódios de crise preenchendo critérios B até D.
B. Episódios de cefaleia com duração de 4-72h (sem tratamento ou tratado sem sucesso).
C. Cefaleia com pelo menos duas das seguintes características: ▪ Localização unilateral ▪ Pulsátil ▪ Dor moderada e intensa ▪ Piora com atividade física de rotina (por exemplo, andar ou subir escadas)
D. Durante a cefaleia presença no mínimo de um dos seguintes: ▪ Náuseas, vômitos, ou ambos ▪ Fotofobia ou fonofobia
E. Não melhor explicado por outro diagnóstico ICHD-3.
Enxaqueca com aura
A. Pelo menos dois episódios de crise preenchendo critérios B e C.
B. Presença de um ou mais dos seguintes sintomas da aura totalmente reversíveis. ▪ Visual ▪ Sensorial ▪ Fala e/ou linguagem ▪ Motor ▪ Tronco cerebral ▪ Retiniano
C. Presença de pelo menos três das seis características seguintes: ▪ Ao menos um sintoma de aura se manifesta gradualmente por ≥ 5 minutos. ▪ Dois ou mais sintomas ocorrem em sequência. ▪ Cada sintoma de aura individual dura 5 a 60 minutos. ▪ Pelo menos um sintoma de aura é unilateral. ▪ Pelo menos um sintoma de aura é positivo. ▪ A aura é acompanhada ou seguida por cefaleia dentro de 60 minutos.
D. Não melhor explicado por outro diagnóstico ICHD-3.
Características da enxaqueca em crianças e adolescentes
Episódio de crise pode durar 2-72h (não há evidência comprovada para duração de crise não tratada menor que 2h).
A cefaleia é mais frequentemente bilateral do que em adultos; um padrão adulto de dor unilateral geralmente surge no final da adolescência ou no início da idade adulta.
Fotofobia e fonofobia podem ser inferidas pelo comportamento em crianças pequenas.

Fonte: Adaptada de *Headache Classification Committee of the International Headache Society* (IHS), 2018.[36]

Tabela 8.2B Critérios diagnósticos para cefaleia tipo tensão episódica.

Descrição: episódios de cefaleia, tipicamente bilateral, em aperto ou pressão, de intensidade leve a moderada, duração de minutos a dias. A dor não piora com a atividade física de rotina, e não é associada a náuseas, mas fotofobia e fonofobia podem estar presentes. Aumento da sensibilidade pericraniana pode estar presente na palpação manual.

A. Pelo menos dez episódios de cefaleia preenchendo critérios B até D. Sub-formas episódicas frequentes e infrequentes de cefaleia tipo tensão episódica são distinguidas da seguinte forma:
- Cefaleia tipo tensão episódica infrequente: cefaleia ocorrendo em menos de 1 dia por mês em média (< 12 dias por ano).
- Cefaleia tipo tensão episódica frequente: cefaleia ocorrendo de 1 a 14 dias por mês em média por > 3 meses (≥ 12 e < 180 dias por ano).

B. Cefaleia durando de 30 minutos até 7 dias.

C. Pelo menos duas das quatro características a seguir:
- Localização bilateral
- Em pressão ou aperto (não pulsátil)
- Intensidade leve a moderada
- Não agravada por atividade física de rotina tais como caminhar ou subir escadas

D. Ambas das características seguintes:
- Ausência de náusea ou vômito.
- Não mais do que um: fonofobia ou fotofobia.

E. Não melhor explicado por outro diagnóstico ICHD-3.

Fonte: Adaptada de *Headache Classification Committee of the International Headache Society* (IHS), 2018.[36]

Tabela 8.2C Critérios diagnósticos para cefaleia em salvas.

O critério diagnóstico para cefaleia em salvas requer o seguinte:

A. Pelo menos cinco episódios de cefaleia preenchendo critérios B até D.

B. Dor unilateral orbital, supraorbital e /ou temporal intensa ou muito intensa com duração de 15-180 minutos quando não tratada; durante parte (mas não menos que a metade) do tempo de curso da cefaleia em salvas, os ataques de dor podem ser menos intensos e/ou de duração mais curta ou mais longa.

C. Um ou ambos dos que seguem.
1. Ao menos um dos seguintes sinais ou sintomas ipsilaterais para a cefaleia:
   a) hiperemia conjuntival ou lacrimejamento
   b) congestão nasal ou rinorreia
   c) edema de pálpebra
   d) sudorese em face e testa
   e) vermelhidão em face e testa
   f) sensação de plenitude no ouvido
   g) miose e/ou ptose
2. Sensação de inquietude ou agitação.

(*Continua*)

Tabela 8.2C Critérios diagnósticos para cefaleia em salvas. (*Continuação*)
O critério diagnóstico para cefaleia em salvas requer o seguinte:
D. As crises tem frequência entre um e dois dias, e oito por dia durante mais da metade do tempo quando a crise está ativa.
E. Não melhor explicado por outro diagnóstico ICHD-3.
Cefaleia em salvas episódica – critério diagnóstico:
A. Crises preenchem critério para cefaleia em salvas e ocorrem em períodos de salvas. B. Pelo menos dois períodos de salvas com duração de sete dias a um ano (quando não tratada) e separadas por períodos de remissão livres de dor de um mês ou mais.
Cefaleia crônica em salvas – critério diagnóstico:
A. Crises preenchem critério para cefaleia em salvas. B. As crises ocorrem sem um período de remissão, ou com remissões durando menos que um mês, por no mínimo um ano.

Fonte: Adaptada de *Headache Classification Committee of the International Headache Society* (IHS), 2018.[36]

Cefaleia secundária

As cefaleias secundárias são causadas por uma condição subjacente, mas pode ocorrer exacerbação da cefaleia primária provocada por uma causa desencadeante. As situações relacionadas com cefaleia secundária em pediatria incluem:[10]

- Doença febril aguda (p. ex., gripe, sinusite, infecção do trato respiratório superior). Estas infecções são as causas mais comuns de cefaleia secundária na infância.[1]
- Cefaleia pós-traumática: em geral, a cefaleia aguda pós-traumática cessa após 7 a 10 dias do evento desencadeante.
- Medicamentosa: a queixa "dor de cabeça" é listada em quase todas as medicações como um possível efeito colateral.
- Cefaleia por abuso de analgésico: o uso frequente e abusivo de analgésicos é uma das causas mais comuns de cefaleia crônica secundária.
- Hipertensão sistêmica aguda e intensa pode causar cefaleia ou estar relacionada ao aumento da pressão intracraniana.
- Meningite aguda ou crônica.
- Tumor cerebral.
- Hipertensão intracraniana idiopática.
- Hidrocefalia.
- Hemorragia intracraniana (cefaleia unilateral súbita e intensa).
- Cefaleia atribuída a distúrbio de refração visual é incluída como cefaleia secundária na classificação ICHD-3 β.[6] Contudo, não há evidência definitiva de que distúrbio de refração visual cause cefaleia na infância.[11]

APRESENTAÇÃO CLÍNICA

As crianças mais velhas têm melhor capacidade para perceber, localizar e relembrar da dor. É importante observar que as crianças menores podem expressar a dor de forma diferente das crianças mais velhas e adolescentes, que com frequência são capazes de atenuar ou ignorar a dor através de jogos e distrações.[12] Nas crianças menores, a cefaleia pode não ser aparente para os pais, e, muitas vezes, só é percebida quando as crianças mudam seu comportamento, tornando-se irritadas, com choro inconsolável, param de brincar e passam a se isolar. Em crianças e adolescentes, a dor crônica pode estar associada com ansiedade, depressão, alterações de comportamento e afetar o apetite, o sono e as interações sociais. Os fatores emocionais e comportamentais relacionados com dor crônica na infância se tornam mais importantes à medida que a criança atinge a adolescência.

A avaliação da cefaleia em pediatria inclui uma história completa (Tabela 8.3), exame físico (Tabela 8.4) e exame neurológico com particular atenção para as características clínicas sugestivas de hipertensão intracraniana ou neoplasia com efeito de massa (Tabela 8.5). Caso a avaliação inicial traga suspeita de cefaleia secundária, a realização de exames diagnósticos adicionais deve ser considerada. O exame neurológico é o indicador mais sensível de necessidade de avaliação adicional, incluindo neuroimagem. O padrão da dor de cabeça pode ajudar a sugerir a etiologia. O histórico da queixa de cefaleia fornece a maioria das informações diagnósticas necessárias na avaliação das cefaleias da infância (Tabela 8.3). Um histórico completo ajuda a focar o exame físico e evitar investigações e neuroimagens desnecessárias. A história de dor de cabeça de uma criança deve inicialmente ser obtida da própria criança e confirmada pelos pais. Em crianças menores, a observação dos pais quanto a seu comportamento pode apoiar os critérios diagnósticos. Pedir à criança para "desenhar a dor de cabeça" pode ajudar muito no diagnóstico quando não consegue expressar em palavras as características da dor. As crianças, adolescentes e adultos jovens também podem estar propensos às síndromes periódicas da infância, ou seja, síndromes episódicas associadas à cefaleia. Isso inclui enjoo, sonambulismo, sonolência, terror noturno, febre sem explicação, dor abdominal recorrente e episódios de ansiedade. O enjoo do movimento desencadeado pela leitura dentro de um carro em movimento é uma característica comum de quem sofre de enxaqueca.[13]

Tabela 8.3 Características importantes da história da cefaleia em crianças e adolescentes.

História da cefaleia	Características
Idade de início	▪ A enxaqueca costuma ter início na primeira década de vida. ▪ As cefaleias crônicas não progressivas iniciam na adolescência.

(Continua)

Tabela 8.3 Características importantes da história da cefaleia em crianças e adolescentes. (*Continuação*)

História da cefaleia	Características
Modo de início	▪ Início abrupto de cefaleia intensa pode indicar hemorragia intracraniana.
Qual o padrão da cefaleia?	▪ Ajuda a determinar a causa.
Qual a frequência da cefaleia?	▪ Enxaqueca costuma ocorrer 2-4 vezes por mês; quase nunca diariamente. ▪ Cefaleia crônica não progressiva pode ocorrer 5-7 dias por semana. ▪ Cefaleia em salvas costuma ocorrer 2 ou 3 vezes por dia por vários meses.
Qual é a duração da cefaleia?	▪ Enxaqueca costuma durar 2-3h em crianças pequenas e pode ter maior duração em adolescentes (48-72h). ▪ A duração da cefaleia tipo tensão é variável, pode durar o dia todo. ▪ Cefaleia em salvas costuma durar 5-15 minutos mas pode durar 60 minutos.
Há presença de aura ou pródromo?	▪ Aura ou pródromo é sugestivo de enxaqueca; se os sintomas de alerta são focais e repetidamente localizados no mesmo lado do corpo, deve-se suspeitar de convulsão ou causa vascular ou estrutural.
Quanto ocorre a cefaleia?	▪ Cefaleias que despertam a criança do sono ou ocorrem ao acordar podem indicar aumento de pressão intracraniana ou processo expansivo cerebral. ▪ A cefaleia tipo tensão costuma ocorrer no final do dia.
Qual é o tipo de cefaleia?	▪ Enxaqueca tem padrão em aperto/pulsátil. ▪ Cefaleias crônicas não progressivas têm característica de pressão e aperto que aumenta e diminui. ▪ Cefaleia em salvas apresenta dor profunda e contínua.
Onde é a dor?	▪ Localização occipital pode indicar tneoplasia de fossa posterior, mas também pode ocorrer na enxaqueca basilar. ▪ Cefaleia em salvas costuma ser temporal ou retro-orbital. ▪ A dor localizada pode sugerir uma etiologia secundária específica (por exemplo, sinusopatia, otite, abscesso dentário).

(*Continua*)

Tabela 8.3 Características importantes da história da cefaleia em crianças e adolescentes. *(Continuação)*

História da cefaleia	Características
O que desencadeia ou piora a cefaleia?	▪ Cefaleia na posição reclinada ou com manobra de Valsalva pode indicar um processo intracraniano. ▪ Enxaqueca pode ser desencadeada por certos alimentos, odores, luzes brilhantes, barulho, menstruação (em meninas), falta de sono, e atividades extenuantes. ▪ Cefaleias tipo tensão podem piorar com estresse, luzes brilhantes, barulho, atividades extenuantes. ▪ Cefaleia em salva pode piorar com o repouso.
O que faz a cefaleia parar?	▪ Enxaqueca normalmente responde com analgésicos, escuro, ambiente silencioso, compressas frias, ou sono.
Existem sintomas associados?	▪ Déficits neurológicos (por exemplo, ataxia, alteração do estado mental, diplopia biocular horizontal) pode indicar aumento da pressão intracraniana e/ou lesão com efeito de massa. ▪ Febre pode indicar infecção, ou raramente hemorragia intracraniana. ▪ Torcicolo pode indicar meningite, faringite complicada ou hemorragia intracraniana. ▪ Dor localizada pode indicar infecção localizada (por exemplo, otite média, faringite, sinusite, abscesso dentário). ▪ Sintomas autonômicos (por exemplo, náusea, vômito, palidez, arrepios, vermelhidão, febre, tontura, síncope, etc) pode indicar enxaqueca ou cefaléea em salvas. ▪ Tontura, dormência e/ou fraqueza pode ocorrer com hipertensão intracraniana idiopática.
Os sintomas persistem entre as cefaleias?	▪ Persistência de sintomas (sintomas neurológicos ou náusea/vômito) entre episódios de cefaleia é sugestivo de aumento de pressão intracraniana e/ou lesão com efeito de massa. ▪ Resolução de sintomas entre os episódios é característico de enxaqueca.
Os episódios de cefaleia atrapalham as atividades de vida diária?	▪ Criança com cefaleia crônica não progressiva tem ausência escolar frequente.
Antecedentes pessoais	▪ Certas condições subjacentes aumentam a probabilidade de patologia intracraniana (por exemplo, doença falciforme, deficiência imune, malignidade ou história de malignidade, coagulopatia, doença cardíaca com shunt da direita para esquerda, trauma encefálico, neurofibromatose tipo I, esclerose tuberosa).

(Continua)

Tabela 8.3 Características importantes da história da cefaleia em crianças e adolescentes. *(Continuação)*

História da cefaleia	Características
Medicamentos e vitaminas	▪ Medicamentos que podem causar cefaleia incluem contraceptivos via oral, glicocorticoides, inibidores seletivos da recaptação da serotonina, inibidores seletivos da recaptação da serotonina-noradrenalina, entre outros. Medicamentos associados com hipertensão intracraniana idiopática incluem hormônio do crescimento, tetraciclinas, vitamina A (em dose excessiva), e retirada de glicocorticoides.
Perda recente de peso ou visão	▪ Pode estar associada a processo intracraniano (por exemplo, tumor de glândula pituitária, craniofaringioma, hipertensão intracraniana idiopática).
Mudanças recentes no sono, exercício ou dieta	▪ Pode precipitar cefaleia, pode estar associado com distúrbio de humor.
Mudança da escola ou no ambiente de casa	▪ Pode ser uma fonte de estresse psicossocial.
História familiar de cefaleia ou desordem neurológica	▪ Enxaqueca e alguns tumores e malformações vasculares são hereditários.
O que a criança e os pais acham que causa a dor?	▪ Indica seu nível de ansiedade sobre a cefaleia.
Antecedentes de saúde mental e estressores psicossociais	▪ Cefaleias crônicas não progressivas podem ser associadas com depressão ou ansiedade.

Fonte: Adaptada de Strasburger VC; *et al.*, 2006.[4] Lewis DW; 2010.[10] Rothner AD; 1995.[12]

Tabela 8.4 Aspectos importantes no exame da criança com cefaleia.

Característica	Possível significado
Aparência geral	▪ Estado mental alterado pode indicar meningite, encefalite, hemorragia intracraniana, pressão intracraniana aumentada, encefalopatia hipertensiva.

(Continua)

Tabela 8.4 Aspectos importantes no exame da criança com cefaleia. *(Continuação)*

Característica	Possível significado
Sinais vitais	▪ Hipertensão pode causar cefaleia ou estar relacionada com aumento da pressão intracraniana. ▪ Febre sugere infecção mas pode ocorrer na hemorragia intracraniana ou tumor do SNC.
Perímetro craniano	▪ Macrocefalia por indicar aumento lento progressivo da pressão intracraniana.
Curva de peso e altura	▪ Curva anormal ou alterada pode indicar patologia intracraniana.
Ausculta do pescoço, olho, e cabeça	▪ Sopro pode indicar malformação arteriovenosa.
Palpação da cabeça e pescoço	▪ Sensibilidade localizada no couro cabeludo pode ocorrer na enxaqueca e na cefaleia tipo tensão. ▪ Edema no couro cabeludo pode indicar trauma cefálico. ▪ Sensibilidade do seio pode indicar sinusite. ▪ Sensibilidade na articulação temporomandibular (ATM) e/ou sensibilidade no masseter sugere disfunção na ATM. ▪ Rigidez de nuca pode indicar meningite. ▪ Dor cervical posterior do pescoço pode indicar uma anormalidade anatômica (por exemplo, Malformação de Chiari). ▪ Aumento da tireóide pode indicar disfunção da tireóide.
Campos visuais	▪ Alterações em campos visuais podem indicar aumento da pressão intracraniana e/ou lesão com efeito de massa.
Fundoscopia	▪ Papiledema pode indicar aumento da pressão intracraniana. ▪ Exame de fundo de olho é normal na enxaqueca primária.
Otoscopia	▪ Pode identificar otite média; hemotimpano pode indicar trauma.
Orofaringe	▪ Pode identificar sinais de faringite, cárie dentária ou abscesso.
Exame neurológico	▪ Exame neurológico anormal (em especial estado mental, movimentos oculares, papiledema, assimetria, alterações de coordenação, reflexos tendinosos profundos anormais) pode indicar patologia intracraniana, mas também,pode ocorrer com enxaqueca.
Exame de pele	▪ Sinais de desordens neurocutâneas (por exemplo, neurofibromatose, esclerose tuberosa, os quais são associados com tumores intracranianos) ou trauma (contusões, escoriações, etc).
Coluna vertebral	Sinais de disrafismo espinal oculto (por exemplo, alteração de pigmentação em linha média), que podem estar associados com alterações estruturais (por exemplo, Malformação de Chiari).

Fonte: Adaptada de Lewis DW; 2010.[10] Newton RW.; 2008.[28] *Great Ormond Street Hospital for Children Clinical Guideline*; 2011.[37]

Determinar o padrão da cefaleia pode ser um desafio em pediatria. Uma estratégia importante e extremamente útil no manejo da cefaleia na infância e adolescência é a realização de um "diário de dor", com informações detalhadas dos episódios de dor (localização, tipo, intensidade, duração, fatores desencadeantes, fatores de melhora e de piora e características associadas). Um diário não está sujeito a erros de recordação, pode revelar um padrão típico de cefaleia e fornece informações importantes de crianças que não querem ou não conseguem fornecer detalhes suficientes durante a consulta médica.[14] Identificar se uma dor de cabeça é nova ou recorrente é útil na diferenciação entre cefaleias primárias e secundárias. A maioria das cefaleias primárias é episódica, mas pode se transformar em cefaleias mais frequentes (cronificação). Perguntar sobre todas as dores de cabeça, não apenas a que está sendo trazida à atenção no momento do atendimento médico, pode ajudar a identificar esse padrão. Uma alteração aguda em um quadro de cefaleia episódica recorrente é potencialmente preocupante e merece atenção.

Aspectos importantes do exame físico na criança com cefaleia são descritos na Tabela 8.4.[15] O exame físico, incluindo o exame de fundo de olho (exame fundoscópico) geralmente é normal em crianças com cefaleias primárias. Na maioria dos casos, o exame físico também é normal nas cefaleias secundárias; contudo, se o exame físico ou especialmente o neurológico é anormal, cefaleias secundárias devem ser consideradas e os achados do exame podem fornecer pistas para o diagnóstico subjacente (p. ex., febre e rigidez da nuca em uma criança com meningite). Exame de fundo de olho anormal requer avaliação adicional, conforme indicado pelos achados da história e do exame físico. Na maioria dos casos de cefaleia induzida por tumor cerebral, algum aspecto do exame neurológico é anormal.

Em pequenos estudos observacionais foram identificados fatores preditores preocupantes de patologia intracraniana (lesão ocupando espaço ou infecção do sistema nervoso central)[16,17] (Tabela 8.5). É importante perguntar sobre sintomas e sinais de aumento da pressão intracraniana, infecção intracraniana e doença neurológica progressiva. Os achados preocupantes são uma indicação para avaliação adicional e/ou realização de neuroimagem, que podem detectar uma variedade de distúrbios que causam cefaleia secundária, incluindo malformações congênitas, hidrocefalia, infecções cranianas e sequelas, trauma e sequelas, neoplasias, distúrbios vasculares (como malformações arteriovenosas) e trombose intracraniana. Contudo, a maioria das crianças apresenta cefaleia primária e não necessita de exames de neuroimagem.[5] A decisão de realizar ou não a neuroimagem deve ser baseada na característica de cada caso.[18] Nos casos de exame neurológico anormal, para idade menor que 6 anos ou suspeita de processo intracraniano (Tabela 8.5) há indicação de investigação com exame de ressonância magnética cerebral. A neuroimagem também é indicada para investigação de cefaleia grave em crianças com doença subjacente que predispõe à patologia intracraniana (p. ex., síndrome de imunodeficiência adquirida, doença falciforme, neurofibromatose, histórico de câncer, coagulopatia ou hipertensão arterial sistêmica).[18,19] Embora as cefaleias occipitais sejam classicamente consideradas como uma característica preocupante, apenas dois pequenos estudos observacionais questionam se a neuroimagem é necessária em crianças com

Tabela 8.5 Características clínicas que podem indicar patologia intracraniana em crianças e adolescentes com cefaleia.

Características da cefaleia

- Cefaleia desperta a criança ou ocorre de forma intensa ao acordar.
- Cefaleia curta ou paroxística; cefaleia como um "raio" (incomum em crianças).
- Sinais e sintomas neurológicos associados (por exemplo, náusea /vômito persistente, estado mental alterado, ataxia, etc).
- Cefaleia piora na posição deitada ou pela tosse, ao urinar ou evacuar, ou com atividade física.
- Ausência de aura.
- Padrão de cefaleia crônica progressiva.
- Mudança na qualidade, intensidade, frequência, ou padrão da cefaleia.
- Cefaleia occipital.
- Cefaleia recorrente localizada.
- Falta de resposta o tratamento médico.
- Cefaleia com duração menor que seis meses.

Historia do paciente

- História inadequada (descrição da cefaleia e características relativas).
- Fator de risco para patologia intracraniana (por exemplo, doença falciforme, imunodeficiência primária, malignidade ou história de malignidade, coagulopatia, doença cardíaca com shunt intracardíaco direita-esquerda, trauma craniano, neurofibromatose tipo I, esclarose tuberosa, hidrocefalia pré-existente ou *shunt*).
- Idade menor que 6 anos.
- Mudança de personalidade.
- Deterioração do rendimento escolar.
- Sintomas associados na região cervical ou nas costas.

Historia familiar

- Ausência de história familiar de enxaqueca.

Achados do exame físico

- Criança que não coopera (incapacidade para completar o exame neurológico).
- Exame neurológico anormal (por exemplo, ataxia, fraqueza, diplopia, movimentos oculares anormais, outros sinais focais).
- Papiledema ou hemorragia retiniana.
- Anormalidades do crescimento (aumento da circunferência da cabeça, estatura baixa ou desaceleração do crescimento linear, desenvolvimento puberal anormal, obesidade).
- Rigidez de nuca.
- Sinais de trauma.
- Sopros cranianos.
- Lesões de pele que sugerem uma síndrome neurocutânea (neurofibromatose, esclerose tuberosa).

Fonte: Adaptada de Lewis DW; 2010.[10] Newton RW.; 2008.[28]

cefaleias occipitais quando não há outras características preocupantes.[20,21] Na ausência de melhor nível de evidência, várias diretrizes continuam a considerar as cefaleias occipitais uma característica preocupante.

Exame de neuroimagem na criança com cefaleia, que apresenta exame neurológico normal e não tem antecedente neurológico, tem baixa incidência de achado clinicamente significativo (0,9% a 1,2%).[22] Nessas crianças, a neuroimagem pode detectar achados incidentais que requerem avaliação adicional ou acompanhamento.[19,23,24] É importante ressaltar que entre os potenciais efeitos adversos da neuroimagem estão exposição à radiação, a exposição à anestesia se a sedação for necessária e a falsa garantia de um estudo adequado.[18]

A maioria das crianças atendidas na atenção primária tem com cefaleia primária ou cefaleia não caracterizada e não apresentam necessidade de realizar neuroimagem.[5] Em geral, a neuroimagem não é indicada para crianças com cefaleia recorrente e episódica que persiste por mais de 6 meses e que não apresenta sinais ou sintomas de disfunção neurológica ou aumento da pressão intracraniana.[17,18] As características e frequência das cefaleias podem variar com o tempo e, portanto, o histórico completo deve ser considerado para orientar a tomada de decisões sobre solicitação ou não de realização de neuroimagem. A neuroimagem também não costuma ser indicada em crianças com enxaqueca que não apresentam anormalidades neurológicas. Entretanto, pode ser difícil diferenciar episódios de enxaqueca precoce de cefaleia secundária na presença de lesão cerebral, já que os critérios da ICHD-3 β para enxaqueca não terão sido atendidos (Tabela 8.2A).[17]

O achado da neuroimagem na detecção de anormalidades intracranianas clinicamente significativas em crianças sem anormalidades neurológicas é extremamente baixo. Em uma revisão sistemática de seis estudos nos quais 605 de 1275 crianças com cefaleias recorrentes foram submetidas à neuroimagem, anormalidades de imagem foram encontradas em 97 crianças (16%).[16,17] No entanto, em 79 dessas crianças, as anormalidades não exigiram intervenção adicional. Entre as 18 crianças restantes, 14 tinham lesões que necessitavam de cirurgia (10 neoplasias, 3 malformações vasculares, 1 cisto aracnoide com efeito de massa) e 4 tinham lesões que necessitavam de tratamento médico. Todas as crianças que tiveram lesões tratáveis cirurgicamente tiveram achados anormais no exame neurológico, incluindo papiledema, movimentos oculares anormais ou disfunção motora ou da marcha. As indicações para realização de neuroimagem em crianças com cefaleia descritas neste capítulo são consistentes com as diretrizes da Academia Americana de Neurologia (AAN), do Colégio Americano de Radiologia e do Consórcio Americano Multidisciplinar de Cefaleia.[18,19]

Outra questão relevante na prática clínica é em relação à urgência em realizar exame de neuroimagem. O nível de urgência é determinado pelo estado do paciente e pela rapidez com que a situação está evoluindo.[4] A indicação de neuroimagem urgente é reservada para paciente com sinais de aumento da pressão intracraniana ou exame neurológico focal com suspeita de presença de massa ocupante do espaço cerebral

(p. ex., tumor ou abscesso cerebral) ou hemorragia intracraniana. A ressonância magnética cerebral é geralmente a neuroimagem preferida. A tomografia computadorizada (TC) cerebral é realizada se a ressonância magnética não estiver disponível ou em caso de urgência para realizar o exame (p. ex., suspeita de hemorragia aguda ou processo expansivo cerebral). A ressonância magnética (RM) com gadolínio ou TC com contraste deve ser realizada se o médico suspeitar de uma causa inflamatória ou quebra da barreira hematoencefálica (p. ex., abscesso ou tumor cerebral). Em geral, a RM é preferida em situações não agudas (ou se houver preocupação persistente, apesar de uma TC cerebral normal), pois minimiza a exposição à radiação e é mais sensível que a TC.[25] A RM demonstra lesões selares, lesões da junção craniocervical, lesões da fossa posterior, anormalidades da substância branca e anomalias congênitas de forma mais confiável do que a TC. No entanto, em crianças pequenas, a RM pode exigir sedação. A angiografia por RM ou angiotomografia pode ser indicada se for identificada presença de sangue em região subaracnoidea ou no parênquima cerebral na RM inicial, TC ou na punção lombar.[19]

Os exames laboratoriais raramente são úteis na avaliação da cefaleia na infância e costumam ser usados para diferenciar causas de cefaleia secundária.[17] Em geral, a coleta liquórica lombar deve ser realizada em crianças com suspeita de infecção intracraniana, hemorragia subaracnoidea ou hipertensão intracraniana idiopática (pseudotumor cerebral). Nesses casos a neuroimagem é realizada antes da punção liquórica, pelo risco de hipertensão intracraniana. Na suspeita de meningite bacteriana, os riscos de retardar a coleta liquórica e a administração de antibióticos enquanto aguarda-se a realização de neuroimagem devem ser considerados. No caso de suspeita de hipertensão intracraniana idiopática pode ser necessária sedação antes da realização de punção lombar, pois a aferição precisa da pressão inicial é crucial para o diagnóstico. A técnica inadequada (p. ex., manobra de Valsalva, esforço, choro) pode causar alteração da medida de pressão inicial e com isso prejudicar o diagnóstico correto. A indicação de realização de outros exames varia em cada caso e devem ser realizados para descartar condições médicas subjacentes suspeitas, sempre valorizando as informações da história e do exame físico e neurológico. Os exames mais comuns incluem hemograma completo com diferencial e velocidade de hemossedimentação (caso suspeita de infecção, vasculite ou malignidade), rastreios toxicológicos em soro ou urina (se suspeita de intoxicação aguda) e testes de função tireoidiana (com suspeita de disfunção tireoidiana).[4] A realização de eletroencefalograma não é recomendada na avaliação de rotina de uma criança com cefaleia recorrente; é improvável que seja exame útil para determinar a causa ou distinguir a enxaqueca de outros tipos de cefaleia.[17]

O diagnóstico de cefaleias primárias é feito clinicamente, com base na Classificação Internacional de Cefaleias:[6]

- Enxaqueca (Tabela 8.2A).
- Dor de cabeça tipo tensão (Tabela 8.2B).
- Cefaleias trigêmino-autonômicas, incluindo cefaleia em salvas (Tabela 8.2C).

O diagnóstico de cefaleia crônica também é feito clinicamente em crianças com cefaleia durante mais de 15 dias por mês, por mais de 3 meses, na ausência de patologia orgânica detectável e é baseado nas características de cefaleia predominantes com enxaqueca crônica, que supera a cefaleia do tipo tensional crônica.[26] O diagnóstico de CS depende da identificação da condição subjacente.

O manejo da cefaleia crônica e recorrente em crianças e adolescentes depende da etiologia subjacente. Alguns componentes do manejo dessas cefaleias recorrentes incluem:[27-30]

- Fornecer expectativas realistas, ou seja, a frequência e a gravidade das "dores de cabeça" podem diminuir ao longo de semanas a meses de tratamento, mas a cefaleia pode continuar a ocorrer.
- Retornar às atividades escolares, no caso de crianças e adolescentes que estiveram ausentes.
- Evitar os gatilhos de dor de cabeça (p. ex., desencadeantes alimentares, privação de sono, hidratação inadequada).
- Exercício diário por 20 a 30 minutos.
- Abordar outros problemas, como sono não restaurador (p. ex., atraso no início do sono, despertar noturno frequente), além de questões relacionadas com humor e/ou ansiedade.

Abordagens não farmacológicas adicionais podem ser benéficas. A terapia comportamental cognitiva e a terapia de relaxamento assistida por *biofeedback*, incluindo imagens guiadas, relaxamento muscular progressivo e respiração profunda demonstraram ser eficazes, enquanto outros tratamentos, incluindo fisioterapia, acupuntura, hipnose, meditação e massagem precisam de mais estudos para comprovação científica nessa faixa etária.[28,31]

O uso de medicamentos é um componente-chave do tratamento e deve incluir o reconhecimento precoce e a abordagem das barreiras ao tratamento. A escolha da analgesia adequada deve considerar as peculiaridades de cada caso, evitando-se o uso abusivo de medicamentos. Medicações profiláticas podem ser necessárias na presença de cefaleia durante mais de 4 vezes por mês ou na cefaleia que afeta adversamente as atividades da criança.[28] Quando o uso abusivo de medicação na crise é identificado (> 15 dias por mês de medicação sem receita ou > 10 dias por mês de medicação com prescrição), é indicada a descontinuação de todas as medicações analgésicas,[28] pelo risco de cefaleia transformada ou cefaleia crônica diária relacionada com abuso medicamentoso.

Em geral, crianças e adolescentes com cefaleias agudas, recorrentes, episódicas e crônicas devem ser atendidos pelo pediatra da atenção primária. As indicações para avaliação especializada podem incluir:[4,32]

- Cefaleia secundária que requer tratamento especializado (p. ex., lesões ocupando espaço cerebral, hipertensão intracraniana idiopática).

- Cefaleia associada a distúrbios do humor ou ansiedade.
- Diagnóstico incerto.
- Cefaleias refratárias ao manejo da atenção primária.
- Cefaleias muito frequentes, sem resposta à terapia tradicional (isto é, enxaqueca crônica ou cefaleia do tipo tensional crônica).
- Necessidade de gerenciamento mais intensivo, que só pode ser fornecido por um programa multidisciplinar em cefaleia.

A cefaleia com início na infância muda suas características com o tempo e pode remitir ou melhorar. Em um estudo, 100 crianças e adolescentes com cefaleia foram atendidos 8 anos após a consulta inicial.[33] A remissão ocorreu em 44% das crianças com cefaleia tensional e em 28% das crianças com enxaqueca. A enxaqueca sem aura persistiu da mesma forma em 44% e se tornou cefaleia tensional episódica em 26%. A cefaleia tensional episódica persistiu da mesma forma em 26% e se transformou em enxaqueca sem aura em 11%. A comorbidade psiquiátrica na consulta inicial foi associada à piora ou alteração do estado clínico no acompanhamento.[34] Em outro estudo de longo prazo em 103 crianças com cefaleia crônica (> 15 cefaleias por mês), cefaleias frequentes persistiram em 25% em 2 anos e em 12% em 8 anos.[35] O início precoce da cefaleia foi associado a um curso prolongado da doença.

O tratamento das cefaleias recorrentes e crônicas requer uma abordagem sistemática durante vários meses nos quais a criança ou adolescente retorna às suas atividades normais da vida diária. É fundamental abordar a ausência escolar excessiva e o uso abusivo de analgésicos sem recomendação médica.

REFERÊNCIAS BIBLIOGRÁFICAS

1. Abu-Arafen I, Macleod S. Serius neurological disorders in children with chronic headache. Arch Dis Child. 2005; 90(9):937-40.
2. Kan L, Nagelberg J, Maytal J. Headaches in a pediatric emergency department etiology, imaging, and treatment. Headache. 2000;40(1):25-9.
3. Burton LJ, Quinn B, Pratt-Cheney JL, et al. Headache etiology in a pediatric emergency department. Pediatr Emerg Care. 1997;13(1):1-4.
4. Strasburger VC, Brown RT, Braverman PK, et al. Headache. In: Adolescent medicine: a handbook for primary care. Philadelphia: Lippincott Williams & Wilkins; 2006.
5. Kernick D, Stapley S, Campbell J, et al. What happens to new-onset headache in children that present to primary care? A case-cohort study using electronic primary care records. Cephalalgia. 2009;29(2):1311-21.
6. The International Classification of Headache Disorders, 3rd edition (beta version). Cephalalgia. 2013;33(9):629-808.
7. Wang SJ, Fuh JL, Lu SR, et al. Chronic daily headache in adolescents: prevalence, impact, and medication overuse. Neurology. 2006;66(2):193-9.

8. Wang SJ, Fuh JL, Lu SR, et al. Outcomes and predictors of chronic daily headache in adolescents: a 2-year longitudinal study. Neurology. 2007; 68(3):591-8.

9. Cohen HA, Nussinovitch M, Ashkenasi A, et al. Benign paroxysmal torticollis in infancy. Pediatric Neurol. 1993;9(3):488-92.

10. Lewis DW, Koch T. Headache evaluation in children and adolescents: when to worry? When to scan? Pediatr Ann. 2010;39(4):339-42.

11. Roth Z, Pandolfo KR, Simon J, et al. Headache and refractive errors in children. J Pediatr Ophthalmol Strabismus. 2014;51(3):177-82.

12. Rothner AD. The evaluation of headaches in children and adolescents Semin Pediatr Neurol. 1995;2(4):109-22.

13. Aromaa M, Sillanpää ML, Rautava P, et al. Childhood headache at school entry: a controlled clinical study. Neurology. 1998;50(1):1729-32.

14. van den Brink M, Bandell-Hoekstra EN, Abu-Saad HH. The occurrence of recall bias in pediatric headache: a comparison of questionnaire and diary data. Headache. 2001;41(2):11-16.

15. Linder SL. Understanding the comprehensive pediatric headache examination. Pediatr Ann. 2005;34(2):442-8.

16. Lewis DW, Qureshi F. Acute headache in children and adolescents presenting to the emergency department. Headache. 2000;40(2):200-5.

17. Lewis DW, Ashwal S, Dahl G, et al. Practice parameter: evaluation of children and adolescents with recurrent headaches: report of the Quality Standards Subcommittee of the American Academy of Neurology and the Practice Committee of the Child Neurology Society. Neurology. 2002; 59(3):490-8.

18. Evidence-based guidelines in the primary care setting: neuroimaging in patients with nonacute headache. New York: AAN; 2000.

19. Hayes LL, Palasis S, et al. Expert Panel On Pediatric Imaging: ACR Appropriateness Criteria® Headache--Child J Am Coll Radiol. 2018;15:S78.

20. Bear JJ, Gelfand AA, Goadsby PJ, et al. Occipital headaches and neuroimaging in children. Neurology. 2017;89(3):469-71.

21. Genizi J, Khourieh-Matar A, Assaf N, et al. Occipital headaches in children: are they a red flag? J Child Neurol. 2017;32(2):942-8.

22. Rho YI, Chung HJ, Suh ES, et al. The role of neuroimaging in children and adolescents with recurrent headaches--multicenter study. Headache. 2011;51(3):403-8.

23. Graf WD, Kayyali HR, Abdelmoity AT, et al. Incidental neuroimaging findings in nonacute headache. J Child Neurol. 2010;25(2):1182-9.

24. Maher CO, Piatt JH Jr. Incidental findings on brain and spine imaging in children. Pediatrics. 2015;135(2):e1084.

25. American Society of Nuclear Cardiology. Five things physicians and patients should question. J Okla State Med Assoc. 2013;106(4):150-1.

26. Dodick DW. Clinical practice. Chronic daily headache. N Engl J Med. 2006; 354(2):158-65.

27. Mack KJ. An approach to children with chronic daily headache. Dev Med Child Neurol. 2006;48(3):997-9.

28. Newton RW. Childhood headache. Arch Dis Child Educ Pract Ed. 2008;93(4):105-11.

29. Fisher PG. Systematic approach needed in managing chronic headaches. AAP News. 2006;27(2):10-15.

30. Taheri S. Effect of exclusion of frequently consumed dietary triggers in a cohort of children with chronic primary headache. Nutr Health. 2017;23(2):47-54.

31. Eccleston C, Palermo TM, Williams AC, et al. Psychological therapies for the management of chronic and recurrent pain in children and adolescents. Cochrane Database Syst Rev. 2014;2014:CD003968.

32. Gladstein J, Mack KJ. Common presentations of chronic daily headache in adolescents. Pediatr Ann. 2010;39(3):424-8.

33. Guidetti V, Galli F. Evolution of headache in childhood and adolescence: an 8-year follow-up. Cephalalgia. 1998;18(2):449-52.

34. Guidetti V, Galli F, Fabrizi P, et al. Headache and psychiatric comorbidity: clinical aspects and outcome in an 8-year follow-up study. Cephalalgia. 1998;18(3):455-9.

35. Wang SJ, Fuh JL, Lu SR. Chronic daily headache in adolescents: an 8-year follow-up study. Neurology. 2009;73(2):416-9.

36. Headache Classification Committee of the International Headache Society (IHS). The International Classification of Headache Diosrders, 3rd edition. Cephalalgia. 2018; 38:1.

37. Great Ormond Street Hospital for Children Clinical Guideline. Headache. HYPERLINK http://www.gosh.nhs.uk/clinical_information/clinical_guidelines/cmg_guideline_00045. Accessed on March 29" www.gosh.nhs.uk/clinical_information/clinical_guidelines/cmg_guideline_00045. Accessed on March 29, 2011.

CAPÍTULO 9

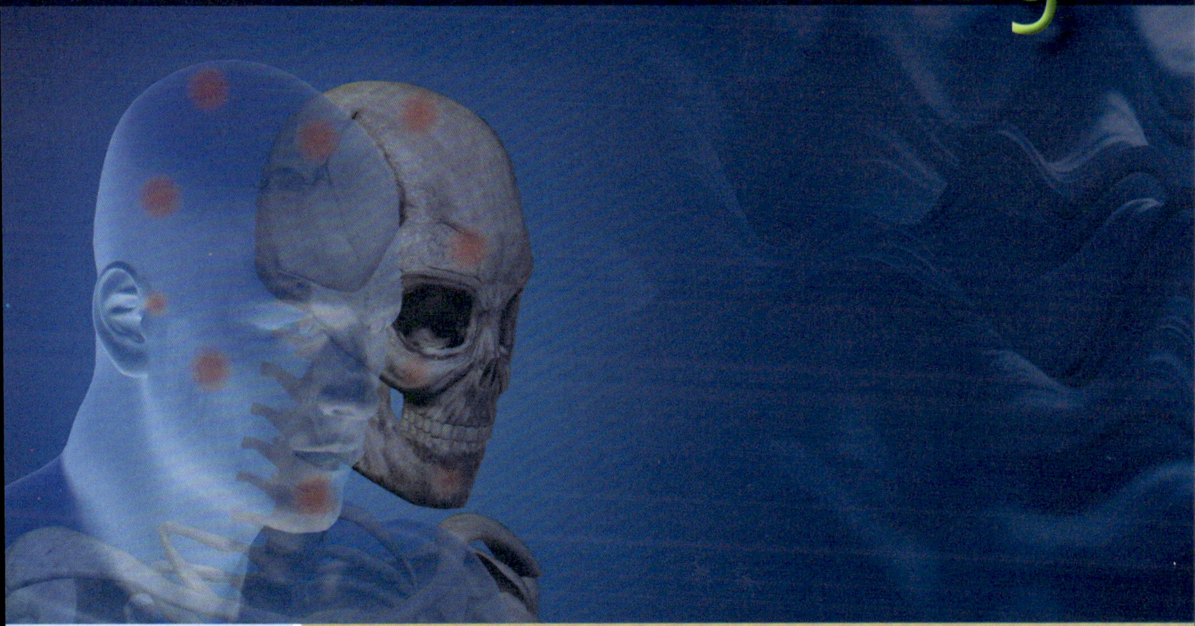

Carla Ceres Villas Miranda

Cefalia Pós-traumatismo Cranioencefálico e ou Cervical

INTRODUÇÃO

Cefaleias

Cefaleia ou cefalalgia, palavra feminina, derivada do latim *cephalea. ae*, é a dor que acomete qualquer região da cabeça. Pode ser localizada ou difusa, aguda ou crônica e de intensidade variável. Por causa de uma ampla variedade de características descritas na sua sintomatologia, requer, até hoje, atenção minuciosa por parte dos estudiosos em sua classificação e posologia.

A ICDH (Classificação Internacional das Cefaleias) revisada (ICDH-3 β) apresenta mais de 150 tipos de cefaleia, o que mostra sua complexidade, apesar de ser considerada sintoma "comum", pois, estatisticamente, 90% da população mundial adulta terá pelo menos um episódio durante sua vida.[1]

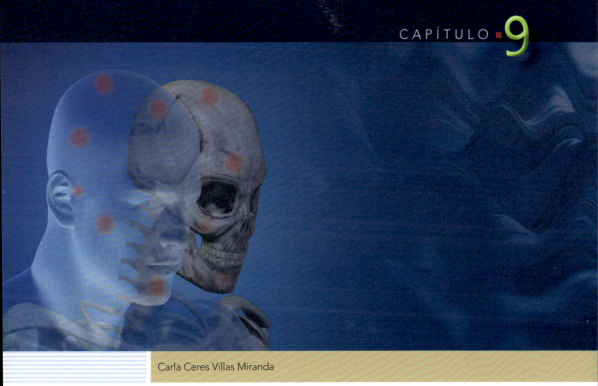

A cefaleia pós-traumática e/ou cervical faz parte das cefaleias secundárias e aparece na ICDH-3 subdividida pelo tipo de trauma e pela duração, que serão descritos adiante. As cefaleias consideradas secundárias são aquelas que derivam de um evento capaz de gerar uma dor nova ou mesmo piorar, em intensidade ou frequência, uma cefaleia prévia (primária), sendo ela migrânea, tensional, cervicogênica ou em salvas, tendo relação temporal da piora do quadro com o evento traumático.[1,2]

Conceito e epidemiologia

A cefaleia atribuída a lesão ou traumatismo cranioencefálico e/ou cervical, como o próprio nome diz, é aquela decorrente de um trauma ou lesão em qualquer estrutura da região cranial e/ou cervical, na qual a dor aparece até 7 dias do ocorrido ou, para aqueles pacientes que sofreram perda da consciência, o tempo de 7 dias inicia-se após recuperação da dor, que se torna crônica se ultrapassar 3 meses de duração.[3]

Revisando trabalhos realizados pelo mundo, principalmente nos EUA e na Europa, em termos estatísticos, de 30% a 90% dos pacientes com esses tipos de trauma desenvolvem cefaleia, sendo a grande maioria decorrente de traumatismos leves (47% a 95%) e de traumas moderados a graves (20% a 38%)[1]. A cefaleia faz parte da chamada síndrome pós concussão, aparecendo como sintoma único ou associada a amnésia anterógrada, náuseas, vômitos, vertigens, distúrbios visuais etc., sendo que é o sintoma que permanece por um tempo maior. Há ainda o desenvolvimento de alterações do sono, ansiedade, depressão ou outros distúrbios psiquiátricos, os quais se questiona já serem fatores predisponentes ou consequentes ao trauma.[4]

Todos esses sintomas acabam por tornar-se um problema para a economia dos países, pois levam a incapacidade laborativa e índices elevados de absenteísmo.

Cerca de 50% a 60% da cefaleia pós-trauma evoluem para cefaleia crônica, ou seja, ultrapassam 3 meses, necessitando de acompanhamento e tratamento multidisciplinar.[4,5]

Etiopatogenia

A cefaleia pós-traumatismo cranioencefálico e/ou cervical ainda não tem sua etiopatogenia bem esclarecida. Existem estudos que descrevem uma tendência genética e outros que questionam fatores ambientais, considerando que litígios trabalhistas ou familiares têm grande importância no desenvolvimento desse tipo de cefaleia. Trabalhos mostram que em países em que as leis trabalhistas não oferecem vantagens, a porcentagem que evolui com esse tipo de cefaleia é menor e a sua cronificação também. As mulheres são mais acometidas que os homens, na porcentagem de 2:1.[1-4]

Outro ponto observado é o aparecimento da cefaleia pós-traumática naqueles pacientes que já sofrem de alguma cefaleia primária (migrânea, tensional ou cervicogênica). Dados mundiais revelam que a cefaleia do tipo tensional é a que mais é relatada por esses pacientes (70% a 80%), apesar de alguns trabalhos apontarem a prevalência de migrânea e, por último, a cefaleia cervicogênica.[6] As áreas mais acometidas segundo relatos individuais dos pacientes são a região temporal (82%), frontal (76%), cervical (76%), occipital (53%), ocular (47%) e do vértex (29%).[1]

A cefaleia por abuso de analgésicos é diagnóstico diferencial, pois, após o trauma, o paciente acaba por consumir analgésicos indiscriminadamente, o que confunde o diagnóstico. A cefaleia crônica pós-trauma aparece em torno de 30% deles e acredita-se que existem outros fatores predisponentes além de cefaleias primárias, que seriam sexo feminino, idade avançada, distúrbios psiquiátricos. As alterações psiquiátricas mais observadas nesses casos são a ansiedade e a depressão.[7]

Cerca de mais de 50% dos traumatismos cranioencefálicos se deve a acidentes automobilísticos, porém entram nas estatísticas os traumas repetidos em esportes, quedas, lesões por arma de fogo e objetos contundentes, além de mergulho em águas rasas. As crianças e os adolescentes recebem atenção especial em programas de prevenção quanto a traumas esportivos e os idosos, em quedas domésticas (Figura 9.1).[5,6]

Fisiopatologia

A fisiopatologia da cefaleia pós-traumática é ainda obscura. Os mecanismos do trauma cranioencefálico (TCE) de aceleração e desaceleração pelo movimento em chicote (*whishplash*) causam lesões cerebrais e cervicais. O movimento do cérebro na caixa craniana, seja no sentido anteroposterior, posteroanterior e laterolateral causam lesões do parênquima cerebral em diversos graus, com a morte neuronal nas áreas afetadas, pela destruição da mielina e lesão da membrana axonal.[8] A ativação do sistema trigêmino vascular tem um papel fundamental, pois a grande maioria da aferência sensitiva proveniente das meninges e da região cervical são direcionadas a ele. O escalpe e a porção anterior do crânio, face, boca, dentes, articulações temporomandibulares, seios da face, vasos sanguíneos e meninges têm sua inervação sensitiva principal pelo nervo trigêmeo. O escalpe e a porção posterior do crânio são inervados

▶ FIGURA 9.1

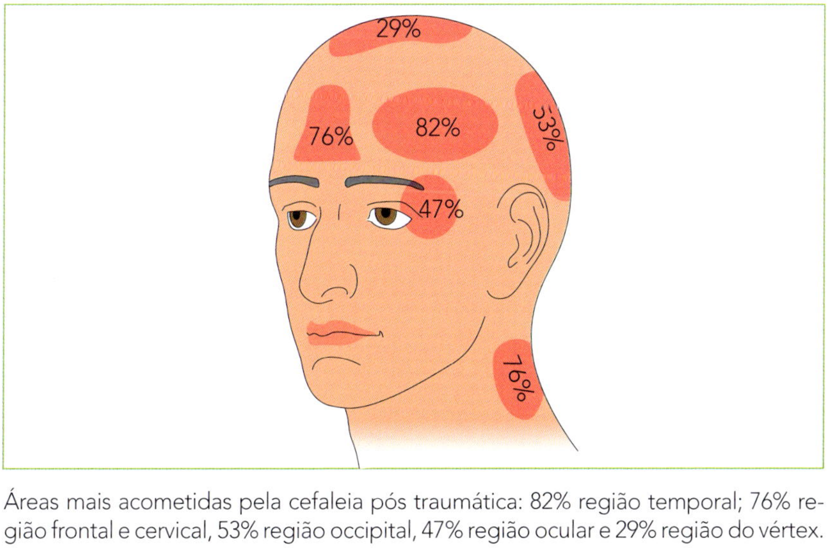

Áreas mais acometidas pela cefaleia pós traumática: 82% região temporal; 76% região frontal e cervical, 53% região occipital, 47% região ocular e 29% região do vértex.

pelas raízes de C2 e C3, que decorrem dos nervos occipitais menores e maiores. Por essa razão, explica-se por que o trauma cervical pode gerar cefaleia.[9,10]

Ocorrem distúrbios bioquímicos e fisiológicos, gerando uma hiperexcitabilidade neuronal persistente, com liberação de neurotransmissores e aminoácidos (glutamato e acetilcolina, entre outros), levando ao processo de sensibilização central. Os tratos espinotalâmico, corticotalâmico e as vias inibitórias descendentes ficam danificados.[11] A alodínea, a hiperalgesia mecânica e a hipoalgesia térmica no local da lesão e até mesmo em posição mais distante evidenciam o caráter central dessa dor. A inflamação e a toxicidade levam a apoptose e morte celular. É possível demonstrar com exames mais elaborados, como ressonância magnética funcional, espectroscopia e imagem por difusão, essas alterações no tecido cerebral em casos de cefaleia persistente.[12]

O fluxo sanguíneo cerebral e sua oxigenação ficam prejudicados. Há ainda disfunção metabólica de glicose, cálcio e magnésio.[9]

A quebra da barreira hematoencefálica, a disfunção hipotalâmica, a ativação do sistema sensitivo trigêmino vascular, diencefálico e do tronco cerebral, além das alterações na função do locus-ceruleus acarretam um distúrbio na neuromodulação central. Há, assim, de se imaginar uma modificação na plasticidade neuronal após inúmeros eventos, o que contribui para a persistência da dor e dos sintomas associados da síndrome pós-concussional.

Trabalhos em modelos animais mostram alterações no sistema opioide endógeno tanto na dor de origem central como nos TCEs.[11]

As lesões cervicais podem ser em ligamentos, vértebras, músculos e nervos, causando irritação, compressão ou ativação do nervo trigêmeo ou dos nervos occipitais e seus ramos, o que pode gerar inflamação e dor neuropática no território do nervo afetado.[8]

Ativação do sistema trigêmino vascular, hiperexcitabilidade, liberação de aminoácidos e neuropeptídios e sensibilização central já foram comprovadas nas cefaleias primárias, o que pode corroborar a relação entre as duas[3,13] (Figura 9.2).

FIGURA 9.2

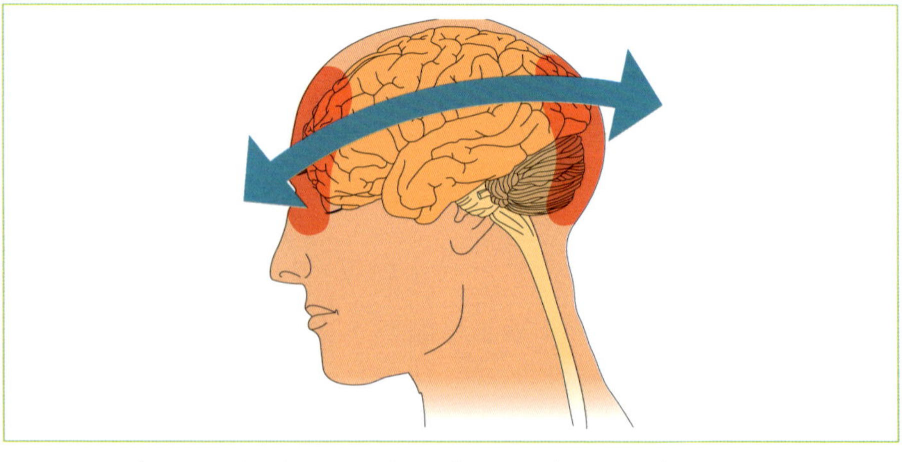

Mecanismo de trauma (aceleração e desaceleração – lesão em chicote).

Classificação das cefaleias pós-traumatismo cranioencefálico e/ou cervical

De acordo com a Classificação Internacional das Cefaleias, revisada ICDH-3 β, as cefaleias pós-trauma cranioencefálico e/ou cervical estão classificadas como cefaleias secundárias (CS).

As (CS) são aquelas decorrentes de situações sabidamente conhecidas que podem causá-las (por exemplo, neoplasias, hemorragias) ou mesmo aquelas que já existiam (por exemplo, migrânea, cefaleia tensional, cefaleia cervicogênica) e pioraram na vigência da patologia, em estreita relação temporal com o ocorrido (ICDH-3).

As cefaleias pós-traumatismo cranioencefálico e/ou cervical (Quadro 9.1) são divididas em três subtipos, de acordo com a causa, o tempo e a intensidade do trauma: cefaleia atribuída a lesão cranioencefálica, cefaleia atribuída por lesão em chicote e cefaleia atribuída a craniotomia.[2,14]

Quadro 9.1 Classificação das cefaleias pós-traumatismo cranioencefálico e/ou cervical.
1 – Cefaleia aguda atribuída à lesão traumática cranioencefálica 1a – Cefaleia aguda atribuída à lesão cranioencefálica moderada ou grave 1b – Cefaleia atribuída à lesão cranioencefálica ligeira
2 – Cefaleia persistente atribuída à lesão cranioencefálica 2a – Cefaleia persistente atribuída à lesão cranioencefálica moderada ou grave 2b – Cefaleia persistente atribuída à lesão cranioencefálica ligeira
3 – Cefaleia aguda atribuída à lesão em chicote (*whiplash*)
4 – Cefaleia persistente atribuída à lesão em chicote
5 – Cefaleia aguda atribuída à craniotomia
6 – Cefaleia persistente atribuída à craniotomia

As cefaleias que se desenvolvem após o trauma e se resolvem em até 3 meses são consideradas agudas e as que ultrapassam esse tempo são as persistentes. Qualquer perturbação à coluna cervical ou à caixa craniana que causem um choque mecânico em suas estruturas, como traumas infligidos, acidentes de qualquer espécie, perfurações, lesões por arma de fogo e craniotomias, são potencialmente causadores de dor. Os traumas que levam à extensão e à flexão da coluna cervical induzem bruscamente a comprometimento do encéfalo, devido a sua movimentação dentro da caixa craniana, o que gera lesões leves a graves. A principal causa desses traumas são acidentes automobilísticos (maior que 50%), seguidos de quedas (30%), e o restante por agressões com armas de fogo, lesões durante a prática de esportes; dos acidentes automobilísticos, 70% estão ligados à ingestão de bebida alcoólica. Existem danos da substância branca e cinzenta e uma cascata de reações bioquímicas que liberam diversos neurotransmissores inflamatórios, dando origem a sintomas variados como cefaleia, distúrbios vestibulares, visuais, náuseas, vômitos e déficits neurológicos focais, como paresias, paralisias, alterações pupilares, perda da consciência e outros, na presença de hemorragias subdurais, epidurais, subaracnóideos e lesões axonais difusas.

Entre todos esses sintomas, a cefaleia é a protagonista, sendo a mais frequente nos traumas leves (ligeiros).[12,15]

A classificação de trauma leve, moderado e grave é visto no Quadro 9.2.

Quadro 9.2 Classificação da gravidade do TCE.

Classificação da gravidade do TCE	ECG (Escala de Coma de Glasgow) + fatos associados
Mínima	ECG = 15 sem perda de consciência ou amnésia
Leve	ECG = 14 ou 15 com amnésia transitória ou breve perda de consciência
Moderada	ECG = 9-13 ou perda de consciência superior a 5 minutos ou déficit neurológico focal
Grave	ECG = 5-8
Crítica	ECG = 3-4

A escala de coma de Glasgow (ECG) é a forma mundial de comunicação entre os profissionais da saúde nos centros de emergência de trauma. Com base nela, pode-se prever como se encontra o paciente e suas possibilidades de tratamento, obviamente em associação aos exames de imagem indicando-se cirurgias ou tratamento conservador.[9] A ECG encontra-se no Quadro 9.3.

Quadro 9.3 Escala de Coma de Glasgow (ECG).

Abertura ocular/ score	Melhor resposta verbal/ score	Melhor resposta motora
Espontânea 4	Orientada 5	Obedece a ordem verbal.......... 6
Ordem verbal...3	Confuso 4	Localiza dor 5
Dor 2	Palavras inapropriadas....3	Reação inespecífica 4
Sem resposta.....1	Sons 2	Flexão anormal (decorticação).... 3
	Sem resposta 1	Extensão à dor (descerebração).. 2
		Sem resposta 1

Cefaleia aguda e crônica (persistente) atribuída à lesão cranioencefálica

Cefaleias atribuídas a lesões cranioencefálicas não apresentam características próprias. Podem mostrar-se como migrânea ou como cefaleia tensional e até mesmo como outros tipos. No caso de migrâneas, existe a predisposição familiar e a maior probabilidade de desenvolvê-las como primeiro episódio pós-TCE ou piorá-la se já é existente. Muitas das vezes, vêm acompanhadas de sintomas gastrointestinais, visuais e vestibulares comuns em migrâneas. São agudas se resolvidas em até 3 meses e crônicas se esse período é ultrapassado. Como visto no Quadro 9.2, podem decorrer de traumas leves, moderados ou graves. Ainda observa-se, com sua persistência, distúrbios do sono e humor associados.[9]

Cefaleia aguda ou crônica (persistente) atribuída à lesão em chicote (*whiplash*)

A lesão em chicote é comum nos traumas por acidente automobilístico. A flexão e a extensão abruptas da coluna cervical levam à movimentação do cérebro (aceleração e desaceleração) na caixa craniana com danos estruturais já citados anteriormente. Desenvolve-se cefaleia, que também não tem uma forma própria de descrevê-la, mas assemelha-se tanto a migrâneas como às tensionais e cervicogênicas. Da mesma forma, são temporalmente divididas na ICDH-3 β em agudas e persistentes e também se acompanham de distúrbios do sono, psiquiátricos e outros.[2]

Cefaleia aguda ou persistente atribuída à craniotomia

Cerca de dois terços dos pacientes desenvolvem cefaleia pós-craniotomia. A queixa da dor é mais localizada, mas pode ser holocraniana, bem como assemelhar-se a cefaleia tensional ou migrânea. Aparece de acordo com a ICDH-3 β mais em craniotomias de base do crânio. Deve ser feito diagnóstico diferencial de cefaleia provocada por sangramento pela cirurgia, cefaleia cervicogênica pela postura do pescoço durante o ato cirúrgico, hidrocefalia, infecções e cefaleia por hipotensão liquórica. Fato importante é avaliar se sua cronicidade está relacionada a cefaleia por abuso de analgésicos.[2]

Diagnóstico

Os traumatismos cranianos leves podem gerar uma variedade de sintomas, os quais denominam-se síndrome pós-concussional. Além da cefaleia, que é o sintoma mais proeminente, associam-se ainda distúrbios visuais, alterações vestibulares, desordens do sono, depressão, ansiedade, distúrbios cognitivos e outros que acabam por tornar o evento muito maior daquilo que se espera pela intensidade do trauma.

A anamnese bem elaborada do paciente é mandatória, pois, por meio da história relatada, podemos avaliar os sintomas quanto a sua relação temporal e ao mecanismo de trauma e avaliar a história pregressa de migrânea, cefaleia tensional ou qualquer outro tipo de dor. Deve-se dar máxima atenção aos fatores psicossociais envolvidos, como litígios, pois estes ajudam na avaliação de morbidades envolvidas e ganhos secundários.

Os distúrbios de ansiedade e depressão são indicativos de maior probabilidade de o paciente evoluir com esse tipo de cefaleia e a perpetuação de distúrbios do sono contribuem para sua cronificação.[3]

O exame armado do crânio e da coluna cervical propicia avaliar se houve danos à estrutura da caixa craniana e da coluna cervical, lesões do couro cabeludo, presença de craniotomia, contraturas, lesões de caráter miofascial, lesões ósseas, principalmente nas lesões em chicote. Associados ao exame neurológico minucioso para determinação de lesão cerebral focal ou difusa, lesão medular completa ou incompleta, ajudarão a determinar a possível causa da cefaleia e o planejamento do tratamento.

A existência de patologias crônicas anteriores ao trauma é relevante para o prognóstico, como pacientes com doenças sistêmicas, para os quais se pode restringir uso de medicamentos ou mesmo intervenções para a dor. Pacientes com diagnóstico de fibromialgia podem ter seus sintomas exacerbados, o que confunde o diagnóstico. Grande parte desses pacientes chega às salas de trauma e são submetidos a exames de imagens como radiografias e tomografias, a fim de serem tomadas medidas urgentes e indicações de cirurgias, pela presença de contusões cerebrais, afundamentos ósseos, fraturas, luxações, hemorragias difusas e localizadas. Como a queixa de cefaleia é mais vista nos traumas leves, os exames não mostram alterações estruturais e, com ou sem amnésia transitória e perda ligeira da consciência, é conhecida como concussão cerebral.[15]

As características das dores são diversas de acordo com o fenótipo em questão, podendo ser pulsátil, hemicraniana, acompanhada de aura, distúrbios visuais e gastrointestinais, como na migrânea, com dor cervical e irradiação para o crânio e a musculatura supraescapular, como na cervicogênica, em pressão frontal e temporal, como na tensional, com alterações conjuntivais e edema, como na cefaleia em salvas, ou mesmo uma mistura delas.[16]

Ainda com sua fisiopatologia incerta, é necessário que tenhamos maior quantidade de estudos para a criação de novos meios diagnósticos. Os estudos mais recentes de marcadores genéticos, mutações e polimorfismos que foram obtidos nas pesquisas para migrânea se compararmos com as cefaleias pós-trauma, como foi visto, não têm um esqueleto próprio, e sim apresentam-se principalmente com o fenótipo das cefaleias primárias migrânea, tensional e cervicogênica.[16]

Tratamento

A cefaleia pós-traumatismo cranioencefálico e/ou cervical necessita de trabalhos de prevenção ao trauma como primeiro objetivo. As campanhas realizadas visam principalmente os acidentes automobilísticos e deixam a desejar quanto a acidentes domésticos, como as quedas frequentes em idosos e crianças e as lesões por esporte em adolescentes. O conhecimento de medidas preventivas para evitar esses traumas ajudaria a reduzir o número grande de TCEs, que chega a 1,7 milhão ao ano nas estatísticas americanas.[8]

Uma vez feito o diagnóstico de cefaleia pós-traumatismo cranioencefálico e/ou cervical, o tratamento conservador[17] é o primeiro passo.

O uso de medicações analgésicas é feito de acordo com o fenótipo que ela apresenta.

Quando a cefaleia apresenta-se aguda ainda nos centros de trauma, deve-se usar analgésicos e anti-inflamatórios via venosa e medicações que possam minimizar os outros sintomas da síndrome pós-concussional, como protetores gástricos, anticonvulsivantes, ansiolíticos, antieméticos e, obviamente, o tratamento das lesões externas e internas ao trauma. Quando a cefaleia persiste, existe uma gama de opções já conhecida, como triptanos, antagonistas ao peptídeo relacionado ao gen da calcitonina (CGRP), anti-inflamatórios não hormonais, profiláticos como anticonvulsivantes, antidepressivos, drogas antivasoconstritoras, ansiolíticos e indutores do sono. Não existem diretrizes para esses tratamentos, ficando relacionados ao fenótipo da cefaleia e às drogas mais indicadas em cada caso. A amitriptilina é ainda uma das mais utilizadas nessas cefaleias, com resultados satisfatórios.[8]

Especial atenção deve ser dada à cefaleia, que se desenvolve pelo abuso de analgésicos. Espera-se que, após a suspensão dos medicamentos, ela cesse, porém pode se tornar muito difícil de ser manipulada, pois ocorre uma alteração do sistema opioide endógeno e serotoninérgico. Muitas vezes, requer internação para desintoxicação e monitoramento. Os anti-inflamatórios não hormonais, a ergotamina e os antagonistas da dopamina têm menos possibilidade de causar dependência, já os opioides e derivados da cafeína são os mais propensos a isso.[18]

O tratamento concomitante dos distúrbios do sono com drogas como amitriptilina, melatonina e técnicas de relaxamento tem bons resultados na qualidade, na duração e na latência. O uso de medicações como amantadina e metilfenidato para distúrbios cognitivos e de memória é demonstrado em poucos trabalhos, com bons resultados. Já os distúrbios de humor devem ser tratados com antidepressivos, o mais breve possível, para um resultado satisfatório, na tentativa de evitar quadros mais drásticos, como os de ideação suicida.[3]

A terapia comportamental cognitiva, o *biofeedback* e técnicas de relaxamento são tratamentos que contribuem para melhorar a desorganização emocional que se instala após o trauma em alguns pacientes, levando em conta os fatores biopsicossociais envolvidos.[19]

Todas as abordagens de tratamento não invasivo ajudam na resolução da cefaleia de 6 meses a 1 ano (80%) e, para aqueles que permanecem com um quadro refratário, podem ser indicados tratamentos intervencionistas.[20]

Tratamento intervencionista

Os pacientes que evoluem com cefaleia persistente (crônica) e que não chegam a ter alívio suficiente da intensidade da dor podem se beneficiar de tratamentos intervencionistas.

As lesões decorrentes do movimento de aceleração e desaceleração do cérebro na caixa craniana estão intimamente relacionadas com a extensão e a flexão da coluna cervical no momento do trauma, portanto, encontram-se também danos estruturais na região cervical, como lesões ligamentares, lesões facetárias, lesões musculares e lesões de nervos periféricos. Esses danos sofridos podem se tornar um fator de cronificação com pontos localizados de dor e limitações de movimento em que a indicação de bloqueios e rizotomias contribuem para melhora do quadro.

Bloqueios e rizotomias

Os bloqueios analgésicos e/ou diagnósticos de diversas estruturas ajudam no tratamento da dor. Os mais utilizados são os dos nervos responsáveis pela inervação da caixa craniana e escalpe posteriores, que são os nervos occipitais grande e pequeno, os quais derivam dos ramos dorsais e ventrais cervicais C2 a C4 e dos nervos auriculotemporal, supratroclear, supraorbital e gânglio esfenopalatino, que derivam do nervo trigeminal e são responsáveis pela inervação da parte anterior do crânio e escalpe.[21]

Os anestésicos locais como a lidocaína e a bupivacaína, usados nos bloqueios, têm ação inibitória na condução das fibras nervosas, liberando os canais de sódio nas fibras C amielínicas e fibras finas mielinizadas A β e bloqueando a aferência ao sistema trigêmino vascular. O volume de injeção é pequeno, de 0,5 a 2 mL. A adição de corticosteroides é discutida, pois em trabalhos não se evidencia muita diferença nos resultados e podem causar irritação e lesão nervosa.[21]

Essas injeções são guiadas por radioscopia, ultrassom e tomografia computadorizada, utilizando-se técnicas e pontos anatômicos correspondentes à estrutura a ser bloqueada. Outros bloqueios utilizados com frequência são aqueles dos pontos-gatilho miofasciais e pontos sensíveis (PGM, PS, respectivamente). Acredita-se que esses bloqueios ajudem a quebrar o ciclo mantenedor na porção posterior medular, responsável pelo processo de sensibilização central, interrompendo a aferência, porém sua ação não é totalmente conhecida. O fato é que leva ao alívio da dor e ao relaxamento das contraturas musculares, propiciando melhora do movimento. São também utilizados anestésicos locais em pequeno volume, não ultrapassando 15 a 20 mL no total. Corticosteroides podem ser associados, sendo a triancinolona e a metilprednisolona os mais usados. Esses bloqueios são bons principalmente naquelas cefaleias traumáticas com fenótipo da cefaleia cervicogênica, mas ainda são necessários mais estudos comprobatórios.[22,23]

Os bloqueios com toxina botulínica nos indivíduos com cefaleia pós-traumática são poucos. O maior estudo publicado a respeito foi pela *Concussion Care Clinic of Womack Army Medical Center in Forth Bragg North Caroline*, realizado de 2008 a 2012,com 63 pacientes, em que se utilizou o protocolo aprovado pela FDA (31 pontos fixos de injeção e 5 aplicações por pontos). Os resultados foram satisfatórios: 64% referiram melhora; 28% não relataram modificação no escore de dor; 3% referiram piora; 3 pacientes não tiveram acompanhamento. O estudo também mostrou que metade desses pacientes retornou a suas atividades, porém fez-se um questionamento quanto àqueles que não obtiveram melhora devido a ganhos secundários. De qualquer modo, ainda existe uma deficiência na quantidade de estudos com a toxina botulínica.[24,25]

As rizotomias por radiofrequência das estruturas nervosas citadas são métodos ablativos que podem levar a um alívio da dor mais duradouro. Por essa razão, os bloqueios servem como teste para indicação delas nas diretrizes atuais. Da mesma forma que os bloqueios, podem ser guiados por ultrassom e radioscopia utilizando--se técnicas semelhantes ou mais apuradas de referências anatômicas. As rizotomias por radiofrequência dos ramos mediais cervicais dos primeiros níveis C2 e C3 ajudam na cefaleia e os demais ajudam na dor cervical (Figura 9.3).[26,27]

Neuromodulação

Para pacientes em que medicações profiláticas, bloqueios, rizotomias, toxina botulínica e terapias adjuvantes (física, relaxamento, quiropraxia, psicoterapia) não produziram resultados satisfatórios, pode-se indicar a neuroestimulação periférica, medular ou cerebral. Atualmente, a ciência da neuromodulação tem trazido excelentes resultados na terapia da dor quando os pacientes são bem selecionados e quando se seguem as diretrizes aprovadas mundialmente. Deve-se realizar a fase de teste, que pode variar de acordo com os índices de infecção local e com o nível de

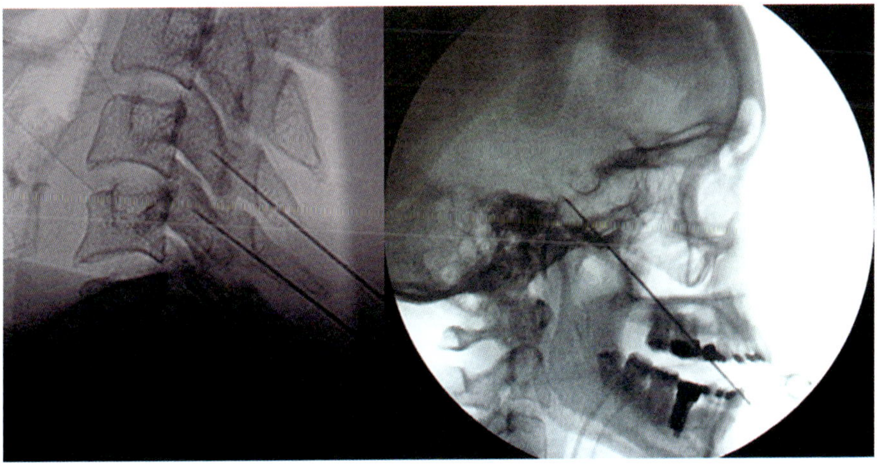

FIGURA 9.3

Rx mostrando rizotomia dos ramos mediais cervicais e do Gânglio trigeminal. Tratamento intervencionista das cefaleias pós-traumatismo crânio encefálico e ou cervical.

entendimento do paciente, porém não deve ultrapassar 14 dias, com exceção de em países como a Bélgica, que tem como normativa um mês de testes. Após essa fase, na qual se utiliza como parâmetro uma melhora de 50% do escore da dor somado a aceitação e entendimento do paciente quanto ao método, é então indicada a colocação definitiva.[28,29]

O nervo occipital maior é o mais utilizado nessa terapia, estimulando-se, assim, os ramos distais cervicais C2 e C3 envolvidos no sistema nociceptivo trigeminal ou na medula cervical alta, onde convergem as aferências do sistema trigeminal caudado (C1, C2, C3).[30]

Outros pontos onde se obtêm resultados satisfatórios, principalmente nas algias craniofaciais pós-traumáticas, com fenótipo de neuralgia do trigêmeo, neuralgia esfenopalatina e outras que podem coexistir no paciente com cefaleia pós-traumática, são o gânglio trigeminal, o gânglio esfenopalatino, os ramos maxilar e mandibular do trigêmeo, o nervo vago, os nervos supraorbital e infraorbital e os nervos occipitais maiores e menores, conjuntamente. Os trabalhos mostram que na maioria há porcentagem elevada de excelentes resultados, variando de 60% a 90% de efetividade, mas, assim como em relação aoutros tratamentos, são necessárias mais pesquisas que relacionem a cefaleia pós-traumática e a neuromodulação.[31-33]

A estimulação elétrica transcraniana (ECT) é uma técnica de neuromodulação em que há aplicação de corrente contínua por meio de eletrodos cutâneos superficiais sob o córtex cerebral, excitando ou inibindo a atividade neuronal. A ECT tem seu papel comprovado no tratamento de distúrbios psiquiátricos e vem conseguindo resultados satisfatórios nas cefaleias primárias, relatados por alguns autores, mas requer ainda mais pesquisas nessa área[3,34] (Figura 9.4).

Terapias concomitantes

As terapias físicas ajudam a melhorar o componente miofascial dessas dores, principalmente quando estão associadas a dor cervical. A liberação e o relaxamento musculares aliviam o quadro álgico. O uso de estimulação elétrica (TENS), ultras-

FIGURA 9.4

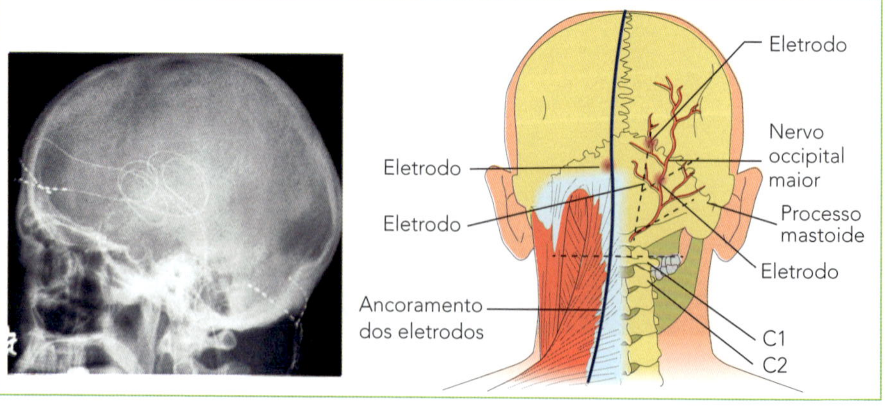

Implante de eletrodos occipitais e supraorbitais.

som, massoterapia, manipulação espinal, cinesioterapia, acupuntura entre outros é importante para a reabilitação do paciente.

A terapia psicológica, assim como em toda dor crônica, é crucial para a aceitação do paciente quanto a sua patologia, melhora no entendimento de seus fatores de piora, avaliação de fatores de morbidade (trabalhistas ou familiares), contribuindo, assim, no tratamento multidisciplinar para inclusão e retorno do paciente à sociedade e às atividades laborativas.[8,19]

CONSIDERAÇÕES FINAIS

A cefaleia pós-traumatismo cranioencefálico e/ou cervical é mais frequente do que se imagina, sendo o sintoma mais relatado na síndrome pós-concussional, vista principalmente nos TCEs leves. Tem maior similaridade, quanto ao seu fenótipo, com a cefaleia tensional e migrânea e ainda não tem sua fisiopatologia e etiopatogenia bem esclarecida; porém, como faz parte de uma constelação de sintomas que juntos desabilitam o paciente para sua vida normal, tem a necessidade de uma abordagem multidisciplinar urgente, com a qual se possam resgatar suas funções e o equilíbrio físico e emocional. É vital que sejam estimuladas pesquisas sobre o assunto em todas as suas esferas, seja na fisiopatologia e no tratamento como em medidas preventivas mais incisivas, a fim de se evitar o grande número de acidentes que ocorrem.

REFERÊNCIAS BIBLIOGRÁFICAS

1. Defrin R. Chronic post-traumatic headache: clinical findings and possible mechanisms. J Man Manip Ther. 2014;22(1):36-44.
2. Olesen J. The International Classification of Headache Disorders, 3rd ed. Cephalagia. 33(9):629-808.
3. Minen MT, Boubour A, Walia H, et al. Post-concussive syndrome: a focus on post-traumatic headache and related cognitive, psychiatric, and sleep issues. Curr Neurol Neurosci Rep. 2016;16(11):100.
4. De Benedittis G, De Santis A. Chronic post-traumatic headache: clinical, psychopathological features and outcome determinants. J J Neurosurg Sci. 1983;27(3):177-86.
5. Packard RC. Chronic post-traumatic headache: associations with mild traumatic brain injury, concussion, and post-concussive disorder. Curr Pain Headache Rep. 2008;12(1):67-73.
6. Monteith TS, Borsook D. Insights and advances in post-traumatic headache: research considerations. Curr Neurol Neurosci Rep. 2014;14(2):428.
7. Rivilla-Marugán L, Ramada Soriano A, González Rodríguez VM, et al. Cefalea crónica diaria y por abuso de analgésicos. Elsevier; Semergen; 2008.
8. Watanabe TK, Bell KR, Walker WC, et al. Systematic review of interventions for post-traumatic headache. PM R.. 2012;4(2):129-40.
9. Pinchefsky E, Dubrovsky AS, Friedman D, et al. Part I - Evaluation of pediatric post-traumatic headaches. Pediatr Neurol. 2015;52(3):263-9.
10. May A, Goadsby PJ. The trigeminovascular system in humans: Pathophysiologic implications for primary headache syndromes of the neural influences on the cerebral circulation. J Cereb Blood Flow Metab. 1999;19(2):115-27.

11. Defrin R. Chronic post-traumatic headache: clinical findings and possible mechanisms. J Man Manip Ther. 2014;22(1):36-44.

12. Evans RW. Persistent post-traumatic headache, postconcussion syndrome, and whiplash injuries: the evidence for a non-traumatic basis with an historical review. Headache. 2010;50(4):716-24.

13. Defrin R, Riabinin M, Feingold Y, et al. Deficient pain modulatory systems in patients with mild traumatic brain and chronic post-traumatic headache: implications for its mechanism. J Neurotrauma. 2015;32(1):28-37.

14. Lucas S. Headache management in concussion and mild traumatic brain injury. PM R. 2011;3(10 Suppl 2):S406-12.

15. Obermann M, Keidel M, Diener HC. Post-traumatic headache: Is it for real? Crossfire debates on headache: Pro. Headache. 2010;50(4):710-5.

16. Peterlin BL, Tietjen G, Meng S, et al. Post-traumatic stress disorder in episodic and chronic migraine. Headache. 2008;48(4):517-22.

17. Lucas S. Posttraumatic headache: clinical characterization and management. Curr Pain Headache Rep. 2015;19(10):48.

18. Pinchefsky E, Dubrovsky AS, Friedman D, et al. Part I - Evaluation of pediatric post-traumatic headaches. Pediatr Neurol. [Internet]. 2015;52(3):263-9.

19. Kjeldgaard D, Forchhammer HB, Teasdale TW, et al. Cognitive behavioural treatment for the chronic post-traumatic headache patient: a randomized controlled trial. J Headache Pain. 2014;15:81.

20. Ducic I, Sinkin JC, Crutchfield KE. Interdisciplinary treatment of post-concussion and post-traumatic headaches. Microsurgery. 2015;35(8):605-87.

21. Conidi FX. Interventional treatment for post-traumatic headache. Curr Pain Headache Rep. 2016;20(6):40.

22. Karadaş Ö, Gül HL, Inan LE. Lidocaine injection of pericranial myofascial trigger points in the treatment of frequent episodic tension-type headache. J Headache Pain. 2013;14:44.

23. Calandre EP, Hidalgo J, García-Leiva JM, et al. Trigger point evaluation in migraine patients: an indication of peripheral sensitization linked to migraine predisposition? Eur J Neurol. 2006;13(3):244-9.

24. Colhado OC, Boeing M, Ortega LB. Botulinum toxin in pain treatment. Rev Bras Anestesiol. 2009;59(3):366-81. Review.

25. Borges RN, Barcelos BA, Carvalho Júnior H, et al. Pesquisa efeito da toxina botulinica na terapeutica da cefaleia tipo tensional. Rev Odontol Bras Central. 2013;21(61):84-9.

26. van Suijlekom H, Van Zundert J, Narouze S, et al. Cervicogenic headache. Pain Pract. 2010;10(2):124-30.

27. Smith AD, Jull G, Schneider GM, et al. Modulation of cervical facet joint nociception and pain attenuates physical and psychological features of chronic whiplash: a prospective study. PM R. 2015;7(9):913-921.

28. Kumar K, Rizvi S. Historical and present state of neuromodulation in chronic pain. Curr Pain Headache Rep. 2014;18(1):387.

29. Bittar RG, Teddy PJ. Peripheral neuromodulation for pain. J Clin Neurosci. 2009;16(10):1257-8.

30. Matharu MS, Bartsch T, Ward N, et al. Central neuromodulation in chronic migraine patients with suboccipital stimulators: a PET study. Brain. 2004;127(Pt 1):220-30.

31. Martelletti P, Jensen RH, Antal A, et al. Neuromodulation of chronic headaches: position statement from the European Headache Federation. J Headache Pain. 2013;14:86.

32. Jürgens TP, Leone M. Pearls and pitfalls: Neurostimulation in headache. Cephalalgia. 2013;33(8):512-25.

33. Schwedt TJ, Vargas B. Neurostimulation for Treatment of Migraine and Cluster Headache. Acta Neurol Scand. 2019;139(1):4-17.

34. Wassermann EM, Zimmermann T. Transcranial magnetic brain stimulation: Therapeutic promises and scientific gaps. Pharmacol Ther. 2012;133(1):98-107.

CAPÍTULO 10

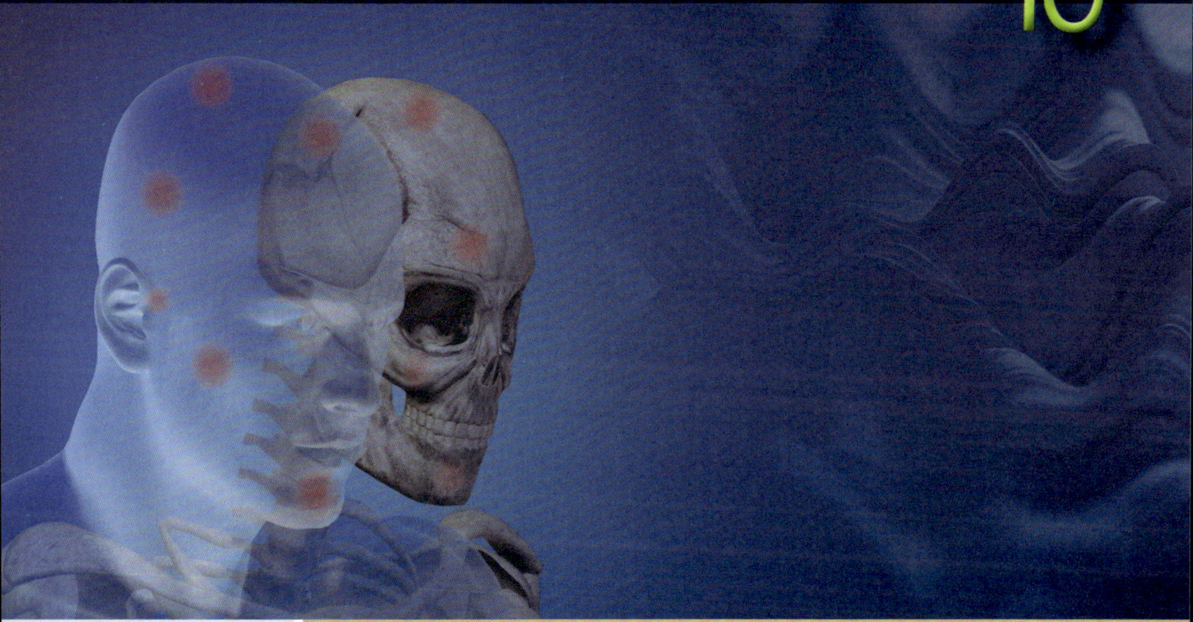

Matheus Fernandes de Oliveira
Karen Andrade Norremose

Cefaleia e Doenças Cerebrovasculares

INTRODUÇÃO

A cefaleia é o sintoma neurológico mais frequente entre os pacientes, respondendo por grande parte dos casos de dias de trabalho perdidos por conta de problemas de saúde. Até 80% da população pode experimentar episódios de cefaleia repetitivos ao longo da vida e, se forem considerados episódios isolados, esse número é virtualmente de 100%.

As principais estruturas cranianas com sensibilidade nociceptiva são: pele, tecido subcutâneo, músculos, periósteo, estruturas oculares, seios paranasais, orelha, cavidade nasal, nervos óptico, facial, trigêmeo, glossofaríngeo, vago e as três primeiras raízes cervicais.[1,2] Adicionalmente, destacam-se como sensíveis à nocicepção os grandes seios venosos intracranianos, especialmente os pericavernosos, a dura-máter da base do crânio, porções proximais dos grandes vasos intracranianos, como artéria carótida interna, artéria cerebral anterior e artéria cerebral média e as artérias temporais superficiais e meníngeas médias. Curiosamente, a maior parte da dura-máter a pia-aracnoide, o epêndima, os plexos coroides e o parênquima encefálico não desencadeiam estímulos nociceptivos.[1-4]

A dor oriunda do território supratentorial se apresenta como cefaleia nos dois terços anteriores do crânio, geralmente como resultado da sensibilidade de território trigeminal. Dores faciais são geralmente tributárias também do território trigeminal, enquanto dores nasais e dos seios paranasais são do território esfenopalatino e, consequentemente, facial. Dores do compartimento infratentorial tendem a ser conduzidas pelos nervos glossofaríngeo, vago e pelas três primeiras raízes cervicais, sendo geralmente referidas como nucalgia ou cervicalgia.[1,2]

Os vasos sanguíneos e seus anexos estão entre as estruturas sensíveis à dor no compartimento cervical e craniano. Algumas doenças cerebrovasculares cursam com cefaleia como sintoma típico e essencial (arterites, trombose venosa cerebral, dissecções vasculares, hemorragias subaracnoides), enquanto outras cursam com cefaleia de maneira adjuvante e complementar a outros sintomas típicos.[1,2]

A fisiopatologia da associação de cefaleia e doenças cerebrovasculares é multifatorial, tanto estrutural quanto molecular, com diversas hipóteses provavelmente contribuindo em sua gênese. As principais hipóteses dizem respeito a: episódios de vasoespasmo e mudanças intermitentes de fluxo cerebral; depressão cortical alastrante; hiperexcitabilidade neuronal glutamatérgica; hiperexcitabilidade por liberação de fatores inflamatórios, como bradicininas, citocinas, peptídios e debris celulares; anormalidades endoteliais; fatores ambientais como tabagismo, medicamentos, entre outros.[1-6] (Quadro 10.1).

Segundo a Classificação Internacional das Cefaleias (2013),[5] encaixa-se na definição de cefaleia atribuída à perturbação vascular cervical e craniana qualquer cefaleia que esteja associada à doença vascular causadora de cefaleia; instalação e evolução clínica relacionadas à instalação e à evolução da doença vascular subjacente e não justificada por outra causa evidente de cefaleia.

Quadro 10.1 Mecanismos para a cefaleia associada a eventos cerebrovasculares cervicais e intracranianos.
Vasoespasmo
Depressão cortical alastrante de Leão
Mudanças intermitentes de fluxo cerebral
Hiperexcitabilidade neuronal glutamatérgica
Hiperexcitabilidade por liberação de fatores inflamatórios
Anormalidades endoteliais e liberação de citocinas
Fatores ambientais, como tabagismo, medicamentos

Discutiremos neste capítulo os principais transtornos cerebrovasculares que resultam em cefaleias.

HIPERTENSÃO ARTERIAL SISTÊMICA

Em geral, existe um conceito equivocado de associação da hipertensão arterial à cefaleia. Na maioria dos casos, a hipertensão arterial leve a moderada não provoca cefaleia. No entanto, os pacientes com hipertensão podem apresentar cefaleia de caráter tensional em razão da ansiedade e do status crônico da doença de base, de forma que, muitas vezes, o sintoma não melhora com redução dos níveis tensionais, mas com repouso, relaxamento e tratamento de ansiedade.[1-4,6]

No entanto, a cefaleia pode ser desencadeada em situações atípicas relacionadas primariamente a picos de hipertensão arterial. As principais situações seriam relacionadas a picos pressóricos de um feocromocitoma, encefalopatia hipertensiva, pré-eclâmpsia, eclâmpsia e elevação súbita pressórica em resposta a um fator estressante exógeno. Nesses casos, existe uma associação de cefaleia e pressão arterial que parece seguir o padrão da encefalopatia hipertensiva, com perda do controle de mecanismos de autorregulação e edema cerebral. A cefaleia tende a lembrar situações de hipertensão intracraniana, sendo pior pela manhã, de caráter contínuo e difuso e melhorando com controle pressórico adequado.[6]

Nos casos de encefalopatia hipertensiva, somam-se outros sintomas à cefaleia típica, destacando-se obnubilação de nível de consciência, retinopatia hipertensiva, episódios de amaurose, parestesias, náuseas, vômitos e até convulsões. Nesses casos, geralmente a pressão sistólica se encontra acima de 200 mmHg e a diastólica, de 130 mmHg. No entanto, mais importante que os valores nominais é a mudança aguda ou subaguda e perda de mecanismos de autorregulação. Pacientes com hipertensão crônica podem suportar níveis elevados cronicamente sem sintomatologia exuberante, enquanto pacientes normotensos podem descompensar clinicamente com níveis pressóricos moderamente elevados de maneira aguda.[1-4,6]

O tratamento deve ser direcionado ao controle da hipertensão arterial, porém os sintomas de cefaleia podem demorar a cessar alguns dias por causa das mudanças estruturais e das alterações de autorregulação sustentadas, além da participação de fatores inflamatórios e neurotransmissores específicos (substância P, CGRP, bradicininas). É fundamental monitorizar o paciente, controlar intensivamente os níveis pressóricos e afastar transtornos sistêmicos e neurológicos que possam contribuir para a manutenção da cefaleia e dos níveis pressóricos.[1-4,6]

O feocromocitoma é uma neoplasia funcional de adrenal, secretante de catecolaminas e pode cursar também com sudorese, ansiedade, taquicardia e palpitação em razão da descarga catecolaminérgica. A cefaleia tende a ser pulsátil, difusa, intensa e relacionada à pressão arterial, melhorando com normalização dos níveis pressóricos.[6]

A pré-eclâmpsia e a eclâmpsia são manifestações da mesma doença hipertensiva da gestante, caracterizada por aumento da resistência do leito vascular materno-

-fetal. Fisiologicamente, funciona como uma encefalopatia hipertensiva de instalação aguda ou subaguda e cursa com cefaleia intensa e difusa, que melhora com controle pressórico e se resolve com o término da gestação, quando se desfaz a resistência vascular na interface materno-fetal placentária. No entanto, a pré-eclâmpsia e eclâmpsia são fatores de risco para manutenção de hipertensão arterial após o término da gestação.[6]

ALTERAÇÕES ESTRUTURAIS VASCULARES INTRACRANIANAS

Algumas doenças vasculares estruturais intracranianas concorrem para a gênese e a manutenção de cefaleia. Entre elas podemos destacar as malformações arteriovenosas, aneurismas, fístulas arteriovenosas durais, cavernomas, fistulas carótido-cavernosas, Cadasil, Melas e síndrome antifosfolípide.[1-4]

As malformações artério-venosas (MAVs) são anomalias vasculares congênitas caracterizadas pela presença de um *shunt* arteriovenoso sem leito capilar. Em geral, a cefaleia não costuma ser imputada a essas lesões.[1,2] No entanto, MAVs de alto fluxo com desvio de fluxo arterial podem ser causa de cefaleia quando geram hipoperfusão de tecidos vizinhos ou quando sangram. Existe associação entre o lado da MAV e o lado da cefaleia.

Aneurismas são raramente causas de cefaleia a não ser que rompam. Em casos raros, pode haver também cefaleia decorrente de expansão rápida do aneurisma com compressão de estrutura neural sensível (nervo intermédio do facial, por exemplo). Aneurismas fusiformes com doença da parede do vaso também podem cursar com cefaleia em razão da irritabilidade endotelial e da liberação de citocinas pró-inflamatórias.[2,4]

As fístulas arteriovenosas durais são tipos de malformação vascular com *shunt* arteriovenoso sem a típica formação de um nidus de vasos malformados. São caracterizadas pelo contato direto entre sangue arterial e venoso por meio de vasos durais ou seios durais. Tipicamente se apresentam como *tinnitus*, tonturas, frêmitos palpáveis occipitais e sinais de hipertensão intracraniana e venosa. Podem cursar com cefaleia decorrente da distensão exagerada de compartimentos durais venosos, principalmente, em caso de sangramento.[2]

As fístulas carótido-cavernosas são entre a artéria carótida e o seio cavernoso e podem ocorrer como consequência de traumas, infecções, presença de aneurismas carotídeos ou mesmo após manipulação cirúrgica ou endovascular da região do seio cavernoso. São fístulas de alto fluxo e, à semelhança da trombose de seio cavernoso, podem cursar com cefaleia (geralmente retro-orbital, orbital ou frontal), quemose, ptose e mesmo oftalmoplegia decorrente de hipertensão vascular. O pulso carotídeo pode determinar pulsatilidade do globo ocular com frêmito facilmente palpável.[4]

Cavernomas são lesões vasculares caracterizadas por um leito disforme de capilares venosos e raramente são sintomáticos, a não ser que apresentem sangramento.[1-4]

TROMBOSE VENOSA CEREBRAL

A doença vascular venosa intracraniana é uma causa importante de cefaleia, somando, muitas vezes, elementos distintos geradores de cefaleia, como hipertensão intracraniana e edema cerebral, processos inflamatórios e compressão neurovascular.[1-4]

Transtornos vasculares venosos podem cursar com estase e dilatação do compartimento vascular venoso, determinando geralmente cefaleia intensa, progressiva e difusa, dependendo do compartimento venoso envolvido. Vasos corticais unilaterais trombosados podem ser assintomáticos ou oligossintomáticos. Quando seios durais importantes são acometidos, como o seio sagital superior ou seios transversos, a sintomatologia costuma ser mais constante, evidente e justificar avaliação neurológica específica. Nesses casos, o paciente pode ter sintomas não somente de cefaleia, mas também de edema cerebral difuso e déficits uni ou bilaterais, em razão de claudicação vascular de territórios encefálicos tributários dos vasos acometidos.[1-4]

Os seios sagitais superiores, transversos e veias corticais são os mais afetados. Os seios sagitais superiores são tipicamente envolvidos em pacientes jovens, do sexo feminino e em uso de medicações trombogênicas (incluindo anticoncepcionais hormonais orais) ou usuárias de tabaco. Também são acometidos em pacientes com trombofilias específicas. O quadro clínico geralmente é de cefaleia intensa, contínua, que melhora em ortostatismo e repouso e piora ao acordar, em decúbito baixo e ao esforço. Pode cursar com déficits transitórios e alternantes de lateralidade, em razão de claudicação vascular bilateral intermitente. Os seios transversos podem ser acometidos nas mesmas situações do seio sagital superior, mas também são tipicamente acometidos em crianças, após infecções piogênicas da orelha e mastoide e em patologias específicas, que incluem obstrução sinusal por neoplasias craniocervicais, como glomus jugular e metástases cervicais. O pós-operatório das neoplasias cranianas por acessos perissinusais (pré-sigmóideo, retrossigmóideo) também pode cursar com estenose ou trombose de seios transversos.[6]

A trombose de seio cavernoso também pode ocorrer, geralmente com quadros mais agudos e críticos e geralmente relacionada a eventos vasculares ou infecciosos da vizinhança (seios paranasais), causando tromboflebites. O quadro clínico pode cursar com cefaleia, febre, quemose, ptose e mesmo oftalmoplegia por causa do acometimento de vias de drenagem venosa e nervos cranianos.[6]

Em todos os casos, o tratamento envolve a anticoagulação para resolução de trombose e, quando necessário, associação de antibiótico em casos de flebite.

ACIDENTE VASCULAR ENCEFÁLICO

O acidente vascular encefálico (AVE) é a principal causa específica de morte no Brasil e nos países desenvolvidos. É uma entidade prevalente e subdividida em tipos com fisiopatologia e tratamentos distintos, mas que compartilham aspectos essenciais, como a insuficiência perfusional de natureza vascular em decorrência de obstrução, intermitência ou extravasamento do conteúdo sanguíneo intravascular.

A cefaleia, nesse contexto, pode não somente ser sintoma essencial e típico, como no caso das hemorragias subaracnoides de acidentes vasculares hemorrágicos, mas também fazer parte do cenário clínico como evento antecipatório ou associado a outros déficits neurológicos.[1-4 6,7-12]

Acidentes vasculares encefálicos isquêmicos (AVEi)

Muitas vezes, a cefaleia é subestimada em cenários de AVEi por não ser o sintoma principal e ficar quase sempre em segundo plano diante de déficits neurológicos focais mais evidentes. No entanto, até 50% dos pacientes com AVEi podem apresentar cefaleia, quase sempre proporcional à extensão do evento isquêmico e relacionada também ao envolvimento de doença vascular de grandes vasos cervicais, destacando-se o território vertebrobasilar. Isquemias corticais estão mais associadas a quadros álgicos, provavelmente pela presença de compressão direta de vasos e distensão meníngea pelo edema e citocinas pró-inflamatórias.[1-4,6,7-12]

A dor geralmente é inespecífica, podendo ocorrer em território bifrontal, retro-ocular, vértex, occipital ou nucal, sendo as duas últimas mais típicas em eventos do território vertebrobasilar. A instalação e a duração são erráticas e pouco previsíveis. Seu mecanismo provavelmente provém de sensibilização a mediadores inflamatórios sistêmicos e respostas vasomotoras e autonômicas.[1-4,6,7-12]

A cefaleia sentinela tipicamente descrita em sangramentos por aneurismas cerebrais tem sido também descrita em casos de AVEi.[1-4,6,7-12]

A arteriopatia cerebral autossômica dominante com leucoencefalopatia e infartos subcorticais (Cadasil) também pode estar associada a episódios de enxaqueca, assim como a encefalopatia mitocondrial com acidose lática e episódios *stroke-like* (Melas) e a síndrome antifosfolípide.[1-4]

Acidentes vasculares encefálicos hemorrágicos (AVEh)

Os AVEh são subdivididos em parenquimatosos e subaracnóideos. Ambos compartilham uma associação forte com cefaleia.[1-4,6,7-12]

Os AVEh parenquimatosos ou cerebrais decorrem de sangramentos de pequenos vasos parenquimatosos em territórios específicos do encéfalo. Geralmente, são consequências dos efeitos crônicos da hipertensão arterial ou de anomalias estruturais parenquimatosas, das quais se destacam malformações, neoplasias cavernomas, arterites, doença de Moya-Moya, discrasias sanguíneas, uso de medicamentos ou drogas e angiopatia amiloide. Os locais mais frequentemente acometidos são núcleos da base, tálamo, sangramentos lobares, cerebelares e pontinos.[1-4,6,7-12]

A cefaleia é um sintoma típico em AVEh parenquimatoso e tem relação com a topografia do sangramento (dor frontal ou retro-ocular em sangramentos lobares frontais; dor occipital em sangramentos occipitais; dor nucal em sangramentos cerebelares). A dor pode estar ausente em casos de hemorragias pequenas e circunscritas. Com a expansão do hematoma, existe progressivamente compressão de vasos sanguíneos, meninges e estruturas neurais que determinam muita dor. Se associadas à expansão do hematoma houver inundação de territórios subaracnóideos e obstrução de vias liquóricas, a cefaleia tende a ficar ainda mais intensa. Em casos mais graves, a cefaleia pode estar associada a náuseas, vômitos e crises convulsivas.[1-4,6,7-12]

Os AVEh subaracnóideos, ou hemorragias subaracnoides (HSA), são sangramentos que acontecem no compartimento entre a aracnoide e a pia-máter e dessa forma acabam mais envolvendo o parênquima circunjacente do que o invadindo e destruindo, ao contrário dos sangramentos parenquimatosos. Na grande maioria das vezes são secundários a traumatismos cranioencefálicos, porém tem como principal causa espontânea a ruptura de aneurismas arteriais intracranianos. Outras causas de HSA incluem discrasias sanguíneas, medicamentos e drogas, sangramento de neoplasias ou malformações vasculares encefálicas.[1-4,6,7-12]

À semelhança dos AVEh parenquimatosos, a dor na HSA é geralmente súbita e intensa, porém geralmente tem menor poder localizatório, sendo mais difusa e referida nas regiões retro-ocular, bifrontal, occipital e nucal. Costuma estar associada a outros sinais de irritação meníngea e hipertensão intracraniana, como náuseas, vômitos, torpor e sinais meningorradiculares, como rigidez na nuca, sinal de Kernig e Brudzinski. Em casos de sangramento que se estendem para a região ocular (sangramentos retinais e vítreos), pode haver dor ocular intensa e até comprometimento visual. A cefaleia costuma piorar com movimentação e esforço, incluindo esforço evacuatório e de micção. Fotofobia e fonofobia são frequentes, justificando, muitas vezes, a observação desses pacientes em ambientes com baixa luz, silêncio e recebendo laxativos.[1,2,6]

Em razão de uma fisiopatologia multifatorial que gera eventos inflamatórios agudos e vasorreatividade alterada por até meses após o sangramento, a cefaleia da HSA costuma ser intensa e persistente por até 2 semanas, tendendo a apresentar alívio na terceira e na quarta semana, porém com possibilidade de persistência em leve intensidade por meses ou anos.[1,2,6]

A cefaleia na HSA pode anteceder em horas, dias ou semanas um evento de ruptura mais significativa. Ela recebe o nome de cefaleia sentinela e ocorre como consequência de micro-hemorragias que provavelmente antecedem o evento principal. Essas micro-hemorragias desencadeiam sintomas semelhantes ao evento principal, porém menos intensos e mais fugazes.[1,2,6]

Outra causa de cefaleia é a síndrome da vasoconstrição cerebral reversível, também conhecida como síndrome de Call-Fleming. Ela é caracterizada por cefaleia intensa, sem sangramento subaracnóideo (liquor não inflamatório ou vasculítico) e vasoespasmo cerebral segmentar difuso e transitório. Podem existir déficits neurológicos focais, crises convulsivas e em alguns casos o paciente pode experimentar AVEi ou AVEh parenquimatosos secundários aos transtornos vasomotores decorrentes do vasoespasmo. Em geral, são quadros autolimitados, benignos e idiopáticos, no entanto, podem causar sangramentos e isquemias volumosas com sintomatologia neurológica e evolução clínica dramática. Há crescentes relatos de associação com medicamentos, entre os quais se destacam triptanos, antidepressivos, anfetaminas, descongestionantes nasais, cocaína, ecstasy e outros estimulantes.[1,2,6]

Enxaqueca e AVE

Em alguns pacientes com enxaqueca e aura prévia, é possível haver consequente AVEi, decorrente dos mecanismos vasomotores também envolvidos na gênese da enxaqueca.[1-4,6]

Crises enxaquecosas intensas que cursam com déficits, mesmo que transitórios, podem ser facilmente confundidas com eventos isquêmicos. Muitas vezes, são conduzidas na urgência médica como verdadeiros eventos isquêmicos até que o diagnóstico diferencial possa ser esclarecido posteriormente com exames de imagem. As principais enxaquecas que podem simular um AVE são a enxaqueca hemiplégica, a enxaqueca basilar, a enxaqueca oftalmoplégica e a enxaqueca retiniana/ocular.[10-12]

Evidências crescentes associam a enxaqueca a um risco maior de AVEh e AVEi.[10,12]

ARTERITES

As arterites presentes nos compartimentos cervical e craniano são um grupo de doenças heterogêneas, de diferentes etiologias, que compartilham mecanismos de gênese imunomediada do envolvimento inflamatório de vasos arteriais de pequeno ou médio porte, sensibilizando terminações nervosas. Discutiremos as principais arterites.[1-4,6,12]

Arterite primária do SNC

Também chamada de angiíte granulomatosa, a arterite primária do SNC ocorre geralmente em homens adultos. Geralmente, acomete pequenos vasos intracranianos. A cefaleia difusa ou localizada, pulsátil e intensa é a principal característica. Sintomas sistêmicos, como febre, anorexia e transtornos visuais, podem estar associados. Em casos mais dramáticos, pode haver déficits focais, resultando até mesmo em claudicação de território vascular e mesmo isquemias.[1-4,6,12]

O diagnóstico é feito com base em perfil epidemiológico, quadro clínico, estudo angiográfico característico (áreas de arterite com estenose contínuas ou intermitentes) e biópsia. A biópsia da meninge ou do parênquima podem demonstrar inflamação vascular e corrobora o diagnóstico. Liquor, exames laboratoriais e neuroimagem do parênquima são úteis na diferenciação de outras causas, porém não confirmam o diagnóstico. Diagnóstico diferencial inclui: arterite sifilítica, doença de Lyme, arterite temporal, lúpus eritematoso sistêmico, doença de Takayasu e qualquer outra doença que curse com vasculite do SNC.[1-4,6,12]

O tratamento se baseia em imunossupressão com corticoide e ciclofosfamida, e o prognóstico é ruim.[1-4,6,12]

Arterite do lúpus eritematoso sistêmico (LES)

O lúpus é uma doença autoimune prevalente e de envolvimento multissistêmico. É mais frequente em mulheres adultas. Ele se caracteriza por uma miríade de manifestações clínicas cutâneas, articulares e viscerais. O envolvimento do SNC pode assumir um padrão de alteração de nível de consciência, transtornos psiquiátricos, migrânea, crises convulsivas, AVE e quadros de mielites.[1-4,6,12]

A cefaleia no LES tem um padrão geralmente de hemicrânia e presença de escotomas visuais, podendo ser acompanhada de fotofobia. A cefaleia pode ser modulada por alterações de humor, sendo pior durante eventos estressores, ansiosos e deprimidos para o paciente.[6]

A fisiopatologia ainda é essencialmente pouco compreendida, mas certamente envolve hipersensibilização de territórios cutâneos e vasculares, com maior comprometimento imunológico pela doença.[1-4,6,12]

O tratamento da cefaleia do LES acompanha o tratamento da doença de base. Sintomáticos específicos podem ser usados, destacando-se analgésicos e anti-inflamatórios não hormonais.[6]

Arterite temporal

Também denominada de arterite de células gigantes, arterite cranial, arterite granulomatosa, polimialgia arterítica e doença de Horton, a arterite temporal é uma vasculite de vasos de médio calibre que tem preferência por vasos da extremidade cefálica, mais especificamente as artérias temporais. É mais frequente em mulheres adultas e idosas. Parece existir uma associação genética com o HLA-DR4. O mecanismo ainda é incerto, mas parece haver uma resposta inflamatória exacerbada contra a elastina da camada média dos vasos envolvidos, com destruição da camada média, formação de trombos, tecido granulomatoso e células fagocíticas gigantes.[1-4,12]

A cefaleia geralmente tem um padrão temporal, frontal, retro-ocular ou em combinação, de caráter latejante, persistente e intenso. Por causa do esforço mastigatório, a cefaleia pode ter relação com a mastigação e desencadear claudicação mandibular. Outros sintomas sistêmicos típicos de vasculites podem ocorrer, como febre, anorexia e dores articulares. Classicamente, existe uma forte associação com a polimialgia reumática (metade dos pacientes). Pode haver também claudicação mandibular ipsilateral, claudicação da língua, tosse e ressecamento faríngeo.[1-3]

O achado clássico ao exame físico é de um paciente com intensa sensibilidade à palpação da região temporal. A artéria temporal ingurgitada, bem destacada, pouco pulsátil e dolorosa é típica. Embora raramente, pode haver necrose do escalpo e da língua nos territórios afetados. Além disso, outros vasos podem ser acometidos, incluindo arterites coronarianas e aórticas associadas.[1-3]

Um achado típico e de risco é o envolvimento retinal, que pode causar escotomas e amaurose em razão do comprometimento vascular das artérias ciliares posteriores ou da artéria central da retina. O acometimento visual pode ser uni ou, menos comumente, bilateral. A manifestação visual é grave, potencialmente irreversível e é o principal motivo para diagnóstico rápido e tratamento imediato. Além disso, outras artérias viscerais também podem ser envolvidas.[1-3]

O diagnóstico é muito favorecido pelo quadro clínico e avaliação de outros dois parâmetros: o VHS (geralmente acima de 50 mm/h) e a biópsia de artéria temporal (infiltrado granulomatoso com formação de trombos e células gigantes). No entanto, nem sempre é possível afirmar com certeza o diagnóstico. Em casos com índice alto de suspeita, recomenda-se tratar empiricamente mesmo sem confirmação diagnóstica, por causa dos riscos intrínsecos. Os principais diagnósticos diferenciais que podem ser descartados são neoplasias cerebrais, aneurismas, neurites ópticas e outras vasculites.[1-3]

O tratamento geralmente é conduzido com prednisona por longo período e desmame progressivo. Em casos específicos, imunossupressores podem também ser tentados.[1-3]

DISSECÇÕES VASCULARES CRANIOCERVICAIS

As dissecções vasculares cervicais ou intracranianas são quadros onde ocorre perda de continuidade entre as três túnicas dos vasos, determinando consequentemente falsos lumens vasculares, variados graus de obstrução e turbilhonamento sanguíneo, eventos trombogênicos, formação de aneurismas e pseudoaneurismas e até mesmo ruptura vascular.[1-4,6]

As causas são diversas, mas as principais são eventos pós-traumáticos (por disrupção mecânica vascular-trauma direto, rotação brusca cervical, excesso de espirros e tosse) e doenças que comprometam a integridade dos elementos da parede vascular (vasculites, infecções, arteriopatias, displasia fibromuscular, doenças do colágeno, hipertensão arterial sistêmica, síndrome de Marfan e Ehlers-Danlos).[1-4,6]

As dissecções podem cursar com quadros assintomáticos ou oligossintomáticos até com eventos oclusivos agudos ou subagudos, claudicantes ou não, podendo simular, muitas vezes, isquemias verdadeiras, caracterizando-se principalmente por cefaleia e déficits focais.[1-4,6]

As dissecções carotídeas costumam ocorrer no segmento cervical do vaso, onde há maior mobilidade e exposição a traumas diretos. A algia da dissecção carotídea tende a ser unilateral e acometer território da carótida envolvida com extensão para regiões orbitais e frontais. A instalação tende a ser aguda e, por causa do plexo simpático pericarotídeo cervical, existe forte associação com síndrome de Horner.[2-6]

O diagnóstico é feito baseado na suspeita clínica e confirmado com exames de imagem vascular, que podem ser Doppler, angiotomografia, angiorressonância ou mesmo angiografia. O achado clássico é de enchimento parcial da luz do vaso com a presença de *flap* endotelial móvel na luz do vaso, lembrando o movimento de uma bandeira hasteada. Em situações mais graves pode haver criação de falsa luz vascular, pseudoaneurismas e mesmo oclusão do vaso.[1-4,6]

Na maioria das vezes, as dissecções são autolimitadas e subdiagnosticadas. Quando diagnosticadas, está indicado anticoagulação ou antiagregação (sem superioridade demonstrada de um sobre o outro) por até 6 meses.[2-6]

As artérias vertebrais também são sítios de dissecção, principalmente na transição do segmento V3 para V4, onde o vaso tem maior mobilidade (V4) ao redor de um ponto fixo (V3). À semelhança das dissecções carotídeas, são assintomáticas na maioria das vezes, porém podem cursar com quadros clínicos graves se houver isquemia de território vertebrobasilar, incluindo síndromes vasculares de fossa posterior. O quadro clínico típico é de dor occipitonucal de instalação aguda associada a déficit neurológico em paciente jovem. Geralmente existe importante hiperestesia cutaneomuscular cervico-occipital, lembrando rigidez de nuca. O tratamento é o mesmo das dissecções carotídeas.[1-4,6]

Situações especiais com cefaleias associadas a doenças cerebrovasculares craniocervicais

Carotidínia

A carotidínia é definida como uma síndrome álgica cervical autolimitada (com menos de duas semanas de duração) caracterizada por dor unilateral cervical com possibilidade de irradiação para território craniano retroauricular ipsilateral sem anormalidade estrutural demonstrada em investigação radiológica vascular da região do pescoço.[6]

Caracteriza-se por dor ou sensibilidade do trajeto da artéria carótida, sensibilidade exagerada, edema da parede do vaso e aumento da pulsatilidade perceptível. É uma entidade de fisiopatogenia ainda pouco compreendida, podendo provavelmente representar um fenômeno vasomotor e autonômico semelhante à enxaqueca, porém na circulação extracraniana, por isso, sendo, muitas vezes, tratada com as mesmas classes de medicações antienxaquecosas.[6]

Cefaleia pós-endarterectomia carotídea

Algumas cefaleias podem ser reagudizadas ou desencadeadas após a manipulação cirúrgica da endarterectomia carotídea. Alguns mecanismos são aventados para a cefaleia pós-endarterectomia. Inicialmente, a manipulação da região do bulbo carotídeo, incluindo plexo simpático pericarotídeo, pode provocar resposta vasomotora e autonômica, simulando uma enxaqueca ou mesmo um quadro semelhante a uma cefaleia em salvas hemicrânica, incluindo fenômenos autonômicos como Horner, lacrimejamento, congestão ocular, rinorreia e obstrução nasal.[6]

Uma segunda possibilidade se deve à desobstrução do fluxo sanguíneo arterial, gerando uma síndrome de hiperperfusão cerebral, simulando um quadro de encefalopatia, com hipertensão arterial, edema cerebral e transtornos associados, incluindo obnubilação e crises convulsivas.

A cefaleia típica pós-endarterectomia é definida como a dor ipsilateral que se inicia até 48 horas do procedimento, sem evidência de oclusão/trombose do vaso ou dissecção do mesmo.[6]

Cefaleia da doença de Sturge-Weber

A síndrome de Sturge-Weber, também chamada de angiomatose encefalotrigeminal, é uma facomatose caracterizada por angioma facial em território de raiz trigeminal e angiomas meníngeos intracranianos. É uma entidade rara, tipicamente associada a quadros de epilepsia. Os angiomas habitualmente não causam cefaleia. No entanto, em até 50% dos pacientes com crises convulsivas é possível existir associação de enxaqueca a crises convulsivas.[1-6] (Quadro 10.2).

Quadro 10.2 Cefaleias associadas a doenças cerebrovasculares cervicais e intracranianas.

Alterações estruturais	Aneurismas MAVs Fístulas arteriovenosas durais Cavernomas Fístulas carótido-cavernosas
Acidentes vasculares encefálicos	AVEi AVEh HSA Síndrome de vasoconstrição reversível Cadasil Melas
Trombose Venosa Cerebral	Vasos corticais Seios venosos
Arterites	Arterite primária do SNC Arterite do LES Arterite temporal
Dissecções arteriais	Extracranianas ▪ Carotídeas ▪ Vertebrais Intracranianas
Outros	Carotidínia Pós-endarterectomia Síndrome de Sturge-Weber Pós-angiografia

Cefaleia e angiografia

A Classificação Internacional das Cefaleias[5] inclui um tipo de cefaleia associada à realização da angiografia cerebral diagnóstica ou terapêutica. Consiste em cefaleia difusa, por vezes intensa, com características de queimação com instalação após a realização de angiografia. Em pacientes com predisposição e antecedentes de enxaqueca, essa cefaleia pode também se apresentar como uma crise enxaquecosa típica. A cefaleia pós-angiografia se instala durante a realização do procedimento e tende a se resolver em até 72 horas após o mesmo.[5]

Em pacientes com diagnóstico de enxaqueca hemiplégica, a injeção de contraste angiográfico é formalmente contraindicada, pelo risco de desencadear crise potencialmente fatal de hemiplegia prolongada e até coma.[5]

REFERÊNCIAS BIBLIOGRÁFICAS

1. Bradley W. Neurology in clinical practice. 5th ed. \new York: Elsevier; 2008.
2. Adams and Victor´s Principles of neurology. 9th ed. New York: McGraw-Hill Professional; 2009.
3. Waldman S. Pain management. 2nd ed. Philadelphia: W.B. Saunders; 2011.
4. Honorio B, Rathmell JP, Wu CL, et al. Raj´s Practical management of pain. 5th ed. New York: Elsevier, 2014.
5. International Classification of Headache Disorders Third edition. Cephalalgia. 2013; 33(9) 629-808.
6. Sanvito WL, Monzillo PH. O livro das cefaléias. São Paulo: Atheneu; 2001.
7. Nardi K, Parnetti L, Pieri ML, et al. Association between migraine and headache attributed to stroke: a case-control study. Headache. 2008;48(10):1468-75.
8. Jamieson DG, Cheng NT, Skliut M. Headache and acute stroke. Curr Pain Headache Rep. 2014;18(9):444.
9. Diener HC, Katsarava Z, Weimar C. Headache associated with ischemic cerebrovascular disease. Rev Neurol (Paris). 2008;164(10):819-24.
10. Arboix A, Grau-Olivares M, García-Eroles L, et al. Clinical implications of headache in lacunar stroke: relevance of site of infarct. Headache. 2006; 46(7):1172-80.
11. Kurth T, Slomke MA, Kase CS, et al. Migraine, headache, and the risk of stroke in women: a prospective study. Neurology. 2005;64(6):1020-6.
12. Nahas SJ. Headache and temporal arteritis: when to suspect and how to manage. Curr Pain Headache Rep. 2012;16(4):371-8.

CAPÍTULO 11

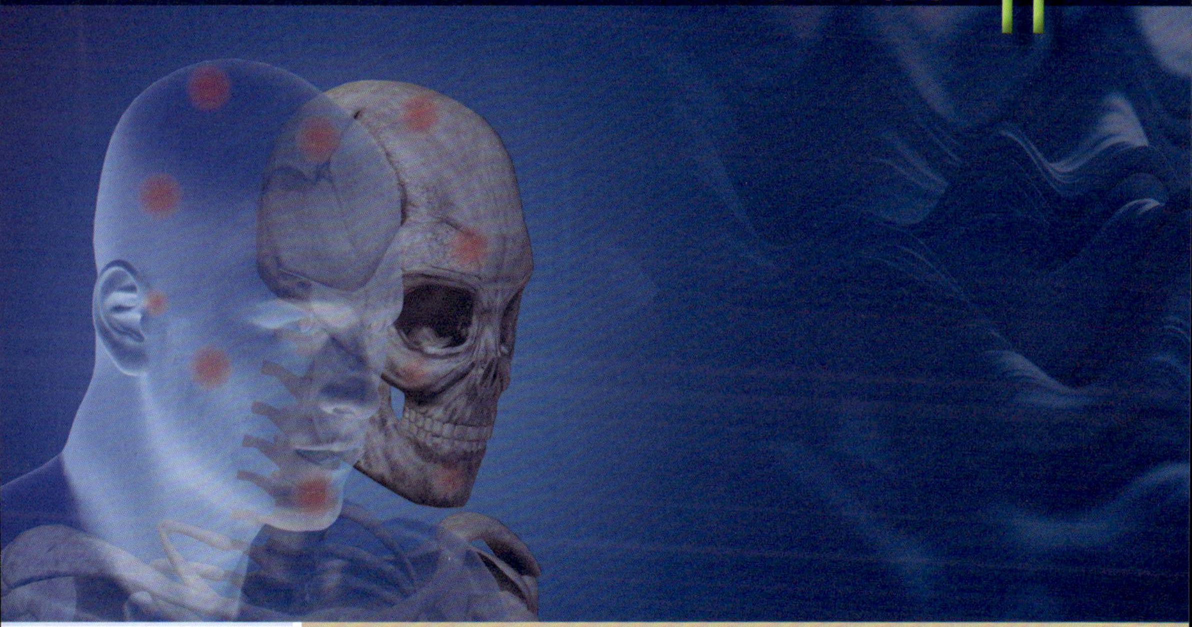

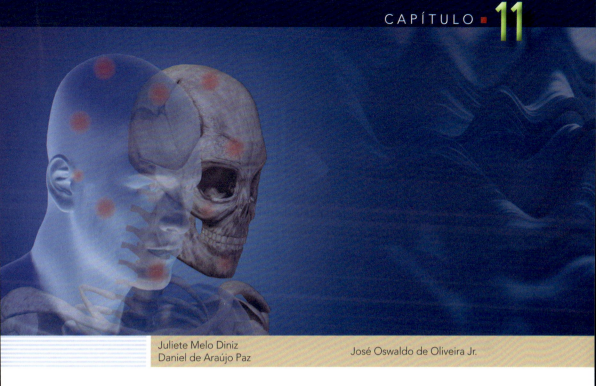

Juliete Melo Diniz
Daniel de Araújo Paz
José Oswaldo de Oliveira Jr.

Cefaleia Atribuída à Pertubação Intracraniana Não Vascular

INTRODUÇÃO

Em 1962, a cefaleia foi descrita como uma "sensação de desconforto ou dor localizada na extremidade cefálica". Essa definição, adotada pela *World Federation of Neurology,* inclui todas as algias craniofaciais.[1]

Trata-se de uma das condições neurológicas mais frequentes, com ocorrência quase universal, e representa uma das principais causas de busca por avaliação médica.[2]

Estima-se que 50% da população geral apresente pelo menos um episódio cefalálgico durante o período de um ano e 90% durante a vida. Além disso, apresenta um impacto econômico significativo, sendo reponsável por cerca de 20% das causas de absenteísmo no trabalho.

A cefaleia pode ser classificada em primária/idiopática, sendo o sintoma a própria patologia; nesse caso, não se demonstra uma etiologia por meio dos exames clinícos/laboratoriais, ou secundária, quando a dor é consequência de uma doença subjacente que dever ser diagnosticada e tratada.[3,4]

Neste capítulo, discutiremos as cefaleias atribuídas à pertubação intracraniana não vascular, subgrupo da forma secundária. Trata-se de uma condição de grande importância, sendo necessário um diagnóstico precoce da causa subjacente para seu adequado tratamento.

INVESTIGAÇÃO

A investigação de um paciente que apresenta um quadro cefalálgico deve incluir anamnese detalhada e exame físico sistemático.[5]

Durante a avaliação inicial, faz-se necessária a obtenção de dados que caracterizem a cefaleia e permitam classificá-la. Além disso, é de grande importância identificar a presença das "bandeiras vermelhas" descritas pela *International Headache Society.*

São consideradas bandeiras vermelhas: primeira ou pior dor de cabeça da vida, novo episódio de cefaleia ou início após os 50 anos de idade, mudança do padrão cefalálgico, cefaleia em piora, início súbito/agudo, cefaleia postural ou desencadeada por exercício/tosse, em pacientes com HIV ou outros achados sistêmicos e na presença de outros sintomas e sinais neurológicos.[5]

Na presença de pelo menos um desses casos, deve-se prosseguir a investigação com a solicitação de outros exames, como tomografia computadorizada, ressonância magnética de crânio e/ou obtenção de liquor, visto que existe uma maior possibilidade de tratar-se de uma cefaleia secundária.

CRITÉRIOS DIAGNÓSTICOS

De acordo com a *International Classification of Headache Disorders* III (ICHD-3), para realizar o diagnóstico de uma cefaleia atribuída à perturbação intracraniana não vascular, os seguintes critérios devem ser preenchidos:[4]

1. Diagnóstico de uma perturbação intracraniana não vascular que possa ser a causa da dor.
2. Evidência de causalidade demonstrada por pelo menos dois dos seguintes itens:
   2.1 A cefaleia desenvolve-se em estreita relação temporal com o início da perturbação craniana
   2.2 Pelo menos um dos seguintes:
      2.2.1 o agravamento da cefaleia e da perturbação intracraniana foram concomitantes;

2.2.2 a melhora da cefaleia e da perturbação intracraniana foram concomitantes;

2.3 tem características típicas de uma das perturbações intracranianas não vasculares;

2.4 Existe outra evidência de causa;

3. Não é mais bem explicada por outro diagnóstico da ICHD-3 β.

ETIOLOGIAS

Uma das principais etiologias, não vasculares, intracraninanas, como causa de cefaleia é:

Neoplasia

Em pacientes com neoplasia intracraniana, a prevalência de cefaleia varia de 48% a 71%, sendo a sua ocorrência similar em neoplasias primárias e metastáticas.[6]

Os mecanismo propostos como causas para o surgimento da cefaleia em pacientes com lesões expansivas intracranianas incluem:[6-8]

- compressão de estruturas cranianas que desencadeiam estímulo doloroso;
- alteração do fluxo liquórico e desenvolvimento de hipertensão intracraniana;
- distúrbio endocrinológico associado;
- produção de substâncias que causam dor;
- cefaleia relacionada às abordagens terapêuticas.

A dor de cabeça é uma das manifestações clínicas mais frequentes em pacientes com neoplasia. Vazquez-Barquero et al., em estudo prospectivo envolvendo pacientes com neoplasias intracranianas, observaram que apenas 8% destes apresentaram cefaleia como única queixa na avaliação inicial; apesar disso, 64% relataram cefaleia durante o acompanhamento.[7]

As características da cefaleia em pacientes com neoplasia são variáveis. A forma descrita como clássica é caracterizada por: dor ao acordar constante, intensa, associada a náusea e vômito.[9] Forsyth *et al.* observaram que o padrão descrito como clássico é incomum, sendo as formas mais frequentes: inespecífica e simulando migrânea.[9]

Cefaleia associada à neoplasia é menos comum em pacientes maiores de 75 anos e em crianças.[10] Sua ocorrência é mais frequente em pacientes com história prévia, com cerca de 83% relatando mudança no padrão cefalálgico. Em pacientes sem história de malignidade e com quadro semelhante a migrânea, a chance de identificar uma neoplasia é de 0,045%.[6]

A localização da lesão influencia a ocorrência de cefaleia, sendo mais frequente em neoplasias intraventriculares e envolvendo a linha média. Além disso, lesões infratentoriais cursam com dor de cabeça mais frequentemente que as supratentoriais.[6]

Alguns autores afirmam que a cefaleia não permite localizar a lesão neoplásica.[6] De acordo com a histologia, propõe-se que meningeomas tendem mais frequentemente a cursar com dor tipo tensional, neoplasias da pituitária podem cursar com cefaleia em trovão associada a apoplexia. A cefaleia em pacientes com cisto coloide pode se manifestar como parte da síndrome de Brunn. Neoplasias da base do crânio podem causar quadros específicos a depender do sítio de acometimento.[7]

A investigação nesses casos deve incluir a solicitação de exames de imagem, como tomografia computadorizada e/ou ressônancia magnética de crânio, sempre que possível com uso de contraste.

O tratamento prosposto vai depender da idade do paciente, do status, do desempenho, da histologia e da localização da lesão.

O tratamento da cefaleia pode incluir analgésicos. O uso de corticosteroides está associado a melhora clínica e redução da cefaleia, sobretudo no caso das metástases. A radioterapia nesse grupo também está relacionada à redução da dor e à regressão das lesões. A quimioterapia deve ser incluída a depender da histologia. A ressecção cirúrgica está associada a redução/resolução no período de 7 dias.[10]

CEFALEIA ATRIBUÍDA À CRISE EPILÉPTICA

A associação de epilepsia e cefaleia é controversa.[11] A ocorrência de cefaleia em pacientes com epilepsia varia em torno de 22% a 83,2%.

De acordo com a ICHD-3, a cefaleia desencadeada por uma crise epiléptica ocorre simultaneamente e/ou após uma crise e desaparece em um período de até três dias, não sendo mais bem explicada por outra causa.[4]

A epilepsia e a cefaleia compartilham mecanismos fisiopatológicos. Acredita-se que ambas as condições envolvam excitabilidade excessiva de células neocorticais.[12] Além disso, ambas as condicões podem ser decorrentes de uma patologia subjacente comum, como uma neoplasia.

De acordo com o aspecto temporal, a cefaleia relacionada a crises epilépticas poderiam ser divididas em: pré-ictal (5% a 15% dos casos), ictal (3% a 5% dos casos), pós-ictal (10% a 50% dos casos) e interictal (25% a 60% dos casos).[4,12]

Çilliler *et al.*, em seu trabalho, descreveram cefaleia pré-ictal em 9,6% dos pacientes e o tipo de apresentação mais comum: *migranea-like.*[11]

Parisi *et al.* descreveram a cefaleia ictal como um quadro em que ela dura de minutos a dias e é a única manifestação de uma crise. Durante esse quadro, observam-se, no eletroencefalograma, descargas epileptiformes e obtém-se melhora com o uso de anticonvulsivantes.[13]

O estudo da associação entre migrânea e epilepsia data do século XIX. A frequência de epilepsia em pessoas com enxaqueca é maior do que na população geral, assim como a prevalência de enxaqueca é maior em pacientes com epilepsia. O conceito de migranolepsia como uma migrânea que evolui com crise epiléptica é questionado. Propõe-se que se trataria de uma epilepsia que se manifesta como cefaleia ictal seguida, posteriormente, por outros sintomas.[11,12]

A hemicrania epiléptica é um evento raro caracterizado por cefaleia com características migranosas ipsilateral a descargas epileptiformes que evolui com melhora imediatamente ou pouco após ao fim das descargas.[4,12]

A cefaleia pós-ictal é o tipo mais comum de cefaleia associado a crises convulsivas. Inicia-se imediatamente após o fim da crise. Sua ocorrência é mais frequente em paciente que apresentam epilepsia do lobo occipital e está mais associada a crises tônico-clônicas.[4,10] A relação entre a frequência de crises de epilepsia e a cefaleia ainda não é clara.

DOENÇAS INFLAMATÓRIAS NÃO INFECCIOSAS

A cefaleia é um dos sintomas de afecções inflamatórias não infecciosas.

O diagnóstico desse tipo de cefaleia requer: presença de uma patologia inflamatória não infecciosa que sabidamente curse com cefaleia, que exista uma relação temporal entre essas e que a melhora/agravamento do quadro cefalálgico seja concomitante com a doença inflamatória.[4]

Múltiplas condições inflamatórias podem cursar com cefaleia, como lúpus eritematoso sistêmico, doenca de Behçet, esclerose múltipla, síndrome de anticorpo antifosfolípide, além de outras doenças desmielinizantes. No entanto, na maioria das vezes, não é o achado mais signficativo.[10,14]

A sarcoidose é uma doença granulomatosa, multissistêmica, com acometimento do sistema nervoso central, clinicamente evidente em 5% dos casos. Entre as manifestações clínicas mais comuns dessa patologia, encontra-se a cefaleia, que ocorre em cerca de 30% dos casos. O quadro cefalálgico é variável, na dependência do tipo de acometimento intracraniano. Cefaleia difusa ou bifrontal é mais comum quando há envolvimento leptomeníngeo; cefaleia occipital com irradiação frontal associada a náusea e vômitos também é possível. Usualmente, o quadro álgico apresenta melhora com uso de corticosteroides.[10]

A hipofisite linfocitária é um doença inflamatória autoimune da hipófise que habitualmente acomete mulheres. A cefaleia é um dos achados mais proeminentes em conjunto com alterações visuais. Além das queixas neurológicas, são esperadas alterações endócrinas. O tratamento envolve corticosteroide e, a depender do caso, imunoterapia, cirurgia ou radiocirurgia.[4,10]

A meningite asséptica é outra doença inflamatória em que a dor de cabeça é um sintoma cardinal. O mecanismo fisiopatológico ainda é obscuro. As formas mais comuns seriam: induzida por droga ou forma benigna recorrente (meningite de Mollaret). Clinicamente, cursa com cefaleia associada a sintomas de irritação meníngea e outros achados, como febre, náusea, dor muscular e outras alterações neurológicas. O liquor apresenta pressão de abertura alta, pleocitose (predomínio de mononucleares), proteína elevada com glicose e ácido lático normais. O evento tende a ser autolimitado e no caso da meningite de Mollaret, recorrente. Orienta-se suspender, quando for o caso, a medicação desencadeadora, uso de sintomáticos e, para encurtar o tempo na forma recorrente, pode-se empregar prednisona.[4,10]

CEFALEIA ASSOCIADA À HIPERTENSÃO LIQUÓRICA

A cefaleia subsequente à hipertensão liquórica apresenta-se clinicamente em associação com outros sinais e sintomas de hipertensão intratracraniana, com elevada pressão de abertura de liquor e normaliza-se após redução da pressão intracraniana.[4]

As principais etiologias associadas são:

a) Hidrocefalia.
b) Causas metabólicas/hormonais.
c) Hipertensão intracraniana idiopática (HII).

A HII, também conhecida como pseudotumor cerebral, é uma causa rara de cefaleia com uma incidência anual de 0,9 em 100.000 pessoas no Ocidente.[15] Acomete crianças e adultos e, nestes, observa-se maior frequência no sexo feminino.[10]

O mecanismo fisiopatológico associado ainda é obscuro. Propõe-se que esteja relacionado a: alteração na produção liquórica (aumento da produção/redução da absorção), alteração do fluxo venoso (estenose dos seios tranversos bilateralmente), aumento do volume sanguíneo cerebral e edema do parênquima.[10,16] A cefaleia é o sintoma cardinal estando presente em 93% dos casos no momento do diagnóstico. O quadro cefalálgico é moderado a grave, diário, a dor pode ser holocraniana, mas também hemicrânica ou frontal, agravada por manobras que aumentem a pressão intracraniana. Eventualmente, pode se manifestar como a pior cefaleia da vida da pessoa ou, ainda, similar a uma enxaqueca ou cefaleia tensional crônica.[9,10,15,16]

Associa-se a alterações visuais que estão presentes em até 90% dos casos e, em 10% a 24%, evolui com progressão para déficits graves e permanentes[17].Trata-se de diagnóstico de exclusão e a investigação dessa patologia deve incluir um exame neurológico minucioso, avaliação visual, exames de imagem (tomografia de crânio/RM com estudo venoso), punção liquórica lombar.[16]

Certos autores[9,16,18] propuseram como elementos para diagnóstico dessa condição: exame neurológico normal exceto por alteração dos nervos cranianos, papiledema (nem sempre presente), exame de imagem com parênquima cerebral normal e sem outras lesões estruturais, liquor com composição normal e aumento da pressão de abertura ($p > 250$ mmH_20).

O manejo dessa condição envolve medidas comportamentais, clínicas e cirúrgicas. A perda de peso é indicada e está associada a redução da pressão intracranina. Como opções cirúrgicas, inclui-se o uso de derivação ventriculoperitoneal, fenestração da bainha do nervo óptico, derivação lomboperitoneal.

Na maioria dos pacientes, a cefaleia melhora com a redução da pressão intracraniana, subsequente à terapêutica. Observa-se uma melhora mais proeminente no primeiro mês.

CEFALEIA ASSOCIADA À HIPOTENSÃO LIQUÓRICA

A hipotensão liquórica é uma importante fonte de dor de cabeça. A apresentação clássica é marcada por uma cefaleia posicional que aparece quando o paciente encontra-se em ortostase e desaparece no decúbito. Está frequentemente associada a outros achados, como náusea/vômito, alteração na audição, rigidez de nuca, cervicalgia e queixas visuais. A pressão do liquor, quando avaliada, é tipicamente inferior a 60 mmH_2O.[4,10] A cefaleia decorrente de hipotensão liquórica pode ser espontânea ou secundária.

a) **Espontânea:** foi inicialmente descrita por Schaltenbrand. Trata-se de causa incomum de cefaleia com incidência estimada em 1:50000.[19] Acredita-se que seja decorrente de alteração estrutural das meninges espinais e subsequente vazamento liquórico.[19] Clinicamente, cursa com cefaleia posicional, cuja melhora nem sempre é imediata ao se ficar em decúbito.[4,10,19] A RM de crânio evidencia espessamento e a hipercaptação meníngea.[20] O tratamento proposto consiste em repouso no leito com suplementação de líquidos, agentes analgésicos e cafeína. Se as medidas conservadoras não aliviarem completamente os sintomas e a cefaleia persistir, a realização de tampão sanguíneo epidural (TSP) está indicada.[20] O TSP é tratamento efetivo para essa condição. O mecanismo responsável pelo seu efeito permanece indeterminado, mas pode envolver aumento temporário da pressão do espaço peridural, vedação do vazamento pela coagulação do sangue injetado e cicatrização da fenda da dura-máter pela resposta inflamatória.[19]

b) **Secundária:** Quincke introduziu a técnica de punção lombar e desde então tornou-se evidente a cefaleia pós-punção. Cerca de um terço dos pacientes submetidos à técnica desenvolve cefaleia. Sua ocorrência é mais comum em mulheres, jovens e com baixo índice de massa corporal.[21] Outros fatores de risco para essa condição incluem: o diâmetro da agulha, a inserção do bisel perpendicular às fibras da dura-máter, o uso de agulhas cortantes e múltiplas punções.[1] O diagnóstico é eminentemente clínico. O ICHD-3[4] propõe que o início do quadro ocorra em até cinco dias do procedimento, porém alguns autores relatam o surgimento até 12 dias após.[21] É, na maioria das vezes, autolimitada e mais de 85% dos quadros resolvem-se sem necessidade de tratamento específico em até 6 semanas.[22] Na ausência de melhora do quadro em 72 horas do início da dor, sugere-se realização de outras medidas.

A fístula liquórica, por sua vez, também pode ocasionar cefaleia por hipotensão liquórica. A fístula, na maioria das vezes, pode ser desencadeada por um procedimento cirúrgico ou trauma.[4] O quadro cefalálgico cursa como já mencionado. A investigação deve possibilitar a identificação da fístula e sua correção associa-se à melhora da dor.

MALFORMAÇÃO DE CHIARI TIPO I (MCI)

A malformação de Chiari envolve um espectro de condições, sendo a MCI o subtipo mais comum dessa afecção, com prevalência na população que varia em torno de 0,56% a 1%.[23]

A MCI é definida como um deslocamento caudal das tonsilas cerebelares através do forame magno. Seu diagnóstico é baseado em critérios radiológicos e propõe-se como achado compatível um deslocamento das tonsilas maior que 6 mm em paciente com idade inferior a 15 anos e maior que 5 mm em pacientes com mais de 15 anos.[23]

Em razão do grau váriavel de deslocamento de tecido nervoso, do tamanho do forame magno e do grau de compressão das estruturas, a apresentação clínica é bastante variável.[24]

A cefaleia é o sintoma mais frequente, ocorrendo em 15% a 98% dos pacientes.[24] Certos pesquisadores[23] observaram que em 45 pacientes com menos de 18 anos e diagnóstico de MCI, a cefaleia era o sintoma mais frequente na apresentação.

O mecanismo fisiopatológico proposto para justificar a cefaleia nessa condição ainda não foi completamente elucidado.[24] Sansur *et al.* observaram que o episódio cefalálgico coincidia com picos de pressão intracraniana e obstrução do fluxo liquórico.[17] Outros autores propuseram que a cefaleia suboccipital estaria relacionada a herniação tonsilar.[24] Por outro lado, aponta-se que não há uma correlação entre o grau da herniação e a gravidade da cefaleia ou o nível de incapacidade que ela provoca.

As características clássicas desse tipo de cefaleia são: dor occipital/suboccipital, com duração inferior a 5 minutos, em pontada, exacerbada ou desencadeada pela tosse, manobra de Valsava e exercício físico. Esse padrão típico nem sempre está presente.[23,24] A MCI não está associada com a maior frequência de outras formas de cefaleia primária, como a migrânea.[17]

Durante a investigação da cefaleia associada a MCI, faz-se necessário excluir dois diagnósticos diferenciais: cefaleia secundária à hipertensão intracraniana e cefaleia secundária à hipotensão intracraniana (pseudo-Chiari).[24]

O tratamento envolve medidas clínicas e/ou abordagem cirúrgica. O tratamento cirúrgico mais empregado é a craniectomia suboccipital.[24] Apesar de na maioria das vezes após o procedimento o paciente apresentar resolução da cefaleia, existem relatos de formas refratárias com tratamento desafiador. Por vezes, reabordagem cirúrgica faz-se necessária.

CEFALEIA ATRIBUÍDA À INJEÇÃO INTRATECAL

A cefaleia subsequente à injeção intratecal deve aparecer em até quatro dias da administração e desaparecer em até 14 dias. Pode associar-se a sinais meníngeos e ocorre tanto na posição ortostática quanto em decúbito.[4]

CONSIDERAÇÕES FINAIS

A cefaleia é uma das queixas mais comuns da prática médica, acometendo pacientes em todas as faixas etárias e contando com diversas formas de apresentação. O subgrupo de cefaleias não atribuídas à causa vascular é de grande significado clínico, envolvendo tanto entidades benignas quanto potencialmente fatais. Nesse sentido, faz-se necessário seu conhecimento para que possam ser instituídos investigação e tratamento adequados.

REFERÊNCIAS BIBLIOGRÁFICAS

1. Pereira JM. Cefaleias primárias: causas e consequências. Port Clin Geral. 2006;2(2):455-9.
2. Becker WJ, Findlay T, Moga C, et al. Guideline for primary care management of headache in adults. Canad Family Physic. 2015;61(8):670-9.
3. Speciali JG. Classificação das cefaleias. Medicina (Ribeirao Preto Online). 1997;30(4):421-7.
4. Headache Classification Committee of the International Headache Society (IHS)The InternationalClassification of Headache Disorders, 3rd edition. Cephalgia. 2018;38(1):1-211.
5. Ravishankar K. The art of history-taking in a headache patient. Ann Indian Acad Neurol. 2012;15(Suppl 1):S7-14.
6. Kirby S, Purdy RA. Headaches and brain tumors. Neurosurg clinics. 2014;32(2):423-32.
7. Kahn K, Finkel A. It is a tumor - current review of headache and brain tumor. Curr Pain Headache Rep. 2014;18(6):421.
8. Taylor LP. Mechanism of brain tumor headache. Headache. 2014;54(4):772-5.
9. Jensen RH, Radojicic A, Yri H. The diagnosis and management of idiopathic intracranial hypertension and the associated headache. Ther Adv Neurol Disord. 2016;9(4):317-26.
10. Obermann M, Holle D, Naegel S, et al. Headache attributable to nonvascular intracranial disorders. Curr Pain Headache Rep. 2011;15(4): 314-23.
11. Cagy M, Bardy FB, Pompeu Filho F, et al. Hipotensão intracraniana espontânea: relato de caso. Arq Neuro-Psiquiatr. 1998;56(4):838-40.
12. Papetti L, Nicita F, Parisi P, et al. "Headache and epilepsy"-how are they connected? Epilepsy & behavior. 2013;26(3):386-93.
13. Parisi P, Verrotti A, Costa P, et al. Diagnostic criteria currently proposed for "ictal epileptic headache": perspectives on strengths, weak- nesses and pitfalls. Seizure. 2015;31(2):56-63.
14. La Mantia L, Erbetta A. Headache and inflammatory disorders of the centralnervous system. Neurol Sci. 2004;25(Suppl 3):S148-53.
15. Chen J, Wall M. Epidemiology and risk factors for idiopathic intracranial hypertension. Int Ophthalmol Clin. 2014;54(1):1-11.
16. Peng KP, Fuh JL, Wang SJ. High-pressure headaches: idiopathic intracranial hypertension and its mimics. Nature Reviews Neurol. 2012;8(12):700-10.
17. Grazzi L, Andrasik F. Headaches and Arnold-Chiari syndrome: when to suspect and how to investigate. Curr Pain Headache Rep. 2012;16(4):350-3.
18. Friedman D, Liu G, Digre K. Revised diagnostic criteria for the pseudotumor cerebri syndrome in adults and children. Neurology. 2013;81(1):1159-65.

19. Mendes FF, Gonçalves AN, Novelo B, et al. Hipotensão intracraniana espontânea tratada com tamponamento sanguíneo peridural: relato de caso. Rev Dor. 2012;13(2): 183-6.

20. Cilliler AE, Guven H, Comoglu SS. Epilepsy and headaches: Further evidence of a link. Epilepsy & behavior : E&B. 2017;70(Pt A):161-5.

21. Ahmed SV, Jayawarna C, Jude E. Post lumbar puncture headache: diagnosis andmanagement. Postgrad Med J. 2006;82(973):713-6.

22. Alstadhaug KB, Odeh F, Baloch FK, et al. Post-lumbar puncture headache. Tidsskrift for den Norske laegeforening: tidsskrift for praktisk medicin, ny raekke. 2012;132(7):818-22.

23. McVige JW, Leonardo J. Neuroimaging and the clinical manifestations of Chiari Malformation Type I (CMI). Curr Pain Headache Rep. 2015;19(6):18.

24. Mea E, Chiapparini L, Leone M, et al. Chronic daily headache in the adults: differential diagnosis between symptomatic Chiari Imalformation and spontaneous intracranial hypotension. Neurol Sci. 2011;32 Suppl 3:S291-4.

CAPÍTULO 12

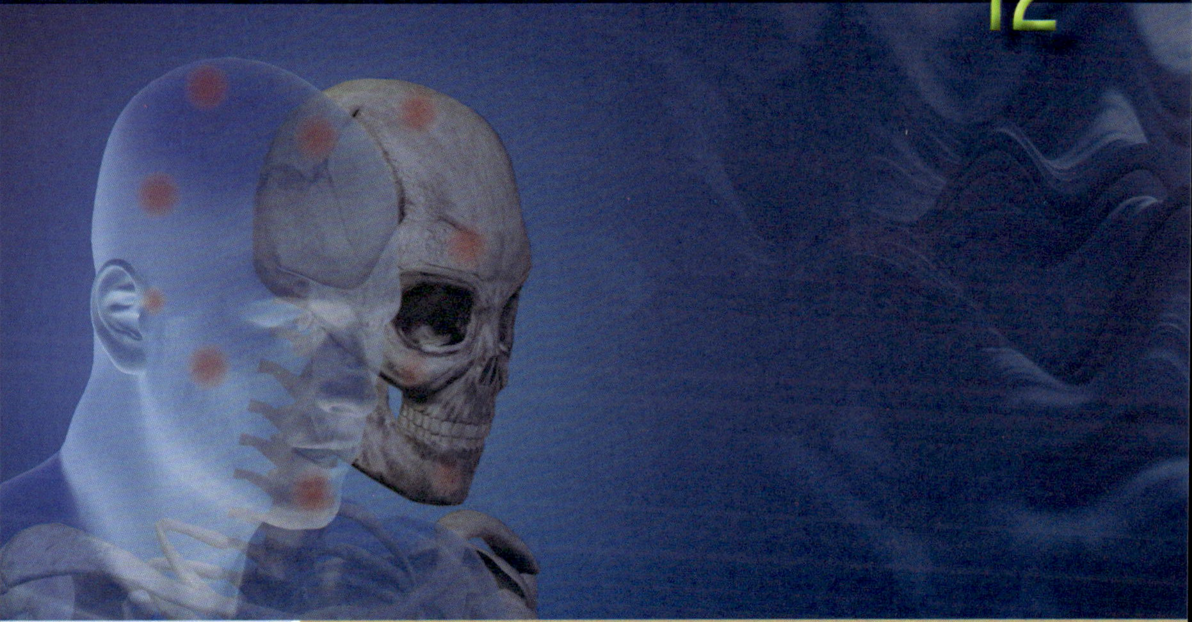

Paulo Sergio Faro Santos
Pedro André Kowacs

Cefaleia Atribuída ao Uso ou à Retirada de Substância

INTRODUÇÃO

A *International Headache Society* define como cefaleia atribuída ao uso ou à retirada de substância aquela que ocorre pela primeira vez em estreita relação temporal com a exposição ou à retirada de uma substância, assim como quando uma cefaleia preexistente com as características de uma cefaleia primária torna-se crônica ou se torna significativamente pior (geralmente significando um aumento na frequência e/ou na intensidade) em relação temporal próxima à exposição ou à retirada de uma substância.[1]

Esse grupo de cefaleias se encontra na parte II (cefaleias secundárias) da Classificação Internacional das Cefaleias, no tópico 8, onde há três subtipos: 8.1 Cefaleia atribuída ao uso ou exposição a uma substância; 8.2 Cefaleia por uso excessivo de medicamento e 8.3 Cefaleia atribuída a retirada de substância. As principais substâncias associadas ao surgimento da cefaleia após seu uso são: o óxido nítrico, a fosfodiesterase, o monóxido de carbono, o álcool, a cocaína e a histamina. Já entre aquelas que provocam cefaleia após sua retirada as mais citadas são: a cafeína, os opioides e os estrógenos.[1]

Entre os três tipos de cefaleia desse grupo, a cefaleia por uso excessivo de medicamentos é a mais incapacitante e de mais difícil manejo, motivo pelo qual será dada uma atenção especial a esse tema.

Coube a Peters e Horton, em 1951 a primeira menção na literatura ocidental à cefaleia relacionada ao uso excessivo de um fármaco e aos efeitos da sua retirada, no caso, a ergotamina.[2] Atualmente, existem informações suficientes para que a cefaleia por uso excessivo de medicações seja considerada uma cefaleia secundária de grande morbidade, habitualmente derivada de uma cefaleia primária prévia, a qual é agravada quanto à frequência, à duração e à intensidade do abuso de medicações analgésicas específicas para migrânea ou não.[3] As bases para essa conversão para uma cefaleia crônica ($\geq$ 15 dias/mês nos últimos três meses) são creditadas a uma interação desfavorável entre um agente terapêutico usado de maneira excessiva e um paciente suscetível.

A maior parte dos portadores de cefaleia relacionada ao uso excessivo de medicação tem uma cefaleia primária de base, mais comumente migrânea[4,5] e cefaleia tipo tensional.[5] Foi relatada ainda a associação do abuso medicamentoso com outras cefaleias primárias, como a cefaleia em salvas,[6] a cefaleia persistente e diária desde o início[7,8] e a hemicrania contínua.[8] No que tange a associação de abuso de fármacos em portadores de cefaleias secundárias, existem relatos em portadores de cefaleia pós-traumática, de cefaleia relacionada a encefalite por lúpus e de cefaleia secundária a ruptura de malformação arteriovenosa.[8]

Pacientes com cefaleia por uso excessivo de medicação apresentam redução em todos os índices de qualidade de vida baseados no *Short Form-36 Health Survey* (SF-36) (capacidade funcional, limitação por aspectos físicos, dor, estado geral de saúde, vitalidade, aspectos sociais, limitação por aspectos emocionais e saúde mental), em comparação a indivíduos hígidos.[7] Prejuízo no desempenho escolar secundário a cefaleia por uso excessivo de medicação foi detectado na metade de 24 indivíduos com esse diagnóstico, entre 122 sujeitos com cefaleia crônica em uma população de 7.900 adolescentes tailandeses.[8] A cefaleia por uso excessivo de medicação está entre as 20 doenças mais incapacitantes, de acordo com a *Global Burden of Disease*.[9]

EPIDEMIOLOGIA DA CEFALEIA POR USO EXCESSIVO DE MEDICAÇÃO

Prevalência

Um estudo realizado na Suécia identificou cefaleia crônica diária (CCD) em 3,2% de uma população de 44.300 indivíduos com idade $\geq$ 15 anos, predominando nas mulheres (4,4%) sobre os homens (1,8%). A prevalência de portadores de CCD foi de 1,8% na população. Desses, 76% eram mulheres, com razão homem:mulher de 1:2,8. Já a média de idade (50,9 anos) foi significativamente mais alta entre os homens (54,4 anos) do que nas mulheres (49,9 anos).[4,10] No Brasil, Da Silva *et al.* demonstraram uma prevalência de 1,6% de cefaleia por uso excessivo de medicação em indivíduos com 10 a 93 anos.[11]

Cefaleias preexistentes

Mais da metade dos pacientes com cefaleia que fazem uso excessivo de medicação tem diagnóstico prévio de migrânea, em percentuais que oscilam entre 58,5% e 66,2%.[7,10] Já os antecedentes de cefaleia tipo tensional são descritos em aproximadamente 27% dos casos.[7,10] Em menor proporção, a cefaleia persistente diária desde o início antecede aquela associada ao uso excessivo de medicação em cerca de 7% dos casos diagnosticados.[7] Na população com migrânea crônica, a prevalência de uso excessivo de medicação aumenta expressivamente, atingindo percentuais de 31,1% a 69,2%.[12,13]

Principais medicamentos usados em excesso

Entre os medicamentos usados em excesso em portadores de cefaleias crônicas, os analgésicos comuns são os mais frequentemente empregados (64,7%), seguidos por analgésicos combinados (22%), pelas triptanas (8,3%), pelos opioides (4,1%) e pelos ergotamínicos (0,9%).[10] Em um estudo realizado na Dinamarca, que avaliou o uso abusivo de medicações agudas para condições dolorosas que não apenas cefaleia (cefaleia associada a lombalgia; cefaleia associada a dores musculares e articulares; cefaleia associada a lombalgia e a dores musculares e articulares), os analgésicos simples foram mais utilizados, seguidos pelos opioides, pelos analgésicos combinados e, por último, pelas triptanas. Nesse estudo, não houve relato de uso de ergotamínicos,[13] mas devemos nos lembrar de que nos últimos anos o uso dos derivados do ergot vem sendo desencorajado, e que estudos dessa natureza refletem os hábitos de prescrição específicos da região geográfica nos quais foram realizados.

FATORES DE RISCO

Há diversos fatores modificáveis e não modificáveis já bem determinados que promovem um maior risco para o surgimento da cefaleia por uso excessivo de medicação (Tabela 12.1).

Fatores demográficos, estilo de vida e medicamentos

O primeiro e maior estudo prospectivo de base populacional a avaliar fatores de risco para cefaleia por uso excessivo de medicação identificou que em populações de menor nível educacional e com idades abaixo de 50 anos as mulheres têm chance quase duas vezes maior de desenvolver essa cefaleia do que os homens.[14]

Tabela 12.1 Principais fatores de risco para cefaleia por uso excessivo de medicação.

Fator de risco	Odds Ratio
Demográficos	
Gênero feminino	1,9
Baixo nível educacional	1,9
Idade < 50 anos	1,8
Cefaleia preexistente	
Migrânea	8,1
Cefaleia não migranosa	4,9
Frequência de 7-14 dias/mês	19,4
Distúrbios psiquiátricos	
Episódio depressivo maior	21,8
Todos os distúrbios de humor	4,5
Transtorno do pânico com ou sem agorafobia	12,1
Transtorno de ansiedade generalizada	6,0
Fobia social	4,3
Todos os transtornos de ansiedade	3,5
Dependência relacionada à substância psicoativa, analgésicos ou medicações antimigranosas	7,6
Condições autorrelatadas	
Queixas musculoesqueléticas crônicas	1,9
Queixas gastrointestinais	1,6
Insônia	1,9
Whiplash cervical	2,2
Estilo de vida	
Síndrome metabólica	5,3
Sedentarismo	2,7
Tabagismo	1,8
Alta ingestão diária de cafeína (> 540 mg *versus* ≤ 240 mg)	1,4
Obesidade	1,0
Etilismo	1,0
Hipertensão arterial sistêmica	0,4
Medicamentos	
Tranquilizantes	5,2
Analgésicos (para qualquer condição)	3,0
Opioides	2,3
Ibuprofeno	0,7
Aspirina	0,5

Fonte: Adaptada de Diener HC; et al., 2016[3]; Srikiatkhachorn A; et al., 2014[16].

Indivíduos com queixas crônicas de natureza musculoesquelética, gastrointestinal e/ou de insônia apresentaram um risco quase duas vezes maior de desenvolver cefaleia por uso excessivo de medicação. Curiosamente, a hipertensão arterial, definida por pressão sistólica >160 mmHg, reduziu em 60% o risco de cefaleia associada ao uso excessivo de medicação, porém não foi percebida qualquer associação entre ela e o índice de massa corporal. Enquanto o sedentarismo e o tabagismo foram associados com risco duas a três vezes maior, o mesmo não foi observado para o etilismo. Com relação ao uso de outras medicações, usuários crônicos de tranquilizantes revelaram um risco cinco vezes maior de desenvolver cefaleia associada ao uso excessivo de medicações analgésicas.[14]

Tipo e frequência da cefaleia pré-existente

Indivíduos migranosos apresentam risco um pouco maior que oito vezes de desenvolver cefaleia secundária ao uso excessivo de medicação, enquanto em não migranosos esse risco é de quase cinco vezes. Além disso, uma frequência entre 7 e 14 dias de cefaleia por mês aumenta em 20 vezes a chance de se desenvolver essa complicação.[14]

Distúrbios psiquiátricos

Um estudo que comparou distúrbios psiquiátricos entre portadores de diferentes cefaleias identificou, além de uma maior proporção de depressão e ansiedade, maior suscetibilidade ao abuso e à dependência de fármacos e a transtorno obsessivo-compulsivo nos indivíduos com cefaleia por uso excessivo de medicação que naqueles com migrânea episódica e nos voluntários saudáveis. Além disso, quando se estratificou o *Modified International Neuropsychiatric Interview (MINI)*, conforme o número de transtornos psiquiátricos, percebeu-se que os indivíduos com cefaleia por uso excessivo de medicação possuíam um perfil mais complexo dessas comorbidades. Não se observou interferência do gênero ou da idade nas demais variáveis.[15]

FISIOPATOLOGIA

A fisiopatologia da cefaleia por uso excessivo de medicação não é bem conhecida, mas é provável que compartilhe bastante dos mecanismos fisiopatológicos da cefaleia primária preexistente, sempre que for este o cenário.

Uso excessivo de medicação: causa ou consequência?

Alguns autores postulam que o uso de medicação não é consequência das dores de cabeça, mas sim o contrário. Nesse contexto, um comportamento abusivo promoveria um ciclo vicioso de dor no indivíduo suscetível.[16]

Indivíduos migranosos expostos ao uso crônico de analgésicos opioides ou não opioides, para outras condições que não a cefaleia, apresentam risco aumentado de desenvolver cefaleia crônica diária, mas esse risco é bem menor para os não migranosos.[17,18] Esse achado sugere que indivíduos migranosos possuem predisposição intrínseca ao desenvolvimento de CCD quando expostos ao uso excessivo de medicações analgésicas.

Fatores genéticos e uso excessivo de medicações

A suscetibilidade em desenvolver a cefaleia por uso excessivo de medicação pode ser em parte explicada por fatores genéticos. A adição ou a deleção do gene que codifica a enzima conversora de angiotensina pode estar relacionada com a predisposição à cefaleia por uso excessivo de medicação. No cérebro, essa enzima atua sobre a transmissão sináptica monoaminérgica e, dependendo de sua expressão, pode contribuir para o comportamento de dependência. Um polimorfismo do *brain-derived neurotrophic factor* (BNDF) tem sido relacionado a transtornos comportamentais e ao abuso de substâncias.[3]

Além desses, foi relatado que tanto a homozigose rs4680A quanto o haplótipo rs4680A–rs6269A do gene que codifica a *catecol-orto-metiltransferase* (COMT) estão relacionados a menor risco de recaída após a retirada da medicação em abuso. Por outro lado, polimorfismos do gene relacionado ao transportador da serotonina (SLC6A4) foram descritos como associados a maior índice de recaída após a suspensão do fármaco.[19]

Neuroplasticidade e uso excessivo de medicações

O uso excessivo de antimigranosos (triptanas e ergotamínicos) e/ou de analgésicos inespecíficos (analgésicos simples, anti-inflamatórios e opioides) pode levar a alterações funcionais e estruturais no cérebro.[2] Estudos em ratos revelaram que a exposição prolongada ao paracetamol produziu uma diminuição no número máximo de sítios de ligação da serotonina ($5\text{-}HT_{2A}$) e a um aumento no número de locais de ligação do transportador serotoninérgico nas membranas de neurônios corticais do lobo frontal. Esse efeito de *downregulation* do receptor, assim como o *upregulation* do transportador, tem um pico no 15º dia e se torna menor no 30º dia, efeito que coincide com a diminuição da eficácia analgésica do paracetamol.[20]

Alterações no volume da substância cinzenta e uso excessivo de medicações

Estudos morfométricos cerebrais demonstraram que pessoas com diagnóstico de cefaleia por uso excessivo de medicação apresentam um aumento significativo e bilateral do mesencéfalo, do tálamo, do corpo estriado e de algumas regiões do sistema límbico. Ademais, foram ainda descritas reduções dos córtices pré-frontais, orbitofrontais, pré-cuneais e insulares, bilateralmente.[21] Sabe-se, no entanto, que essas alterações são passíveis de reversão com o tratamento adequado. Em indivíduos respondedores a um programa de desintoxicação, houve redução significativa do volume mesencefálico, a qual se correlacionou positivamente com a resposta terapêutica. Por outro lado, indivíduos não respondedores ao mesmo programa de desintoxicação tinham menor volume de córtex orbitofrontal antes do tratamento. Já um maior volume dessa região correlacionou-se com melhora clínica.[22]

Hipometabolismo cerebral e uso excessivo de medicações

Um estudo com tomografia por emissão de pósitrons (PET-CT) em indivíduos com cefaleia por uso excessivo de medicação revelou hipometabolismo bilateral no tálamo, no córtex orbitofrontal, no giro cingulado anterior, no corpo estriado, na ínsula e no lobo parietal direito e hipermetabolismo no vérmis cerebelar. Além disso, praticamente todas as áreas dismetabólicas recuperaram o metabolismo normal após a retirada da medicação em abuso, exceto o córtex orbitofrontal, que persistiu hipometabólico.[23]

Disfunções em circuitos Neurais e uso excessivo de medicação

Além de alterações anatômicas e metabólicas, alguns circuitos cerebrais se encontram prejudicados na vigência de cefaleia por uso excessivo de medicação. Por meio de ressonância magnética funcional, verificou-se uma menor conectividade funcional entre os pré-cúneos e as áreas de processamento da dor (córtex frontal direito, giro angular, giros pós-central e supramarginal esquerdos) e, inversamente, uma maior conectividade entre o pré-cúneo e as áreas de processamento da memória, como o hipocampo direito, o córtex frontal superior esquerdo e o giro fusiforme esquerdo.[24]

Outro estudo revelou que pacientes com cefaleia por uso excessivo de medicação apresentam disfunções no circuito mesocorticolímbico da dopamina, em particular no córtex pré-frontal ventromedial e no complexo do tegmento mesencefálico e substância nigra. Essas disfunções do córtex pré-frontal ventromedial parecem ser reversíveis e ser atribuídos à cefaleia, seja aguda ou crônica, enquanto as disfunções do tegmento mesencefálico são persistentes e possivelmente relacionadas ao uso excessivo da medicação.[25]

Vale ressaltar que essas alterações cerebrais anatomofuncionais não são patognomônicas da cefaleia por uso excessivo de medicação. Elas também podem ocorrer não apenas em portadores de migrânea, mas em indivíduos comprometidos por outras síndromes dolorosas e/ou por dependência de substâncias.[3,25]

MANIFESTAÇÕES CLÍNICAS

Em sua 2ª edição, a Classificação Internacional das Cefaleias dispôs sobre as características clínicas da cefaleia por uso excessivo de medicação, de acordo com o medicamento utilizado em excesso.[26] Conforme a ICHD-2, o abuso de ergotamínico, analgésico ou combinação de medicamentos manifestava-se por meio de uma cefaleia de características tensional-símile, e aquele por abuso de triptana como migrânea-símile. Já a 3ª edição da Classificação Internacional das Cefaleias apresenta como critérios diagnósticos apenas a frequência mínima de uso para cada classe terapêutica.[1] Essa modificação na ICHD-3 ocorreu em razão da percepção de que as características dessas cefaleias são indefinidas ou relacionadas àquelas da cefaleia preexistente.[3]

Um estudo verificou que, nos indivíduos com cefaleia associada ao uso excessivo de medicação, os episódios de dor de cabeça apresentam uma frequência mais elevada que naqueles com CCD sem uso excessivo de medicação, porém a intensidade e a duração desses episódios são semelhantes em ambos os grupos.[27]

DIAGNÓSTICO

Definida pela primeira vez em 1988 como "cefaleia droga-induzida", essa forma de dor de cabeça foi incorporada na primeira Classificação Internacional das Cefaleias sob a denominação de "cefaleia induzida por exposição ou uso crônico de substância"[3]. Já na 2ª Classificação Internacional das Cefaleias, o termo "cefaleia por uso excessivo de medicação" foi oficializado, internacionalmente, pela primeira vez.[26]

Atualmente, a Classificação Internacional das Cefaleias encontra-se em sua 3ª edição,[1] a qual define cefaleia por uso excessivo de medicação como uma cefaleia em um paciente com diagnóstico de cefaleia preexistente, que ocorre numa frequência ≥ 15 dias por mês por pelo menos três meses e é associada com abuso de medicação para o tratamento agudo e/ou sintomático da cefaleia (Quadro 12.1).

Essa classificação ainda define a frequência de uso dos medicamentos, a fim de confirmar seu uso abusivo: analgésicos simples e anti-inflamatórios não esteroidais por 15 dias por mês ou mais por pelo menos três meses; triptanas, ergotamínicos, opioides ou analgésicos combinados por 10 dias por mês ou mais por pelo menos três meses.[1]

Quadro 12.1 Critérios diagnósticos da cefaleia por uso excessivo de medicação.

	De acordo com a 3ª edição da Classificação Internacional das Cefaleias, cada um dos critérios (A-C) precisam ser preenchidos para o diagnóstico de cefaleia por uso excessivo de medicação:
A	Cefaleia ocorrendo em 15 dias no mês ou mais
	Cefaleia preexistente
B	Uso excessivo de medicação aguda e/ou sintomática da cefaleia por mais de 3 meses*
C	Não melhor explicada por outro diagnóstico da 3ª Classificação Internacional das Cefaleias

*Tomada regular de ergotamínico, triptana, opioide ou analgésico combinado em 10 dias ou mais por mês e analgésico simples ou anti-inflamatório não esteroidal em 15 dias ou mais por mês.

TRATAMENTO

Como ainda não há uma definição bem clara a respeito da fisiopatologia implicada no surgimento da cefaleia por uso excessivo de medicação, seu tratamento se baseia principalmente em opiniões de especialistas.[28-30] Há apenas uma diretriz internacional, *European Federation of Neurological Societies* (EFNS), que aborda esse tema.[31]

Independentemente, há alguns passos de consenso e que devem ser seguidos no tratamento desses pacientes:

1. Orientações a respeito da natureza da dor (aconselhamento);
2. Retirada da medicação em uso excessivo (desintoxicação);
3. Terapia de transição;
4. Início do tratamento profilático;
5. Modificação do tratamento agudo (de resgate);
6. Tratamento de condições associadas (Figura 12.1).[29]

Aconselhamento

A cefaleia por uso excessivo de medicação é uma condição passível de prevenção e tratamento. A imensa maioria dos indivíduos que sofrem com ela prefere uma comunicação verbal e pessoal a respeito da doença, a fim de facilitar a compreensão e alcançar suas principais expectativas, que são redução na frequência e na intensi-

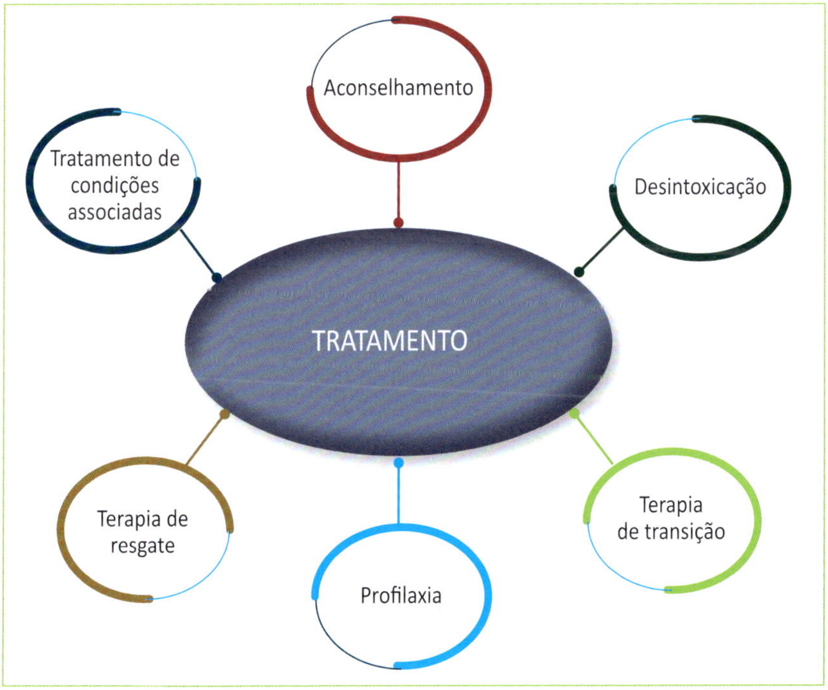

FIGURA 12.1
Plano de tratamento do paciente com cefaleia por uso excessivo de medicação.

dade da cefaleia.[32] Porém, entre os próprios profissionais de saúde, há um conhecimento insuficiente a respeito dessa cefaleia.[33]

Um estudo retrospectivo revelou que orientações feitas por uma enfermeira aumentaram a taxa de sucesso da desintoxicação, mas não se associaram com a resposta terapêutica.[34] Entretanto, um coorte prospectivo realizado na Noruega revelou que um aconselhamento simples a respeito do abuso medicamentoso foi efetivo tanto na desintoxicação quanto na melhora da cefaleia crônica diária.[35]

Quando comparado o manejo padrão da cefaleia por uso excessivo de medicação – retirada abrupta da medicação em uso excessivo associada ao início de medicamento profilático – com um programa multidisciplinar associado à suspensão da medicação sintomática, verificou-se que ambos os tratamentos foram igualmente efetivos (80,0% *versus* 85,4%, respectivamente). Houve redução semelhante na frequência da cefaleia entre ambos os grupos (40,2% *versus* 38,4%, respectivamente), e apenas 61,9% dos pacientes do segundo grupo necessitou de tratamento profilático após dois meses, em comparação com 84,8% do outro grupo. Dessa forma, um programa de desintoxicação estruturado provou ser altamente eficaz no tratamento dessa condição.[36] Sugere-se, portanto, que o aconselhamento seja a primeira medida estratégica no tratamento de indivíduos com cefaleia por uso excessivo de medicação, por sua eficácia no processo de desintoxicação.[37]

Desintoxicação

Existe alguma discordância na literatura a respeito da desintoxicação como medida primordial no tratamento do paciente com cefaleia por uso excessivo de medicação.[38,39] Como já foi apresentado, esse tipo de cefaleia se enquadra, de acordo com a Classificação Internacional das Cefaleias, 3ª edição, na categoria das cefaleias secundárias. Dessa forma, o fator causal deverá ser retirado, assim como em qualquer outra condição mórbida.[29-31,39-42] Já foi demonstrado que pacientes que não melhorem da cefaleia após a simples interrupção da medicação podem na sequência se tornar responsivos à intervenção terapêutica profilática.[43]

Para indivíduos com cefaleia por uso excessivo de medicamentos, é possível que a descontinuação precoce de medicamentos sintomáticos sem iniciar tratamento preventivo seja eficaz na redução da frequência de cefaleia e do consumo de medicação sintomática (três estudos de Classe III).[30] Sabe-se também que a desintoxicação, embora possa não reduzir a frequência da cefaleia de base, promove uma melhora na incapacidade desses indivíduos.[44]

Terapia de transição

A cefaleia é o principal sintoma após a descontinuação da medicação sintomática em uso excessivo, condição denominada cefaleia de rebote.[45] Frequentemente, essa cefaleia se associa com náuseas, vômitos e distúrbios do sono, por aproximadamente 10 dias ou mais. Tipicamente, a intensidade da cefaleia piora entre o segundo e o quarto dia de retirada e alivia a partir do sexto ao oitavo dia.[46]

Em virtude desse quadro já esperado da cefaleia de rebote, diversas estratégias são sugeridas na literatura com o objetivo de controle dos sintomas, como: naproxeno, sumatriptana, di-idroergotamina e prednisona, sendo essa última uma das principais medidas discutidas na atualidade.[46-49]

Um pequeno estudo randomizado, duplo-cego e placebo-controlado revelou que a administração de prednisona 100 mg por cinco dias foi mais eficaz que o placebo em reduzir o número de horas com cefaleia moderada a grave nas primeiras 72 e 120 horas após a descontinuação da medicação em abuso.[47] Posteriormente, foi realizado um ensaio multicêntrico prospectivo, duplo-cego, placebo-controlado, mostrando que reduziu o número de horas de cefaleia moderada a grave em comparação nos pacientes que receberam placebo. Entretanto, o grupo da prednisona necessitou de menos medicação de resgate nos primeiros cinco dias.[48]

Um ensaio clínico prospectivo, randomizado, duplo-cego, também foi realizado para comparar a eficácia do celecoxibe com a prednisona no tratamento da cefaleia de rebote. Os resultados revelaram que o celecoxibe (400 mg/dia por cinco dias e depois 100 mg/dia por mais cinco dias) reduziu significativamente a intensidade da cefaleia nas primeiras três semanas da suspensão da medicação, em comparação à prednisona (75 mg/dia por cinco dias e com retirada gradual em cinco dias). Contudo, a frequência da cefaleia e a necessidade de medicação de resgate não apresentou diferença significativa entre os grupos.[49]

Tratamento profilático

Embora diversos estudos tenham demonstrado ser possível o tratamento do paciente com cefaleia por uso excessivo de medicação apenas com a retirada da medicação sintomática, há evidências robustas da necessidade de medicação profilática.[30] Além da opinião de especialistas,[3,29,50] as diretrizes da EFNS[31] ratificam essa conduta. Ensaios clínicos recentes têm demonstrado evidência suficiente para terapia profilática eficaz com topiramato e toxina botulínica.[3,30]

Para pacientes com migrânea crônica e uso excessivo de medicação, o topiramato é provavelmente efetivo em reduzir a média de episódios de migrânea no mês. Além disso, é possível que o topiramato seja efetivo na redução do consumo de medicação sintomática.[30] De acordo com as diretrizes da EFNS, o topiramato em doses de 100 mg a 200 mg/dia tem grau B de recomendação.[31]

A toxina botulínica é provavelmente efetiva na redução dos dias de cefaleia e de migrânea, dias de cefaleia moderada e grave, horas cumulativas de cefaleia e incapacidade relacionada a migrânea. Quando associada à descontinuação abrupta da medicação sintomática, é, provavelmente, eficaz em reduzir o consumo de medicações de resgate.[30]

Tratamento de resgate

Apesar do aconselhamento, da terapia de transição e do início do tratamento profilático, o paciente, ainda assim, vai apresentar algum episódio de cefaleia que necessite de alguma intervenção aguda. Para isso, é necessário que se individualize o tratamento. A medicação de resgate dependerá daquela que o indivíduo estava fazendo uso excessivo. O Quadro 12.2 resume as possibilidades terapêuticas de resgate.[50]

Além dos tratamentos por via enteral e nasal, existe a possibilidade do tratamento não medicamentoso das crises, por meio do uso da estimulação transcutânea do nervo vago,[51] método ainda não aprovado pela Anvisa para uso no Brasil.

Quadro 12.2 Manejo da crise aguda no tratamento da cefaleia por uso excessivo de medicação.

Medicação em uso excessivo	Estratégia de desmame	Opções para o tratamento de resgate
Opioide	Retirada gradual	Triptana, AINE ou analgésico simples
Triptana ou ergotamínico	Retirada abrupta ou gradual	AINE ou analgésico simples
Anti-inflamatório não esteroidal (Aine)	Retirada abrupta ou gradual	Triptana ou analgésico simples
Analgésico simples	Retirada abrupta ou gradual	Triptana ou AINE

Tratamento de condições associadas

Conforme já mencionado no tópico "Fatores de risco", alguns distúrbios psiquiátricos estão fortemente relacionados ao surgimento da cefaleia por uso excessivo de medicação.[52-55] Além disso, sabe-se que esse grupo de pacientes tem probabilidade um pouco maior que 30% de apresentar uma ou mais comorbidades psiquiátricas que aqueles com migrânea episódica.[15]

Essa associação parece ser bidirecional, ou seja, a presença de uma doença eleva a probabilidade de incidência da outra.[15] Dessa forma, todo paciente com cefaleia por uso excessivo de medicação precisa ser investigado quanto à presença de distúrbios do humor (principalmente depressão maior), transtornos de ansiedade (principalmente transtorno de ansiedade generalizada, transtorno do pânico e fobia social) e transtornos por uso de substâncias.[15,52-55]

Dessa maneira, identificando as comorbidades psiquiátricas, o profissional poderá fazer um planejamento terapêutico abrangente, baseado em terapia cognitivo-comportamental e, se necessário, intervenção medicamentosa.[15,29,52]

PROGNÓSTICO

O tratamento pode ser considerado bem-sucedido quando a melhora clínica é mantida por pelo menos um ano após a retirada da medicação[56] (Figura 12.2). Um estudo prospectivo realizado no decorrer de quatro anos indicou que as taxas de recaída aumentam com o passar do tempo: 31% em seis meses, 41% após um ano e 45% depois de quatro anos.[57]

Os fatores de risco relacionados à recaída incluem: gênero masculino; diagnóstico preexistente de cefaleia tipo tensional ou cefaleia mista (migrânea e cefaleia tipo tensional); frequência da cefaleia preexistente; longa duração do uso excessivo de medicações sintomáticas e/ou longa duração da migrânea antes desse; maior número de tratamentos preventivos prévios; abuso de fármacos analgésicos combinados; uso de medicações contendo opioides; uso de medicação causativa após a terapia de retirada; pouca resposta terapêutica após a retirada do fármaco; baixa qualidade do sono e elevado escore de incapacidade calculado pelo *Migraine Disability Assessment Scale*.[56]

Além desses fatores, polimorfismos genéticos,[19] disfunção orbitofrontal (avaliada por meio de questionários padronizados)[58] e presença de distúrbios psiquiátricos associados[59] estão relacionados a pior prognóstico.

É importante salientar que seis meses após a descontinuação da medicação sintomática associada à introdução de profilaxia medicamentosa observa-se uma melhora nos índices de qualidade de vida, depressão e ansiedade dos pacientes.[60]

FIGURA 12.2

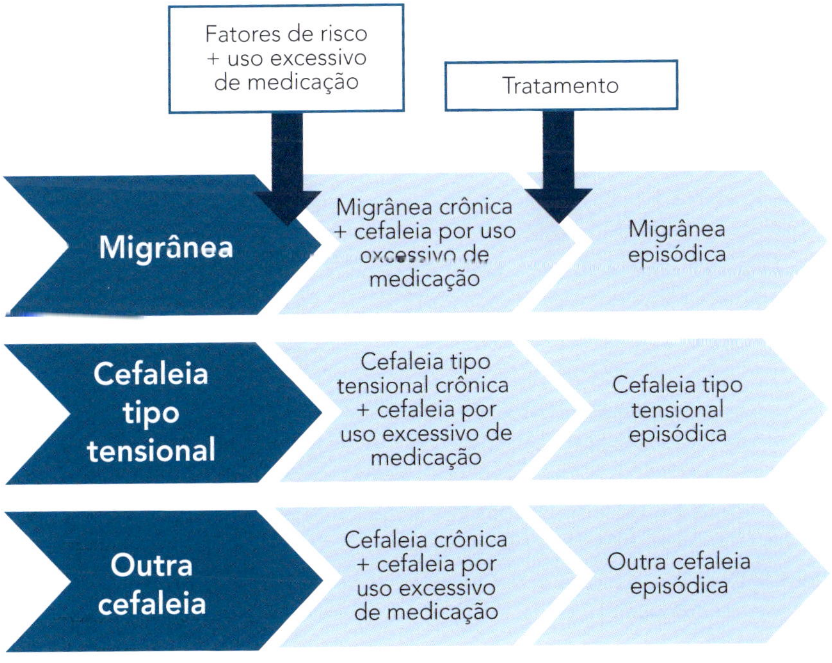

Cefaleia por uso excessivo: sua história natural e objetivo do tratamento.

CONSIDERAÇÕES FINAIS

Existe uma complexa relação entre a cefaleia e os medicamentos, não apenas relacionada a seus benefícios terapêuticos, mas também pela possibilidade de ocasionar ou até mesmo agravar uma cefaleia preexistente. Isso pode ocorrer por meio da simples introdução de uma substância, do seu uso inadequado ou de sua retirada.

A cefaleia por uso excessivo de medicação é uma condição relativamente frequente na população com grande impacto na qualidade de vida e na funcionalidade de seus portadores. Sua fisiopatologia não está bem estabelecida, porém compartilha alguns aspectos com a migrânea, o principal tipo de cefaleia primária preexistente. Há uma forte associação com distúrbios psiquiátricos e os analgésicos simples são a principal classe medicamentosa que causa essa complicação. Uma abordagem sistematizada conforme a apresentada neste capítulo é necessária para um tratamento adequado e para a redução de recaídas em longo prazo.

REFERÊNCIAS BIBLIOGRÁFICAS

1. Headache Classification Committee of the International Headache Society (IHS). The international classification of headache disorders, 3rd edition. Cephalalgia. 2018;38(1):1-211.
2. Peters GA, Horton BT. Headache: with special reference to the excessive use of ergotamine preparations and withdrawal effects. Proc Staff Meet Mayo Clin. 1951;25;26(9):153-61.
3. Diener HC, Holle D, Solbach K, et al. Medication-overuse headache: risk factors, pathophysiology and management. Nat Rev Neurol. 2016;12(10):575-83.
4. Jonsson P, Linde M, Hensing G, et al. Sociodemographic differences in medication use, health-care contacts and sickness absence among individuals with medication-overuse headache. J Headache Pain. 2012;13(4):281-90.
5. Schmid CW, Maurer K, Schmid DM, et al. Prevalence of medication overuse headache in an interdisciplinary pain clinic. J Headache Pain 2013;14:4.
6. Paemeleire K, Evers S, Goadsby PJ. Medication-overuse headache in patients with cluster headache. Curr Pain Headache Rep. 2008;12(2):122-7.
7. Colás R, Muñoz P, Temprano R, et al. Chronic daily headache with analgesic overuse: Epidemiology and impact on quality of life. Neurology. 2004;62(8):1338-42.
8. Wang SJ, Fuh JL, Lu SR, et al. Chronic daily headache in adolescents: Prevalence, impact, and medication overuse. Neurology. 2006;66(2):193-7.
9. Global, regional, and national incidence, prevalence, and years lived with disability for 301 acute and chronic diseases and injuries in 188 countries, 1990-2013: a systematic analysis for the Global Burden of Disease Study 2013. Lancet. 2015;22;386(9995):743-800.
10. Jonsson P, Hedenrud T, Linde M. Epidemiology of medication overuse headache in the general Swedish population. Cephalalgia. 2011;31(9):1015-22.
11. da Silva A Jr, Costa EC, Gomes JB, et al. Chronic headache and comorbibities: A two-phase, population-based, cross-sectional study. Headache. 2010;50(8):1306-12.
12. Natoli JL, Manack A, Dean B, et al. Global prevalence of chronic migraine: a systematic review. Cephalalgia. 2010;30(5):599-609.

13. Westergaard ML, Glümer C, Hansen EH, et al. Prevalence of chronic headache with and without medication overuse: associations with socioeconomic position and physical and mental health status. Pain. 2014;155(10):2005-13.

14. Hagen K, Linde M, Steiner TJ, et al. Risk factors for medication-overuse headache: an 11-year follow-up study. The Nord-Trøndelag Health Studies. Pain. 2012;153(1):56-61.

15. Sarchielli P, Corbelli I, Messina P, et al. Psychopathological comorbidities in medication-overuse headache: a multicentre clinical study. Eur J Neurol. 2016;23(1):85-91.

16. Srikiatkhachorn A, le Grand SM, Supornsilpchai W, et al. Pathophysiology of Medication overuse headache – an update. Headache. 2014;54(1):204-10.

17. Wilkinson SM, Becker WJ, Heine JA. Opiate use to control bowel motility may induce chronic daily headache in patients with migraine. Headache. 2001;41(3):303-9.

18. Bahra A, Walsh M, Menon S, et al. Does chronic daily headache arise de novo in association with regular use of analgesics? Headache. 2003;43(3):179-90.

19. Cargnin S, Viana M, Ghiotto N, et al. Functional polymorphisms in COMT and SLC6A4 genes influence the prognosis of patients with medication overuse headache after withdrawal therapy. Eur J Neurol. 2014;21(7):989-95.

20. Srikiatkhachorn A, Tarasub N, Govitrapong P. Effect of chronic analgesic exposure on the central serotonin system: a possible mechanism of analgesic abuse headache. Headache. 2000;40(5):343-50.

21. Riederer F, Marti M, Luechinger R, et al. Grey matter changes associated with medication-overuse headache: correlations with disease related disability and anxiety. World J Biol Psych. 2012;13(7):517-25.

22. Riederer F, Gantenbein AR, Marti M, et al. Decrease of gray matter volume in the midbrain is associated with treatment response in medication-overuse headache: possible influence of orbitofrontal cortex. J Neurosci. 2013;33(39):15343-9.

23. Fumal A, Laureys S, Di Clemente L, et al. Orbitofrontal cortex involvement in chronic analgesic-overuse headache evolving from episodic migraine. Brain. 2006;129(Pt 2):543-50.

24. Chanraud S, Di Scala G, Dilharreguy B, et al. Brain functional connectivity and morphology changes in medication-overuse headache: clue for dependence-related processes? Cephalalgia. 2014l;34(8):605-15.

25. Ferraro S, Grazzi L, Muffatti R, et al. In Medication-overuse headache, fMRI shows long-lasting dysfunction in midbrain areas. Headache. 2012;52(10):1520-34.

26. Headache Classification Subcommittee of the International Headache Society. The international classification of headache disorders: 2nd edition. Cephalalgia. 2004;24(Suppl 1):9-160.

27. Yan Z, Chen Y, Chen C, et al. Analysis of risk factors for medication-overuse headache relapse: a clinic-based study in China. BMC Neurol. 2015;17(15):168.

28. Tassorelli C, Jensen R, Allena M, et al. A consensus protocol for the management of medication-overuse headache: Evaluation in a multicentric, multinational study. Cephalalgia. 2014;34(9):645-55.

29. Giamberardino MA, Mitsikostas DD, Martelletti P. Update on medication-overuse headache and its treatment. Curr Treat Options Neurol. 2015;17(8):368.

30. Chiang C, Schwedt T, Wang S, et al. Treatment of medication-overuse headache: A systematic review. Cephalalgia. 2016;36(4):371-86.

31. Evers S, Jensen R. Treatment of medication overuse headache--guideline of the EFNS headache panel. Eur J Neurol. 2011;18(2):1115-21.

32. Munksgaard SB, Allena M, Tassorelli C, et al. What do the patients with medication overuse headache expect from treatment and what are the preferred sources of information? J Headache Pain. 2011;12(1):91-6.

33. Hedenrud T, Babic N, Jonsson P. Medication overuse headache: self-perceived and actual knowledge among pharmacy staff. Headache. 2014;54(6):1019-25.

34. Pijpers JA, Louter MA, de Bruin ME, et al. Detoxification in medication-overuse headache, a retrospective controlled follow-up study: does care by a headache nurse lead to cure? Cephalalgia. 2016;36(2):122-30.

35. Grande RB, Aaseth K, Benth JŠ, et al. Reduction in medication-overuse headache after short information. The Akershus study of chronic headache. Eur J Neurol. 2011;18(1):129-37.

36. Munksgaard SB, Bendtsen L, Jensen RH. Detoxification of medication-overuse headache by a multidisciplinary treatment programme is highly effective: a comparison of two consecutive treatment methods in an open-label design. Cephalalgia. 2012;32(11):834-44.

37. Rossi P, Faroni JV, Nappi G. Short-term effectiveness of simple advice as a withdrawal strategy in simple and complicated medication overuse Headache. Eur J Neurol. 2011;18(1):396-401.

38. Diener HC. Detoxification for medication overuse headache is not necessary. Cephalalgia. 2012;32(5): 423-7.

39. Olesen J. Detoxification for medication overuse headache is the primary task. Cephalalgia. 2012;32(5):420-2.

40. Ferrari A, Baraldi C, Sternieri E. Medication overuse and chronic migraine: a critical review according to clinical pharmacology. Expert Opin Drug Metab Toxicol. 2015;11(7):1127-44.

41. Paemeleire K, Crevits L, Goadsby PJ, et al. Practical management of medication-overuse headache. Acta Neurol Belg. 2006;106(2):43-51.

42. Westergaard ML, Munksgaard SB, Bendtsen L, et al. Medication-overuse headache: a perspective review. Ther Adv Drug Saf. 2016;7(4):147-58.

43. Zeeberg P, Olesen J, Jensen R. Discontinuation of medication overuse in headache patients: recovery of therapeutic responsiveness. Cephalalgia. 2006;26(10):1192-8

44. Kristoffersen ES, Grande RB, Aaseth K, et al. Medication-overuse headache detoxification reduces headache disability--the Akershus study of chronic Headache. Eur J Neurol. 2018;25(9):1140-9.

45. Rapoport AM. Analgesic rebound headache. Headache. 1988;28(10):662-5.

46. Katsarava Z, Fritsche G, Muessig M, et al. Clinical features of withdrawal headache following overuse of triptans and other headache drugs. Neurology. 2001;57(9):1694-8.

47. Pageler L, Katsarava Z, Diener HC, et al. Prednisone vs. placebo in withdrawal therapy following medication overuse headache. Cephalalgia. 2008;28(2):152-6.

48. Rabe K, Pageler L, Gaul C, et al. Prednisone for the treatment of withdrawal headache in patients with medication overuse headache: a randomized, double-blind, placebo-controlled study. Cephalalgia. 2013;33(3):202-7.

49. Taghdiri F, Togha M, Razeghi Jahromi S, et al. Celecoxib vs prednisone for the treatment of withdrawal headache in patients with medication overuse headache: a randomized, double-blind clinical trial. Headache. 2015;55(1):128-35.

50. Lipton RB. Risk factors for and management of medication-overuse headache. Continuum (Minneap Minn). 2015;21(4):1118-31.

51. Vacca A, Gai A, Govone F, et al. Noninvasive vagal nerve stimulation in chronic migraine withmedication overuse headache. Pain Med. 2018;0:1-3.

52. Fuh JL, Wang SJ. Dependent behavior in patients with medication-overuse headache. Curr Pain Headache Rep. 2012;16(1):73-9.

53. Radat F, Creac'h C, Swendsen JD, et al. Psychiatric comorbidity in the evolution from migraine to medication overuse headache. Cephalalgia. 2005;25(1):519-22.

54. Radat F, Chanraud S, Di Scala G, et al. Psychological and neuropsychological correlates of dependence-related behaviour in Medication Overuse Headaches: a one year follow-up study. J Headache Pain. 2013;4(2):14:59.

55. Kristoffersen ES, Straand J, Russell MB, et al. Disability, anxiety and depression in patients with medication-overuse headache in primary care-- the BIMOH study. Eur J Neurol. 2016;23(Suppl 1):28-35.

56. Negro A, Martelletti P. Chronic migraine plus medication overuse headache: two entities or not? J Headache Pain. 2011;12(6):593-601.

57. Katsarava Z, Muessig M, Dzagnidze A, et al. Medication overuse headache: rates and predictors for relapse in a 4-year prospective study. Cephalalgia. 2005;25(3):12-5.

58. Gómez-Beldarrain M, Carrasco M, Bilbao A, et al. Orbitofrontal dysfunction predicts poor prognosis in chronic migraine with medication overuse. J Headache Pain. 2011;12(4):459-66.

59. Bottiroli S, Viana M, Sances G, et al. Psychological factors associa ted with failure of detoxification treatment in chronic headache associated with medication overuse. Cephalalgia. 2016;36(14):1356-65.

60. Zebenholzer K, Thamer M, Wober C. Quality of life, depression, and anxiety 6 months after inpatient withdrawal in patients with medication overuse headache: an observational study. Clin J Pain. 2012;28(4):284-90.

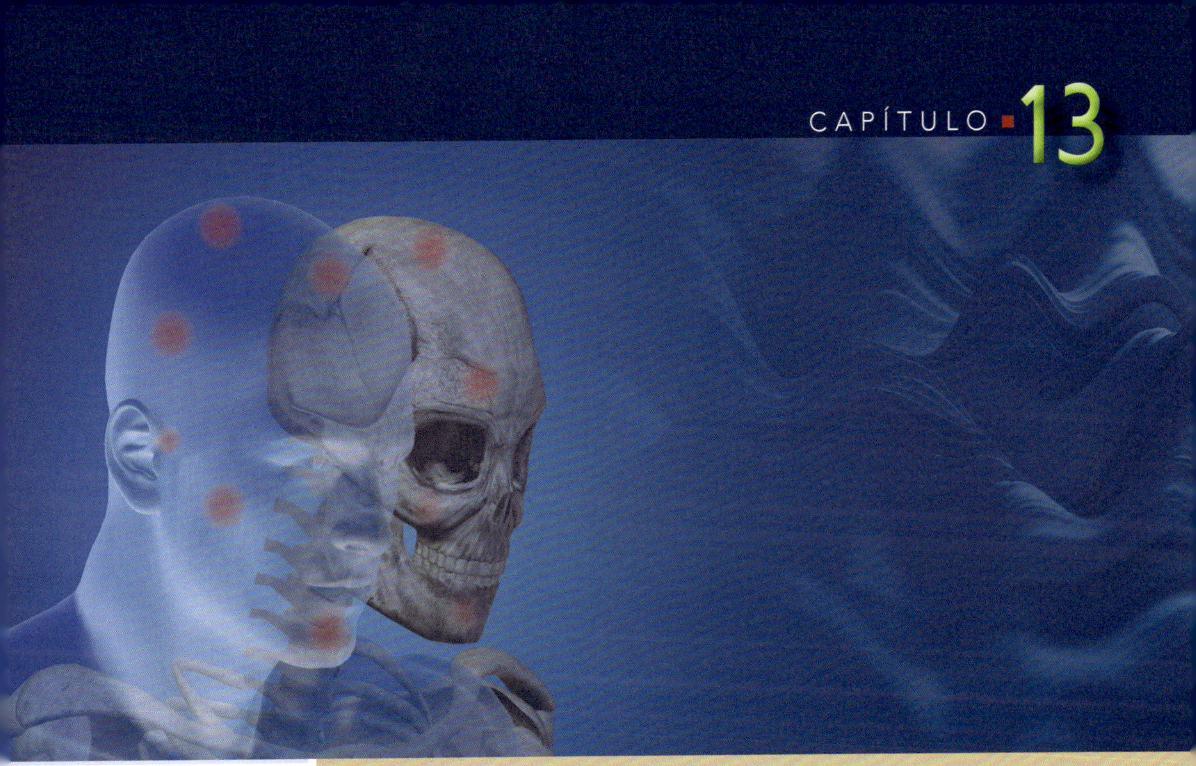

Caio Vinicius de Meira Grava Simioni

Cefaleias Atribuídas a Transtornos da Homeostase

INTRODUÇÃO

A cefaleia atribuída aos transtornos da homeostase é contemplada na 3ª edição da Classificação Internacional de Cefaleias, capítulo 10.[1] Pode ser dividida nas seguintes apresentações:

- cefaleia atribuída à hipóxia ou hipercapnia:
  - cefaleia de elevadas altitudes;
  - cefaleia atribuída à viagem de avião;
  - cefaleia relacionada ao mergulho;
  - cefaleia relacionada à apneia do sono.
- cefaleia relacionada à diálise;
- cefaleia relacionada à hipertensão arterial:
  - cefaleia atribuída ao feocromocitoma;

  - cefaleia atribuída à crise hipertensiva sem encefalopatia hipertensiva;
  - cefaleia atribuída à encefalopatia hipertensiva;
  - cefaleia atribuída à pré-eclâmpsia ou eclâmpsia;
  - cefaleia atribuída à disreflexia autonômica.
- cefaleia atribuída ao hipotireoidismo;
- cefaleia atribuída a jejum;
- cefalalgia cardíaca;
- cefaleia atribuída a outros transtornos da homeostase.

Como se pode observar, essa categoria é heterogênea quanto aos fatores causais da cefaleia, que podem ser tanto endógenos (p. ex., cefaleia atribuída ao jejum) quanto exógenos (p. ex., cefaleia atribuída à viagem de avião). Da mesma forma, há um conceito comum a todas elas: a ideia de que a dor aguda representa um risco iminente ao organismo e levaria o indivíduo a evitar sua causa. Assim, a cefaleia relacionada ao jejum poderia estimulá-lo a alimentar-se, bem como evitar condições ambientais extremas, como na cefaleia relacionada a elevadas altitudes ou ao mergulho.

Há algum debate sobre a existência independente desses fatores como causa da dor ou apenas como seu gatilho. A migrânea é uma patologia neurológica cujos desencadeantes podem ser distúrbios da homeostase (entre eles, o jejum prolongado) e é bastante prevalente na população. Dessa forma, deve-se identificar a condição precedente ao início da cefaleia para classificá-la corretamente.

O objetivo deste capítulo é conceituar as cefaleias relacionadas aos transtornos da homeostase, discorrer sobre seu possível mecanismo fisiopatológico e, quando indicado, discutir seu tratamento.

CEFALEIA ATRIBUÍDA À HIPOXIA OU HIPERCAPNIA

Um dos modelos mais estudados para a compreensão da fisiopatologia da cefaleia atribuída à hipóxia é a moléstia aguda relacionada ao alpinismo (*acute montain sickness*), que consiste na cefaleia de um indivíduo não aclimatado e exposto rapidamente a elevadas altitudes, geralmente acima de 2.500 m em relação ao nível do mar. Comumente, é acompanhada de anorexia, náuseas, insônia, tontura e fadiga. A hipóxia levaria a hiperperfusão dos leitos microvasculares, quebra da barreira endotelial e, por conseguinte, edema cerebral. A dor pode ser proveniente da ativação do sistema trigeminovascular – a origem da maior parte das cefaleias.[2]

Não se sabe exatamente se a causa dos sintomas descritos é apenas hipóxia, hipercapnia ou ambas. Doenças ou condições associadas à hipóxia ou hipercapnia, agudas ou crônicas, podem ter cefaleia como manifestação. Sucintamente, qualquer doença que provoque um estado hipóxico, como doenças pulmonares (asma ou DPOC), cardíacas (ICC) ou hematológicas (anemia grave) podem estar relacionadas à cefaleia.[3]

Cefaleia de elevadas altitudes

A cefaleia nessa condição ocorre com estreita relação temporal com ascensão superior a 2.500 m. Ela costuma piorar com futuras subidas e melhorar após 24 horas se o indivíduo retornar ao patamar de 2.500 m ou abaixo disso. A dor, segundo a ICHD-3, é bilateral, de leve a moderada intensidade, e/ou agravada pela manobra de Valsalva e pode estar associada a náuseas, fotofobia, vertigem, dificuldade de concentração e, em casos mais graves, comprometimento de julgamento e sinais de edema cerebral.

A cefaleia geralmente melhora com uso de analgésicos comuns ou AINH, como paracetamol e ibuprofeno, hidratação, interrupção da escalada ou até descida, se não houver melhora. A dor pode também melhorar com suplementação de oxigênio durante 15 minutos, o que a distingue da migrânea.[4]

Cefaleia atribuída à viagem de avião

Inicialmente, uma consideração se faz necessária sobre essa modalidade de cefaleia: apesar de bilhões de pessoas voarem de avião anualmente, há poucos relatos sobre ela, o que demostra a dificuldade de seu reconhecimento. Essa cefaleia ocorre exclusivamente durante o voo de avião, tem curta duração, elevada intensidade e localiza-se na região supraorbital medial. Costuma ter início súbito durante a decolagem ou o pouso (em geral, com duração menor que 30 minutos). Estudo recente revela que, além da dor aguda, grande parte dos indivíduos acometidos exibe cefaleia de menor intensidade, porém mais prolongada (embora, em geral, com duração menor do que 24 horas).[5] Postula-se que sua fisiopatologia tenha relação com barotrauma dos seios da face: durante o pouso, ocorreria redução da pressão nos seios frontais, de modo a causar edema da mucosa, transudação, hematoma da mucosa ou submucosa, levando a oclusão do óstio. Já durante a decolagem, ocorreria o fenômeno inverso: aumento de pressão intrassinusal, produzindo dor ou epistaxe.[6] Em ambas as condições, haveria ativação das vias trigeminais a partir da mucosa e vasodilatação arterial intracraniana via prostaglandinas E2.

Há relatos de que triptanos podem ser úteis no alívio da cefaleia, principalmente quando tomados 30 minutos antes da decolagem. Paracetamol também foi efetivo para um número razoável de indivíduos nessas condições.[7,8]

Cefaleia relacionada ao mergulho

Segundo a Sociedade Internacional de Cefaleia (IHS), a cefaleia relacionada ao mergulho é provocada a uma profundidade maior que 10 m, quando o organismo é exposto à pressão de 1 atm. Pode ocorrer durante o mergulho ou na fase de emersão, na ausência de transtorno descompressivo. É o melhor exemplo de cefaleia relacionada à hipercapnia – há, ao menos, um sintoma relacionado a intoxicação por CO_2, como confusão mental, tontura, falta de coordenação motora, dispneia ou rubor facial. Ela costuma melhorar com oxigênio ou espontaneamente, após 3 dias.

Assume-se que níveis elevados de P_{CO2} (acima de 50 mmHg) provoquem relaxamento da musculatura lisa, vasodilatação arterial e, por conseguinte, hipertensão intracraniana.[9] É importante ressaltar que a frequência dessa cefaleia não é elevada e costuma ter curso benigno: estudo recente comparou a frequência de cefaleia em mergulhadores do sexo masculino e controles. A análise estatística não revelou diferença significativa, concluindo-se que o mergulho com cilindro não está associado a cefaleia.[10] Entretanto, apesar de incomum, a cefaleia relacionada ao mergulho pode sinalizar problemas mais graves, como embolia gasosa arterial, doença descompressiva, barotrauma óptico ou dos seios paranasais.[11]

Cefaleia relacionada à apneia do sono

A cefaleia relacionada à apneia do sono consiste em diagnóstico diferencial entre as dores de cabeça matinais, ou seja, quando o paciente desperta pela manhã com cefaleia. Tem duração menor do que 4 horas e relação causal com a apneia do sono; agrava-se com a piora da apneia do sono e melhora significativamente, ou remite, com o tratamento da doença. Tem elevada frequência (mais do que 15 dias por mês) e características da cefaleia do tipo tensional (em peso, bilateral).

Apesar de existir como comorbidade em pacientes portadores de migrânea e cefaleia do tipo tensional, não existem até o momento evidências de que compartilham a mesma fisiopatologia.[12,13] Um estudo norueguês concluiu que não houve diferença expressiva na dessaturação média e na saturação mínima de oxigênio entre os pacientes portadores de apneia do sono com e sem cefaleia matinal; o mesmo estudo observou que a cefaleia associada à apneia do sono estava igualmente presente entre os pacientes com doença leve/moderada e grave.[14]

Entre os mecanismos propostos para a cefaleia associada à apneia do sono, encontram-se aumento de pressão intracraniana, ativação de vias inflamatórias e ativação hipotalâmica aberrante.[15]

CEFALEIA RELACIONADA À DIÁLISE

São necessários pelo menos três episódios de cefaleia que se iniciam ou pioram com a diálise para preencher os critérios para esse tipo de cefaleia, segundo a ICHD-3. Além disso, a dor deve melhorar em até 72 horas após o término do procedimento. A cefaleia geralmente se inicia na segunda hora de tratamento e, muito raramente, na primeira hora.

A dor costuma localizar-se na região frontotemporal, ser de moderada a forte intensidade e latejante para a maior parte dos pacientes com cefaleia relacionada à diálise. Sua frequência varia entre 30% e 70% e existe grande sobreposição com as cefaleias primárias preexistentes ao tratamento (migrânea e cefaleia do tipo tensional).[16] A principal causa secundária a ser descartada quando o paciente apresenta cefaleia durante a diálise é a cefaleia relacionada a hipertensão arterial, notadamente quando ele já a apresentava anteriormente ao procedimento.[17]

Não há consenso sobre sua fisiopatologia, que é multifatorial e complexa. Variáveis associadas à cefaleia são encefalopatia osmótica, abstinência de cafeína e distúrbios eletrolíticos (principalmente hipomagnesemia, hiponatremia e velocidade de redução da ureia). Seus principais gatilhos são hipertensão arterial, hipotensão arterial, bem como mudança de peso durante a diálise.

Quanto ao tratamento, procura-se evitar a cafeína e manter a normomagnesemia. Vários tratamentos vêm sendo sugeridos, porém sem forte corpo de evidência, incluindo AINH, inibidores de enzima conversora de angiotensionogênio e amitriptilina.[18,19]

CEFALEIA RELACIONADA À HIPERTENSÃO ARTERIAL

A cefaleia relacionada à hipertensão arterial costuma ser bilateral e pulsátil, geralmente durante um pico hipertensivo (PAS > 180 mmHg e/ou PAD > 120 mmHg) e remite com a normalização dos níveis pressóricos. A hipertensão arterial crônica leve a moderada não é causa de cefaleia.[20]

Cefaleia atribuída ao feocromocitoma

A cefaleia atribuída ao feocromocitoma é geralmente intensa e de curta duração (em média, menos que uma hora), associada a sudorese, palpitações, palidez e ansiedade. Costuma ser frontal ou occipital e é geralmente descrita como pulsátil ou contínua. O diagnóstico de feocromocitoma é feito pela demonstração de elevados níveis de catecolaminas e metanefrinas na urina de 24 horas.[21]

Acredita-se que a causa da cefaleia resida na ação das aminas sobre o controle vasomotor cerebral.[22] De acordo com a ICHD-3, a dor deve remitir com o tratamento do feocromocitoma.

Cefaleia atribuída à crise hipertensiva sem encefalopatia hipertensiva

A cefaleia atribuída à encefalopatia pode ser bilateral, pulsátil e desencadeada por atividade física. É causada pela elevação súbita da pressão arterial (PAS ≥ 180 e PAS ≥ 120 mmHg) e melhora com a normalização dos níveis pressóricos.

Algumas doenças e condições clínicas estão associados à crise hipertensiva, como nefropatias (vasculares ou parenquimatosas), doença de Cushing, má adesão ao tratamento medicamentoso, uso de drogas simpaticomiméticas como a cocaína ou retirada abrupta de medicação anti-hipertensiva, como clonidina. Cabe recordar que urgências hipertensivas sem lesão de órgão-alvo podem ser tratadas com medicações via oral, ao passo que emergências hipertensivas requerem internação em UTI e tratamento com medicação endovenosa, como nitroprussiato ou betabloqueadores.[23]

Cefaleia atribuída à encefalopatia hipertensiva

Para que sejam definidos os critérios para essa condição, é necessário previamente o diagnóstico de encefalopatia hipertensiva. Quando ocorre rápida elevação da pressão arterial, há ruptura da barreira hematoencefálica e transudação de plasma pelos capilares sanguíneos, predominantemente na região posterior do encéfalo, levando à síndrome de encefalopatia posterior reversível (PRES, da sigla em inglês). Entre as manifestações clínicas de PRES, encontram-se cefaleia, crises epilépticas, distúrbios visuais, alteração do nível de consciência e, mais raramente, déficits neurológicos focais ou afasia.[24]

Assim como na crise hipertensiva, observa-se elevação da pressão arterial (≥ 120/80), no entanto, sobrevêm os sintomas encefalopáticos acima descritos. Nesse caso, a cefaleia piora em intensidade significativa com o agravamento da encefalopatia e, por outro lado, melhora com seu tratamento adequado. A dor é geralmente difusa, pulsátil e agravada pela atividade física.

Cefaleia atribuída à pré-eclâmpsia ou eclâmpsia

A pré-eclâmpsia faz parte do espectro da doença hipertensiva relacionada à gestação e compromete até 5% das gestantes. É caracterizada por hipertensão arterial e proteinúria. Novos critérios foram adicionados, incluindo comprometimento de órgãos maternos, como insuficiência renal, hepatopatia, complicações hemato ou neurológicas, disfunções uteroplacentárias ou restrição de crescimento fetal.[25]

Já a eclâmpsia consiste na ocorrência de crises epilépticas e/ou alteração do nível de consciência inexplicada durante a gestação ou o pós-parto em mulheres com sinais e sintomas de pré-eclâmpsia. É caracterizada por vários sintomas neurológicos, incluindo cefaleia e distúrbios visuais; vem frequentemente acompanhada de edema generalizado, hipertensão e proteinúria.[26,27]

Segunda a ICHD-3, a cefaleia relacionada à pré-eclâmpsia ou eclampsia ocorre em mulheres gestantes ou no puerpério (até 4 semanas pós-parto). Assim como nas demais cefaleias descritas nessa seção, há relação de surgimento e agravamento da dor com a piora do quadro clínico, bem como melhora com seu tratamento adequado, tem localização bilateral, é pulsátil e/ou agravada pela atividade física.

Há evidências de que a administração de sulfato de magnésio reduz a frequência de eclâmpsia em mais de 50% nas mulheres com pré-eclâmpsia. A indução do trabalho de parto é a única opção para o tratamento dessa condição.[28]

Cefaleia atribuída à disreflexia autonômica

Esse tipo de cefaleia ocorre em pacientes com lesão medular. Os sintomas clássicos incluem hipertensão arterial súbita, cefaleia, além de rubor facial e sudorese acima do nível medular comprometido. Podem ocorrer consequências mais graves, assim como crises epilépticas, arritmias cardíacas, AVE hemorrágico e até morte.[29]

Os critérios para essa modalidade de cefaleia incluem elevação da PAS ≥ 30 mmHg e/ou PAD ≥ 20 mmHg, relação temporal com a elevação da pressão arterial, piora da cefaleia com aumento da PA e vice-versa; a dor é geralmente intensa, pulsátil, acompanhada de sudorese acima do nível medular comprometido e deflagrada por estímulos vesicais ou intestinais.

Anti-hipertensivos continuam sendo o principal tratamento, tanto da manifestação aguda como da forma crônica recorrente da disreflexia autonômica; outras opções incluem toxina botulínica, capsaicina, anticorpos anti-CD11d e, até mesmo, transplante celular.[30,31]

CEFALEIA ATRIBUÍDA AO HIPOTIREOIDISMO

Aproximadamente 30% dos pacientes com hipotireoidismo referem cefaleia e sabe-se que sua prevalência é semelhante tanto nos pacientes com hipotireoidismo subclínico como na doença manifesta.[31,32]

Há relação temporal do início da cefaleia com o hipotireoidismo, que motiva sua descoberta; a ICHD-3 cita também a piora da cefaleia com o agravamento do hipotireoidismo, assim como melhora expressiva com controle da doença. A dor é classicamente descrita como bilateral e constante ao longo do tempo, embora haja relatos do fenótipo migranoso em parcela expressiva dos pacientes.[32]

O hipotireoidismo é uma doença muito prevalente e deve ser considerado alvo de tratamento modificável com real potencial de alívio da cefaleia. A fisiopatologia do hipotireoidismo como causa da cefaleia ainda é incerta, porém existem hipóteses sobre modificação no limiar de dor relacionada à ação glutamatérgica aumentada no cíngulo anterior e redução de serotonina nos núcleos da rafe mediana.[33,34]

CEFALEIA ATRIBUÍDA A JEJUM

A cefaleia associada a jejum é uma dor não migranosa difusa, cujo início ocorre no mínimo após 8 horas de jejum e é aliviada com a alimentação. A probabilidade de ocorrer é proporcional ao tempo de jejum.[35,36]

Esse tipo de cefaleia é mais prevalente em pacientes com diagnóstico prévio de cefaleia primária; digno de nota é o fato de que o jejum prolongado costuma ser gatilho das crises de migrânea. Dessa forma, se um paciente com história prévia de migrânea vier a ter uma cefaleia com características migranosas desencadeadas pelo jejum, o diagnóstico mais apropriado continua a ser de migrânea.

A cefaleia pode ocorrer na ausência de hipoglicemia, sugerindo que outros fatores como abstinência de cafeína, duração do sono e fatores circadianos também podem ter papel relevante.[37] Há evidências de que inibidores da ciclo-oxigenase 2 são um tratamento efetivo para esse tipo de cefaleia.[38]

CEFALALGIA CARDÍACA

A cefalalgia cardíaca ocorre em sincronia com a isquemia miocárdica, documentada durante teste ergométrico ou cintilografia de perfusão miocárdica. É agravada pela piora da isquemia e melhora, parcial ou completamente, com tratamento adequado. Quanto às características da dor, costuma ter moderada a forte intensidade, vir acompanhada de náuseas e, principalmente, é agravada pelo exercício físico. Não é acompanhada de fono e fotofobia e, racionalmente, melhora com uso de vasodilatores (nitroglicerina).

Um paralelo interessante deve ser feito com a migrânea, principalmente no tocante ao reconhecimento da cefaleia e seu tratamento; assim como na migrânea, a cefalalgia cardíaca costuma ter moderada a forte intensidade, pode vir acompanhada de náuseas e vômitos e é agravada pelo esforço. No entanto, triptanos que são empregados no tratamento da migrânea são contraindicados na suspeita de síndrome coronariana aguda.[39]

A fisiopatologia da cefalalgia cardíaca ainda é incerta. No entanto, acredita-se na possibilidade da convergência neural: a dor cardíaca se utiliza de aferentes simpáticos ou parassimpáticos; os impulsos conduzidos por essas fibras misturam-se aos aferentes somáticos no corno posterior da medula espinal, onde se encontram os neurônios que suprem a região cervical e vasos cranianos, que, por sua vez, podem ser responsáveis pela dor referida no pescoço, na face e nos olhos.[40]

CEFALEIA ATRIBUÍDA A OUTROS TRANSTORNOS DA HOMEOSTASE

Categoria da ICHD-3 destinada à classificação de cefaleias relacionadas a transtornos da homeostase que ainda não foram estudadas em profundidade e, portanto, para a qual ainda não há evidências suficientes.

CONCLUSÃO

O estudo dos transtornos da homeostase representa um desafio, no sentido em que revela a interação de fatores externos (p. ex., altitude) e internos (p. ex., jejum) na origem de cefaleias que são relativamente frequentes. É discutível seu papel como elemento central de algumas manifestações, uma vez que existe intersecção com as cefaleias primárias, em particular a migrânea. Entretanto, seu reconhecimento, independentemente do diagnóstico das cefaleias primárias, permite o tratamento específico.

REFERÊNCIAS BIBLIOGRÁFICAS

1. Headache Classification Committee of the International Headache Society (IHS) The International Classification of Headache Disorders, 3rd edition. Cephalalgia. 2018;38(1):1-211.
2. Clarke C. Acute mountain sickness: medical problems associated with acute and subacute exposure to hypobaric hypoxia. Postgrad Med J. 2006;82(1):748-53.
3. Lagman-Bartolome AM, Gladstone J. Metabolic headaches. Neurol Clin. 2014;32(2):451-69.

4. Wilson MH, Newman S, Imray CH. The cerebral effects of ascent to high altitudes. Lancet-Neurol. 2009;8(2):175-91.
5. Mainardi F, Maggioni F, Zanchin G. Aeroplane headache, mountain descent headache, diving ascent headache. Three subtypes of headache attributed to imbalance between intrasinusal and external air pressure? Cephalalgia. 2017;38(6):1119-27.
6. Berilgen MS, Mungen B. A new type of headache. Headache associated with airplane travel: preliminary diagnostic criteria and possible mechanisms of aetiopathognesis. Cephalalgia 2011;31(2):1266-73.
7. Bui SB, Petersen T, Poulsen JN, et al. Headaches attributed to airplane travel: a Danish survey. J Headache Pain. 2016;17:33.
8. Nierenburg H, Jackfert K. Headache attributed to airplane travel: a review of literature. Curr Pain Headache Rep. 2018;14;22(7):48.
9. Chesire WP. Headache and facial pain in scuba divers. Curr Pain Headache Rep. 2004;8(2):315-20.
10. Di Fabio R, Vanacore N, Davassi C, et al. Scuba diving is not associated with high prevalence of headache: a cross-sectional study in men. Headache. 2012;52(2):385-92.
11. Cheshire WP Jr, Ott MC. Headache in divers. Headache. 2001;41(2):235-47.
12. Kristiansen HA, Kvaerner KJ, Akre H, et al. Migraine and sleep apnea in the general population. J Headache Pain. 2011;12(1):55-61.
13. Kristiansen HA, Kvaerner KJ, Akre H, et al. Tension type headache and sleep apnea in the general population. J Headache Pain. 2011;12(1):63-9.
14. Kristiansen HA, Kvaerner KJ, Akre H, et al. Sleep apnoea headache in the general population. Cephalalgia: Int J Headache. 2012;32(6):451-8.
15. Russell MB, Kristiansen HA, Kvaerner KJ. Headache in sleep apnea syndrome: epidemiology and pathophysiology. Cephalalgia. 2014;34(3):752-5.
16. Antoniazzi AL, Bigal ME, Bordini CA, et al. Headache and hemodialysis: a prospective study. Headache. 2003;43(2):99-102.
17. Grewal P, Smith JH. When headache warns of homeostatic threat: the metabolic headaches. Curr Neurol Neurosci Rep. 2017;17(1):1.
18. Goksan B, Karaali-Savrun F, Ertan S, et al. Haemodialysis related headache. Cephalalgia: Int J Headache. 2004;24(2):284-7.
19. Goksel BK, Torun D, Karaca S, et al. Is low blood magnesium level associated with hemodialysis headache? Headache. 2006;46(1):40-5.
20. Kruszewski P, Bieniaszewski L, Neubauer J, et al. Headache in patients with mild to moderate hypertension is generally not associated with simultaneous blood pressure elevation. J Hypertension 2000;18(2):437-44.
21. Mannelli M, Ianni L, Cilotti A, et al. Pheochromocytoma in Italy: a multicentricretrospective study. Eur J Endocrinol. 1999;141(2):619-24.
22. Lance JW, Hinterberger H. Symptom of pheochromocytoma with particular reference to headache, correlated with catecholamine production. Arch Neurol. 1976;33(1):281-8.
23. Rodriguez MA, Kumar SK, De Caro M. Hypertensive crisis. Cardiol Rev. 2010;18(2):102-7.
24. Liman TG, Siebert E, Endres M. Posterior reversible encephalopathy syndrome. Curr Opin Neurol. 2018;32(1):25-35.
25. Mol BW, Roberts CT, Thangaratinam S, et al. Pre-eclampsia. Lancet. 2016;387(10022):999-1011.

26. Hart LA, Sibai BM. Seizures in pregnancy: epilepsy, eclampsia, and stroke. Semin Perinatol. 2013; 37(4):207-24.
27. Chaiworapongsa T, Chaemsaithong P, Yeo L, et al. Pre-eclampsia part 1: 14 current understanding of its pathophysiology. Nat Rev Nephrol. 2014;10(2):466-80.
28. Thompson S, Neal S, Clark V. Clinical risk management in obstetrics: eclampsia drills. BMJ. 2004;328(7434):269-71.
29. Sharif H, Hou S. Autonomic dysreflexia: a cardiovascular disorder following spinal cord injury. Neural Regen Res. 2017;12(9):1390-400.
30. Caruso D, Gater D, Harnish C. Prevention of recurrent autonomic dysreflexia: a survey of current practice. Clin Auton Res. 2015;25(5):293-300.
31. Moreau T, Manceau E, Giraud L. Headache in hypothyroidism. Prevalence and outcome under thyroid hormone therapy. Cephalalgia. 1998;18(3):687-9.
32. Lima Carvalho MF, de Medeiros JS, Valenca MM. Headache in recent onset hypothyroidism: Prevalence, characteristics and outcome after treatment with levothyroxine. Cephalalgia. 2017;37(10):938-46.
33. Yi J, Zheng JY, Zhang W, et al. Decreased pain threshold and enhanced synaptic transmission in the anterior cingulate cortex of experimental hypothyroidism mice. Mol Pain. 2014;10(2):38.
34. Zhang Q, Feng JJ, Yang S, et al. Lateral habenula as a link between thyroid and serotoninergic system mediates depressive symptoms in hypothyroidism rats. Brain Res Bull. 2016;124(2):198-205.
35. Mosek A, Korczyn AD. Yom Kippur headache. Neurology. 1995;45(4): 1953–5.
36. Nikolajsen L, Larsen KM, Kierkegaard O. Effect of previous frequency of headache, duration of fasting and caffeine abstinence on perioperative headache. Br J Anaesth. 1994;72(2):295-7.
37. Torelli P, Manzoni GC. Fasting headache. Curr Pain Headache Rep. 2010;14(2):284-91.
38. Drescher MJ, Elstein Y. Prophylactic COX-2 inhibitor: an end to the Yom Kippur headache. Headache. 2006;46(10):1487-91.
39. Bini A, Evangelista A, Castellini P, et al. Cardiac cephalalgia. J Headache Pain. 2009;10(3):3-9.
40. Wei JH, Wang HF. Cardiac cephalalgia: case reports and review. Cephalalgia. 2008;28(3):892-6.

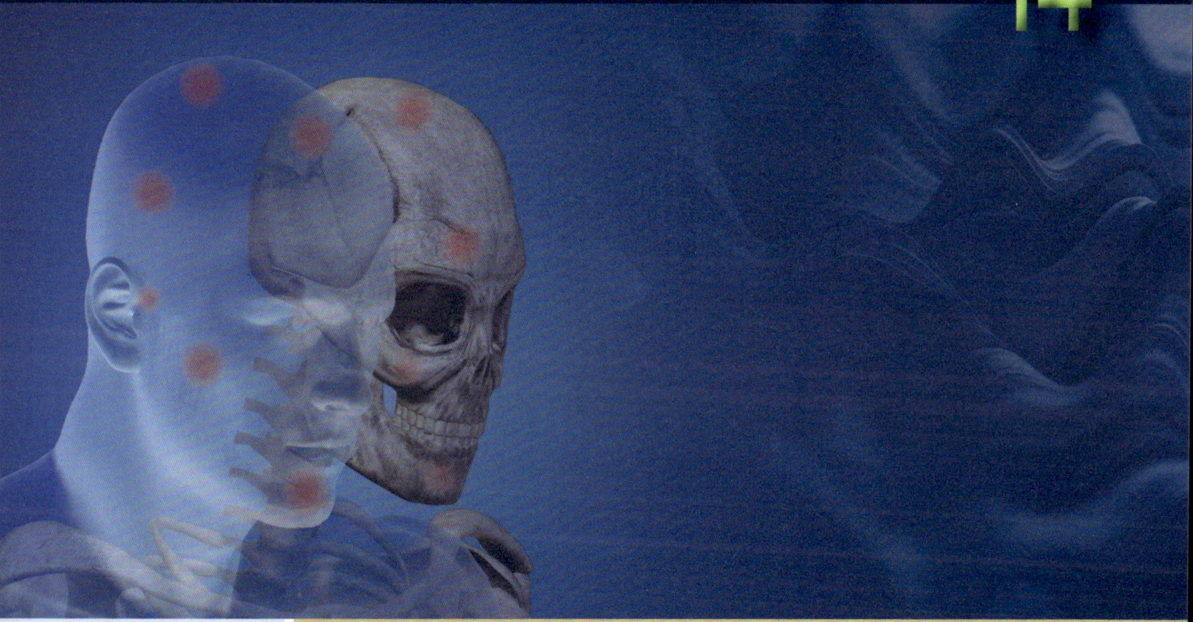

CAPÍTULO 14

Raimundo Pereira Silva-Néto

Cefaleias Fronto-Orbitais

INTRODUÇÃO

A dor (do latim *dolor*) é a queixa mais frequente da humanidade e pode ser definida como uma sensação desagradável, que varia desde desconforto leve a excruciante, associada a um processo destrutivo, atual ou potencial dos tecidos, que se expressa através de uma reação orgânica e/ou emocional.[1] Embora algumas doenças se manifestem de forma assintomática e sem causar dor, como, por exemplo, alguns tipos de câncer primário, a maioria é percebida de forma bastante dolorosa, tais como: apendicite, hérnia discal, tendinite, fibromialgia, migrânea, cefaleia em salvas, neuralgia do trigêmeo etc.

A dor de cabeça ou cefaleia é o tipo de dor mais frequente e atinge qualquer região da cabeça, entre elas: orbital, supraorbital, ocular e/ou retro-ocular. Quando atinge essas localizações, é também conhecida com oftalmodinia (do grego ***ophthalmós***, olho; e odýne, dor) ou oftalmalgia (do grego ***ophthalmós***, olho; e álgos, dor).[2]

A região fronto-orbital é sede frequente de dores, mas, na maioria das vezes, não é de causa ocular, enquanto o olho pode ser comprometido por inúmeros processos dolorosos e esse é o território do oftalmologista. Quanto ao caráter, essa dor pode ser pulsátil ou latejante, em facada ou pontada, tipo ardor, choque elétrico, terebrante ou excruciante.

Objetivando uma melhor compreensão e para que o profissional da saúde aumente a acurácia do seu diagnóstico, as dores oculares são didaticamente divididas em cinco grupos. Nessa classificação, elas podem estar associadas a rebaixamento da visão, oftalmoparesia ou oftalmoplegia, papiledema e manifestações autonômicas. Um último grupo, denominado de outras dores oculares reúne dores com outras manifestações associadas.[2]

DOR OCULAR COM REBAIXAMENTO DA VISÃO

Neste grupo, os diagnósticos mais comuns são migrânea com aura visual, arterite de células gigantes, neurite óptica, glaucoma agudo e síndrome isquêmica ocular.

Migrânea com aura visual. É uma forma de migrânea com as mesmas características da migrânea sem aura, em que a cefaleia pode ser referida em qualquer parte da cabeça, inclusive na região ocular e periocular. Além disso, a cefaleia é precedida ou acompanhada de sintomas neurológicos focais transitórios, conhecidos como aura, a qual está relacionada com uma diminuição do fluxo sanguíneo cerebral, particularmente nas regiões posteriores do córtex cerebral. Comumente, esses sintomas são recorrentes, unilaterais, com desenvolvimento gradual, durando, em média, 5 a 20 minutos e totalmente reversíveis.[3]

Os distúrbios visuais mais frequentes são *fosfenos*, descritos como pontos de luminosidade intermitente; *escotoma*, definido como ponto cego central ou paracentral dentro dos campos visuais de cada olho; *teicopsia* ou *espectro de fortificação*, assim chamado devido à imagem ser semelhante às ameias de uma muralha de antigas fortificações; *hemianopsia*, a perda parcial ou completa da visão em uma das metades do campo visual de um ou ambos os olhos; *quadrantanopsia*, que se refere à perda de visão em um quarto do campo visual em um ou ambos os olhos; *amaurose fugaz*, consistindo em cegueira transitória, parcial ou completa, que ocorre em um dos olhos, com duração de segundos a alguns minutos; *diplopia*, a percepção de duas imagens a partir de um único objeto (visão dupla); *metamorfopsia*, caracterizada pela distorção da visão, com visualização de objetos deformados, similar ao olhar da personagem descrita em Alice no País das Maravilhas; e *macropsias* ou *micropsias*, sensações de modificações do tamanho dos objetos etc.[4]

Vários estudos clínicos duplo-cegos comprovaram que triptanas, agonistas dos receptores serotoninérgicos do tipo 5-$HT_{1B/1D}$, são altamente eficazes no tratamento da crise migranosa, inclusive nos sintomas da aura.[5] Quanto à prevenção das crises, o tratamento é similar ao da migrânea sem aura. No entanto, Edgard Raffaelli

Júnior (1930-2006) e Wilson Farias da Silva (1933-2008), ambos precursores do estudo da cefaleia no Brasil, preconizavam a associação de verapamil 80 mg, 3 a 4 vezes ao dia, com primidona 100 a 300 mg ao dia, em dose única, ao deitar.[2]

Arterite de células gigantes (ACG). É uma vasculite sistêmica que acomete preferencialmente as artérias de maior calibre, como as temporais, carótidas, vertebrais e a aorta. No entanto, outras artérias podem ser afetadas, como, por exemplo, as ciliares, oftálmicas e central da retina. Em ordem de frequência, essas são as artérias mais acometidas: temporal superficial (100%), vertebral (100%), oftálmica (76%), ciliar posterior (75%), central da retina (60%), carótida externa (45%), carótida interna (38%), aorta (14%) e coronárias, mesentéricas e femorais (10%).[6]

A ACG, também denominada de arterite temporal, está intimamente ligada à idade do paciente e tem seu início após os 50 anos, com um pico de incidência entre a sétima e oitava décadas de vida. É incomum em indivíduos com menos de 40 anos de idade. Além disso, as mulheres são afetadas 2 a 3 vezes mais do que os homens. A etiologia e a patogênese, apesar de bastante estudadas, ainda não estão totalmente esclarecidas. Acredita-se que seja uma doença autoimune relacionada com as células T que produzem citocinas (interferon e interleucina). A produção de citocinas e a ativação de macrófagos estão envolvidas na formação de células gigantes.

A cefaleia, o sintoma mais frequente, é geralmente intensa, pulsátil, contínua ou paroxística e localizando-se na região das artérias temporais, uni ou bilateralmente. A artéria temporal é extremamente dolorosa à palpação, edemaciada e com diminuição da pulsatilidade. O paciente poderá evoluir com diminuição da acuidade visual, devido ao comprometimento das artérias ciliares, oftálmicas e central da retina, podendo ocorrer cegueira em 5 a 15% dos pacientes. Outras manifestações da doença, como claudicação mandibular, mialgias inespecíficas e rigidez do pescoço e dos músculos das cinturas escapular e pélvica, podem ocorrer, mesmo depois de iniciado o tratamento específico. Os sintomas sistêmicos, como febre, desânimo, fadiga, anorexia e perda de peso, ocorrem em 30 a 60% dos pacientes e, em alguns casos, podem ser os únicos sintomas.[2,7]

Na investigação da ACG, a velocidade de hemossedimentação (VHS) encontra-se elevada em 80% dos pacientes, conferindo uma baixa especificidade, mas que possibilita pensar nesse diagnóstico.[8] A proteína C reativa também se encontra elevada e quando combinada à elevação da VHS dá maior especificidade (97%) no diagnóstico.

A biópsia da artéria temporal ainda é o padrão ouro para o diagnóstico de ACG, mas tem uma sensibilidade relativamente baixa, em torno de 30 a 40%. Essa sensibilidade é aumentada quando a biópsia é realizada em até 7 dias do início do corticoide e o tamanho da amostra é maior do que 10 mm.

A ultrassonografia *duplex-scan* colorida visualiza espessamento da artéria temporal, na forma de um halo, com sensibilidade de 40% e especificidade de 81% no diagnóstico de ACG. Além disso, é útil na escolha do local da biópsia arterial. Com isso, conclui-se que a presença de um sinal de halo pode evitar a realização de biópsia em casos de alta suspeita de ACG e em que haja contraindicações para esse procedimento. A ressonância magnética (RM) de alta resolução e com contraste das artérias temporais pode mostrar inflamação das paredes arteriais.[9]

O tratamento da ACG constitui-se em uma urgência médica, pois o surgimento de neurite óptica isquêmica anterior pode levar à cegueira irreversível, mas pode ser evitada pela administração imediata de corticoides, mesmo antes da confirmação histopatológica.

Na fase aguda, inicia-se prednisona na dose de 40 a 60 mg por dia. Naqueles pacientes com risco iminente de perda visual, deve-se iniciar *metilprednisona* na dose de 250 mg, por via intravenosa, de 6 em 6 horas, durante 5 dias, passando depois para a *prednisona,* via oral, e mantida por 6 a 12 meses, podendo chegar a 2 anos em alguns casos.[10] O seguimento da ACG consiste em monitorar a VHS semanalmente até o desaparecimento dos sintomas; em seguida, quinzenalmente, durante 2 meses. Se houver contraindicações para o uso de corticoides, são recomendados metotrexato, azatioprina ou outras drogas imunossupressoras.[11]

O tocilizumabe, um anticorpo monoclonal humanizado que atua bloqueando os receptores de interleucina-6, parece ser uma opção terapêutica promissora. Recente estudo demonstrou que a administração subcutânea de 162 mg, semanalmente, produziu remissão da doença em 56% dos pacientes.[12]

Neurite óptica. É uma inflamação do nervo óptico e uma das causas de perda súbita de visão acompanhada de dor ao se movimentar os olhos. Acomete mulheres 3 vezes mais do que os homens, na faixa etária dos 18 aos 45 anos. Pode ser causada por algumas doenças infecciosas, como, por exemplo, tuberculose, toxoplasmose, sífilis, AIDS, varicela, herpes vírus, entre outras. Além disso, tem estreita relação com a esclerose múltipla, a qual leva a uma desmielinização do nervo óptico, impedindo ou dificultando a transmissão correta das informações.

Manifesta-se clinicamente por três sintomas de forma bilateral, em torno de 70% dos pacientes: 1) dor orbital, retro-orbital, frontal ou temporal, uni ou bilateral e de moderada intensidade, presente em cerca de 90% dos casos e piora com a movimentação do olho ou sua palpação; 2) diminuição da acuidade visual que surge em torno de 4 semanas, após o início da dor, rapidamente progressiva, causada pela desmielinização do nervo óptico; 3) discromatopsia, sintoma oftalmológico caracterizado por uma percepção anormal das cores, especialmente para vermelho, azul e verde.[2,13]

Seu diagnóstico baseia-se nesses sintomas clínicos. Portanto, depende de uma boa anamnese, juntamente com o exame neuro-oftalmológico, que evidencia *escotoma central* ou *cecocentral,* edema de papila e reflexo fotomotor direto diminuído ou abolido do lado afetado. O exame de fundo de olho é normal. Os exames complementares específicos devem ser solicitados, de acordo com a suspeita clínica.

No tratamento, a droga de escolha é a metilpredinisolona intravenosa, na dose de 250 mg a cada 6 horas, durante 3 dias (pulsoterapia), especialmente quando estiver associada à esclerose múltipla. Após a pulsoterapia, o tratamento é seguido de prednisona, via oral, na dose de 1 mg/kg/dia durante 10 dias.[14] De acordo com a etiologia, deve ser feito tratamento específico. Em casos infecciosos, por exemplo, o tratamento é destinado para cada tipo de infecção.

Quanto ao prognóstico, haverá uma recuperação gradativa da acuidade visual após algumas semanas do início dos sintomas. Uma vez ocorrido o quadro de neurite óptica, a probabilidade de recorrência gira ao redor de 28%, nos primeiros 5 anos.

Glaucoma agudo. É também conhecido como glaucoma de ângulo fechado e ocorre quando a saída do humor aquoso é subitamente bloqueada, levando a um aumento rápido, doloroso e grave na pressão intraocular; é uma emergência médica. Essa doença ocular provoca lesão no nervo óptico e campo visual, podendo levar à cegueira se não tratada.[15] Acomete cerca de 1% das pessoas entre 43 e 54 anos; 2,1% entre 54 e 75; e 4,7% em maiores de 75 anos.

A cefaleia atribuída ao glaucoma ocorre apenas na forma aguda ou de ângulo fechado. Geralmente, é unilateral, intensa e contínua. Localiza-se na região orbital, peri, retro ou supraorbital. Pode estar associada a outros sintomas e sinais clínicos do glaucoma, tais como: aumento da pressão intraocular acima de 20 mm Hg e redução da acuidade visual para a visão periférica. É comum a presença de hiperemia conjuntival, lacrimejamento, fotofobia, náusea e/ou vômitos, além do globo ocular endurecido e sensível à palpação e edema de córnea. Essa sintomatologia pode ser confundida com uma crise migranosa ou rotura de aneurisma intracaniano.[2]

Quando a pressão intraocular aumenta acima de 30 mmHg, o risco de perda visual irreversível aumenta drasticamente dentro de um curto período de tempo. Por esses motivos, essa doença é considerada uma situação de emergência oftalmológica e requer tratamento imediato. A cefaleia desaparece após o tratamento eficaz do glaucoma.

Síndrome isquêmica ocular. É um estado de hipoperfusão causado por uma doença vascular, especialmente estenose da artéria carótida, culminando com a obstrução da artéria oftálmica ipsilateral. Quando há estenose do lúmen vascular das artérias carótidas, consequentemente a perfusão da artéria central da retina ipsilateral será reduzida.[16] É mais comum em homens (2:1), especialmente a partir da sexta década de vida, e ocorre bilateralmente em 20% dos casos.

A dor ocular está presente em apenas 40% dos pacientes com síndrome isquêmica ocular. Não é a manifestação mais comum, nem se encontra descrita na International Classification of Headache Disorders, terceira edição (ICHD-3).[3] Caracteriza-se, quando presente, por ser contínua, orbital ou supraorbital, com irradiação para a porção superior da face. A perda visual é o sintoma ocular mais encontrado, em torno de 70 a 90% dos pacientes. Pode ser progressiva, em um período de semanas a meses, embora possa se apresentar de forma súbita, principalmente quando ocorre oclusão de artéria central da retina.[2]

DOR OCULAR COM OFTALMOPARESIA OU OFTALMOPLEGIA

Nesse grupo, os diagnósticos mais comuns são doença orbital, herpes-zóster oftálmico agudo, neuropatia ocular diabética, neuropatia oftalmoplégica dolorosa recorrente, neurossarcoidose, pseudotumor da órbita, síndrome de Tolosa-Hunt e síndrome do seio cavernoso.

Doença orbital. Denomina-se doença orbital o conjunto de patologias que comprometem o conteúdo da órbita, que se constitui em uma cavidade óssea em forma de pirâmide, composta pelos ossos da face e do crânio. O teto é formado anteriormente pela lâmina orbital do osso frontal e posteriormente pela pequena asa do esfenoide; a parede lateral, pelo processo frontal do zigomático e asa maior do esfenoide; a parede inferior ou soalho, pela lâmina orbital do maxilar, zigomático e palatino; e a parede medial, pela lâmina papirácea do etmoide, corpo do esfenoide e osso lacrimal. No seu interior estão o bulbo do olho, vários nervos (óptico, oculomotor, troclear, abducente, oftálmico, lacrimal e frontal), os músculos extrínsecos do olho e da pálpebra, fáscia, vasos, gordura, glândula e saco lacrimal. As doenças orbitais causam dor ocular e outras manifestações oftalmológicas. Elas são decorrentes de fraturas, celulite orbital, síndrome do seio cavernoso e neoplasias.[2]

As fraturas, geralmente por traumatismos de face, podem atingir qualquer um dos ossos formadores da órbita. Por serem mais finas, são acometidas, com maior frequência, as paredes medial e inferior. A parede superior é mais resistente, mas é fina e um objeto pontiagudo pode penetrá-la, atingindo o lobo frontal do cérebro. A dor é o principal sintoma e tem localização orbital ou no próprio olho. O trauma afeta a musculatura ocular extrínseca, causando oftalmoparesia ou oftalmoplegia. Geralmente, há sangramento dentro da órbita e, em consequência, aumento da pressão intraocular e exoftalmia ou proptose. Outras estruturas adjacentes podem ser afetadas e causar sangramento no seio maxilar, deslocamento dos dentes maxilares e fratura dos ossos nasais.[17]

A celulite orbital é a inflamação dos tecidos orbitais causada por infecção, que se estende aos seios da face ou dentes, ou proveniente de outros locais ou por disseminação metastática. Comumente, é causada por sinusite e trauma da pálpebra. A principal queixa é a dor orbital intensa, associada a diversos sinais e sintomas, tais como: hiperemia conjuntival, edema palpebral, exoftalmia ou proptose, oftalmoparesia, febre e turvação do globo ocular. Se não for instituído o tratamento correto, a celulite orbital pode evoluir para perda da visão por neurite óptica, trombose do seio cavernoso e infecção do sistema nervoso central (SNC).[18]

A síndrome do seio cavernoso caracteriza-se por oftalmoplegia unilateral dolorosa decorrente de causas neoplásicas ou vasculares. Há paralisia do III, IV e VI nervos cranianos. A dor tem localização orbital, peri, retro e supraorbital, devido o acometimento do ramo oftálmico do nervo trigêmeo. Febre alta, toxemia, edema palpebral e exoftalmo unilateral podem estar presentes. O diagnóstico depende dos sinais e sintomas clínicos e dos exames complementares, como, por exemplo, angiografia, tomografia computadorizada (TC) e RM cerebrais. Quando houver suspeita de processo inflamatório, o exame do líquido céfalorraquidiano (LCR) é obrigatório. O tratamento depende da etiologia e pode ser feito com antibióticos, anticoagulantes, intervenção cirúrgica ou radioterapia.[19]

As neoplasias da órbita podem ser benignas ou malignas. As benignas são as mais frequentes e classificam-se em cisto dermoide, lipoma, hemangioma, neurilenoma e adenoma pleomórfico da glândula lacrimal. Por outro lado, as malignas podem ser primárias da própria órbita, como, por exemplo, o rabdomiossarcoma e o adenocarcinoma da glândula lacrimal ou secundárias, tais como as metástases. A dor ocular é um sintoma comum de algumas neoplasias, entre elas, o adenocarcinoma da glândula lacrimal e as metástases. No entanto, a manifestação clínica mais frequente é a proptose. Outros sinais e sintomas são estrabismo, quemose, hiperemia ocular, oftalmoparesia ou oftalmoplegia, diplopia e diminuição da acuidade visual.[20]

Herpes-zóster oftálmico agudo. A neuropatia trigeminal dolorosa atribuída ao herpes-zóster agudo é a manifestação clínica da infecção pelo vírus varicela-zóster, o mesmo agente da varicela. Após o acometimento da varicela, o vírus permanece latente no interior de alguns gânglios do sistema nervoso, sob controle do sistema imunológico. No entanto, quando esse sistema se encontra debilitado, ocorre a deflagração da doença.

A principal manifestação clínica é cefaleia e/ou dor facial unilateral de duração inferior a 3 meses, na distribuição de um ou mais ramos do nervo trigêmeo. A dor é intensa, contínua e em queimação. Apresenta paroxismos lancinantes e descargas tipo choque elétrico. Localiza-se em região ocular, orbital e periorbital. Em geral, a dor desaparece dentro de 3 meses.[2]

Há paralisia do III, IV e VI nervos cranianos, ocasionando oftalmoplegia e diplopia. Quando há acometimento do gânglio geniculado, surgem erupções no meato acústico externo e paralisia facial e/ou sintomas auditivos. O palato mole ou as áreas de distribuição das raízes cervicais superiores podem ser comprometidos em alguns pacientes. Frequentemente, a dor é seguida por lesões cutâneas (erupções herpéticas) no território de inervação do ramo oftálmico do trigêmeo e unilateralmente. Em geral, a dor precede a erupção herpética em menos de 7 dias. A presença das erupções herpéticas facilita o diagnóstico. Na sua ausência, o diagnóstico é confirmado pela detecção, no LCR, da reação em cadeia de polimerase do DNA do vírus varicela-zóster.[21]

Neuropatia ocular diabética. Caracteriza-se por dor ocular associada à paresia de um ou mais nervos responsáveis pela motricidade ocular extrínseca, em geral, o III nervo craniano, em um paciente com diagnóstico de diabetes melito. A dor é unilateral, em regiões ocular, retro-ocular e/ou periorbital, de intensidade moderada a forte. A cefaleia está descrita na ICHD-3 como sendo atribuída à paralisia isquêmica do nervo oculomotor.[3]

Na neuropatia ocular diabética, ocorre paralisia isquêmica dos nervos cranianos responsáveis pela motricidade ocular extrínseca (III, IV ou VI), ipsilaterais, alguns dias do surgimento da dor. Em geral, o III nervo craniano, o oculomotor, é o mais acometido e frequentemente com preservação da função pupilar. É pouco frequente a paresia do IV e/ou VI nervos cranianos. A presença de dor está diretamente relacionada com o nervo que foi acometido. Assim é a sua ordem de ocorrência: frequentemente, na paralisia do III nervo; pouco frequente, na paralisia do IV nervo; e raramente, na paralisia do VI nervo.[2]

Neuropatia oftalmoplégica dolorosa recorrente. É uma condição rara caracterizada por repetidas crises de paresia de um ou mais nervos cranianos oculares, comumente o III, associadas à cefaleia ipsilateral, na ausência de lesões intracranianas. É mais frequentemente encontrada em crianças e adultos jovens.[22] Previamente, era conhecida como migrânea oftalmoplégica; no entanto, esse antigo e inadequado termo foi rejeitado porque essa síndrome não é migrânea, mas sim uma neuropatia dolorosa recorrente.

Como se trata de uma neuropatia dolorosa ocular, a dor tem localização periorbital unilateral, caráter pulsátil e duração de 12 a 36 horas. Dados recentes sugerem que ela pode se desenvolver até 14 dias antes da paralisia motora ocular. Há crises recorrentes de paresia ou paralisia de um ou mais nervos cranianos (III, IV ou VI). A oftalmoplegia persiste por 7 a 60 dias às vezes como sequela após o desaparecimento da cefaleia. Outros sinais e sintomas podem estar presentes, como, por exemplo, diplopia, ptose palpebral e estrabismo.[2]

Apesar da paralisia transitória ou persistente dos nervos oculares, não há lesões intracranianas. Na RM encefálica com contraste, o realce pelo gadolínio aparece ao longo do nervo craniano afetado e não no seio cavernoso, sugerindo uma neuropatia. Em alguns pacientes, o tratamento com corticosteroides é benéfico.

Neurossarcoidose. A sarcoidose (do grego ***sarkós***, carne; ***eidos***, conforme; e ***osis***, doença ou condição anormal) é uma doença granulomatosa crônica sistêmica, de causa desconhecida. Acomete qualquer órgão; todavia, os granulomas aparecem com mais frequência nos pulmões e linfonodos. Em aproximadamente 5% dos casos, a sarcoidose acomete o SNC, recebendo a denominação de neurossarcoidose, a qual se caracteriza por cefaleia, associada à meningite asséptica e lesões de nervos cranianos.[2]

As possíveis causas de sarcoidose incluem resposta imunológica extrema a uma infecção, alta sensibilidade a fatores ambientais e fatores genéticos. Habitualmente, as mulheres são mais acometidas do que os homens. Há uma predominância na faixa etária dos 20 aos 40 anos, sendo muito rara em crianças.

Cefaleia de localização ocular pode estar presente e está relacionada com o depósito de granulomas em determinadas regiões do cérebro. Há envolvimento de nervos cranianos, principalmente do nervo facial, uni ou bilateral. No entanto, os nervos responsáveis pela motricidade ocular podem ser acometidos, ocasionando oftalmoparesia ou oftalmoplegia e diplopia. Se o nervo óptico for lesado, haverá diminuição da acuidade visual. É comum a ocorrência de meningite asséptica, em cerca de 3 a 26% dos casos, além de convulsões, que podem ser observadas em até 15% dos pacientes.[23]

Geralmente, a neurossarcoidose é de difícil diagnóstico. A confirmação é feita através de biópsia de tecido do SNC. Contudo, esse procedimento envolve muitos riscos e deve ser evitado sempre que possível. Outros exames que podem ser realizados são a TC ou RM do cérebro, punção lombar, eletroencefalograma e estudos de potenciais evocados. A radiografia torácica é essencial, pois em grande parte dos casos se observam alterações altamente sugestivas de sarcoidose.[24]

Não existe cura para a neurossarcoidose. Faz-se a imunossupressão com corticoides com o objetivo de aliviar a sintomatologia. Quando não há resposta ao tratamento medicamentoso, a radioterapia poderá ser uma opção. A ressecção cirúrgica de lesões cerebrais apresenta pouco ou nenhum efeito positivo sobre o curso da doença e deve ser realizada apenas em casos extremos.

Pseudotumor da órbita. É conhecido também como inflamação idiopática da órbita, representa um processo inflamatório inespecífico, não granulomatoso e não neoplásico e pode acometer qualquer tecido orbital, sem causa local ou sistêmica definida. Essa patologia foi descrita pela primeira vez por Birch-Hirschfeld, em 1905, acomete ambos os sexos e é mais frequente em adultos.[2]

A principal manifestação clínica é dor aguda ao movimento dos olhos, de forte intensidade e localizada na órbita. Comumente unilateral, mas pode ser bilateral, principalmente em criança. Outras manifestações do pseudotumor da órbita incluem edema periorbital, eritema, ptose palpebral, oftalmoparesia, diplopia, proptose e hiperema conjuntival.[2]

O diagnóstico é feito por exclusão, baseado na história e no exame clínico. No entanto, alguns exames complementares são necessários para excluir outras doenças. Habitualmente, são solicitados testes laboratoriais (T3, T4, hormônio tireoestimulante – TSH, VHS, glicemia, ureia, creatinina, hemoculturas), TC de órbita e biópsia. A biópsia deve ser indicada quando há acometimento da porção anterior da órbita, pela facilidade de acesso, ou nos casos em que há recorrência ou resistência ao tratamento.

O tratamento de escolha para o pseudotumor da órbita é o corticoide, com rápida melhora do quadro inflamatório. A radioterapia pode ser indicada para os pacientes que não responderam ao corticoide e nos casos de evolução insidiosa.[25]

Síndrome de Tolosa-Hunt. É decorrente de uma inflamação granulomatosa no seio cavernoso, na fissura orbital superior ou órbita, sem causa conhecida, levando ao comprometimento de nervos cranianos. Caracteriza-se por paralisia e dor ocular; por isso, é também conhecida como oftalmoplegia dolorosa.[26]

Não se conhece a etiologia da síndrome de Tolosa-Hunt, embora alguns estudos demonstrem origem autoimune, dada a positividade para alguns anticorpos, como, por exemplo, anticorpo antilúpico. Acomete ambos os sexos na mesma proporção e predomina na faixa etária de 20 a 50 anos, sendo rara nas duas primeiras décadas de vida. Contudo, as crianças podem ser acometidas e apresentam uma sintomatologia semelhante à do adulto.

Há presença de dor em região orbital, retro-orbital ou periorbital, de moderada a forte intensidade e aparecimento agudo. Após a dor, ocorre oftalmoplegia, em consequência do acometimento do III, IV e VI nervos cranianos. A oftalmoplegia raramente surgirá antes do início da dor. Outros nervos podem ser acometidos, tais como a primeira divisão do trigêmeo, o ramo oftálmico, ocasionando parestesias na face; o óptico, responsável pela perda visual; além dos nervos facial e vestibulococlear. Ocasionalmente, a inervação simpática da pupila é afetada. Geralmente, os sintomas são unilaterais, mas dependendo da magnitude da inflamação podem ser bilaterais. Nesse caso, observa-se a presença de outros sintomas, tais como: ptose palpebral, exoftalmia, vertigem, artralgia, fadiga crônica e febre. A sintomatologia dura dias ou semanas e, às vezes, ocorrem remissões espontâneas, mas com déficit residual. Exacerbações podem ocorrer com intervalos de meses ou anos.[27]

Alguns exames podem auxiliar na exclusão de outras patologias, que levam a sintomas similares, entre eles: hemograma, dosagem de hormônios tireoidianos, eletroforese de proteínas séricas e análise do LCR. Os exames de neuroimagem (RM, TC e angiografia) são úteis na identificação de alterações no seio cavernoso, fissura orbital superior e/ou órbita. A biópsia pode ser necessária em alguns casos para descartar uma neoplasia. Além disso, juntamente com a RM encefálica, poderá demonstrar um granuloma.

O tratamento é feito com prednisona, via oral, na dose de 1 mg/kg/dia. Ocorre melhora substancial da dor em até 72 horas de tratamento. Em casos refratários à corticoterapia, drogas imunossupressoras (metotrexato ou azatioprina) podem trazer algum benefício. Além disso, a radioterapia também tem sido considerada uma possibilidade de tratamento. Toda a sintomatologia pode desaparecer espontaneamente em até 60% dos casos.[28]

DOR OCULAR COM PAPILEDEMA

Nesse grupo, os diagnósticos mais comuns são a hipertensão intracraniana idiopática e a hipertensão intracraniana secundária.

Hipertensão intracraniana idiopática. É um transtorno neurológico, geralmente de causa desconhecida, caracterizado pelo aumento da pressão liquórica, na ausência de um processo expansivo intracraniano ou alargamento dos ventrículos. É também conhecida como hipertensão intracraniana benigna ou pseudotumor cerebral. Ocorre mais frequentemente em mulheres jovens, em idade fértil, especialmente nas obesas.[29]

A cefaleia é o sintoma mais comum e ocorre em mais de 90% dos casos. Caracteriza-se por ser em pressão ou explosiva, localizada em região frontal, orbital ou retro-orbital e em uma frequência diária, às vezes, com características migranosas. Habitualmente, é agravada pela tosse ou esforço físico e remite após a normalização da pressão do líquor. Em geral, essa cefaleia é acompanhada de náuseas e/ou vômitos, papiledema, com alargamento da mancha cega e perda progressiva da acuidade visual. Embora a maioria dos pacientes com hipertensão intracraniana idiopática tenha papiledema, alguns podem não apresentar este sinal.[30] Outros sintomas ou sinais incluem zumbido, dor cervical ou nas costas e diplopia.

O estudo do líquor é importante para o diagnóstico, especificamente a medida da pressão. A celularidade e a bioquímica são normais e, às vezes, ocorre redução dos níveis de proteínas. Há confirmação diagnóstica quando a pressão liquórica, em um indivíduo adulto, for superior a 250 mm H_2O, em uma medida realizada por punção lombar, em decúbito lateral ou pelo monitoramento epidural ou intraventricular quando o paciente não estiver usando tratamento que diminua a pressão intracraniana.

Deve-se ter cautela no diagnóstico de pacientes com estado mental alterado e naqueles com pressão liquórica abaixo 250 mmH_2O. Em alguns pacientes, especialmente crianças, uma pressão liquórica de abertura de até 280 mmH_2O é considerada normal, mas para a maioria uma pressão de abertura acima de 280 mmH_2O deve ser considerada elevada. O índice de massa corporal (IMC) é pobremente relacionado com a hipertensão intracraniana idiopática e uma pressão liquórica levemente elevada não deve ser descartada em pacientes obesos.[31]

Achados de neuroimagem consistentes com o diagnóstico de hipertensão intracraniana idiopática incluem sela turca vazia, distensão do espaço subaracnoide perióptico, achatamento da esclera posterior, protrusão das papilas do nervo óptico no vítreo e estenose do seio venoso cerebral transverso.[32]

O tratamento baseia-se na redução da pressão liquórica e, quando possível, na perda de peso. O objetivo principal dessa conduta é a prevenção da perda visual, assim como o controle dos sintomas. São necessárias também medicações para aliviar a cefaleia.

Hipertensão intracraniana secundária. Decorre do aumento da pressão do LCR. Esse aumento de pressão surge de causas metabólicas, tóxicas, hormonais ou hidrocefalia. As possíveis causas de hipertensão intracraniana incluem insuficiência hepática aguda, hipercapnia, crise hipertensiva aguda, síndrome hepatocerebral de Reye e insuficiência cardíaca. A eliminação da causa secundária pode não ser suficiente para normalizar a pressão intracraniana elevada.

A cefaleia é o principal sintoma e se caracteriza por ser diária, especialmente ao acordar, de localização frontal, orbital ou retro-orbital, tipo pressão ou explosiva. Habitualmente, piora com atividade física e/ou manobras que aumentem a pressão intracraniana, tais como tosse ou esforço físico. Remite com a resolução da doença sistêmica ou da hidrocefalia. Em geral, a hidrocefalia de pressão normal não causa cefaleia, mas às vezes é relatada uma cefaleia de leve intensidade e de caráter em peso[30]

Outros sintomas e/ou sinais clínicos de hipertensão intracraniana estão associados a cefaleia, tais como náuseas e/ou vômitos, papiledema, alargamento da mancha cega e perda progressiva da acuidade visual. Ocasionalmente, observam-se sinais neurológicos focais, entre eles, déficits motores, ataxia, paralisia de nervos cranianos, especialmente o nervo abducente, rebaixamento do nível de consciência e crises convulsivas.

A hidrocefalia é diagnosticada quando a pressão liquórica é superior a 250 mmH_2O, em uma medida realizada por punção lombar em decúbito lateral, sem medicamentos sedativos, ou pelo monitoramento epidural ou intraventricular. O tratamento consiste na redução da pressão liquórica através da eliminação da causa secundária. É necessário, também, medicações para aliviar a cefaleia.[33]

DOR OCULAR COM MANIFESTAÇÕES AUTONÔMICAS

Neste grupo, os diagnósticos mais comuns são a cefaleia em salvas, dissecção arterial, hemicrania contínua, hemicrania paroxística, síndrome paratrigeminal óculo-simpática e síndrome SUNCT/SUNA.

Cefaleia em salvas. Esta cefaleia faz parte do grupo das cefaleias trigêmino-autonômicas e apresenta certas peculiaridades, como, por exemplo, dor excruciante, crises de curta duração, evidente ritmo circadiano, periodicidade e distúrbios autonômicos. Foi primeiramente descrita pelo médico holandês Nicolas Tulp (1593-1674), mas a denominação de "cefaleia em salvas" foi dada pelo neurologista brasileiro Edgard Raffaelli Júnior (1930 a 2006), em 1979. A idade de início é geralmente de 20 a 40 anos. Por razões desconhecidas, os homens são afligidos 3 vezes mais frequentemente do que as mulheres.[2]

A cefaleia é estritamente unilateral, orbital, supraorbital, temporal ou qualquer combinação desses sítios, mas pode irradiar para outras regiões. Sua intensidade é de forte a muito forte (terebrante) e, durante os piores ataques, a dor é insuportável. As crises têm duração de 15 a 180 minutos se não tratadas e uma frequência de 1 vez a cada 2 dias até 8 vezes por dia. Ipsilateralmente à cefaleia, estão presentes pelo menos uma das seguintes manifestações autonômicas parassimpáticas: hiperemia conjuntival, lacrimejamento, congestão nasal, rinorreia, sudorese frontal e facial, miose, ptose e edema palpebrais.[3]

Algumas nuances não descritas na ICHD-3 são observadas na prática clínica como, por exemplo, a hora em que as crises acontecem. Observa-se a ocorrência de um ritmo circadiano em 80 a 85% dos casos e os ataques noturnos são os mais frequentes, em torno de 50 a 60% das crises, surgindo aproximadamente 90 minutos após o paciente adormecer. Os ataques de cefaleia surgem em séries com duração de semanas ou meses (assim chamados períodos de salvas), separados por períodos de remissão, geralmente durando meses ou anos, mas podem ser mais duradouros e sem remissão da dor entre os ataques.[34]

Baseado na duração desses períodos de dor, a cefaleia em salvas pode ser classificada como episódica, quando a salva dura de 7 dias a 12 meses, separada por período assintomático maior ou igual a 1 mês; ou crônica, quando a duração é superior a 1 ano, com período de remissão da dor menor do que 1 mês. Cerca de 10 a 15% dos pacientes têm a forma crônica. A cefaleia em salvas, tanto episódica como crônica, ocorre sem qualquer fator precipitante, mas os ataques podem ser desencadeados pelo uso de álcool, histamina ou nitroglicerina.[3]

O tratamento agudo inclui oxigênio por máscara facial com fluxo de 8 a 12 L/min durante 15 minutos. A sumatriptana subcutânea, a lidocaína intranasal e a diidroergotamina intravenosa também são conhecidamente eficazes. A profilaxia deve ser considerada, podendo ser utilizados verapamil, corticoides ou lítio.[34]

Dissecção arterial. A dissecção de uma artéria intracraniana é pouco frequente e, em geral, acomete a carótida. Compromete indivíduos jovens ou de meia idade. As principais causas são acesso de tosse prolongada ou espirros, rotação brusca do pescoço e arteriopatias, tal como displasia fibromuscular.[2]

A cefaleia é o principal e primeiro sintoma a surgir na dissecção arterial, podendo ser a única manifestação clínica, em cerca de 55 a 100% dos casos. É de aparecimento súbito (em trovoada), de grande intensidade, pulsátil, unilateral e ipsilateral ao vaso dissecado. Localiza-se na região orbital, periorbital, frontal e cervical, no trajeto da artéria. Ela pode permanecer isolada ou ser um sintoma de alerta precedendo acidente vascular encefálico, principalmente hemorrágico.[3]

A cefaleia não tem padrão específico e pode simular a cefaleia em salvas quando há manifestações autonômicas. É comum o surgimento de miose, ptose palpebral incompleta, enoftalmo, anidrose e vasodilatação na hemiface ipsilateral à lesão, caracterizando síndrome de Horner. Sinais neurológicos focais sugestivos de acidente isquêmico transitório ou acidente vascular encefálico isquêmico podem preceder ou suceder a dor. A dissecção da artéria é demonstrada por investigação de neuroimagem apropriada.[3]

Hemicrania contínua. É uma cefaleia trigêmino-autonômica que se caracteriza por ser persistente, estritamente unilateral, associada a sintomas e/ou sinais autonômicos e ser responsiva à indometacina. Foi descrita, pela primeira vez em 1983 pelo neurologista norueguês Ottar Sjaastad Magne (1928-).[2]

A cefaleia é de moderada a forte intensidade, estritamente unilateral, sem mudança de lado, orbital, supraorbital, temporal ou qualquer combinação desses sítios. A dor é contínua se não tratada. Ipsilateralmente à cefaleia, estão presentes pelo menos uma das seguintes manifestações autonômicas parassimpáticas: hiperemia conjuntival, lacrimejamento, congestão nasal, rinorreia, edema palpebral, sudorese frontal e facial, rubor frontal e facial, sensação de plenitude no ouvido, miose e ptose palpebrais. Habitualmente, durante as crises, o paciente apresenta uma sensação de inquietação ou agitação, ou agravamento da dor pelo movimento. Sintomas de migrânea, como fotofobia e fonofobia, são frequentemente vistos na hemicrania contínua.[3]

A hemicrania contínua responde absolutamente a doses terapêuticas de indometacina. No adulto, a dose inicial de indometacina via oral deve ser de 150 mg/dia e aumentada até 225 mg/dia, se necessário. Quando se utiliza a dose via parenteral, essa deve ser de 100 a 200 mg/dia. Frequentemente, doses menores de manutenção são utilizadas.[35]

Hemicrania paroxística. A hemicrania paroxística faz parte do grupo das cefaleias trigêmino-autonômicas e se caracteriza por cefaleia estritamente unilateral, associada a sintomas ou sinais autonômicos, e por ser responsiva à indometacina. Essa cefaleia foi descrita pela primeira vez em 1976 pelo neurologista norueguês Ottar Sjaastad Magne (1928-). O início dessa cefaleia ocorre geralmente na idade adulta, apesar de já terem sido relatados casos em crianças. Predomina no sexo feminino.[2]

A cefaleia é intensa, estritamente unilateral, orbital, supraorbital, temporal ou qualquer combinação desses sítios. As crises têm duração de 2 a 30 minutos, se não tratada, e uma frequência acima de 5 por dia durante mais da metade do tempo. Ipsilateralmente às crises de cefaleia, estão presentes pelo menos uma dessas manifestações autonômicas: hiperemia conjuntival, lacrimejamento, congestão nasal, rinorreia, edema palpebral, sudorese frontal e facial, rubor frontal e facial, sensação de plenitude no ouvido, miose e ptose.[3]

A hemicrania paroxística pode ser classificada como episódica quando as crises duram de 7 dias a 12 meses, separadas por período assintomático maior ou igual a 1 mês; ou crônica, quando a duração é superior a 1 ano, com período de remissão da dor menor do que um mês.[3]

Assim como na hemicrania contínua, as crises são completamente evitadas por doses terapêuticas de indometacina. No adulto, a dose inicial de indometacina via oral deve ser de 150 mg/dia e aumentada até 225 mg/dia, se necessário. Quando se utiliza a dose via parenteral, essa deve ser de 100 a 200 mg/dia. Frequentemente, doses menores de manutenção são utilizadas.[35]

Síndrome paratrigeminal óculo-simpático. Esta síndrome caracteriza-se por intensa dor facial unilateral na distribuição da divisão oftálmica do nervo trigêmeo, em combinação com paralisia óculo-simpático ipsilateral. É também conhecida como síndrome de Reader, neuralgia paratrigeminal de Reader e síndrome pericarotídea. Foi descrita pela primeira vez, em 1918, pelo oftalmologista norueguês Johan Georg Raeder (1889-1959). Reader acreditava que a sede lesional estaria nas vizinhanças do gânglio trigeminal ou no próprio gânglio, daí a denominação paratrigeminal.[2,36]

É considerada rara e de incidência desconhecida. É menos comum do que a síndrome de Horner. Ocorre que exclusivamente no sexo masculino. Os trabalhos publicados envolveram pacientes com idades entre 18 e 65 anos. No entanto, o início parece mais frequente na meia idade ou velhice.

A síndrome paratrigeminal óculo-simpática manifesta-se clinicamente por dor ocular acompanhada de sinais autonômicos. A dor é descrita como semelhante àquela da neuralgia do trigêmeo. Ela é decorrente de um distúrbio na fossa craniana média ou da artéria carótida. A dor é intensa, tem localização ocular e periocular, unilateral e sempre do mesmo lado na distribuição da divisão oftálmica do nervo trigêmeo e, às vezes, estende-se até a distribuição maxilar, associada à síndrome de Horner.[3]

A dor apresenta-se de duas formas, simultâneo ou em tempos diferentes. Primeiro, durando vários minutos e acompanhada de manifestações autonômicas e, segundo, do tipo choque, de curtíssima duração. Reúne a dor da cefaleia em salvas à da neuralgia do trigêmeo.[37]

Síndrome SUNCT e SUNA. As síndromes SUNCT e SUNA fazem parte do grupo das cefaleias trigêmino-autonômicas, estritamente unilaterais e de curtíssima duração. Os termos SUNCT e SUNA correspondem respectivamente às siglas das expressões *short-lasting unilateral neuralgiform headache attacks with conjunctival injection and tearing* e *short lasting unilateral neuralgiform headache attacks with cranial autonomic symptoms*. Juntas, as duas síndromes são chamadas de cefaleias neuralgiformes unilaterais de curta duração. A SUNCT, foi descrita primeiramente em 1978, pelo neurologista norueguês Ottar Sjaastad Magne (1928-). Os dados epidemiológicos relacionam-se com a síndrome SUNCT, que é de ocorrência rara e tem nítido predomínio no sexo masculino.[2]

A cefaleia é de moderada a intensa, estritamente unilateral e localizada em regiões orbital, supraorbital, temporal e/ou outra distribuição trigeminal. É de curtíssima duração (1-600 segundos), muito mais breve do que aquelas vistas em qualquer outra cefaleia trigêmino-autonômica e pode ocorrer em uma frequência de 3 a 200 vezes por dia. Ocorre como facada única, mas os ataques de maior duração são caracterizados por uma série de facadas ou um padrão de dor em dente de serra. Frequentemente, a cefaleia é acompanhada de pelo menos um dos seguintes sintomas ou sinais autonômicos cranianos, ipsilaterais à dor: injeção conjuntival (hiperemia), lacrimejamento, congestão nasal, rinorreia, edema palpebral, sudorese e rubor frontal e facial, sensação de plenitude no ouvido, miose e ptose.[3]

Na ICHD-3, são reconhecidos dois subtipos de cefaleia neuralgiforme unilateral de curta duração; SUNCT, que obrigatoriamente deve apresentar hiperemia conjuntival e lacrimejamento; e SUNA, com apenas um ou nenhum desses dois sinais autonômicos. Essas duas síndromes podem ser classificadas como episódicas, quando as crises duram de 7 dias a 12 meses, separadas por período assintomático maior ou igual a 1 mês; ou crônica, quando a duração é superior a 1 ano, com período de remissão da dor menor do que 1 mês. Ao contrário da neuralgia trigeminal, tanto a SUNCT como a SUNA não apresentam um período refratário depois de cada ataque. Por outro lado, já foram descritos alguns pacientes que apresentam sobreposição entre SUNCT e neuralgia trigeminal. A diferenciação é clinicamente complexa e tais pacientes devem receber ambos os diagnósticos. Pacientes com SUNCT e cefaleia em salvas também têm sido relatados e a importância fisiopatológica dessa sobreposição ainda está para ser determinada.[3]

OUTRAS DORES OCULARES

Além das dores oculares associadas a manifestações específicas, há um grupo que não apresenta essas características e engloba doenças de origem neurológica, oftalmológica, otorrinolaringológica e odontológica.

Causas neurológicas. Entre as doenças neurológicas, destacam-se migrânea sem aura, cefaleia primária em facada, neuralgia do ramo oftálmico do trigêmeo e neuropatia trigeminal pós-herpética.

A **migrânea sem aura** é a principal causa de dor ocular. No Brasil, ocorre em 15,2% da população geral, com predomínio no sexo feminino.[38] É mais frequente na segunda e terceira décadas de vida. Geralmente, a cefaleia tem localização unilateral, mas comumente acomete as regiões orbital, frontal, temporal, parietal, occipital, além do vértice ou nuca. A dor é recorrente e manifesta-se em ataques que duram de 4 a 72 horas. Na maioria dos pacientes, a cefaleia tem qualidade pulsátil ou latejante, intensidade moderada ou severa e agravada por atividade física rotineira. Ainda como critérios diagnósticos, existem sintomas associados a cefaleia, tais como náusea e/ou vômitos, fotofobia e fonofobia.[3] Existem dois tipos de tratamento: abortivo, aquele realizado apenas durante as crises; e profilático, quando a medicação é usada continuamente com o objetivo de prevenção das crises. Os seguintes grupos farmacológicos foram recomendados e têm sido utilizados na profilaxia da migrânea: bloqueadores β-adrenérgicos, antidepressivos tricíclicos, bloqueadores dos canais de cálcio, antagonistas da serotonina e antiepilépticos.[39,40]

A cefaleia primária em facada tem sua descrição inicial atribuída a vários autores, com designações diferentes. Em 1964, o oftalmologista americano Richard K. Lansche (1929-2000) denominou-a de *oftalmodinia periódica*; em 1980, o neurologista americano Neil H. Raskin, de *ice pick pains* (cefaleia do furador de gelo); e em 1992, o neurologista norueguês Ottar Sjaastad Magne (1928-), de *jabs and jolts syndrome* (síndrome das pontadas e recuos).[2] No entanto, a ICHD-3 adotou o nome de *primary stabbing headache* ou cefaleia primária em facada. Essa cefaleia ocorre como uma pontada única ou uma série de pontadas nas regiões temporais, orbitais ou parietais, sem sintomas acompanhantes. Essas pontadas duram até alguns segundos e recorrem com frequência irregular, que varia de 1 a várias vezes ao dia. Ocorrem espontaneamente na ausência de doença orgânica das estruturas subjacentes ou dos nervos cranianos.[3]

A neuralgia do trigêmeo é um transtorno que acomete o V par craniano, comumente o segundo (nervo maxilar) e terceiro (nervo mandibular) ramos. O envolvimento isolado do primeiro ramo (nervo oftálmico) é muito raro. É mais comum em mulheres entre 60 e 70 anos de idade. Geralmente, a neuralgia é unilateral em 97% dos casos. A neuralgia do ramo oftálmico do trigêmeo manifesta-se por crises paroxísticas, de localização ocular, periocular e frontal, muita intensa, tipo choque elétrico, durando uma fração de segundos a 2 minutos, recorrendo em intervalos de minutos ou horas e inúmeras vezes ao dia. A duração dos ataques pode mudar ao longo do tempo e tornar-se mais prolongada. Comumente, os paroxismos dolorosos são espontâneos ou desencadeados por estímulos cutâneos triviais (fatores gatilhos), como, por exemplo, lavar-se, barbear-se, fumar, falar e/ou escovar os dentes. Pequenas áreas na região nasolabial ou do mento podem ser particularmente suscetíveis à dor (áreas de gatilho). As dores costumam atenuar-se por períodos de tempo variáveis e entre paroxismos, mas a maioria dos pacientes permanece assintomática. Sinais autonômicos leves, como, por exemplo, lacrimejamento e/ou hiperemia ocular podem estar presentes. Os exames de neuroimagem, de preferência RM, devem ser feitos para demonstrar compressão neurovascular do nervo trigêmeo, especialmente pela artéria cerebelar superior e também para excluir outras causas secundárias.[3]

A neuropatia trigeminal pós-herpética é uma sequela da infecção pelo vírus varicela-zóster, o mesmo agente da varicela. Tem incidência rara e se manifesta quando há diminuição da defesa imunológica, como, por exemplo, senilidade, situações de estresse ou AIDS. A cefaleia ou dor facial caracteriza-se por ser intensa, em ardor ou queimação, e localizada na área de inervação do ramo oftálmico do trigêmeo. Em geral, a dor persiste após 3 meses. Comumente, as lesões cutâneas (erupções herpéticas) aparecem no território de inervação do nervo acometido pelo vírus de forma unilateral. Cicatrizes roxas pálidas ou claras podem estar presentes como sequelas da erupção herpética, as quais facilitam o diagnóstico dessa neuropatia. Algumas anormalidades sensoriais podem estar presentes no território envolvido, como, por exemplo, hipoestesia, hiperalgesia e/ou alodinia. No tratamento dessa neuropatia, Wilson Farias da Silva (1933-2008) preconizava a amitriptilina, na dose de 50 a 75 mg/dia, em associação com a amantadina, na dose de 100 mg, 3 vezes ao dia. Ele afirmava que melhores resultados seriam obtidos se o tratamento fosse instituído precocemente.[2,3]

Causas oftalmológicas. Entre as doenças oftalmológicas, destacam-se os erros de refração, heteroforia ou heterotropia, doenças inflamatórias oculares, trocleíte e astenopia.

Os erros de refração podem ser de quatro tipos: miopia, hipermetropia, astigmatismo e presbiopia. A *miopia*, conhecida como visão curta, ocorre quando o globo ocular é muito comprido ou a córnea muito curva, fazendo os raios de luz focalizarem antes da retina. Por isso, os míopes enxergam bem de perto e sentem dificuldade para distinguir as imagens distantes; a *hipermetropia*, conhecida como vista longa, ocorre quando o globo ocular é menor ou a córnea mais curva, fazendo os raios de luz focalizarem depois da retina. Por isso, os hipermétropes têm dificuldade em ver de perto e conseguem enxergar melhor as imagens distantes; no *astigmatismo*, o formato do globo ocular é irregular e um pouco oval, lembrando a forma de uma colher. O feixe de luz incide em ângulos diferentes, gerando uma imagem borrada, tanto perto como longe. A sensação é parecida com a imagem vista de um vidro ondulado; a *presbiopia*, conhecida como vista cansada, surge por dificuldade de foco ou acomodação do cristalino. Em consequência, ocorre a redução gradativa da visão para perto. Geralmente, esse problema costuma aparecer depois dos 40 anos de idade. A cefaleia pode ser um dos sintomas dos erros de refração, geralmente sintomática após tarefas visuais prolongadas. É uma dor recorrente, de fraca intensidade e de localização frontal ou nos próprios olhos. Outros sintomas vão desde o desconforto visual, em casos mais leves, até borramentos visuais e severas distorções, podendo ocasionar lacrimejamento, náuseas ou irritabilidade. Essa cefaleia desaparece após a correção dos erros de refração que, em sua maioria, podem ser compensados pelo uso de óculos ou de lentes de contato, os quais eliminam os sintomas durante sua utilização, porém não os curam.[3,41]

A heteroforia ou heterotropia são subtipos de estrabismo, o qual ocorre quando há perda do paralelismo entre os olhos. Existem três formas de estrabismo: *convergente* (o mais comum), quando o desvio de um dos olhos é para dentro; *divergente*, quando o desvio de um dos olhos é para fora; e *vertical*, quando um olho fica mais alto ou mais baixo do que o outro. Além dessa classificação, o estrabismo pode apresentar-se de três maneiras: latente ou compensada, quando o desvio é observado somente através de testes oculares; constante ou descompensada, quando o desvio de um dos olhos é permanentemente observado; e intermitente, o limítrofe entre o *latente* e o constante, quando há alternância de alinhamento e desvio e é mais frequente nos estrabismos divergentes. *Heteroforia* é sinônimo de estrabismo compensado e manifesta-se como desvio latente. As pessoas com esse transtorno têm queixas de cefaleia pelo esforço que fazem para manter os olhos alinhados, porque em situação de desvio há visão dupla. *Heterotropia* ou estrabismo descompensado apresenta-se como desvio constante. Ocorre quando um dos olhos está dirigido para o ponto de fixação ("olho fixador") e o outro para um ponto diferente ("olho desviado"). A cefaleia é decorrente do esforço que o paciente faz para manter os olhos alinhados. Essa dor caracteriza-se por ser recorrente, não pulsátil e de fraca a moderada intensidade. A atividade visual prolongada é um fator de piora e sua descontinuação promove um alívio da dor, associado ao fechamento de um olho. A maioria dos pacientes com cefaleia atribuída a heteroforia ou heterotropia deve consultar um oftalmologista, em decorrência do surgimento de visão turva intermitente e dificuldade em ajustar o foco de objetos próximos para objetos distantes e vice-versa. No entanto, se essas queixas surgirem de forma súbita, o paciente deverá ser avaliado por um neurologista. O tratamento dessa cefaleia é feito com a correção do estrabismo, através de cirurgia ou da aplicação de toxina botulínica. Nos casos de desvios acomodativos puros, a correção é feita apenas com o uso de óculos ou exercícios.[3,42]

As doenças inflamatórias oculares podem ser classificadas, pela localização anatômica, em *conjuntivite*, inflamação da conjuntiva, uma membrana mucosa que reveste interiormente as pálpebras e a porção anterior do olho, excluindo a córnea; *ceratite, inflamação da córnea; blefarite*, inflamação da pálpebra; *esclerite*, inflamação da esclera, a parte branca do olho; e *uveíte*, quando há comprometimento da úvea, a qual é composta de três estruturas: a íris, correspondente ao anel colorido que circunda a pupila e regula a entrada da luz, cuja inflamação é denominada irite; o corpo ciliar, um conjunto de músculos que regulam a espessura do cristalino para que o olho possa enfocar imagens próximas e à distância, cuja inflamação é denominada ciclite, mas habitualmente é acompanhada por inflamação da íris (iridociclite); e coroide, o revestimento interno do olho, que se estende desde a margem dos músculos ciliares até o nervo óptico, localizado na parte posterior do olho, cuja inflamação é denominada coroidite. Essas doenças inflamatórias causam dor ocular e outras manifestações oftalmológicas. A cefaleia é decorrente da irritação das terminações nervosas sensitivas do olho. Tem localização orbital, retro-orbital ou periorbital, ipsilateralmente ao distúrbio ocular, em ardor ou queimação e de moderada a forte intensidade. Comumente, a dor está associada a hiperemia conjuntival, lacrimejamento, fotofobia, visão turva e embaçada. Nas conjuntivites, ocorre prurido, sensação de corpo estranho e secreção, que pode ser purulenta ou mucopurulenta, nas infecções bacterianas, e aquosa, nas virais. Nas blefarites, as pálpebras estão inflamadas e/ou edemaciadas. Nas irites, há perda da coloração e miose. A dor desaparece após tratamento eficaz da inflamação.[3,43,44]

A *trocleíte* é definida como uma inflamação da tróclea, uma alça fibrosa por onde passa o tendão do músculo oblíquo superior e/ou da bainha do músculo oblíquo superior. Não é uma doença comum, mas também não é de ocorrência tão rara e deve ser considerada quando se avalia a cefaleia periorbital unilateral. Em geral, o paciente apresenta dor de localização frontal e/ou periorbital, causada pela inflamação peritroclear. Muitas vezes, a dor é agravada por movimentos do olho, envolvendo o músculo oblíquo superior.[3,45]

A astenopia, conhecida como fadiga visual ou vista cansada, decorre de um esforço visual voluntário para acomodar e ajustar a visão. Comumente, é causada pelo uso prolongado da visão (atividade em computadores ou leituras por mais de 4 horas), erros de refração não corrigidos (hipermetropia, astigmatismo e presbiopia), estrabismo, uso inadequado de óculos ou lentes de contato ou causas não identificadas. A cefaleia é um dos sintomas desse distúrbio, apesar de não ser descrita na ICHD-3. Caracteriza-se por ser recorrente, em peso, de localização ocular, periocular ou frontal e de leve intensidade. Associa-se a fadiga visual, lacrimejamento e fotofobia. A dor está ausente ao acordar e é aliviada ao fazer uma pausa na atividade visual.[46]

Causas otorrinolaringológicas. As rinites e sinusites são doenças em continuidade, por isso, o termo rinossinusite é o mais adequado. A rinite existe isoladamente, mas a sinusite sem rinite é de ocorrência rara. As rinossinusites podem ser classificadas, segundo a duração e frequência do processo, em aguda, quando a duração dos sintomas é de até 4 semanas; subaguda, se os sintomas se mantêm por até 12 semanas; recorrente, definida como 3 ou mais episódios agudos por ano, com ausência de sintomas entre eles; crônica, caracterizada pela persistência da sintomatologia por mais de 12 semanas; e crônica agudizada, quando há exacerbação e/ou agudização de rinossinusite crônica. De acordo com o acometimento da cavidade nasal afetada, as rinossinusites podem também ser classificadas em maxilar, frontal, etmoidal e esfenoidal. A cefaleia é uma queixa frequente, de moderada a forte intensidade e sua localização depende do seio paranasal acometido. Na sinusite frontal, a dor é sobre esse seio, no vértice e na região retro-ocular; maxilar, na área antral, dentes superiores e fronte; etmoidal, em regiões temporais, peri e retro-ocular; e esfenoidal, em região occipital, vértice, fronte e retro-orbital. Outras dores no segmento cefálico são referidas, como, por exemplo, dor facial, otalgia e odinofagia. Há controvérsias sobre se a rinossinusite crônica pode ou não produzir cefaleia persistente, porém estudos recentes parecem corroborar com tal causalidade. Além da cefaleia, outros sinais e sintomas estão presentes e são essenciais para o seu diagnóstico, tais como febre, tosse, obstrução nasal, secreção nasal purulenta, gotejamento pós-nasal, espirros, coriza, halitose e hiposmia ou anosmia.[3,47,48]

Causas odontológicas. Entre as doenças odontológicas, destacam-se as odontalgias e as disfunções da articulação temporomandibular.

As odontalgias geralmente causam, como o próprio nome diz, dor de dente e/ou dor na face, mas pode haver dor referida e cefaleia difusa. A causa mais comum de cefaleia atribuída as odontalgias é a periodontite ou pericoronarite, como resultado de infecção ou irritação traumática ao redor de um terceiro molar inferior parcialmente erupcionado. A cefaleia pode se localizar na região orbital e em outras regiões da cabeça e/ou face, acompanhada de dor nos dentes e/ou da mandíbula. Habitualmente, a dor desaparece após tratamento eficaz do fator etiológico.[3]

As disfunções da articulação temporomandibular resultam do funcionamento anormal de ligamentos, músculos da mastigação, ossos da maxila e mandíbula, dentes e estruturas de suporte dentário. A cefaleia atribuída a essas disfunções é geralmente mais proeminente nas áreas pré-auriculares da face, músculos masseteres e/ou regiões temporais, incluindo a região ocular. Geradores de dor incluem deslocamentos do disco, artrose articular, hipermobilidade articular e dor miofascial regional. Essa cefaleia tende a ser unilateral quando o complexo temporomandibular é o gerador da dor, mas pode ser bilateral, quando o envolvimento muscular está presente. Há alguma sobreposição entre cefaleia atribuída às disfunções da articulação temporomandibular, como resultado da tensão muscular e cefaleia do tipo tensional. Outros sintomas são referidos como, por exemplo, otalgia e/ou zumbidos, dor ou cansaço dos músculos da mastigação, ruídos articulares (estalos ou crepitação) e limitação da abertura bucal. A dor desaparece após tratamento eficaz desse transtorno.[3,49]

Causas clínicas. As infecções sistêmicas causadas por bactérias, vírus ou outros agentes etiológicos costumam manifestar-se clinicamente por cefaleia e outros sintomas e/ou sinais característicos da infecção. A dengue é a virose que mais causa dor ocular. O vírus da dengue é um arbovírus do gênero *Flavivírus* e apresenta quatro sorotipos, denominados Den-1, Den-2, Den-3 e Den-4. No Brasil, já foram registrados os quatro tipos e, ao que tudo indica, o Den-3 é o tipo mais virulento. As infecções virais são predominantemente dominadas por febre, mal-estar geral e outros sintomas sistêmicos. A cefaleia é um sintoma relativamente discreto e pouco útil no diagnóstico. Sua localização costuma ser difusa, mas pode ser referida na região frontal e/ou ocular e periocular, especialmente nos pacientes com dengue. A dor desaparece após a cura da infecção viral.[50,51]

REFERÊNCIAS BIBLIOGRÁFICAS

1. Carvalho MMMJ. Prefácio. In: Carvalho MM. Dor: um estudo multidisciplinar. São Paulo: Summus; 1999.
2. Silva-Neto R. Dor ocular: diagnóstico diferencial. Teresina: Halley; 2014.
3. The International Classification of Headache Disorders, 3rd edition. Cephalalgia. 2018;38(1):1-211.

4. Lanska DJ, Lanska JR. The Alice-in-Wonderland syndrome. Front Neurol Neurosci. 2018;42(2):142-50.
5. Cargnin S, Viana M, Sances G, et al. Using a genetic risk score approach to predict headache response to triptans in migraine without aura. J Clin Pharmacol. 2019;59(2):288-94.
6. Kermani TA, Diab S, Sreih Ag, et al. Arterial lesions in giant cell arteritis: A longitudinal study. Semin Arthritis Rheum. 2019;48(4):707-13.
7. Winkler A, True D. Giant cell arteritis: 2018 review. Mol Med. 2018;115(5): 468-70.
8. Cheema MR, Ismaeel SM. Temporal arteritis with erythrocyte sedimentation rate <50 mm/h: a clinical reminder. Clin Interv Aging. 2016;11(3):185-8.
9. González Porto SA, Silva Díaz MT, Reguera Arias A, et al. A comparative study of doppler ultrasound against temporary artery biopsy in the diagnosis of giant cell arteritis. Reumatol Clin. 2018;pii:S1699--258X(18)30187-6.
10. Buttgereit F, Matteson EL, Dejaco C, et al. Prevention of glucocorticoid morbidity in giant cell arteritis. Rheumatology. (Oxford) 2018;57(suppl 2):ii11-21. doi: 10.1093/rheumatology/kex459.
11. Leon L, Rodriguez-Rodriguez L, Freites D, et al. Long-term continuation of methotrexate therapy in giant cell arteritis patients in clinical practice. Clin Exp Rheumatol. 2017;35 Suppl 103(1):165-70.
12. Schmalzing M, Gadeholt O, Gernert M, et al. Tocilizumab in Large Vessel Vasculitis - Different Routes of Administration. Open Rheumatol J. 2018;12:152-9.
13. Marzoli SB, Criscuoli A. Pain in optic neuropathies. Neurol Sci. 2018;39(Suppl 1):25-31.
14. Horton L, Bennett JL. Acute management of optic neuritis: An evolving paradigm. J Neuroophthalmol. 2018;38(3):358-67.
15. Petsas A, Chapman G, Stewart R. Acute angle closure glaucoma: A potential blind spot in critical care. J Intensive Care Soc. 2017;18(3):244-6.
16. Albertus DL, Pipitone B, Srinivasan A, et al. Reversal of carotid dissection-induced ocular and cerebral ischemia by stenting. Am J Ophthalmol. Case Rep. 2017;7:50-4.
17. Moe KS, Murr AH, Wester ST. Orbital Fractures. Facial Plast Surg Clin North Am. 2018;26(2):237-51.
18. Tsirouki T, Dastiridou AI, Ibánez Flores N, et al. Orbital cellulitis. Surv Ophthalmol. 2018;63(4):534-53.
19. Seixas NB, Belsuzarri TAB, Belsuzarri NCB, et al. Cavernous sinus syndrome as the first manifestation of metastatic breast disease. Surg Neurol Int. 2017;8:40.
20. Angotti Neto H, Cunha LP, Gasparin F, et al. Orbital space-occupying lesions: an 11-year study of cases with histopathologic analysis seen at Hospital das Clínicas of FMUSP. Arq Bras Oftalmol. 2008;71(6):809-12.
21. Temnogorod J, Pointdujour-Lim R, Mancini R, et al. Acute orbital syndrome in herpes zoster ophthalmicus: clinical features of 7 cases. Ophthalmic Plast Reconstr Surg. 2017;33(3):173-7.
22. Okura Y, Wakayama A, Yoshizawa C, et al. Recurrent painful ophthalmoplegic neuropathy in a 12-year--old boy. Pediatr Int. 2017;59(11):1208-10.
23. Wang F, Guo D, Liu Z, et al. Neurosarcoidosis: clinical characteristics, diagnosis, and treatment in eight Chinese patients. Neurol Sci. 2018;39(10):1725-33.
24. Ungprasert P, Matteson EL. Neurosarcoidosis. Rheum Dis Clin North Am. 2017;43(4):593-606.
25. Mokhtech M, Nurkic S, Morris CG, et al. Radiotherapy for orbital pseudotumor: the University of Florida experience. Cancer Invest. 2018;36(6):330-7.
26. Hung CH, Chang KH, Wu YM, et al. A comparison of benign and inflammatory manifestations of Tolosa-Hunt syndrome. Cephalalgia. 2013;33(10):842-52.
27. Anagnostou E, Kouzi I, Kararizou E. Painful ophthalmoplegia: the role of imaging and steroid response in the acute and subacute setting. J Neurol Sci. 2013;331(1-2):145-9.

28. Zhang X, Zhang W, Liu R, et al. Factors that influence Tolosa-Hunt syndrome and the short-term response to steroid pulse treatment. J Neurol Sci. 2014;341(1-2):13-6.
29. Szewka AJ, Bruce BB, Newman NJ, et al. Idiopathic intracranial hypertension: relation between obesity and visual outcomes. J Neuroophthalmol. 2013;33(1):4-8.
30. Mallery RM, Friedman DI, Liu GT. Headache and the pseudotumor cerebri syndrome. Curr Pain Headache Rep. 2014;18(9):446.
31. Whiteley W, Al-Shahi R, Warlow CP, et al. CSF opening pressure: Reference interval and the effect of body mass index. Neurology. 2006;67(9):1690-1.
32. Maralani PJ, Hassanlou M, Torres C, et al. Accuracy of brain imaging in the diagnosis of idiopathic intracranial hypertension. Clin Radiol. 2012;67(7):656-63.
33. Bokhari RF, Baeesa SS. Does the treatment of normal pressure hydrocephalus put the retinal ganglion cells at risk? A brief literature review and novel hypothesis. Med Hypotheses. 2013;81(4):686-9.
34. May A, Schwedt TJ, Magis D, et al. Cluster headache. Nat Rev Dis Primers. 2018;4:18006.
35. Vander Pluym J. Indomethacin-responsive headaches. Curr Neurol Neurosci Rep. 2015;15(2):516.
36. Solomon S. Raeder syndrome. Arch Neurol. 2001;58(2):661-2.
37. Farias da Silva W. Algias craniofaciais. São Paulo: Lemos Editorial; 1998.
38. Queiroz LP, Peres MF, Piovesan EJ, et al. A nationwide population-based study of migraine in Brazil. Cephalalgia. 2009;29(6):642-9.
39. Recomendações para o tratamento da crise migranosa. Arq Neuro-Psiquiat. 2000;58(2-A):371-89.
40. Recomendações para o tratamento profilático da migrânea. Arq Neuro-Psiquiat. 2002;60(1):159-69.
41. Akinci A, Güven A, Degerliyurt A, et al. The correlation between headache and refractive errors. J AAPOS. 2008;12(3):290-3.
42. Cooper J. Treatment of decompensating strabismic who had diplopia and vertex headaches. J Am Optom Assoc. 1977;48(12):1557-8.
43. Harthan JS, Reeder RE. Peripheral ulcerative keratitis in association with sarcoidosis. Cont Lens Anterior Eye. 2013;36(6):313-7.
44. Otomo K, Kaburaki T, Shigeeda T, et al. Bilateral anterior uveitis in a patient with bacterial meningitis. Int Ophthalmol. 2012;32(4):401-3.
45. Yangüela J, Sánchez del Rio M, Bueno A, et al. Primary trochlear headache. A new cephalgia generated and modulated on the trochlear region. Neurology. 2004;62(7):1134-40.
46. Kim SH, Suh YW, Song JS, et al. Clinical research on the ophthalmic factors affecting 3D asthenopia. J Pediatr Ophthalmol Strabismus. 2012;49(4):248-53.
47. Harrison L, Jones NS. Intranasal contact points as a cause of facial pain or headache: a systematic review. Clin Otolaryngol. 2013;38(1):8-22.
48. Marmura MJ, Silberstein SD. Headaches caused by nasal and paranasal sinus disease. Neurol Clin. 2014;32(2):507-23.
49. Franco AL, Fernandes G, Gonçalves DA, et al. Headache associated with temporomandibular disorders among young Brazilian adolescents. Clin J Pain. 2014;30(4):340-5.
50. Kapoor HK, Bhai S, John M, et al. Ocular manifestations of dengue fever in an East Indian epidemic. Can J Ophthalmol. 2006;41(6):741-6.
51. Seet RC, Quek AM, Lim EC. Symptoms and risk factors of ocular complications following dengue infection. J Clin Virol. 2007;38(2):101-5.

CAPÍTULO 15

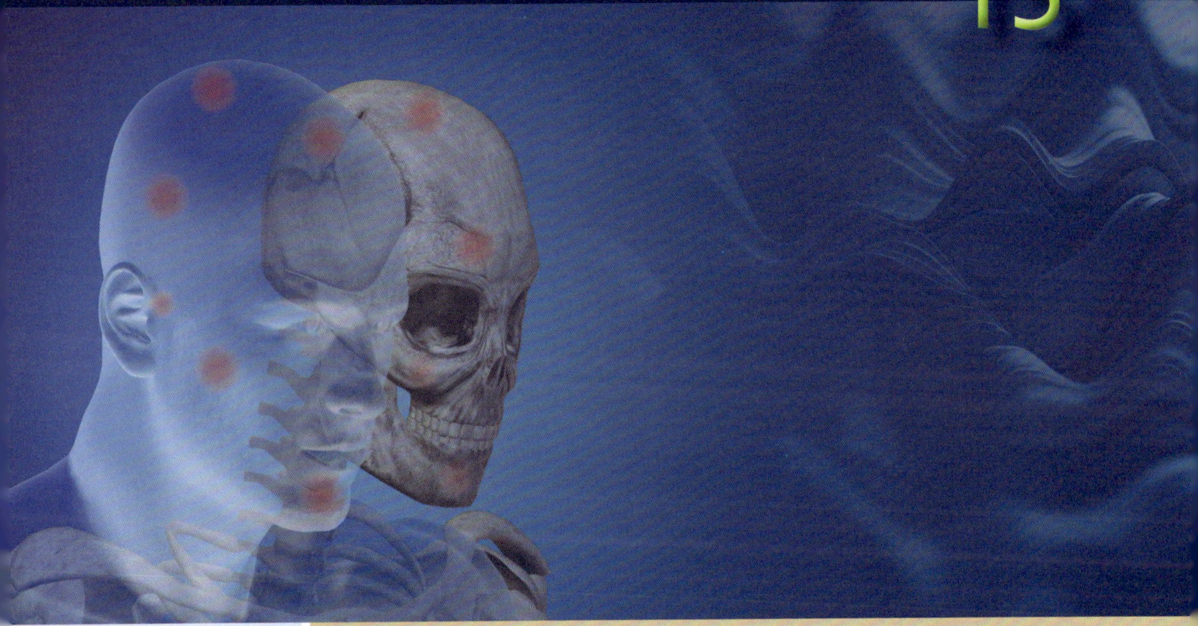

Karine Bombardelli
Camila Degen Meotti

Cefaleia de Origem Nasossinusal

INTRODUÇÃO

A cefaleia é uma queixa muito comum na prática clínica. Sua prevalência ao longo da vida chega a 93% nos homens e 99% nas mulheres e aproximadamente 40% das pessoas apresentam cefaleia com alguma regularidade.[1]

Devido à ampla diversidade etiológica, muitos especialistas são procurados para o manejo da cefaleia, entre eles clínicos gerais e médicos de família, oftalmologistas, otorrinolaringologistas, neurologistas, oncologistas, especialistas em dor, psiquiatras e cirurgiões bucomaxilofaciais.

A Classificação Internacional das Cefaleias, elaborada pela *International Headache Society* (IHS), em sua 3ª edição, divide as cefaleias de forma genérica em três grandes grupos: as primárias, as secundárias e as neuropatias e dores faciais (Tabela 15.1).[2]

Tabela 15.1 Classificação Internacional das Cefaleias.	
Parte 1: Cefaleias primárias	
1.	Enxaqueca
2.	Cefaleia tipo tensão
3.	Cefaleias trigêmino-autonômicas
4.	Outras cefaleias primárias
Parte 2: Cefaleias secundárias	
5.	Cefaleia atribuída a traumatismo de cabeça e/ou pescoço
6.	Cefaleia atribuída à perturbação vascular craniana ou cervical
7.	Cefaleia atribuída à perturbação intracraniana não vascular
8.	Cefaleia atribuída a substâncias ou sua privação
9.	Cefaleia atribuída à infecção
10.	Cefaleia atribuída à perturbação da hemostasia
11.	Cefaleia ou dor facial atribuída à perturbação de crânio, pescoço, olhos, orelhas, nariz, seios paranasais, dentes, boca ou outras estruturas cranianas ou faciais
12.	Cefaleia atribuída à perturbação psiquiátrica
Parte 3: Neuropatias cranianas dolorosas, outras dores faciais e outras cefaleias	
13.	Neuropatias cranianas dolorosas e outras dores faciais
14.	Outras cefaleias

Fonte: *International Headache Society*.[2]

As cefaleias primárias são aquelas nas quais não é possível identificar alteração estrutural subjacente por método objetivo. Suas representantes são: enxaqueca (migrânea), cefaleia do tipo tensional e cefaleia trigêmino-autonômica. Já as cefaleias secundárias são as provocadas por doenças demonstráveis por exames clínicos ou complementares e são relacionadas com outros transtornos que sejam causa reconhecida de cefaleia. Nesses casos, há evidência de que o fator causal pode determinar ou agravar a dor. Entre as causas de cefaleia ou dor facial secundárias estão distúrbios do crânio, pescoço, olhos, orelhas, nariz e seios paranasais, dentes, boca ou outras estruturas faciais ou cervicais.

O objetivo deste capítulo é fornecer informações a respeito das causas, bases fisiopatológicas, diagnósticos diferenciais, quadro clínico e avaliação da cefaleia de origem nasossinusal.

CAUSAS DE CEFALEIA DE ORIGEM NASOSSINUSAL

Qualquer patologia que gere obstrução do fluxo aéreo nasal ou oclusão da drenagem dos seios paranasais pode ser causa de cefaleia. Entre as principais estão as rinites alérgicas e as rinossinusites. A presença de pontos de contato mucoso, causados por variações anatômicas, também podem levar a dor facial, mesmo na ausência de achados inflamatórios ou infecciosos.

O acometimento do nervo trigêmeo, principalmente do seu ramo maxilar (V2), responsável pela inervação sensitiva do terço médio da face, é uma importante causa de dor facial relacionada com processos nasossinusais. Deve servir como sinal de alerta para lesões neoplásicas, quer sejam malignas ou benignas. Essas devem sempre ser lembradas no diagnóstico diferencial das cefaleias de origem nasossinusal.

Rinite alérgica

Assim como outras alterações nasais, as rinites geram edema da mucosa, aumento da produção de secreção, congestão nasal e dos óstios de drenagem dos seios paranasais (com consequente acúmulo de muco e secreção no interior dos seios), podendo causar cefaleia.

As rinites podem ser divididas em duas categorias: infecciosas e não infecciosas, sendo essa subdividida em alérgicas e não alérgicas. Entre as não alérgicas citamos a eosinofílica não alérgica, a idiopática, a irritativa, a gustativa, a hormonal, entre outras. Excetuando-se as infecciosas virais, a rinite alérgica corresponde ao grupo de maior prevalência.[3] Deve-se ter em mente ao avaliar o paciente que todos os tipos de rinites podem cursar com queixa de cefaleia.

A rinite alérgica é a inflamação eosinofílica da mucosa de revestimento nasal e dos seios paranasais resultante de uma reação mediada por imunoglobulina E (IgE). É a condição inflamatória mais comum na população mundial.[4] Segundo o *European Position Paper on Rhinosinusitis and Nasal Polyps* (EPOS), a prevalência da patologia é de 10 a 20% da população geral.[5]

O quadro clínico da rinite alérgica é constituído por congestão nasal intermitente ou persistente, unilateral ou bilateral, alternando com o ciclo nasal, mais acentuada à noite; prurido nasal; espirros em salva; coriza (rinorreia aquosa); prurido ocular e lacrimejamento e, em casos mais severos, hiposmia e perda do paladar. Como sinais clínicos, pode-se observar, de acordo com a severidade do quadro, estigmas de respiração oral crônica, como face alongada, boca entreaberta, palato ogival, projeção anterior da arcada dentária superior, lábio superior curto e lábio inferior evertido; prega em dorso nasal; hiperpigmentação infraorbital e linhas de Dennie-Morgan (pregas nas pálpebras inferiores). Os episódios em geral são deflagrados por antígenos sazonais, como o pólen, ou por antígenos perenes, como os ácaros.

Segundo a *Allergic Rhinitis and its Impact on Asthma* (ARIA), a cefaleia ocorre em 83% dos pacientes com rinite e a maior parte das queixas é de "sinusite crônica", na verdade, são sintomas alérgicos nasais tratados inadequadamente,[3] como uso de antibióticos, por exemplo.

O diagnóstico de rinite alérgica é iminentemente clínico e o tratamento com medidas de higiene ambiental e terapia medicamentosa com corticoides tópicos intranasais e anti-histamínicos geralmente controla a sintomatologia.

De acordo com Levine *et al.* nos casos de pacientes com enxaqueca e alergias, o manejo dessa última pode reduzir a frequência da cefaleia, na medida em que reduz o gatilho para a enxaqueca (como será discutido adiante na fisiopatologia) e controla a inflamação da mucosa nasossinusal.[6]

Rinossinusites

A rinossinusite é um processo inflamatório da mucosa nasossinusal. De acordo com o tempo de duração dos sintomas, pode ser dividida em dois grandes grupos: rinossinusite aguda (RSA) – sintomas por até 12 semanas – e rinossinusite crônica (RSC) – sintomas com duração maior do que 12 semanas consecutivas. A RSC, por sua vez, pode ser subdividida em duas categorias: com polipose e sem polipose.

A RSA é um processo inflamatório da mucosa nasossinusal de início súbito e que pode ser recorrente, mas sempre com remissão completa dos sinais e sintomas entre os episódios. Pode apresentar etiologia viral ou pós-viral, sendo que uma porcentagem dessa última tem etiologia bacteriana (Figura 15.1).

FIGURA 15.1

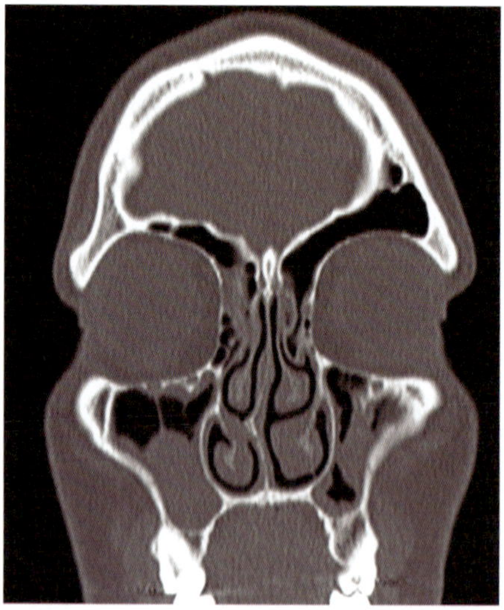

Tomografia computadorizada dos seios da face sem contraste. Corte coronal demonstra material de partes moles nos seios maxilares e etmoide provavelmente correspondente à secreção, em paciente com cefaleia e quadro clínico compatível com rinossinusite bacteriana aguda. Podemos observar também desvio septal à direita (septo nasal tocando na concha inferior direita).

Fonte: arquivo pessoal das autoras.

A cefaleia é considerada um critério menor para o diagnóstico de RSA, definido pela Academia Americana de Otorrinolaringologia e Cirurgia de Cabeça e Pescoço (AAO-HNS) (Tabela 15.2). Para o diagnóstico de RSA são necessários dois critérios maiores ou um critério maior e dois menores. De acordo com o EPOS, a cefaleia também faz parte dos sintomas mais prevalentes na RSA.[5]

Tabela 15.2 Critérios AAO-HNS para RSA.

Critérios maiores	Critérios menores
Secreção purulenta nasal	Cefaleia
Dor ou pressão facial	Febre (nas não agudas)
Obstrução nasal	Halitose
Febre (na RSA)	Fadiga
Hiposmia/anosmia	Dor dental
	Tosse
	Dor ou plenitude auricular

Fonte: adaptada de Lanza e Kennedy.[7]

A endoscopia nasal é útil para o diagnóstico das rinossinusites, pois avalia objetivamente a presença de rinorreia e as características da mucosa nasal. Em alguns casos, lança-se mão de exames complementares, como a tomografia computadorizada, para auxílio diagnóstico.

A Classificação Internacional das Cefaleias traz quatro critérios diagnósticos para RSA:[2]

A. Qualquer cefaleia que preencha o critério C;
B. Evidência de RSA através de achados clínicos, endoscópicos e/ou de imagem;
C. Relação causal demonstrada por pelo menos dois dos seguintes:
  1. Cefaleia relacionada temporalmente com o início da rinossinusite
  2. Um ou ambos dos seguintes:
    a. Cefaleia com piora significativa em paralelo à piora da sinusite;
    b. Cefaleia que melhora significativamente ou resolve em paralelo com a melhora ou resolução da sinusite;
  3. Cefaleia exacerbada pela pressão aplicada sobre os seios paranasais;
  4. No caso de rinossinusite unilateral, a cefaleia é localizada e ipsilateral;
D. Não é melhor explicada por outra condição.

A cefaleia típica da RSA é do tipo peso, pressão ou aumento da sensibilidade e sua localização varia de acordo com o seio da face acometido. Costuma estar associada à obstrução nasal e rinorreia purulenta. Em geral, a cefaleia apresenta alívio com descongestionantes e é exacerbada quando o paciente realiza manobra de Valsalva.

É importante mencionar que tanto a enxaqueca quanto a cefaleia tensional podem ser confundidas com as cefaleias secundárias à RSA, devido à similaridade na localização da dor e, no caso da enxaqueca, devido aos sintomas nasais autonômicos que comumente a acompanham.[2] Nesse contexto, a presença ou ausência de descarga purulenta nasal e outros sintomas de RSA ajudam a diferenciar essas condições.

Uma das modificações da 2ª para a 3ª edição da Classificação Internacional das Cefaleias foi o acréscimo da rinossinusite crônica e recorrente como causa de cefaleia. Anteriormente, apenas eram consideradas causas de cefaleia a RSA ou a agudização da RSC.

A cefaleia ou dor facial na RSC é muito menos comum que na RSA, tendo prevalência variável (18 a 80%).[5] De acordo com o EPOS, é mais relacionada com a forma crônica com polipose (Figura 15.2), a rinite alérgica de difícil controle e processos de agudização. Suas características são semelhantes as da RSA, mas em geral menos intensas.[8] Apesar do contato intenso do pólipo com a mucosa, a queixa de dor facial/cefaleia é rara na RSC com polipose, devido à falta de inervação na membrana mucosa do pólipo.[9]

Diante de pacientes com dores isoladas em algum seio específico, deve-se pensar sempre em outras causas de rinossinusite crônica, como bola fúngica, por exemplo, que acomete na maioria das vezes um único seio paranasal, além de doenças neoplásicas.

▶ FIGURA 15.2

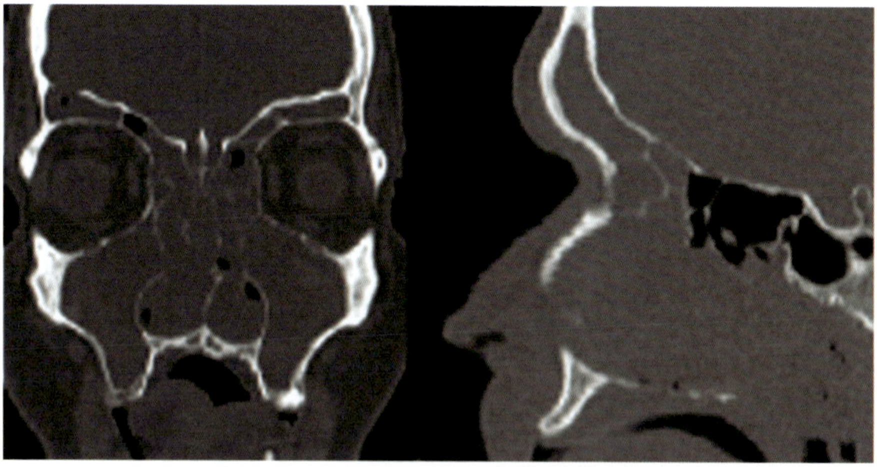

Tomografia computadorizada dos seios da face sem contraste. Corte coronal e corte sagital (à esquerda) demonstram comprometimento difuso dos seios paranasais e fossas nasais por material de partes moles. O exame tomográfico não diferencia lesão polipoide de retenção de secreções. Dessa forma, o exame endoscópio nasal, que geralmente é realizado antes do exame de imagem, é fundamental para o esclarecimento diagnóstico.
Fonte: arquivo pessoal das autoras.

Além disso, como as cefaleias primárias são patologias muito frequentes, deve-se sempre investigá-las como causa da cefaleia nos pacientes com RSC. Frequentemente, uma cefaleia primária se sobrepõe a uma secundária ou a causa da algia é apenas a cefaleia primária.[8]

Fisiopatologia das cefaleias e dores faciais nas rinites e rinossinusites

Diversos fatores fazem os transtornos inflamatórios e infecciosos nasossinusais cursarem com cefaleia. Há interferência na aeração e na drenagem dos seios paranasais, devido à congestão e edema mucosos. Consequentemente, há estase de secreção gerando cefaleia.

Além disso, a inflamação da mucosa leva os aferentes trigeminais e parassimpáticos que inervam a mucosa nasossinusal a serem ativados, contribuindo para a cefaleia. Sabe-se que essa mesma ativação constitui-se em um gatilho para a enxaqueca em pacientes suscetíveis. Estudos recentes demonstram essa relação causa-efeito entre rinite alérgica e enxaqueca.[10,11]

Deve-se considerar também que pacientes com transtornos nasossinusais com frequência fazem uso de descongestionantes tópicos ou sistêmicos para alívio da obstrução nasal. Sabe-se que tais substâncias também podem causar cefaleia, na medida em que agem provocando vasoconstrição inicial e vasodilatação de rebote. Nas cavidades nasais, a vasodilatação de rebote causa obstrução dos óstios de drenagem dos seios paranasais e consequente cefaleia, o mesmo ocorrendo nos vasos cerebrais, gerando também dor de cabeça.

Cefaleia por contato mucoso

Também denominada por alguns autores como «cefaleia rinogênica", a cefaleia por contato mucoso tem despertado o interesse de especialistas nos últimos 20 anos, sendo ainda uma entidade controversa e desafiadora. É definida como contato entre superfícies mucosas opostas dentro da cavidade nasal, gerando queixas álgicas na ausência de sinais inflamatórios, mucosa hiperplásica, secreção purulenta, pólipos ou massas nasossinusais.[12] Geralmente não é identificada prontamente, uma vez que não é acompanhada de sintomatologia nasossinusal significativa.

Possui quadro clínico variável, apresentando em geral cefaleia unilateral, intermitente, com crises que duram horas e são recorrentes, podendo estar associadas ao ciclo nasal, com topografia dependente da localização do ponto de contato, mas mais comumente na região periorbital, em específico no canto medial supraorbital ou região temporozigomática.[13,14]

Fisiopatologia da cefaleia por contato mucoso

Acredita-se que a fisiopatologia dessa entidade baseia-se no modelo de inervação da mucosa nasal e na estimulação do gânglio esfenopalatino. O contato mucoso acontece por pressão mecânica, que ativa os nociceptores e esses, através de neurotransmissores (acetilcolina, adrenalina e neuropeptídeos), geram potenciais de ação que, por sua vez, ativam o sistema trigêmino-vascular. Os potenciais de ação agem por duas vias: central e periférica. Na central, ocorrem sinapses nos gânglios esfenopalatino e trigeminal, que atingem o córtex cerebral, sinalizando a dor. Na periférica, as fibras nervosas entram em contato com vasos, glândulas e fibras musculares lisas, levando a liberação do neuropeptídeo substância P e gerando os sintomas autonômicos. Esse parece ser o mesmo mecanismo álgico das enxaquecas sem aura, que com frequência também se manifestam com sintomas autonômicos parassimpáticos.[15]

Stammberger e Wolf postularam que variações na anatomia da cavidade nasal poderiam resultar em estase do muco, infecção e, finalmente, dor facial. Também afirmaram que os pontos de contato mucoso poderiam resultar na liberação de substância P que, localmente, causaria vasodilatação e edema mucoso e intensificaria a pressão nas superfícies de contato. Esses mesmos autores avaliaram a concentração de substância P na mucosa nasal humana e demonstraram que a mucosa normal possui maior concentração do neuropeptídeo do que na mucosa hiperplásica crônica e no tecido polipoide, o que justificaria a cefaleia por contato mucoso ocorrer na maioria dos casos em pacientes sem rinossinusite.[13] Entretanto, não há estudos conclusivos e com bom nível de evidência sobre os mecanismos exatos causadores da cefaleia por contato mucoso.

Variações anatômicas que predispõem a cefaleia

Algumas variações anatômicas predispõem a cefaleia por facilitar as rinossinusites crônicas ou recorrentes e/ou levar ao contato mucoso. As principais são citadas abaixo:

- **Concha média paradoxal:** a convexidade da concha média projeta-se lateralmente, em vez de medialmente, obstruindo o infundíbulo.
- **Concha média bolhosa:** pneumatização da placa óssea da concha média. Uma das variantes anatômicas mais comuns. Pode ocluir o complexo ostiomeatal (Figura 15.3).
- **Variações da bula etmoidal:** a bula é uma célula etmoidal anterior localizada posteriormente à borda livre do processo uncinado. Quando aumenta de tamanho pode causar dificuldade de drenagem no hiato semilunar e complexo ostiomeatal, levando a rinossinusite.

FIGURA 15.3

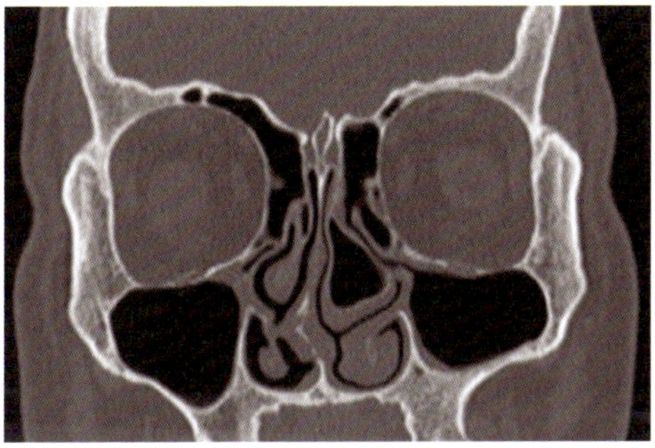

Tomografia computadorizada dos seios da face sem contraste. Corte à direita, Figura 15.3, evidenciando desvio septal tocando a concha inferior direita e a concha media bolhosa à esquerda.
Fonte: arquivo pessoal dos autores.

- **Variações do processo uncinado:** o processo uncinado é uma extensão da parede lateral da cavidade nasal, com inserção geralmente posteromedial à *agger nasi*. Sua extremidade pode desviar-se medial, lateral ou posteriormente. O processo uncinado também pode estar pneumatizado ou apresentar inserção anômala e ambas as situações podem dificultar a drenagem no complexo osteomeatal e, principalmente, a do seio maxilar.
- **Desvios septais:** desvios ou esporões septais podem causar cefaleia devido ao contato entre a mucosa septal e estruturas da parede lateral do nariz, bem como devido ao estreitamento gerado nas fossas nasais, causando má ventilação dos seios paranasais e consequente cefaleia (Figuras 15.2).

O diagnóstico de cefaleia rinogênica é de exclusão e requer abordagem multidisciplinar. Para a avaliação de tal queixa, realiza-se inicialmente o exame físico otorrinolaringológico completo para exclusão de causas óbvias de cefaleia. A endoscopia nasossinusal com endoscópio flexível ou rígido é parte fundamental do exame na busca de pontos de contato mucoso intranasais.

Além disso, alguns estudos demonstraram que o teste da lidocaína desempenha papel importante na identificação da cefaleia rinogênica e é preditor do sucesso cirúrgico.[16,17] Ele consiste na colocação de cotonoides embebidos em lidocaína no local dos pontos de contato mucoso durante um quadro álgico. O teste é considerado positivo quando o paciente refere alívio maior do que 50% da cefaleia.[18,19]

Deve-se ter em mente que variações anatômicas existem em pacientes com doença nasossinusal, mas também são vistas em pessoas assintomáticas.[20,21] Portanto, é sempre necessário realizar uma avaliação adequada e proceder conduta individualizada para cada caso.

A terapêutica na cefaleia por contato mucoso é controversa. Há possibilidade de manejo conservador ou cirúrgico. O tratamento conservador consiste no uso de medicamentos que diminuam o edema da mucosa, eliminando assim a pressão na região de contato. Podem ser utilizados corticoides tópicos nasais, descongestionantes e lavagem nasal com solução salina. O tratamento medicamentoso é fundamental, pois ele tem potencial de eliminar pontos de contato mucoso reversíveis, aliviando a sintomatologia. Porém, deve-se considerar seus custos a longo prazo e efeitos adversos. Alguns estudos sugerem, devido à similaridade do quadro clínico, que seja realizado teste terapêutico com medicamentos para enxaqueca, como, por exemplo, antidepressivos tricíclicos ou triptanos, antes da indicação de intervenção cirúrgica.[22-23]

A cirurgia endoscópica nasal, com o objetivo de correção das anormalidades anatômicas responsáveis pelos pontos de contato, pode aliviar a queixa álgica em pacientes selecionados.[6] Deve ser indicada após tratamento clínico otimizado e após exclusão de outras patologias que possam ser a causa principal da cefaleia (como doenças oftalmológicas, neurológicas, odontológicas e psiquiátricas). Além disso, o paciente deve estar ciente da possibilidade de não haver melhora sintomática mesmo após a intervenção. Se houver forte suspeita clínica e critérios de seleção meticulosos, o tratamento endoscópico da cefaleia rinogênica mostra-se eficaz.[18]

Neoplasias nasossinusais benignas ou malignas

Como já dito anteriormente, qualquer patologia que gere obstrução nasal ou comprometa o nervo trigêmeo, principalmente seu ramo maxilar (V2), ou a drenagem dos seios paranasais pode ser causa de cefaleia. Nesse contexto, torna-se importante suspeitar de patologias mais complexas e menos comuns do que as infecciosas. A Tabela 15.3 lista algumas causas de cefaleia associadas a neoplasias nasossinusais:

Tabela 15.3 Causas de cefaleia associada a lesões nasossinusais.

Lesões benignas	Lesões malignas	Lesões Infecciosas
Papiloma invertido	Carcinoma espinocelular	Bola fúngica
Nasoangiofibroma	Adenocarcinoma	Mucormicose
Osteoma	Melanoma	
Displasia fibrosa	Estesioneuroblastoma	
Adenoma pleomórfico	Linfoma	
Queratocisto		
Mucocele		

Fonte: Adaptada de Lanza e Kennedy.[7]

São sinais de alerta as paresias e paralisias, já que o acometimento de estruturas nervosas geralmente indica doenças não inflamatórias. Alterações visuais indicam comprometimento do II par craniano (nervo óptico). Lesões que envolvam o III, IV e VI pares cranianos (nervos oculomotor, troclear e abducente) geram alterações da mobilidade ocular. A alteração de sensibilidade em hemiface sinaliza comprometimento do nervo trigêmeo. Os pares cranianos II, III, IV, V (V2) e VI tem importante relação com o seio esfenoidal. Diminuição (hiposmia) ou perda total (anosmia) do olfato pode estar associada a doenças nasossinusais, tanto inflamatórias quando neoplásicas, visto que as fibras nervosas do I par craniano (nervo olfatório) têm origem no teto das fossas nasais. Além disso, é importante atentar para sintomas associados, falha do tratamento conservador e quadros de imunossupressão.

DIAGNÓSTICOS DIFERENCIAIS

As cefaleias primárias são os principais diagnósticos diferenciais das cefaleias nasossinusais.

Entre as enxaquecas, a com aura corresponde a 80%.É a forma que mais se confunde com a cefaleia de origem nasossinusal, pois apresenta sinais autonômicos parassimpáticos associados, tais como obstrução nasal, rinorreia, lacrimejamento, hiperemia conjuntival, ptose e edema palpebral. Dessa forma, o número de casos de enxaqueca não diagnosticados ou confundidos com rinossinusite é elevado.

Em um estudo[24] foram entrevistadas 100 pessoas com autodiagnóstico de cefaleia de origem nasossinusal. Os pacientes foram avaliados por diversos especialistas e submetidos a exames complementares, conforme a necessidade. Setenta e cinco por cento dos pacientes fechavam critérios para migrânea ou provável migrânea, de acordo com os critérios da Classificação Internacional das Cefaleias, e apenas 3% apresentavam realmente cefaleia atribuída a alterações nasossinusais. Além disso, dos pacientes que tiveram o diagnóstico de migrânea, uma porcentagem significativa apresentava sinais e sintomas autonômicos nas crises, sendo esse um dos principais motivos que levaram ao autodiagnóstico errôneo.[24] Outro estudo[6] demonstrou que a enxaqueca é o diagnóstico mais comum em pacientes com queixa de cefaleia encaminhados para avaliação nasossinusal quando não são encontradas evidências de rinossinusite na tomografia computadorizada de seios da face ou ao exame endoscópico nasal. Cady e Schreiber[25] demonstraram que uma porcentagem significativa de pacientes com autorrelato de cefaleia de origem nasal preenchiam critérios para enxaqueca e que o tratamento desses pacientes com succinato de sumatriptana melhorou dramaticamente a queixa.[25]

A cefaleia em salvas também apresenta sintomas autonômicos ipsilaterais associados à queixa de cefaleia e não deve ser erroneamente diagnosticada como patologia nasossinusal. O diagnóstico das cefaleias primárias é clínico e elas serão abordadas com detalhes em capítulo específico deste livro.

AVALIAÇÃO OTORRINOLARINGOLÓGICA

A avaliação otorrinolaringológica deve ser sistematizada e completa. Deve ser iniciada com anamnese detalhada e minuciosa sobre a queixa de cefaleia. Caracterizar sua localização e sua irradiação, início e duração, tipo (aperto, fisgada, latejante), intensidade e tempo de evolução são alguns itens fundamentais para desenhar a história e levantar hipóteses diagnósticas.

Além disso, deve-se questionar sobre sintomas associados e fatores desencadeantes, agravantes e de alívio. Pode haver fistória de trauma associado ao início da queixa, que pode se relacionar com achados no exame físico ou em exames complementares, como desvios septais, hematomas nasais e sangramento meníngeo. Antecedentes familiares e pessoais de atopia podem sinalizar quadros de rinite. É fundamental, por fim, que se interrogue a respeito de comorbidades e uso crônico de medicamentos, incluindo descongestionantes e analgésicos, que podem inclusive representar a causa da cefaleia.

O exame físico otorrinolaringológico completo é fundamental. À inspeção, deve-se avaliar abaulamentos e assimetrias faciais, laterorrinias (tortuosidade nasal externa) e outras alterações maiores. A rinoscopia anterior pode evidenciar acúmulo de secreção, sangramentos ou massas nas fossas nasais.

Especial atenção deve ser dada ao exame dos pares cranianos (PC), principalmente do primeiro ao sexto, que são os mais relacionados com o trato nasossinusal. Os nervos olfatório (I PC), óptico (II PC) são sensitivos. O trigêmeo é misto. Porém, o único relacionado diretamente com queixa de dor é o trigêmeo. Os demais (III PC, oculomotor, IV PC, troclear, e VI PC, abducente) são nervos motores, como mencionado anteriormente. Devem ser sempre investigadas alterações na acuidade visual, diplopia ou comprometimento da movimentação ocular. É de suma importância que se avalie o nervo trigêmeo no contexto da cefaleia através de teste de sensibilidade tátil e térmica dos três terços faciais. Esse nervo divide-se em três ramos: V1, ramo oftálmico, V2, ramo maxilar, e V3, ramo mandibular. Alterações de sensibilidade devem ser exaustivamente investigadas.

O exame endoscópico nasal, através de nasofibroscopia rígida ou flexível, faz parte do exame otorrinolaringológico e é de grande importância no diagnóstico da cefaleia de origem nasossinusal. É realizado em consultório, de forma rápida e pouco dolorosa. Vasoconstritores e anestésicos tópicos podem ser utilizados. Através dele visualizam-se as estruturas internas nasais e eventuais pontos de contato mucoso entre a concha média e a parede lateral nasal e entre septo e parede lateral ou lesões com efeito de massa nas fossas nasais. Além disso, pode-se verificar a existência de secreções e sua origem, bem como avaliar o estado da mucosa nasal e a existência de pólipos nasais.

EXAMES COMPLEMENTARES

A tomografia computadorizada (TC) dos seios da face é o exame mais utilizado para o estudo das doenças do nariz e dos seios paranasais, visto que apresenta alta sensibilidade para avaliação de estruturas ósseas (Figura 15.4). As doenças inflamatórias crônicas podem causar espessamento das paredes ósseas, mas não costumam apresentar osteólise. Destruição óssea é sinal de alerta para doenças malignas (Figura 15.5). Entretanto, alguns casos de doenças benignas, como mucocele (Figura 15.6) e displasia fibrosa (Figuras 15.7A e 15.7B), podem levar a remodelamento ósseo por compressão, como simulação de doenças malignas. Esse exame deve ser solicitado com cautela, pois expõe o paciente à radiação quando realizado com contraste iodado.

FIGURA 15.4

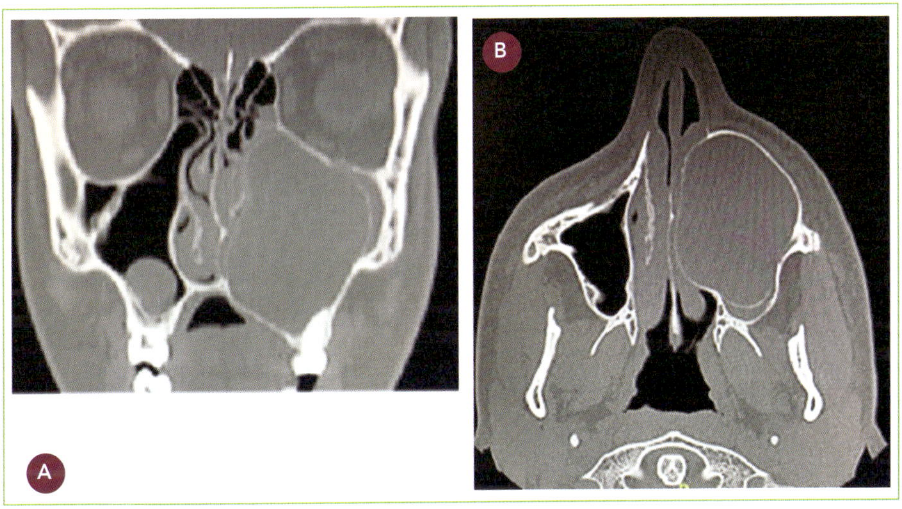

Tomografia computadorizada dos seios da face sem contraste. Corte coronal (à esquerda, e corte axial à direita, apresentam lesão óssea no interior do seio maxilar esquerdo, gerando abaulamento de todas as suas paredes. Nota-se o importante abaulamento da parede medial do maxilar, diminuindo significativamente o espaço da fossa nasal direita. Este paciente apresentava queixa de cefaleia e obstrução nasal há vários anos (sem avaliação médica prévia) e, mais recentemente, assimetria facial (abaulamento da parede anterior do maxilar). Trata-se de um caso de ceratocisto, neoplasia benigna de origem dentária.

Fonte: arquivo pessoal dos autores.

FIGURA 15.5

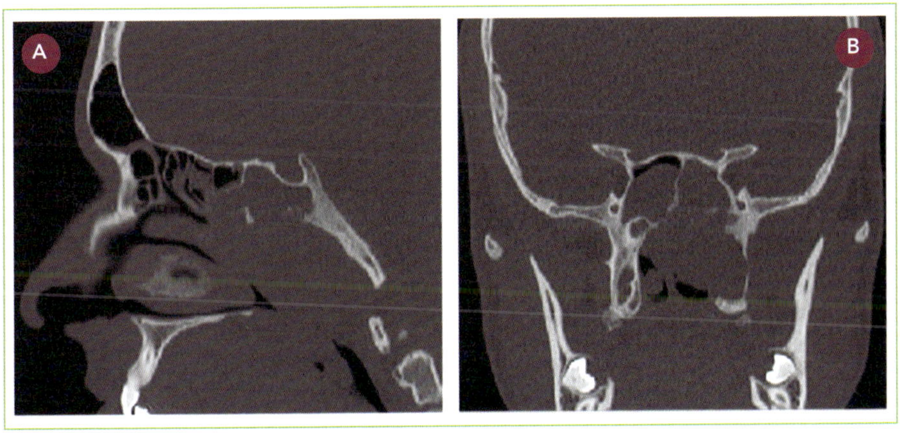

Tomografia computadorizada dos seios da face sem contraste. Corte sagital (à esquerda, e coronal à direita, demonstram lesão comprometendo os seios esfenoidais e região do *cavum*, com destruição óssea da parede anterior e do soalho do seio esfenoidal. O paciente apresentava cefaleia e dor facial intensas, refratárias a esquema analgésico potente. Realizada biópsia da lesão, sendo feito diagnóstico anatomopatológico de carcinoma indiferenciado.

Fonte: arquivo pessoal dos autores.

FIGURA 15.6

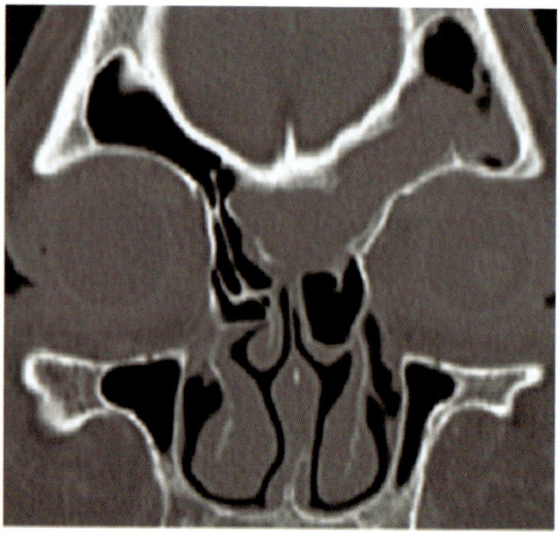

Tomografia computadorizada dos seios da face sem contraste, corte coronal. Exame solicitado para investigação de cefaleia frontal recorrente, principalmente à esquerda. Observa-se mucocele frontal esquerda, com abaulamento do septo nasal e comprometimento de células etmoidais. O paciente foi submetido à cirurgia endoscópica nasossinusal, com melhora completa da cefaleia.
Fonte: arquivo pessoal dos autores.

FIGURA 15.7

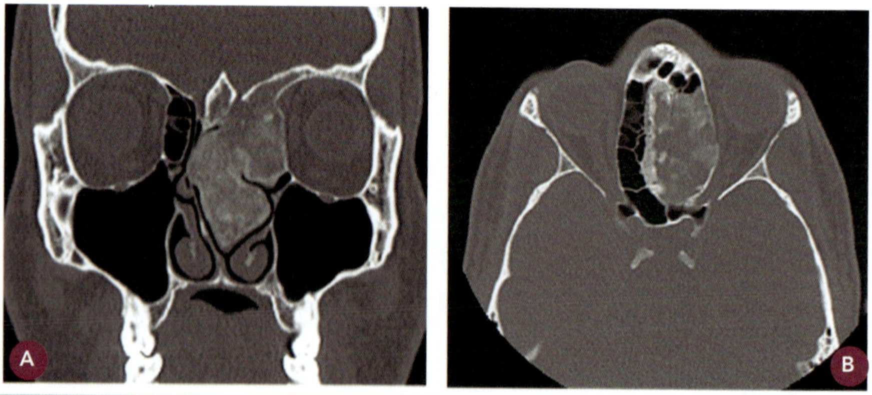

Tomografia computadorizada dos seios da face sem contraste. Esse exame foi solicitado para investigação de cefaleia e dor facial à esquerda. O paciente fazia tratamento para enxaqueca há anos. Observa-se nos cortes coronal à esquerda, e axial à direita, lesão óssea com aspecto de vidro fosco, compatível com displasia fibrosa, lesão óssea benigna. Há comprometimento do etmoide, frontal e esfenoide, bem como abaulamento da lâmina papirácea.
Fonte: arquivo pessoal dos autores.

Já a ressonância magnética (RM) caracteriza melhor as lesões de partes moles e ajuda no diagnóstico diferencial de neoplasias nasais e possibilita melhor avaliação dos pares cranianos. O exame é isento de radiação e utiliza meio de contraste (gadolíneo) com menos efeitos adversos (menor nefrotoxicidade).

MANEJO

O manejo é definido conforme a alteração diagnosticada. Doenças inflamatórias nasossinusais são abordadas inicialmente com tratamento medicamentoso (em especial, corticoides tópicos) e, em um segundo momento, com cirurgia, na dependência da evolução e da gravidade dos sintomas. Lesões neoplásicas são abordadas, em geral, cirurgicamente ou através de radio e quimioterapia, conforme diagnóstico anatomopatológico.

CONCLUSÃO

A cefaleia é um sintoma e não um diagnóstico. Pode estar presente isoladamente ou em associação com outros sintomas e causa impacto negativo na qualidade de vida. Tem diversas etiologias e compete a diversos especialistas investigá-la. Muitas vezes, outros tipos de cefaleia são erroneamente diagnosticados como cefaleia de origem nasossinusal e os pacientes acabam não recebendo o tratamento adequado.

Do ponto de vista otorrinolaringológico, as doenças inflamatórias intranasais são as causas mais frequentes de cefaleia. No entanto, impõem-se o diagnóstico diferencial com todas as doenças que cursem com cefaleia, inclusive as neoplásicas. Em alguns casos, a cefaleia vem associada a outros sintomas que podem sinalizar para o diagnostico diferencial. A história clínica e o exame físico otorrinolaringológico são fundamentais no diagnóstico das doenças que cursam com cefaleia. Os exames complementares, como TC e RM do nariz e seios paranasais e crânio, quando indicados, e o exame anatomopatológico de lesões nasais contribuem sobremaneira para o diagnóstico diferencial.

REFERÊNCIAS BIBLIOGRÁFICAS

1. Rasmussen BK. Epidemiology of headache. Cephalalgia. 1995;15:45-68. Review.
2. The International Classification of Headache Disorders, 3rd edition. Cephalgia. 2013;33(9):629-808.
3. Bousquet J, Khaltaev N, Cruz AA, et al. Allergic rhinitis and its impact on asthma (ARIA) 2008 update (in collaboration with the World Health Organization, GA(2)LEN and AllerGen). Allergy. 2008;63(3):8-160.
4. Chandra RK, Patadia MO, Ravic J. Diagnosis of nasal airway obstruction. Otolaryngol Clin North Am. 2009; 42(2):207-25.
5. Fokkens WJ, Lund VJ, Mullol J, et al. European position paper on rhinosinusitis and nasal polyps 2012. Rhinology. Suppl 2012;23:3.

6. Levine HL, Setzen M, Cady RK, et al. An otolaryngology, neurology, allergy, and primary care consensus on diagnosis and treatment of sinus headache. Otolaryngol Head Neck Surg. 2006;134(3):516-23.
7. Lanza DC, Kennedy DW. Adult rhinosinusitis defined. Report of the Rhinosinusitis Task Force Committee Meeting. Alexandria, Virginia, August 17, 1996. Adult rhinosinusitis defined. Otolaryngol Head Neck Surg. 1997;117(3 Pt 2):S1-7.
8. Tratado de Otorrinolaringologia e Cirurgia Cervicofacial. 2 ed. São Paulo: Roca; 2011.
9. Eweiss AZ, Lund VJ, Barlow J, et al. Do patients with chronic rhinosinusitiswith nasal polyps suffer with facial pain? Rhinology. 2013;51(3):231-35.
10. Mehle ME. Allergy and migraine: is there a connection? Curr Opin Otolaryngol Head and Neck Surg. 2008;16(3):265-9.
11. Ku M, Silverman B, Prift N, et al. Prevalence of migraine headaches in patients with allergic rhinitis. Ann Allergy Asthma Immunol. 2006;97(3):226-30.
12. Wolf G, Saria A, Gamse R. New aspects of the autonomic innervation of human nasal mucosa. Laryngol Rhinol Otol. 1987;66(2):149-51.
13. Stammberger H, Wolf G. Headaches and sinus disease: the endoscopic approach. Ann Otol Rhinol Laryngol Suppl. 1988;34(2):3-23.
14. Cantone E, Castagna G, Ferranti I, et al. Concha bullosa related headache disability. Eur Rev Med Pharmacol Sci. 2015;19(13):2327-30.
15. Giacomini PG, Alessandrini M, De Padova A. Septoturbinal surgery in contact point headache syndrome: long-term results. Cranio. 2003;21(2):130-5.
16. Bilal N, Selcuk A, Karakus MF, et al. Impact of corrective rhinologic surgery on rhinogenic headache. J Craniofac Surg. 2013;24(5):1688-91.
17. Mokbel KM, Abd Elfattah AM, Kamal S. Nasal mucosal contact points with facial pain and/or headache: lidocaine can predict the result of localized endoscopic resection. Eur Arch Otorhinolaryngol. 2010;267(10):1569-72.
18. Sadeghi M, Saedi B, Ghaderi Y. Endoscopic management of contact point headache in patients resistant to medical treatment. Indian J Otolaryngol Head Neck Surg. 2013;65(2):415-20.
19. Mohebbi A, Memari F, Mohebbi S. Endonasal endoscopic management of contact point headache and diagnostic criteria. Headache. 2010;50(2):242-8.
20. Bhattacharyya T, Piccirillo J, Wilppold FJ. Relationship between patient-based descriptions of sinusitis and paranasal sinus computed tomographic findings. Arch Otolaryngol Head Neck Surg. 1997;123(2):1189-92.
21. Clerico DM. Sinus headaches reconsidered: referred cephalgia of rhinogenic origin masquerading as refractory primary headaches. Headache. 1995;35(4):185-92.
22. Abu-Samra M, Gawad OA, Agha M. The outcomes for nasal contact point surgeries in patients with unsatisfactory response to chronic daily headache medications. Eur Arch Otorhinolaryngol. 2011;268(2):1299-304.
23. Goldsmith AJ, Zahtz GD, Stegnjajic A, et al. Middle turbinate headache syndrome. Am J Rhinol. 1993;7(2):17-23.
24. Eross E, Dodick D, Eross M. The sinus, allergy and migraine study (SAMS). Headache. 2007;47(2): 213-24.
25. Cady RK, Schreiber CP. Sinus headache or migraine? Considerations in making a differential diagnosis. Neurology. 2002;58(9 Suppl 6):S10-4.

CAPÍTULO 16

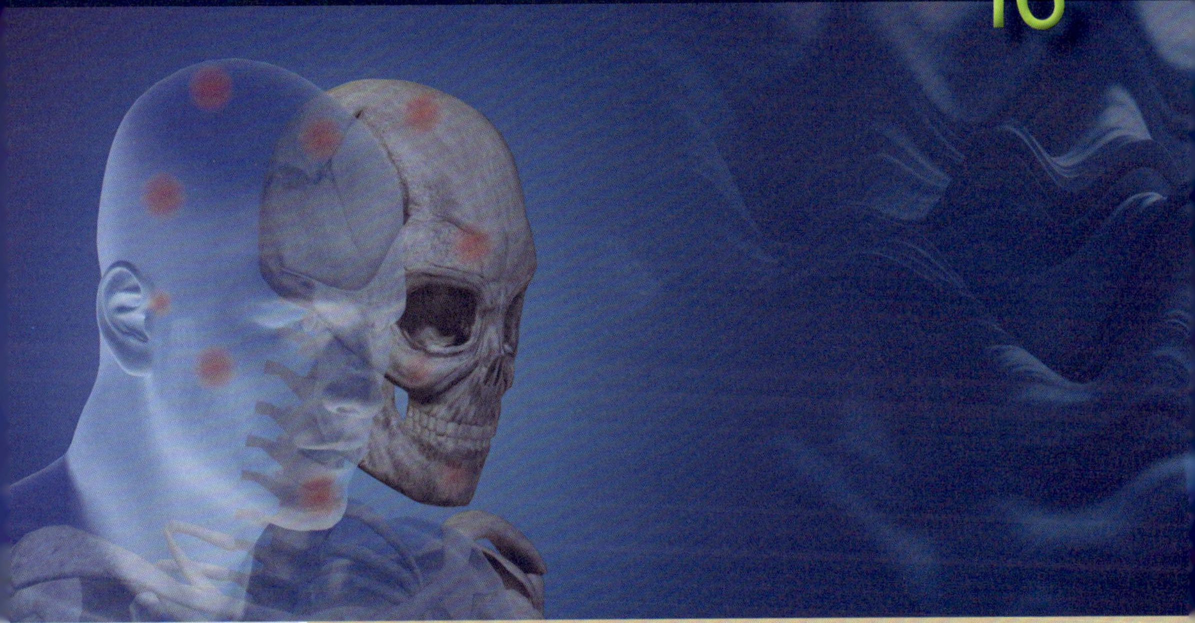

Paulo Sergio Faro Santos
Alan Chester Feitosa de Jesus

Cervicalgias e Cefaleias Atribuídas a Distúrbios Cervicais

CERVICALGIAS

Introdução

Apesar de haver significativa variabilidade na definição conceitual de cervicalgia e na metodologia de pesquisa envolvendo essa problemática, há concordância entre os pesquisadores de que se trata de tema relevante na literatura médico-científica e que a queixa, além de comum, tem aumentado na população geral e em subgrupos específicos.[1,2]

A avaliação de pacientes com dor cervical deve, como em todas as esferas da prática em Medicina da Dor, contemplar a obtenção de uma história clínica cuidadosa, acompanhada de exame clínico neurológico rigoroso. A realização de exames complementares, sejam eles laboratoriais, de imagem ou eletrofisiológicos devem ser solicitados de acordo com a hipótese diagnóstica estabelecida no primeiro contato com o paciente.[3]

Uma abordagem prática e adequada em termos de definição diagnóstica diz respeito ao reconhecimento de estruturas anatômicas cervicais sensíveis à dor. Essas estruturas podem fazer parte do sistema nervoso (central ou periférico) ou estar relacionadas ao dinâmico sistema osteoarticular (ossos, músculos, tendões e articulações). O funcionamento fisiológico destas estruturas pode ser afetado por desordens clínicas, funcionais ou traumáticas.[4-6]

Neste capítulo, daremos especial atenção à identificação e manejo de causas não traumáticas de dor cervical.

Epidemiologia

Por tratar-se de doença com progressivo aumento de incidência mundial, a cervicalgia tem trazido considerável impacto na qualidade de vida individual e familiar, com consequentes perdas de produção devido ao absenteísmo laboral e ao aumento de custos em serviços de saúde pública e suplementar.[2]

A incidência anual estimada da dor cervical, de acordo com estudos atuais, varia de 10,4% a 21,3% da população geral, com predileção de acometimento para determinadas profissões.[2,7]

No que diz respeito à prevalência global, também há variabilidade, compreendida entre 0,4% e 86,8% das pessoas questionadas. Mulheres são comumente mais acometidas que homens e a doença parece ser mais prevalente em países de alta renda e em populações urbanas.[1,2,8] Embora a prevalência de dor cervical em atletas seja normalmente considerada semelhante à observada na população geral, há atividades esportivas especificas que colocam seus praticantes sob maior risco de desenvolvimento do problema.[9]

Além dos fatores acima mencionados, os clínicos deveriam considerar que paciente acima dos 40 anos, com histórico de tabagismo, dor lombar coexistente, longa história de incômodo cervical, tendo o ciclismo como atividade física regular, com perda de força nas mãos e sensação (mesmo que subjetiva) de menor vitalidade e baixa qualidade de vida, está sob maior risco de desenvolvimento de cervicalgia crônica.[1]

Quanto ao prognóstico, há resultados conflitantes quanto à análise de gênero como fator de remissão dos sintomas em intervalos de 01 a 05 anos de acompanhamento, porém com tendência de melhores resultados para o sexo masculino. Em análises de subgrupos por idades, pacientes mais jovens têm melhor evolução e progridem para remissão mais comumente em relação aos idosos. Outros fatores de mau prognóstico incluem: trauma cervical prévio, elevada percepção de dor através de aplicação de escala visual analógica, autopercepção de saúde debilitada e associação com desordens psiquiátricas.[1,2,8]

Anatomia do problema

Todos que lidam com pacientes com dor, em especial aqueles portadores de dor cervical, já experimentaram a dificuldade para o estabelecimento da correlação anatômica com a queixa apresentada. Nem sempre esse *link* é claro ou inequívoco.[4]

Há de se entender, primariamente, que estruturas anatômicas cervicais podem gerar dor especificamente localizada no pescoço ou em adjacências, como ombros e demais regiões dos membros superiores. O principal fator confusional reside no fato de que tanto as dores exclusivas da região do pescoço, como as que envolvem também as adjacências, podem se originar de desordens da coluna cervical.[4,6,10]

Na literatura, convencionalmente atribui-se o conceito de dor cervical radicular ao contexto de radiculopatia cervical, mas precisamos entender que essas condições são essencialmente distintas. Do ponto de vista sindrômico, é necessária a presença de sinais ou sintomas objetivos de perda de função neurológica para o diagnóstico de radiculopatia cervical, sendo que esses sinais são, em sua maioria, negativos, e a dor não faz parte dessa constelação sintomatológica. Por essa razão, não se pode atribuir às dores radiculares cervicais as mesmas explicações para as conhecidas causas de radiculopatias cervicais. A compressão de axônios por si só não provoca dor, a não ser que a mesma esteja intrinsecamente relacionada aos gânglios da raiz dorsal da medula cervical.[4]

Portanto, independente da causa ou do mecanismo produtor dos sintomas, nenhuma das explicações anteriores incide exclusivamente sobre as dores isoladas no pescoço já que, por via de regra, essas condições geram primordialmente dores nos membros superiores.[3,4,6]

Didaticamente, podemos considerar como cervicalgia, ou dor cervical pura, a dor percebida em uma região delimitada superiormente pela linha nucal superior, lateralmente pelas margens laterais do pescoço, e inferiormente por uma linha transversal imaginária através do processo espinhoso da primeira vértebra torácica. Um dos principais objetivos da prática clínica é determinar exatamente a origem dessa dor, para que depois sejam implementadas medidas para interromper o ciclo vicioso.[4,5]

As fontes de dor cervical são habitualmente estudadas de duas formas: com voluntários normais, em que estruturas são estimuladas para que se verifique o aparecimento de sintomas dolorosos, e em pacientes sintomáticos, com a realização de bloqueios anestésicos que poderiam comprovar a melhora da dor apresentada. Dessa forma, identificam-se que regiões como as articulações zigoapofisárias, atlantoaxiais laterais, atlanto-occipitais, discos intervertebrais e músculos cervicais são possíveis sedes da sensação dolorosa.[3,4,6,11]

Classificação

Há diversas formas de classificação das cervicalgias, podendo ser levado em consideração, por exemplo, o curso agudo *versus* crônico no desenvolvimento e manutenção dos sintomas ou, ainda, a diferenciação de acordo com a presença ou ausência de cefaleias occipitais associadas. Entretanto, e apesar das dificuldades propedêuticas anteriormente citadas, uma das formas mais relevantes de análise é aquela em que considera a injúria neuronal como divisor principal. Dessa forma, classificam-se as cervicalgias em neuropáticas e não neuropáticas.

Apesar de estudos escassos, há evidência de que as dores cervicais puramente neuropáticas são mais raras, em detrimento da predominância de dores mistas, seguidas daquelas de componente puramente não neuropático. Possivelmente, diferenças metodológicas na seleção de pacientes explicam a baixa proporção de pacientes com componente neuropático puro, visto que há uma tendência em excluir das amostras os pacientes que apresentam dores exclusivas em membros superiores. Em contrapartida, pacientes com componente neuropático isolado, têm maior impacto funcional, com limitação em atividades de vida diária, além de maior prevalência de desordens psicopatológicas. Esses pacientes têm evolução habitualmente mais difícil e são os que mais necessitam de tratamentos intervencionistas, como cirurgias e bloqueios anestésicos epidurais.[1,3,12,13]

Desordens que cursam com dor cervical de acordo com a estrutura acometida[4]

- Disco intervertebral: protrusões, herniações;
- Articulação zigoapofisária: osteoartrose, gota, artrite reumatoide, espondilite anquilosante, fraturas;
- Corpo vertebral: doença de Paget, fraturas, osteomielite, hiperparatireoidismo, tuberculose;
- Meninges: cistos dermoides, hematomas ou abscessos epidurais, meningeomas;
- Vasos sanguíneos: angiomas, arterites;
- Bainha neural: neurofibroma, Schwannoma;
- Nervos: neuroblastoma, ganglioneuroma.

Causas incomuns de dor cervical isolada[4,14]

- Tumores metastáticos;
- Mieloma múltiplo;
- Cordoma;
- Espondiloartropatias soronegativas;
- Discites;
- Herpes zoster;
- Meningites;
- Fístula arteriovenosa;
- Neuropatias periféricas;
- Esclerose lateral amiotrófica;
- Mielite transversa/esclerose múltipla/neuromielite óptica;
- Síndrome de Guillain-Barré.

Red Flags

A identificação de sinais ou sintomas clínicos que podem, precocemente, contribuir para a suspeita de patologias mais graves que as habitualmente encontradas no contexto das dores cervicais é de fundamental importância. Esses sinais podem ser chamados de *red flags* ou simplesmente sinais de alerta. Com a identificação dessas desordens, pode-se prever evolução catastrófica e antecipar a programação terapêutica de acordo com a suspeita diagnóstica, minimizando o risco de sequelas neurológicas graves.

De forma geral, poderíamos dividir os sinais de alerta nas categorias a seguir:

- **Relacionados à idade:** em menores de 20 anos (anormalidades congênitas, marcas congênitas, alterações na distribuição de cabelos, histórico familiar) ou maiores de 50 anos (histórico de câncer ou doença vascular);
- **Sintomas ou sinais físicos/sistêmicos:** febre, rigidez cervical, náuseas ou vômitos, perda de peso inexplicada, eritema ou exsudato localizado, hipersensibilidade no pescoço;
- **Miscelânea:** elevação de marcadores de atividade inflamatória (velocidade de hemossedimentação e proteína C reativa), leucocitose, sintomas novos no contexto de artrite inflamatória ou trauma;
- **Alteração no exame neurológico:** presença dos sinais de Hoffmann ou Babinski, hiperreflexia, alteração de tônus muscular, incontinência ou urgência miccional, alteração visual, ataxia, alteração de nível ou conteúdo da consciência, cefaleia nova e persistente, fotofobia ou fonofobia.[1-3]

Exames complementares

Quando há clareza para o diagnóstico, a evolução do quadro é compatível com o esperado e não há sinais de alerta, exames complementares podem ser desnecessários. Porém, quando qualquer das condições acima não está preenchida, torna-se mister complementar a investigação através da propedêutica armada.

A realização de exames laboratoriais gerais pode contribuir para o diagnóstico de doenças associadas ou mesmo de condições que sejam as principais geradoras dos sintomas dolorosos, como no caso das desordens inflamatórias sistêmicas. Estudo recente evidenciou que pacientes portadores de hiperlipidemia e *diabetes mellitus* estão sob maior risco de desenvolvimento de dores lombares e cervicais.[15]

Apesar de exame antigo, existe validade para a solicitação de radiografia simples (RX) de coluna cervical em duas posições, para a investigação das dores no pescoço. Desordens de alinhamento, fraturas ou mesmo lesões expansivas ou metastáticas podem ser identificadas por esse tradicional método de investigação.[1] Em dores estritamente localizadas, a realização de ultrassonografia de partes moles pode contribuir para o diagnóstico.[16]

A ressonância magnética (RM) é tradicionalmente aceita como exame de maior poder de análise de desordens cervicais, principalmente pela sensibilidade na identificação de anormalidades relacionadas às partes moles, ricas em moléculas de hidrogênio. Entretanto, a tomografia computadorizada (TC) pode ser útil na distinção entre desordens osteofitárias em relação àquelas de tecidos moles, ou ainda na investigação de pacientes em que haja contraindicação para a realização da RM. Portadores de marca-passo, claustrofóbicos e que não desejem ser submetidos à sedação estão entre exemplos dessa contraindicação.[17]

A eletroneuromiografia (ENMG) e os estudos de condução nervosa são ferramentas úteis na investigação de pacientes com dores cervicais, principalmente na identificação de anormalidades radiculares. Tradicionalmente, a ENMG se propõe a confirmar a anormalidade de raiz nervosa e excluir a possibilidade de outras alterações periféricas, como as plexopatias; e ainda identificar a raiz específica acometida, além de quantificar o tipo de disfunção (se desmielinizante ou axonal, por exemplo).[18]

Como já exemplificado anteriormente, a diferenciação e identificação de fontes geradoras de dor implicam no caminho mais adequado de abordagem terapêutica.[1,4,10,14]

Tratamento

Como vimos até agora, múltiplas são as causas de dores na região do pescoço e nem sempre é simples estabelecer a exata origem anatômica da desordem.[2,8] Quando há um sinal patognomônico de comprometimento, o tratamento deve ser direcionado especificamente para a estrutura disfuncional. Como também citamos anteriormente, tratamentos em pacientes sintomáticos através de bloqueios diagnósticos também podem ser realizados.[4]

Para dores cervicais inespecíficas, é corrente o uso de anti-inflamatórios não hormonais (AINHs) e relaxantes musculares, normalmente com boa resposta. Quando componentes miofasciais de dor são identificados, tratamentos adicionais de correção postural, *biofeedback*, fisioterapia e terapia cognitivo-comportamental são particularmente eficazes, além de técnicas de agulhamento a seco ou infiltração anestésica.[1,19,20]

Exercícios físicos podem ser benéficos para o tratamento de dores cervicais, pelo estímulo à secreção de endorfinas, contribuindo para a melhora do humor e do sono, prevenindo e revertendo a perda do condicionamento físico. Há evidência de diminuição geral de cervicalgia através da implementação de programas específicos de atividade física, apesar da carência de estudos direcionados para o tema *dor cervical isolada*.[5,9,21]

Terapias biológicas através do uso de células-tronco, inibidores do fator de crescimento neural e plasma rico em plaquetas têm sido avaliadas para o tratamento de dores crônicas, ainda sendo necessários estudos posteriores para que seja definida a utilidade dessas medidas em doenças degenerativas e neuropáticas.[22,23]

CEFALEIAS ATRIBUÍDAS A DISTÚRBIOS CERVICAIS

Entende-se como cefaleia atribuída ao distúrbio cervical quando uma nova cefaleia surge em relação temporal com o aparecimento de algum distúrbio nessa região, ainda que a cefaleia possua características de cefaleia primária.[24] Quando uma cefaleia preexistente se agrava em pelo menos duas vezes em sua frequência, ou piora significativamente na intensidade, numa relação temporal com o surgimento de algum distúrbio cervical, deve-se diagnosticar o indivíduo como portador de dois tipos distintos de cefaleia, sendo um deles a cefaleia atribuída ao distúrbio cervical ocorrido.[24]

As cefaleias atribuídas a distúrbios cervicais fazem parte das cefaleias secundárias, encontram-se no tópico 2 do Capítulo 11 da 3ª edição da *International Classification of Headache Disorders* (ICHD-3), o qual se refere à cefaleia ou dor orofacial atribuída a distúrbios do crânio, pescoço, olhos, orelhas, nariz, seios da face, dentes, boca ou outras estruturas faciais ou cervicais. As cefaleias atribuídas a distúrbios cervicais são subdivididas em: Cefaleia Cervicogênica (11.2.1), Cefaleia Atribuída à Tendinite Retrofaríngea (11.2.2) e Cefaleia Atribuída à Distonia Craniocervical (11.2.3).[24]

Cefaleia cervicogênica

A cefaleia cervicogênica (CC) foi descrita sistematicamente pela primeira vez em 1983 pelo grupo do neurologista Ottar Sjaastad, quando relatou sua experiência a respeito de 22 pacientes com esse quadro. Os autores definiram esta situação não como um diagnóstico nosológico, mas como padrão reacional a uma injúria das estruturas cervicais.[25] A ICHD-3 define a CC como uma cefaleia causada por distúrbio na coluna cervical ou estruturas anexas, tais como vértebras, discos intervertebrais e/ou outras estruturas de tecidos moles, podendo ser acompanhada por cervicalgia.[24]

Embora os estudos epidemiológicos sobre CC sejam escassos, estima-se uma prevalência de 0,4% a 4,0% na população em geral,[26] porém há estudos que mostram prevalência semelhante à migrânea, 16,1% a 17,8%.[27,28] É mais frequentemente encontrada em mulheres que em homens,[25,29] com média de idade de início em torno dos 28 anos.[26]

Fisiopatologia

A região cervical possui diversas estruturas ricas em nociceptores, tais como: vértebras, articulações facetárias, discos intervertebrais, ligamentos, músculos, vasos sanguíneos e pele. Estímulos nociceptivos oriundos da região cervical podem ser interpretados como dor na região cefálica devido à convergência entre as aferências nervosas cervicais altas e as aferências trigeminais, as quais se encontram no núcleo caudal trigeminal. Essa coluna de substância cinzenta que se estende desde a ponte até o corno dorsal dos níveis C3 ou C4, denomina-se complexo trigeminocervical (CTC) (Figura 16.1).[30,31]

FIGURA 16.1

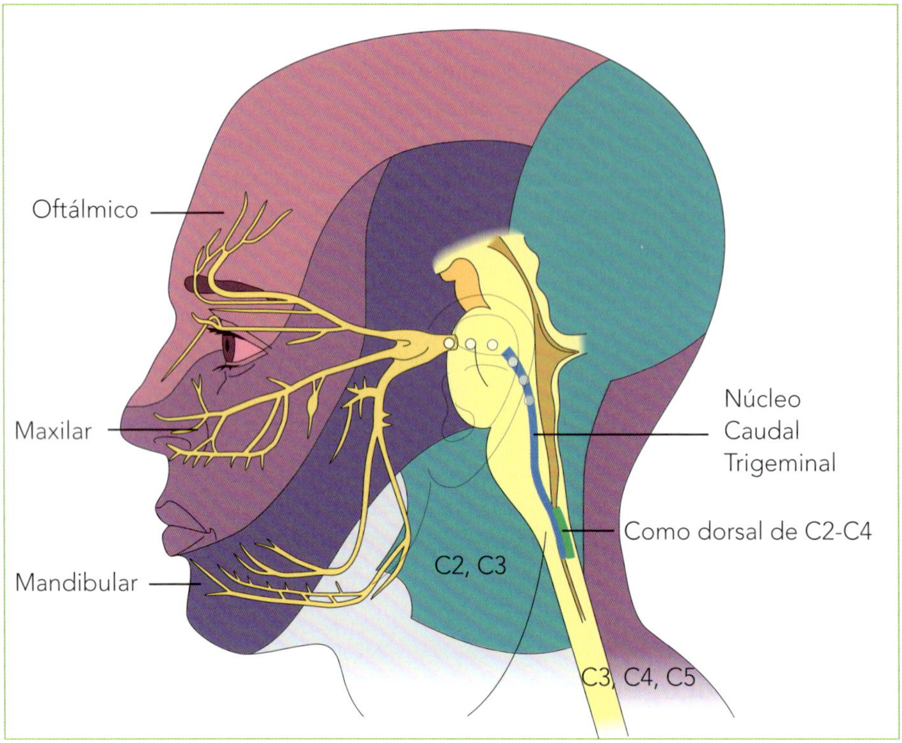

O CTC é formado pelos três ramos do nervo trigêmeo (oftálmico, maxilar e mandibular) e primeiros nervos sensoriais da cabeça e pescoço formados pelas raízes cervicais altas (C2, C3, C4, C5), encontrando-se, centralmente, no núcleo trigeminal caudal. A ativação do CTC pode resultar em dor referida, que pode ser percebida em qualquer parte da cabeça e região posterior do pescoço.

Fonte: Reprodução de imagem de *Classification and Differential Diagnosis of Oral and Maxillofacial Pain de Scrivani e Spierings*.[32]

Manifestações clínicas

A CC é caracterizada por uma dor estritamente unilateral, com intensidade variada, a qual aumenta com os movimentos do pescoço, sendo irradiada a partir da região occipital ou cervical. É um desconforto predominantemente em pressão, podendo em algumas ocasiões ser pulsátil, de intensidade moderada a grave e de duração de poucas horas a dias, que não passa de um lado para o outro da cabeça. Os pacientes com cefaleia cervicogênica podem ter restrição na amplitude dos movimentos do pescoço e ainda cursar com dor no ombro e braço ipsilateralmente à cefaleia.[25,33,34]

O exame físico tem um papel muito importante na CC, quando comparado a outros tipos de cefaleias. A compressão digital de pontos-gatilho na região occipitocervical, tal como o ponto de emergência do nervo occipital maior ou o processo transverso das vértebras cervicais superiores podem gerar ataques similares aos episódios que ocorrem habitualmente.[34]

Exames complementares

Indivíduos com dor cervical, que eventualmente irradia para o segmento cefálico, sempre deverão ser investigados com exame de neuroimagem cervical. Contudo, em casos de cefaleia cervicogênica, a RM geralmente não revela alterações significativas que justifiquem os sintomas.[35,36]

Diagnóstico

Atualmente há duas entidades que definem o diagnóstico da CC: *Cervicogenic Headache International Study Group* (CHISG[33] (Tabela 16.1) e a ICHD-3[24] (Tabela 16.2).

Tabela 16.1 Critérios diagnósticos da cefaleia cervicogênica de acordo com a CHISG.[33]
Critérios maiores
1. Sinais ou sintomas de envolvimento cervical*
a. Precipitação da cefaleia por:
I. movimento do pescoço e/ou posição desconfortável sustentada e/ou
II. pressão externa sobre a região cervical posterossuperior ipsilateral ou região occipital
b. Dor cervical, em ombro e em braço não radicular ipsilateral
c. Redução da amplitude de movimento na coluna cervical
2. Bloqueios anestésicos do nervo occipital maior; raiz C2 ou outras estruturas apropriadas do lado sintomático abolem a dor transitoriamente (obrigatório para trabalho científico)
3. Unilateralidade da cefaleia sem mudança de lado (obrigatório para trabalho científico)
Outras características da cefaleia#
1. Episódios de dor de duração variável: flutuante ou contínua
2. Dor que começa no pescoço, eventualmente se espalhando para áreas óculo-fronto-temporais
3. Dor moderada, não excruciante, geralmente de natureza não latejante
Outras características de alguma importância#
1. Sexo feminino
2. Traumatismo craniano e/ou cervical
3. Pouco ou ausência de efeito à indometacina, ergotamina ou sumatriptana
Outras características menos importantes#
1. Náusea
2. Vômito
3. Edema ou rubor periocular ipsilateral
4. Tontura
5. Foto e fonofobia
6. Turvação visual ipsilateral
7. Dificuldade de engolir

*É obrigatório que um ou mais fenômenos estejam presentes.
#Nenhum desses itens são obrigatórios.

Tabela 16.2 Critérios diagnósticos da cefaleia cervicogênica de acordo com a 3ª edição da ICHD.[24]

A. Alguma cefaleia preenchendo o critério C
B. Evidência clínica e/ou de imagem de distúrbio ou lesão da coluna cervical ou tecidos moles do pescoço conhecido por causar cefaleia
C. Evidência de causa demonstrada por pelo menos dois dos seguintes itens: 1. cefaleia se desenvolveu em relação temporal com o início do distúrbio cervical ou aparecimento da lesão 2. cefaleia melhora significativamente ou se resolve em paralelo à melhora ou resolução do distúrbio cervical ou lesão 3. amplitude do movimento cervical é reduzida e a cefaleia piora após manobras provocativas 4. cefaleia é abolida após bloqueio anestésico de uma estrutura cervical ou do seu suprimento nervoso
D. Não melhor explicado por outro diagnóstico da ICHD-3

Diagnósticos diferenciais

O indivíduo que sofre com cefaleia cervicogênica pode facilmente ser diagnosticado com outros tipos de cefaleia, tais como: migrânea, cefaleia tipo tensional (CTT), hemicrania contínua, cefaleia em salvas e cefaleia atribuída à lesão em chicote (*whiplash*). Devido a isso, serão listados alguns pontos importantes tanto na história quanto no exame físico do paciente, através dos quais pode-se facilitar o diagnóstico diferencial.

Cefaleia cervicogênica x migrânea

Os indivíduos acometidos por CC apresentam-se geralmente com cefaleia estritamente unilateral, não pulsátil, poucos sintomas associados (náuseas, vômitos, foto e fonofobia), desconforto no ombro e braço ipsilateralmente, limitação para rotação cervical, início da dor na região cervical com irradiação para regiões cefálicas anteriores e pouca ou nenhuma resposta terapêutica a ergotamina.[26,37]

Em vias de regra, a cefaleia na migrânea possui lateralidade não fixa, podendo se alternar com a bilateralidade,[38] além de ser geralmente pulsátil, rica em sintomas associados, não costuma manifestar desconforto extracraniano, limitação para rotação cervical é infrequente e o início da dor ocorre na região frontotemporal.[26] Além disso, os tratamentos clássicos para cefaleia na migrânea são os derivados do *ergot* e as triptanas.[39,40]

Cefaleia cervicogênica x cefaleia tipo tensional

A principal diferença encontrada entre indivíduos com esses diagnósticos é perceptível nos sinais cardinais da CC: unilateralidade fixa, dor ipsilateral no ombro e braço, amplitude de movimento no pescoço reduzida, início da dor no pescoço e cefaleia provocada por estímulo mecânico cervical.[41] A CTT é caracteristicamente bilateral[24] e todos os demais sinais descritos acima foram mais comuns em indivíduos com CC, quando comparados àqueles com CTT.[41]

Cefaleia cervicogênica x hemicrania contínua x cefaleia em salvas

As duas principais características que podem levar à confusão entre a CC e essas duas cefaleias trigêmino-autonômicas são: unilateralidade fixa e duração. Foi visto no tópico "Diagnóstico" que um dos critérios maiores da CC é a cefaleia possuir unilateralidade, sem alternância de lado, e no tópico "Manifestações Clínicas" que a cefaleia pode durar poucas horas e poucas semanas. Além disso, as manifestações autonômicas locais (lacrimejamento, hiperemia conjuntival e rinorreia) podem estar presentes na CC, mas são bastante incomuns.[26]

Vale lembrar que duas características essenciais das cefaleias trigêmino-autonômicas são unilateralidade fixa, associada à presença de pelo menos um sinal autonômico. Dessa maneira, um dos itens na diferenciação do diagnóstico é a duração das dores, que na hemicrania contínua o próprio termo já a define, a duração é ininterrupta, intercalada com exacerbações da cefaleia (com duração de algumas horas a dias), quando se manifestam os sinais autonômicos, e na cefaleia em salvas a crise varia entre 15 e 180 minutos de duração.[24]

Outra forma de distinguir os três tipos de cefaleia é pelo tratamento. Sabe-se que um dos critérios diagnósticos da hemicrania contínua é a resposta absoluta a doses terapêuticas de indometacina,[24] enquanto que na cefaleia em salvas, embora o tratamento não seja critério diagnóstico, o paciente em crise apresenta uma excelente resposta terapêutica à oxigenoterapia em alto fluxo.[42] Pacientes com CC já foram testados para ambos os tratamentos, porém não obtiveram resposta terapêutica satisfatória.[37]

Cefaleia cervicogênica x cefaleia atribuída à lesão em chicote (whiplash)

Lesão em chicote é um mecanismo de injúria, onde ocorrem movimentos contidos e inadequados de aceleração e desaceleração da cabeça, provocando a flexão e extensão do pescoço.[24] Quase metade dos indivíduos que sofrem lesão em chicote evoluem com cervicalgia com recuperação nas primeiras 6 semanas, entretanto 1/3 deles pode persistir com sintomas em até um ano.[43]

Vincent[44] demonstrou que indivíduos com cefaleia cervicogênica possuíam um histórico maior de lesão em chicote, quando comparados com portadores de migrânea ou cefaleia tipo tensional. Dessa forma, podemos entender que a lesão em chicote pode ser um fator de risco ao surgimento de CC no futuro.

Deve-se lembrar que o diagnóstico da cefaleia atribuída à lesão em chicote não se baseia numa característica específica desse sintoma, porém na relação temporal entre seu aparecimento e a ocorrência da lesão.[24] Portanto, é necessário avaliar se havia cefaleia preexistente, caso presente, se modificou de padrão (lesão em chicote como fator agravante), ou se iniciou um novo tipo de cefaleia, devendo-se analisar se a mesma se enquadra em algum outro diagnóstico nosológico, de acordo com a ICHD-3, visto que as mais comuns nessa situação são a própria CC e a CTT.[44,45]

Tratamento

A CC é, com certeza, um dos principais tipos de cefaleia que exige uma intervenção multiprofissional e, se possível, interdisciplinar, a fim de obter sucesso terapêutico.[46] Seguindo esse modelo, von Piekartz[47] revelou que 41% dos indivíduos com cefaleia cervicogênica também apresentavam disfunção temporomandibular e quando tratados para essa condição, além do tratamento habitual, tiveram uma melhora significativa da intensidade da cefaleia e da função cervical.

Indivíduos com CC possuem uma tendência à cronificação da sua dor. Sjaastad e Bakketeig[26] mostraram que 54% dos pacientes com CC se queixavam de cefaleia continuamente. Um estudo populacional sobre cefaleia crônica revelou que metade dos indivíduos portadores de CC faziam uso excessivo de medicamentos.[29]

Além disso, pessoas que sofrem com CC, quando comparados com grupo controle, mostraram piores índices em todos os parâmetros do questionário de qualidade de vida SF-36 (capacidade funcional, limitação por aspectos físicos, dor, estado geral de saúde, vitalidade, aspectos sociais, aspectos emocionais e saúde mental). Já quando comparados a portadores de migrânea sem aura e cefaleia tipo tensional, aqueles com CC apresentavam pior capacidade funcional.[48]

Semelhantemente a outras síndromes álgicas, recomenda-se que o tratamento da CC seja feito de maneira racional e individualizada, geralmente utilizando-se medicamentos orais, bloqueios de nervos periféricos, infiltração de local de anestésico e/ou esteroide, fisioterapia e até cirurgia.[49,50]

Em regra geral, não há medicações específicas para o tratamento da CC, podendo ser utilizados medicamentos de acordo com a natureza da dor (nociceptiva ou neuropática) e com a frequência (aguda ou crônica). Frequentemente, opta-se por antidepressivos ou anticonvulsivantes para uso crônico e analgésicos simples, anti-inflamatórios não esteroidais ou opioides no tratamento da crise aguda. Apesar da escassez nesse tema, há um estudo randomizado, duplo-cego, comparando a pregabalina com placebo, que revelou redução significativa da frequência da cefaleia no grupo terapêutico.[51]

Há dados controversos na literatura a respeito do benefício da aplicação da toxina botulínica do tipo A nos músculos cervicais no tratamento da CC. Existe um estudo que demonstrou melhora da intensidade da dor e amplitude de movimento do pescoço[52] e outro com melhora tanto na intensidade quanto na frequência das dores.[53] Enquanto que o estudo de Linde *et al.*[54] falhou em mostrar benefício com esse tratamento. Este conflito de resultados se deve principalmente à metodologia utilizada em cada estudo, em relação à localização e quantidade de músculos onde foi aplicada a medicação, além das doses que foram distintas em cada um.

O bloqueio anestésico de nervos occipitais, além de ser fundamental para o diagnóstico, também é utilizado na rotina como tratamento. Os estudos abertos não controlados têm revelado uma melhora cerca de 70% após a injeção de anestésico, com ou sem corticoide, no nervo occipital. A CC é uma das principais indicações desse bloqueio de nervo periférico (nível II de evidência, grau B de recomendação).[55] O bloqueio anestésico pode ser realizado tanto no nervo occipital maior, como no occipital menor, além do nervo supraorbital ipsilateral à dor.[56]

Outra possibilidade terapêutica é a injeção epidural cervical de corticoide. Há poucos estudos abordando esse tratamento nas CC, sendo apenas dois com desenho prospectivo.[57] Nenhum dos estudos utilizaram grupo controlado com placebo. Martelletti *et al.*[58] demonstraram que a injeção epidural cervical de corticoide pode promover alívio sintomático em curto prazo (até 4 semanas) em indivíduos com CC. Já Ming-wei *et al.*[59] utilizaram o mesmo tratamento em infusão contínua por 3 a 4 semanas, obtendo benefício em curto e longo prazo (pelo menos 6 meses).

Naqueles pacientes não responsivos aos tratamentos anteriores, podem ser tentados radiofrequência pulsada de C2, descompressão e neurólise microcirúrgica de C2 e até implante de eletrodo de estimulação de nervo occipital.[49,50,60]

Concomitantemente à intervenção médica, é imprescindível que o indivíduo com CC seja submetido ao tratamento com o fisioterapeuta para melhorar a dinâmica dos componentes cervicais e, consequentemente, a sua função, aliviando os sintomas. Há inúmeras técnicas descritas para abordagem fisioterapêutica da CC: manipulação da coluna cervical, massagem, alongamento, laserterapia de baixa potência, estimulação elétrica transcutânea, crioterapia, agulhamento a seco, mobilização ou abordagens neuromusculares.[50,61]

Embora haja falta de dados comparando técnicas distintas, sabe-se que a associação entre terapia manipulativa cervical e exercícios terapêuticos cervicais específicos é mais eficaz na redução da frequência e na intensidade da cefaleia, além da redução da intensidade da cervicalgia, em relação a cada terapia isolada. O benefício terapêutico foi sustentado em longo prazo (até um ano).[62]

Cefaleia atribuída à tendinite retrofaríngea

A tendinite retrofaríngea ou tendinite calcificada pré-vertebral é uma condição rara, descrita pela primeira vez por Hartley em 1964, caracterizada por um processo inflamatório asséptico do tendão do músculo longo do pescoço.[63] Dos diversos artigos publicados até o momento, apenas o trabalho de Horowitz *et al.*[64] estudou sua incidência, utilizando a população de Tel-Aviv (Israel), onde encontraram uma taxa de 1,31 indivíduo para cada 100.000 por ano.

Fisiopatologia

A fisiopatologia é baseada na inflamação ou calcificação de partes moles retrofaríngeas, que geralmente são desencadeadas por estiramento ou compressão dos músculos cervicais pré-vertebrais superiores.[24] Ring *et al.*[65] demonstraram, através de estudo anatomopatológico, a presença de cristais de hidroxiapatita de cálcio nas fibras oblíquas do tendão superior do músculo longo do pescoço.

Manifestações clínicas

A queixa mais comum é a cervicalgia (94% a 100%), a qual costuma ser de forte intensidade e irradiar para a cabeça gerando dor occipital, em pontada ou pulsante. Outras manifestações comuns são: limitação de movimento do pescoço, odinofagia, disfagia e rigidez cervical. Febre, elevação das provas de atividade inflamatória e leucocitose também podem ocorrer.[64,66] A cefaleia costuma também apresentar um padrão de piora à extensão do pescoço, à rotação da cabeça e ao engolir, além de ao exame físico cursar com dor à palpação dos processos espinhosos cervicais.[24]

Exames complementares

A tomografia computadorizada é o padrão-ouro para o diagnóstico, por identificar o edema pré-vertebral e os depósitos de cálcio (Figura 16.2). As calcificações são vistas ao longo das fibras do tendão oblíquo superior do músculo longo do pescoço.[67] A radiografia da coluna cervical pode mostrar edema dos tecidos moles anterior a C1 e C2, por vezes se estendendo até C6. A RM revela hiperintensidade em uma banda pré-vertebral, no aspecto inferior de C2 a C6 em imagens ponderadas em T2, (Figura 16.3). Já nas imagens ponderadas em T1, revela sinal intermediário, isointenso com o músculo.[68]

Diagnóstico

O diagnóstico dessa cefaleia se baseia principalmente na suspeição clínica, de acordo com a queixa dos pacientes, associada a alterações de imagem compatíveis com a tendinite retrofaríngea (Tabela 16.3).

▶ FIGURA 16.2

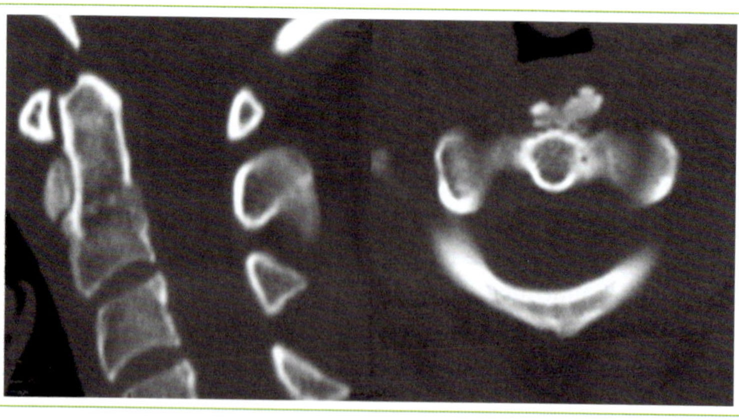

Tomografia computadorizada da coluna cervical em corte sagital (esquerda) e axial (direita) revelando calcificação e edema de partes moles pré-vertebrais no nível de C2.

Fonte: arquivo pessoal.

FIGURA 16.3

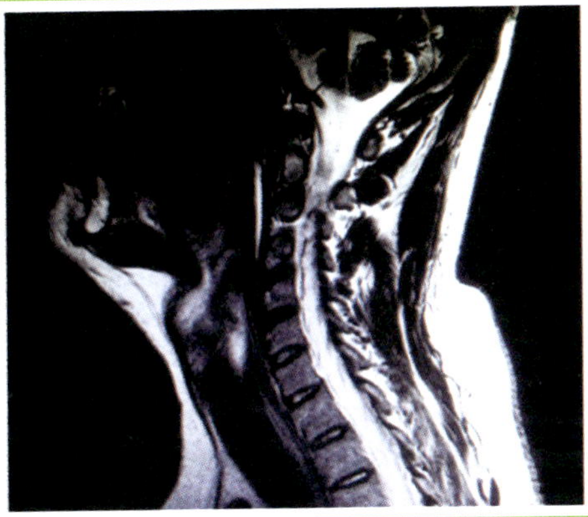

Ressonância magnética de coluna cervical. Em T2 (hipersinal) na região anterior de C1, C2 e C3.

Fonte: arquivo pessoal.

Tabela 16.3 Critérios diagnósticos para cefaleia atribuída à tendinite retrofaríngea de acordo com a ICHD-3.[24]

A. Qualquer cefaleia preenchendo o critério C
B. Tendinite retrofaríngea demonstrada por evidência imagenológica de edema anormal dos tecidos moles pré-vertebrais em níveis cervicais altos
C. Evidência de causalidade demonstrada por, pelo menos, 2 dos seguintes itens: 1. A cefaleia instalou-se em relação temporal com o início da tendinite retrofaríngea 2. Um ou ambos os seguintes: a. a cefaleia piorou significativamente a par da progressão da tendinite retrofaríngea b. a cefaleia melhorou significativamente ou resolveu a par da melhora ou resolução da tendinite retrofaríngea 3. A dor é significativamente agravada pela extensão do pescoço, rotação da cabeça e/ou deglutição 4. Existe sensibilidade da palpação das apófises espinhosas das primeiras três vértebras cervicais
D. Não melhor explicada por outro diagnóstico da ICHD-3

Diagnósticos diferenciais

Os diagnósticos diferenciais incluem abscesso retrofaríngeo, osteomielite cervical, espondilodiscite, hérnia de disco cervical, dissecção arterial cervical, meningite, e a dissecção alta da carótida, a qual deve ser sempre excluída.[69]

Tratamento

A tendinite calcificada retrofaríngea é uma condição autolimitada e, sendo assim, a cefaleia atribuída a essa entidade também apresenta resolução espontânea em 1-2 semanas após o início do quadro.[65] O tratamento suportivo pode incluir um curto prazo de anti-inflamatórios não esteroidais e corticosteroides, além de orientação à diminuição da mobilidade do pescoço.[65,67,70]

Cefaleia atribuída à distonia cervical

A cefaleia atribuída à distonia craniocervical (CDC) está listada na 3ª edição da ICHD dentre as cefaleias atribuídas a transtornos do pescoço (11.2). A distonia craniocervical tem uma prevalência de 28-183 casos por milhão de pessoas, sendo considerada a distonia focal mais comum.[71] Embora mais de 50% dos indivíduos com distonia craniocervical se queixem de cefaleia, as características dessa dor não diferem das cefaleias encontradas na população em geral. Cerca de 10% a 20% dos pacientes com distonia craniocervical têm cefaleia crônica diária, mas apenas 1,3% destes cumprem os critérios da ICHD-3.[72]

Fisiopatologia

A distonia craniocervical resulta de uma hiperatividade muscular que envolve os músculos cervicais, com movimentos anormais ou defeito postural do pescoço ou cabeça.[73] A fisiopatologia dessa cefaleia provavelmente se deve à contração muscular local e alterações secundárias à sensibilização central.[24]

Exames complementares

Em geral, não é necessária a realização de exames complementares para a cefaleia em indivíduos com distonia craniocervical, exceto em caso de suspeita de outra cefaleia secundária, ao invés da CDC. Para a distonia segmentar em adultos, rotineiramente a investigação com exames complementares não revela informações adicionais,[74] porém em certos casos com histórico de traumatismo periférico ou estigmas físicos de doença autoimune, a investigação deverá ser direcionada.[75]

Diagnóstico

Apesar de infrequente, a CDC deve ser investigada em todo indivíduo com diagnóstico de distonia craniocervical e queixa de dor no segmento craniano, de acordo com os critérios diagnósticos da ICHD-3 (Tabela 16.4).

Diagnósticos diferenciais

Como os principais diagnósticos das cefaleias em indivíduos com distonia craniocervical são semelhantes àqueles da população em geral,[74] o diagnóstico diferencial deverá ser individualizado e feito de acordo com as queixas de cada paciente.

Tratamento

A aplicação da toxina botulínica é atualmente considerada como tratamento de escolha para distonia craniocervical e pode levar a uma considerável resolução tanto dos sintomas motores como das queixas álgicas em até 90% dos pacientes.[76]

Tabela 16.4 Critérios diagnósticos para cefaleia atribuída à distonia craniocervical de acordo com a ICHD-3.[24]

A. Cervicalgia e cefaleia na região posterior preenchendo o critério C
B. A distonia craniocervical é demonstrada por movimentos anormais ou postura defeituosa do pescoço e/ou cabeça devido à hiperatividade muscular
C. Evidência de causalidade demonstrada por pelo menos dois dos seguintes itens: 1. a dor desenvolveu-se em relação temporal ao aparecimento de distonia craniocervical 2. a dor piorou significativamente em paralelo com a progressão da distonia craniocervical 3. a dor melhorou ou se resolveu significativamente em paralelo com a melhora ou a resolução da distonia craniocervical 4. A localização da dor corresponde à localização do(s) músculo(s) distônico(s)
D. Não melhor explicada por outro diagnóstico da ICHD-3

REFERÊNCIAS BIBLIOGRÁFICAS

1. Blanpied PR, Gross AR, Elliott JM, et al. Neck Pain: Revision 2017. J. Orthop Sport Phys Ther. 2017;47:A1–83.
2. Hoy DG, Protani M, Buchbinder R, et al. The epidemiology of neck pain. Best Pr. Res Clin Rheumatol. 2010;24:783-92.
3. Cohen SP, Hooten WM. Advances in the diagnosis and management of neck pain. BMJ. 2017;358:1-19.
4. Bogduk N. The Anatomy and Pathophysiology of Neck Pain. Phys. Med. Rehabil. Clin. N. Am. 2011;22:367-382.
5. Chiarotto A, Clijsen R, Fernandez-de-las-Penas C, et al. The prevalence of myofascial trigger points in spinal disorders: a systematic review and meta-analysis. Physiotherapy. 2015;101:e108-9.
6. Matre D, Knardahl S. Central sensitization in chronic neck/shoulder pain. Scand. J. Pain. 2012;3:230-5.
7. Tunwattanapong P, Kongkasuwan R, Kuptniratsaikul V. The effectiveness of a neck and shoulder stretching exercise program among office workers with neck pain: A randomized controlled trial. Clin. Rehabil. 2016;30:64-72.
8. Jun D, Zoe M, Johnston V, et al. Physical risk factors for developing non-specific neck pain in office workers: a systematic review and meta-analysis. International Archives of Occupational and Environmental Health. 2017;90(5):373-410.
9. Noormohammadpour P, Farahbakhsh F, Farahbakhsh F, et al. Prevalence of Neck Pain among Athletes: A Systematic Review. 2018; Asian Spine J. 2018. Oct 16. doi: 10.31616/asj.2018.12.6.1146.
10. Kanga I, Severn M. Manual Therapy for Recent – Onset or Persistent Neck Pain: A Review of Clinical Effectiveness and Guidelines. Man. Ther. Recent – Onset or Persistent Neck Pain A Rev. Clin. Eff. Guidel. 2017;1-45.
11. Krøll LS, Hammarlund CS, Jensen RH, et al. Migraine co-existing tension-type headache and neck pain: Validation of questionnaires. Scand. J. Pain. 2015;8:10-6.

12. Kato S, Ganau M, Fehlings MG. Surgical decision-making in degenerative cervical myelopathy – Anterior versus posterior approach. J. Clin. Neurosci. 2018; 58:7-12.
13. Lubelski D, Abdullah KG, Alvin MD, et al. Clinical outcomes following surgical management of coexistent cervical stenosis and multiple sclerosis: A cohort-controlled analysis. Spine J. 2014;14:331-7.
14. Solaro C, Trabucco E, Uccelli M. Pain and multiple sclerosis: Pathophysiology and treatment. Curr Neurol Neurosci Rep. 2013;13:320.
15. Pico-Espinosa OJ, Skillgate E, Tettamanti G, et al. Diabetes mellitus and hyperlipidaemia as risk factors for frequent pain in the back, neck and/or shoulders/arms among adults in Stockholm 2006 to 2010 – Results from the Stockholm Public Health Cohort. Scand J Pain. 2017;15:1-7.
16. Galletti S, Galletti R, Schiavone C, et al. Localized cervical pain: advantages and limits of ultrasound evaluation. J. Ultrasound. 2016;19:257-63.
17. Howard PK, Shapiro SE. When should magnetic resonance imaging be considered with neck pain? Adv Emerg Nurs J. 2012;34:95-8.
18. Inal EE, Eser F, Aktekin LA, et al. Comparison of clinical and electrophysiological findings in patients with suspected radiculopathies. J. Back Musculoskelet. Rehabil. 2013;26:169-73.
19. Paanalahti K, Holm LW, Nordin M, et al. Three combinations of manual therapy techniques within naprapathy in the treatment of neck and/or back pain: a randomized controlled trial. BMC Musculoskelet Disord. 2016;17:176.
20. Ribeiro D, Silva AG. A single session of visual feedback improves range of motion in patients with chronic idiopathic neck pain: A randomized and controlled study. Musculoskeletal Care. 2018:1-7.
21. Krøll LS, Hammarlund CS, Westergaard ML, et al. Level of physical activity, well-being, stress and self-rated health in persons with migraine and co-existing tension-type headache and neck pain. J. Headache Pain. 2017;18(1):46.
22. Blumenfeld AM, Silberstein SD, Dodick DW, et al. Insights into the Functional Anatomy Behind the PREEMPT Injection Paradigm: Guidance on Achieving Optimal Outcomes. Headache. 2017;57: 766-77.
23. Sakai D, Andersson GBJ. Stem cell therapy for intervertebral disc regeneration: Obstacles and solutions. Nat Rev Rheumatol. 2015;11:243-56.
24. Headache Classification Committee of the International Headache Society. The International Classification of Headache Disorders. Cephalalgia. 2018;38 (3rd edition):1-211.
25. Sjaastad O, Saunte C, Hovdahl H, et al. "Cervicogenic" headache. An hypothesis. Cephalalgia. 1983;3:249-56.
26. Sjaastad O, Bakketeig LS. Prevalence of cervicogenic headache: Vaga study of headache epidemiology. Acta Neurol Scand. 2008;117:173-80.
27. Nilsson N. The prevalence of cervicogenic headache in a random population sample of 20-59 year olds. Spine (Phila Pa 1976). 1995;20(17):1884-8.
28. Anthony M. Cervicogenic headache: prevalence and response to local steroid therapy. Clin Exp Rheumatol. 2000;18(2 Suppl 19):S59-64.
29. Knackstedt H, Bansevicius D, Aaseth K, et al. Cervicogenic headache in the general population: the Akershus study of chronic headache. Cephalalgia. 2010;30(12):1468-76.
30. Becker WJ. Cervicogenic headache: evidence that the neck is a pain generator. Headache. 2010;50(4):699-705.
31. Bogduk N. Cervicogenic headache: anatomic basis and pathophysiologic mechanisms. Curr Pain Headache Rep. 2001;5(4):382-6.
32. Scrivani SJ, Spierings EL. Classification and Differential Diagnosis of Oral and Maxillofacial Pain. Oral Maxillofac Surg Clin North Am. 2016;28(3):233-46.

33. Sjaastad O, Fredriksen TA, Pfaffenrath V. Cervicogenic headache: diagnostic criteria. The Cervicogenic Headache International Study Group. Headache. 1998;38(6):442-5.

34. Fredriksen TA, Hovdal H, Sjaastad O. "Cervicogenic headache": clinical manifestations. Cephalalgia. 1987;7:147-60.

35. Coskun O, Ucler S, Karakurum B, et al. Magnetic resonance imaging of patients with cervicogenic headache. Cephalalgia. 2003;23(8):842-5.

36. Vincent MB. Cervicogenic headache: the neck is a generator: con. Headache. 2010;50(4):706-9.

37. Bovim G, Sjaastad O. Cervicogenic Headache: Responses to Nitroglycerin, Oxygen, Ergotamine and Morphine. Headache. 1993;33:249-52.

38. Sjaastad O, Fredriksen TA, Sand T, et al. Unilaterality of headache in classic migraine. Cephalalgia. 1989;9:71-7.

39. Pringsheim T, Becker WJ. Triptans for symptomatic treatment of migraine headache. BMJ. 2014;348:g2285.

40. Tfelt-Hansen P, Saxena PR, Dahlöf C, et al. Ergotamine in the acute treatment of migraine: A review and European consensus. Brain. 2000;123(1):9-18.

41. Sjaastad O, Bakketeig L. Tension-type headache: comparison with migraine without aura and cervicogenic headache. The Vågå study of headache epidemiology. Funct Neurol. 2008;23(2):71-6.

42. Cohen AS, Burns B, Goadsby PJ. High-Flow Oxygen for Treatment of Cluster Headache - A Randomized Trial. JAMA. 2009;302(22):2451-7.

43. Carroll LJ, Holm LW, Hogg-Johnson S, et al. Course and Prognostic Factors for Neck Pain in Whiplash-Associated Disorders (WAD). Results of the Bone and Joint Decade 2000-2010 Task Force on Neck Pain and Its Associated Disorders. Eur Spine J. 2008;17(Suppl 1) 83-92.

44. Vincent MB. Is a de novo whiplash-associated pain most commonly cervicogenic headache? Cephalalgia. 2008;28(Suppl. 1):32-4.

45. Obermann M, Nebel K, Riegel A, et al. Incidence and predictors of chronic headache attributed to whiplash injury. Cephalalgia. 2010;30(5):528-34.

46. Vendrig AA, van Akkerveeken PF, McWhorter KR. Results of a multimodal treatment program for patients with chronic symptoms after a whiplash injury of the neck. Spine (Phila Pa 1976). 2000;25(2):238-44.

47. von Piekartz H, Ludtke K. Effect of treatment of temporomandibular disorders (TMD) in patients with cervicogenic headache: a single-blind, randomized controlled study. Cranio. 2011;29(1):43-56.

48. van Suijlekom HA, Lamé I, Stomp-van den Berg SG, et al. Quality of life of patients with cervicogenic headache: a comparison with control subjects and patients with migraine or tension-type headache. Headache. 2003;43(10):1034-41.

49. Bogduk N, Govind J. Cervicogenic headache: an assessment of the evidence on clinical diagnosis, invasive tests, and treatment. Lancet Neurol. 2009;8:959-68.

50. Fernández-de-las-Peñas C, Cuadrado ML. Therapeutic options for cervicogenic headache. Expert Rev Neurother. 2014;14(1):39-49.

51. Boudreau GP, Marchand L. Pregabalin for the Management of Cervicogenic Headache: A Double-Blind Study. Can J Neurol Sci. 2014;41:603-10.

52. Freund BJ, Schwartz M. Treatment of chronic cervical-associated headache with botulinum toxin A: a pilot study. Headache. 2000;40(3):231-6.

53. Karadaş O, Oztürk B, Ulaş UH, et al. The efficacy of botulinum toxin in patients with cervicogenic headache: a placebo-controlled clinical trial. Balkan Med J. 2012;29(2):184-7.

54. Linde M, Hagen K, Salvesen Ø, et al. Onabotulinum toxin A treatment of cervicogenic headache: a randomised, double-blind, placebo-controlled crossover study. Cephalalgia. 2011;31(7):797-807.
55. Lasaosa SS, Pérez MLC, Peral ALG, et al. Consensus recommendations for anaesthetic peripheral nerve block. Neurologia. 2017;32(5):316-30.
56. Blumenfeld A, Ashkenazi A, Napchan U, et al. Expert consensus recommendations for the performance of peripheral nerve blocks for headaches--a narrative review. Headache. 2013;53(3):437-46.
57. Wang E, Wang D. Treatment of cervicogenic headache with cervical epidural steroid injection. Curr Pain Headache Rep. 2014;18(9):442.
58. Martelletti P, Di Sabato M, Granata M, et al. Epidural corticosteroid blockade in cervicogenic headache. Eur Rev Med Pharmacol Sci. 1998;2:31-6.
59. Ming-wei H, Ni J-X, Guo Y-N, et al. Continuous epidural block of the cervical vertebrae for cervicogenic headache. Chin Med J. 2009;122(4):427-30.
60. Eghtesadi M, Leroux E, Fournier-Gosselin MP, et al. Neurostimulation for Refractory Cervicogenic Headache: A Three-Year Retrospective Study. Neuromodulation. 2018;21(3):302-9.
61. Page P. Cervicogenic headaches: an evidence-led approach to clinical management. Int J Sports Phys Ther. 2011;6(3):254-66.
62. Jull G, Trott P, Potter H, et al. A randomized controlled trial of exercise and manipulative therapy for cervicogenic headache. Spine (Phila Pa 1976). 2002;27(17):1835-43.
63. Hartley J. Acute cervical pain associated with retropharyngeal calcium deposit. A case report. J Bone Joint Surg Am. 1964;46:1753-4.
64. Horowitz G, Ben-Ari O, Brenner A, et al. Incidence of retropharyngeal calcific tendinitis (longus colli tendinitis) in the general population. Otolaryngol Head Neck Surg. 2013;148(6):955-8.
65. Ring D, Vaccaro AR, Scuderi G, et al. Acute Calcific Retropharyngeal Tendinitis. Clinical presentation and pathological characterization. J Bone Joint Surg Am. 1994;76(11):1636-42.
66. Suh B, Eoh J, Shin J. Clinical and Imaging Features of Longus Colli Calcific Tendinitis: An Analysis of Ten Cases. Clin Orthop Surg. 2018;10(2):204-9.
67. Zibis AH, Giannis D, Malizos KN, et al. Acute calcific tendinitis of the longus colli muscle: case report and review of the literature. Eur Spine J. 2013;22:434-8.
68. Ekbom K, Torhall J, Annell K, et al. Magnetic resonance imaging in retropharyngeal tendinits. Cephalalgia. 1994;14:266-9.
69. Harnier S, Kuhn J, Harzheim A, et al. Retropharyngeal Tendinitis: A Rare Differential Diagnosis of Severe Headaches and Neck Pain. 2008;158-61.
70. Park R, Halpert DE, Baer A, et al. Retropharyngeal calcific tendinitis: Case report and review of the literature. Semin Arthritis Rheum. 2010;39(6):504-9.
71. Bezerra MER, Rocha-Filho PAS. Headache Attributed to Craniocervical Dystonia – A Little Known Headache. Headache. 2016;57(2):336-43.
72. Barbanti P, Fabbrini G, Pauletti C, et al. Headache in cranial and cervical dystonia. Neurology. 2005;64:1308-9.
73. Jinnah HA. Diagnosis & Treatment of Dystonia. Neurol Clin. 2015;33(1):77-100.
74. Jinnah HA, Berardelli A, Comella C, et al. The Focal Dystonias: Current Views and Challenges for Future Research. Mov Disord. 2013;28(7):926-43.
75. Adler C.H. Strategies for controlling dystonia. Overview of therapies that may alleviate symptoms. Postgrad. Med. 2000;108:151-60.
76. Colhado OCG, Boeing M, Ortega LB. Botulinum Toxin in Pain Treatment. Rev Bras Anestesiol. 2009;59(3):366-81.

CAPÍTULO 17

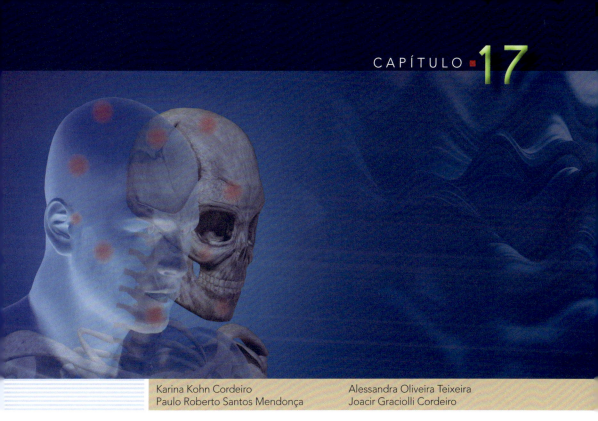

Karina Kohn Cordeiro
Paulo Roberto Santos Mendonça
Alessandra Oliveira Teixeira
Joacir Graciolli Cordeiro

Distonia Craniocervical

INTRODUÇÃO

Antes de abordar as condições específicas relacionadas com a distonia craniocervical (DCC), vale a pena rever algumas definições básicas pertinentes. Embora essas possam variar consideravelmente na literatura, serão descritos os conceitos comumente aceitos.

Distonia é caracterizada pela contração muscular sustentada, que provoca torções, movimentos repetitivos e/ou posturas anormais. Pode acompanhar espasticidade e hipertonia. Sua presença, no entanto, não é uma premissa.[1]

Hipertonia pode ser definida como "resistência anormalmente aumentada ao movimento imposto externamente sobre uma articulação".[1]

Espasticidade pode ser definida como "hipertonia em que um ou ambos os sinais estão presentes: (1) resistência ao movimento imposto externamente que cresce com o aumento da velocidade e varia com a direção do movimento articular; (2) aumento rápido da resistência ao movimento de força imposto externamente acima de uma velocidade limite ou ângulo articular".[1]

Conceitualmente, a DCC é um conjunto de atividades musculares anômalas na porção cefálica. Abrange fenômenos motores, como blefaroespasmo e as distonias laríngea, lingual, oromandibular e cervical. Essas manifestações podem ocorrer de forma isolada ou em combinação,[2] apresentando espasmos musculares involuntários típicos, porém diferindo em algumas características clínicas. A contração muscular anômala pode causar comprometimento da capacidade de realizar tarefas diárias e impor deformidades e dor crônica. Sinais e sintomas associados podem levar a um impacto relevante no trabalho e na qualidade de vida. Como resultado, isolamento social e depressão são observados em uma parcela relevante de casos.[3]

Devido ao escopo deste livro, optou-se por enfocar neste capítulo a compreensão e o manejo da dor distônica.

FISIOPATOLOGIA

Dentre as DCC, a distonia cervical desempenha um papel preponderante. É uma das formas mais comuns de distonia primária, sendo caracterizada por contração involuntária sustentada dos músculos cervicais, levando a torções e movimentos repetitivos da cabeça e posturas anormais de cabeça e pescoço. A distonia cervical idiopática é a forma mais comum de distonia focal no início da idade adulta. Esse distúrbio está associado a uma anormalidade do tônus, com hipotonia e/ou hipertonia coexistentes.[4]

Além dos distúrbios idiopáticos do movimento descritos, tem sido apresentado o conceito de distúrbios neurológicos funcionais (DNF), como pode ser definido em nível fisiopatológico. Antigamente, os DNF eram chamados de psicogênicos, conversivos ou somatoformes. Com as descobertas mais recentes sobre seus mecanismos intrínsecos, suas características ficaram mais claras. Essa foi uma conquista importante, especialmente para diferenciá-la de distúrbios mentais, intencionais ou factícios.[5]

Com relação aos achados patológicos, no contexto das DCC, estudos neurofisiológicos e de neuroimagem mostraram diferentes anormalidades motoras e sensoriais nos níveis cortical e subcortical. Essas características sugerem uma ruptura nos circuitos gânglia basal-tálamo-corticais.[2]

É geralmente aceito que a dor distônica não é simplesmente de origem muscular, mas possivelmente reflete um processamento central alterado de estímulos nociceptivos no nível medular devido à entrada aferente constante e prolongada de impulsos causada pela contração muscular, caracterizando um processo de sensibilização central. Outra característica é que a dor distônica pode ser gerada no núcleo dos gânglios basais como consequência do desequilíbrio dos sistemas de neurotransmissão.[6-8]

Levando em consideração o atual conceito da matriz dolorosa, é possível estudar a fisiopatologia da dor distônica correlacionando topografia e função. Para fins didáticos, a dor da DCC pode ser separada em dois componentes principais: medial e lateral. O lateral é descrito como sensorial-discriminativo e o medial como afetivo-cognitivo.[9] A via medial se projeta sobre os núcleos talâmicos mediais e estruturas límbicas, como os córtices cingulado anterior e insular, enquanto a via lateral se projeta sobre o tálamo lateral e depois para as áreas somatossensoriais primárias e secundárias.[10] Desequilíbrios nessas vias podem estar envolvidos no aparecimento de dor e sofrimento, associados à distonia.

Distúrbios da discriminação somatossensorial são considerados como uma característica principal da dor associada às doenças idiopáticas, enquanto a dor presente no DNF parece ter uma conexão mais forte com o processamento afetivo-cognitivo. Existem métodos para medir separadamente aquilo que é sensorial-discriminatório e afetivo-cognitivo, sendo o primeiro associado à percepção da dor e o segundo à tolerância à dor e seu sofrimento.[11] No entanto, deve-se ter em mente que os dois componentes podem desempenhar um papel importante na dor distônica. O comprometimento da discriminação somatossensorial é bem conhecido por estar presente na distonia idiopática, incluindo a distonia cervical idiopática. Assim, Scontrini *et al.* descreveram em sua série de 82 pacientes afetados por distonia craniana, cervical, laríngea ou da mão que a estimulação elétrica periférica sequencial revelou discriminação somatossensorial anormal. Essas descobertas apareceram em múltiplas formas de distonias focais primárias no olho, mão e pescoço, independentemente da distribuição e gravidade dos sintomas motores.[12]

A dor é mais comumente relacionada com a localização e a intensidade dos sintomas motores em pacientes com distonia cervical idiopática. Por outro lado, os pacientes que sofrem de distonia funcional frequentemente experimentam uma dor muitas vezes desproporcional aos sintomas motores e pode ocorrer em segmentos corporais não afetados por movimentos involuntários.[11,12]

Além dos mecanismos centrais, um componente periférico da dor associado à distonia pode desempenhar um papel importante. Autores sugeriram que a formação de pontos de acionamento dolorosos estaria associada à liberação local excessiva de acetilcolina. Isso poderia levar a uma contratura local adicional, o que causaria compressão dos vasos sanguíneos e isquemia local. Com isquemia, mediadores inflamatórios são liberados, levando a sensibilização periférica e hiperatividade dos nociceptores. A teoria da sensibilização periférica também poderia explicar o efeito positivo da toxina botulínica (TB) na dor distônica. Vale ressaltar que a TB é absorvida pelos neurônios e também viaja dromicamente, atingindo a coluna, o tronco cerebral e o córtex, onde modula a sensibilização central.[13-17]

Em conclusão, a análise de componentes periféricos, somáticos sensitivos e cognitivo-emocionais é uma tarefa fundamental. Sua avaliação individual pode levar à abordagem terapêutica mais apropriada para a dor associada às diferentes causas da distonia.

ASPECTOS CLÍNICOS

Nesta parte, serão descritos aspectos clínicos das distonias cranianas (blefaroespasmo, oromandibular, lingual); laríngea e cervical. O objetivo dessa breve revisão é facilitar o reconhecimento dos sinais cardinais e das condições associadas às distonias focais acima mencionadas.

Blefaroespasmo

É mais frequentemente observado em pacientes do sexo feminino entre a 5ª e a 7ª décadas de vida. Apresenta-se com forte fechamento ocular e constante piscar, devido ao espasmo da musculatura periorbital. Os movimentos podem ser fásicos, tônicos ou uma combinação de ambos. O blefaroespasmo pode levar a diferentes graus de cegueira funcional e infecções frequentes do olho anterior. Como em outros distúrbios do movimento, os pacientes usam manobras antagonistas para mitigar os sintomas. Mais comumente, é idiopático, com fatores genéticos envolvidos. Em uma minoria de casos, pode ser secundário a doenças do tronco cerebral ou dos gânglios basais, como degeneração corticobasal e paralisia supranuclear progressiva.[18-20]

Distonia oromandibular

A apresentação clínica envolve a porção inferior da face, principalmente os músculos relacionados com a boca. Mais comumente, os espasmos distônicos levam à sua oclusão. Movimentos menos frequentes de abertura, retração ou lateralização podem ser observados. Pode estar associada ao blefaroespasmo, agravada por manobras antagonistas, desencadeada por atividades específicas ou ocorrer espontaneamente. O comprometimento social e laboral pode ocorrer devido a mímicas desfigurantes e falta de controle muscular preciso. A manifestação mais comum é um tremor labial específico da tarefa e o menos frequente é a contração da mandíbula e o movimento involuntário dos lábios.[20-22]

Distonia lingual

Este é um tipo raro de distonia que se manifesta durante a fala ou por espasmos distônicos. Os episódios podem ser graves o suficiente para interferir com a respiração, deglutição e fala. Mais especificamente, distonia lingual proeminente severa garante a avaliação para neuroacantocitose e Síndrome de Lesch-Nyhan.[23,24]

Distonia laríngea

Quebras fonatórias são observadas neste tipo de distonia focal devido a espasmos anômalos das cordas vocais, podendo ser na abdução ou mais comumente na adução. O início geralmente é tardio e pode ser tão grave, levando ao comprometimento da comunicação.[19]

Distonia cervical

Este é de longe o tipo mais comum de distonia focal. O início é geralmente na quinta década e tende a cronificar. Alguns casos podem apresentar sintomas intermitentes. Os pacientes apresentam tremores, trancos ou espasmos involuntários, isolados ou em combinação. Na maioria dos casos, observa-se uma postura rotacional devido ao aumento da atividade dos músculos esternocleidomastóideos. De fato, os pacientes apresentam sobretudo uma combinação de atividade muscular anômala, em que as posturas observadas resultam da predominância de alguns grupos sobre outros. A grande maioria é idiopática, piora sob estresse e é aliviada por manobras sensoriais.[23,25,26]

Estudos fisiológicos identificaram várias anormalidades em pacientes com distonia craniocervical (Figura 17.1). Gravações eletromiográficas (EMG) mostraram que o blefaroespasmo (BSP) é acompanhado por atividade tônica e descargas fásicas no músculo orbicular do olho.[10] Na distonia cervical os movimentos involuntários geralmente aparecem em gravações de EMG, como rajadas prolongadas, tremores e cocontração nos músculos do pescoço.

Após a avaliação clínica, os pacientes com suspeita de DCC geralmente são submetidos a estudos neurofisiológicos e de imagem. A EMG demonstrou uma série de anormalidades que incluem descargas fásicas e atividade tônica nos grupos musculares envolvidos.[27,28] A neuroimagem é rotineiramente realizada para excluir qualquer lesão que possa levar à disfunção da gânglia basal ou da rede do tronco cerebral, como desmielinização, isquemia, neoplasia, entre outros. O método preferido é a ressonância magnética (RM), devido a uma resolução superior e a possibilidade de acoplar estudos funcionais. A RM funcional é capaz de demonstrar áreas com hipo

FIGURA 17.1

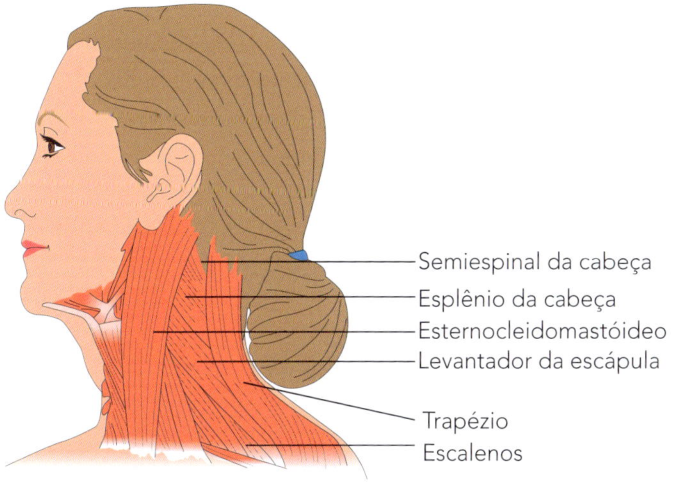

Principais músculos envolvidos na distonia cervical.

ou hiperatividade, que variam de acordo com o tipo de distonia. A imagem metabólica, como a utilizada na tomografia por emissão de pósitrons (PET); e da tomografia por emissão de fóton único (SPECT), também pode revelar redução da ligação do receptor de dopamina D2 ou hipermetabolismo nos gânglios basais, respectivamente. Esses testes são geralmente reservados para fins de pesquisa ou em casos mais desafiadores.[2,29-31]

O PAPEL DA DOR NA DCC

O sofrimento e a incapacidade não estão necessariamente relacionados com as características motoras da doença. No entanto, a dor é um sintoma não motor incapacitante e é mais comum em pacientes com distonia cervical, sendo relatada por 75% dos pacientes. No caso de outras distonias focais, os dados disponíveis são muito limitados.[26,32,33] A prevalência de dor no blefaroespasmo é muito baixa (3%) e consiste principalmente em fotofobia dolorosa. A dor não foi relatada na distonia oromandibular e na disfonia espasmódica (distonia lingual).[33-35]

A dor descrita por pacientes com distonia cervical assemelha-se tipicamente ao tipo musculoesquelético e/ou miofascial. A dor é principalmente percebida no pescoço e ombros em cerca de dois terços dos pacientes. Comumente, ela se espalha para a parte superior das costas, com radiações até a cabeça e o membro superior.[6,32] Cerca de 15% dos casos apresentam dor de cabeça crônica diária, mais comumente occipital (80%) e cervical (70%), mas também pode se espalhar para as regiões do vértice, temporal, frontal e retro-orbital. Embora a distonia cervical seja aceita como causa de dor de cabeça secundária, apenas cerca de 1% atende aos critérios da *International Headache Society* (IHS) para "dor de cabeça atribuída à distonia craniocervical".[36-39] De acordo com a IHS, esse tipo particular de dor de cabeça é definido pela presença dos seguintes critérios:

A. Dor no pescoço e na parte posterior da cabeça, preenchendo o critério C (abaixo);
B. DCC é demonstrado por movimentos anormais ou postura defeituosa do pescoço ou da cabeça, como resultado da hiperatividade muscular;
C. Evidência da causa demonstrada por ao menos dois dos seguintes:
  1. A dor de cabeça desenvolveu-se numa relação temporal com o início da DCC;
  2. A dor de cabeça piorou significativamente em paralelo com a progressão da DCC;
  3. A dor de cabeça melhorou significativamente ou se resolveu em paralelo com a melhoria ou resolução da DCC;
  4. A localização da dor de cabeça corresponde à localização dos músculos distônicos.
D. Não é melhor explicado por outro diagnóstico da 3ª edição da Classificação Internacional de Dores de Cabeça (ICHD-3).

A fim de normatizar características clínicas em pacientes com distonia cervical, é geralmente aplicada a Escala de Classificação de Torcicolo Espasmódica Ocidental de Toronto (TWSTRS). A maioria dos autores utiliza a Escala Visual Analógica para dor (EVA: 0% a 100%). Como em outros distúrbios da dor, o impacto na qualidade de vida pode ser avaliado com o Questionário de Pesquisa de Saúde, o *Short Form* 36 (SF-36) e a Escala de Classificação de Depressão de Montgomery-Asberg (MADRS).[34,40]

MANEJO

O objetivo mais importante a ser alcançado ao planejar a estratégia para tratar a DCC é a melhoria da qualidade de vida. É importante ter em mente que a observação externa de sinais motores reduzidos não significa necessariamente um tratamento de sucesso. É claro que o componente afetivo-cognitivo precisa ser cuidadosamente avaliado para adequar a terapia individualmente. Como observado por outros autores, a presença de comorbidade psiquiátrica, como ansiedade ou depressão, está menos associada a melhorias com a terapia.[34] Além de abordar os aspectos psicológicos e psiquiátricos, é aconselhável tentar orientar quanto a expectativas individuais com relação à terapia da DCC, a fim de evitar uma possível decepção em razão de uma resposta ao tratamento abaixo do ideal. Além disso, o médico responsável deve perguntar ao paciente qual seria o objetivo mais importante a ser alcançado e focar nele.

A fisioterapia faz parte do tratamento não farmacológico para melhorar a dor e a incapacidade.[41] Embora a eficácia da utilização de bandagem cinesioterápica tenha sido bem documentada por dois ensaios clínicos randomizados (ECR) na distonia focal da mão, os resultados com melhora da dor na DC são mais escassos.[42,43]

A maioria dos autores concorda que o tratamento mais eficaz para a DCC é a toxina botulínica (TB) injetada nos músculos hiperativos. É seguro e eficaz na melhora dos sintomas distônicos e da dor relacionada com a distonia.[2, 34, 44-49] Esse, no entanto, não se constitui no único medicamento usado na distonia cervical. Mais de dois terços dos pacientes com sintomas dolorosos necessitam de tratamento analgésico.[6] A eficácia do tratamento analgésico na distonia cervical ainda está por ser determinada em um nível baseado em evidências, uma vez que os dados disponíveis derivam sobretudo de estudos não controlados e de relatórios clínicos limitados.[37,38] Benzodiazepínicos orais, baclofeno e anticolinérgicos podem proporcionar alguma melhora nos estágios iniciais da distonia cervical e apresentar algum alívio não específico da dor. O uso de baclofeno intratecal cervical induziu uma redução na escala de dor (TWSTRS) e na amplitude de movimento em um grupo de pacientes com distonia cervical.[49-51]

Um grande estudo prospectivo europeu, de coorte aberto de distonia cervical, demonstrou que dose única de TB, administrada de acordo com um esquema de injeção padronizado, resultou em melhoria na qualidade de vida relacionada com a doença, avaliada pelo Questionário de Distonia Craniocervical (QDC-24). Esse estudo foi composto por 516 pacientes adultos do sexo masculino e feminino com distonia cervical. A maioria dos pacientes tinha torcicolo (78%). Após a avaliação inicial, eles foram submetidos a uma única sessão, onde 500 U de toxina botulínica A foram administradas de acordo com um algoritmo de injeção intramuscular definido. Notavelmente, os resultados do QDC-24 na semana 12 foram melhores do que os registrados na semana 4, apesar da piora da funcionalidade com o tempo (escore de Tsui), sugerindo que a melhora na qualidade de vida é mantida por um período clinicamente significativo. Mais especificamente sobre a dor associada, o estudo relatou dados interessantes. De acordo com os diários dos pacientes, as atividades de vida diária avaliadas pela EVA, a intensidade da dor e a duração da dor melhoraram significativamente nas semanas 4 e 12. Para a intensidade e a duração da dor, houve melhora leve a partir das semanas 4 a 12. Os subgrupos de distonia cervical (torcicolo e laterocolo) mostraram que todas as alterações foram estatisticamente significativas no mesmo período de tempo, com exceção da mudança de "funções e atividades diárias" dos pacientes com laterocolo entre o início e a semana 12. O alívio da dor (menos ou nenhuma dor) foi percebido por 330 pacientes (66%) na semana 4 e por 363 pacientes (74%) na semana 12.[44]

Em relação às dores de cabeça em pacientes com DCC, a TB também é considerada uma boa opção. Observou-se uma redução de mais de 50% na frequência de dores de cabeça primárias em pacientes com DCC. Em um estudo, o efeito foi sustentado e dependente da dose. Outro estudo relatou efeitos similares em pacientes com DCC com enxaqueca associada. Uma redução da intensidade e duração da dor e melhora da qualidade de vida foi observada após o uso de TB. Além disso, um estudo aberto, não controlado, com 24 pacientes com DCC, avaliou a eficácia da TB na dor de cabeça associada. Após 16 e 24 semanas, reduções marcantes do escore de dor (Midas e SPI) e uma melhora da qualidade de vida também foram observadas (SF-36).[52-54]

Estimulação cerebral não invasiva tem sido pesquisada para o tratamento de distonias focais. Em um recente relato de caso controlado por placebo, um paciente com distonia cervical medicamente refratário foi submetido à estimulação transcraniana por corrente contínua (ETCC) e à estimulação transcraniana por corrente alternada (ETCA). Autores descreveram uma redução do sintoma distônico de 75% na escala de dor TWSTRS, que estava estável na reavaliação de 30 dias. Em outro relato de caso, a ETCC do córtex motor primário associada à TB de músculos envolvidos resultou em uma redução de 55% na escala de dor TWSTRS. Dados experimentais apontam para um papel relevante do cerebelo na rede de distonia. A estimulação magnética transcraniana (EMT) intermitente em *theta-burst* do cerebelo tem sido aplicada com sucesso para sintomas de distonia, melhorando a qualidade de vida e equilibrando a neurofisiologia cortical em um estudo controlado aleatório. Além disso, a neuromodulação cerebelar foi combinada com treinamento motor para o pescoço. O efeito sobre a gravidade da distonia foi pequeno, enquanto um efeito de médio a forte foi relatado na intensidade da dor na escala TWSTRS.[55-58]

Espera-se que o efeito potencial da estimulação magnética transcraniana repetitiva (EMTr) seja devido a uma redução da excitabilidade cortical e à restauração da inibição intracortical e do período de silêncio cortical. A EMTr foi aplicada de 1 a 5 dias consecutivos em diferentes áreas cerebrais selecionadas. A maioria dos estudos revelou uma melhora significativa do desempenho motor, mas o efeito na dor não foi evidente. Existe um relato de caso em que a EMTr poderia melhorar 80% das habilidades motoras e fornecer alívio completo da dor em um violinista profissional. Resumindo, a eficácia da EMTr foi revisada e apresentou bons resultados na distonia de músicos e escritores. Infelizmente, os dados de EMTr disponíveis relacionados com o controle da dor para distonia cervical ainda são escassos.[59-64]

Para os casos refratários a todas as terapias supracitadas, uma consulta neurocirúrgica para o uso de estimulação cerebral profunda (ECP) é o próximo passo. O alvo mais comum para a ECP é o *globus pallidus pars interna* (GPi) (Figura 17.2). Muitos estudos sobre a ECP no GPi para cdistonia cervical, demonstraram consistentemente uma redução na dor, tanto pela redução da ingestão de medicamentos quanto pela escala de dor TWSTRS, ou ambos. A longo prazo (2 anos após o início da ECP), a melhoria da dor na distonia cervical foi observada na ordem de 60% por uma versão modificada da TWSTRS. Além disso, uma série de pacientes refratários com distonia cervical também implantados no GPi mostrou uma melhora significativa de cerca de 40% com a mesma escala em todos os 8 pacientes após 3 meses. Um estudo mais recente apoiou a implantação de eletrodos bilaterais de ECP no GPi em pacientes com distonia cervical intratável. Quatorze pacientes com distonia cervical foram submetidos à estimulação bilateral com baixa frequência de ECP no GPi e foram avaliados a cada 6 meses por 2 anos. No final do acompanhamento, os pacientes melhoraram em 67% na escala de dor TWSRTS. Em outra série em pacientes com distonia cervical, os autores relataram uma melhora significativa em 80% dos casos de dor no pescoço e incapacidade após 12 meses de ECP no GPi. De acordo com os dados disponíveis, a ECP no GPi pode ser considerada um tratamento eficaz e seguro, com uma boa melhora a longo prazo para pacientes com distonia cervical que são refratários ou têm falta de resposta eficiente ao tratamento médico.[65-70]

FIGURA 17.2

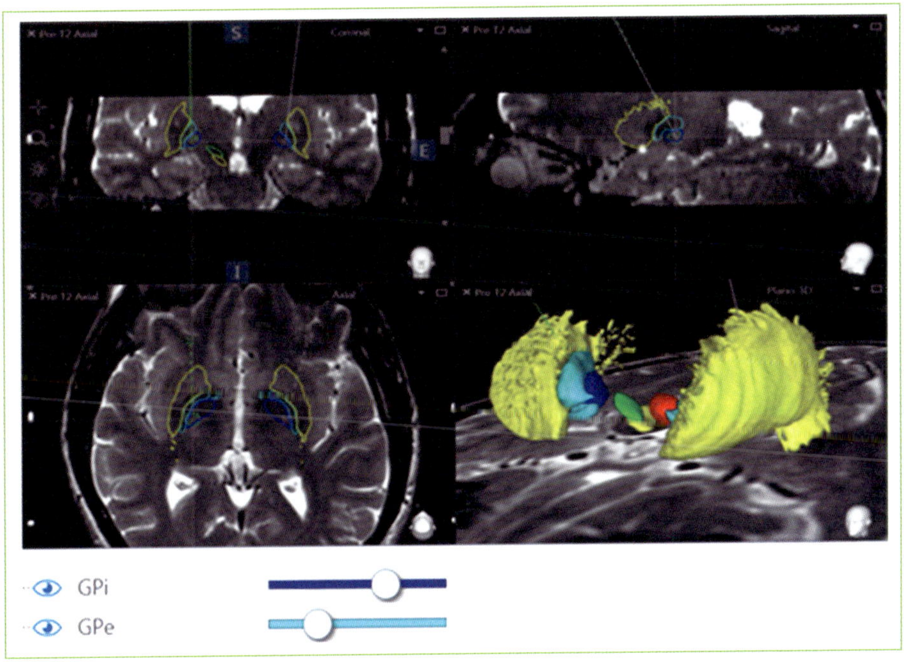

Ressonância magnética da sequência T2 com reconstrução dos gânglios basais. As linhas que visam o GPi representam a trajetória planejada intraoperatória para a implantação de eletrodos. Azul escuro representa o *globus pallidus pars interna* (GPi), verde-claro, o *globus pallidus pars externa* (GPe) e amarelo, o putâmen.

AGRADECIMENTOS

Os autores agradecem ao Prof. Dr. José Oswaldo de Oliveira Júnior, pela contribuição intelectual neste capítulo e à Medtronic, pelo amável apoio com as ilustrações.

REFERÊNCIAS BIBLIOGRÁFICAS

1. Sindou M, Georgoulis G, Mertens P. Assessment of spasticity in pediatric patients. In: Neurosurgery for spasticity [Internet]. Springer: Vienna; 2014.
2. Colosimo C, Suppa A, Fabbrini G, et al. Craniocervical dystonia: clinical and pathophysiological features. Eur J Neurol. 2010;17(Suppl 1):15-21.
3. Müller J, Kemmler G, Wissel J, et al. The impact of blepharospasm and cervical dystonia on health-related quality of life and depression. J Neurol. 2002;249(7):842-6.
4. Childers MK, Markert C. Cervical dystonia, In: Pain management. New York: Elsevier; 2007.
5. Edwards MJ, Stone J, Lang AE. From psychogenic movement disorder to functional movement disorder: it's time to change the name. Mov Disord. 2014;29(7):849-52.
6. Kutvonen O, Dastidar P, Nurmikko T. Pain in spasmodic torticollis. Pain. 1997;69(3):279-86.
7. Kuyper DJ, Parra V, Aerts S, et al. Nonmotor manifestations of dystonia: a systematic review. Mov Disord. 2011;26(7):1206-17.
8. Chudler EH, Dong WK. The role of the basal ganglia in nociception and pain. Pain. 1995;60(1):3-38.
9. Tracey I, Mantyh PW. The cerebral signature for pain perception and its modulation. Neuron. 2007;55(3):377-91.
10. Zambito Marsala S, Tinazzi M, Vitaliani R, et al. Spontaneous pain, pain threshold, and pain tolerance in Parkinson's disease. J Neurol. 2011;258(4):627-33.
11. Morgante F, Matinella A, Andrenelli E, et al. Pain processing in functional and idiopathic dystonia: An exploratory study: pain processing in CD and F-Dys. Mov Disord. 2018;33(8):1340-1348.
12. Scontrini A, Conte A, Defazio G, et al. Somatosensory temporal discrimination in patients with primary focal dystonia. J Neurol Neurosurg Psychiatry. 2009;80(12):1315-9.
13. Colhado OC, Boeing M, Ortega LB. Botulinum toxin in pain treatment. Rev Bras Anestesiol. 2009;59(3):366-81.
14. Mense S. Neurobiological basis for the use of botulinum toxin in pain therapy. J Neurol. 2004;251(Suppl 1):1-7.
15. Naumann M, Eberhardt B, Laskawi R, et al. Botulinum toxin in rare pain syndromes. J Neurol. 2004;251(Suppl 1)I39-40.
16. Sheean G. Botulinum toxin for the treatment of musculoskeletal pain and spasm. Curr Pain Headache. Rep 2002;6(6):460-9.
17. Aoki KR, Francis J. Updates on the antinociceptive mechanism hypothesis of botulinum toxin A. Parkinsonism Relat Disord. 2011;17(Suppl 1):S28-33.
18. Defazio G, Abbruzzese G, Livrea P, et al. Epidemiology of primary dystonia. Lancet Neurol. 2004;3(11):673-8.
19. Defazio G, Berardelli A, Hallett M. Do primary adult-onset focal dystonias share aetiological factors? Brain J Neurol. 2007;130(Pt 5):1183-93.

20. Marsden CD. Blepharospasm-oromandibular dystonia syndrome (Brueghel's syndrome). A variant of adult-onset torsion dystonia? J Neurol Neurosurg Psychiatry. 1976;39(12):1204-9.

21. Singer C, Papapetropoulos S. A comparison of jaw-closing and jaw-opening idiopathic oromandibular dystonia. Parkinsonism Relat Disord. 2006;12(2):115-8.

22. Frucht SJ, Fahn S, Greene PE, et al. The natural history of embouchure dystonia. Mov Disord. 2001;16(5):899-906.

23. Fabbrini G, Defazio G, Colosimo C, et al. Cranial movement disorders: clinical features, pathophysiology, differential diagnosis and treatment. Nat Clin Pract Neurol. 2009;5(2):93-105.

24. Papapetropoulos S, Singer C. Primary focal lingual dystonia. Mov Disord. 2006;21(3):429-30.

25. Jahanshahi M, Marion MH, Marsden CD. Natural history of adult-onset idiopathic torticollis. Arch Neurol. 1990;47(5):548-52.

26. Chan J, Brin MF, Fahn S. Idiopathic cervical dystonia: clinical characteristics. Mov Disord. 1991;6(2):119-26.

27. Berardelli A, Rothwell JC, Hallett M, et al. The pathophysiology of primary dystonia. Brain J Neurol. 1998;121(Pt 7):1195-212.

28. Gregori B, Agostino R, Bologna M, et al. Fast voluntary neck movements in patients with cervical dystonia: a kinematic study before and after therapy with botulinum toxin type A. Clin Neurophysiol. 2008;119(2):273-80.

29. Feiwell RJ, Black KJ, McGee-Minnich LA, et al. Diminished regional cerebral blood flow response to vibration in patients with blepharospasm. Neurology. 1999;52(2):291-7.

30. Perlmutter JS, Stambuk MK, Markham J, et al. Decreased [18F]spiperone binding in putamen in idiopathic focal dystonia. J Neurosci. 1997;17(2):843-50.

31. Hutchinson M, Nakamura T, Moeller JR, et al. The metabolic topography of essential blepharospasm: a focal dystonia with general implications. Neurology. 2000;55(5):673-7.

32. Jankovic J, Leder S, Warner D, et al. Cervical dystonia: clinical findings and associated movement disorders. Neurology. 1991;41(7):1088-91.

33. Williams L, McGovern E, Kimmich O, et al. Epidemiological, clinical and genetic aspects of adult onset isolated focal dystonia in Ireland. Eur J Neurol. 2017;24(1):73-81.

34. Avenali M, De Icco R, Tinazzi M, et al. Pain in focal dystonias - a focused review to address an important component of the disease. Parkinsonism Relat Disord. 2018;54:17-24.

35. Patel N, Jankovic J, Hallett M. Sensory aspects of movement disorders. Lancet Neurol. 2014;13(1):100-12.

36. Camargo CH, Cattai L, Teive HA. Pain relief in cervical dystonia with botulinum toxin treatment. Toxins. 2015;7(6):2321-35.

37. Stacy M. Epidemiology, clinical presentation, and diagnosis of cervical dystonia. Neurol Clin. 2008;26(Suppl 1):23-42.

38. The International Classification of Headache Disorders, 3rd edition. Cephalalgia. 2018;38(1):1-211.

39. Bezerra ME, Rocha-Filho PA. Headache attributed to craniocervical dystonia: a little known headache. Headache J Head Face Pain. 2017;57(2):336-43.

40. Slawek J, Friedman A, Potulska A, et al. Factors affecting the health-related quality of life of patients with cervical dystonia and the impact of botulinum toxin type A injections. Funct Neurol. 2007;22(2):95-100.

41. Thenganatt MA, Jankovic J. Treatment of dystonia. J Am Soc Exp Neurother. 2014;11(1):139-52.

42. Waissman FQB, Orsini M, Nascimento OJM, et al. Sensitive training through body awareness to improve the writing of patients with writer's cramp. Neurol Int. 2013;5(4):e24.

43. Pelosin E, Avanzino L, Marchese R, et al. kinesiotaping reduces pain and modulates sensory function in patients with focal dystonia: a randomized crossover pilot study. Neurorehabil Neural Repair. 2013;27(8):722-31.

44. Hefter H, Benecke R, Erbguth F, et al. An open-label cohort study of the improvement of quality of life and pain in de novo cervical dystonia patients after injections with 500 U botulinum toxin A (Dysport). BMJ Open. 2013;3(4):e001853.

45. Berardelli A, Abbruzzese G, Bertolasi L, et al. Guidelines for the therapeutic use of botulinum toxin in movement disorders. Italian Study Group for Movement Disorders, Italian Society of Neurology. Ital J Neurol Sci. 1997;18(5):261-9.

46. Adler CH, Kumar R. Pharmacological and surgical options for the treatment of cervical dystonia. Neurology. 2000;55(12 Suppl 5):S9-14.

47. Albanese A, Asmus F, Bhatia KP, et al. EFNS guidelines on diagnosis and treatment of primary dystonias. Eur J Neurol. 2011;18(1):5-18.

48. A prevalence study of primary dystonia in eight European countries. J Neurol. 2000;247(10):787-92.

49. Dauer WT, Burke RE, Greene P, et al. Current concepts on the clinical features, aetiology and management of idiopathic cervical dystonia. Brain J Neurol. 1998;121(Pt 4):547-60.

50. Greene P, Shale H, Fahn S. Analysis of open-label trials in torsion dystonia using high dosages of anticholinergics and other drugs. Mov Disord. 1988;3(1):46-60.

51. Dykstra DD, Mendez A, Chappuis D, et al. Treatment of cervical dystonia and focal hand dystonia by high cervical continuously infused intrathecal baclofen: a report of 2 cases. Arch Phys Med Rehabil. 2005;86(4):830-3.

52. Winner PK, Sadowsky CH, Martinez WC, et al. Concurrent onabotulinumtoxina treatment of cervical dystonia and concomitant migraine. Headache. 2012;52(8):1219-25.

53. Dowson AJ, Kilminster SG, Salt R. Clinical profile of botulinum toxin A in patients with chronic headaches and cervical dystonia: a prospective, open-label, longitudinal study conducted in a naturalistic clinical practice setting. Drugs RD. 2008;9(3):147-58.

54. Pascual J. Influence of botulinum toxin treatment on previous primary headaches in patients with craniocervical dystonia. Neurol Barc Spain. 2004;19(5):260-3.

55. Angelakis E, Liouta E, Andreadis N, et al. Transcranial alternating current stimulation reduces symptoms in intractable idiopathic cervical dystonia: a case study. Neurosci Lett. 2013;15(53):39-43.

56. Bradnam LV, McDonnell MN, Ridding MC. Cerebellar intermittent theta-burst stimulation and motor control training in individuals with cervical dystonia. Brain Sci. 2016;6(4).Pii E56.

57. Bradnam LV, Frasca J, Kimberley TJ. Direct current stimulation of primary motor cortex and cerebellum and botulinum toxin a injections in a person with cervical dystonia. Brain Stimulat. 2014;7(6):909-11.

58. Prudente CN, Hess EJ, Jinnah HA. Dystonia as a network disorder: what is the role of the cerebellum? Neuroscience. 2014;260(1):23-35.

59. Tinazzi M, Rosso T, Fiaschi A. Role of the somatosensory system in primary dystonia. Mov Disord. 2003;18(6):605-22.

60. Cho HJ, Hallett M. Non-invasive brain stimulation for treatment of focal hand dystonia: update and future direction. Mov Disord. 2016;9(2):55-62.

61. Murase N, Rothwell JC, Kaji R, et al. Subthreshold low-frequency repetitive transcranial magnetic stimulation over the premotor cortex modulates writer's cramp. Brain J Neurol. 2005;128(Pt 1):104-15.

62. Siebner HR, Tormos JM, Ceballos-Baumann AO, et al. Low-frequency repetitive transcranial magnetic stimulation of the motor cortex in writer's cramp. Neurology. 1999;52(3):529-37.

63. Kimberley TJ, Borich MR, Schmidt RL, et al. Focal hand dystonia: individualized intervention with repeated application of repetitive transcranial magnetic stimulation. Arch Phys Med Rehabil. 2015;96(4 Suppl):S122-8.

64. Kieslinger K, Höller Y, Bergmann J, et al. Successful treatment of musician's dystonia using repetitive transcranial magnetic stimulation. Clin Neurol Neurosurg. 2013;115(9):1871-2.

65. Krauss JK, Pohle T, Weber S, et al. Bilateral stimulation of globus pallidus internus for treatment of cervical dystonia. Lancet Lond Engl. 1999;354(9181):837-8.

66. Yianni J, Bain P, Giladi N, et al. Globus pallidus internus deep brain stimulation for dystonic conditions: a prospective audit. Mov Disord. 2003;18(4):436-42.

67. Krauss JK, Loher TJ, Pohle T, et al. Pallidal deep brain stimulation in patients with cervical dystonia and severe cervical dyskinesias with cervical myelopathy. J Neurol Neurosurg Psychiatry. 2002;72(2):249-56.

68. Kim JP, Chang WS, Park YS, et al. Effects of relative low-frequency bilateral globus pallidus internus stimulation for treatment of cervical dystonia. Stereotact Funct Neurosurg. 2012;90(1):30-6.

69. Skogseid IM, Ramm-Pettersen J, Volkmann J, et al. Good long-term efficacy of pallidal stimulation in cervical dystonia: a prospective, observer-blinded study. Eur J Neurol. 2012;19(4):610-5.

70. Chou KL, Hurtig HI, Jaggi JL, et al. Bilateral subthalamic nucleus deep brain stimulation in a patient with cervical dystonia and essential tremor. Mov Disord. 2005;20(3):377-80.

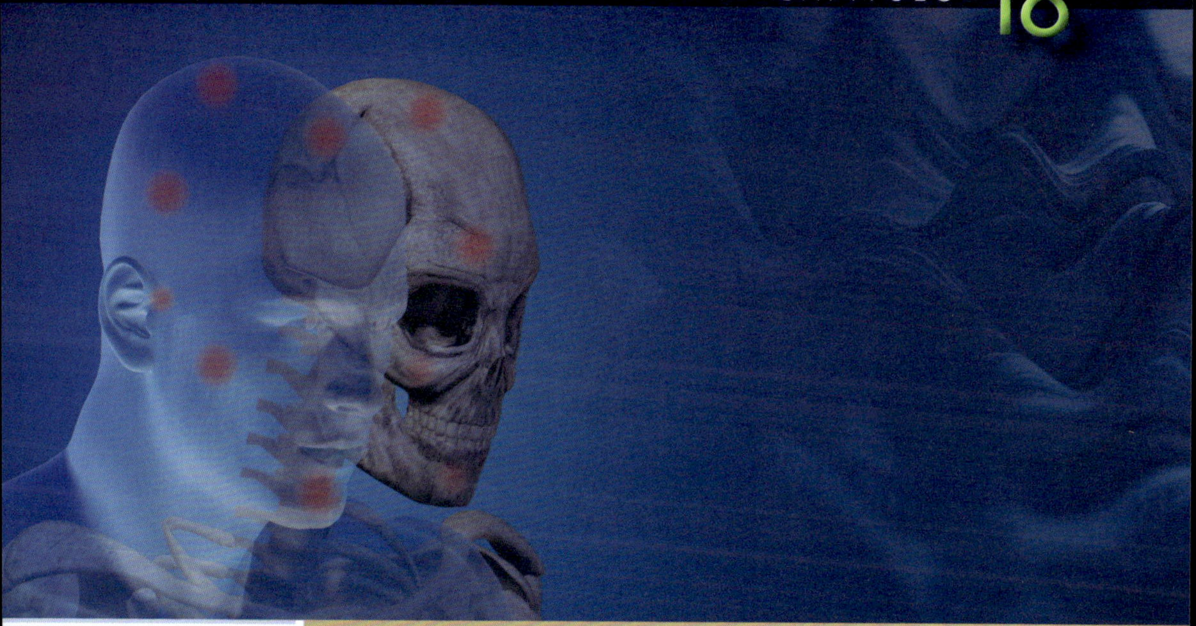

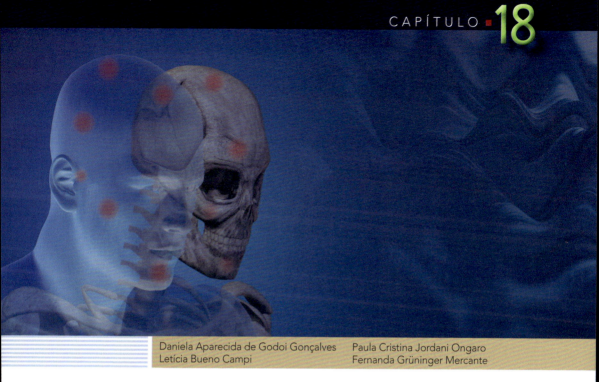

Daniela Aparecida de Godoi Gonçalves
Letícia Bueno Campi
Paula Cristina Jordani Ongaro
Fernanda Grüninger Mercante

Cefaleia e Disfunção Temporomandibular

INTRODUÇÃO

A 3ª edição da Classificação Internacional de Cefaleias define cefaleia como a dor localizada acima da linha orbitomeatal, enquanto dor facial é aquela localizada abaixo da linha orbitomeatal, acima do pescoço e anterior à orelha externa.[1,2] Apesar da divisão anatômica bem definida, os relatos dos pacientes, na grande maioria das vezes, não são claros quanto à localização exata da dor.[2] Além das sobreposições anatômicas, a complexidade da separação entre as duas condições aumenta em razão do fato de cefaleias e dores faciais estarem frequentemente associadas, apresentando-se simultaneamente nos mesmos indivíduos.[2] Ainda, diferenças são observadas em função do tipo de cefaleia. De acordo com a ICHD-3, a cefaleia pode ser a própria doença, casos em que é chamada de cefaleia primária, ou pode ser um sintoma de uma ampla variedade de doenças, sendo denominada nesse caso, de cefaleia secundária.[1,2]

Entre as condições que podem causar dor facial, a disfunção temporomandibular (DTM) destaca-se por ser altamente prevalente.[3] Segundo a Academia Americana de Dor Orofacial, a DTM é definida como um conjunto de distúrbios que envolvem os músculos mastigatórios, a articulação temporomandibular e as estruturas associadas.[3] Os sinais e sintomas incluem dor, limitações da função mastigatória, desvios da mandíbula e ruídos ao abrir e/ou fechar a boca. A presença de dor nos músculos mastigatórios é a condição mais frequente em pacientes com DTM dolorosa.[3,4]

Dados epidemiológicos apontam que cefaleias e DTM são condições altamente prevalentes na população de diferentes países. As cefaleias acometem cerca de 46% a 70,6% da população adulta mundial.[2,5,6] A prevalência geral de cefaleia é de aproximadamente 50% em áreas como a Ásia, a Austrália, a Europa e a América do Norte, mas significativamente menor no continente africano, com taxas em torno de 20%.[5] Em relação ao gênero, mulheres são mais acometidas do que os homens, embora exista um número muito menor de estudos que relatem valores de prevalência para cada gênero.[5] No Brasil, a prevalência de cefaleia (de qualquer tipo) é ainda maior (70,6%), acometendo 61,6% dos homens e 77,8% das mulheres.[6] No caso da DTM, a literatura aponta para uma prevalência entre 16% e 45%, variando de acordo com a amostra e os critérios de diagnóstico aplicados,[2-4,7,8] sendo duas vezes mais comum em mulheres do que em homens.[3,4,9] Os sintomas de DTM são mais prevalentes em indivíduos com cefaleia do que em indivíduos que não apresentam essa queixa, assim como a presença de cefaleia é mais alta em pacientes com DTM do que na população em geral.[10,11] Além disso, a DTM é considerada um fator de risco para a cronificação das cefaleias primárias.[11-13]

A DTM se associa em uma relação de comorbidade com alguns tipos de cefaleias primárias, como a migrânea e a cefaleia do tipo tensional (CTT).[2,11,13-17] Comorbidade pode ser definida como a existência simultânea de duas ou mais condições dolorosas ou não dolorosas em um mesmo indivíduo[18,19]. Porém, o termo vem sendo usado frequentemente para condições concomitantes, adicionais a uma condição de base específica.[19,20] Estatisticamente falando, indivíduos com DTM apresentam 1,8 a 2 vezes mais chances de ter alguma cefaleia primária em comparação com aqueles que não apresentam DTM.[14]

CEFALEIAS

Cefaleia primária

Cefaleias são queixas comuns na população e representam um dos principais motivos de consultas médicas.[6] Comentaremos nesse tópico sobre as cefaleias mais frequentemente associadas com a DTM, a migrânea e a CTT. Para maiores detalhes e critérios, recomenda-se a consulta da Classificação Internacional de Cefaleias. Importante salientar que a ICHD-3 ainda não foi traduzida para a língua portuguesa do Brasil. Assim, as nomenclaturas e critérios aqui apresentados são uma tradução livre das autoras do capítulo. A versão original e em inglês da ICHD-3 pode ser consultada livremente no *site*: www.ichd-3.org.

As cefaleias primárias dividem-se em:[1]

- migrânea;
- cefaleia do tipo tensional;
- cefaleias trigêmino-autonômicas;
- outras cefaleias primárias.

A migrânea, também conhecida como enxaqueca, é considerada a cefaleia primária com maior impacto na vida dos indivíduos, sendo o segundo tipo mais prevalente na população (11% a 15,8%).[6,21,22] O *Global Burden of Disease Study*, 2010 (GBD2010), a classifica como o terceiro transtorno mais prevalente no mundo. Em 2015, foi tida como a terceira maior causa de incapacidade no mundo, tanto em homens quanto em mulheres com idade inferior a 50 anos.[1] Acomete principalmente o gênero feminino, estando presente em aproximadamente 6% dos homens e 15 a 18% das mulheres.[23]

Trata-se de um transtorno de cefaleia recorrente que se manifesta em ataques que duram entre 4 e 72 horas. Em crianças e adolescentes (com menos de 18 anos), os ataques podem durar de 2 a 72 horas.[1] As características típicas dessa cefaleia são a localização unilateral, a qualidade pulsátil, a intensidade moderada ou grave, agravada por atividade física de rotina e associada a náuseas e/ou fotofobia e fonofobia.[1] Em crianças pequenas, a fotofobia e a fonofobia podem ser inferidas por meio de seu comportamento. Em crianças e adolescentes (menores de 18 anos), a cefaleia é mais frequentemente bilateral do que em adultos, sendo que a descrição de dor unilateral geralmente surge apenas no final da adolescência ou no início da vida adulta.[1]

Além do período em que a cefaleia está presente, alguns pacientes experimentam uma fase premonitória à crise, que pode ocorrer horas ou dias antes da cefaleia, e uma fase de resolução, que ocorre após a remissão da dor. Os sintomas premonitórios e de resolução podem incluir hiperatividade, hipoatividade, depressão, desejos por determinados alimentos, bocejos repetitivos, fadiga e rigidez da nuca e/ou dor.[1] Ataques de migrânea também podem estar associados a sintomas autonômicos cranianos e alodínia cutânea, que consiste na sensação de desconforto ou dor decorrente de um estímulo que normalmente não seria suficiente para ter esse efeito, como escovar os cabelos ou fazer a barba.[1]

Os fatores de risco para a progressão da migrânea podem ser divididos em:

1. biológicos, que predispõem à progressão da dor (como gênero feminino, história familiar de cefaleias crônicas diárias, presença de alodínia interictal);[24]
2. fatores ambientais e/ou exposições (por exemplo, uso excessivo de cafeína);[25,26]
3. comorbidades (como depressão, ansiedade, obesidade).[27–30]

Os dois tipos mais comuns dessa cefaleia são a migrânea sem aura e a migrânea com aura. A migrânea sem aura é uma síndrome clínica com características específicas e sintomas associados, conforme descrito anteriormente. Esse tipo de migrânea, muitas vezes, relaciona-se ao período menstrual. Além disso, é a doença mais propensa a sofrer progressão com o uso frequente de medicação para alívio dos sintomas.[1]

No caso da migrânea com aura, sintomas neurológicos focais transitórios precedem ou acompanham a cefaleia.[1] Trata-se de ataques recorrentes, com duração de minutos, de sintomas visuais, sensoriais ou outros sintomas relacionados a alterações do sistema nervoso central totalmente reversíveis, unilaterais, que geralmente se desenvolvem gradualmente e são acompanhados por cefaleia e sintomas de migrânea associados.[1] A aura visual é o tipo mais comum, ocorrendo em mais de 90% dos pacientes com esse tipo de cefaleia primária. É frequentemente descrita como uma figura em zigue-zague perto do ponto de fixação que pode se espalhar gradualmente para a direita ou para a esquerda e assumir uma forma lateral convexa com borda cintilante angulada. Em crianças e adolescentes, sintomas visuais bilaterais típicos são mais raramente observados.[1]

O segundo sintoma mais frequente durante um ataque de migrânea com aura são os distúrbios sensoriais, descritos pelos pacientes como alfinetes ou agulhas que se movem lentamente do ponto de origem da dor, afetando uma parte maior ou menor de um lado do corpo, face e/ou língua. Também pode haver relato de dormência, manifestando-se como um sintoma isolado ou associado a outros.[1] Muitos pacientes que têm ataques de migrânea com aura também manifestam migrânea sem aura. Nesse caso, devem ser classificados como portadores de ambos os distúrbios.[1]

A migrânea pode ainda ser classificada como migrânea crônica, complicações da migrânea, provável migrânea e síndromes episódicas que podem estar associadas com a migrânea.[1] A migrânea crônica é definida como a cefaleia que ocorre durante 15 ou mais dias por mês, por mais de 3 meses, e que apresenta características típicas em pelo menos 8 dias por mês.[1] Idade, gênero feminino e baixa escolaridade são os fatores de risco não modificáveis mais importantes para a cronificação da migrânea.[31-33] Já os fatores de risco modificáveis incluem tratamento agudo ineficaz, obesidade, depressão e eventos estressantes da vida.[27-30,33] Embora a causa mais comum de sintomas sugestivos de migrânea crônica seja o uso excessivo de medicamentos, cerca de 50% dos pacientes aparentemente com migrânea crônica retornam a um tipo de migrânea episódica após a retirada da droga. Nesses casos, de acordo com os critérios da ICHD-3, esses pacientes devem entrar na categoria de cefaleia por uso excessivo de medicamentos, em vez de migrânea crônica.[1]

A cefaleia que se assemelha aos ataques de migrânea, mas que não apresenta todas as características necessárias para preencher os critérios para um tipo ou subtipo de migrânea, é chamada de provável migrânea. Esta não preenche os critérios para outro distúrbio de cefaleia e pode ou não manifestar aura.[1]

A cefaleia do tipo tensional (CTT) é a mais prevalente entre as cefaleias primárias, apresentando taxa de prevalência ao longo da vida na população geral entre 30% e 78%.[1,6,21,22] Além disso, apresenta alto impacto socioeconômico.[1] Sua localização é quase exclusivamente bilateral, normalmente descrita como aperto ou pressão, de intensidade mais leve do que a migrânea, e não apresenta piora com atividade física rotineira.[1,6,21,22] O aumento da sensibilidade pericraniana é bastante frequente em pacientes com qualquer tipo de CTT. Ela é exacerbada durante a crise de cefaleia e aumenta junto da intensidade e da frequência dela.[1]

A sensibilidade pericraniana pode ser facilmente detectada por meio de palpação manual feita com pequenos movimentos de rotação com os dedos indicador e médio e pressão firme sobre os músculos frontal, temporal, masseter, esternocleidomastóideo, esplênio da cabeça e trapézio superior. Para cada ponto palpado, deve-se solicitar que o paciente classifique a sensibilidade local com escore de 0 a 3 (0 para ausência de dor; 1 para dor leve; 2 para dor moderada e 3 para dor intensa). Os escores de todos os pontos palpados podem ser somados, originando um escore total de sensibilidade para cada paciente. Essas medidas são úteis para avaliar a evolução do tratamento e servem também para ilustrar melhor as explicações dadas ao paciente.[1]

A ICHD-3 classifica a CTT em episódica (infrequente ou frequente), crônica e provável.[1] A CTT episódica infrequente apresenta em média menos de um dia de cefaleia por mês (< 12 dias/ano). Esse subtipo de CTT ocorre em quase toda a população, geralmente com baixo impacto na vida do indivíduo e, na maioria dos casos, não requer atenção médica. É uma cefaleia tipicamente bilateral, do tipo aperto ou pressão, de intensidade leve a moderada, podendo durar de minutos a dias. A dor não piora com a atividade física de rotina e não está associada a náusea, embora fotofobia ou fonofobia possam estar presentes.[1]

A CTT episódica frequente, apesar de apresentar as mesmas características de localização, qualidade, intensidade, duração e sintomas associados que a infrequente, deve estar presente em pelo menos 10 dias no mês (ocorrendo em 1 a 14 dias por mês), em média, por mais de 3 meses.[1] Além disso, pode estar associada a considerável grau de incapacidade, sendo em alguns casos necessário o uso de medicações profiláticas. A distinção entre CTT episódica infrequente e frequente separa os indivíduos que normalmente não necessitam de tratamento médico e evita categorizar quase toda a população como portadora de um distúrbio de cefaleia significativo.[1]

A CTT crônica é uma condição mais grave, altamente incapacitante, associada a redução significativa na qualidade de vida. Trata-se de um transtorno evolutivo da CTT episódica frequente que apresenta episódios diários ou muito frequentes de cefaleia, com duração de horas a dias ou até mesmo incessante. Pode apresentar sintomas associados, como náusea leve, fotofobia ou fonofobia. Finalmente, a cefaleia que preenche alguns, mas não todos os critérios para um tipo ou subtipo de CTT e que também não pode ser classificada como outra cefaleia, recebe a denominação de provável CTT.[1]

O terceiro tipo de cefaleias primárias descrito na ICHD-3 são as cefaleias trigêmino-autonômicas (CTA). Apresentam localização unilateral e características autonômicas parassimpáticas cranianas proeminentes, ipsilaterais à cefaleia.[1] Os sinais autonômicos podem incluir lacrimejamento, rinorreia e/ou miose.[34] A Sociedade Internacional das Cefaleias inclui nesse item da classificação a cefaleia em salvas, a hemicrania paroxística, a cefaleia de curta duração, a cefaleia unilateral neuralgiforme (*short-lasting unilateral neuralgiform headache attack*), a hemicrania contínua e as prováveis cefaleias trigêmino-autonômicas (*probable trigeminal autonomic cephalalgia*).[1] Pacientes com CTA podem também apresentar queixas de dor ipsilateral nos músculos mastigatórios.[35] No caso da hemicrania paroxística, a dor pode se referir para a mandíbula, a orelha e o processo mastoideo, podendo ser confundida com a dor relacionada à DTM. Em até 10% dos casos de pacientes acometidos por hemicrania paroxística, a dor pode ser desencadeada por movimentos do pescoço, causando confusão no diagnóstico com as dores musculoesqueléticas, como a DTM.[35]

O último item das cefaleias primárias, as chamadas outras cefaleias primárias, são condições clinicamente heterogêneas de patogênese pouco compreendida e cujos tratamentos são baseados em relatos observacionais ou em ensaios clínicos não controlados. Exemplos desse tipo de cefaleia são a cefaleia primária relacionada ao exercício, a cefaleia primária associada a atividade sexual, a cefaleia por estímulo frio, a cefaleia de pressão externa, entre outros[1]. Cefaleias com características semelhantes causadas por vários desses distúrbios podem ser sintomáticas, isso é, cefaleias secundárias. Por isso, quando se apresentam pela primeira vez, exigem avaliação cuidadosa por exames de imagem e/ou outros testes apropriados.[1]

O Quadro 18.1 apresenta os principais diagnósticos de cefaleias primárias e suas respectivas características, de acordo com os critérios da ICHD-3.[1] A Figura 18.1 ilustra a localização da dor em algumas delas.

Cefaleia secundária

Quando uma nova cefaleia ocorre pela primeira vez em uma relação temporal próxima a outro distúrbio já conhecido por provocar dor de cabeça, essa é classificada como cefaleia secundária à condição que a causou. Esse critério permanece mesmo quando são apresentadas características de uma cefaleia primária, mas há clara relação de causalidade com outra condição[1]. Os itens 5 a 12 da ICHD-3 descrevem as cefaleias secundárias a vários distúrbios ou condições, como traumatismos da cabeça e/ou pescoço, alterações vasculares, distúrbios intracranianos não vasculares, uso ou retirada de substâncias, infecções, distúrbios de homeostase, alterações no crânio/pescoço/olhos/seios paranasais/dentes/outras estruturas faciais, cervicais e alterações psiquiátricas.

Os critérios para as cefaleias secundárias ou atribuídas à DTM são descritos em dois sistemas de classificação, a ICHD-3 – subitem 11.7[1], e o *Diagnostic Criteria for Temporomandibular Disorders* (DC/TMD)[36,37]. De forma geral, essa cefaleia é descrita como dor na região temporal, agravada por movimentos mandibulares funcionais e parafuncionais, e passível de réplica com teste de palpação dos músculos da mastigação.

Quadro 18.1 Principais diagnósticos e características das cefaleias primárias.

	Número de crises por mês	Duração das crises	Localização da dor	Qualidade da dor	Intensidade da dor	Fatores agravantes	Presença de sintomas associados
Migrânea							
	No mínimo 5 episódios	4-72h	Unilateral	Pulsátil	Moderada ou grave	Exacerbada por atividade física	Náusea/ou vômito; fotofobia e fonofobia
Cefaleia do tipo-tensional							
	No mínimo 10 episódios	30 minutos a 7 dias	Bilateral	Aperto/ pressão	Leve a moderada	Não agravada por atividade física	Não mais do que uma foto ou fonofobia
Cefaleias trigêmino-autonômicas							
Cefaleia em salvas	No mínimo 5 episódios.	15-180 minutos	Dor orbital, supraorbital e/ou temporal, unilateral	-	Grave	-	Um ou ambos dos seguintes: 1. pelo menos um dos seguintes sintomas ou sinais, ipsilaterais à cefaleia: a) injeção conjuntival e/ou lacrimação b) congestão nasal e/ou rinorreia c) edema palpebral d) sudorese na fronte e na face e) rubor facial e facial f) sensação de plenitude na orelha g) miose e/ou ptose; 2. sentimento de inquietação ou agitação
Hemicrania paroxística	Nº mínimo 20 episódios.	2-30 minutos	Dor orbital, supra-orbital e/ou temporal, unilateral	-	Severa	-	Pelo menos um dos seguintes sintomas ou sinais, ipsilaterais à dor: 1. injeção conjuntival e/ou lacrimação; 2. congestão nasal e/ou rinorreia; 3. edema palpebral; 4. sudorese na fronte e na face; 5. rubor facial e na fronte; 6. sensação de plenitude na orelha; 7. miose e/ou ptose

Quadro elaborado de acordo com os critérios da ICHD-3, da Sociedade Internacional de Cefaleias.

FIGURA 18.1

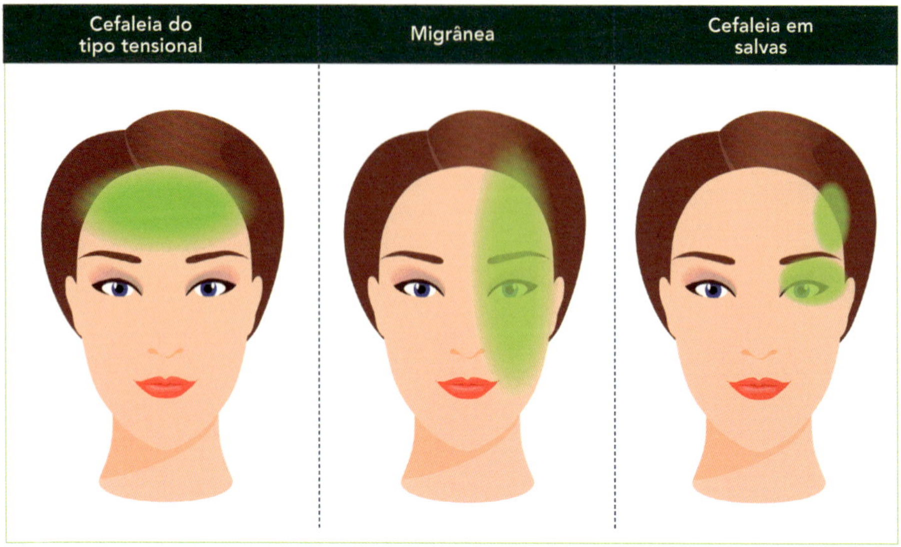

Área de manifestação mais comum de algumas cefaleias primárias.

O Quadro 18.2 descreve os critérios para cefaleia atribuída a DTM segundo a ICHD-3[1] e o DC/TMD.[36,37] Mais uma vez, é importante ressaltar que assim como a ICHD-3, o DC/TMD ainda não foi traduzido para a língua portuguesa do Brasil, portanto, os critérios apresentados a seguir consistem em uma tradução livre das autoras deste capítulo.

Como as cefaleias são condições prevalentes na população, elas podem ocorrer simultaneamente com outro distúrbio por mero acaso, sem manifestar uma relação causal. Portanto, uma cefaleia secundária somente pode ser definitivamente diagnosticada quando existirem evidências sólidas baseadas em evidências científicas válidas de que o transtorno especificado seja capaz de causar cefaleia.[1] Essa observação se aplica também às cefaleias secundárias à DTM, sendo que o diagnóstico desse transtorno deve ser necessariamente acompanhado do diagnóstico prévio de DTM dolorosa, obtido por meio da aplicação de critérios válidos com confirmação clínica realizada por um profissional capacitado na área.[37] Ainda, devem ser estritamente observados os critérios de temporalidade no surgimento de ambas e também o fato de que as cefaleias devem melhorar com a redução ou a remissão dos sinais e dos sintomas da DTM.[38,39]

Cefaleia e DTM

A percepção de que indivíduos com DTM apresentam frequentes queixas de cefaleia motivou pesquisadores de diferentes países na busca para elucidar essa relação. Em geral, os estudos vêm demostrando significativa associação bilateral entre essas condições.[14-16,40,41] Entre indivíduos apresentando DTM, as cefaleias em geral são

Quadro 18.2 Critérios para cefaleia atribuída a DTM de acordo com os critérios do DC/TMD e do ICHD-3.

	DC/TMD	ICDH-3
Descrição	Cefaleia que acomete a região temporal, podendo ser reproduzida e agravada por meio de palpação do músculo temporal ou movimento mandibular.	Cefaleia causada por disfunção envolvendo estruturas na região temporomandibular.

Critérios	Positivo para:
	▪ cefaleia de qualquer tipo reportada na região do músculo temporal e que seja afetada por movimentos, função ou disfunção da mandíbula;
	▪ confirmação da localização da dor na região de músculo temporal e reprodução de cefaleia familiar (conhecida do paciente) mediante:
	  ▪ palpação do músculo temporal ou;
	  ▪ execução de máxima abertura passiva/ativa ou;
	  ▪ movimentos de lateralidade/protrusivos.
	▪ Não se encaixa melhor em outro diagnóstico de cefaleia.
		A. Qualquer cefaleia que preencha o critério C;
		B. Evidências clínicas de processo patológico doloroso que afete a(s) articulação temporomandibular, músculos mastigatórios e/ou estruturas associadas em um ou ambos os lados da face;
		C. Evidência de causalidade demonstrada por pelo menos dois dos itens a seguir:
		  1. Cefaleia se desenvolveu em relação temporal com a DTM ou levou ao diagnóstico dela.
		  2 Cefaleia se agrava com movimentos mandibulares, função mandibular (p. ex., mastigação) e/ou movimentos parafuncionais (p. ex., bruxismo).
		  3. Cefaleia é provocada em exame físico por palpação do músculo temporal e/ou movimentos mandibulares passivos.
		  4. Não se encaixa melhor em outro diagnóstico do critério ICHD-3.

mais intensas e frequentes, com taxas de prevalência em torno de 50%, do que entre aqueles livres de DTM.[15,16,42-45] Além disso, na presença de ambas, foi identificada associação positiva entre a frequência das cefaleias e a gravidade dos sintomas de DTM, assim como maior chance de ter dor espalhada pelo corpo e maior sensibilidade em região trigeminal e extratrigeminal.[46]

De forma geral, a relação entre DTM e cefaleias primárias é complexa do ponto de vista da fisiopatologia de ambas.[14,47] Vários aspectos devem ser considerados, como a associação e a sobreposição de sinais e sintomas, as altas prevalências de ambas, que podem gerar associações espúrias, critérios de diagnóstico semelhantes, além do envolvimento de estruturas nervosas periféricas e centrais em comum.[2]

A literatura vem demonstrando importante associação entre DTM e cefaleias primárias, especialmente a migrânea e a CTT.[2,11,13-17] Há também evidências de interação significativa entre essas condições, interferindo na gravidade e na progressão uma da outra. Tem-se observado que a presença concomitante de cefaleias primárias e DTM está associada com uma tendência de piora do quadro clínico de ambas, enquanto o tratamento simultâneo melhora os resultados terapêuticos.[36,38,39,47]

Dados epidemiológicos de diversos estudos demonstraram que aproximadamente 30% dos pacientes com DTM apresentam CTT,[48] com risco até três vezes maior para essa cefaleia do que indivíduos livres de DTM.[13] Há indícios de sobreposição das duas condições, em que pacientes com CTT apresentam sinais de DTM, como função mandibular prejudicada, dificuldade para mastigar alimentos duros, sorrir ou gargalhar.[49] Além disso, as condições compartilham muitos dos mesmos mecanismos fisiopatológicos.[50] É possível que a presença de CTT agrave os sintomas da DTM, e que a DTM cause um aumento na frequência de crises da CTT.[46] Ainda, vale destacar a sobreposição entre os critérios diagnósticos da DTM e da CTT, na qual o aumento da sensibilidade pericraniana faz parte dos critérios diagnósticos de ambas, com destaque para o músculo temporal,[1,2,37] que pode apresentar dor à palpação associada tanto com DTM quanto com CTT.[2,51]

Com a migrânea, a magnitude de associação é ainda maior. Há relatos de que aproximadamente 55% dos indivíduos com DTM apresentam migrânea.[10,48] Pacientes com sintomas de DTM chegam a apresentar seis vezes mais risco de migrânea quando comparados a indivíduos livres dessa condição.[13] Entre mulheres migranosas, altas taxas de prevalência de DTM também têm sido reportadas (86,8%), sendo ainda maiores nos casos de migrânea crônica (91,3%).[40] Um dado bastante relevante foi demonstrado em um recente estudo longitudinal, que apontou a migrânea como fator de risco para o desenvolvimento de DTM.[52] É importante salientar que a relação entre migrânea e DTM é de comorbidade, e não de causalidade. Ainda, os mecanismos fisiopatológicos envolvidos com essa associação não estão completamente esclarecidos, mas tem sido sugerido importante participação do sistema trigeminal, em especial do subnúcleo caudal, assim como do processo de sensibilização central.[47]

Fisiopatologia

Embora a fisiopatologia das cefaleias e da DTM sejam distintas, o sistema trigeminal é comum a ambas e tem importante papel na condução e na modulação dessas condições dolorosas. Dessa forma, alterações no sistema nervoso periférico e central têm papel fundamental na patogênese de ambas, contribuindo na relação de comorbidade e na dificuldade de diferenciação entre essas condições.[2,53]

A sensibilização central envolve alterações neuroplásicas causadas por uma série de mudanças na disposição e na quantidade de canais de membrana e neurotransmissores, que se expressam com um aumento da excitabilidade neuronal, resultando em modificações no mecanismo de condução e de percepção da dor. Clinicamente, essas alterações podem ser detectadas pela presença de alodínia e hiperalgesia ou, ainda, pela existência de dor mesmo na ausência de qualquer estímulo periférico.[2,54-56]

O sistema trigeminal, especialmente o subnúcleo caudal do nervo trigêmeo, apresenta destacada relevância na fisiopatologia da DTM e das cefaleias primárias, especialmente da migrânea. Dessa maneira, episódios frequentes de migrânea são capazes de reduzir o limiar nociceptivo das estruturas musculoesqueléticas, consequentemente provocando dor nos músculos mastigatórios. A DTM, por sua vez, pode ser fator agravante da migrânea, já que promove a chegada de impulsos nociceptivos frequentes no subnúcleo caudal trigeminal, favorecendo a deflagração das crises de cefaleia.[2,12] Além disso, a redução dos limiares de dor à pressão são observados em pacientes que apresentam as duas condições simultaneamente, em comparação com aqueles que têm apenas migrânea ou DTM dolorosa, sugerindo que a presença simultânea dessas condições resulta em agravamento do quadro clínico do indivíduo.[2,57]

A DTM pode também interferir com o curso da CTT, assim como esta pode ser um fator predisponente e/ou agravante da DTM, uma vez que alterações musculares são consideradas um fator importante na fisiopatologia de ambas.[2] Embora os fatores periféricos relacionados à tensão muscular não sejam considerados essenciais, eles ainda são considerados importantes na fisiopatologia de ambos os distúrbios. Tem sido ainda sugerido que esses fatores possam atuar como percurssores da sensibilização central, contribuindo com o aumento da excitabilidade neuronal e a redução da atividade inibitória descendente de controle da dor.[58] Além disso, a DTM dolorosa e a CTT apresentam várias características em comum, como o histórico de eventos perturbadores da vida, o elevado nível de estresse e a maior prevalência em mulheres. Além disso, ambas são consideradas comórbidas, com distúrbios do sono e perturbações do humor.[2,59]

Tendo em vista a relação de comorbidade e a sobreposição de sintomas entre as cefaleias primárias e a DTM, o conhecimento da fisiopatologia dessas condições é de extrema importância para a obtenção de um diagnóstico preciso e um plano de tratamento eficaz.

Tratamento

Diante da presença concomitante de DTM e cefaleias, o tratamento de ambas deve ser simultaneamente conduzido pelo cirurgião dentista (especialista em DTM e dor orofacial) e pelo neurologista. No caso de cefaleia atribuída à DTM, o tratamento deve ter como objetivo o controle dos sinais e sintomas da DTM, sendo que o sucesso dessas abordagens levará à melhora ou mesmo à remissão da cefaleia. No que diz respeito à presença concomitante de DTM e cefaleias primárias, há evidências de que o tratamento simultâneo resulta em melhora significativa de ambas.[38,39]

Há uma ampla variedade de opções de tratamento para essas condições. Entre o conjunto de terapias indicadas para DTM, as reversíveis e pouco invasivas apresentam bom prognóstico e, portanto, são indicadas como primeira escolha. Essas opções terapêuticas incluem o aconselhamento, a educação, o biofeedback, a terapia cognitivo-comportamental, a modificação comportamental e as técnicas de relaxamento.[60,61] Além disso, a fisioterapia que inclui abordagens como ultrassom, estimulação elétrica nervosa transcutânea, laser, técnicas de terapia manual e exercícios também têm se mostrado efetiva.[62] Ainda, o dispositivo interoclusal e a farmacoterapia são indicados conforme o tipo de DTM e as características da dor presente.[63,64]

Com relação às cefaleias primárias, os tratamentos são classificados como abortivo ou agudo e preventivo ou profilático. Suas escolhas são baseadas em aspectos como frequência e intensidade das crises de cefaleia, presença de outras condições de saúde, preferência do paciente (custo e experiência em tratamentos anteriores), entre outros. O tratamento farmacológico é amplamente aplicado em situações abortivas e preventivas e, nesses casos, diferentes classes de medicamento são indicadas, sempre com atenção especial à prevenção da automedicação e ao abuso de medicamentos. Métodos não farmacológicos são também indicados para integrar o plano de tratamento e incluem educação, técnicas de relaxamento, terapias cognitivo-comportamentais, estratégias de controle do estresse e fisioterapia.[65-68]

De forma geral, é relevante salientar que o controle eficaz das cefaleias e da DTM está intimamente relacionado com a abordagem multidisciplinar e simultânea, realizada por profissionais especialmente capacitados para o diagnóstico e o controle dessas condições dolorosas.

REFERÊNCIAS BIBLIOGRÁFICAS

1. The International Classification of Headache Disorders, 3rd edition. Cephalalgia. 2018;38(1):1-211.
2. Conti PC, Costa YM, Gonçalves DA, et al. Headaches and myofascial temporomandibular disorders: overlapping entities, separate managements? J Oral Rehabil. 2016;43(9):702-15.
3. de Leeuw, Reny; Klasser G. Orofacial pain: Guidelines for Assessment, Diagnoses and Management. 6th ed. Chigaco: Quintessence; 2018.

4. Gonçalves DA, Dal Fabbro AL, Campos JÁ, et al. Symptoms of temporomandibular disorders in the population: an epidemiological study. J Orofac Pain. 2010;24(3):270-8.

5. Stovner L, Hagen K, Jensen R, et al. The global burden of headache: a documentation of headache prevalence and disability worldwide. Cephalalgia. 2007;27(3):193-210.

6. Queiroz LP, Silva Junior AA. The prevalence and impact of headache in Brazil. Headache. 2015;55(S1):32-8.

7. Maixner W, Diatchenko L, Dubner R, et al. Orofacial pain prospective evaluation and risk assessment study--the OPPERA study. J Pain. 2011;12(11):4-11.

8. Dubner R, Slade GD, Ohrbach R, et al. Painful temporomandibular disorder: decade of discovery from OPPERA studies. J Dent Res. 2016;95(10):1084-92.

9. Salonen L, Helldén L, Carlsson GE. Prevalence of signs and symptoms of dysfunction in the masticatory system: an epidemiologic study in an adult Swedish population. J Craniomandib Disord. 1990;4(4):241-50.

10. Dahan H, Shir Y, Nicolau B, et al. Self-reported migraine and chronic fatigue syndrome are more prevalent in people with myofascial vs nonmyofascial temporomandibular disorders. J Oral Facial Pain Headache. 2016;30(1):7-13.

11. Gonçalves DA, Camparis CM, Speciali JG, et al. Temporomandibular disorders are differentially associated with headache diagnoses: a controlled study. Clin J Pain. 2011;27(7):611-15.

12. Grossi DB, Lipton RB, Bigal ME. Temporomandibular disorders and migraine chronification. Curr Pain Headache Reports. 2009;13(4):314-18.

13. Gonçalves DA, Speciali JG, Jales LCF, et al. Temporomandibular symptoms, migraine, and chronic daily headaches in the population. Neurology. 2009;73(8):645-6.

14. Ciancaglini R, Radaelli G. The relationship between headache and symptoms of temporomandibular disorder in the general population. J Dent. 2001;29(3):93-8.

15. Glaros G, Urban D, Locke J. Headache and temporomandibular disorders: evidence for diagnostic and behavioural overlap. Cephalalgia. 2007;27(6):542-9.

16. Mitrirattanakul S, Merrill RL. Headache impact in patients with orofacial pain. J Am Dent Assoc. 2006;137(9):1267-74.

17. Gonçalves DA, Bigal ME, Jales LCF, et al. Headache and symptoms of temporomandibular disorder: an epidemiological study. Headache. 2010;50(2):231-41.

18. Nardi R, Scanelli G, Corrao S, et al. Co-morbidity does not reflect complexity in internal medicine patients. Eur J Intern Med. 2007;18(5):359-68.

19. Gonçalves DA, Camparis CM. Disfunção temporomandibular e comorbidades na prática clínica. In: Valle RT, Grossmann E, Fernandes RS. Disfunções temporomandibulares: abordagem clínica. Nova Odessa: Napoleão; 2015.

20. Diederichs C, Berger K, Bartels DB. The measurement of multiple chronic diseases--a systematic review on existing multimorbidity indices. J Gerontol A Biol Sci Med Sci. 2011;66(3):301-11.

21. Queiroz LP, Peres MF, Piovesan EJ, et al. A nationwide population-based study of tension-type headache in Brazil. Headache. 2009;49(1):71-8.

22. Stovner LJ, Al Jumah M, Birbeck GL, et al. The methodology of population surveys of headache prevalence, burden and cost: principles and recommendations from the Global Campaign against Headache. J Headache Pain. 2014;15(1):1-30.

23. Rasmussen BK. Epidemiology of headache. Cephalalgia. 2001;21(2):774-7.

24. Lanteri-Minet M. Identification of chronic daily headache risk factors to prevent migraine progression. Rev Prat. 2008;58(1):639-42.

25. Wilkinson SM, Becker WJ, Heine JA. Opiate use to control bowel motility may induce chronic daily headache in patients with migraine. Headache. 2001;41(3):303-9.

26. Bigal ME. Excessive acute migraine medication use and migraine progression. Neurology. 2008;71(3):1821-8.

27. Karakurum B, Soylu O, Karatas M, et al. Personality, depression, and anxiety as risk factors for chronic migraine. Int J Neurosci. 2004;114(2):1391-9.

28. Breslau N, Lipton RB, Stewart WF, et al. Comorbidity of migraine and depression: investigating potential etiology and prognosis. Neurology. 2003;60(8):1308-12.

29. Bigal ME, Lipton RB, Holland PR, et al. Obesity, migraine, and chronic migraine: possible mechanisms of interaction. Neurology. 2007;68(21):1851-61.

30. Nieri A, Bigal M. Obesidade e cronificação da migrânea: evidências e associações. Migr Cefal. 2007;10(1):8-18.

31. Buse DC. Chronic migraine prevalence, disability, and sociodemographic factors: results from the American Migraine Prevalence and Prevention Study. Headache. 2012;52(2):1456-70.

32. Scher A, Adams A, Fanning K, et al. Transition from episodic to chronic migraine and relationship with pain comorbidity: results from the cameo (chronic migraine epidemiology & outcomes) study. Cephalalgia. 2015;35(6):157-8.

33. May A, Schulte LH. Chronic migraine: risk factors, mechanisms and treatment. Nat Rev Neurol. 2016;12(8):455-64.

34. Benoliel R. Trigeminal autonomic cephalgias. Br J Pain. 2012;6(3):106-23.

35. Benoliel R, Sharav Y. As cefaleias trigeminoautonômicas. in: Benoliel R, Sharav Y, ed. Dor orofacial e Cefaleias. São Paulo: Quintessence; 2017.

36. Schiffman E, Ohrbach R, List T, et al. Diagnostic criteria for headache attributed to temporomandibular disorders. Cephalalgia. 2012;32(9):683-92.

37. Schiffman E, Ohrbach R, Truelove E, et al. Diagnostic criteria for temporomandibular disorders (DC/TMD) for clinical and research applications: Recommendations of the International RDC/TMD Consortium Network* and Orofacial Pain Special Interest Group. J Oral Facial Pain Headache. 2014;28(1):6-27.

38. Goncalves DA, Camparis CM, Speciali JG, et al. Treatment of comorbid migraine and temporomandibular disorders: a factorial, double-blind, randomized, placebo-controlled study. J Orofac Pain. 2013;27(4):325-35.

39. Porporatti AL, Costa YM, Conti PCR, et al. Primary headaches interfere with the efficacy of temporomandibular disorders management. J Appl Oral Sci. 2015;23(2):129-34.

40. Gonçalves MC, Florencio LL, Chaves TC, et al. Do women with migraine have higher prevalence of temporomandibular disorders? Brazilian J Phys Ther. 2013;17(1):64-8.

41. Bender S. Temporomandibular disorders and headache : it 's all in your head (Brain). J Great Houst Dent Soc. 2015;13:29-35.

42. Visscher CM, Ligthart L, Schuller AA, et al. Comorbid disorders and sociodemographic variables in temporomandibular pain in the general Dutch population. J Oral Facial Pain Headache. 2015;29(1):51-9.

43. Karibe H, Goddard G, Okubo M. Comparison of masticatory muscle myofascial pain in patients with and without a chief complaint of headache. Cranio J Craniomandib Pract. 2014;32(1):57-62.

44. Florencio LL, de Oliveira AS, Carvalho GF, et al. Association between severity of temporomandibular disorders and the frequency of headache attacks in women with migraine: a cross-sectional study. J Manipulative Physiol Ther. 2017;40(4):250-4.

45. Ballegaard V, Thede-Schmidt-Hansen P, Svensson P, et al. Are headache and temporomandibular disorders related? A blinded study. Cephalalgia. 2008;28(8):832-41.

46. Anderson GC, John MT, Ohrbach R, et al. Influence of headache frequency on clinical signs and symptoms of TMD in subjects with temple headache and TMD pain. Pain. 2011;152(4):765-71.

47. Speciali JG, Dach F. Temporomandibular dysfunction and headache disorder. Headache. 2015;55(1):72-83.

48. Franco AL, Gonçalves DA, Castanharo SM, et al. Migraine is the most prevalent primary headache in individuals with temporomandibular disorders. J Orofac Pain. 2010;24(3):287-92.

49. Caspersen N, Hirsvang JR, Kroell L, et al. Is there a relation between tension-type headache, temporomandibular disorders and sleep? Pain Res Treat. 2013;2013:845684.

50. Svensson P. Muscle pain in the head: overlap between temporomandibular disorders and tension-type headaches. Curr Opin Neurol. 2007;20(3):320-5.

51. Costa YM, Porporatti AL, Calderon PDS, et al. Can palpation-induced muscle pain pattern contribute to the differential diagnosis among temporomandibular disorders, primary headaches phenotypes and possible bruxism? Med Oral Patol Oral Cir Bucal. 2016;21(1):e59-e65.

52. Tchivileva IE, Ohrbach R, Fillingim RB, et al. Temporal change in headache and its contribution to risk of developing first-onset TMD in the OPPERA study. 2018;158(1):120-9.

53. Ciancaglini R, Radaelli G. The relationship between headache and symptoms of temporomandibular disorder in the general population. J Dent. 2001;29(1):93-8.

54. Harper DE, Schrepf A, Clauw DJ. Pain mechanisms and centralized pain in temporomandibular disorders. J Dent Res. 2016;95(10):1102-8.

55. List T, Jensen RH. Temporomandibular disorders: old ideas and new concepts. Cephalalgia. 2017;37(7):692-704.

56. Chichorro JG, Porreca F, Sessle B. Mechanisms of craniofacial pain. Cephalalgia. 2017;37(7):613-26.

57. Sales Pinto LM, de Carvalho JJ, Cunha CO, et al. Influence of myofascial pain on the pressure pain threshold of masti- catory muscles in women with migraine. Clin J Pain. 2013;29(2):362-5.

58. Jensen R, Bendtsen L, Olesen J. Muscular factors are of importance in tension-type headache. Headache. 1998;38(3):10-17.

59. Fernandes G, Franco AL, Gonçalves DAG, et al. Temporomandibular disorders, sleep bruxism, and primary headaches are mutually associated. J Orofac Pain. 2013;27(1):14-20.

60. List T, Axelsson S. Management of TMD: evidence from systematic reviews and meta-analyses. J Oral Rehabil. 2010;37(6):430-51.

61. Story WP, Durham J, Al⊠Baghdadi M, et al. Self⊠management in temporomandibular disorders: a systematic review of behavioural components. J Oral Rehabil. 2016;43(10):759-70.

62. Grossmann E, Tambara JS, Grossmann TK. O uso da estimulaçao elétrica nervosa transcutânea na disfunção temporomandibular. Rev Dor. (São Paulo). 2012;13(3):271-6.

63. Pficer JK, Dodic S, Lazic V, et al. Occlusal stabilization splint for patients with temporomandibular disorders: meta-analysis of short and long term effects. PLoS One. 2017;12(2):1-21.

64. Mujakperuo HR, Watson M, Morrison R, et al. Pharmacological interventions for pain in patients with temporomandibular disorders. Cochrane Database Syst Rev. 2010;6(10):CD004715.

65. Speciali J, Eckeli A, Dach F. Tension-type headache. Expert Rev Neurother. 2008;8(5):839-53.

66. Bendtsen L, Bigal ME, Cerbo R, et al. Guidelines for controlled trials of drugs in tension-type headache, Second edition. Cephalalgia. 2010;30(1):1-16.

67. Tassorelli C, Diener HC, Dodick DW, et al. Guidelines of the International Headache Society for controlled trials of preventive treatment of chronic migraine in adults. Cephalalgia. 2018;38(5):815-32.

68. Carvalho DS. Tratamento das cefaleias baseado em evidências. Diagn Trat. 2009;14(1):12-18.

CAPÍTULO 19

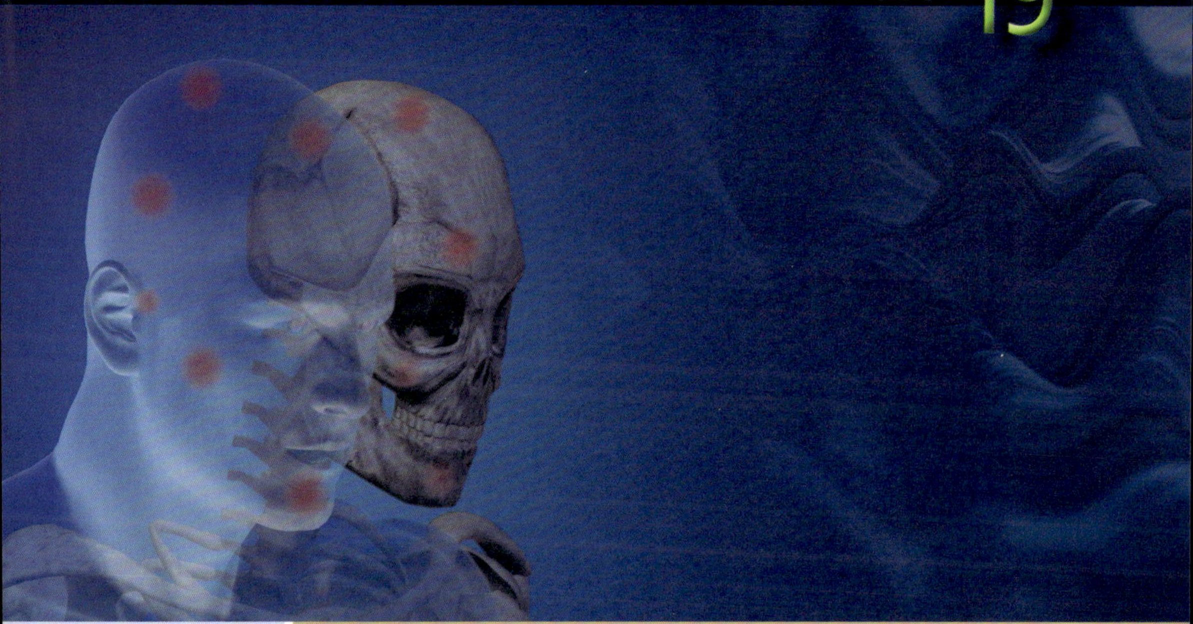

Mauricio Kosminsky
Michele Gomes do Nascimento
Eduardo Grossmann

Epidemiologia das Disfunções Temporomandibulares

INTRODUÇÃO

A epidemiologia é a ciência que estuda o processo saúde/doença em populações humanas. Embora a abordagem clínica se dedique ao estudo da doença no indivíduo, na disfunção temporomandibular (DTM), assim como em outras doenças, a epidemiologia tem fornecido importantes subsídios para a assistência individual. Neste capítulo, serão apresentados alguns conceitos e dados que podem auxiliar profissionais de saúde pública e clínicos a implementar medidas relacionadas com o diagnóstico e o controle da DTM. Serão incluídas informações concernentes ao seu conceito, o percentual da população acometida, as populações mais propensas ao seu desenvolvimento, a história natural da doença, sistemas de classificação, seu impacto e os fatores que participam da gênese e de sua manutenção.

CONCEITO DE DISFUNÇÃO TEMPOROMANDIBULAR

O conceito de uma doença é muito relevante para fins de estudos epidemiológicos e para a prática clínica, já que ele fornece as bases para os critérios de diagnóstico. Assim, o conceito é importante para positivar um indivíduo em estudos de prevalência; na prática clínica, pode ser um subsídio para indicar ou não um tratamento. A DTM tem sido conceituada de forma genérica como um termo coletivo que abrange um número de condições clínicas, caracterizadas por sinais e sintomas que envolvem a articulação temporomandibular (ATM), os músculos mastigatórios ou ambos.[1] Os sinais clínicos incluem achados como ruídos articulares e/ou limitação da abertura bucal, desvios e deflexão. Os sintomas incluem, entre outros, dor durante a função mandibular, na ATM ou nos músculos mastigatórios.

Sendo um conceito genérico, sem critérios bem estabelecidos, ainda não há um ponto de corte definido para a identificação acurada de quais indivíduos são portadores de DTM. Esse fato contribui para dados de prevalência distintos em diferentes estudos, mesmo quando avaliados em uma população semelhante. A ausência de critérios precisos contribui, ainda, para a existência de diferentes protocolos de diagnóstico e abordagens terapêuticas, em indivíduos com sinais e sintomas idênticos.

Diversos fatores podem interferir na determinação do conceito de DTM. Uma doença reflete uma conjuntura social, econômica, política e cultural, ou seja, pode não representar a mesma condição para todas as pessoas. Dependerá da época, do lugar, da classe social, assim como de valores individuais, concepções científicas, religiosas e filosóficas.[2] Além disso, sintomas como a dor são subjetivos, tornam-se dependentes da percepção de cada indivíduo e da forma como cada paciente faz seu relato. Considerando todos esses fatores, ainda que seja empregado o mesmo conceito e os mesmos critérios de diagnóstico, a prevalência dessa doença não se distribui de maneira uniforme em toda população humana.

Diante dessas perspectivas, para que se mantivessem atualizados, esses conceitos foram sendo renovados ao longo do tempo na literatura. Essas mudanças são frequentemente acompanhadas de implicações clínicas e epidemiológicas. Considerando-se como exemplo esse conceito: "É um termo coletivo que abrange um grupo heterogêneo de alterações musculoesqueléticas e dor psicofisiológica associada à ATM e estruturas adjacentes".[3,4] Ressalta-se que, quando se inclui o termo "dor psicofisiológica" ao conceito, a DTM pode ter seu diagnóstico e/ou controle terapêutico alterados ou ampliados.

Em resumo, a ausência de um conceito de DTM aceito globalmente e, ainda, havendo uma grande diversidade dos subtipos da doença, torna os resultados dos estudos de prevalência bastante variados. Nas últimas duas décadas, tem-se buscado obter métodos de exame e diagnóstico uniformes, com o objetivo de tornar possível a comparação dos resultados dos estudos entre diferentes grupos de pesquisa. Um passo importante para esse objetivo foi obtido com o RDC/TMD (*Research Diagnostic Criteria for Temporomandibular Disorders*)[5] e, posteriormente, com o DC/TMD (*Diagnostic Criteria for Temporomandibular Disorders*).[6]

PREVALÊNCIA DE DOR OROFACIAL E DTM

Em razão de circunstâncias semelhantes às anteriormente descritas, diversos estudos também relatam prevalência variável da dor orofacial (DOF). Essas discrepâncias são também relacionadas às características da amostra e ao tempo de avaliação.[7] É ainda relevante se no protocolo consta o exame físico ou se há apenas uma entrevista. Como exemplo, em um estudo envolvendo 2.504 participantes, a prevalência de DOF, no período de um mês, foi de 25,8%, quando se incluiu a dor próxima à região orbital.[8] Em outro estudo em população canadense, envolvendo 5.284 participantes entre 6 e 79 anos, a prevalência de dor no último ano na região orofacial foi de 11,7%, sendo mais frequente entre crianças e adultos jovens e entre pessoas de baixa renda.[9]

Em uma análise de 45.711 famílias, Lipton *et al.*[10] observaram que 22% da amostra apresentava pelo menos um tipo de DOF nos últimos seis meses, sendo: 12,2% de origem dental, 5,3% associada à DTM e 1,4% relacionada a outras estruturas da face. Riley e Gilbert,[11] analisando a distribuição de sintomas, verificaram que a dor na região da ATM estava presente em 8,3% da população. Em outra investigação envolvendo 1.668 participantes entre 18 e 93 anos, a prevalência de DOF durante o último ano foi 16,1%. Nesse estudo, as dores mais frequentes foram a dento alveolar (9,1%) e musculoesqueléticas (6,6%).[12]

Desde o primeiro estudo de base populacional realizado na Escandinávia por Helkimo,[13] a prevalência de DTM continua em debate por causa das discrepâncias nos dados dos diferentes estudos. Em uma revisão, na qual foram incluídos 18 estudos epidemiológicos, foi observada uma prevalência de 16% a 59% para sintomas autorrelatados e de 33% a 86% para sinais clínicos.[14] Em uma população americana, um acompanhamento de 24 meses de 3.954 adultos entre 18 e 91 anos estabeleceu que sintomas de dor na região da ATM estavam presentes em 19,1% da amostra.[15] Em uma população oriental com idade superior a 19 anos, a prevalência de dor é muito inferior, sendo reportados 3,2% de indivíduos sintomáticos.[16] É universalmente aceito que dor na região da ATM acomete entre 5,7%[17] e 10%[18] da população com idade superior a 18 anos.

DTM E FAIXA ETÁRIA

A maioria dos estudos apresenta uma pequena discrepância, na média de idade dos portadores de DTM, variando entre 33 anos[19] e 39 anos.[20] Em crianças, há um incremento na prevalência de DTM com a idade.[21] Na população entre 12 e 16 anos, 21,3% apresentaram pelo menos um sinal.[22] Conforme há um aumento da idade, observa-se um declínio em sua prevalência.[8,23,24] Em um estudo longitudinal com acompanhamento de 20 anos, também foi demonstrado que a prevalência de sintomas é baixa na infância, aumenta da infância para a fase adulta jovem e tende a declinar na meia-idade. Nesse período, ocorre uma flutuação substancial nos sinais e sintomas, sendo rara a progressão para problemas mais graves.[25] Esses achados sugerem que as DTM parecem apresentar um caráter autolimitante.[24]

A incidência da DTM foi positivamente associada com a idade. A taxa de incidência do primeiro sintoma foi de 2,5% ao ano na faixa etária de 18 a 24 anos e 4,5% ao ano entre indivíduos nas idades entre 35 e 44 anos. Dessa forma, a DTM apresenta uma distribuição gaussiana, sendo pouco frequente entre crianças e adolescentes, aumenta entre adultos e declina em idosos. O pico dos sintomas ocorre entre 25 e 44 anos (10% homens e 18% mulheres) e reduz muito em idades mais avançadas, acima de 65 anos (próximo a 0% nos homens e 2% nas mulheres).[26]

Quando sinais e sintomas são analisados por faixa etária, são descritos os seguintes achados: em uma população de idosos portadores de prótese total: 5% apresentaram dor no movimento de abertura da boca, 6% apresentaram dor na região temporomandibular, 39% apresentaram dor na região do masseter e 24% apresentaram ruídos articulares.[27] Em adolescentes, apenas 3,2% apresentaram dificuldade de abertura bucal, 7,4% apresentaram dor no corpo do masseter e 19,8% apresentaram ruídos articulares.[28] Trinta e quatro por cento das crianças entre 3 e 5 anos apresentaram pelo menos um sinal ou sintoma, sendo que a amplitude de movimento mandibular não variava entre os assintomáticos e os sintomáticos.[29]

Portanto, ainda são necessários estudos longitudinais, em diversas comunidades, com padrões uniformes de mensuração para um melhor entendimento da relação entre a idade e os sinais e sintomas associados às DTM.

DTM E SEXO

O sexo tem sido associado à dor em diversas condições de dores crônicas. Vários estudos de base populacional demonstram que as mulheres experimentam mais dor relacionada à DTM do que os homens, numa proporção de aproximadamente 2:1.[10,11,30,31] Além disso, buscam mais assistência para resolução dos seus sintomas, e mais frequentemente percebem a DTM como de caráter crônico.[32-34] Em relação aos sinais, sons articulares também são mais prevalentes em mulheres.[28] Em um grupo de adultos jovens brasileiros, a prevalência de algum sinal ou sintoma de DTM foi de 68%, sendo que o sexo feminino foi mais afetado, em uma proporção de 4:1.[35]

Em crianças entre 5 e 7 anos, a presença de sinais e sintomas parece ser idêntica para ambos os sexos.[29] Em uma faixa etária um pouco mais elevada, a prevalência e a gravidade dos sintomas da DTM são maiores no sexo feminino.[21] Na adolescência, as meninas parecem ter um risco três vezes maior de apresentar deslocamento do disco, quando comparadas aos meninos, ao passo que a intensidade da dor resultante do deslocamento é idêntica para ambos os sexos.[36] Um estudo observou que os maiores picos de prevalência de DTM no sexo feminino ocorre em mulheres com menos de 25 anos e entre 55 e 60 anos.[37] Contrário à maioria dos estudos, o sexo feminino foi apenas pouco mais frequente que o masculino em um estudo com adultos jovens.[38]

Esse fato pode ser explicado pelas caraterísticas biológicas ou pelos diferentes comportamentos entre os sexos frente às doenças. Nesses domínios são incluídos fatores como: constituição física, maior procura por serviços de saúde, percepção diferente dos sintomas ou a presença de receptores de estrógeno no núcleo caudal trigeminal, ausentes no sexo masculino.[39] Um modelo teórico para explicar as diferenças de dor entre os sexos tem sido apoiado por vários estudos, nos quais ficou evidenciada uma associação entre dor e fator hormonal.[11,40,41] Foi ainda relatado um aumento de 20% ou 30% na probabilidade de dor por DTM, em mulheres jovens que faziam uso oral de contraceptivos e mulheres no período pós-menopausa que faziam reposição hormonal,[18] respectivamente.

Quando se analisa o sexo da população de pacientes que procuram tratamento para DTM, esse é formado, principalmente, pelo feminino. Essa observação assemelha-se à distribuição por sexo em outros distúrbios musculoesqueléticos crônicos, os quais demonstram uma predominância nesse mesmo sexo.[42] As mulheres apresentam maior intensidade de dor e sensibilidade muscular à palpação em relação aos homens, além de diferentes prevalências conforme diferentes distribuições na faixa etária. Em uma revisão sistemática, onde foram analisados estudos de base populacional, a prevalência da necessidade de tratamento não apresentou diferença entre os sexos.[43]

Em resumo, é universalmente aceito que a dor por DTM é mais presente entre mulheres. Nessas, a prevalência é de aproximadamente 15%, enquanto, nos homens, é próxima de 8%.[26] Pode-se afirmar que a maioria dos estudos aponta para uma prevalência de dor por DTM aproximadamente duas vezes mais elevada em mulheres quando comparadas aos homens.

SINAIS E SINTOMAS

Nas últimas décadas, os estudos epidemiológicos voltaram-se muito para a identificação dos sintomas e sinais presentes nas doenças que acometem a ATM e os músculos mastigatórios. Na DTM, a prevalência dos sintomas varia entre 4%[38] e 59%[13] e, dos sinais, entre 8%[38] e 86%.[13] Muitos desses estudos permitiram concluir que as DTM são caracterizadas por sintomas como: dor à mastigação, à abertura bucal máxima, à movimentação mandibular, fadiga nos músculos mastigatórios, dor à palpação muscular e na palpação do polo lateral da ATM, além de cefaleia.

Os sinais mais frequentes são: travamento na abertura e no fechamento bucal, sons articulares, limitação de movimentação mandibular, desvio ou deflexão durante a movimentação vertical da mandíbula. Estudos envolvendo adultos demonstraram fraca correlação entre os sinais observados e os sintomas relatados[44] e, ainda, considerando os achados clínicos, parece não haver uma associação importante entre a intensidade desses sinais e a dor.[45]

A prevalência de sinais e sintomas indicativos de DTM varia entre diferentes grupos etários e entre os gêneros. Em 7% dos casos, os sintomas se iniciam na adolescência.[21] Nessa fase, os sinais mais importantes são: ruídos articulares (13,5%), seguidos de restrição de abertura (4,7%) e desvios na abertura (3,9%); quanto aos sintomas, foram observados: dor à mastigação (14%), sendo a dor à palpação um achado raro (0,5%).[22] Em população adulta (35 a 44 anos), a prevalência de ruídos é de 17,6%, dor em 10,8%, havendo limitação de abertura em 1,8% dos indivíduos. Em idosos (65 a 74 anos), ruídos na ATM estão presentes em 15,5%, dor em 2,9% e redução de mobilidade em 2,9%.[46]

Em um estudo de base populacional realizado na Suécia com 1.200 participantes entre 35 e 75 anos, mulheres de meia-idade apresentaram maior prevalência de sintomas de DTM. Sinais e sintomas moderados a graves foram também mais prevalentes no sexo feminino, sendo que, em aproximadamente 10%, a gravidade indicava a necessidade de tratamento.[47] Quando analisadas as características dos sinais e sintomas, 8,1% relataram limitação nos movimentos mandibulares, 5,1% dor na mandíbula e 3,3% afirmaram ter ruídos na ATM. Dos que apresentaram queixas de dificuldades na movimentação mandibular, 3,7% eram do sexo masculino e 11,1%, do feminino. Nesse último, a prevalência de alguns desses achados aumentou em idades mais avançadas. Entre os participantes que relataram sintomas de dor, a intensidade foi descrita como leve em 52,8% dos casos, moderada em 39,6% e grave em 7,5%.[48]

DOR ASSOCIADA À DTM

Um importante objetivo dos estudos epidemiológicos é estabelecer a frequência e a distribuição das doenças nas comunidades. Do ponto de vista populacional, a DTM não pode ser compreendida analisando-se apenas os indivíduos que buscam tratamento. Nesses, é possível observar a expressão mais grave da doença e a apresentação mais grave da dor. Apenas metade dos casos de DTM identificados na população buscam tratamento.[26] Entender esse fenômeno do ponto de vista populacional pode reduzir o risco de cronificação em muitos pacientes. Há um quantitativo relevante de indivíduos com expressão discreta ou moderada dos sintomas que não buscam tratamento, aumentando a possibilidade de cronificação da dor.

A dor crônica é um importante problema de saúde pública e afeta uma parcela relevante da população. Ela interfere no estado psicológico, nas atividades sociais e no trabalho,[49] é muito associada ao absenteísmo e à redução de produtividade.[50]

Seus custos são muito representativos para os sistemas de saúde[51] e vêm se elevando anualmente.[52] Como resposta a essas demandas, governos nacionais de todo o mundo começaram a reconhecer a dor crônica como uma grande prioridade e desafio e estão desenvolvendo estratégias para seu enfrentamento.[53]

A dor facial e, em particular, na região da ATM, é um sintoma comum em pacientes com DTM e tem sido referida como a razão mais importante para a procura de tratamento.[24,54-56] Dworkin e Leresche[56] constataram que 95% dos pacientes com DTM reportavam duração média de dor igual a 8,3 anos, enquanto List e Dworkin[57] encontraram prevalência de dor de 83% em pacientes com DTM, com uma média de 5,7 anos de duração. Em populações orientais, a DTM crônica está presente em 1,6% da população.[58]

Quando são analisadas as características de pacientes atendidos em um centro especializado, a DOF crônica com persistência maior de seis meses esteve presente em 53,8% dos pacientes. Os principais grupos de diagnóstico foram: as dores neuropáticas muscular e articular. A localização da dor compreendia principalmente as regiões de mandíbula, face, língua e ATM.[59] Muitos dados sinalizam que, para fins de políticas públicas de saúde, deve ser considerado que a dor associada à DTM é a causa mais comum de dor não dental no segmento orofacial, mesmo ponderando a grande diferença de sua apresentação nos estudos epidemiológicos.[60]

Ainda são necessários mais estudos para avaliar o potencial de doenças específicas, incluídas no grupo DTM, de desencadear dor. Os sintomas apresentam diferentes impactos nas funções do sistema mastigatório e na qualidade de vida dos pacientes. Quando adolescentes, portadores de dor por DTM utilizam mais analgésicos e faltam mais às aulas, quando comparados a controles.[21] Em estudo de base populacional com aproximadamente 17.200 participantes orientais, observou-se que a dor crônica por DTM interfere na saúde física e mental dessa população.[58]

Outro objetivo importante da epidemiologia é avaliar o impacto socioeconômico que as doenças provocam nas populações. A dor por DTM pode produzir um impacto nas atividades sociais, de lazer e no trabalho. O maior prejuízo é para o desempenho das atividades diárias relacionadas ao domínio físico, seguido do domínio psicológico e, com menor impacto, nas atividades sociais.[61] O impacto é relevante em 18% dos pacientes nas atividades relacionadas ao trabalho, 13% nas atividades escolares, 18% no relacionamento familiar e 27% na qualidade do sono.[54] O impacto econômico das DTM ainda não se encontra bem estabelecido, sendo importante salientar que a presença de um ou mais sinais e sintomas, muitas vezes, não se relaciona com a incapacidade do paciente.

Conforme visto anteriormente, os pacientes que necessitam de tratamento comumente apresentam sintomas mais graves quando comparados àqueles que não buscam tratamento. Apenas em uma pequena parcela da população de crianças os sintomas são mais graves, necessitando uma abordagem terapêutica. Esse percentual é estimado em 1%.[62] Na faixa etária entre 10 e 15 anos, é estimado que entre 1 e 2% necessite de tratamento.[63] Em outro estudo empregando população de adolescentes, 7,5% dos indivíduos preenchem critérios para DTM. Desses, metade apresenta sintomas mais relevantes, necessitando de tratamento.[64]

RUÍDOS ARTICULARES

Entre os achados objetivos, os ruídos articulares representam o sinal mais frequente no amplo espectro das DTM intracapsulares. Ruídos articulares são descritos subjetivamente como: estalo[65] ou crepitação.[66] Os avanços tecnológicos nos exames de imagem para o diagnóstico das DTM, juntamente da clínica das alterações articulares, têm estabelecido padrões específicos de doenças. O estalo em abertura e fechamento da boca comumente é associado ao deslocamento do disco com redução (DDCR), enquanto a crepitação, aos processos degenerativos.

A prevalência de sinais clínicos de distúrbios intra-articulares da ATM em crianças e adolescentes é de aproximadamente 16%. A presença de ruídos nessa população é de 14%, sendo o estalo o sinal mais frequente, seguido do travamento mandibular.[67] Quando comparados os casos de DTM e seus respectivos controles, os casos podem ser diferenciados pela presença de ruídos.[68] Em uma população de orientais, foi possível observar uma correlação entre crepitação e sintomas nas ATM.[69] Em um estudo longitudinal, foi observada correlação entre ruídos articulares e presença de sintomas de DTM, sugerindo que sinais, quando acompanhados por sintomas, podem indicar a necessidade de uma abordagem terapêutica.[25] Os sons, entretanto, não se relacionam com a intensidade da dor ou a duração da DTM.[70]

Ruído articular pode estar presente na população em geral sem necessariamente se associar à dor na ATM.[71,72] Mesmo em portadores de DTM, os ruídos articulares frequentemente não se associam à dor. Estão presentes em um quarto da população assintomática e ausentes na maioria dos pacientes que necessita de tratamento para dor.[73] O estalo é uma condição benigna que acomete entre 15%[74] e 35%[75] dos portadores de DTM, mas é observado frequentemente em pacientes assintomáticos[71] e comumente não evolui para uma disfunção clínica mais grave.[72] Esses resultados abrem a discussão sobre o fato de os ruídos articulares assintomáticos serem considerados, ou não, um sinal de DTM.

Em contrapartida, quando as doenças específicas associadas aos ruídos articulares são analisadas, poucos estudos epidemiológicos objetivaram avaliar a relação entre dor e doenças associadas à DTM. O DDCR pode estar presente em até 78% dos pacientes com dor relacionada à DTM,[75] representando um risco quatro vezes maior em relação aos assintomáticos.[76] Ainda, parece reduzir o prognóstico da terapia.[77] Por outro lado, em razão da elevada prevalência do DDCR em pacientes assintomáticos, essa condição provavelmente representa uma variação da normalidade.[78]

O deslocamento do disco sem redução (DDSR) é também encontrado em populações de portadores de DTM, independentemente da presença de dor. Em pacientes sem dor, o DDSR é menos frequente (2,4%) quando comparados àqueles com DTM e sintomas de dor. Nesses últimos, tem prevalência de 40%.[65] A associação entre DDSR e dor é mais evidente quando da concomitância com processo inflamatório articular, como comprovado por Segami *et al.*[79] ao identificarem que, em portadores de DDSR, havia uma correlação entre a intensidade da sinovite e a dor.

Por outro lado, uma metanálise identificou que a prevalência de deslocamentos do disco, em indivíduos adultos, varia de 18% a 35%. Seu início, geralmente, se dá na infância e adolescência, estabilizando-se na fase adulta. A ausência de ruídos articulares ou sintomas de DTM não representa a ausência de deslocamento do disco. O deslocamento do disco sem redução raramente é acompanhado de sinais e sintomas clássicos de DTM. A história natural desses deslocamentos mostra que o curso dessa condição é favorável, não sendo necessário, na maioria dos casos, instituir uma conduta terapêutica, além de orientações.[80]

Pacientes com DTM podem queixar-se de alterações funcionais relacionadas aos movimentos mandibulares, como movimentação irregular e limitação da abertura bucal, associados às doenças relacionadas à posição do disco. Entretanto, os portadores de DDCR quase nunca evoluem para um quadro de DDSR. A presença de ruídos na adolescência não indica que, quando adulto, o indivíduo apresentará uma DTM.[81] Em um acompanhamento de 293 adultos portadores de ruídos articulares, cinco anos após o diagnóstico, nenhum dos participantes evoluiu para travamento.[82] No acompanhamento de dez anos, apenas um indivíduo evoluiu para tratamento.[83]

Em resumo, a epidemiologia pode estabelecer a prevalência e a gravidade de sinais e sintomas específicos da DTM em uma população. Esses dados são obtidos por meio de questionários autoaplicáveis, entrevistas ou exame físico e traduzem a realidade dessa comunidade. A prevalência desses ruídos varia de acordo com a metodologia empregada. A obtenção de dados em centros de tratamento proporciona um viés, considerando que uma parcela relevante da população apresenta ruídos articulares, entretanto, não buscam tratamento por não haver impacto dessa condição em suas vidas.

SISTEMAS DE CLASSIFICAÇÃO

Na DTM, a busca de fatores etiológicos é com frequência frustrante, impossibilitando uma classificação baseada em sua etiologia. Ao longo da história, a literatura é vasta em esquemas de classificação. Atualmente, dois sistemas são mais empregados: o DC/TMD[6] e o da American Academy of Orofacial Pain (AAOP).[84] Esses sistemas apresentam diferentes propostas. O sistema da AAOP é orientado para emprego clínico; o RDC e o DC, em razão de suas características de reprodutibilidade e maior complexidade de aplicação, vêm sendo mais empregados em pesquisas.

A padronização internacional dos critérios diagnósticos por meio do *Research Diagnostic Criteria for Temporomandibular Disorders* (RDC/TMD) facilitou a comparação dos resultados de pesquisas epidemiológicas por fornecer uma classificação taxonômica dos subgrupos de doenças que compreendem a disfunção temporomandibular. Considerando-se os indivíduos portadores de DTM, uma revisão sistemática aponta uma prevalência global de 45,3% para as DTM do grupo I (distúrbios musculares), 41,1% para o grupo II (deslocamentos do disco) e 30,1% para o grupo III (distúrbios articulares). Quando analisada na população em geral, a prevalência dos transtornos de DTM por grupo foi de 9,7%, 11,4% e 2,6%, respectivamente.[85]

Em uma análise dos diferentes subtipos de DTM em 1.603 pacientes, a prevalência dos distúrbios do grupo I foi de 88,7%. Entre as discopatias, os DDCR foram os mais frequentes, com aproximadamente 40%. A prevalência de outras artropatias foi de aproximadamente 30%.[86] Outro importante estudo multicêntrico avaliou indivíduos atendidos em clínicas de atendimento terciário (n = 1.312). Entre os diagnósticos, as prevalências encontradas apontaram: dor muscular como a mais frequente (47,7%), seguida pelos DDCR (36,6%) e outras artropatias (33,8%).[42]

HISTÓRIA NATURAL DA DOENÇA

Apenas por meio de estudos longitudinais, com longos períodos de avaliação, é possível conhecer a história natural de uma doença. A história natural da DTM tem grande importância na saúde pública e na prática clínica, pois permite conhecer: (1) quantos novos casos surgem em um determinado período, estabelecendo prioridades principalmente para programas de saúde pública; (2) qual a duração média dos sinais e sintomas; (3) o quantitativo em que a DTM surge como um episódio agudo único, como episódios recorrentes ou como uma doença crônica; (4) qual o quantitativo que se apresenta como uma condição progressiva; (5) sua prevalência ao longo da vida, possibilitando estabelecer prognósticos mais ou menos favoráveis; (6) identificar os fatores de risco para a doença.

Embora alguns pacientes apresentem mudanças contínuas na ATM, poucos estudos acompanharam uma população com a finalidade de avaliar o desenvolvimento da DTM ao longo do tempo. A grande maioria deles apresenta um desenho transversal. De fato, os estudos longitudinais não demonstram uma progressão relevante nos sinais e sintomas. Em um acompanhamento por um período de 20 anos, foi demonstrada uma flutuação significativa dos sinais e sintomas. O progresso para condições mais graves é raro; apenas 3% da amostra apresentou exacerbação da DTM.[81]

Em adolescentes, a metade dos indivíduos que apresentam estalos aos 15 anos não apresentaram mais o ruído aos 20 anos. Por outro lado, aproximadamente metade dos que não apresentaram estalos aos 15 anos apresentaram o ruído aos 20 anos.[83]

Assim, a chance de o ruído desaparecer em indivíduos que apresentam o sinal é a mesma de ocorrer em indivíduos que não apresentam esse sinal. Quanto ao DDSR, 44 portadores adultos concordaram em se submeter a um acompanhamento sem tratamento. Aos 12 meses, 68% dos pacientes tiveram a resolução completa dos sinais e sintomas. A capacidade média da abertura bucal passou de 29,7 mm para 38 mm.[87] Esses dados sugerem que, mesmo no DDSR, um percentual importante dos pacientes tem seus sinais e sintomas aliviados no curso natural da doença.

Quanto às alterações musculares, esses dados parecem ocorrer diferentemente. Em uma análise de cinco anos, aproximadamente um terço dos sujeitos apresentaram regressão completa dos sintomas, um terço exibiram sintomas recorrentes e, nos demais, os sintomas persistiram em todo o período de avaliação.[88] Essa flutuação contínua dos sinais e sintomas tem representado ainda um grande viés em estudos que avaliam a efetividade do tratamento. Provavelmente, por esse motivo, é descrita uma elevada taxa de sucesso em diferentes modalidades de tratamentos. Todos esses dados apontam para o fato de que a DTM, na maioria dos casos, pode ser considerada uma doença com prognóstico favorável. Por esse motivo, têm sido recomendadas terapias conservadoras e reversíveis.

FATORES ASSOCIADOS

Outro importante objetivo dos estudos epidemiológicos é prover as bases científicas para a análise dos fatores etiológicos das doenças. Em epidemiologia, um fator associado a uma doença é considerado etiológico quando a mudança na frequência ou na intensidade do fator na população promove alterações na frequência da doença. Maiores possibilidades de controle de variáveis de confundimento são observadas em doenças para as quais há um único fator causal, o que não acontece com a DTM.[89] Sua etiologia é multifatorial, dificultando, assim, a obtenção de dados epidemiológicos consistentes.

Certamente, um dos fatores que dificulta o entendimento da DTM é a sua etiopatogenia. Nesse tópico, os conceitos teóricos estabelecem três modelos: o biológico, o psicológico e o psicossocial. A interação de todos esses fatores estabelece a natureza multifatorial de sua etiologia. Além disso, vários agentes etiológicos podem provocar diferentes papéis nos diversos sintomas das DTM,[90] o que torna o estudo dessa condição ainda mais complexo. Em outra perspectiva, a forma como uma doença se apresenta é resultado da interação dos seus fatores etiológicos, de aspectos relacionados ao portador da doença e do meio ambiente. Nem todos os indivíduos que apresentam os fatores etiológicos desenvolvem DTM, pois existem muitas características individuais, psicológicas, sociais e culturais que podem funcionar como fator de proteção.

No modelo biomédico, é enfatizada a avaliação das alterações fisiopatológicas, na qual o foco é a doença. Como exemplo, tem sido relatado que fatores hormonais podem desempenhar algum papel na maior prevalência de DTM no sexo feminino.[91] Ainda nesse modelo, a DTM foi historicamente atribuída às anormalidades oclusais ou das estruturas musculoesqueléticas da face. Exemplificando, o grau de DTM parece ser mais elevado nos casos de classe II de Angle, bem como na presença de sobremordida maior que dois milímetros.[92] Porém, as evidências são controversas e pouco consistentes. Em uma metanálise, foi possível constatar que condições como relação oclusal, sobremordida, interferências em balanceio e discrepâncias entre a posição de máxima intercuspidação e a posição de contato retruído não parecem desempenhar papel significativo no surgimento de sintomas e sinais.[93]

Múltiplos fatores afetam o sistema mastigatório e a percepção da dor. Pacientes portadores de DTM crônica sintomática, quando comparados a controles, relatam mais trauma, mais eventos parafuncionais, maior limitação funcional da mandíbula, mais ruídos articulares e travamento mandibular, mais alterações sensoriais, piores condições de saúde em geral, mais cefaleias e outros distúrbios relacionados à dor.[94] Em uma avaliação com adolescentes, o estresse e os problemas emocionais desempenham um importante papel entre os fatores de risco para DTM.[21] Adolescentes portadores de cefaleia recorrente apresentam maior prevalência de DTM, quando comparados com adolescentes sem cefaleia.[64] Também são fatores associados à DTM lombalgia, síndrome do intestino irritável e consumo regular de cigarros, mesmo quando ajustadas as características sociodemográficas.[15]

Em resumo, a DTM frequentemente se sobrepõe a outras condições de saúde. Entretanto, ainda não se sabe que condições aumentam o risco de um indivíduo desenvolver DTM ou apresentar persistência e/ou cronificação da dor. Como a maioria dos estudos epidemiológicos foi constituído por delineamentos transversais ou de caso-controle, desenvolvidos principalmente com amostras de conveniência, inúmeros fatores de risco foram implicados, incluindo: trauma articular e muscular; fatores anatômicos (relações esqueléticas e oclusais); fatores fisiopatológicos (distúrbios ósseos e dos tecidos conjuntivos, diferenças hormonais, sensibilização das vias de processamento da dor do sistema nervoso central e periférico); psicossociais (depressão e ansiedade, respostas aos estressores psicológicos). Entretanto, não se pode afirmar ainda se esses fatores de risco estão envolvidos na etiologia dos sintomas.[95]

ESTUDO DE AVALIAÇÃO PROSPECTIVA DE RISCO DE DOR OROFACIAL

O *Orofacial Prospective Pain Evaluation and Risk Assessment* (OPPERA)[96] foi o primeiro grande estudo especificamente projetado para analisar e identificar os fatores de risco para a DTM. Para atingir esses objetivos, especialistas de diversas áreas planejaram um estudo de coorte prospectivo de 7 anos. O projeto OPPERA compreendeu quatro estudos observacionais projetados para a identificação de fatores de risco para início e persistência de DTM: 1) um estudo prospectivo de coorte de sintomas iniciais de DTM; 2) um estudo inicial de caso-controle avaliando a DTM crônica; 3) um estudo pareado caso-controle de incidência de DTM; 4) um estudo prospectivo de caso-coorte do curso de DTM.[97]

Entre maio de 2006 e novembro de 2008, voluntários de idade entre 18 e 44 anos foram recrutados em quatro locais de estudo nos EUA. Os critérios de elegibilidade incluíam, entre outros, não relatar sintomas relevantes de dor por DTM. Os participantes foram avaliados quanto a fatores de risco para DTM e seus sintomas, função autonômica, testes sensoriais quantitativos, características clínicas dos músculos e articulações da região craniana, pescoço e corpo. Com intervalos de três meses, os participantes responderam questionários sobre os sintomas vivenciados no período.[98]

Durante o acompanhamento de 2,8 anos, dos 2.737 participantes, 260 indivíduos desenvolveram DTM, caracterizando uma incidência média de 4% ao ano. Os fatores de risco incluíram características sociodemográficas, estado de saúde, condições clínicas orofaciais, aspectos psicológicos, sensibilidade à dor e respostas autonômicas cardíacas. Após o surgimento de um episódio inicial de DTM, o risco de novo episódio em um período de um ano é substancialmente elevado. Entretanto, nesse período, apenas 6% das pessoas do coorte desenvolveram três ou mais episódios de sintomas de DTM. Dor por DTM foi fortemente associada a episódios concomitantes de dor por cefaleia e em outros segmentos do corpo. Na fase sintomática, há um aumento de 10% na probabilidade de busca de assistência à saúde.[99]

A incidência de DTM foi positivamente associada à idade. As mulheres apresentaram incidência apenas ligeiramente maior do que os homens, desafiando a visão amplamente aceita de que a DTM é predominantemente uma condição de mulheres no início da idade adulta.[100] Múltiplas variáveis psicológicas contribuíram para o aumento do risco de desenvolver DTM, incluindo: estresse psicossocial, sofrimento afetivo e ansiedade. Em alguns casos, os achados sugerem que a influência dessas características psicológicas se estende por um longo período e contribuem para a cronificação da dor.[101] Em relação à influência genética, foi observada a implicação potencial de alguns genes. Entretanto, o número relativamente pequeno de sujeitos que desenvolveram DTM limitou o poder de detectar alguns efeitos genéticos. Apenas um subgrupo de casos agudos torna-se crônico por causa das contribuições genotípicas.[102]

Quando a DTM, a cefaleia e a dor em outros segmentos do corpo ocorreram concomitantemente, apenas 27% dos sujeitos não compareceram ao serviço de saúde nem recorreram a analgésicos. Também foi observado que fumantes atuais ou ex-fumantes tinham significativamente maior incidência de DTM quando comparados aos que nunca fumaram.[103] Sinais e sintomas de síndrome de apneia obstrutiva do sono (SAOS) também foram associados ao aumento da incidência de DTM. Homens e mulheres com dois ou mais sinais ou sintomas de SAOS apresentaram uma incidência bem mais elevada de sinais e sintomas de DTM. Uma maior sensibilidade à dor por pressão em regiões cranianas é também associada a novos casos de DTM, sendo mais relevante como preditor de DTM crônica.[104,105]

Concluindo, as descobertas oriundas dos estudos do OPPERA sobre a DTM aguda e crônica demonstraram que é um distúrbio complexo, devendo ser inserida dentro de um modelo biopsicossocial de doença. É um equívoco considerar a DTM apenas como uma condição de dor orofacial localizada, sendo inadequada a busca de uma única etiologia. Nenhum fator etiológico isolado é suficiente para o desenvolvimento da DTM crônica. Para a maioria dos pacientes, a apresentação crônica é uma condição multifatorial, com sobreposição de comorbidades.[106,107]

REFERÊNCIAS BIBLIOGRÁFICAS

1. Gonçalves DA1, Bigal ME, Jales LC, Camparis CM, Speciali JG. Headache and symptoms of temporomandibular disorder: an epidemiological study Headache.2010;50(2):231-41.
2. Scliar M. História do conceito de saúde. Physis [online]. 2007;17(1):29-41.
3. Thilander B, Rubio G, Pena L, de Mayorga C. Prevalence of temporomandibular dysfunction and its association with malocclusion in children and adolescents: an epidemiologic study related to specified stages of dental development. Angle Orthod. 2002;72(2):146-54.
4. Giannakopoulos NN, Keller L, Rammelsberg P, Kronmüller KT, Schmitter M. Anxiety and depression in patients with chronic temporomandibular pain and in controls. J Dent. 2010;38(5):369-76.
5. Dworkin SF, LeResche L. Research diagnostic criteria for temporomandibular disorders: review, criteria, examinations and specifications, critique. J Craniomandib Disord. 1992;6(4):301-55.

6. Schiffman E, Ohrbach R, Truelove E, et al. Diagnostic criteria for temporomandibular disorders (DC/TMD) for clinical and research applications: recommendations of the International RDC/TMD Consortium Network and Orofacial Pain Special Interest Group. J. Oral Facial Pain Headache. 2014;28(1):6.
7. Góes PSA. The Prevalence, Severity and Impact of Dental Pain in Brazilian Schoolchildren and their families. 2001. Tese (Doutorado em Epidemiology And Dental Public Health). University of London, UL, Inglaterra.
8. Macfarlane TV, Blinkhorn AS, Davies RM, Kincey J, Worthington HV, et al. Oro-facial pain in the community: prevalence and associated impact. Community Dent Oral Epidemiol. 2002;30(1):52-60.
9. Ravaghi V, Quiñonez C, Allison PJ. Oral pain and its covariates: findings of a Canadian population-based study. J Can Dent Assoc. 2013;79:d3.
10. Lipton JA, Ship JA, Larach-Robinson D. Estimated prevalence and distribution of reported orofacial pain in the United States. J Am Dent Assoc. 1993;124(10):115-21.
11. Riley JL 3rd, Gilbert GH. Orofacial pain symptoms: an interaction between age and sex. Pain. 2001;90(3):245-56.
12. Shinal RM, Fillingim RB. Overview of orofacial pain: epidemiology and gender differences in orofacial pain.Dent Clin North Am. 2007;51(1):1-18.
13. Helkimo M. Studies on function and dysfunction of the masticatory system. II. Index for anamnetic and clinical dysfunction and oclusal state. Sved Tandlak Tidskr. 1974;67(2):101-21.
14. Carlssson GE, Leresche L. Epidemiology of Temporomandibular Disorders. In: Sessle BJ, Bryant OS, Dionne RA. Temporomandibular Disorders and Related Pain Conditions. Seattle: IASP Press; 1995.
15. Sanders AE, Slade GD, Bair E, Fillingim RB, Knott C, Dubner R, et al. General health status and incidence of first-onset temporomandibular disorder: the OPPERA prospective cohort study. J Pain. 2013;14(12 Suppl):T51-62.
16. Keogh E, Eccleston C. Sex differences in adolescent chronic pain and pain-related coping. Pain. 2006;123(3):275-84.
17. Lacerda JT, Ribeiro JD, Ribeiro DM, Traebert J. [Prevalence of orofacial pain and its impact on the oral health-related quality of life of textile industries workers of Laguna, SC, Brazil]. Cien Saude Colet. 2011;16(10):4275-82. Portuguese.
18. LeResche L. Epidemiology of temporomandibular disorders: implications for the investigation of etiologic factors. Crit Rev Oral Biol Med. 1997;8(3):291-305.
19. Yap AU, Dworkin SF, Chua EK, et al. Prevalence of temporomandibular disorder subtypes, psychologic distress, and psychosocial dysfunction in Asian patients. J Orofac Pain. 2003;17(1):21-8.
20. Rammelsberg P, LeResche L, Dworkin S, Mancl L. Longitudinal outcome of temporomandibular disorders: a 5-year epidemiologic study of muscle disorders defined by research diagnostic criteria for temporomandibular disorders. J Orofac Pain. 2003;17(1):9-20.
21. Nilsson IM. Reliability, validity, incidence and impact of temporomandibular pain disorders in adolescents.Swed Dent J Suppl. 2007;(183):7-86.
22. Feteih RM. Signs and symptoms of temporomandibular disorders and oral parafunctions in urban Saudi Arabian adolescents: a research report. Head Face Med. 2006;2(1):25.
23. Horst OV, Cunha-Cruz J, Zhou L, Manning W, Mancl L, DeRouen TA. Prevalence of pain in the orofacial regions in patients visiting general dentists in the Northwest Practice-based REsearch Collaborative in Evidence-based Dentistry research network. J Am Dent Assoc. 2015;146(10):721-8.
24. Dworkin SF, Huggins KH, LeResche L, Von Korff M, Howard J, Truelove E, et al. Epidemiology of signs and symptoms in temporomandibular disorders: clinical signs in cases and controls. J Am Dent Assoc. 1990;120(3):273-81.

25. Magnusson T, Egermark I, Carlsson GE. A longitudinal epidemiologic study f signs and symptoms of temporomandibular disorders from 15 to 35 years of age. J Orofac Pain. 2000;14(4):310-9.

26. Von Korff M, Dworkin SF, Le Resche L, Kruger A. An epidemiologic comparison of pain complaints. Pain;32(2):173-183.

27. Santos CN. Avaliação da eficácia de placas estabilizadoras com padrão de guia balanceada bilateral no controle dos desarranjos internos da ATM. Tese (Doutorado em Odontologia) – Faculdade de Odontologia de Bauru. Universidade de São Paulo – USP. São Paulo, 2003. 295 f.

28. Bonjardim LR, Gavião MB, Pereira LJ. Signs and symptoms of temporomandibular disorders in adolescents. Braz Oral Res. 2005;19(2):93-8.

29. Bonjardim LR, Gavião MB, Pereira, LJ. Movimentos mandibulares em crianças portadoras ou não de sinais e sintomas de disfunção temporomandibular. J Appl Oral Sci. 2004;12(1):39-44.

30. Goulet JP, Lavigne GJ, Lund JP. Jaw pain prevalence among French-speaking Canadians in Québec and related symptoms of temporomandibular disorders. J Dent Res. 1995;74(11):1738-44.

31. Kamisaka M, Yatani H, Kuboki T, et al. Four-year longitudinal course of TMD symptoms in an adult population and the estimation of risk factors in relation to symptoms. J Orofac Pain. 2000;14(3):224-32.

32. Phillips JM, Gatchel RJ, Wesley AL, et al. Clinical implications of sex in acute temporomandibular disorders. J Am Dent Assoc. 2001;132(1):49-57.

33. Epker J, Gatchel RJ, Ellis E 3rd. A model for predicting chronic TMD: practical application in clinical settings. J Am Dent Assoc. 1999;130(10):1470-5.

34. Garofalo JP, Gatchel RJ, Wesley AL, et al. Predicting chronicity in acute temporomandibular joint: disorders using the research diagnostic criteria. J Am Dent Assoc. 1998;129(4):438-47.

35. Pedroni CR, De Oliveira AS, Guaratini MI. Prevalence study of signs and symptoms of temporomandibular disorders in university students. J Oral Rehabil. 2003;30(3):283-9.

36. Isberg A, Hägglund M, Paesani D. The effect of age and gender on the onset of symptomatic temporomandibular joint disk displacement. Oral Surg Oral Med Oral Pathol Oral Radiol Endod. 1998;85(3):252-7.

37. Schmid-Schwap M, Bristela M, Kundi M, et al. Sex-specific differences in patients with temporomandibular disorders. J Pain. 2013;27(1):42-50.

38. Katz J, Heft M. The epidemiology of self-reported TMJ sounds and pain in young adults in Israel. J Public Health Dent. 2002;62(3):177-9.

39. Sessle BJ. Peripheral and central mechanisms of orofacial pain and their clinical correlates. Minerva Anestesiol. 2005;71(4):117-36.

40. Wise EA, Riley JL 3rd, Robinson ME. Clinical pain perception and hormone replacement therapy in post menopausal females experiencing orofacial pain. Clin J Pain. 2000;16(2):121-6.

41. Dao TT, Knight K, Ton-That V. Modulation of myofascial pain by the reproductive hormones: a preliminary report. J Prosthet Dent. 1998;79(6):663-70.

42. Manfredini D, Ahlberg J, Winocur E, et al. Correlation of RDC/TMD axis I diagnoses and axis II pain-related disability. A multicenter study. Clin Oral Investig. 2011;15(5):749-56.

43. Al-Jundi MA, John MT, Setz JM, Szentpétery A, Kuss O. Meta-analysis of treatment need for temporomandibular disorders in adult nonpatients. J Orofac Pain. 2008;22(2):97-107.

44. Salonen L, Helldén L, Carlsson GE. Prevalence of signs and symptoms of dysfunction in the masticatory system: an epidemiologic study in an adult Swedish population. J Craniomandib Disord. 1990;4(4):241-50.

45. Matos DA, Kataoka MS. Classificação da DCM em pacientes do serviço de disfunção crâniomandibular do Curso de Odontologia da Universidade Federal do Pará. Rev Odontol. UNICID. 2000;12(2):109-19.

46. Llodra CJC, Bravo PM, Cortés MFJ. Encuesta de salud oral en España (2000). RCOE. 2002;7(ESP), 19-63.

47. Yekkalam N, Wänman A. Prevalence of signs and symptoms indicative of temporomandibular disorders and headaches in 35-, 50-, 65-and 75-year-olds living in Västerbotten, Sweden. Acta Odonto Scand. 2014;72(6):458-65.

48. Mobilio N, Casetta I, Cesnik E, et al. Prevalence of self reported symptoms related to temporomandibular disorders in an Italian population. J Oral Rehabil. 2011;38(12):884-90.

49. Breivik H, Collett B, Ventafridda V, et al. Survey of chronic pain in Europe: prevalence, impact on daily life, and treatment Eur J Pain. 2006;10(4):287-333.

50. Van Leeuwen MT, Blyth FM, March LM, et al. Chronic pain and reduced work effectiveness: The hidden cost to Australian employers. European Journal of Pain. 2006;10(2):161-6.

51. Allen D, Hines EW, Pazdernik V, et al. Four-year review of presenteeism data among employees of a large United States health care system: a retrospective prevalence study. Human resources for health. 2018;16(1):59-69.

52. Henschke N, Kamper SJ, Maher CG. The epidemiology and economic consequences of pain. Mayo Clin Proc. 2015;90(1):139-47.

53. Darrell J. The Economic Costs of Pain in the United States. J Pain. 2012;13(8): 715-724.

54. Fayaz A, Croft P, Langford RM, Donaldson LJ, Jones GT. Prevalence of chronic pain in the UK: a systematic review and meta-analysis of population studies. BMJ Open. 2016;6:e010364.

55. Oliveira AS, Bermudez CC, Souza RA, et al. Impacto da dor na vida de portadores de disfunção temporomandibular. J Appl Oral Sci. 2003;11(2):138-43.

56. Oberoi SS, Hiremath SS, Yashoda R, et al. Prevalence of various orofacial pain symptoms and their overall impact on quality of life in a tertiary care hospital in India. J Maxillofac Oral Surg. 2014;13(4):533-8.

57. Dworkin SF, LeResche L. Research diagnostic criteria for temporomandibular disorders: review, criteria, examinations and specifications, critique. J Craniomandib Disord. 1992;6(4):301-55.

58. Horst OV, Cunha-Cruz J, Zhou L, et al. Prevalence of pain in the orofacial regions in patients visiting general dentists in the Northwest Practice-based REsearch Collaborative in Evidence-based Dentistry research network. J Am Dent Assoc. 2015;146(10):721-8.

59. Kim TY, Shin JS, Lee J, et al. Gender Difference in Associations between Chronic Temporomandibular Disorders and General Quality of Life in Koreans: A Cross-Sectional Study. PLoS One. 2015;10(12):e0145002.

60. Tomoyasu Y, Higuchi H, Mori M, et al. Chronic orofacial pain in dental patients: retrospective investigation over 12 years. Acta Med Okayama. 2014;68(5):269-75.

61. Lucena LBS. O impacto da disfunção temporomandibular na qualidade de vida relacionada à saúde bucal. 2004. 164 f. Tese (Doutorado em Odontologia) – Universidade Federal da Paraíba. Universidade Federal da Bahia. João Pessoa, Paraíba.

62. Bakke M, Hoyer I, Skaaning H, Moller E. Screening of functional malformations of the TMJ, headaches and facial pain. A part of the OCR-registration (Swedish). Tandlaegernes Tidsskr. 1990;5:60-62.

63. Köhler AA, Helkimo AN, Magnusson T, et al. Prevalence of symptoms and signs indicative of temporomandibular disorders in children and adolescents A cross-sectional epidemiological investigation covering two decades. Eur Arch Paediatr Dent. 2009;10 Suppl 1:16-25.

64. Wahlund K. Temporomandibular disorders in adolescents. Epidemiological and methodological studies and a randomized controlled trial.Swed Dent J Suppl. 2003;(164):inside front cover, 2-64.

65. Drum R, Litt M. Spectral analysis of temporomandibular joint sounds. J Prosthet Dent. 1987;58(4):485-94.

66. Heffez L, Blaustein D. Advances in sonography of the temporomandibular joint. Oral Surg Oral Med Oral Pathol. 1986;62(5):486-95.

67. Silva CG, Pachêco-Pereira C, Porporatti AL, et al. Prevalence of clinical signs of intra-articular temporomandibular disorders in children and adolescents: A systematic review and meta-analysis. J Am Den Assoc. 2016;147(1):10-8.

68. Conti PC, Miranda JE, Ornelas F. Joint sounds and signs of temporomandibular disorder: a comparative study by means of manual palpation and computer-based vibrational analysis. Pesquisa Odontológica Brasileira. 2000;14(4):367-71.

69. Yamakawa M, Ansai T, Kasai S, et al. Dentition status and temporomandibular joint disorders in patients with rheumatoid arthritis. Cranio. 2002;20(3):165-71.

70. Raphael KG, Marbach JJ. A year of chronic TMPDS: relating patient symptoms and pain intensity. J Am Dent Assoc. 1992;123(1):49-55.

71. Wanman A, Agerberg G. Temporomandibular joint sounds in adolescents: a longitudinal study. Oral Surg Oral Med Oral Pathol. 1990;69(1):2-9.

72. Fricton J. Myogenous temporomandibular disorders: diagnostic and management considerations. Dent Clin North Am. 2007;51(1):61-83.

73. Dworkin SF, Turner JA, Mancl L, et al. A randomized clinical trial of a tailored comprehensive care treatment program for temporomandibular disorders. J Orofac Pain. 2002;16(4):259-76.

74. Westesson PL, Eriksson L, Kurita K. Reliability of a negative clinical temporomandibular joint examination: prevalence of disk displacement in asymptomatic temporomandibular joints. Oral Surg Oral Med Oral Pathol. 1989;68(5):551-4.

75. Larheim TA, Westesson P, Sano T. Temporomandibular joint disk displacement: comparison in asymptomatic volunteers and patients. Radiology. 2001;218(2):428-32.

76. Tasaki MM, Westesson PL, Isberg AM, et al. Classification and prevalence of temporomandibular joint disk displacement in patients and symptom-free volunteers. Am J Orthod Dentofacial Orthop. 1996;109(3):249-62.

77. Okeson JP Bell's Oral and Facial Pain. Carol Stream Illinois: Quintessence; 2014.

78. de Bont LG, Dijkgraaf LC, Stegenga B. Epidemiology and natural progression of articular temporomandibular disorders. Oral Surg Oral Med Oral Pathol Oral Radiol Endod. 1997;83(1):72-6.

79. Segami N, Nishimura M, Kaneyama K, et al. Does joint effusion on T2 magnetic resonance images reflect synovitis? Comparison of arthroscopic findings in internal derangements of the temporomandibular joint. Oral Surg Oral Med Oral Pathol Oral Radiol Endod. 2001;92(3):341-5.

80. Naeije M, Veldhuis AT, Veldhuis ET, et al. Disc displacement within the human temporomandibular joint: a systematic review of a 'noisy annoyance'. J Oral Rehabil. 2013;40(2):139-58.

81. Magnusson T, Egermark I, Carlsson GE. A Longitudinal Epidemiologic Study of Signs and Symptoms of Temporomandibular Disorders from 15 to 35 Years of Age. J Orof Pain. 2000;14(4):310-9.

82. Magnusson T, Egermark-Eriksson I, Carlsson GE. Five-year longitudinal study of signs and symptoms of mandibular dysfunction in adolescents. J Craniomandib Pract. 1986; 4:338-44.

83. Magnusson T, Carlsson GE, Egermark I. Changes in subjective symptoms of crainiomandibular disorders in children and adolescents during a 10-year period. J Orofac Pain. 1993; 7:76-82.

84. Masticatory muscle disorders diagnostic criteria: the American Academy of Orofacial Pain versus the research diagnostic criteria/temporomandibular disorders. 2012; 39(12):941-947.

85. Manfredini D, Arveda N, Guarda-Nardini L, et al. Distribution of diagnoses in a population of patients with temporomandibular disorders. Oral Surg Oral Med Oral Pathol Oral Radiol. 2012;114(5):e35-41.

86. Blanco-Hungría A, Blanco-Aguilera A, Blanco-Aguilera E, et al. Prevalence of the different Axis I clinical subtypes in a sample of patients with orofacial pain and temporomandibular disorders in the Andalusian Healthcare Service. Med Oral Patol Oral Cir Bucal. 2016;21(2):e169-77.

87. Sato S, Takahashi K, Kawamura H, et al. The natural course of nonreducing disc displacement of the temporomandibular joint: changes in condylar mobility and radiographic alterations at one-year follow-up. Int J Oral Maxillofac Surg. 1998;27:173-7.

88. Rammelsberg PI, LeResche L, Dworkin S, et al. Longitudinal outcome of temporomandibular disorders: a 5-year epidemiologic study of muscle disorders defined by research diagnostic criteria for temporomandibular disorders. J Orofac Pain. 2003;17(1):9-20.

89. Rollman GB, Gillespie JM. The role of psychosocial factors in temporomandibular disorders. Curr Rev Pain. 2000;4(1):71-81.

90. Suvinen TI, Reade PC, Kemppainen P, et al. Review of aetiological concepts of temporomandibular pain disorders: towards a biopsychosocial model for integration of physical disorder factors with psychological and psychosocial illness impact factors. Eur J Pain. 2005;9(6):613-33.

91. LeResche L, Saunders K, Von Korff MR, et al. Use of exogenous hormones and risk of temporomandibular disorder pain. Pain. 1997;69(1-2):153-60.

92. Teixeira AC, Marcucci G, Luz JG. Prevalência das maloclusões e dos índices anamnésicos e clínicos, em pacientes com disfunção da articulação temporomandibular. Rev Odontol Univ São Paulo. 1999; 13(3):251-6.

93. Marzooq AA, Yatabe M, Ai M. What types of oclusal factors play a role in temporomandibular disorders? A literature review. J Med Dent Sci. 1999;46(3):111-6.

94. Ohrbach R, Fillingim RB, Mulkey F, et al. Clinical findings and pain symptoms as potential risk factors for chronic TMD: descriptive data and empirically identified domains from the OPPERA case-control study. J Pain. 2011;12(11 Suppl):T27-45.

95. Maixner W, Diatchenko L, Dubner R, et al. Orofacial pain prospective evaluation and risk assessment study–the OPPERA study. J Pain. 2011;12(11):T4-T11.

96. Slade GD, Bair E, By K, Mulkey F, et al. Study methods, recruitment, sociodemographic findings, and demographic representativeness in the OPPERA study. J Pain. 2011;12(11):T12-T26.

97. Bair E, Ohrbach R, Fillingim RB, et al. Multivariable modeling of phenotypic risk factors for first-onset TMD: the OPPERA prospective cohort study. J Pain. 2013;14(12):T102-T115.

98. Bair E, Brownstein NC, Ohrbach R, et al. Study protocol, sample characteristics, and loss to follow-up: The OPPERA prospective cohort study. J Pain. 2013;14(12):T2-T19.

99. Fillingim RB, Slade GD, Diatchenko L, et al. Summary of findings from the OPPERA baseline case--control study: implications and future directions. J Pain. 2011;12(11):T102-T107.

100. Slade GD, Bair E, Greenspan JD, et al. Signs and symptoms of first-onset TMD and sociodemographic predictors of its development: the OPPERA prospective cohort study. J Pain. 2013;14(12):T20-T32.

101. Slade GD, Fillingim RB, Sanders AE, et al. Psychological factors associated with development of TMD: the OPPERA prospective cohort study. J Pain. 2013;14(12):T75-T90

102. Slade GD, Sanders AE, Bair E, et al. Preclinical episodes of orofacial pain symptoms and their association with health care behaviors in the OPPERA prospective cohort study. J Pain. 2013;154(5):750-760.

103. Sanders AE, Akinkugbe AA, Fillingim RB, et al. Causal mediation in the development of painful temporomandibular disorder. J Pain. 2017;18(4):428-436.

104. Smith SB, Mir E, Bair E, et al. Genetic variants associated with development of TMD and its intermediate phenotypes: the genetic architecture of TMD in the OPPERA prospective cohort study. J Pain. 2013;14(12):T91-T101.

105. Harmon JB, Sanders AE, Wilder RS, et al. Circulating omentin-1 and chronic painful temporomandibular disorder. J Oral Facial Pain Headache. 2016;30(3):203.

106. Slade GD, Fillingim RB, Sanders AE, et al. Summary of findings from the OPPERA prospective cohort study of incidence of first-onset temporomandibular disorder: implications and future directions. J Pain. 2013;14(12):T116-T124.

107. Sanders AE, Slade GD, Bair E, et al. General health status and incidence of first-onset temporomandibular disorder: the OPPERA prospective cohort study. J Pain. 2013;14(12):T51-T62.

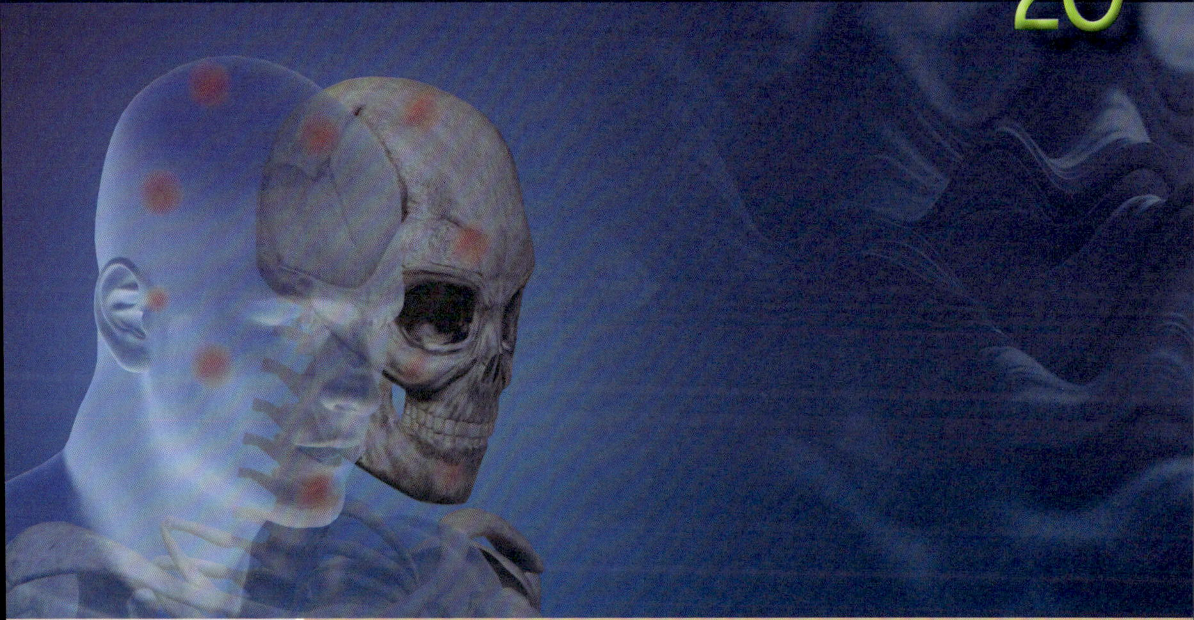

CAPÍTULO 20

Eduardo Grossmann
Rodrigo Lorenzi Poluha
Ricardo Tanus

Exame Clínico do Paciente com Disfunções Temporomandibulares

INTRODUÇÃO

As Disfunções Temporomandibulares (DTM) constituem um grupo heterogêneo de desordens que acometem os músculos da mastigação, a articulação temporomandibular (ATM) e estruturas associadas.[1] O diagnóstico das DTM deve ser realizado por meio da combinação da anamnese, exames físico e complementares (imagens).[2-4]

ANAMNESE

A anamnese deve coletar informações sobre a história médica, história da doença presente (evolução dos sintomas), queixa principal, características dos sintomas (duração, frequência, tipo, intensidade e localização da dor), fatores modificadores da dor (desencadeantes, agravantes, aliviadores), doenças sistêmicas e possíveis causas etiológicas (traumas mecânicos, parafunções). A história médica deve incluir cirurgia prévia, hospitalizações, traumas, doenças, anomalias de desenvolvimento e adquiridas, bem como uso de medicamentos. A história dental do paciente deveria incluir problemas dentais prévios, tratamentos e hábitos.[4] A avaliação deve abordar também o perfil comportamental e psicossocial dos pacientes. Portanto, é importante incluir na anamnese questionários tais como índices de catastrofização, hipervigilância, ansiedade, depressão e qualidade do sono, para avaliar os fatores de comportamento sociais, emocionais e cognitivos que possam iniciar, manter ou resultar nas condições de queixa.[5]

EXAME FÍSICO

O exame clínico é fundamental para identificação da correta origem da dor. As DTM são, em geral, caracterizadas por dores provocadas ou acentuadas pela função mandibular e passíveis de reprodução à palpação ou em outras manobras clínicas. O exame se dividirá em avalição clínica extra e intrabucal.[6]

Avaliação clínica extrabucal

Inicialmente, com o paciente sentado em posição relaxada, observa-se a simetria ou assimetria facial, concentrando-se no perfil da face, procurando visualizar alguma cicatriz oriunda de um trauma anterior, que não tenha sido mencionado pelo paciente. Procede-se a avaliação dos movimentos mandibulares (trajetórias e amplitude), avaliação da ATM (incluindo inspeção de ruídos articulares e limitação, ou não, da distância interincisal máxima), avaliação da musculatura mastigatória e dos pares cranianos. O passo seguinte envolve a inspeção das cadeias de linfonodos submentual, submandibular, cervical superficial e profundo, além dos parotídeos.[7,8]

Se houver dúvidas se o problema é intra-articular e/ou muscular, procede-se aos bloqueios anestésicos para diagnóstico diferencial.

Movimentos mandibulares

O primeiro aspecto a ser avaliado é a trajetória mandibular durante a abertura bucal máxima. Idealmente, deve ser retilínea e contínua, sem assincronismos, considerando-se a linha média interincisal da maxila em relação à mandíbula. No entanto, além do padrão retilíneo (simétrico), pode haver desvios e deflecções, que indicam alterações articulares, musculares ou ambas.[7,9] Um desvio compreende qualquer mudança na trajetória mandibular para um lado, em relação à linha média, no início da abertura bucal, que retorna à linha média no final da abertura bucal máxima. Esse sinal, usualmente, sugere a presença de um deslocamento do disco articular com redução, ou a presença de um ponto-gatilho miofascial no pterigóideo lateral, cabeça inferior, contralateral, ou pterigóideo medial no lado sintomático.[10]A deflecção também é uma mudança na trajetória mandibular, para um lado, normalmente a articulação sintomática. Quanto mais o paciente abre a boca, embora limitada, mais acentua a deflexão, e essa não desaparece ao final da abertura máxima da boca. Esse sinal, usualmente, sugere a presença de um deslocamento do disco articular sem redução ou a presença de aderências, ou adesões intra-articulares. Pode também estar associada a problemas extracapsulares como espasmo dos músculos masseter homolateral, pterigóideo lateral, cabeça inferior, contralateral (Figuras 20.1A e 20.1B).[1,10,11]

Uma amplitude bucal máxima de aproximadamente 40 mm, sem dor ou desconforto, assim como movimentos laterais e protrusivo de aproximadamente 8 mm, são considerados dentro dos padrões de normalidade.[12] A aferição da amplitude bucal deve levar em consideração a distância interincisal somada ao trespasse vertical. Por exemplo, se um paciente possui um trespasse nos dentes anteriores de 4 mm e sua distância interincisal máxima é de 40 mm, a mandíbula na verdade se deslocou 44 mm durante a abertura bucal máxima.

Avaliação clínica da ATM

A avaliação clínica da ATM deve ser iniciada pela inspeção de ruídos articulares com o auxílio da campânula e do diafragma (partes terminais do estetoscópio). Coloca-se o diafragma sobre a região pré-auricular, sem realizar grande pressão e solicita-se que o paciente realize movimentos da mandíbula de abertura, fechamento e lateralidades (todos com três repetições). Isso visa investigar a presença ruídos (que podem sugerir um deslocamento anterior do disco) ou crepitação. Se houver dois ruídos, um na abertura e outro em fechamento bucal em diferentes momentos e com volumes audíveis distintos, com desvio mandibular, há grande possibilidade de se estar frente a um deslocamento do disco articular com redução. Se houver um único ruído articular, ou mesmo inexistir, durante a abertura da boca, associado à deflexão ou não, pode indicar um deslocamento do disco sem redução. Crepitações podem ser indicativas da presença de um processo degenerativo (ver maiores detalhes no Capítulo 30, *Distúrbios Internos*).

FIGURA 20.1

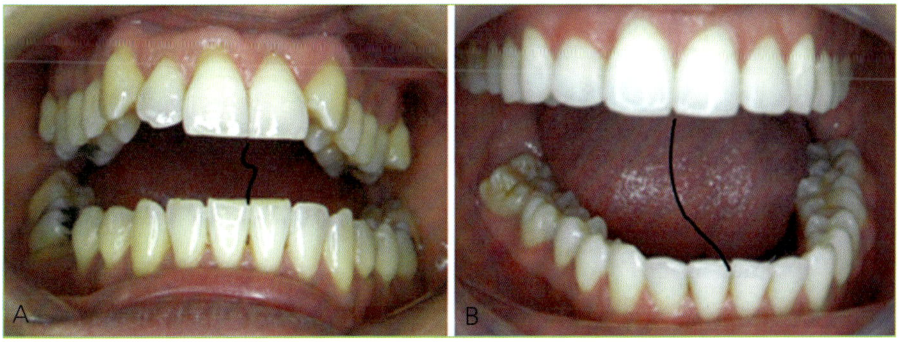

Alterações na trajetória mandibular. **(A)** Corresponde a um desvio. **(B)** Deflexão.

Percebe-se, também, o grau de movimentação quanto à rotação e ao deslizamento das cabeças mandibulares (investigando a presença de hipermobilidade articular que também pode originar estalidos articulares). Uma manobra clínica interessante para diferenciar se o estalido é originado de um deslocamento do disco ou da hipermobilidade, é solicitar ao paciente que realize os movimentos de abertura e fechamento em protrusão. Se nessa manobra o estalido for eliminado, possivelmente esse é originado de um deslocamento do disco.[7]

A palpação da ATM deve ser bilateral, também com o auxílio dos dedos indicadores colocados sobre a região pré-auricular, executando-se uma pressão delicada e firme. Em um estudo realizado para determinar o valor de pressão de palpação mais adequado para o diagnóstico de artralgia da ATM, foi observado que valores de 89,66% de especificidade e 70% de sensibilidade foram obtidos quando 1,36 kgf/cm^2 foram aplicados nessa articulação, sendo esse valor considerado o mais apropriado para detectar artralgia de moderada a severa na ATM.[12] Procede-se à avaliação da intensidade da dor do paciente, empregando-se uma escala analógica visual (EAV) de dor de zero a 10. Zero é nenhuma dor e 10 uma dor insuportável. Solicita-se, então, que o paciente aponte, na escala, o grau de sua algia, sendo essa registrada.[13]

Avaliação clínica da musculatura mastigatória

Para esse exame, deve-se avaliar cada músculo unilateralmente, comparando com o lado contralateral. O profissional fica situado à frente e à direita ou à frente e à esquerda do paciente.[6] Em um estudo para determinar o valor do limiar de dor em pressão (LDP), capaz de distinguir pacientes com dor miofascial de indivíduos saudáveis, foram encontrados os seguintes valores (com especificidade de 90,8%) de LDP para o masseter de 1,5 kgf/cm^2, 2,47 kgf/cm^2 para o temporal anterior, 2,75 kgf/cm^2 para o temporal médio e 2,77 kgf/cm^2 para o temporal posterior.[14]

Músculos da mastigação

- **Temporal:** o músculo temporal é um músculo da mastigação plano, em forma de leque, localizado na lateral do crânio. Devido ao seu tamanho, pode ser palpado sem dificuldade, especialmente quando o paciente abre e fecha a sua boca, alternadamente. O músculo é inervado pelos ramos temporais profundos do nervo mandibular. Esse tem como ações principais a elevação da mandíbula, movimento de fechamento da boca (feixes anteriores, Figura 20.2A), protrusão mandibular (feixes médios, Figura 20.2B) e a retrusão (feixes posteriores, Figura 20.2C). As fibras anteriores e médias são palpadas através do deslizamento dos dedos indicador e médio sobre a pele, acima da borda superior do arco zigomático, em direção à origem desse músculo (soalho da fossa temporal e superfície medial da fáscia temporal). O feixe posterior é encontrado acima da orelha, podendo ser palpado do mesmo modo que os demais feixes.[8] Já a inserção desse músculo é examinada intrabucalmente, deslizando o dedo indicador de frente para trás, percorrendo o ramo anterior da mandíbula e a face medial do processo coronoide (Figura 20.2D).

▶ FIGURA 20.2

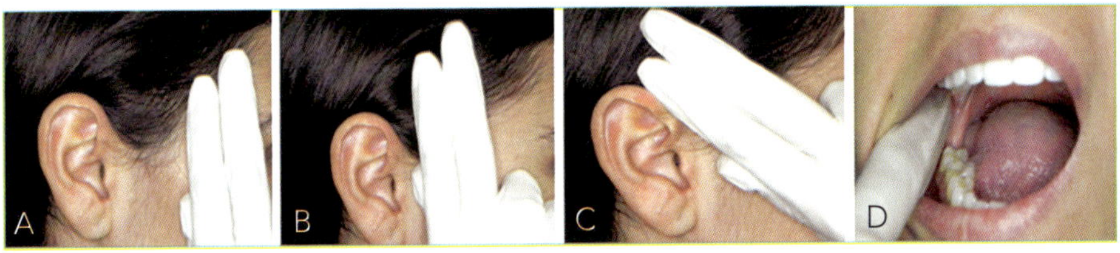

Exame do músculo temporal. Os feixes anteriores e médios (**A** e **B**) devem ser palpados acima da borda superior do arco zigomático, em direção à sua origem O feixe posterior (**C**) é encontrado acima da orelha, podendo ser palpado do mesmo modo que os demais feixes desse músculo. A inserção desse músculo é examinada, intrabucalmente, percorrendo a margem anterior do ramo mandibular e a face medial do processo coronoide (**D**).

- **Masseter**: o músculo masseter é um músculo espesso e retangular da mastigação. Ele consiste de uma parte superficial e outra profunda, ambas se originam da margem inferior do arco zigomático. A parte superficial se insere na tuberosidade massetérica, na superfície lateral, junto do ângulo da mandíbula, enquanto a parte profunda cursa mais dorsalmente até a superfície lateral do ramo da mandíbula. Nesse ponto, o músculo pode ser facilmente palpado a partir da cavidade oral, ao longo da bochecha. Além disso, parte das fibras profundas se irradia para a porção anterior da cápsula articular e para o disco articular da articulação temporomandibular. A glândula parótida encontra-se posterolateralmente a esse músculo, com seu ducto cursando sob o arco zigomático através desse o músculo. O masseter é inervado por um ramo do nervo mandibular do V par, o nervo massetérico. O masseter é um dos quatro músculos do aparelho mastigatório. Ele eleva a mandíbula, contribuindo no fechamento da boca (porção profunda). A contração da sua porção superficial, que tem uma disposição oblíqua, move a mandíbula para frente (protrusão). Além disso, o músculo auxilia na estabilização da tensão da cápsula articular da articulação temporomandibular.[8] O masseter pode ser examinado de duas maneiras: *palpação em forma de pinça* (Figura 20.3A), quando o examinador coloca o dedo indicador por fora e o polegar da mesma mão por dentro do vestíbulo bucal ou vice-versa, dependendo do lado, deslizando-os, desde a origem; e *em rolamento* (Figura 20.3B), cujo dedo indicador desliza desde a origem desse músculo até a sua inserção (Figura 20.3C).[7,15,16]

Teste funcional

Determinados grupos de músculos contribuem para a movimentação mandibular, mas não são passiveis de palpação clínica direta total devido à sua anatomotopografia.[7,8] Sendo eles: o pterigóideo lateral (cabeça superior e inferior) e o pterigóideo medial. Esses músculos da mastigação têm, respectivamente, como origem: a superfície infratemporal da asa maior do esfenoide; a face lateral da lâmina lateral do processo pterigóideo do esfenoide e a fossa pterigoídea. Quanto à inserção, o

FIGURA 20.3

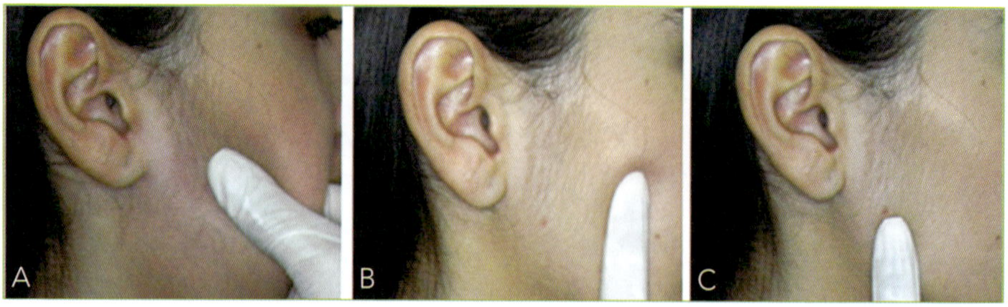

Exame do músculo masseter. Formas de palpá-lo: em pinça **(A)** e em rolamento com o de indicador deslizando desde a sua origem **(B)** até a sua inserção **(C)**.

primeiro ocorre na cápsula articular e na porção anteromedial do disco articular; o segundo na fóvea pterigoídea e o último na face medial do ângulo mandibular.[8,9] Diante disso, a investigação desses músculos é feita a partir de testes funcionais, realizados mediante a contração e extensão muscular, que produzirá, em ambas às situações, dor. Dessa maneira, identifica-se a verdadeira origem do quadro doloroso. No entanto, há casos onde está presente uma hiperalgesia secundária que pode estabelecer dor, durante tal manobra funcional. Nesse caso, pode ser necessário um bloqueio anestésico a fim de diferenciar a origem do local da dor.

Cabeça superior do pterigóideo lateral

- **Contração e estiramento:** Esse músculo se contrai e se estira durante o apertamento dental. Dessa feita, pede-se ao paciente que aperte os dentes, com ou sem um abaixador de língua. Esse ato levará, em ambas as situações, ao aumento da dor (Figuras 20.4A e 20.4B). Tal quadro miálgico pode ser diferenciado dos demais músculos levantadores, solicitando-se ao paciente para abrir ao máximo a boca (Figura 20.4C). Esse movimento de abertura estira os músculos levantadores, mas não o pterigóideo lateral, cabeça superior. Dessa maneira, caso não haja dor, a fonte do problema se localiza no respectivo músculo.[7-9]

Cabeça inferior do pterigóideo lateral

- **Contração:** Durante a contração bilateral desse músculo, a mandíbula protrui e/ou se estabelece um início da abertura bucal. No caso de contração unila-

FIGURA 20.4

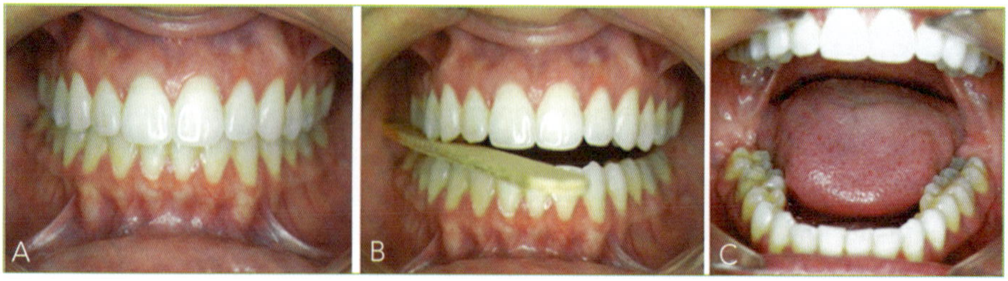

Teste funcional para avaliar a cabeça superior do pterigóideo lateral.

teral, estabelece-se um desvio da mandíbula para o lado oposto à contração (lateralidade). Portanto, para verificar se tal músculo está envolvido no quadro álgico, pede-se ao paciente que realize o movimento protrusivo (Figura 20.5A) ou de lateralidade contra uma resistência oferecida pelo profissional. Se tal músculo estiver envolvido, a dor tenderá a aumentar.[7-9]

- **Estiramento:** Esse músculo se estira, quando os dentes estão em máxima intercuspidação habitual. Dessa maneira, pede-se ao paciente que aperte os dentes e caso tal músculo esteja envolvido a dor aumentará (Figura 20.5B). Por outro lado, quando um abaixador de língua é posicionado entre os dentes posteriores do lado sintomático (Figura 20.5C), tal posição de intercuspidação não pode ser obtida. Consequentemente, morder sobre tal dispositivo não deve aumentar a dor, podendo diminuí-la ou até mesmo eliminá-la.[7-9]

Pterigóideo medial

- **Contração:** Sendo um músculo levantador, a contração ocorre quando os dentes entram em contato. Dessa maneira, o apertamento dental ou a colocação de um abaixador de língua na região dos dentes posteriores no lado sintomático deverá aumentar a dor (Figuras 20.6A e 20.6B). Ambas as situações denotam contração.[7-9]
- **Estiramento:** O músculo se estira, quando a boca se abre amplamente. Assim sendo, se a fonte do problema residir no pterigóideo medial, a dor deverá aumentar durante esse ato funcional[7,8] (Figura 20.6C).

FIGURA 20.5

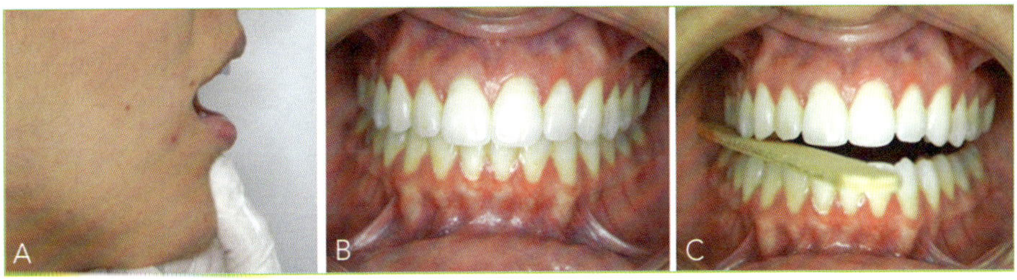

Teste funcional para avaliar a cabeça inferior do músculo pterigóideo lateral.

FIGURA 20.6

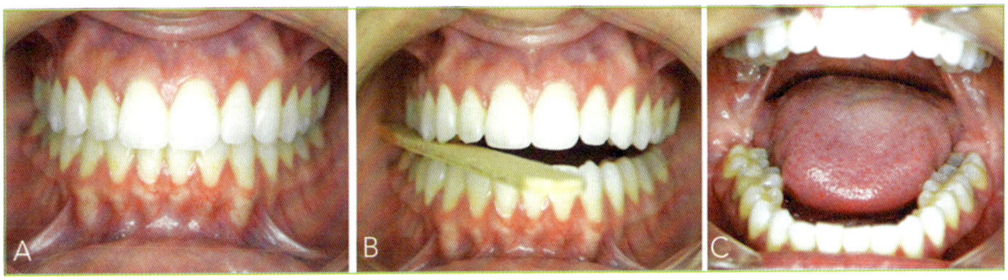

Teste funcional para avaliar o músculo pterigóideo medial.

Músculos cervicais

A musculatura cervical deve ser examinada com o paciente de boca fechada, relaxada, e o profissional posicionado atrás e à direita ou atrás e à esquerda do mesmo.

- **Esternocleidomastóideo:** Para a localização desse músculo, o paciente é solicitado a girar a cabeça para o lado assintomático, estendendo as fibras musculares. O examinador desliza os dedos indicador e médio, em forma de pinça, desde a origem na parte média da clavícula (Figura 20.7A) até a inserção no processo mastoídeo, investigando a presença de alguma alteração muscular. A seguir, verifica o outro feixe (esternal), realizando a mesma manobra[7-9] (Figura 20.7B).
- **Trapézio:** Apenas a sua porção superior é investigada. Para isso, o paciente flexiona a cabeça e curva as costas de maneira a estender as fibras superiores, médias e inferiores. Com os dedos indicador, médio e polegar, em forma de pinça, ou comprimindo-o, examina-se desde a sua origem na face externa do osso occipital, no ligamento nucal e nos processos espinhosos da sétima vértebra cervical (Figura 20.8) e todas as vértebras torácicas até sua inserção no terço lateral da clavícula, acrômio e na espinha da escápula.[7-9]

FIGURA 20.7

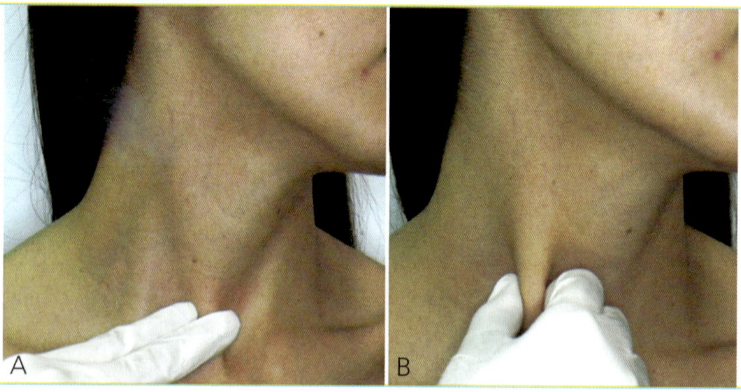

Exame do músculo esternocleidomastóideo.

FIGURA 20.8

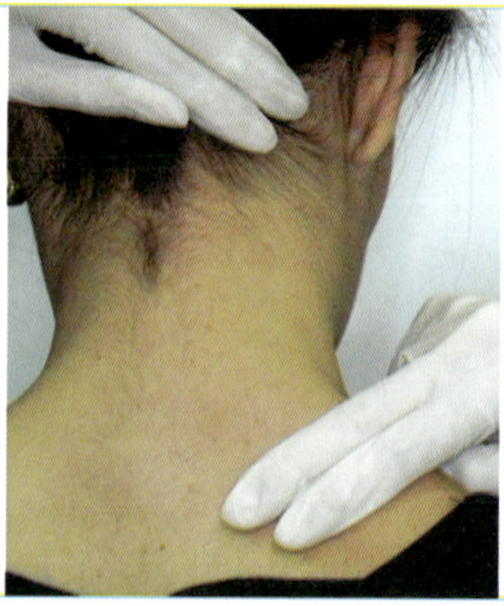

Exame do músculo trapézio.

Avaliação dos pares cranianos

Sabe-se que são citados 13 pares cranianos, mas na verdade existem somente 10. Uma condição para ser par craniano verdadeiro é que o mesmo tenha origem no tronco encefálico, ou seja, no mesencéfalo, ponte e bulbo.[17] Deve-se avaliar os componentes motores sensitivos e mistos de cada um deles. Se houver alguma alteração, o paciente necessitará da avaliação de um neurologista. O exame dos nervos cranianos pode ser visto em detalhes no Capítulo 3.

Principais linfonodos da cabeça e do pescoço

Trata-se de estruturas diminutas que se dispõem ao longo dos vasos linfáticos, aos quais fazem conexão. São formados por tecido linfoide e contêm na sua composição leucócitos, linfócitos compondo o sistema imune. Quando alterados, podem envolver desde um processo inflamatório, infeccioso, até um neoplásico.[16] Por isso, devem ser avaliados (palpados), realizando seu diagnóstico diferencial, baseado nas suas características clínicas e nos sintomas presentes, ou não, nos exames de imagem e biópsia (quando necessária). O conjunto de estratégias definirá o tratamento. Quando se suspeitar de uma neoplasia, deve-se encaminhar ao cirurgião de cabeça e pescoço ou ao cirurgião oncológico para que o(s) mesmo(s) proceda(m) o os exames complementares necessários, além de indicar fármacos para dor, se a mesma estiver presente, tais como analgésico(s), AINE, antidepressivos tricíclicos, anticonvulsivante, (combinados ou não) associado(s) à radioterapia, quimioterapia, cirurgia, (associação de ambas) e imunoterapia. A localização, extensão, tipo histológico, estadiamento, condições gerais do paciente, experiência do profissional ou de sua equipe, seguindo protocolos preestabelecidos, com as melhores evidências científicas, determinarão o tratamento mais adequado caso a caso.

Os principais linfonodos da cabeça e do pescoço, de interesse para o profissional da saúde que trabalha com dor orofacial, e que devem ser examinados são: submentual abaixo do mento, junto à linha média; superficial ao músculo milo-hioídeo, entre os ventres anteriores do digástrico, e acima do osso hioide. Drenam (de ambos os lados do mento) do lábio inferior, junto à linha média dos incisivos inferiores, do ápice da língua, do soalho da cavidade bucal. Os submandibulares localizam-se junto à borda inferior da mandíbula, superficialmente à glândula que confere a esses a sua denominação. Drenam do lábio superior, da parede lateral da boca (bochecha), parte lateral do nariz, parte mediana das pálpebras, borda anterolateral e corpo da língua, porção anterior do palato duro e todos os dentes superiores e inferiores, excetuando os terceiros molares superiores (cervicais profundos superiores) e incisivos inferiores. Os cervicais superficiais laterais e anteriores localizam-se superficialmente ao músculo esternocleidomastóideo, à frente desse músculo, próximo à veia jugular externa e à veia jugular anterior, respectivamente. Drenam da orelha externa e da glândula parótida, além de drenarem para os linfonodos cervicais profundos superiores e inferiores. Esses últimos linfonodos localizam-se no trajeto da veia jugular interna, profundamente ao esternocleidomastóideo. Os superiores drenam da região occipital, parte posterior do pescoço, partes da orelha externa, palato, porções central e posterior da língua, nasofaríngeo, tonsilas, laringe e parte superior do esôfago. Os inferiores drenam também a porção posterior do pescoço, porção inferior da região occipital e parte superoanterior da parede torácica. Os parotídeos, por sua vez, localizam-se na região anterior e inferior da orelha. Dividem-se em linfonodos pré e infra-auriculares. Drenam da porção lateral da órbita, conjuntiva, da glândula parótida, do lábio superior, partes moles da região do couro cabeludo.[16-18]

Um linfonodo normal apresenta o tamanho de uma ervilha. Mostra-se indolor à palpação, móvel e tem uma consistência macia. Por outro lado, quando presente um processo inflamatório, ou infeccioso, envolvendo-o(s), apresenta(m)-se dolorido(s) à palpação, aumentado(s) de tamanho e permanecendo móvel à palpação. Contudo, atenção deve ser redobrada quando essa(s) estrutura(s) é/são dura(s), indolor (es) à palpação, imóvel (is), fixo(s). Pode-se tratar de uma neoplasia maligna, ou de uma metástase localizada em outro órgão distante.[16,18,19]

Diagnóstico diferencial entre alteração articular e muscular

O objetivo de tal teste é de identificar a origem real da dor do paciente, localizando a(s) estrutura(s) da(s) qual(is) essa provém, sua característica temporal, diferenciando se o problema é intra-articular ou dos músculos da mastigação (MM). Via de regra, realiza-se a palpação dos MM, avaliando-os como possível fonte de dor primária (local ou referida). Ao se confirmar a origem da dor, pode-se proceder o bloqueio anestésico com lidocaína 2%, sem vasoconstritor (cloridrato de lidocaína), no(s) músculo(s) envolvido(s) (1-2 tubos), o qual produzirá a eliminação completa ou parcial da dor. Caso desapareça totalmente (enquanto perdurar o tempo de meia- vida do anestésico empregado), possivelmente o problema é muscular. Caso permaneça como está, pode tratar-se de um distúrbio interno. Para tanto, realiza-se o bloqueio, com a mesma substância e igual dose, dos nervos aurículo temporal (2 mm à frente do trago), masseterino e temporal profundo posterior (no centro da incisura mandibular, com o paciente de boca parcialmente aberta), com 3 cm de profundidade da agulha. Se a dor desaparecer, possivelmente a origem é articular. No caso da dor diminuir e não desaparecer frente a ambos os bloqueios anestésicos, pode ter o envolvimento de outras fontes como Sistema Nervoso Central, órgãos dentários (avaliar os terceiros molares), ligamento estilo- hioídeo (síndrome de Eagle) e glândula parótida (neoplasia).[9,15,20,21]

Avaliação clínica intrabucal

A avaliação clínica intrabucal visa investigar possíveis fatores etiológicos para as queixas dos pacientes, bem como a presença de outros processos patológicos.[7] Deve-se avaliar o vestíbulo bucal. Esse deve se apresentar de cor rósea, uniforme. Deve-se verificar se existe alguma alteração ao longo desse, ou seja, lesões ulceradas, eritro ou leucoplásicas, além de se analisar a papila parotídea, sua forma, coloração e as suas dimensões. O ponto de referência é o 1º ou segundo molar superior.[16,18] A cavidade bucal deve ser completamente inspecionada, procurando-se verificar a presença ou ausência de dentes, bem como suas condições clínicas (mobilidade, facetas de desgaste, restaurações defeituosas, etc). É importante também observar a presença de próteses fixa ou removível, e de implantes. Sua localização, maxilar, mandibular ou em ambas as arcadas. Deve-se também avaliar todos os acidentes anatômicos pertencentes aos limites da cavidade bucal, ou seja, seu soalho, teto, parede lateral e posterior.[8]

EXAME IMAGIOLÓGICOS

Entre os principais métodos imagiológicos (complementares) para auxiliar no diagnóstico das DTM, especialmente os articulares, estão as radiografias panorâmicas em diferentes incidências, as tomografias computadorizadas (TC) e a ressonância magnética (RM).[22] A TC é o padrão ouro para análise de tecido ósseo e a RM é o padrão ouro para análise de tecido mole.[23] No entanto, para realizar diagnósticos de tecido mole e ósseo simultaneamente, a RM é o único método de imagem válido.[24] A interpretação deve ser feita de preferência por um radiologista-odontólogo ou por um médico radiologista associado a um cirurgião dentista experiente.[25] Maiores detalhes poderão ser vistos no Capítulo 29, Imaginologia Aplicada à ATM, presente no livro.

REFERÊNCIAS BIBLIOGRÁFICAS

1. Dworkin SF, Leresche L. Research diagnostic criteria for temporomandibular disorders: review criteria, examinations and specifications, critique. Craniomandib Disord. 1992;6(4):301-50.
2. Graue AM, Jokstad A, Assmus J, et al. Prevalence among adolescents in Bergen, Western Norway, of temporomandibular disorders according to the DC/TMD criteria and examination protocol. Acta Odontol Scand. 2016;74(6):449-55.
3. de Leeuw R, Klaser GD. Orofacial pain. Guidelines for assessment, diagnosis, and treatment. 5th ed. Chicago: Quintessence; 2013
4. Ahmad M, Schiffman EL. Temporomandibular joint disorders and orofacial pain. Dent Clin North Am. 2016;60(1):105-24.
5. Ohrbach R, Dworkin SF. The evolution of TMD diagnosis: past, present, future. J Dent Res. 2016;95(10):1093-101.
6. Gomes MB, Guimarães JP, Guimarães FC, et al. Palpation and pressure pain threshold: reliability and validity in patients with temporomandibular disorders. Cranio. 2008;26(3):202-10.
7. Okeson JP. Bell's oral and facial pain. Carol Stream (Illinois): Quintessence; 2014.
8. Madeira MC. Anatomia da face: bases anatomofuncionais para a prática odontológica. 8 ed. São Paulo: Sarvier; 2013.
9. Grossmann E, de Paiva HJ, de Paiva, AM. Dores bucofaciais: conceitos e terapêutica. São Paulo: Artes Médicas; 2013.

10. Pertes RA, Gross SG. Tratamento clínico das disfunções temporomandibulares. São Paulo: Quintessence; 2005.

11. Benevides SD, Araujo RP, Ribeiro CO, et al. Determining the mandibular range of motions in children from Bahia state. Rev CEFAC. 2016;18(1):95-103.

12. Conti PC. Pain measurement in TMD patients: evaluation of precision and sensivity off differents scales. J Oral Rehabil. 2001;28(6):534-9.

13. Cunha CO, Pinto-Fiamengui LM, Castro AC, et al. Determination of a pressure pain threshold cut-off value for the diagnosis of temporomandibular joint arthralgia. J Oral Rehabil. 2014;41(5):323-9.

14. Santos Silva R S, Conti PC, Lauris JR, et al. Pressure pain threshold in the detection of masticatory myofascial pain: an algometer-based study. J Orofac Pain. 2005;19(4):318-24.

15. Grossmann E, Brito JH. Uso de placa de reposicionamento mandibular modificada no tratamento de luxação anterior de disco articular: avaliação clínica e por ressonância magnética nuclear. Rev Odonto Cienc. 1996;21(2):93-114.

16. Jaeger M, Grossmann E. Anatomia cirúrgica da cabeça e do pescoço. Rio de Janeiro: DiLivros; 2013.

17. Machado AB. Neuroanatomia funcional. 2 ed. São Paulo: Atheneu; 1993.

18. Tommasi AF. Diagnóstico em patologia bucal. São Paulo: Artes Médicas; 1982.

19. Fehrenbach MJ, Herring SW. Anatomia Ilustrada da Cabeça e do Pescoço. São Paulo: Manole; 1998.

20. Hardin FM, Xiao R, Burkey BB. Surgical management of patients with Eagle syndrome. Am J Otolaryngol. 2018;39(5):481-4.

21. Okeson JP. Tratamento das desordens temporomandibulares e oclusão. São Paulo: Artes Médicas; 2000.

22. Tamimi D, Jalali E, Hatcher D. Temporomandibular joint imaging. Radiol Clin North Am. 2018;56(1): 157-75.

23. Talmaceanu D, Lenghel LM, Bolog N. Imaging modalities for temporomandibular joint disorders: an update. Clujul Medical. 2018;91(3):280-7.

24. Larheim TA, Hol C, Ottersen MK, et al. The role of imaging in the diagnosis of temporomandibular joint pathology. Oral Maxillofac Surg Clin North Am. 2018;30(3):239-49.

25. Ahmad M, Hollender L, Anderson Q, et al. Research diagnostic criteria for temporomandibular disorders (RDC/TMD): development of image analysis criteria and examiner reliability for image analysis. Oral Surg Oral Med Oral Pathol Oral Radiol Endod. 2009;107(6):844-60.

CAPÍTULO 21

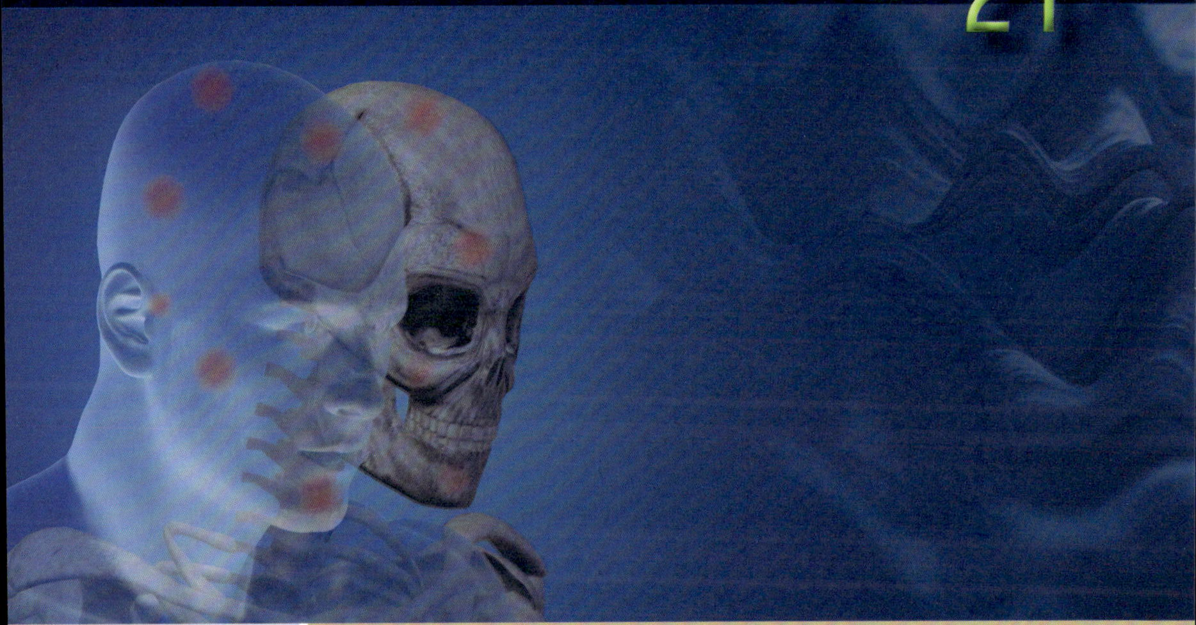

Eduardo Grossmann
Rodrigo Lorenzi Poluha
Maurício Kosminsky

Desordens dos Músculos Mastigatórios

INTRODUÇÃO

As desordens dolorosas dos músculos mastigatórios, conhecidas como mialgias mastigatórias (MM), são caracterizadas por fadiga muscular, dor em repouso agravada pela movimentação mandibular, de intensidade leve a moderada (não acorda o paciente), sendo a duração variável e reproduzida com teste de estímulo dos músculos (especialmente, temporal e/ou masseter).[1,2] Devem ser consideradas como um possível diagnóstico, após a avaliação dos órgãos dentais (presença de odontalgias), como a principal etiologia de dor no segmento orofacial.[3,4] A dor pode apresentar um padrão de irradiação para os tecidos vizinhos.[5] Usualmente acarreta limitação da abertura bucal, refletindo em prejuízos nas funções de fala, mastigação e deglutição.[6] Além disso, as MM também apresentam um impacto em questões psicossociais, aumentando os escores de ansiedade, catastrofização, estresse psicológico, distúrbios do sono e depressão, quando comparados com indivíduos saudáveis ou com outros distúrbios temporomandibulares.[7-10]

Em virtude do acometimento no segmento craniofacial, as MM promovem uma combinação de sinais e sintomas que podem simular, coexistir ou promover condições como cefaleias, cervicalgias e problemas otológicos.[11-13] A literatura indica que a sobreposição desses sintomas ocorra em virtude da proximidade das estruturas anatômicas, interconexões neuronais e mecanismo de convergência neuronal entre as regiões cervical e trigeminal.[11,12] As MM apresentam uma maior ocorrência no gênero feminino, sendo que as mulheres possuem três vezes mais chances de desenvolvê-las de forma crônica que os homens.[4] Isso, possivelmente, se relacione a um menor limiar de dor à pressão nas mulheres, mesmo na avaliação de indivíduos saudáveis.[14] Diferenças na musculatura também se fazem importantes, uma vez que nos músculos esqueléticos há uma maior prevalência de fibras tipo I em mulheres do que em homens, o que poderia levar a uma maior sensibilidade muscular.[15]

CLASSIFICAÇÃO E DIAGNÓSTICO

Diversas ferramentas têm sido empregadas para classificar e diagnosticar as MM. Entre elas estão os Critérios Diagnósticos em Pesquisa para Disfunções Temporomandibulares (RDC/TMD)[1,16] e a classificação da Academia Americana de Dor Orofacial (AAOP).[17] Entre os principais representantes compilados pelas classificações estão: **mialgia local; dor miofascial; tendinite; miosite; espasmo/mioespasmo; contratura; sensibilidade muscular localizada; fibromialgia; mialgia mediada centralmente.**[16]

Na **mialgia local,** a dor é restrita pontualmente ao local da palpação, com relato do paciente de que a mesma é familiar. Limitação nos movimentos mandibulares pode estar presente. Nos critérios diagnósticos, há história positiva para dor na mandíbula, têmporas, região pré-auricular nos últimos 30 dias, sendo que a dor se modifica com o movimento mandibular. No exame físico, há confirmação da localização da dor nesses músculos, com a dor familiar reproduzida à palpação ou durante a máxima abertura da boca espontânea ou assistida.[16]

A **dor miofascial** se caracteriza pela presença de pontos hipersensíveis, denominados pontos-gatilho miofasciais (PGM), localizados em uma banda muscular tensa e/ou inserção tendínea, sendo capazes de produzir um padrão de dor local, ou referida.[1] Os PGMs podem ser encontrados em qualquer músculo esquelético, podendo ser classificados em três categorias: latentes, ativos e satélites.[18] Embora subjetivo, quando a palpação muscular é realizada por um examinador experiente, há boa confiabilidade na identificação clínica dos PGMs.[19] Os PGMs latentes são os mais frequentes[20] e, clinicamente, são assintomáticos com respeito à dor espontânea, sendo doloridos somente quando palpados. Podem permanecer inativos por anos, sendo ativados mediante um trauma, carga, exposição ao frio e ao próprio estresse, não apresentando um padrão de dor referida a menos que sejam estimulados.[21] Os ativos apresentam-se sintomáticos, produzindo um padrão de dor referida, independente de serem palpados. O quadro de dor local ou à distância aumenta frente a estímulos desses PGMs. Já os satélites desenvolvem-se no músculo que se encontra na zona de dor referida de outro PGM. Podem exibir características de PGMs latentes ou ativos, sobrepondo o padrão de dor, o que causa dificuldade para estabelecer sua origem exata.[22] A sensação dolorosa se espalha a partir desses para uma zona de referência, sendo a dor descrita normalmente como profunda, difusa, com intensidade que varia de um leve desconforto a uma dor severa incapacitante.[18,21] O mecanismo de dor referida pode ser explicado pela teoria da convergência, na qual vários neurônios de primeira ordem fariam sinapse com um único neurônio de segunda ordem, sendo assim, um estímulo nociceptivo persistente poderia acabar produzindo dor em áreas outras que não a afetada.[23]

Tendinite é uma dor de origem no tendão que é afetada pelo movimento da mandíbula, em função ou parafunção, reproduzida com estímulo dessa estrutura. Entre os critérios diagnósticos estão a presença de mialgia restrita ao tendão temporal, ou a outro tendão de um músculo mastigatório. No exame físico pode haver limitação do movimento mandibular secundária à dor. O tendão temporal é local comum para a tendinite, e geralmente leva à dor referida para os dentes superiores. Os sintomas devem ser reproduzidos com testes de provocação nos tendões.[16]

Miosite é uma dor de origem muscular com características clínicas de inflamação ou infecção: edema, eritema e/ou temperatura aumentada. Geralmente aparece de forma aguda, após trauma ou infecção na região. Aparece de forma crônica com doença autoimune. No exame físico o paciente pode apresentar mialgia acompanhada de limitação da amplitude nos movimentos mandibulares. Pode ocorrer calcificação do músculo (miosite ossificante). Em exames complementares, os testes sorológicos podem revelar níveis elevados de marcadores de inflamação e a presença de doença autoimune.[16,24]

Espasmo/mioespasmo é um distúrbio muscular que envolve a contração tônica repentina e involuntária de um músculo. Apresenta uma duração de minutos até dias, sendo, muitas vezes, recorrente. Clinicamente, o paciente deve relatar mialgia de início imediato, e limitação repentina na movimentação mandibular (abertura menor de 40 mm e lateralidade inferior a 7 mm). Exames complementares apresentarão atividade miográfica elevada comparada com o músculo contralateral. A assimetria comumente surge e desaparece de forma repentina, entretanto, pode persistir por dias ou meses.[16,25]

Contratura, ou co-contração protetora, é uma resposta reflexa envolvendo o Sistema Nervoso Central. Há um encurtamento de um músculo devido à fibrose de tendões, ligamentos ou fibras musculares, ocorrendo, usualmente, quando uma parte da musculatura foi traumatizada e requer repouso. Clinicamente, não se observa dor quando o músculo está em repouso, entretanto, os movimentos funcionais podem desencadear sintomas. O paciente pode apresentar limitação da abertura bucal, todavia quando é solicitado a abrir a boca lentamente, pode realizá-la até sua amplitude máxima. Outra condição é a **sensibilidade muscular localizada.** Ela é uma condição dolorosa muscular local não inflamatória. Trata-se comumente da evolução a uma co-contração prolongada. Parece ser mediada principalmente pela liberação de substâncias algogênicas junto aos tecidos musculares. Pode ter origem pelo uso excessivo de um músculo, grupo muscular ou mesmo um trauma.[16,26]

A **fibromialgia** (FM) é uma síndrome de dor generalizada crônica acompanhada de alterações somáticas, como exaustão física, transtornos do humor, de cognição e do sono.[27] Nessa condição clínica, a dor está presente em outros segmentos do corpo em concomitância com a MM. Nos critérios propostos pelo Colégio Americano de Reumatologia (ACR), em 1990, o diagnóstico de FM era baseado na presença de dor difusa com duração de 3 meses e dor em pelo menos 11 dos 18 locais específicos de pontos sensíveis em todo o corpo após a palpação digital.[28] Em 2010, na reformulação dos critérios pelo ACR, o diagnóstico da FM passou a ser feito considerando três critérios: (1) dor generalizada e gravidade dos sintomas acima de determinados pontos de corte; (2) os sintomas estão presentes em um nível semelhante há pelo menos 3 meses; e (3) o paciente não tem outro distúrbio que melhor explicaria a dor.[29] Embora o diagnóstico da FM possa ser feito sem o uso dos critérios estabelecidos em 1990, sua aplicação, empregando as novos conceitos de 2010, aumenta a acurácia diagnóstica.[30]

Mialgia mediada centralmente é uma condição de dor dos músculos mastigatórios atribuída à desordem central. É definida como uma dor crônica muscular contínua, agravada pela função. Pode originar-se de uma mialgia crônica. Na história clínica, há pelo menos três das seguintes alterações sistêmicas: sensação de fraqueza ou fadiga muscular; sintomas auditivos, vertigem, odontalgia, cefaleia (não atribuídos a outro diagnóstico). Além disso, o paciente deve apresentar todos os critérios a seguir: dor prolongada e contínua na mandíbula, têmporas, região pré-auricular, na orelha, nos últimos 30 dias; além de incômodo local, dor forte em repouso, agravada pela função e com limitação da abertura bucal. No exame físico, o paciente apresenta ao menos duas dessas condições: mialgia; disfunção sensorial (alodinia, parestesia); atrofia muscular; abertura bucal máxima inferior a 40 mm, incluindo trespasse vertical.[16]

CONTROLE DAS MIALGIAS MASTIGATÓRIAS

Conscientização, educação, aconselhamento e *biofeedback*

Todo tratamento deve-se iniciar pelos esclarecimentos da condição, incluindo uma breve explicação clara sobre a anatomia e função da musculatura mastigatória, sobre as MM, possíveis causas e plano de tratamento. Essas medidas contribuem para aumentar a aderência dos pacientes aos tratamentos.[31] Os pacientes precisam ser educados sobre hábitos e fatores que contribuíram ou que estejam contribuindo para o quadro clínico, a fim de que haja uma mudança nesse comportamento, o que refletirá em grande parte no sucesso do tratamento.[17] O aconselhamento do paciente e as recomendações iniciais de autocuidado são muito relevantes no controle dos sintomas. Entre as principais medidas estão: 1) orientações para repouso da musculatura mastigatória; 2) redução de hábitos parafuncionais; 3) evitar movimentação mandibular excessiva; 4) manter uma dieta com alimentos não consistentes; 5) realizar mastigação bilateral e 6) promover melhora na qualidade do sono. Comparadas ao tratamento com dispositivo interoclusais (DIO), tais recomendações parecem apresentar resultados semelhantes no controle da dor e da amplitude da abertura bucal.[32] A alimentação deve seguir os princípios de uma dieta adequada e livre de dor, individualizada para a rotina e estilo de cada paciente, com mastigação preferencialmente bilateral.[33]

O *biofeedback* emprega um eletrodo de superfície para, simultaneamente, monitorar e informar o paciente sobre o seu padrão da contração muscular, ajudando a controlar a hiperatividade de grupos musculares específicos, sendo que os eletrodos são aplicados sobre a superfície do masseter e/ou temporal. Uma revisão sistemática incluiu dois ensaios clínicos randomizados de cada um dos três tipos de tratamento de *biofeedback*: (1) eletromiografia de superfície (EMG-S) dos músculos mastigatórios, (2) treinamento de EMG combinado com técnicas adjuntas de terapia cognitivo-comportamental (TCC) e (3) treinamento de relaxamento assistido por *biofeedback* (TR-B). Uma revisão detalhada desses seis ensaios clínicos randomizados, suplementados com informações de achados de outros estudos, foi conduzida para determinar o grau em que cada tipo de intervenção cumpriu os critérios de eficácia do tratamento promulgados pela Associação de Psicofisiologia Aplicada e *Biofeedback*. Os autores concluíram que o treinamento de EMG com TCC adjunta é um tratamento eficaz para desordens temporomandibulares e que tanto o treinamento de EMG-S como a única intervenção e TR-B são provavelmente tratamentos eficazes.[34]

Técnicas fisioterápicas

A fisioterapia no tratamento das MM proporciona um relaxamento muscular, restabelece os movimentos e a função, podem desativar os PGM, possibilitando uma melhoria na qualidade de vida.[35] São terapias relativamente simples, reversíveis, pouco invasivas, apresentam baixo custo e proporcionam, na maioria dos casos, excelentes resultados. Entre elas estão: exercícios, estimulação elétrica nervosa transcutânea (TENS), laserterapia de baixa potência (LBP).[35,36]

Os exercícios auxiliam o paciente a perceber as posições em que há um relaxamento da mandíbula, possibilitando melhora do quadro álgico local além de favorecer o ganho na amplitude da abertura bucal. No alongamento a boca é aberta de forma lenta, até o limite em que ocorrerá o início dos sintomas dolorosos; a abertura deve ser mantida nessa posição por 15 segundos, seguida de um intervalo de descanso de tempo correspondente. Uma bateria de exercícios com duração de aproximadamente 1 a 2 minutos deve ser realizada cerca de três vezes por dia.[37] É importante, previamente aos exercícios, o emprego de calor local úmido por um período de 10 a 15 minutos. O calor promove relaxamento muscular, o aumento da vascularização e, por conseguinte, o aumento do suporte de oxigênio e nutrientes. Essa combinação de meio físico seguido de exercícios possibilita melhores resultados se compararmos ao exercício de forma isolada.[38] O paciente deve ser encorajado a aumentar a amplitude dos movimentos, sempre fazendo uma mensuração da abertura bucal para que se acompanhe a evolução do caso. Uma recente revisão sistemática, com metanálise, buscou investigar a eficácia da terapia por exercícios nos quesitos dor, função e mobilidade em pacientes com MM. Seis artigos com um total de 419 participantes foram incluídos na revisão e apenas quatro estudos foram incluídos na metanálise. Os autores concluíram que a terapia com exercícios fornece benefícios de curto e de longo prazo na redução da dor e melhora da amplitude de movimento nos pacientes com MM.[39]

TENS é um método seguro, não invasivo e de baixo custo, comumente utilizado para o controle da dor. O seu principal mecanismo de atuação baseia-se na teoria do "controle do portão", na qual a aplicação na periferia de um estímulo elétrico, diretamente na região sintomática, estimularia fibras mielinizadas A-β, inibindo os estímulos das fibras amielinizadas C, promovendo, assim, a redução ou eliminação da dor. A produção de opioides endógenos também contribui para o seu efeito analgésico.[40] Em um estudo investigando o efeito de curto prazo da TENS examinando a intensidade da dor, o LDP e a atividade eletromiográfica (EMG), quarenta pacientes com dor miofascial foram divididos em dois grupos: TENS ativo (n = 20) e placebo (n = 20). As variáveis de desfecho foram avaliadas no início do estudo (T0), imediatamente após (T1) e 48 horas após o tratamento (T2). Essas eram compostas por: intensidade da dor, observada com o auxílio de uma escala visual analógica (EVA); LDP de estruturas mastigatórias e cervicais; atividade EMG durante a posição de repouso mandibular (RM), contração voluntária máxima (CVM) e mastigação habitual (MH). Os autores concluíram que os efeitos terapêuticos de curto prazo da TENS são superiores aos do placebo, por causa da dor facial relatada, sensibilidade à dor profunda e melhora da atividade eletromiográfica da musculatura mastigatória.[41] Um estudo comparando a eficácia da TENS e laserterapia de baixa potência (LBP) no tratamento de pacientes com DTM que não responderam à terapia farmacológica, evidenciou que ambos foram úteis no alívio da dor e sensibilidade muscular.[42]

O uso de LBP é uma terapêutica não invasiva e reversível, sendo um dos seus efeitos terapêuticos o aumento da microcirculação no local da aplicação. Em pacientes portadores de dor muscular crônica, no músculo masseter, o laser de baixa potência não promoveu incremento na microcirculação nem reduziu a intensidade dos sintomas.[43] Noventa e uma mulheres (sendo 61 com dor miofascial) foram incluídas em um estudo comparando o efeito da LBP na intensidade da dor com emprego da EVA e na sensibilidade dolorosa em pontos orofaciais e corporais (limiar de dor à pressão, LDP, através de algometria). Essa amostra foi dividida em grupo laser ativo (n = 31), laser placebo (n = 30) e controles (n = 30). O LBP foi aplicado em pontos preestabelecidos, duas vezes por semana, oito sessões (780 nm; masseter e temporal anterior = 5 J/cm², 20 mW, 10s; área da ATM = 7,5 J/cm², 30 mW, 10s). A intensidade da dor e a sensibilidade foram medidas antes das sessões, durante as sessões de laser e 30 dias após o tratamento. O LBP foi eficaz na dor, considerando a EVA para ambos os grupos, mas não alterou o LDP, medido na algometria, em nenhum grupo.[44] Ainda há divergências na literatura sobre os reais efeitos do LBP em virtude das variadas metodologias empregadas.[45]

Acupuntura, eletroacupuntura, infiltração dos PGMs

A acupuntura busca devolver o equilíbrio do organismo por meio de intervenções no corpo físico, para ajudar o restabelecimento da harmonia perdida, entre a parte física e psíquica.[46] A acupuntura é uma terapia integrante da Medicina Tradicional Chinesa (MTC), envolvendo a inserção e manipulação de agulhas rígidas e muito finas em pontos (acupontos), em locais específicos da superfície corporal denominados meridianos.[47,48] De acordo com a MTC, os acupontos movimentam o fluxo energético (*QI*) em todo organismo através dos meridianos.[47] A acupuntura tem sido incluída na categoria de tratamentos não invasivos e reversíveis para variadas MM, por ser uma terapia segura que pode agir tanto localmente na remissão e no controle dos sintomas periféricos, quanto no estresse emocional.[49] A literatura sugere que tal terapia acelera a liberação de serotonina, encefalina e endorfina, sendo eficaz para o aumento da amplitude do movimento mandibular e da função oral, diminuindo a hiperatividade muscular, favorecendo o relaxamento dos músculos mastigatórios e a consequente redução da dor.[50,51] A terapêutica por acupuntura, segundo a literatura, varia entre uma e 10 sessões, com frequência de 1 a 3 vezes por semana, com duração média de 10 a 30 min, com ativação ou não de Qi (fluxo de energia), sendo considerada somente a estimulação manual. O aprofundamento da agulha varia, aproximadamente, 3 a 30 mm.[52-54]

A eletroacupuntura consiste em introduzir a corrente elétrica através de agulhas metálicas em determinados pontos da pele. Seu efeito pode estar associado com a introdução da agulha, somada à passagem da corrente elétrica. Essa última pode também reforçar a excitação mecânica produzida pela introdução da agulha no interior do tecido.[49] Em análise laboratorial, o efeito analgésico da eletroacupuntura é maior do que o promovido pela acupuntura manual, sendo ainda semelhante ao TENS.[55] Em uma série de casos, a eletroacupuntura foi empregada de 8 a 10 sessões, com duração de 20 minutos. Observou-se uma redução na intensidade da dor, um ganho da amplitude de movimento e uma redução das dores referidas para a região cervical e da cabeça.[56]

Infiltrações nos PGMs são empregadas para reduzir ou eliminar a dor miofascial. Elas podem ser realizadas com anestésico local, corticosteroide ou solução salina. A literatura é consistente em afirmar que a eficácia das técnicas de inativação dos PGMs, com uso de agulhas, advém principalmente do seu uso. Além disso, os resultados são semelhantes em técnicas com ou sem a injeção de substâncias.[57] Quando um PGM é penetrado por uma agulha, o músculo pode apresentar uma contração, intensificando a dor. O emprego de anestésicos locais torna a injeção mais efetiva e confortável. Em uma série de casos,[58] empregou-se o anestésico procaína a 0,5% com resultados satisfatórios. Para reduzir a dor durante a introdução da agulha na pele e, subsequentemente, no músculo, pode ser aplicado, previamente, um vapor refrigerante à base de fluormetano. Após a injeção o paciente deve realizar alongamento ativo de forma progressiva. Posteriormente, a aplicação de calor ou gelo local, também pode contribuir para controlar a dor após a intervenção.[59] Nos pacientes refratários às terapêuticas já descritas, pode-se lançar mão de infiltração local de toxina botulínica no(s) músculo(s) envolvido(s), ou diretamente no PGM.[60]

Dispositivos interoclusais

São discutidos em detalhes no Capítulo 31 deste livro.

Terapia farmacológica

Dois grupos farmacológicos são essencialmente usados em MM: os relaxantes musculares e os antidepressivos tricíclicos (ADTs). Cloridrato de ciclobenzaprina é um relaxante muscular de ação central (age nos neurônios motores alfa e gama, reduzindo a atividade motora somática tônica), usado para o tratamento de espasmo muscular de origem musculoesquelético associado à dor aguda, lombalgias, torcicolos, fibromialgia, periartrite escapuloumeral, cervicobraquialgias e cervicalgia.[61] Apesar das concentrações plasmáticas serem variáveis em indivíduos que receberam uma mesma dose do medicamento, sua absorção é fácil a partir do trato gastrointestinal. Aproximadamente 93% do fármaco liga-se a proteínas plasmáticas. Sua metabolização é rápida e é eliminado na urina. Ainda pode aparecer inalterado na bile, sendo excretado nas fezes.[62] Uma recente revisão sistemática com metanálise com 41 artigos, concluiu que a ciclobenzaprina apresenta um efeito positivo no tratamento das DTM musculares como as MM, como uma posologia média de 5 a 10 mg, uma vez ao dia, por 10 dias.[63]

Os antidepressivos tricíclicos vêm sendo empregados em diversas condições associadas à dor crônica, sendo sugerido que os efeitos são efetivos na melhora do sono, controle de ansiedade e redução da dor, usualmente presentes nesses quadros.[64] A amitriptilina é o principal fármaco do grupo, apresentando excelentes resultados em baixas doses (10 a 30 mg/dia).[65] A dose, com efetividade superior ao placebo, é de 25 mg/dia.[66] A amitriptilina atua primariamente como um inibidor da recaptação da serotonina-norepinefrina, com ações fortes sobre o transportador de serotonina e efeitos moderados no transportador de norepinefrina. É metabolizada em nortriptilina, potente e seletivo inibidor da recaptação de norepinefrina, que pode complementar os seus efeitos.[67] Um estudo clínico avaliou a eficácia da amitriptilina *versus* DIO no tratamento de pacientes com DTM crônica. Vinte e um pacientes foram incluídos e distribuídos aleatoriamente em 3 grupos: os pacientes do Grupo A receberam amitriptilina, os pacientes do Grupo B receberam placebo e os do Grupo C foram tratados com placa estabilizadora. Os resultados do tratamento (dor, abertura bucal máxima e qualidade de vida) foram registrados antes do tratamento e na 12º semana de tratamento. Evidenciou-se que o uso de baixas doses (25 mg/dia) de amitriptilina por um período de 12 semanas é eficaz para o manejo da dor e melhora da qualidade de vida em pacientes com DTM crônica. O DIO demonstrou superioridade no que se refere à abertura bucal limitada durante o mesmo período.[68]

REFERÊNCIAS BIBLIOGRÁFICAS

1. Dworkin SF, Le Resche L. Research diagnostic criteria for temporomandibular disorders: review, criteria, examinations and specifications, critique. J Craniomandib Disord. 1992;6(4):301-55.
2. van Grootel RJ, van der Glas HW, Buchner R, et al. Patterns of pain variation related to myogenous temporomandibular disorders. Clin J Pain. 2005;21(2):154-65.
3. Dworkin SF, Turner JA, Mancl L, et al. A randomized clinical trial of a tailored comprehensive care treatment program for temporomandibular disorders. J Orofac Pain. 2002;16(4):259-76.
4. Velly AM, Gornitsky M, Philippe P. Contributing factors to chronic myofascial pain: a case-control study. Pain. 2003;104(3):491-9.
5. Haviv Y, Rettman A, Aframian D, et al. Myofascial pain: an open study on the pharmacotherapeutic response to stepped treatment with tricyclic antidepressants and gabapentin. J Oral Facial Pain Headache. 2015;29(2):144-51.
6. Barros VM, Seraidarian PI, Côrtes MI, et al. The impact of orofacial pain on the quality of life of patients with temporomandibular disorder. J Orofac Pain. 2009;23(1):28-37.
7. Pallegama RW, Ranasinghe AW, Weerasinghe VS, et al. Anxiety and personality traits in patients with muscle related temporomandibular disorders. J Oral Rehabil. 2005;32(10):701-7.
8. Uhac I, Kovac Z, Valentić-Peruzović M, et al. The influence of war stress on the prevalence of signs and symptoms of temporomandibular disorders. J Oral Rehabil. 2003;30(2):211-7.
9. Fillingim RB, Ohrbach R, Greenspan JD, et al. Potential psychosocial risk factors for chronic TMD: descriptive data and empirically identified domains from the OPPERA case-control study. J Pain. 2011;12(11):T46-60.
10. Tuuliainen L, Sipilä K, Mäki P, et al. Association between clinical signs of temporomandibular disorders and psychological distress among an adult finnish population. J Oral Facial Pain Headache. 2015;29(4):370-7.
11. Costa YM, Porporatti AL, Stuginski-Barbosa J, et al. Headache attributed to masticatory myofascial pain: clinical features and management outcomes. J Oral Facial Pain Headache. 2015;29(4):323-30.
12. Al-Ani MZ, Davies SJ, Gray RJ, et al. Stabilisation splint therapy for temporomandibular pain dysfunction syndrome. Cochrane Database Syst Rev. 2004;(1):CD002778.
13. Camparis CM, Formigoni G, Teixeira MJ, et al. Clinical evaluation of tinnitus in patients with sleep bruxism: prevalence and characteristics. J Oral Rehabil. 2005;32(11):808-14.
14. Castrillon EE, Ou KL, Wang K, et al. Sleep bruxism: an updated review of an old problem. Acta Odonto Scand. 2016;1(7):328-34.
15. Schmid-Schwap M, Bristela M, Kundi M, et al. Sex-specific differences in patients with temporomandibular disorders. J Orofac Pain. 2013;27(1):42-50.

16. Schiffman E, Ohrbach R, Truelove E, et al. Diagnostic criteria for temporomandibular disorders (DC/TMD) for clinical and research applications: recommendations of the International RDC/TMD Consortium Network and Orofacial Pain Special Interest Group. J Oral Facial Pain Headache. 2014;28(1):6-27.
17. Leeuw R, Klasser G. Orofacial pain: guidelines for assessment, diagnosis, and management. 6th ed. Chicago: Quintessence; 2018.
18. Simons DG, Travell J, Simons LS. Travell and Simons' myofascial pain and dysfunction: The Trigger Point Manual, 2nd ed. Baltimore: Williams & Wilkins; 1999.
19. Gerwin RD, Shanon S, Hong CZ, et al. Interrater reliability in myofascial trigger point examination. Pain. 1997;69(1-2):65-73.
20. Poluha RL, Grossmann E, Iwaki LCV, et al. Myofascial trigger points in patients with temporomandibular joint disc displacement with reduction: a cross-sectional study. J Appl Oral Sci. 2018;26:e20170578.
21. Fricton J. Myofascial pain: mechanisms to management. Oral Maxillofac Surg Clin North Am. 2016;28(3):289-311.
22. Simons DG, Travell JG, Simons LS. Dor e Disfunção Miofascial: Manual dos MM. 2 ed. Porto Alegre: Artmed; 2005.
23. Simons DG. Review of enigmatic MTrPs as a common cause of enigmatic musculoskeletal pain and dysfunction. J Electromyogr Kinesiol. 2004;14(1):95-107.
24. Rammelsberg P, LeResche L, Dworkin S, et al. Longitudinal outcome of temporomandibular disorders: a 5-year epidemiologic study of muscle disorders defined by research diagnostic criteria for temporomandibular disorders. J Orofac Pain. 2003;17(1):9-20.
25. Martinez AB, Platero FJ. Dolor Orofacial diagnostico y tratamiento. Madrid: Ediciones Avances Medico--Dentales; 1997.
26. Seligman DA, Pullinger AG. Dental attrition models predicting temporomandibular joint disease or masticatory muscle pain versus asymptomatic controls. J Oral Rehabil. 2006;33(11)789-99.
27. Häuser W, Ablin J, Fitzcharles MA, et al. Fibromyalgia. Nat Rev Dis Primers. 2015;1(1):1-16.
28. Wolfe F, Smythe HA, Yunus MB, et al. The American College of Rheumatology 1990 Criteria for the Classification of Fibromyalgia. Report of the Multicenter Criteria Committee. Arthr Rheum.1990;33(1):160-72.
29. Wolfe F, Clauw DJ, Fitzcharles MA, et al. The American College of Rheumatology preliminary diagnostic criteria for fibromyalgia and measurement of symptom severity. Arthr Care Res (Hoboken). 2010;62(2):600-10.
30. Heymanna RE, Paiva ES, Martineza JE, et al. Novas diretrizes para o diagnóstico da fibromialgia. Rev Bras Reumatol. 2017;57(Suppl 2):S467–S476.
31. Lindfors E, Helkimo M, Magnusson T. Patients' adherence to hard acrylic interocclusal appliance treatment in general dental practice in Sweden. Swed Dent J. 2011;35(3):133-42.
32. de Freitas RF, Ferreira MA, Barbosa GA, et al. Counselling and self management therapies for temporomandibular disorders: a systematic review. J Oral Rehabil. 2013;40(11):864-74.
33. Nasri-Heir C, Epstein JB, Touger-Decker R, et al. What should we tell patients with painful temporomandibular disorders about what to eat? J Am Dent Assoc. 2016;147(8):667-71.
34. Crider A, Glaros AG, Gevirtz RN. Efficacy of biofeedback-based treatments for temporomandibular disorders. Appl Psychophysiol Biofeedback. 2005;30(4):333-45.
35. Ferguson LW, Gerwin, R. Tratamento clínico da dor miofascial. Porto Alegre: Artmed; 2007.
36. Okeson JP. Bell's oral and facial pain. Carol Stream Illinois: Quintessence; 2014.

37. Michelotti A, Steenks MH, Farella M, et al. The additional value of a home physical therapy regimen versus patient education only for the treatment of myofascial pain of the jaw muscles: short-term results of a randomized clinical trial. J Orofac Pain. 2004;18(2):114-25.

38. Armijo-Olivo S, Pitance L, Singh V, et al. Effectiveness of manual therapy and therapeutic exercise for temporomandibular disorders: systematic review and meta-analysis. Phys Ther. 2016;96(1):9-25.

39. Dickerson SM, Weaver JM, Boyson AN, et al. The effectiveness of exercise therapy for temporomandibular dysfunction: a systematic review and meta-analysis. Clin Rehabil. 2017;31(8):1039-48.

40. Murphy GJ. Physical medicine modalities and trigger point injections in the management of temporomandibular disorders and assessing treatment outcome. Oral Surg Oral Med Oral Pathol Oral Radiol Endod. 1997;83(1):118-22.

41. Ferreira AP, Costa DR, Oliveira AI, et al. Short-term transcutaneous electrical nerve stimulation reduces pain and improves the masticatory muscle activity in temporomandibular disorder patients: a randomized controlled trial. J Appl Oral Sci. 2017;25(2):112-20.

42. Rezazadeh F, Hajian K, Shahidi S, et al. Comparison of the effects of transcutaneous electrical nerve stimulation and low-level laser therapy on drug-resistant temporomandibular disorders. J Dent (Shiraz). 2017;18(3):187-92.

43. Tullberg M, Alstergren PJ, Ernberg MM. Effects of low-power laser exposure on masseter muscle pain and microcirculation. Pain. 2003;105(1):89-96.

44. Magri LV, Carvalho VA, Rodrigues FC, et al. Effectiveness of low-level laser therapy on pain intensity, pressure pain threshold, and SF-MPQ indexes of women with myofascial pain. Lasers Med Sci. 2017;32(2):419-28.

45. Maia ML, Bonjardim LR, Quintans JS, et al. Effect of low-level laser therapy on pain levels in patients with temporomandibular disorders: a systematic review. J Appl Oral Sci. 2012;20(6):594-602.

46. Silva DF. Psicologia e acupuntura: aspectos históricos, políticos e teóricos. Psicol Ciên Prof. 2007;27(3):418-29.

47. Lee H, Lee JY, Kim YJ, et al. Acupuncture for symptom management of rheumatoid arthritis: a pilot study. Clin Rheumatol. 2008;27(5):641-5.

48. Florian MR, Meirelles MP, Sousa ML. Temporomandibular disorders and acupuncture: a integrative and complementary terapy. Odontol Clin. 2011;10(2):189-92.

49. Camargo BA, Grillo CM, Sousa ML. Temporomandibular disorder pain improvement with acupuncture: preliminary longitudinal descriptive study. Rev Dor. 2014;15(3):159-62.

50. Porporatti AL, Costa YM, Stuginsky-Barbosa J, et al. Acupuncture therapeutic protocols for the management of temporomandibular disorders. Rev Dor. 2015;16(1):53-9.

51. Wu JY, Zhang C, Xu YP, et al. Acupuncture therapy in the management of the clinical outcomes for temporomandibular disorders: a PRISMA-compliant meta-analysis. Medicine (Baltimore). 2017;96(9):e6064.

52. Costa A, Bavaresco CS, Grossmann E. The use of acupuncture versus dry needling in the treatment of myofascial temporomandibular dysfunction. Rev Dor. 2017;18(4):342-9.

53. Vicente-Barrero M, Yu-Lu SL, Zhang B, et al. The efficacy of acupuncture and decompression splints in the treatment of temporomandibular joint pain-dysfunction syndrome. Med Oral Patol Oral Cir Bucal. 2012;17(6):e1028-33.

54. Nogueira CM, Nascimento MG, Malouf AB, et al. Acupuncture and percutaneous electric nerve Stimulation to control chronic masticatory myalgia: preliminary study. Rev Dor. 2015;16(3):162-5.

55. Ulett GA, Han S, Han JS. Electroacupuncture: mechanisms and clinical application. Biol Psychiatr 1998;44(2):129-38.

56. Scarsella S, Di Fabio D, Cargini P, et al. TMJ pain and dysfunction syndrome: use and limits of electroacupuncture. J Cranio-Maxillofacial Surg. 2006;34(1):221-2.

57. Vulfsons S, Ratmansky M, Kalichman L. Trigger point needling: techniques and outcome. Curr Pain Headache Rep. 2012;16(5):407-12.

58. Grossmann E, Brito JH, Lorandi CS. Uso da procaína na eliminação dos MM miofasciais e sua relação com a síndrome de dor e disfunção miofascial. Rev Odonto Cienc. 1996;11(21):75-91.

59. Okada K, Yamaguchi T, Minowa K, et al. The influence of hot pack therapy on the blood flow in masseter muscles. J Oral Rehabil. 2005;32(7):480-6.

60. Grossmann E. O uso de toxina botulínica - A no tratamento de MM miofascial localizado no feixe inferior do músculo pterigóideo lateral. Rev Dor. 2001;3(4):132-4.

61. Fischoff D, Spivakovsky S. Are pharmacological treatments for oro-facial pain effective? Evid Based Dent. 2018;19(1):28-9.

62. Winchell GA, King JD, Chavez-Eng CM, et al. Cyclobenzaprine pharmacokinetics, including the effects of age, gender, and hepatic insufficiency. J Clin Pharmacol. 2002;42(1):61-9.

63. Häggman-Henrikson B, Alstergren P, Davidson T, et al. Pharmacological treatment of oro-facial pain--health technology assessment including a systematic review with network meta-analysis. J Oral Rehabil. 2017;44(10):800-26.

64. Sommer C. Pharmacotherapy of orofacial pain. Schmerz. 2002;16(5):381-8.

65. Plesh O, Curtis D, Levine J, et al. Amitriptyline treatment of chronic pain in patients with temporomandibular disorders. J Oral Rehabil. 2000;27(10):834-41.

66. Lacerda JT, Ribeiro JD, Ribeiro DM, et al. Prevalence of orofacial pain and its impact on the oral health-related quality of life of textile industries workers of Laguna, SC, Brazil. Cien Saude Colet. 2011;16(10):4275-82.

67. Pancrazio JJ, Kamatchi GL, Roscoe AK, et al. Inhibition of neuronal Na+ channels by antidepressant drugs. J Pharmacol Exp Ther. 1998;284(1):208-14.

68. Alajbeg IZ, Boric Brakus R, Brakus I. Comparison of amitriptyline with stabilization splint and placebo in chronic TMD patients: a pilot study. Acta Stomatol Croat. 2018;52(2):114-22.

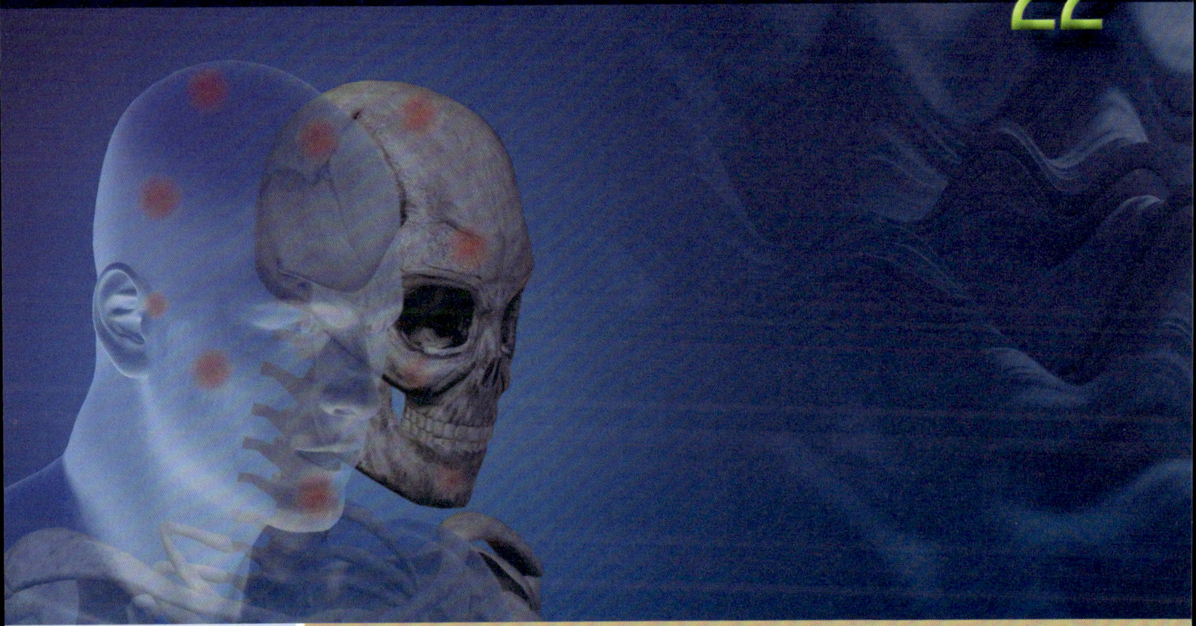

CAPÍTULO 22

Wagner de Oliveira

Placebo e Nocebo nas Disfunções Temporomandibulares

As disfunções temporomandibulares (DTM) podem ser classificadas em muscular, articular ou mista.[1]

Desconforto psicológico, incapacidade física e limitações funcionais do sistema orofacial têm um grande impacto na vida cotidiana dos pacientes com DTM. Estudos epidemiológicos mostram que cerca de 75% da população apresenta pelo menos um sinal de DTM[2] e que aproximadamente 10% a 15% da população geral é acometida por algum sintoma,[3] no entanto, apenas uma pequena porcentagem dela, 3% a 7%, tem problemas suficientemente graves para levar à procura por tratamento.[2]

Os tratamentos das DTM devem ser prioritariamente selecionados, dos mais simples aos mais complexos, dos menos para os mais onerosos e dos mais conservadores aos mais invasivos. Devem-se evitar, a princípio, tratamentos agressivos, irreversíveis ou cirúrgicos.

A Declaração da Conferência de Avaliação Tecnológica do *National Institute of Dental and Craniofacial Research*,[4] de 1996, recomenda como terapia inicial apropriada para o manejo de pacientes com DTM a educação com autocuidados, o controle farmacológico da dor, a fisioterapia e a terapia com placas oclusais.

O profissional deve ter em mente que o controle sintomático é apenas a ponta do iceberg. Se não tivermos controle das causas etiológicas e dos fatores contribuintes, sejam desencadeantes ou perpetuantes, o índice de insucesso será considerável. O desafio terapêutico é gerenciar eventos causais relacionados com atitudes comportamentais, hábitos e estilos de vida que dependem exclusivamente do paciente. Os dois principais objetivos do tratamento das alterações musculares das DTM visam controlar a dor e restaurar a função. Para se alcançar esses objetivos, técnicas terapêuticas são utilizadas de acordo com o diagnóstico diferencial das diversas disfunções musculares. Nas DTM, o sucesso terapêutico depende de uma equipe interdisciplinar, incluindo, além do cirurgião dentista e do médico, ambos de diferentes especialidades, psicólogo, fisioterapeuta e fonoaudiólogo.

As principais abordagens terapêuticas compreendem aconselhamentos, placas oclusais, inativação dos pontos-gatilho miofasciais (PGM), farmacoterapia, fisioterapia (massoterapia, frio, calor e diatermia, estimulação elétrica transcutânea – TENS), laser, acupuntura, fonoaudioterapia e psicoterapia.[5] Muitos desses recursos terapêuticos têm os mecanismos de ação bem estudados e esclarecidos; outros, no entanto, ainda que se mostrem efetivos na prática clínica, ainda não são bem compreendidos. Mas, sem exceção, qualquer terapêutica pode produzir efeitos não esperados ou não necessariamente relacionados com os mecanismos conhecidos, isso é, conhecidos como placebo.

DEFINIÇÃO

Dois termos são comumente encontrados na literatura médica: **efeito placebo** e **resposta placebo**, que, tecnicamente, se referem a conceitos diferentes. O efeito placebo é aquele observado no braço placebo de um ensaio clínico, e é produzido por fenômenos psicobiológicos. A resposta placebo, por outro lado, designa o fenômeno psicobiológico de modo isolado, e pode ser mais bem estudada por protocolos experimentais especificamente desenhados.[6] O efeito de um medicamento não é apenas a resposta a ele, mas o efeito da droga associado à resposta placebo.[7]

O **efeito nocebo** também precisa ser definido com precisão. Enquanto, etimologicamente, ambos os termos se originam do latim, placebo vem de "*placeo*", "*placere*", que significa agradar; já nocebo vem de "*nocere*" e significa "fazer mal" ou "causar dano". Ele foi cunhado para denotar a contrapartida negativa do fenômeno placebo e para distinguir os efeitos adversos de um tratamento inerte.[8] Ocorre associado a sugestões pessimistas.[9-11]

Adicionalmente, é útil distinguir o efeito nocebo da resposta nocebo. O primeiro refere-se ao contexto psicossocial negativo em torno do paciente, do tratamento e a suas bases neurobiológicas; o segundo refere-se às mudanças induzidas pela expectativa na unidade mente-corpo.

Hoje, a maioria dos autores fazem uso intercambiável dos termos "efeito placebo", "resposta placebo" e "efeito nocebo", "resposta nocebo", referindo-os como sinônimos.[12] Neste capítulo, acatamos essa tendência, embora respeitando a conceituação formal descrita.

Ambos são fenômenos psicobiológicos que ocorrem no cérebro do indivíduo, mas regidos por estímulos psicológicos diferentes que ativam vias neurobiológicas distintas.[13]

O placebo é atribuível ao simbolismo que o tratamento exerce nas expectativas positivas do paciente. Leva à melhora dos sintomas e/ou funções fisiológicas do organismo, em resposta a fatores supostamente inespecíficos e aparentemente inertes (sugestão verbal ou visual, comprimidos sem princípio ativo, injeção de soro fisiológico, cirurgia fictícia etc.) ou a tratamentos físicos simulados.[14,15]

O nocebo decorre da antecipação e da expectativa por um resultado negativo, que conduz ao agravamento de um sintoma ou doença. São observados no impacto que diagnósticos negativos têm, na desconfiança do paciente quanto à equipe médica ou a alguma modalidade de tratamento.[16,17]

CONTESTO HISTÓRICO DO PLACEBO

Há mais de 200 anos que se reconhece o efeito placebo. Jütte,[18] estudioso da história desse fenômeno, conta que, no final do século XVIII, esse termo tornou-se parte da terminologia médica, introduzido pelo doutor Alexander Sutherland. Nessa época, a principal razão para se administrar placebos era satisfazer às demandas mentais do paciente e a suas expectativas ao receber drogas que não tinham o objetivo de produzir qualquer efeito terapêutico direto. Na maioria dos casos, os médicos não administravam placebos "puros", e sim recorriam a qualquer tipo de remédio que eles consideravam medicamentos simples, frágeis ou totalmente impotentes e "não perturbadores". Hoje, fazemos distinção entre placebos puros (substâncias sem efeito farmacológico, por exemplo, pílulas de farinha ou açúcar) e placebos impuros (substâncias com efeito farmacológico, mas não sobre a condição a ser tratada). Hoje, os placebos são muito usados em ensaios clínicos randomizados duplos cegos, em especial da indústria farmacêutica.

Em um artigo publicado em 1787 na revista alemã *Allgemeine Deutsche Bibliothek*, é relatado um experimento em que um médico dava a seu paciente uma pílula feita a partir de migalhas de pão, mas coberta com prata para dar a ela uma aparência sofisticada e cara, em vez de um purgante forte. O medicamento simulado mostrou os mesmos resultados do medicamento convencional. Depois que o médico contou ao paciente sobre a verdadeira natureza do que ele havia consumido, o placebo passou a não mais surtir efeito. É notável que, desde aquela época, não apenas os médicos, mas também os pacientes sabiam ou tinham uma premonição de que esse fenômeno é causado por uma sensação de certeza, de fé, uma expectativa otimista de que um tratamento será eficaz.

Alguns séculos atrás, médicos e filósofos estavam cientes da força poderosa do que eles definiam como "imaginário". O escritor francês Michel de Montaigne (1533-1592), por exemplo, descreveu o impressionante efeito da imaginação no corpo humano. A ansiosa confiança do paciente na perícia de seu médico e a firme expectativa de alívio por seus meios terapêuticos, às vezes, têm uma maravilhosa eficácia na restauração da saúde, e é um "ponto que não deve ser duvidado".[18] Leigos como Voltaire (escritor, ensaísta, deísta e filósofo), iluminista francês, e médicos como Sir William Osler (considerado pai da medicina moderna) consideravam que muito do que os médicos faziam não tinha nenhum efeito terapêutico específico, embora essa noção não fosse compartilhada pelo público em geral ou pela categoria médica.[19]

Antropólogos, sociólogos e médicos argumentavam que o fenômeno placebo se baseava em rituais de cura que envolviam símbolos e metáforas da doença e da recuperação. Como os seres humanos têm diferentes caminhos para a doença e para a recuperação, os placebos podem funcionar de maneira diferente entre indivíduos, culturas, religiões e regiões geográficas. A exploração de sociedades primitivas e registros médicos iniciais na Pré-história leva à suposição de que o placebo tenha sido o tratamento dominante em culturas pré-letradas.[19]

O placebo foi usado de maneira intuitiva, e muitas vezes oportunista, como nos campos de batalha da Segunda Guerra Mundial. Nessa época, o anestesiologista Henry Beecher observou que, quando o suprimento de morfina se esgotava, a solução salina simples era um substituto eficaz para controlar a dor. Ele resumiu suas observações sobre o efeito placebo em uma série de artigos publicados nos anos 1950 e 60, afirmando que até 40% do efeito terapêutico de qualquer intervenção é decorrente do efeito placebo.[19]

Esse fenômeno é onipresente na medicina moderna, não apenas como controle em ensaios clínicos randomizados, mas também como objeto de intenso estudo em diversas áreas clínicas, como na doença de Parkinson, na depressão, na função imunológica e na dor.[8] Quando o placebo atua no domínio da dor, embora a maioria dos autores fale de analgesia por placebo, esse é um termo tecnicamente incorreto, pois o placebo leva a uma diminuição da sensação dolorosa (isso é, hipoalgesia), e não à ausência de dor (analgesia).[20]

Placebo × nocebo

Antes da compreensão dos mecanismos neurofisiológicos e dos recursos de confirmação por imagens, havia alguns mitos em relação ao placebo: que é fisiologicamente inerte e não tem efeito sobre as funções fisiológicas; que afeta apenas os sintomas psicológicos ou que, se alivia os sintomas, isso mostra que os sintomas são irreais, imaginários ou "psicossomáticos"; que é útil apenas em transtornos psicogênicos, diferenciando entre doenças orgânicas e mentais; que é ineficaz se os pacientes são informados de que o estão recebendo; e que é o equivalente a nenhuma terapia.[12]

Pode ser útil diferir o placebo puro do impuro. O tratamento com placebo ou nocebo puro refere-se ao uso de uma substância ou método totalmente neutro, inerte ou inativo. Também podem ser substâncias com atividade farmacológica ou física conhecida, mas que não se espera que tenham quaisquer efeitos terapêuticos benéficos ou prejudiciais para a respectiva doença, mesmo pela dosagem escolhida (por exemplo, prescrever vitaminas a um doente com baixa ansiedade ou depressão leve). A resposta placebo/nocebo é um "efeito real" do fármaco não real, por conta da crença otimista ou pessimista do sujeito e da expectativa de que o fármaco inerte produza consequências terapêuticas desejáveis, úteis, agradáveis ou prejudiciais, desagradáveis e indesejáveis. Embora nenhuma droga ativa esteja envolvida, as consequências úteis ou prejudiciais, fisiológicas, comportamentais, emocionais e/ou cognitivas da administração da droga inerte tornam-se muito reais. Pesquisas recentes revelaram que as alterações bioquímicas e celulares relacionadas ao placebo e ao nocebo no cérebro e no corpo dos pacientes são muito semelhantes às induzidas por medicamentos.[12]

Os mecanismos mais proeminentes do efeito placebo são a **expectativa** e o **aprendizado**.[21,22] Em relação ao nocebo, deve-se questionar se são respostas causadas pelos mesmos mecanismos psicológicos, mas opostos às respostas placebo, se são baseadas nos mesmos eventos neurobiológicos, e também se os preditores são diferentes daqueles das respostas placebo.[12]

A expectativa é amplamente considerada como o mecanismo central dos fenômenos placebo e nocebo, e os traços de personalidade mais proeminentes que interagem com esse mecanismo são o otimismo e o pessimismo. De um modo geral, podem ser definidos como expectativas relativamente previsíveis para resultados positivos ou negativos, sugerindo-os como fenômenos espelhados, ou "os dois lados da mesma moeda". Enquanto os otimistas veem os eventos ruins como temporários, controláveis e locais, os pessimistas interpretam esses eventos como permanentes e difusos, de modo que o otimismo não é exatamente o oposto do pessimismo.[12] A esperança e a fé podem ser um direcionador do efeito placebo, enquanto o desespero e a incredulidade orientam para o efeito nocebo.[14]

Por muito tempo a pesquisa placebo foi baseada, em especial, em uma abordagem psicológica. Hoje, utilizam-se ferramentas que vão da farmacologia às imagens cerebrais, à genética e a modelos animais para explorar o que acontece no cérebro do paciente quando ele espera um benefício terapêutico.[23]

Estuda-se o efeito placebo há mais de cinco décadas, e ele é mais bem compreendido do que o nocebo, embora as bases biológicas desse último estão começando a ser desvendadas. As ciências da saúde ainda discutem as questões éticas do emprego do nocebo em pesquisas clínicas.

Os fenômenos placebo e nocebo estão associados a fatores psicossociais e psiconeurobiológicos, e as teorias mais conhecidas são as hipóteses da **expectativa** e do **aprendizado** (Figura 22.1).

FIGURA 22.1

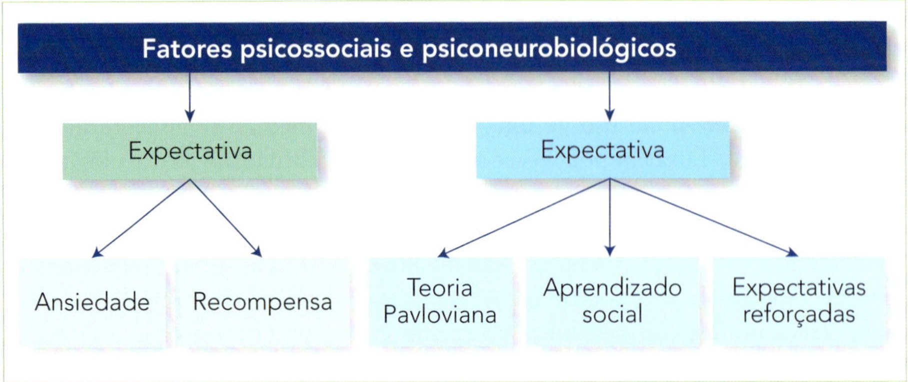

Mecanismos moduladores do fenômeno placebo-nocebo.

A expectativa é um evento consciente no qual o paciente espera por um benefício terapêutico. A ligação entre a expectativa e a melhora clínica pode estar relacionada com a redução da **ansiedade**, que afeta diferentes sintomas, como a dor. Na direção oposta, quando a ansiedade aumenta, dependendo das circunstâncias, também aumentam os sintomas.[16] A expectativa positiva de um evento pode ativar mecanismos de **recompensa**.

O aprendizado engloba as **teorias pavlovianas**, o **aprendizado social** e as **expectativas reforçadas**.

O condicionamento comportamental e o aprendizado social são cruciais, porque a experiência anterior de tratamentos eficazes eleva substancialmente as respostas placebo. É importante ressaltar que a expectativa e a aprendizagem não são mutuamente excludentes, pois o aprendizado pode levar ao reforço das expectativas ou até mesmo criar novas.[23]

Não existe um único efeito placebo, mas muitos, com diferentes mecanismos, em diferentes sistemas, condições médicas e intervenções terapêuticas. Por exemplo, no cérebro os mecanismos de expectativa, ansiedade e recompensa estão envolvidos, assim como uma variedade de fenômenos de aprendizado, como o condicionamento pavloviano, a aprendizagem cognitiva e social, além de evidências experimentais que variantes genéticas influenciam na responsividade do placebo.[13]

Um tratamento nunca é administrado em uma situação neutra, mas sim em um conjunto complexo de **fatores contextuais** (FC), denominados de "atmosfera do tratamento" ou "cura contextual". Eles têm papel quando um tratamento simulado é administrado, mas também sobre o tratamento ativo.[15]

Expectativa

Um importante mecanismo psicológico modulador do efeito placebo é a expectativa consciente dos pacientes nas perspectivas de melhoras clínicas e adesão ao tratamento. Não é necessário que o paciente tenha sido exposto a uma substância ativa, como no condicionamento, mas ocorre quando o paciente tem uma crença preexistente ou tenha recebido informações convincentes, antes da administração de uma substância inerte, de que irá provocar reações específicas, baseadas naquilo que a pessoa imagina que vai acontecer.[14,15] Na expectativa, o cérebro não está passivamente esperando que estímulos nocivos o atinjam, mas ativamente fazendo inferências baseadas em experiências prévias.[24] É importante ressaltar que o tratamento inerte é dado com sugestões verbais de melhora clínica, fazendo que o paciente acredite que o tratamento é real e efetivo.

Em qualquer tratamento farmacológico, os efeitos terapêuticos relacionam-se a dois tipos de fatores: os específicos (dose, duração, via de administração, farmacodinâmica, farmacocinética, interações medicamentosas etc.) e os não específicos (história e evolução natural da doença, regressão à média, aspectos socioambientais, variabilidade inter e intraindividual, desejo de melhora, expectativas e crenças no tratamento, relação médico-paciente etc.).[15,25]

Nesse modelo, diferentes FC externos, internos e relacionais podem ativar a expectativa de alívio da dor, desencadeando mudanças neurobiológicas e a consequente melhora dos sintomas. Sugestões verbais são FCs tipicamente externos, que suscitam respostas positivas ou negativas. Por exemplo, a administração de um tratamento analgésico com as expectativas de alívio da dor pode levar a uma resposta analgésica positiva, enquanto a administração de um tratamento analgésico sem expectativas específicas ou negativas de exacerbação da dor pode resultar em uma resposta desfavorável e perpetuar os sintomas.[26] Em geral, a expectativa antecipatória prepara o corpo para melhor enfrentar um evento, oferecendo uma clara vantagem evolutiva.[13]

O conhecimento e as crenças que o paciente tem sobre uma terapêutica podem afetar significativamente o resultado do tratamento, por intermédio do fenômeno placebo-nocebo. A ideia de que a fé e as crenças podem possuir propriedades curativas ou mórbidas é tão antiga quanto a própria medicina. A fé sempre desempenhou um papel forte como medida popular de cura. A maneira como pensamos sobre nós mesmos, a saúde e a doença afeta nosso corpo, pois corpo e mente estão intimamente conectados em um complexo sistema unificado.[12]

As expectativas são geradas como produto de um engajamento cognitivo, quando o paciente conscientemente prevê um resultado positivo ou negativo, baseado em fatores como instruções verbais, ambiente, excitação emocional, experiências anteriores, atençao dos provedores.[6] Em analgesia, o fundamental não é necessariamente as propriedades químicas do medicamento, mas o tratamento em si.[27]

Ansiedade

Em alguns estudos, verificou-se que a ansiedade foi reduzida após administração de placebo. Se alguém espera que um sintoma angustiante desapareça em breve, ela tende a diminuir. Evidências de que participe das respostas placebo são mostradas pelo efeito opositor, o nocebo. Quando uma substância inerte é administrada, mas com sugestões verbais negativas de piora clínica, ocorre a exacerbação da dor, por exemplo.

De acordo com Almeida,[9] a própria utilização da palavra "dor" pode determinar o aumento desse sintoma, e se, pelo contrário, em seu lugar for dito "sensação de frio um pouco desconfortável", a dor diminui.

A expectativa positiva ativa os mecanismos neurais de **recompensa**, que é outro fator desencadeante do placebo.[23]

Recompensa

É um tipo particular de expectativa que ativa nosso cérebro, por intermédio das vias mesolímbicas e mesocorticais, pela liberação de dopamina. É o papel natural de proporcionar sensações prazerosas, em resposta a funções de sustentação da vida, como comer, beber ou o sexo para a procriação, que encoraja a repetição dessas funções. Tem sido argumentado que os placebos têm propriedades de recompensa e alívio da ansiedade antecipatória,[28] enquanto a resposta nocebo está relacionada à falta de recompensa e/ou ao aumento da ansiedade antecipatória.[12] Esses mecanismos são mediados por circuitos neuronais específicos, que ligam respostas cognitivas, emocionais e motoras e são tradicionalmente estudados no contexto da busca por recompensas naturais, como as alimentares, monetárias e de drogas.[13]

Aprendizado

Outro importante mecanismo desencadeador do placebo é o **aprendizado**, que reivindica que a resposta surge após a exposição repetitiva de associações sensoriais e neurais, por intermédio de intervenções terapêuticas reais e efetivas.[15]

Também denominado **condicionamento**, o aprendizado é um mecanismo central em que a resposta ao placebo ocorre quando uma pessoa foi previamente exposta a uma substância ativa e teve uma reação favorável impressa na memória. Quando passa a receber uma substância inerte, ela pode responder a ela, similar ou da mesma maneira que o medicamento verdadeiro.[14] Indivíduos que sofrem de uma condição dolorosa, como dor de cabeça, e que consomem regularmente aspirina podem associar a forma, a cor e o sabor da pílula com a diminuição da dor. Após repetidas vezes, se receberem uma pílula de açúcar semelhante à aspirina, sentirão uma diminuição da dor. Não apenas as características do comprimido podem estar associadas à melhora clínica, mas também inúmeros outros estímulos, como clínicas e hospitais, equipamentos diagnósticos, terapêuticos e recursos da equipe médica/odontológica. Nesse mecanismo, um estímulo condicionado neutro (cor e forma do medicamento) pode induzir a redução do sintoma, quando associado a um estímulo não condicionado (princípio ativo contido na pílula).

Nesse tipo de aprendizagem associativa, o placebo é o próprio estímulo condicionado. Se um placebo para dor for administrado pela primeira vez, a resposta pode estar presente, mas será comparativamente menor do que após algumas administrações prévias de um analgésico eficaz. Esse fato acaba confirmando tratar-se de aprendizado condicionante.[13]

Fehse *et al.*[29] usaram dois medicamentos placebo, um rotulado como analgésico "original de marca" e o outro como "genérico". No *baseline*, ambos os comprimidos ativaram as ínsulas anteriores e o córtex pré-frontal dorsomedial (DMPFC) no início do estudo. Porém, a ativação do córtex dorsolateral bilateral (bem como do DMPFC) foi significativamente maior para o placebo rotulado como de marca original. As expectativas dos participantes parecem ser desencadeadas não apenas pelo tratamento placebo em si, mas também pela marca de confiança, que, portanto, serve como um placebo melhorado.

O histórico de tratamentos médicos prévios, positivos ou negativos, pode influenciar a resposta futura do paciente a novos tratamentos. Experiências positivas prévias obtidas por uma terapia específica aumentam a probabilidade de experiências positivas futuras com a mesma terapia, enquanto resultados negativos precedentes, associados a uma intervenção em particular, aumentam a probabilidade de resultados negativos.[26]

A analgesia com placebo é precisamente ajustada pela experiência anterior e esses efeitos podem durar vários dias, ainda que reduzidos, nos quais muitos fatores entram em jogo e podem explicar a grande variabilidade das respostas encontradas em muitos estudos.[30]

A posologia da intervenção também tem um efeito contextual: o efeito placebo é maior quando as terapias são mais frequentes e repetidas (por exemplo, duas ou mais vezes, contra uma só vez por semana). A escolha da modalidade de administração do tratamento pode ser crucial para modular a dor. Em geral, quanto maior a invasividade do tratamento (por exemplo, acupuntura, agulhamento seco, injeção, cirurgia), maior é a redução da dor. Além do mais, a administração parenteral ou subcutânea é mais eficiente que as administrações orais. Até mesmo as características de marketing do tratamento devem ser levadas em conta. Uma medicação de alto custo produz maior alívio da dor do que a medicação "barata". Uma terapia considerada "nova" é mais efetiva do que a terapia "usual". Quanto mais complexo é o procedimento, incluindo rituais terapêuticos, poderes místicos ou misteriosos, alta tecnologia, maior o efeito placebo.[26,31]

Esse tipo de condicionamento pode ser explicado pela teoria pavloviana.

Teoria pavloviana

Na década de 1920, ao estudar a produção de saliva em cães expostos a diversos tipos de estímulos palatares, o fisiologista russo Ivan Pavlov percebeu que, com o tempo, a salivação passava a ocorrer diante de situações e estímulos que anteriormente não causavam tal comportamento (por exemplo, o som dos passos de seu assistente ou a apresentação da tigela de alimento). Curioso, ele realizou experimentos em situações controladas de laboratório e, com base nas observações, teorizou e enunciou o mecanismo do condicionamento clássico. No experimento, ele associava dois estímulos, um **incondicionado** (alimento) que elicia respostas **condicionadas** (salivação) a um estímulo neutro (toque de um sino). Como resultado dessa associação, ocorre o processo de condicionamento, pelo qual o estímulo neutro adquire propriedade do estímulo condicionado e passa a eliciar respostas similares àquelas controladas pelo estímulo incondicionado, ou seja, o toque repetido do sino, associado à comida, leva à salivação, mesmo quando apresentado sem o alimento.[32]

A partir desse paradigma pavloviano, sugestões poderiam provocar, de maneira automática e isolada, respostas positivas, semelhantes às do tratamento real. E, de modo análogo, o efeito nocebo seria consequência de um condicionamento prévio por experiências terapêuticas negativas.[15]

A dor representa uma "experiência angustiante associada ao dano tecidual real ou potencial, com componentes sensoriais, emocionais, cognitivos e sociais". Além disso, especialmente em condições crônicas, quando ela persiste além do tempo de cura normal, é influenciada por diferentes FC físicos, psicológicos e sociais,[26] interpretados ativamente pelo paciente e capazes de eliciar expectativas, memórias e emoções que, por sua vez, podem influenciar o resultado relacionado à saúde, produzindo efeitos positivos ou negativos.

Os FC externos representam estímulos incondicionados que evocam respostas condicionadas. No modelo de condicionamento clássico, a contingência repetida entre um estímulo incondicionado e um estímulo neutro condicionado pode induzir a mesma resposta condicionada, mesmo se o estímulo neutro é apresentado isoladamente. Da mesma forma, aspectos do cenário clínico (por exemplo, cor, sabor, aspecto do remédio, bem como o ambiente terapêutico, como jalecos brancos ou o cheiro peculiar do hospital) também podem atuar como estímulos condicionados, desencadeando um efeito terapêutico na ausência de um princípio ativo, apenas porque eles foram emparelhados no passado. A resposta condicionada pode igualmente ocorrer pelo efeito nocebo. Por exemplo, a náusea pode ser provocada pela visão do ambiente onde a quimioterapia foi administrada no passado.[26,33]

Foi demonstrado experimentalmente que pelo menos dois outros sistemas podem ser ativados pelo condicionamento: o imunológico e o endócrino.[34]

Colloca e Benedetti[30] compararam a analgesia em indivíduos que foram submetidos a estímulos dolorosos e o tratamento com placebo, após observarem um simulador que associava o efeito analgésico a estímulos dolorosos, pareados a uma luz verde. Os indivíduos foram condicionados, por intermédio da associação dessa luz, com a redução da intensidade do estímulo, de modo a fazê-los acreditar que aquele era o tratamento que funcionava, pois não sabiam que o estímulo havia sido diminuído. No experimento, os participantes recebiam as mesmas sugestões verbais associadas aos benefícios da luz verde, mas sem diminuição dos estímulos dolorosos. Verificou-se a indução de respostas analgésicas substanciais com o condicionamento. Em algumas condições, as respostas placebo foram mediadas por expectativas, sugerindo, assim, que o procedimento condicionador atua reforçando-as, em vez de ser meramente uma resposta pavloviana inconsciente.

Voudouris *et al.*[35] aplicaram um creme neutro não anestésico (placebo) a um grupo de indivíduos que tinham a certeza de que aquele era um anestésico local.

Sem surpresa, algumas dessas pessoas mostraram uma resposta placebo após uma estimulação elétrica dolorosa. Em um segundo grupo, a aplicação do mesmo creme placebo foi repetidamente associada à redução da intensidade do estímulo, de modo a fazer os sujeitos acreditarem que era um analgésico poderoso. Esses indivíduos, que experimentaram um "verdadeiro efeito analgésico", tornaram-se fortes respondedores ao placebo. Eles puderam concluir que o condicionamento é um dos principais mecanismos envolvidos no placebo.

Aprendizado social e expectativas reforçadas

Os placebos são genuínos fenômenos sociais, culturais e psicobiológicos, que podem modificar significativamente o resultado global de um tratamento.

No aprendizado social, os indivíduos aprendem uns com os outros, por observação e imitação, e podem ter relação com respostas placebo semelhantes àquelas induzidas pelo condicionamento.[26] Analogamente, as expectativas negativas e os efeitos nocebo também podem se espalhar com rapidez entre indivíduos, através da propagação de informações e comunicações negativas, produzindo mudanças bioquímicas que impactam de maneira negativa a saúde e modificam diversos parâmetros fisiológicos.[23]

A dor pode ser influenciada por interações sociais. Crenças e atitudes relacionadas a ela afetam outras pessoas em um aprendizado coletivo que pode ser positivo ou majoritariamente negativo. A aprendizagem observacional provoca mudanças nos padrões de comportamento de acordo com o modo como outros indivíduos agem.[36]

Apesar de a expectativa ser considerada um fenômeno consciente, existem dados mostrando que ela também pode operar de maneira inconsciente. As pessoas podem responder ao estímulo condicionado, associado ao aumento ou à redução da dor, mesmo quando esse estímulo é apresentado abaixo do limiar de reconhecimento consciente.[32]

Do ponto de vista psicobiológico, a expectativa consciente e o condicionamento clássico inconsciente, aprendizagem-recompensa, aprendizagem observacional e social, modulação da ansiedade, desejo, motivação, memória e experiência prévia, foco somático, traços de personalidade e genética funcionam como facilitadores do placebo ou do nocebo. Informar ao paciente que um tratamento potente foi administrado melhora o efeito analgésico; por outro lado, a sugestão verbal sobre algum efeito ameaçador da terapia pode comprometer a eficácia do tratamento, criando efeitos nocivos hiperalgésicos.[26]

Imagens, crenças e sentimentos relacionados às respostas placebo e nocebo são frequentemente inconscientes. As expectativas aprendidas automaticamente pelo condicionamento evocam respostas, para um lado ou para o outro, de maneira expressiva e persistente. Uma das formas mais interessantes de respostas nocebo está relacionada com o chamado *escrutínio nosológico*. O medo de uma doença e os estados imaginários associados a tais expectativas realmente causam sintomas dessa doença. Os pacientes podem experimentá-los como reais e intrusivos, e podem ser genuinamente inconscientes da natureza artificial de sua doença.[12]

Modelo integrativo

Condicionamento e expectativas não são mutuamente excludentes e podem ser **integrados** em um modelo de aprendizagem mais geral, em que vários tipos de FCs geram expectativas, memórias e emoções que, por sua vez, produzem mudanças comportamentais e neuroquímicas do sistema nervoso central (SNC). A presença de FCs externos, combinados com FCs internos e relacionais específicos, é interpretada pelo paciente e convertida em eventos neurais e mudanças comportamentais.

Os **fatores externos** incluem os aspectos físicos da terapia, como o tipo de tratamento (farmacológico ou manual) e o local em que o tratamento é realizado. Os **fatores internos** consistem em memórias, emoções, expectativas e características psicológicas do paciente. Já os **fatores relacionais** são representados por todas as sugestões sociais que caracterizam a relação paciente-profissional, como as informações verbais dadas ao paciente, o estilo de comunicação e a linguagem corporal. Características do profissional (reputação, aparência, crenças, comportamentos); características do paciente (expectativa, preferências, experiência prévia, condição musculoesquelética, sexo, idade); relação paciente-profissional (comunicação verbal, comunicação não verbal), tratamento (diagnóstico claro, terapia aberta, aprendizagem observacional, abordagem centrada no paciente, processo global de tratamento), ambiente de saúde (arquitetura, design de interiores, iluminação).[26]

Almeida[9] afirma que há que ser prudente na forma, na quantidade e na qualidade da informação, a ser fornecida de acordo com as condições do paciente para recebê-la. No entanto, podemos estar em uma encruzilhada ética. Se por um lado deve-se disponibilizar ao paciente toda a informação possível sobre os efeitos adversos de qualquer terapêutica, por outro a informação muito detalhada pode produzir desconforto decorrente do referido efeito nocebo nos indivíduos mais suscetíveis.

Outro aspecto do placebo é o chamado efeito Hawthorne. Esse termo é usado em pesquisas clínicas para descrever mudanças em variáveis comportamentais, clínicas e fisiológicas (isto é, condições de linha de base) que ocorrem em resposta à consciência de um participante de estar em estudo. Melhorias que ocorrem após o recrutamento, mas **antes do início do tratamento**, podem ser atribuídas a vários fatores, incluindo maior atenção dos médicos, melhor observação e cuidados, maior adesão ao tratamento e aumento das expectativas favoráveis com benefícios para a saúde.[37]

Fenômeno placebo-nocebo baseado em evidências

Nos últimos anos, diferentes tipos de respostas placebo têm sido analisadas com ferramentas biológicas sofisticadas. Foram descobertos mecanismos específicos nos níveis neuroanatômico, neurofisiológico, bioquímico e celular. Similarmente à analgesia placebo, a sugestão verbal e o condicionamento por expectativas negativas podem produzir hiperalgesia e alodinia, embora as sugestões verbais pareçam desempenhar um papel mais importante no desenvolvimento do nocebo do que na analgesia por placebo, para a qual é fundamental ter uma experiência prévia.[36] A divulgação de informações sobre possíveis efeitos colaterais pode, por si só, contribuir para a produção de efeitos adversos.[38]

A maior parte do nosso conhecimento sobre os mecanismos neurobiológicos da resposta placebo vem da dor e da doença de Parkinson, nas quais as redes neuronais envolvidas foram identificadas. No primeiro caso, descobriu-se que os circuitos opioide, canabinoide e de CCK estão envolvidos.[13] No segundo, a ativação dopaminérgica no estriado e as alterações neuronais nos gânglios da base foram descritas. Uma pesquisa revela que as alterações bioquímicas e celulares induzidas pelo placebo no cérebro de um paciente são muito semelhantes àquelas induzidas por drogas. Essa nova maneira de pensar pode ter profundas implicações nos ensaios clínicos e na prática médica, tanto para intervenções farmacológicas quanto para tratamentos não farmacológicos.[23]

Entender o efeito placebo e seus fundamentos biológicos representa um desafio científico que não apenas fornecerá percepções sobre a biologia humana, mas também gerará novos desenhos e novas interpretações dos ensaios clínicos. As expectativas de placebo e nocebo têm efeitos em diferentes redes cerebrais como resposta a um estímulo doloroso.[14]

Bases neuroquímicas envolvidas nas respostas placebo e nocebo

Em um breve histórico evolutivo das pesquisas baseadas em evidência que serão mais detalhadas no decorrer deste capítulo, foi na década de 1970, com a descoberta dos receptores opioides, que se passou a compreender como os opiáceos (morfina) tinham uma ação analgésica tão poderosa. Até então, aceitava-se o conceito de que havia estruturas celulares capazes de reconhecer determinadas moléculas de alta especificidade e por elas serem ativadas. No entanto, apenas com a evolução da biologia molecular é que esses receptores foram descobertos. Não tardou, aos pesquisadores, começarem a considerar que os achados de analgesia com substâncias inertes não eram apenas um viés subjetivo dos pacientes. Uma boa ideia seria utilizar uma substância antagonista à morfina e ver o que aconteceria com a melhora do sintoma dor, diante dos placebos. Não com surpresa, quando utilizavam a naloxona, antagonista opioide, havia uma remissão do placebo. As pesquisas evoluíram para determinar se todos os tipos de opioides produziam o mesmo efeito. Chegaram à conclusão de que era principalmente para um tipo de receptor.

São três os principais tipos de receptores opioides: μ-opioides (mu), δ-opioides (delta) e κ-opioides (kappa), mas apenas o mu pode ser ativado, por pequenas doses de morfina. Esses receptores são amplamente distribuídos pelo cérebro e por outros órgãos, mas com diferenças na expressão e na distribuição. Os receptores opioides têm uma série de funções, incluindo não apenas a modulação da dor e sua associação com analgesia, mas também estão associados a várias outras, como regulação do humor, homeostase, proliferação celular e neuroproteção.[14] Os receptores mu regulam o ciclo respiratório, o trânsito intestinal e a nocicepção, estando localizados no tálamo (THA), substância cinzenta periaquedutal (PAG), e nas lâminas de Rexed II (substância gelatinosa), III e V do corno dorsal da medula espinal.

Tornaram-se convincentes as observações de que um dos eventos-chaves na modulação da dor por placebo é a secreção de opioides endógenos no cérebro, mas a primeira evidência dessa hipótese foi no estudo de Levine *et al.*[39] em 1978. Esses pesquisadores usaram como analgésico para a dor pós-operatória uma substância placebo. Eles reverteram os efeitos administrando o antagonista opiáceo "naloxona".[14] No experimento, pacientes submetidos à extração de terceiros molares mandibulares impactados foram divididos em dois grupos (duplos cegos e randomizados). Três e quatro horas após a cirurgia, para um dos grupos foi administrado naloxona, e para o outro, uma substância inativa. Os pacientes que receberam placebo como seu primeiro medicamento foram classificados em: "respondedores de placebo" (indivíduos que reagiram beneficamente ao tratamento neutro), cuja dor foi reduzida ou inalterada, ou em "não respondedor", cuja dor aumentou. Quando a naloxona foi administrada como o segundo medicamento, houve um aumento da dor nos *não respondedores*, mas uma diminuição da escala visual analógica (EVA) nos que responderam ao placebo. Os não respondedores tiveram uma média final de dor idêntica à dos respondedores, que receberam naloxona como sua segunda droga. Esses dados são consistentes com a hipótese de que a liberação de endorfina medeia a analgesia com placebo para dor pós-operatória. O aumento da dor relatada produzida pela naloxona fornece uma explicação neuroquímica da eficácia da analgesia.

Como foi visto, a resposta analgésica placebo pode ser ativada, parcial ou totalmente, com baixas doses de naloxona pelo receptor μ-opioide, mas altas doses antagonizam também os receptores δ e κ.[8]

Passou-se a estudar como os receptores opioides são ativados para produzir hipoalgesia placebo. Zhang *et al.*[40] concluíram que é por intermédio de mecanismos cognitivos, como a expectativa positiva de melhora da dor, que são ativados receptores mu, pela liberação de opioides endógenos no SNC. A expectativa positiva diminui a ansiedade, que, por sua vez, desencadeia a resposta placebo.

Outro mecanismo proposto foi o condicionamento clássico, no qual as associações repetidas de analgésicos ativos que proporcionaram o alívio da dor, vinculadas a um ambiente terapêutico adequado, produzem respostas analgésicas placebo condicionadas. Além disso, a teoria da redução da ansiedade postula a ativação do sistema supressor de dor[41,42] (Figura 22.2), mas que é revertido pelo antagonista opioide, naloxona (Figura 22.3).

A implicação da expectativa positiva é fundamental para a instalação da resposta placebo. Um experimento interessante enfatiza o impacto clínico que expectativas positivas e negativas têm no paradigma do tratamento aberto-oculto. Na administração aberta, o paciente está ciente de que vai receber um tratamento, acompanhado da sugestão de que seus sintomas irão melhorar. Nessa condição, o paciente espera um benefício. Em contraste, na administração oculta, o tratamento é administrado sem o conhecimento do indivíduo. Nesse caso, o paciente não tem nenhuma expectativa. Os estudos mostram que um tratamento aberto é mais eficaz do que um oculto, desempenhando um papel crucial no resultado terapêutico.[28,43]

FIGURA 22.2

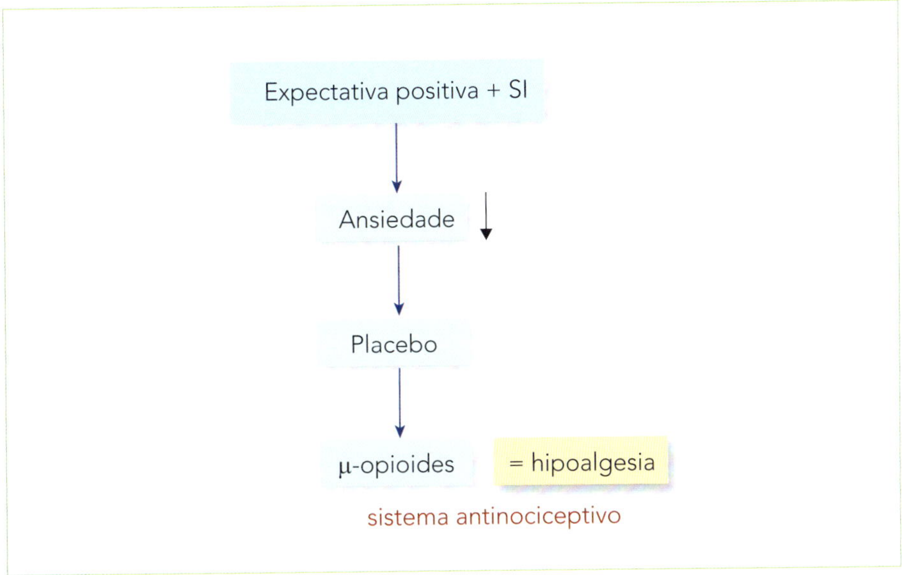

Expectativa positiva + substância inerte (SI) diminuem a ansiedade e estimulam o efeito placebo, que ativa o sistema μ-opioides, levando à hipoalgesia.

FIGURA 22.3

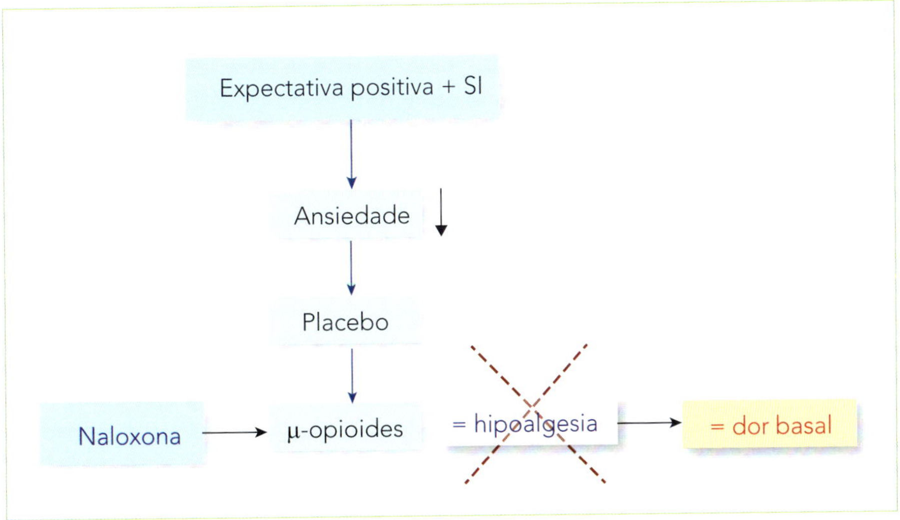

A hipoalgesia é revertida pela naloxona, ratificando que um dos efeitos da hipoalgesia placebo é o estímulo do sistema opioide endógeno.

A resposta placebo pode ser parcial ou totalmente bloqueada, ou não ser afetada pela naloxona. Isso indica que a analgesia placebo pode ser decomposta em componentes opioides e **não opioides**, dependendo do tipo de indução utilizada para provocá-la.[41] Assim, descobriu-se que os placebos e algumas drogas compartilham vias bioquímicas comuns. Além do sistema opioide endógeno, participam do processo também o sistema endocanabinoide, da via da ciclo-oxigenase, e o sistema dopaminérgico.[23,32]

Por um raciocínio lógico, as pesquisas visaram descobrir se haveria outras substâncias com o mesmo efeito, ou que, ainda, pudessem produzir uma ação contrária, de incremento da dor. Se o estímulo dos sistemas antinociceptivos promove a hipoalgesia, então, o estímulo dos sistemas pró-nociceptivos deveria bloquear a analgesia e/ou promover a hiperalgesia. Passaram a estudar a colecistocinina (CCK – hormônio gastrointestinal que estimula a contração da vesícula biliar e do pâncreas e está relacionado com a digestão e a sensação de saciedade), um agente que **antagoniza o sistema opioide**, que deveria bloquear a analgesia por placebo (é pró-nociceptivo) ou aumentar a hiperalgesia. O avanço dos conhecimentos neurobiológicos, neuroanatômicos e neuroquímicos tentaram identificar como esse mecanismo poderia ser deflagrado. Aí entra o conceito de nocebo, que está relacionado à expectativa negativa de um desfecho clínico. Verificou-se que a ansiedade antecipatória sobre a dor iminente desempenha um papel importante na ativação do sistema CCKérgico, que, por sua vez, facilita a transmissão da dor. Em relação à dor, as expectativas positivas ou negativas afetam distintos sistemas neuroquímicos, respectivamente, opioides endógenos ou CCK. Sugestões verbais para a diminuição da dor ativam o sistema opioide. Já sugestões de aumento da dor ativam o CCK. O equilíbrio entre esses dois sistemas pode ter um papel fundamental no curso de muitas doenças e representar um ponto de vulnerabilidade ou de força em alguns pacientes.[44]

Evidências experimentais indicam que sugestões verbais negativas induzem à ansiedade antecipatória e a um aumento da dor (ativação CCK). Nessa linha de investigação, verificou-se que os **antagonistas de CCK** bloqueiam a hiperalgesia induzida pela ansiedade, abrindo, assim, novas possibilidades terapêuticas sempre que a dor tiver um importante componente de ansiedade[34] (Figura 22.4).

O efeito hiperalgésico do nocebo é mediado pela ativação da CCK induzida pela ansiedade, enquanto o sistema endocanabinoide, envolvido nos mecanismos de analgesia, é ativado pela recompensa.[32] Mas, quando o significado da experiência da dor é alterado de negativo para positivo através de sugestões verbais, os sistemas opioide e canabinoide são coativados, e esses, por sua vez, aumentam a tolerância à dor. Benedetti *et al.*[45] evidenciaram que os antagonistas de cada uma dessas substâncias, aplicados isoladamente, produziam aumento parcial da tolerância, mas, quando associados, a tolerância era total.

A partir das observações sobre os sistemas antinociceptivos e anti-inflamatórios (placebo), passou-se a estudar os sistemas pró-nociceptivos e pró-inflamatórios (nocebo).

FIGURA 22.4

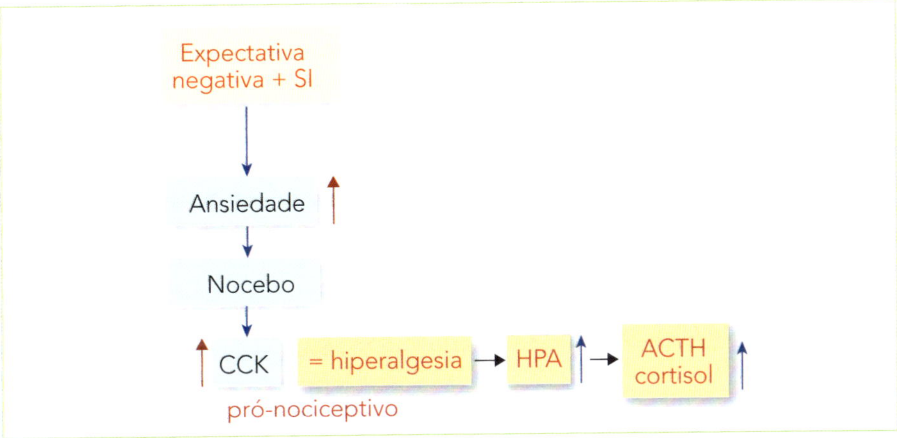

Expectativa negativa + substância inerte estimulam o nocebo e desencadeiam a ativação da colecistocinina (CCK), que facilita a transmissão da dor, levando à hiperalgesia, e ativa o sistema HPA, aumentando os níveis séricos de ACTH e cortisol.

O nocebo ativa duas vias bioquímicas diferentes e independentes, uma bloqueada pelo diazepam (ansiolítico) e outra, pela proglumida (fármaco gastroprotetor, antagonista CCK).[43]

O diazepam, um dos ansiolíticos mais utilizados, bloqueia a hiperalgesia induzida pelo nocebo e a hiperatividade do eixo adrenal hipotalâmico-hipofisário (HPA), sugerindo que a ansiedade desempenha um papel importante nesses efeitos.

Usando um procedimento de nocebo ansiogênico, no qual um tratamento inerte é dado com sugestões verbais de piora da dor, Benedetti *et al.*[34] deram proglumida para pacientes de dor pós-operatória, durante uma manipulação pós-cirúrgica. Eles verificaram que a hiperalgesia induzida pela ansiedade (nocebo) era prevenida pelo medicamento, comprovando a mediação do CCK.

Em contraste, a administração da proglumida, antagonista do receptor CCK tipo A B, bloqueou completamente a hiperalgesia nocebo, sem efeito sobre a hiperatividade HPA, sugerindo um envolvimento específico do CCK no componente hiperalgésico, mas não no componente de ansiedade do efeito nocebo. Mais importante, o diazepam e a proglumida não mostraram propriedades analgésicas na dor basal, uma vez que atuaram apenas no aumento da dor induzida pelo nocebo. Portanto, esses dados indicam uma relação próxima entre ansiedade e hiperalgesia nocebo, e também que a proglumida não atua bloqueando a ansiedade antecipatória da dor iminente, como previamente sugerido, mas sim interrompendo a ligação CCKérgica entre ansiedade e dor[41] (Figura 22.5).

A hiperalgesia nocebo, obtida pela administração oral de uma substância inerte com sugestões verbais de hiperalgesia, induzem à hiperalgesia e à hiperatividade do eixo HPA, avaliada pela presença do hormônio adrenocorticotrófico (ACTH) e do cortisol. Tanto a hiperalgesia nocebo quanto a hiperatividade HPA foram antago-

FIGURA 22.5

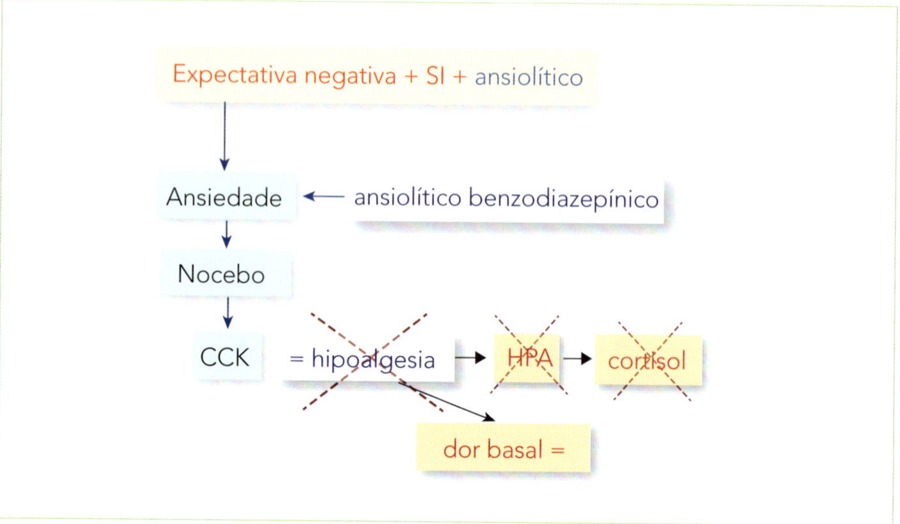

Expectativa negativa + SI + ansiolítico benzodiazepínico bloqueiam a hiperalgesia nocebo e a hiperatividade do eixo HPA, mas não a dor basal.

nizadas por um benzodiazepínico (diazepam), indicando que a ansiedade desempenha um papel importante nesses efeitos.[41,46]

A ativação dos receptores CCK pela pentagastrina, agonista CCK, interrompe a analgesia placebo.[14,23]

É importante ressaltar que tanto o diazepam quanto o proglumida não mostraram propriedades analgésicas na dor basal, porque eles agiram apenas no aumento da dor induzida pelo nocebo. Os dados indicam uma relação estreita entre ansiedade e hiperalgesia nocebo, em que os sistemas CCKérgicos desempenham um papel fundamental na hiperalgesia induzida pela ansiedade.[10,34]

A administração oral de uma substância inerte, com sugestões verbais de hiperalgesia, induziu hiperalgesia e hiperatividade do eixo HPA, avaliadas pelo hormônio adrenocorticotrófico e por concentrações plasmáticas de cortisol. Tanto a hiperalgesia induzida pelo nocebo quanto a hiperatividade do HPA foram bloqueadas pelo diazepam, sugerindo o envolvimento de mecanismos de ansiedade.[8]

Em resumo, os sistemas opioidenérgicos e CCKérgicos podem ser ativados por expectativas opostas de analgesia ou hiperalgesia, respectivamente. Sugestões verbais de um resultado positivo (diminuição da dor) ativam a neurotransmissão endógena μ-opioide, enquanto sugestões de um resultado negativo (aumento da dor) ativam receptores CCK-A e/ou CCK-B.

Quando se utiliza a proglumida, antagonista não específico de CCK-1 e CCK-2, há um aumento da analgesia placebo, evidenciando, indiretamente, o envolvimento do sistema opioide.[43] O sistema pró-nociceptivo CCK é ativado pela ansiedade antecipatória e facilita a transmissão da dor, que resulta em hiperalgesia (Figura 22.6).

Assim como a proglumida potencializa a hipoalgesia, foi testada a pentagastrina, agonista CCK, que interrompe a analgesia placebo e provoca hiperalgesia. Portanto, a ativação dos receptores CCK tem o mesmo efeito que o bloqueio do receptor μ-opioide, o que sugere que o equilíbrio entre os sistemas CCKérgicos e opioidérgicos é crucial na responsividade placebo à dor[11,23] (Figura 22.7).

FIGURA 22.6

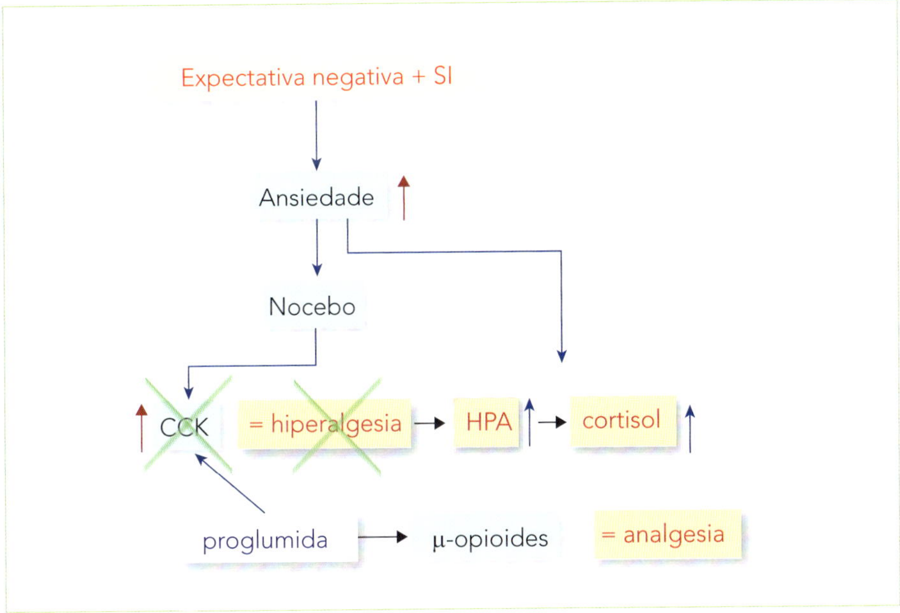

Expectativa negativa + substância inerte aumentam a ansiedade e elevam a hiperalgesia, mas, quando é administrado proglumida (antagonista CCK), há o bloqueio da hiperalgesia nocebo, mas sem efeito sobre a hiperatividade do HPA.

FIGURA 22.7

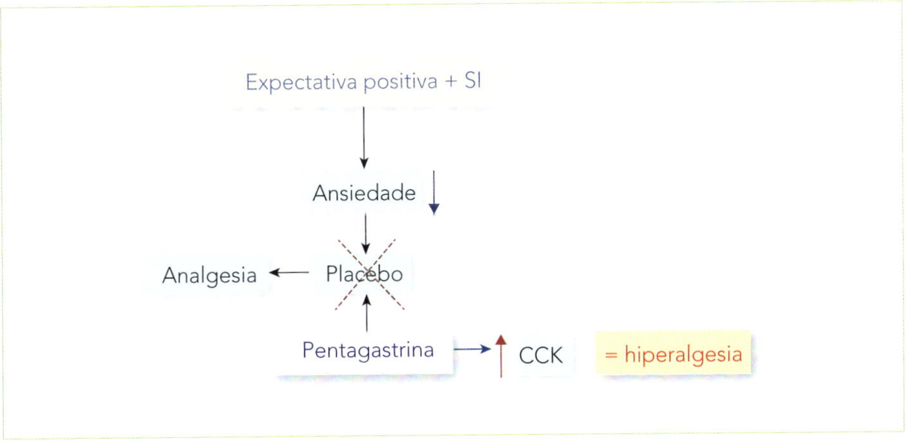

Expectativa positiva + substância inerte diminuem a ansiedade e promovem a hipoalgesia, mas ela é revertida quando administrado proglumida (agonista CCK), levando à hiperalgesia nocebo.

Condicionamento placebo com outras substâncias

Se um opiáceo, como a morfina, for utilizado, o condicionamento ocorre através de receptores opioides, de tal modo que a resposta placebo condicionada resultante será reversível com naloxona. Mas, dependendo da droga usada no condicionamento, as respostas não são mediadas exclusivamente por opioides endógenos, mas por subsistemas específicos.[15]

Quando o condicionamento for realizado com uma droga anti-inflamatória, a resposta placebo será insensível à naloxona. Isso, provavelmente, é causado pelo envolvimento de mecanismos específicos durante o condicionamento. Os anti-inflamatórios atuam em sítios periféricos e centrais da medula espinal, inibindo a enzima ciclo-oxigenase, necessária para a conversão do ácido araquidônico em prostaglandina (PG). Além disso, se outros analgésicos (por exemplo, o agonista do receptor adrenérgico clonidina ou o antidepressivo do tipo tricíclico amitriptilina) forem usados para o condicionamento, outros mecanismos podem resultar envolvidos (por exemplo, a via adrenérgica), produzindo uma analgesia placebo por uma via insensível à naloxona.[41]

Amanzio, Benedetti[41] conseguiram um aumento da tolerância à dor (por um teste de dor provocada por compressão isquêmica no braço) administrando cetorolaco, um anti-inflamatório não esteroide (AINE) com poderosa atividade analgésica, mas sem ação opioide, como condicionador do placebo. Após dois dias de condicionamento com cetorolaco (anti-inflamatório), uma injeção aberta de solução salina placebo imita a resposta analgésica da droga verdadeira.

Enquanto os placebos ativam os receptores canabinoides CB1 e inibem a síntese da PG, os nocebos aumentam a síntese da PG. A ativação dos receptores de dopamina D2-D3 no estriado está relacionada à resposta placebo na doença de Parkinson e a μ-opioides no núcleo accumbens (NAc), enquanto na hiperalgesia há uma desativação dos receptores D2-D3.[23] A administração de placebo em pacientes com Parkinson produz uma diminuição da atividade dos neurônios dos núcleos subtalâmicos. Também produz uma diminuição na taxa de disparo na substância negra (NS) e um aumento no THA ventrolateral anterior, e ventroanterior. Essa ativação, então, se estende por todo o sistema descendente de modulação da dor, envolvendo o hipotálamo (HT), PAG e a medula rostroventromedial, e chega até a medula espinal, no nível segmentar atingindo os neurônios do MDC, onde a inibição provavelmente ocorre.[34]

Foi observada uma forte influência da dopamina no efeito placebo. Trata-se de um neurotransmissor catecolamínico importante de sinalização nas vias neurais de recompensa-motivação e controle motor. A disfunção no sistema dopaminérgico se associa a várias doenças e distúrbios, incluindo esquizofrenia, transtorno do déficit de atenção e hiperatividade, dependência e doença de Parkinson.[47] Sugeriu-se, inicialmente, que mecanismos deveriam antagonizar o circuito opioidérgico em diferentes níveis, como na medula rostroventromedial do tronco encefálico, onde se localiza o núcleo magno da rafe (importante centro supressor de dor), e nos receptores de dopamina, D2-D3 no NAc (que é parte da via de recompensa).[48]

Com base nessas informações, foi proposto que o mecanismo neurobiológico do placebo ocorria pela interação de uma sugestão verbal positiva e a ativação de neurônios corticais, criando a possibilidade do benefício terapêutico por conta da probabilidade de recompensa. Essas células enviam informações glutamaérgicas (neurotransmissor excitatório) diretamente para neurônios dopaminérgicos e ácido gama-aminobutírico (GABA, neurotransmissor inibitório).[49]

O sistema de serotonina, através de seus efeitos sobre o humor e o estresse, pode estar relacionado às respostas placebo ou nocebo. Atividade elevada de serotonina estimula a resposta placebo e neutraliza a resposta nocebo nas síndromes dolorosas e na doença de Parkinson.[12]

Em resumo, as substâncias ativadas pelo placebo nas diferentes condições clínicas são:[49]

- **Dor:** ativação, induzida pela expectativa, de opioides endógenos e CCK, bem como de várias regiões cerebrais.
- **Mal de Parkinson:** liberação induzida pela expectativa de dopamina no estriado e mudanças no padrão de disparo dos neurônios do núcleo subtalâmico.
- **Depressão:** alterações das respostas metabólicas em diferentes regiões do cérebro (inibição da recaptação de serotonina).
- **Ansiedade:** mudança de atividade de algumas regiões cerebrais.
- **Sistema imunológico:** pré-condicionamento farmacológico com drogas imunossupressoras (por exemplo, ciclofosfamida e ciclosporina A). Condicionamento de alguns mediadores imunes (por exemplo, IL-2, IFN-γ, linfócitos).

Vias da dor envolvidas com o placebo/nocebo

A dor aguda é essencial para a sobrevivência, evitando danos nos tecidos e promovendo a cicatrização. Isso não é válido para a dor crônica (que dura mais de 3 meses), que não tem valor vital, proporcionando sofrimento e podendo tornar-se a própria doença.

O sistema nociceptivo se origina na periferia do corpo. Nociceptores aferentes primários transmitem sinais ao corno dorsal da medula (MDC), onde sinapses ativam neurônios de segunda ordem que se projetam para estruturas supraespinais. Eles fazem sinapses com neurônios de segunda ordem no MDC, que enviam projeções para o tronco cerebral, o Tálamo (THA) ou outras regiões cerebrais. A partir daí, os neurônios de terceira ordem enviam projeções para o córtex cerebral, onde se encontram os neurônios de quarta ordem, que discriminam a dor. Essas vias ascendentes são numerosas (sendo o trato espinotalâmico o mais proeminente), e os axônios terminam, por exemplo, no encéfalo, no mesencéfalo e nas regiões diencefálicas, como tem razão rostral ventromedial (RVM), a noradrenérgica, a área parabraquial, a PAG – substância cinzenta periaquedutal, a amígdala (AMY), o hipotálampo (HT) e o Tálamo (THA).[50]

Estímulos nocivos (mecânicos, térmicos ou químicos) ativam fibras C e A delta. A nocicepção envolve mecanismos neurofisiológicos, incluindo a ativação aferente de vias neurais responsáveis pela detecção ou pela resposta reflexa de estímulos nocivos. Como o medo, a resposta a um estímulo nociceptivo agudo inclui palidez, congelamento, tremor, diaforese, taquicardia, hipertensão arterial e preponderância noradrenérgica. O último pode ser uma reação adaptativa, pois a epinefrina promove a consolidação da memória e melhora o enfrentamento de situações extremas.[51]

O sistema ascendente interage com um sistema descendente inibitório. Ambos originam-se em áreas corticais, incluindo o córtex cingulado rostral e a ínsula anterior, e são projetados para regiões subcorticais, como a AMY, o HT e a PAG, que, por sua vez, envia projeções maciças para a RVM (que modula a transmissão do sinal no MDC).[50]

As fibras aferentes primárias do trigêmeo estão presentes nos tecidos craniofaciais como terminações nervosas livres. Funcionam como nociceptores que podem ser ativados por mecanismos mecânicos, térmicos ou químicos. Sua ativação pode resultar na excitação de fibras de pequeno diâmetro e lentas (Aδ ou C). Alguns componentes neuroquímicos (por exemplo, substância P, 5-HT, PG e bradicinina) estão envolvidos nessa ativação periférica, por estimulação nociceptiva. Essas substâncias estão presentes no processo de sensibilização periférica e podem, assim, aumentar a sensibilidade do nervo após uma lesão mínima. Essa sensibilização das terminações nociceptivas é um mecanismo periférico que, como um sistema de alerta, ajuda a proteger os tecidos lesados de estímulos repetidos. O fato de os neurônios "nociceptivo-específicos" e de "ampla faixa dinâmica", localizados no subnúcleo caudal do trigêmeo, ser excitados por estímulos nociceptivos (em ambos os casos) e não nociceptivos (em ampla faixa dinâmica) deve ser levado em consideração. A maioria desses neurônios também pode ser excitada por outros estímulos, nas meninges, nos vasos, nos tecidos orais, na ATM e nos músculos mastigatórios. Esses *inputs* têm padrões amplamente convergentes, explicando uma localização pobre e profunda da dor, bem como a difusão da dor referida, que é uma condição típica na dor da Articulção Temporomandibular (ATM) e de seus músculos associados.[52]

A ativação aumentada das vias da dor pode surgir da sensibilização periférica e/ou central em vias nociceptivas ascendentes, mas há evidências de que parte da amplificação pode se manifestar de anormalidades nos sistemas modulatórios descendentes. Evidências mostram que há uma anormalidade da modulação descendente da dor em pacientes com dor crônica.[50]

A dor é uma experiência multidimensional que envolve a nocicepção, bem como aspectos emocionais e cognitivos que podem modular sua percepção, como aspectos psicológicos, neuropsicológicos, culturais, o sofrimento que experimentamos observando a dor de outras pessoas e a dor ligada à dimensão temporal da mente. A mente é capaz de criar, mas também de aliviar a dor, através de mecanismos como a expectativa quanto ao tratamento e a esperança de cura. Com isso, aprende-se a encarar conscientemente a experiência da dor.[53]

A dor é sentida quando o limiar dos sistemas modulatórios é superado; assim, em situações agudas, chama atenção para os efeitos corporais dos estímulos nocivos. Dor crônica, em contraste, pode ocorrer na ausência de lesão tecidual óbvia. Qualquer que seja a causa, a dor é um estado desagradável, angustiante, associado ao dano tecidual real ou potencial e a componentes sensoriais, emocionais, cognitivos e sociais. Daí a complexa interação entre as percepções nociceptivas e fenômenos cognitivos, comportamental e emocional, de modo que as experiências de dor, derivadas de fatores biológicos (composição genética, concentrações de endorfinas e catecolaminas, idade, sexo, condições médicas subjacentes e neuropsicopatologias), são moduladas por variáveis psicossociais (ambiente cultural, social e familiar com expectativas individuais, formação educacional e profissional e memória de episódios anteriores de dor). De fato, a divisão entre as expressões sensorial e psicossocial da dor não é tão perceptível, e a co-ocorrência do medo e da ansiedade não só contribuem para os aspectos cognitivos/comportamentais da dor, mas também pioram os fenômenos sensoriais. A dor crônica, por ser um fenômeno complexo, envolve, além dos sistemas sensoriais, neurocircuitos com constituintes cognitivos e emocionais, fundindo-se em redes cerebrais que compreendem o NAc, a AMY e o córtex pré-frontal (PFC). A dor provoca sofrimento emocional, refletido no medo e na ansiedade, o que, por sua vez, a aumenta, dando origem a um circuito de autossustentação. Algumas condições crônicas de dor e ansiedade são motivadas pela incapacidade do organismo em diminuir ou bloquear as informações nociceptivas.[51]

Do ponto de vista neuroanatômico, há uma concordância de que a administração de um placebo, com sugestões verbais positivas, ativa a rede moduladora descendente da dor.[54]

Evidências por imagens dos fenômenos placebo/nocebo

Os achados neuroquímicos têm sido confirmados por modernos exames de imagens funcionais cerebrais. Essas técnicas têm sido fundamentais na compreensão da resposta placebo, particularmente a analgesia correlacionada à neuroanatomia funcional.[23]

São duas as linhas de estudo por imagens: imagem por ressonância magnética funcional (fMRI - do inglês *functional magnetic ressonance imaging*)* e a tomografia por emissão de pósitrons (PET - do inglês *positron emission tomography*).** Esses estudos de neuroimagem forneceram novas percepções sobre os circuitos cerebrais envolvidos no efeito placebo,[55] que em tempo real oferecem *feedback* direto sobre a ativação de áreas específicas do cérebro.[24]

As respostas neuroquímicas do placebo e do nocebo estão envolvidas com a nocicepção, o aprendizado, a expectativa, o condicionamento, a recompensa, a ansiedade, as emoções, os sistemas supressores de dor e o sistema motor. As imagens funcionais vêm confirmar e esclarecer as áreas cerebrais envolvidas.

A dor é uma experiência complexa que invoca não apenas mecanismos somatossensoriais primários, mas também emocionais e cognitivos, por meio de interações entre o PFC, o sistema límbico e o tronco cerebral.[55]

Áreas cerebrais envolvidas com placebo

No quadro a seguir, há um breve resumo das funções de algumas áreas cerebrais para facilitar a compreensão do leitor sobre a possível correspondência anátomo-funcional com os efeitos placebo e nocebo. Muitas abreviações referentes a substâncias ou componentes anatômicos são classicamente usadas pela literatura médica na forma como são empregadas em inglês, mesmo em trabalhos escritos em outras línguas. Considerando que pode facilitar a leitura, seguimos essa regra para muitas delas, que estão apresentadas em ordem alfabética no Quadro 22.1.

---

* A fMRI é uma técnica que mensura e mapeia a atividade cerebral. Usa a imagem por ressonância magnética para detectar variações no fluxo sanguíneo em resposta à atividade neural cerebral, intimamente relacionadas à atividade elétrica de neurônios, demonstrando quais áreas estão consumindo oxigênio. A hemoglobina desoxigenada é paramagnética, enquanto a oxigenada é diamagnética. A mudança na proporção entre os dois tipos de hemoglobina, durante o aumento do fluxo sanguíneo, leva a um pequeno aumento do sinal de ressonância no local onde a atividade neuronal é aumentada. A fMRI tem sido amplamente utilizada em pesquisa, é segura e não invasiva. Tem sido usada em estudos sobre dor, analgesia, acupuntura, processamento emocional e ansiolítico.

** PET é uma técnica de imagem funcional da medicina nuclear usada para observar processos metabólicos no organismo. O sistema detecta pares de raios gama emitidos indiretamente por um radionuclídeo emissor de pósitrons (traçador), que é introduzido no corpo em uma molécula biologicamente ativa. Traçadores radioativos são empregados para visualizar a concentração tecidual de moléculas de interesse. Em neuroimagem, o traçador também é o oxigênio. A imagem é realizada com a ajuda de uma tomografia de raios X, e a concentração do traçador produz imagens tridimensionais, a partir de uma análise computacional. PET baseia-se no pressuposto de que áreas de alta radioatividade estão associadas à atividade cerebral. Mede-se indiretamente o fluxo de sangue e o metabolismo da glicose em diferentes partes do cérebro que, em geral, acredita-se estarem ativas. A combinação de PET e fMRI permitiu a visualização das semelhanças substanciais entre as manifestações neurobiológicas do efeito placebo em comparação às terapias ativas.[55]

Quadro 22.1 Resumo das áreas cerebrais envolvidas com o placebo e o nocebo.

ACC – O córtex cingulado anterior pode ser dividido anatomicamente com base nos componentes cognitivo (dorsal) e emocional (ventral). A parte dorsal está conectada com o PFC e o córtex parietal, tornando-a uma estação central para processar estímulos ascendentes e descendentes e para outras áreas do cérebro. A parte ventral está conectada com a AMY, o NAc, o HT, o hipocampo e a ínsula anterior, e está envolvida na emoção e na informação motivacional. O ACC, um importante componente anatômico dos sistemas dopaminérgico e opioide, é ativado durante analgesia placebo, alívio da ansiedade e melhora do humor.[12] Acredita-se que o hipocampo modula a expectativa e a percepção com base na lembrança consciente ou inconsciente dos participantes sobre experiências anteriores.[55] A fMRI demonstrou haver um forte acoplamento funcional do ACC com a PAG, e a magnitude desse acoplamento funcional foi correlacionada positivamente com o efeito placebo.[32] Recebe projeções de diversas regiões corticais associativas, que fornecem base para a experiência subjetiva das emoções.[56]

AIC – O córtex insular anterior está consistentemente envolvido nos sentimentos de empatia e compaixão e nos fenômenos interpessoais, como justiça e cooperação. Esses achados sugerem que a AIC desempenha um papel importante nas emoções sociais, definidas como estados afetivos que surgem quando interagimos com outras pessoas e que dependem do contexto social. Tem uma função dominante na tomada de decisões em ambientes complexos e incertos e é predominante para a ação ou crenças abstratas.[57]

AMY – A amígdala tem um importante desempenho na mediação e no controle das atividades emocionais: sentimentos como amizade, amor e afeição, exteriorizações do humor e, principalmente, estados de medo, ira e agressividade. A AMY é fundamental para a autopreservação, para o instinto de sobrevivência, gerando medo e ansiedade e colocando o animal em situação de alerta, preparando-o para fugir ou lutar. Suas funções permitem enfrentar situações de perigo, mas também é responsável pelas lembranças de traumas e sofrimentos passados. É uma espécie de "botão de disparo" da experiência emocional.[57]

No corno dorsal da medula espinhal a substância cinzenta localiza-se por dentro da branca e apresenta a forma de uma borboleta, ou da letra "H". Divide-se especialmente em três cornos, quando vistos transversalmente. O MDC representa a entrada da raiz sensitiva que recebe impulsos sensoriais; o corno ventral envia impulsos motores a efetuadores tanto somáticos quanto viscerais; e o corno lateral contém neurônios pré-ganglionares simpáticos.[58] São duas as principais funções medulares: enviar impulsos sensoriais oriundos de receptores periféricos ao encéfalo e trazer dele impulsos motores direcionados a órgãos efetuadores, também periféricos. Pode atuar em reflexos, dependente ou independentemente do encefalo. A raiz dorsal contém fibras aferentes das células nervosas do neurônio de primeira ordem em seu gânglio correspondente. As fibras A-alfa são ativadas por fusos musculares e participam nos reflexos espinais; as de tamanho médio, A-β, transportam impulsos mecanoceptivos da pele e de articulações. A maioria dos axônios nas raízes dorsais tem pequeno calibre (fibra C, não mielinizada, e A-delta, mielinizada de pequeno calibre) e transportam informações nociceptivas e estímulos térmicos. As lâminas de Rexed I, II, III e IV formam a maior parte da ponta dorsal e são os locais onde geralmente terminam as fibras exteroceptivas primárias. A lâmina I corresponde ao núcleo póstero-marginal e a II, à substância gelatinosa. As lâminas III e IV incluem a maior parte dos núcleos sensoriais principais.[57]

(Continua)

Quadro 22.1 Resumo das áreas cerebrais envolvidas com o placebo e o nocebo. (*Continuação*)
HT – Hipotálamo é uma porção do cérebro que contém vários núcleos pequenos com uma variedade de funções. Uma das mais importantes é ligar o sistema nervoso ao sistema endócrino através da glândula pituitária (hipófise). Localiza-se abaixo do THA e faz parte do sistema límbico. É responsável pela regulação de certos processos metabólicos e outras atividades do sistema nervoso neurovegetativo. Sintetiza e segrega neuro-hormônios hipotalâmicos, e esses, por sua vez, estimulam ou inibem a secreção de hormônios hipofisários. O HT mantém a homeostase e controla a temperatura corporal, a fome (regulação do apetite), a sede (regulador do teor hídrico), o estresse emocional, os comportamentos de apego, o cansaço, o sono e os ritmos circadianos, principalmente por meio da coordenação entre o sistema nervoso e o sistema endócrino.[58] O HT também produz dois hormônios, a ocitocina e o hormônio antidiurético. Comunica-se com grandes regiões do SNC e diversos órgãos através dos sistemas neurovegetativo e endócrino.[56]
NAc – O núcleo accumbens está localizado na cabeça do Cd, sendo anterior ao Pu e lateral ao septo pelúcido. É uma parte da via de recompensa que gera impulsividade e prazer em atividade envolvendo jogos, músicas, filmes, livros, sendo especialmente superativado por drogas como as anfetaminas; é uma das estruturas mais importantes no sistema límbico. Tem um papel central nos circuitos de recompensa cerebral. Cumpre funções emocionais, motivacionais e psicomotoras. É uma das principais áreas responsáveis pela adição química e física. A ativação da neurotransmissão dopaminérgica da via de receptores de dopamina D2 e D3 foi localizada na porção ventral dos núcleos da base, incluindo NAc.[32] O NAc, principalmente ligado ao sistema límbico, desempenha um papel modulador do circuito do PFC dos gânglios da amígdala-basal. Está envolvido em várias funções cognitivas, emocionais e psicomotoras. A dopamina é seu importante neurotransmissor.[59]
NS – A substância negra é uma porção heterogênea do mesencéfalo rica em neuromelanina, pigmento escuro que dá nome para essa estrutura. É responsável pela produção de dopamina no cérebro. Possui papel importante na recompensa e na adição. A degeneração dos neurônios nela é a principal causa da doença de Parkinson. A neuromelanina, liberada pelos neurônios que estão morrendo, pode contribuir para a ativação da neuroglia, desencadeando a neuroinflamação que caracteriza essa doença.[60]
OFC – O córtex orbitofrontal lateral está implicado na emoção e na aprendizagem relacionada à emoção. É ativado durante uma ampla variedade de tarefas quando não há informações suficientes disponíveis para determinar o curso de uma ação apropriada, levando-se em conta o provável valor de recompensa de estímulos e respostas, com base em sua familiaridade. Dentro do OFC, as regiões laterais são mais propensas a estar envolvidas quando a ação selecionada requer a supressão de respostas previamente recompensadas. Há uma correlação entre a magnitude da ativação cerebral e a magnitude das recompensas e punições recebidas. O OFC lateral e a ativação do rACC estão envolvidos tanto na analgesia placebo quanto na regulação do processamento emocional (ou seja, na regulação da experiência emocional).[55]

(*Continua*)

Quadro 22.1 Resumo das áreas cerebrais envolvidas com o placebo e o nocebo. (*Continuação*)

Pu e Cd – O putâmen e o núcleo caudado, em conjunto, formam o corpo estriado dorsal, uma das estruturas que compõem os núcleos da base. O Pu tem sido classicamente considerado uma estrutura motora, com envolvimento comportamental, e influencia diversos tipos de aprendizagem, em especial as relacionadas ao condicionamento. Vincula-se ao processamento de recompensas primárias e eventos visuais de tarefas complexas, o que pode contribuir para o aprendizado por reforço, através da associação estímulo-recompensa. O Cd possui um papel importante no sistema de aprendizado e memória do cérebro. Esses dois núcleos são via principal de entrada de informações que vêm do córtex motor e sensitivo.[61]
PAG – A substância cinzenta periaquedutal localiza-se ao redor do aqueduto cerebral no interior do tegmento mesencefálico. Ela possui um papel crucial na modulação descendente da dor, por intermédio de neurônios opioides. O PAG é um local importante na transmissão da dor ascendente. Recebe aferências de neurônios nociceptivos na medula espinal e envia projeções para núcleos talâmicos que processam a nocicepção. Ele também é um componente importante de um sistema descendente inibitório da dor. É uma área centralmente envolvida na antinocicepção mediada por opioides. A ativação desse sistema inibe os neurônios nociceptivos no MDC. Processa, ainda, o medo e a ansiedade, interagindo com a AMY, e participa do comportamento defensivo. O principal circuito intrínseco do PAG é uma rede GABAérgica (inibitória).[62]
DLPFC – O córtex pré-frontal dorsolateral é a parte anterior do lobo frontal do cérebro localizado à frente do córtex primário e pré-motor. Relaciona-se a funções executivas como planejamento, comportamentos e pensamentos complexos, expressão da personalidade, tomadas de decisões, memória temporária e modulação de comportamento social. Prejuízos nas funções relacionadas ao PFC conduzem a uma maior agressividade e à inadequação social. Essa região também está ativa quando os custos e benefícios de escolhas alternativas são de interesse. Possui neurônios dopaminérgicos. O PFC está relacionado a muitas funções, como geração de expectativa, acessibilidade cognitiva, recuperação de memória e modulação de emoções. O controle pré-frontal está associado à perda da resposta placebo. A modulação do estresse e das emoções também pode estar relacionada às respostas de placebo ou de nocebo. A atividade do eixo hipotálamo-hipófise-adrenal (HPA) parece ser impulsionada pela expectativa pessimista, e é suposto ser mediadora direta da resposta nocebo.[17] O DLPFC contribui para vários processos cognitivos, como regulação das emoções, das memórias operacionais e controle cognitivo. É plausível que ele participe da modulação da analgesia placebo, uma vez que está envolvido com expectativas – que levam ao efeito placebo –, e exerça um controle ativo na percepção da dor. Estudos demonstraram que a administração de um placebo com expectativas de analgesia estava associada à ativação do sistema opioide endógeno e dos receptores μ-opioides no ACC, no DLPFC, no AIC e no NAc.[32]

(*Continua*)

Quadro 22.1 Resumo das áreas cerebrais envolvidas com o placebo e o nocebo. (*Continuação*)
RVM – O Bulbo rostral ventromedial refere-se a um grupo de neurônios localizado próximo à linha média no soalho do bulbo (mielencéfalo), incluindo os Cds da rafe. Tem um papel fundamental na modulação da dor, na termorregulação e no controle da ventilação automática. A codificação química dos neurônios pré-simpáticos bulboespinais é complexa e inclui não apenas neurônios serotoninérgicos, mas também neurônios GABAérgicos. A RVM envia fibras descendentes inibitórias e excitatórias para os neurônios da medula espinal do MDC.
S1 e S2 – Os córtices somatossensoriais primário e secundário pertencem ao sistema somatossensorial, condição que permite ao ser vivo experimentar sensações em distintas partes do corpo. Dividem-se em subsistemas sensoriais: o do tato, que transmite informações a partir de mecanorreceptores cutâneos que medeiam a sensação de tato fino, vibração e pressão; o da propriocepção, associado a receptores especializados nos músculos, tendões e articulações e é responsável pela capacidade de perceber as posições dos membros e de outras partes do corpo no espaço, a dor e a temperatura. O córtex somatossensorial se localiza no lobo parietal, atrás do córtex motor primário, do qual é separado pelo suco central. É onde os neurônios tálamo-corticais terminam conduzindo as modalidades sensoriais do lado oposto do corpo, sendo também a região onde essas modalidades são consistentemente percebidas. É o último relé da cadeia, desde os receptores periféricos até o nível consciente. A origem desses neurônios é o núcleo ventral posterior, que, por usa vez, recebe fibras lemnisco medial (tato fino e propriocepção), lemnisco espinal (trato grosseiro e pressão) e dos tratos espino-talâmicos (dor e temperatura) e trigêmino-talâmicos (sensações gerais da cabeça). O S2 é responsável pela integração da informação sensorial tátil e somática.[63] A correspondência entre a superfície corporal no córtex cerebral é chamada somatotopia cortical. A área dedicada para cada órgão depende do número de terminações nervosas nela e é proporcionalmente grande para a boca, a língua e os dedos.
St – O estriado é um núcleo nos gânglios da base subcortical do prosencéfalo. É um componente crítico dos sistemas motor e de recompensa; recebe *inputs* glutamaérgicos e dopaminérgicos de diferentes fontes; e serve como a entrada principal para os outros gânglios basais. Funcionalmente, coordena múltiplos aspectos da cognição, incluindo o planejamento motor de ação, a tomada de decisão, a motivação, o reforço e a percepção de recompensa. No estriado, as respostas neurais foram moduladas pela antecipação da recompensa, independentemente das demandas de atenção, indicando, assim, o processamento independente de atenção das pistas de recompensa. Por outro lado, efeitos aditivos de recompensa e atenção foram observados no córtex visual.[64]

(*Continua*)

Quadro 22.1 Resumo das áreas cerebrais envolvidas com o placebo e o nocebo. (*Continuação*)

THA – o tálamo é um dos mais importantes centros de integração de impulsos nervosos. Atualmente, acredita-se que algumas sensações dolorosas, térmicas e táteis são identificadas de modo consciente ao nível do THA (mas não discriminativamente). Tem múltiplas funções: transmite impulsos sensitivos surgidos na medula espinal e em outras regiões do cérebro até o córtex cerebral, onde são experimentadas sensações de toque, dor ou temperatura, e atua como uma estação de retransmissão entre diferentes áreas subcorticais e o córtex. Também regula atividades neurovegetativas e exerce papel na cognição, na motricidade, no comportamento emocional, na sensibilidade e na consciência. O THA é uma das estruturas que recebem projeções de múltiplas vias ascendentes da dor. A estrutura não é meramente um centro de retransmissão, mas está vinculada ao processamento da informação nociceptiva advinda do MDC antes de ser transmitida para várias partes do SNC. Os núcleos talâmicos estão envolvidos com os componentes que medeiam diferentes elementos da dor: discriminativa sensorial e afetivo-motivacional. O THA também participa no sistema descendente que modula as entradas nociceptivas no MDC.[65]

VLPFC – O córtex pré-frontal ventrolateral é uma região dos lobos frontais que está tipicamente associada a respostas inibitórias para minimizar seu impacto emocional, uma forma de modulação de resposta na qual os indivíduos são instruídos a reprimir suas emoções. Consistente com seu papel no controle emocional, a atrofia no VLPFC tem sido associada à desregulação da emoção em pacientes com demência frontotemporal, o que sugere que a perda de volume nessa região pode desencadear a responsividade afetiva. Ele também desempenha um papel na inibição de respostas emocionais e na tomada de decisões. O PFC atua de modo decisivo na analgesia por placebo.[57]

VTA – A área tegmental ventral é um agrupamento de neurônios localizados no centro do mesencéfalo. É um dos principais centros dopaminérgicos, sendo o início do circuito de recompensa do cérebro. Assim, é importante na cognição, na motivação, no prazer e na paixão. Com a NS, é a origem das vias dopaminérgicas mesocorticais, associadas ao NAc e ao PFC, e da via mesolímbica, associada ao sistema límbico. O NAc está na zona de união entre o Pu e a cabeça do Cd, e é responsável pelo aprendizado e pela motivação.[66]

Múltiplas vias no SNC estão envolvidas no processamento da dor. Estudos de imagem do cérebro humano revelaram que algumas redes corticais e subcorticais são ativadas pela dor, incluindo regiões sensitivas, límbicas e associativas. As áreas do cérebro humano mais comumente ativadas por estímulos nociceptivos do processamento da dor, em estudos de imagem, são o córtex somatossensorial primário (S1), o córtex somatossensorial secundário (S2), o córtex cingulado anterior (ACC), o córtex insular anterior (AIC), o PFC e o THA. Outras regiões também demonstraram relação com o *input* nociceptivo, incluindo o NAc, a AMY, assim como a PAG, que recebe a entrada nociceptiva por meio de vias espinorreticulares.[24]

A analgesia placebo está associada principalmente a um aumento funcional em relação a PFC dorsolateral (DLPFC), ACC, HT, AMY, PAG e à diminuição da atividade em áreas de processamento da dor, como o TH, a ínsula, o S1 e o S2.[16,34,50,58] Estudos sugerem que a hipoalgesia por placebo é implementada através de um sistema hierárquico suprassegmentar e espinal, incluindo a região cortical: ACC, AIC e a subcortical: AMY, HT e THA, mesencéfalo (PAG), RVM da coluna vertebral.[20]

Os opioides são analgésicos particularmente poderosos, e sua ação analgésica funciona em vários locais dentro das vias descendentes, incluindo ACC, PAG, RVM e MDC.[22] Para investigar os mecanismos opioidérgicos subjacentes à analgesia com placebo, Eippert *et al.*[10] combinaram a administração de naloxona com fMRl. A naloxona reduziu os efeitos comportamentais do placebo, bem como as respostas neurais nas estruturas cerebrais moduladoras da dor, como rACC, HT, tronco encefálico (bulbo, ponte, mesencéfalo), em estruturas envolvidas no controle descendente da dor, incluindo PAG e RVM, o que leva à inibição do processamento nociceptivo ao nível da medula espinal e, assim, à redução das respostas neurais em regiões cerebrais corticais sensíveis à dor e a uma experiência de dor concomitantemente reduzida. Esses achados mostram que sistemas de controle descendente da dor são decisivos para a analgesia com placebo.

Foi demonstrado que a CCK é capaz de reverter a analgesia opioide, ao nível da RVM, uma região que desempenha um papel fundamental na modulação da dor.[43]

Estudos usando naloxona, traçadores seletivos e μ-opioide identificaram por PET um papel importante desse sistema, tanto clínica como experimentalmente, pela liberação de opioides endógenos em regiões associadas à modulação da dor. É importante ressaltar que vários estudos de fMRI também demonstraram a diminuição do sinal induzido por placebo em regiões cerebrais sensíveis à dor, como o THA, a ínsula e o dACC, provavelmente relacionada à redução da dor experimentada por ação do placebo.[8]

A expectativa de dor ativa o THA, a ínsula, o PFC e o ACC. Já a expectativa de diminuição da dor reduz a ativação de regiões cerebrais relacionadas à dor, incluindo o S1, o AIC e o ACC.[49]

A dopamina é o principal neurotransmissor modulatório no sistema mesolímbico, incluindo a NS, a área tegmentar ventral (VTA), o estriado ventral (VS) e áreas frontais, como o PFC ventromedial (VMPFC).[20,50]

Esses estudos identificaram múltiplas regiões do cérebro envolvidas na resposta ao placebo que atua no sistema dopaminérgico e opioide endógeno e em áreas cerebrais que fazem parte do circuito tipicamente implicado em respostas de recompensa e comportamento motivado. Essas áreas incluem: rACC, HT, AMY, PAG, RVM, córtex orbitofrontal (OFC), NAc, DLPFC, VLPFC, PMC, THA, AIC, S1 e S2, putâmen (Pu) e núcleo caudado (Cd), estriado (St) e os gânglios da base.[67]

Usando um radiomarcador de receptores μ-opioides e radiotraçadores de receptores D2 e D3, Dodd *et al.*[14] demonstraram que os gânglios da base, como regiões do cérebro, estão também relacionados à analgesia por placebo. O PET identifica: o rACC, PFC, ínsula, THA, AMY, NAc e PAG.

Áreas cerebrais envolvidas com nocebo

Apesar de estar razoavelmente esclarecido o comportamento neuroquímico do nocebo, os sistemas neuronais que são ativados ainda não são totalmente compreendidos, e continuam as dúvidas se os efeitos placebo e nocebo compartilham uma rede cerebral comum ou se eles são caracterizados por redes neuronais distintas.[68]

As técnicas de neuroimagem também trouxeram contribuições importantes para o conhecimento da hiperalgesia nocebo. A indução de expectativas negativas resultou na amplificação desagradável de estímulos inócuos, avaliados por medidas psicofísicas de dor e aumento de respostas de fMRI que elevam a ativação de regiões de dor afetivo-cognitivas na ACC, na ínsula e no hipocampo, no HT, no S2 e no PFC. Parece que o circuito subjacente à hiperalgesia nocebo envolve, em grande parte, uma modulação oposta, as mesmas áreas envolvidas pela analgesia com placebo. Durante a expectativa, áreas relacionadas da hiperalgesia são ativadas, ao passo que, na inibição da dor, as desativações são encontradas nas áreas de analgesia. Além disso, placebo e nocebo são capazes de modular o processamento da dor no nível segmentar da coluna vertebral.[26,69]

Áreas cerebrais envolvidas na hiperalgesia nocebo: hipocampo, MDC, NAc, THA, S2, AIC, ACC.

Embora os estudos com fMRI e PET tenham trazido resultados espetaculares para a compreensão do placebo e do nocebo, há limitações no uso dessas técnicas de imagem: a maioria dos experimentos é conduzida em voluntários saudáveis, por-

FIGURA 22.8

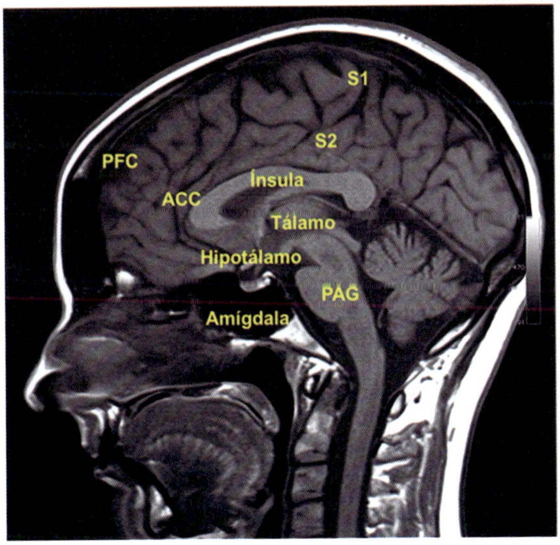

Principais áreas envolvidas com a hipoalgesia placebo: S1 e S2, PAG, ACC e PFC.[69]

tanto, em indivíduos que não tinham expectativa de cura de doença, sem aliança terapêutica. Os participantes desses estudos estão em um ambiente médico experimental que limita o desenho e a duração dos estudos.[14]

Os mecanismos de respostas placebo ou nocebo, em diferentes distúrbios do SNC e intervenções terapêuticas, podem ser assim resumidos:[37]

- **Dor:** ativação de opioides endógenos, endocanabinoides e dopamina (placebo); ativação de uma rede inibitória descendente do DLPFC para a PAG e para a medula espinal (placebo). Ativação da CCK, desativação da dopamina e ativação dos cornos dorsais da coluna vertebral (nocebo).
- **Mal de Parkinson:** ativação da dopamina no corpo estriado e alterações na atividade neuronal nos gânglios da base e THA (placebo).
- **Depressão:** alterações na atividade elétrica e metabólica em diferentes regiões do cérebro, como o estriado ventral (placebo).
- **Ansiedade:** alterações na atividade do ACC e do OFC, modulação da atividade da AMY, envolvimento de variantes genéticas do transportador de serotonina e do triptofano hidroxilase (placebo).
- **Vícios:** alterações na atividade metabólica em diferentes regiões do cérebro, THA e cerebelo (placebo).
- **Doença de Alzheimer:** envolvimento do controle executivo pré-frontal e conectividade funcional de áreas pré-frontais (placebo).
- **Cefaleia:** modulação de produtos da ciclo-oxigenase, da prostaglandina e do tromboxano (placebo e nocebo).

FIGURA 22.9

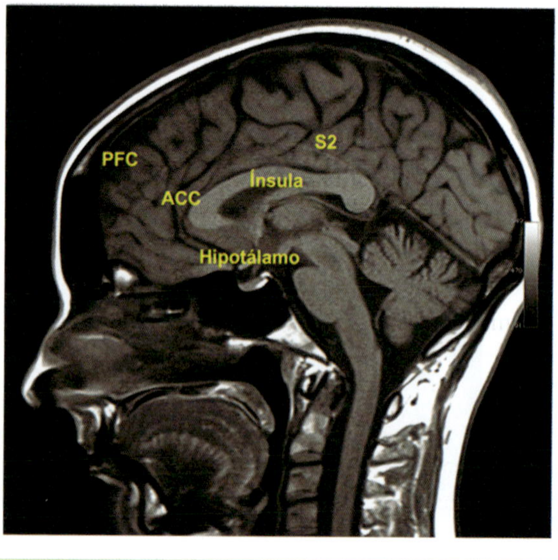

Principais áreas envolvidas com a hiperalgesia nocebo: S2, ACC e PFC.[69]

Experimento em animais

Há pouca evidência de que o efeito placebo ocorra em animais, pois, para isso, seria necessário que o animal reconhecesse que existe um esforço intencional de tratamento. Os animais parecem não ter a capacidade de compreender tais intenções e, por isso, não poderiam participar de experiências geradoras de placebo. Desse modo, por exemplo, não se poderia sugerir racionalmente a um cão que uma terapia em particular poderia ajudá-lo a melhorar ou dar uma janela de esperança para sua recuperação. Ele simplesmente não entenderia.

Ainda assim, há muitas explicações de como um efeito semelhante ao placebo pode ser justificado em animais. A teoria do condicionamento propõe que as mudanças corporais resultem após a exposição a um estímulo. Como o condicionamento requer aprendizado, seria de se esperar que visitas repetidas (de qualquer persuasão em particular) aumentassem a força da associação, pelo animal, entre estímulos aprendidos e as respostas, boas ou ruins. Existem numerosos exemplos de cães que tremem de medo quando são levados para uma clínica veterinária. Por outro lado, um cão que gosta de ser tratado em um ambiente tranquilo parece receber algum alívio de uma condição crônica, pois aprendeu a associar suas visitas ao manuseio reconfortante. Isso poderia, certamente, servir como justificativa razoável para os supostos efeitos placebo nos animais. No entanto, a hipótese de que um efeito curativo ou terapêutico possa ser provocado de maneira confiável, como resultado de um condicionamento, não se sustenta, mesmo que eles possam se beneficiar ou até mesmo experimentar essas respostas.[70]

Apesar de raras as investigações com modelo animal, Ader, Cohen,[71] trabalhando com ratos, obtiveram um resultado incidental, que suportava a hipótese de que a imunossupressão pode ser comportalmente condicionada. Eles induziram uma doença em animais que provocava aversão ao gosto da sacarina. Uma solução com essa substância foi condicionada a ratos, com a associação de ciclofosfamida, um agente imunossupressor. Três dias após o condicionamento, em todos os animais foram injetados eritrócitos de carneiro. Anticorpos hematoglutinantes, medidos seis dias após a administração do antígeno, foram elevados em ratos condicionados e não condicionados. Animais tratados com placebo mostraram altos títulos de anticorpos, similares aos dos incondicionados.

No estudo da dor, mecanismos semelhantes foram encontrados em animais, levantando questões importantes sobre o possível aproveitamento de alguns deles para estudar efeitos placebo e nocebo. Por exemplo, um modelo de derrota social ansiolítica em ratos mostrou que o CI-988, um antagonista seletivo do receptor CCK-B, previne a hiperalgesia induzida pela ansiedade, com um efeito similar àquele produzido por uma droga ansiolítica, o clordiazepóxido. Da mesma forma, outros estudos que utilizaram antagonistas seletivos dos receptores CCK-A e CCK-B em animais e humanos indicaram o papel fundamental dos sistemas CCKérgicos na modulação da ansiedade e sua ligação com a hiperalgesia. A ação pró-nociceptiva e antiopioide da CCK foi documentada no tronco encefálico de animais. No RVM de ratos, existem neurônios expressando tanto os receptores μ-opioides quanto os receptores CCK-2 (ou CCK-B).[34]

Genética

Uma questão central na pesquisa com placebo é se indivíduos respondedores a ele possuem características genéticas específicas, que poderiam identificá-los a priori, com importantes implicações em ensaios clínicos e para a otimização de terapias personalizadas. Até o momento, os resultados foram bastante inconclusivos. Variáveis demográficas, psicossociais, de personalidade e comportamentais supostamente têm um papel influenciador, mas os resultados são inconsistentes até o presente. Recentemente, no entanto, algumas variantes genéticas se mostraram sensíveis em particular ao tratamento utilizando placebo, o que ressalta o possível papel dos fatores genéticos. Vale a pena notar que poucos são os estudos genéticos disponíveis e, portanto, eles precisam de confirmação e mais pesquisas.[15] Como há, entre os indivíduos, uma grande variabilidade na resposta placebo, e os testes que avaliam as variações genéticas nos sistemas dopaminérgico, opioide, canabinoide e serotoninérgico sugerem que a síntese, a sinalização e o metabolismo desses neurotransmissores contribuem para tal variação, poderia então haver uma associação entre esses e a resposta placebo.[32]

Os genes que apresentam variantes possivelmente relacionadas com a resposta placebo são: catecol-O-metil-transferase (COMT), monoamina oxidase (MAO-A), receptor de dopamina D3 e fator neurotrófico derivado do cérebro. Considerando a via dopaminérgica, há, ainda: triptofano hidroxilase 2, transportador de serotonina; receptor de serotonina 2A na via serotoninérgica; receptor μ-opioide (OPRM1) e ácido graxo amida-hidrolase nas vias opioide e canabinoide.[32]

Mecanismos moduladores do fenômeno placebo-nocebo na prática clínica

Ampliar o placebo e reduzir o nocebo, no controle do paciente com DTM durante uma intervenção terapêutica, é ação baseada em dois fatores: um componente biológico específico/ativo e um componente contextual/psicossocial. Esses elementos contextuais interagem com o efeito específico da terapia, aumentando ou diminuindo o efeito global do tratamento.

O provedor de saúde deve estimular o placebo e inibir o nocebo.

A relação paciente-profissional e suas expectativas quanto ao tratamento podem ser um fator determinante, com consequências positivas ou negativas, para o sucesso ou o insucesso do tratamento.[17] O profissional de saúde exerce importante influência no psiquismo do paciente e na evolução das enfermidades, transmitindo através do relacionamento interpessoal a solidariedade, o amparo e a segurança muitas vezes necessários para despertar a reação vital do organismo, curando pela simples presença de efeitos terapêuticos psicológicos inespecíficos.[9,15]

O profissional deve passar ao paciente a segurança de que ele é um especialista e que pode ajudá-lo. Profissionalismo, qualificação e reputação profissional são elementos importantes e que podem contribuir para um desfecho clínico favorável. Os pacientes apreciam a aptidão do promotor de saúde em incentivar e responder claramente a suas dúvidas, esclarecendo sobre a doença, fornecendo um *feedback* positivo e dando informações prognósticas claras. Atitudes otimistas são elementos centrais, capazes de influenciar a analgesia por placebo.

A comunicação interpessoal desempenha um papel crucial nas respostas placebo e nocebo, tanto na prática clínica de rotina como em ensaios clínicos.[12] Ela deve ser calorosa, confiante, amigável e aberta durante a seção clínica.

A comunicação verbal apropriada é um pré-requisito para uma boa relação terapêutica. Na odontologia, pelas características dos tratamentos, que muitas vezes perduram por semanas ou meses, existe uma maior aproximação profissional-paciente que evolui para uma relação amistosa e pessoal, mas que não deve fugir, no ambiente de trabalho, do profissionalismo. Às vezes, gasta-se mais tempo conversando com o paciente do que com o próprio tratamento. Devemos saber escutar ativamente e mostrar expressões verbais de apoio e encorajamento, humor e simpatia, discussão empática e comunicativa, além de solicitar a opinião do paciente. É preciso usar uma linguagem de reciprocidade, adequando-se ao paciente para ser compreendido. Devemos evitar uma comunicação negativa, com expressões verbais de ansiedade e uma atitude pessimista e arrogante.

O comportamento não verbal também é fundamental. A expressão facial e o contato visual representam elementos-chaves na interação terapêutica. Um sorriso e expressões de apoio e interesse são capazes de influenciar o processamento da dor e melhorar a analgesia por placebo. Gestos, posturas e contatos físicos respeitosos são repletos de significados e fazem que, inconscientemente, o substrato neuro-hormonal do sistema de ocitocina seja ativado.

A apresentação de um diagnóstico detalhado e a explicação segura dos distúrbios que afetam o paciente podem influenciar sua satisfação desde a primeira visita.

O profissional deve evitar demonstrar nervosismo e ansiedade, não pode ter pressa durante a consulta clínica e precisa ler a ficha do paciente antes de vê-lo, relembrando os detalhes clínicos, pois assim o paciente se sentirá uma pessoa importante, pela qual o profissional se preocupa, o que é benéfico para as respostas placebo e a modulação positiva do resultado terapêutico.

É fundamental evitar sugestões negativas, conscientes, intencionais e se policiar para as não intencionais, que possam evocar reações nocebo. Os médicos/dentistas que fornecem muitos detalhes negativos de uma intervenção, enfatizando possíveis efeitos colaterais do tratamento, podem provocar a resposta nocebo.[17]

Experiências prévias a determinado tratamento podem modular as respostas terapêuticas da DTM. Desde que possível, deve-se acatar as preferências do paciente, em uma estratégia de compartilhamento de decisões que definitivamente podem modificar suas expectativas de maneira positiva.[72] Por exemplo, se o profissional prefere placas oclusais superiores, mas o paciente teve uma experiência positiva com uma inferior, na ausência de contraindicações, deve respeitar a vontade dele.

Além disso, a aparência do profissional e o espaço físico influenciam a percepção do paciente. Uma aparência desleixada, com barba por fazer, cabelos despenteados ou roupas não adequadas para o ambiente profissional, como o uso de tênis, roupas justas ou decotadas, avental sujo, influenciam desfavoravelmente o prognóstico. Aspectos organizacionais, duração adequada da consulta, pontualidade, acompanhamento apropriado da terapia afetam a satisfação do paciente e o resultado terapêutico.

Diferentes elementos sensoriais do ambiente podem modular o resultado do tratamento. Ambientes com iluminação natural, baixos níveis de ruído, música relaxante e suave são desejáveis. Além disso, a adoção de aromas agradáveis e temperatura adequada são fatores importantes no contexto terapêutico. Os aspectos estruturais do ambiente de saúde podem influenciar a percepção do paciente sobre o cuidado e a percepção da dor. Ambientes que integram janelas no local de trabalho e ambientes terapêuticos confortáveis e privados são mais apreciados. De fato, um bom acesso aos serviços, horários convenientes, localização, estacionamento, pessoal de apoio disponível e acessível são percebidos como elementos importantes. A arquitetura e o design de interiores não devem ser negligenciados. Mobiliário, cores, obras de arte, luz e vistas externas criam um ambiente de cura adequado. A presença de vegetação verde, flores e água têm um efeito calmante. Todos esses elementos são distratores positivos.

A terminologia para a explicação de um mesmo fato pode ser utilizada de maneira positiva, impingindo otimismo, ou negativa, embutindo pessimismo. Pode-se minimizar o nocebo evitando frases negativas. Devemos enfatizar os resultados positivos. Informações sobre a frequência de possíveis eventos adversos podem ser formuladas positivamente: "a maioria dos pacientes tolera muito bem esse tratamento", ou negativamente: "5% dos pacientes relatam...". Além disso, o uso de mensagens positivas associadas ao tratamento para o alívio da dor (por exemplo, "este medicamento é um poderoso analgésico") produz um grande efeito placebo, fortalecendo a analgesia pelo.[72]

Forneça ao paciente um tratamento adequado da dor e inclua, se necessário, avaliações e intervenções psicológicas. Incentive-o a ser medicado durante os momentos positivos, fortalecendo a associação entre essas condições e os efeitos analgésicos ativos do tratamento. Explique os mecanismos de ação da medicação. Não exagere sobre os efeitos colaterais. Equilibre a proporção de detalhes negativos com os positivos, respeitando a obrigação legal e ética de informar o paciente. Quando ele tiver história de associações prévias negativas a um tratamento (efeito nocebo), mude os fatores contextuais para melhorar a eficácia da intervenção (por exemplo, trocar a medicação por uma contraparte genérica ou usar um encapsulamento diferente). Oriente o paciente a perceber seletivamente, em especial, os efeitos positivos de qualquer intervenção analgésica.[73]

O efeito nocebo hiperalgésico pode afetar adversamente a condição do paciente, causando reduções na eficácia das intervenções, bem como promovendo a não adesão e a interrupção do tratamento. Esses efeitos podem ser desencadeados por múltiplos caminhos e levar a alterações significativas na percepção da dor, produzindo, consequentemente, um enfraquecimento dos efeitos positivos específicos de intervenções farmacológicas, psicológicas ou físicas.[25,73]

Se o paciente, por experiências anteriores, espera um resultado negativo em relação ao tratamento da dor, haverá uma redução dos resultados positivos. Se o resultado positivo esperado na redução da dor não é confirmado após o tratamento, isso reduz a eficácia de outras terapêuticas subsequentes. Além disso, evite o uso de informações negativas durante exame físico, por exemplo, "esse procedimento pode levar a um aumento da dor". É preferível demandar: "se o senhor(a) sentir algum incômodo diferente, avise-me".

Há uma série de estratégias que podem melhorar as respostas e a qualidade de vida dos pacientes, maximizando o placebo e reduzindo o nocebo na prática clínica e aprimorando os resultados em ensaios clínicos. Para incentivar o placebo, devemos gerenciar positivamente as expectativas e o condicionamento. As expectativas são estimuladas pelas crenças, pelo otimismo cauteloso do profissional, pela boa relação profissional-paciente, aumentando as atitudes empáticas, expondo informações de modo apropriado, diminuindo as expectativas dos efeitos adversos e promovendo o contato social entre pacientes tratados com sucesso. O condicionamento é alcançado recorrendo-se às mesmas mensagens, ao mesmo local, à mesma relação empática, a sessões mais longas, à descrição do procedimento antes da execução e à adoção de tratamentos que foram previamente bem-sucedidos etc. Igualmente, devemos minimizar o nocebo trabalhando com expectativa e condicionamento. Gerencie as expectativas, não focando de modo excessivo nos efeitos colaterais, e se concentre nos efeitos positivos. O condicionamento é favorecido com doses baixas no início e com o ocultamento de procedimentos desagradáveis, quando possível.[16]

Estudos clínicos controlados randomizados

O ensaio clínico controlado randomizado (RCT) é o padrão ouro para estudos clínicos nos quais os participantes são randomizados para um grupo que recebe tratamento ativo e outro grupo que recebe um tratamento inativo, controlado por placebo. Os participantes são cegados para sua alocação de tratamento e os resultados são mensurados por um avaliador cego. Esse tipo de padrão é usado para testar a eficácia de um medicamento ou uma intervenção ativa.

O consentimento informado é uma pré-condição para a inclusão de pacientes em ensaios clínicos controlados e randomizados. No entanto, tem dois lados, um positivo e outro negativo e indesejado. O positivo se trata do aspecto ético e legal, mas, quando os participantes de uma pesquisa são informados de que poderão estar no grupo placebo, que receberão uma substância inerte, isso diminui o efeito do tratamento e aumenta a desistência. Tendo sido informados sobre possíveis efeitos adversos de um tratamento, mesmo pacientes do grupo placebo os experimentam,[12] resultando em sofrimento psicológico, que influencia negativamente a qualidade de vida e a adesão à terapia. Tudo isso eleva os custos, porque consultas adicionais serão necessárias e outros medicamentos poderão ser prescritos para tratar os efeitos do nocebo.[11,74]

A promoção de respostas placebo pode ser uma manobra intencional e desejável da prática clínica. Os profissionais desejam minimizar as respostas nocebo, considerando que seria contrário às normas éticas básicas de beneficência e de não maleficência.[9,11] Quando damos informações detalhadas dos possíveis efeitos colaterais de um tratamento, aumentamos muito a chance de esses efeitos adversos ocorrerem, o que não aconteceria se não tivessem sido informados.

Como, então, podemos simultaneamente não omitir os efeitos colaterais e minimizar os riscos do nocebo? A resposta está relacionada à forma cuidadosa de como as informações sobre os efeitos colaterais são divulgadas aos pacientes. Elas podem ser apresentadas de várias maneiras. Um determinado efeito colateral, como dor de cabeça ou náusea, pode ser mencionado apenas como uma possibilidade. A probabilidade de sofrer efeitos adversos, com base em pesquisas existentes, pode ser comunicada qualitativa ou estatisticamente. E essa informação pode ser transmitida "negativamente" (concentrando-se na minoria de pacientes que experimenta um efeito colateral específico) ou "positivamente" (concentrando-se na maioria dos pacientes que não experimenta o efeito colateral). Os pacientes que são informados da porcentagem de indivíduos livres de efeitos colaterais, por exemplo, de uma vacina (enquadramento positivo) relataram uma incidência significativamente menor de efeitos colaterais do que aqueles que foram informados do número de indivíduos que os apresentaram (enquadramento negativo).[11]

Mas, em pesquisa clínica, o processo de consentimento informado obriga o pesquisador a explicar os possíveis efeitos colaterais de um tratamento, que pode por si só induzir a efeitos adversos pelos mecanismos de expectativa negativa. Isso conduz a paradoxos e dilemas éticos, que podem ser resumidos de maneira simples em dois pontos: é eticamente e metodologicamente correto minimizar os efeitos placebo em ensaios clínicos? Existem meios para maximizar os efeitos placebo aceitáveis na prática médica?[46]

A literatura sugere dois métodos (é evidente, usados em pesquisas cujos efeitos adversos não ponham em risco o bem-estar e a vida do paciente): "a ocultação autorizada" e "o consentimento informado contextualizado".[9]

Em uma abordagem de ocultação autorizada, os pacientes são questionados se estão dispostos a não receber informações sobre certos tipos de efeitos colaterais relativamente leves e transitórios. Os efeitos adversos com potencial para danos graves ou irreversíveis não devem ser ocultados, uma vez que os pacientes não podem tomar decisões sem que se revelem riscos graves, e é pouco provável que as expectativas negativas contribuam para esses efeitos. Esse método pode ser promissor, mas tem algumas limitações. Primeiro, não saber sobre certos efeitos colaterais pode ser prejudicial – sedação ou tontura, por exemplo, teriam que ser divulgados. No entanto, a ocultação de outros efeitos colaterais, não muito prevalentes para determinado medicamento, pode ser razoável, como dor de cabeça, fadiga leve, náusea. Além disso, pacientes podem se inteirar dos efeitos colaterais potenciais de um tratamento pelo amplo acesso a *sites* da Internet que contêm informações sobre tratamentos médicos (apesar de o aprendizado sobre possíveis efeitos colaterais de um tratamento ter maior probabilidade de produzir respostas nocebo quando a informação é transmitida verbalmente, por um profissional confiável, do que pela leitura de um *site*). O pior de tudo é que alguns dos efeitos colaterais ocultos poderiam influenciar os pacientes, de acordo com suas preferências e seus valores pessoais, a não tomarem o medicamento ou seguir o tratamento.

Estudos baseados em evidências para o tratamento de DTM com uso de placebo

Estudos epidemiológicos mostram que as DTM afetam aproximadamente 10% da população, sendo mais propensas entre as mulheres nas terceira e quarta décadas de vida. A classificação da Academia Americana de Dor Orofacial divide a DTM em dois grupos: DTM miogênica, que está relacionada a distúrbios musculares mastigatórios e associados, e DTM artrogênica, que está relacionada à ATM. Dor nos músculos mastigatórios, movimentos mandibulares anormais e estalos na ATM são os sinais e sintomas mais comuns. Pode ser uma condição aguda ou crônica. Estudos epidemiológicos mostraram que a maioria dos pacientes com DTM é diagnosticada com dor miogênica ou mista.[75]

Ainda não há um consenso em relação à abordagem de tratamento mais eficaz para a DTM, por conta de sua natureza multifatorial, mas ele deve ser personalizado a cada tipo de disfunção ou situação. Vários tratamentos conservadores têm sido sugeridos para controlar a dor e outros sintomas de DTM, entre eles farmacoterapia, terapia psicológica, reabilitação oclusal, dispositivos intraorais, medicamentos, fisioterapia (laser, termoterapia, TENS, terapia manual), terapia cognitiva e intervenções menos invasivas (inativação de pontos-gatilho por agulhamento, acupuntura) e tratamentos invasivos nas estruturas intra-articulares.[76,77] Recomendam-se tratamentos conservadores como a primeira escolha para a dor da DTM, em decorrência do baixo risco de efeitos colaterais e reversibilidade, em especial durante os períodos iniciais.

Independentemente da origem ou do método de qualquer tratamento, a primeira redução dos sintomas pode ser devida a muitos fatores, como a evolução natural da doença ou a regressão à média, sendo esse um fenômeno estatístico em que uma medida, em um ensaio clínico, tende a ser maior na primeira avaliação em comparação com a segunda.[6] A modulação favorável dos sintomas pode ser interpretada como o próprio efeito placebo, embora ocorra, provavelmente, também por outros fatores. Na pesquisa clínica, vieses metodológicos também podem fazer o pesquisador interpretar equivocadamente que a melhora esteja ocorrendo por fatores outros, quando o suposto benefício é na verdade atribuível ao relato enviesado do paciente e/ou às medições tendenciosas, mesmo que involuntárias, do examinador.

Um paciente com DTM, no auge dos sintomas, procura por ajuda profissional. Até que se institua a terapêutica proposta, por exemplo, uma placa oclusal, é demandado algum tempo. Instala-se o dispositivo interoclusal, e em alguns dias o paciente relata melhora dos sintomas. Como explicar esse efeito terapêutico? Será que foi decorrente da ação neurofisiológica e mecânica da placa oclusal? Será que foi, pelas características flutuantes dos sintomas de DTM, pela regressão à média? Ou foi por um fator contribuinte transitório, já extinto? Pela maior cognição e pelo gerenciamento de parafunções? Ou por efeito placebo? Pois o paciente foi aconselhado (teve a ansiedade diminuída, foi incentivado quanto às expectativas e foi condicionado por experiências prévias de outro tratamento com o mesmo dispositivo). Provavelmente, por uma conjunção de fatores, nesse exemplo, dificilmente saberíamos a proporção de cada um.

Muitos distúrbios têm um curso natural de doença no qual os sintomas flutuam, dificultando a diferenciação entre eles e a resposta placebo.[16] A fim de avaliar o efeito real do placebo, devem ser subtraídos as mudanças decorrentes da evolução natural da doença, a regressão para a média e o efeito verdadeiro biologicamente ativo do tratamento.[7] Estima-se que até 40% de qualquer tratamento para a dor pode ser decorrente de placebo.

Velly *et al.*[1] fizeram uma pesquisa com 654 dentistas clínicos gerais que tratavam DTM para saber quais as estratégias mais adotadas por eles. Obtiveram como resultados mais relevantes: placas oclusais, 97,6%; educação do paciente para autocuidados, 85,9%; e medicamentos prescritos para a dor, 84,6%.

Indiscutivelmente, o grande beneficiado dos estudos das respostas placebo foi a indústria farmacêutica. A pesquisa farmacológica, em particular a clínica, está envolvida na questão placebo mais do que em outras disciplinas, já que o uso de placebos para a validação da eficácia do medicamento representa um, se não a maioria, dos princípios de muitos ensaios terapêuticos.[6] O padrão ouro dos estudos de medicamentos são os ensaios randomizados (RTC – *randomized clinical trials*), duplo ou triplo cegos. Trabalhando-se com medicamentos, é extremamente fácil cegar o paciente (por pílulas falsas, inertes, mas de aspectos e sabores reais), o profissional que oferece o tratamento e o examinador, que não sabe a qual grupo o paciente pertence.

Porém, poucas modalidades terapêuticas utilizadas para o tratamento do paciente com DTM, além da farmacoterapia, podem estudar o placebo em trabalhos (RTC) de alto nível científico. Uma modalidade possível é a eficácia da laserterapia de baixa potência. É fácil simular o ritual do tratamento com o aparelho desenergisado. Mesmo assim, vieses importantes estão presentes e são difíceis de controlar: a falta de padronização dos parâmetros do laser, o número geralmente insuficiente de participantes e a heterogeneidade das amostras (muitas comorbidades podem estar presentes, fatores biopsicossociais e genéticos). As conclusões de revisões sistemáticas, com metanálise, revelam essas dificuldades.

Outros métodos são mais difíceis de cegamento, como a fisioterapia, as inativações dos pontos-gatilho por agulhamento e a acupuntura, em especial em indivíduos não virgens nas técnicas. Para a acupuntura, existem as agulhas *sham,* que simulam penetração, mas geram sensações diferentes das agulhas que penetram o músculo. O agulhamento de locais que não são pontos de acupuntura também são vieses para serem adotados como placebo, porque a introdução de uma agulha, em qualquer parte do corpo, produz informações nociceptivas que podem resultar em respostas neurofisiológicas inespecíficas.

As placas oclusais sem recobrimento oclusal foram consideradas placebo, mas hoje reconhecemos que não são absolutamente inertes como pensávamos.[78]

Aconselhamentos e psicoterapia são muito difíceis de comparar a um grupo placebo, exceto em relação aos indivíduos em lista de espera. Essas modalidades trabalham diretamente com as expectativas e com o controle da ansiedade.

Farmacoterapia em DTM

Os agentes farmacoterápicos mais comumente prescritos incluem AINEs, corticosteroides, relaxantes musculares e ansiolíticos. Os AINEs têm sido, tradicionalmente, a droga mais usada para dor na região orofacial. É sabido que eles têm múltiplas ações no SNC e no periférico, que parecem estar relacionados à inibição da síntese de PG, parte por intermédio da inibição da ciclo-oxigenase.[79] Os AINEs e analgésicos ajudam a aliviar as dores musculares em geral. Os benzodiazepínicos, às vezes, são adotados para reduzir a tensão e o espasmo nos músculos mastigatórios afetados por DTM. Além disso, alguns medicamentos antidepressivos, como os tricíclicos, são aproveitados em doses baixas para ajudar os pacientes com DTM crônica, porque estimulam certos centros supressores endógenos de dor. Entretanto, os resultados continuam controversos.

Para o alívio sintomático da DTM, utiliza-se, com frequência, o ibuprofeno (dose diária média de 400 a 800 mg) e o meloxicam (dose diária de 7,5 a 15 mg). Com essa finalidade, a farmacoterapia é considerada um tratamento de suporte, que complementa outras terapias.[77]

Mujakperuo *et al.*[80] realizaram uma revisão sistemática cujo objetivo foi avaliar a eficácia das intervenções farmacológicas para dor em pacientes com DTM. Foram analisadas as drogas mais comumente utilizadas para o manejo da dor. Tal pesquisa incluiu, com exclusividade, estudos randomizados com placebo, mas o maior viés foi o pequeno número de participantes que a maioria dos ensaios teve.

- **Benzodiazepínico oral (clonazepam) × placebo:** não houve diferença estatisticamente significante entre o efeito do clonazepam e o do placebo sobre a dor à palpação do músculo masseter.

- **Benzodiazepínico por via oral (diazepam) × placebo:** o diazepam não demonstrou um efeito estatisticamente significativo em comparação ao placebo.
- **Benzodiazepínico oral (prazepam) × placebo:** não houve diferença estatisticamente significante na redução da dor entre o placebo e 5 mg ou 10 mg de prazepam na dor espontânea na ATM e na dor na ATM durante a mastigação. Também foram equivalentes na melhora da dor na ATM durante a palpação de seu polo lateral.
- **Anticonvulsivante oral (gabapentina) × placebo:** a gabapentina mostrou ser superior estatisticamente ao placebo na redução da dor espontânea na ATM e no número de locais sensíveis nos músculos da mastigação. A avaliação da função global funcional não revelou diferença significativa entre os grupos.
- **Capsaicina tópica × placebo:** não houve diferença estatisticamente significante entre a capsaicina tópica e o placebo na redução da dor na DTM e na atividade funcional diária.
- **AINEs orais (diclofenaco sódico) × placebo:** a avaliação, após duas semanas da conclusão do estudo, mostrou que não houve diferenças estatisticamente significantes entre os dois grupos no diário de dor, sintomas graves ou muito graves, dor em repouso ou dor à palpação em três ou mais músculos.
- **AINE oral (piroxicam) × placebo:** não houve diferença estatisticamente significativa entre o piroxicam e o placebo na redução da dor na DTM.
- **AINE oral (naproxeno) × placebo e inibidor oral de COX-2 (celecoxibe) × placebo:** a dor foi avaliada pela EVA; os resultados mostraram que o naproxeno foi mais eficaz do que o placebo na redução da dor na DTM. O celecoxibe oral não demonstrou qualquer efeito estatisticamente significante em comparação com o placebo.
- **Relaxante muscular oral (ciclobenzaprina) × placebo:** a ciclobenzaprina não demonstrou qualquer evidência de efeito na dor maxilomandibular em comparação ao placebo.
- **Amitriptilina × placebo:** em uma revisão sistemática,[81] selecionaram três trabalhos que comparavam a amitriptilina (25 mg) ao placebo. Não houve diferenças significativas entre os grupos amitriptilina e placebo para a atividade eletromiográfica do músculo masseter. A intensidade da dor foi semelhante para a amitriptilina e o placebo, e não houve diferença estatisticamente significativa na duração do sono, nem na percepção dos níveis de estresse. Efeitos adversos foram relatados em dois trabalhos. No primeiro estudo, os efeitos colaterais ocorreram exclusivamente no grupo da droga ativa: sedação diurna (sonolência), dificuldade em acordar pela manhã, insônia e xerostomia. No outro trabalho, os dois grupos foram afetados: no da amitriptilina ocorreram sedação diurna, sonolência, dificuldade de despertar pela manhã, aumento do apetite, irritabilidade. No grupo placebo, apenas um participante relatou rigidez na nuca e dores no ombro.

Apesar das limitações dos ensaios clínicos, conclui-se que não há evidências suficientes para apoiar ou não a eficácia das drogas citadas ao tratamento da dor na DTM.[82]

Häggman-Henrikson *et al.*,[82] observando por metanálise nove estudos (com um total de 375 pacientes com DTM muscular), mostram que a ciclobenzaprina (relaxante muscular que alivia os espasmos musculares esqueléticos de origem local) é efetiva para o controle da dor na DTM, embora o tempo médio de *follow-up* desses trabalhos foi relativamente curto, de três semanas.

Fisioterapia

A fisioterapia desempenha um papel proeminente no tratamento da DTM. Ela visa aliviar a dor, reduzir a inflamação e restaurar a função motora, usando uma ampla gama de técnicas, incluindo terapia manual (mobilização/manipulação articular, mobilização dos tecidos moles etc.), exercícios musculares, termoterapia, laser de baixa intensidade (LBI), estimulação elétrica nervosa transcutânea, ultrassonografia e ondas curtas.[52] Abordaremos as técnicas fisioterápicas mais usuais no controle da DTM.

Laser

O mecanismo analgésico do LBI ainda não é bem conhecido, mas acredita-se que estimula a liberação de opioides endógenos, melhora a microcirculação na área afetada, diminui a inflamação (possivelmente por conta da redução da PG E2 e da supressão dos níveis de ciclo-oxigenase), aumenta o fluxo linfático (que reduz o edema), aumenta a produção de ATP e reduz a permeabilidade das membranas das células nervosas.[79,83]

A aplicação do LBI proporciona um efeito clínico chamado bioestimulação, em que o mecanismo básico ocorre em nível molecular. A luz do laser penetra o tecido e atinge uma molécula fotossensível de cromóforo, que é o citocromo contido nas mitocôndrias (cada uma das proteínas mitocondriais que atuam no transporte de elétrons durante a respiração celular). A adenosina trifosfato (ATP) fornece energia impulsionando o metabolismo celular. Além disso, a bioestimulação aumenta o metabolismo e a replicação celular em fibroblastos e células endoteliais. Foi demonstrado que o LBI estimula a síntese de β-endorfina, diminui a atividade das fibras C e reduz a liberação da bradicinina, alterando o limiar da dor.[84] O uso da terapia com o LBI tem crescido, por ser analgésico e anti-inflamatório.

Os trabalhos que utilizam o laser terapêutico conseguem facilmente cegar o paciente, pelo impedimento da passagem de corrente elétrica nos grupos placebo.[85] São permitidos trabalhos duplos cegos com o paciente e o examinador, que não sabe quais são os indivíduos que receberam a aplicação ativa e a falsa. O ritual da aplicação é mantido: óculos de proteção, peça de mão do laser real, luz de orientação visual e sinal acústico.[86] Entretanto, no placebo o aparelho é desenergisado.

Chen *et al.*,[87] em uma revisão sistemática de metanálise, avaliaram a eficácia da terapia LBI no tratamento de DTM. Foram incluídos 14 RCT, em um total de 454 pacientes. Os resultados indicaram que o LBI não foi melhor do que o placebo na redução da dor crônica na DTM (muscular), mas foi significativamente melhor nos parâmetros funcionais da abertura máxima da boca. Esse estudo revela que o uso de LBI tem eficácia limitada na redução da dor em pacientes com DTM, no entanto, pode melhorar de modo relevante a função.

Demirkol *et al.*[88] dividiram 30 pacientes com combinação de dor miogênica regional e presença de pontos-gatilho em três grupos: placa oclusal, LBI e placebo (peça de mão do laser aplicada sem irradiação). A dor foi avaliada pela EVA. Os resultados mostraram que o laser foi tão efetivo quanto as placas oclusais. Os benefícios da analgesia se mantiveram por três semanas após o fim das aplicações. Os pacientes do grupo placebo não tiveram os sintomas modificados.

Em um ensaio clínico controlado e randomizado, Khalighi *et al.*[89] selecionaram 40 pacientes com dor miogênica. Eles foram divididos em dois grupos: um recebeu 500 mg de naproxeno durante três semanas como modalidade de tratamento, simultaneamente às sessões de laser placebo. O outro grupo, ao contrário, recebeu laser ativo como tratamento, associado a medicamento placebo. Os parâmetros foram a intensidade da dor, mensurada pela EVA, e a máxima abertura da boca sem dor. Como resultados, o grupo de LBI ativo mostrou uma redução significativa na intensidade da dor e um aumento significativo do grau de abertura da boca. No grupo naproxeno, nem a intensidade da dor, nem a abertura máxima da boca apresentaram melhora significativa.

De acordo com Ahrari *et al.*,[90] em ensaio clínico randomizado, duplo-cego, 20 pacientes com DTM miogênica foram aleatoriamente divididos em grupos de laser e placebo, recebendo tratamento três vezes por semana por quatro semanas. No grupo placebo, o ritual foi o mesmo que no grupo laser, mas sem saída de energia. Os pacientes foram avaliados antes da laserterapia, após seis sessões, ao final do tratamento e 1 mês após a última aplicação. Foram observados o nível de dor e o grau de abertura bucal. Houve um aumento na amplitude da abertura da boca e uma redução dos sintomas de dor no grupo do laser, não detectada no grupo placebo. A análise estatística não revelou diferença significativa entre os dois grupos nos dois parâmetros avaliados, possivelmente pelo pequeno tamanho da amostra e pela grande variabilidade dos sintomas.

A eficácia clínica do LBI no tratamento de DTM é controversa. Alguns autores relataram melhores resultados comparando o LBI ao grupo placebo, enquanto outros não encontraram diferenças significativas. Há uma considerável diversidade nos resultados descritos, dependendo da variabilidade de metodologia, dosimetria e outros parâmetros, entre eles comprimento de onda (entre 670 a 904 nm), potência de saída (de 15 a 400 mW), tempo total de cada sessão (de 15 a 900 segundos), número de sessões totais de laser/número de sessões por semana/número de semanas, o que torna grande a dificuldade em se comparar os resultados dos estudos.[2] Isso leva a um nível de evidência científica de grau B, de acordo com os princípios da odontologia baseada em evidência.[91]***

Maia *et al.*[92] revisaram sistematicamente estudos que investigaram o efeito do LBI sobre os níveis de dor em indivíduos com DTM. Quatorze estudos se adequaram aos critérios de inclusão, dos quais 12 usaram grupo placebo. Concluíram que a maioria das pesquisas mostrou que o LBI parece ser eficaz na redução da dor na DTM. No entanto, também chamam atenção para a heterogeneidade da padronização em relação aos parâmetros do laser, dificultando comparações. Por isso, qualquer resultado exige cautela na interpretação. São necessárias pesquisas que convirjam para o consenso do melhor protocolo de aplicação ao alívio da dor em pacientes com DTM.

Borges *et al.*[93] tiveram como objetivo comparar a eficácia de três diferentes dosimetrias de fotobiomodulação no tratamento de pacientes com DTM. Realizaram um ensaio clínico randomizado, duplo-cego e controlado por placebo com 44 indivíduos divididos nos grupos de 8 J/cm^2 (n = 11), 60 J/cm^2 (n = 11), 105 J/cm^2 (n = 11) e controle (n = 11). A dor, a gravidade dos sintomas e a mobilidade articular foram avaliadas antes e após um protocolo de dez sessões com laser AlGaAs (830 nm), a uma densidade de potência de 30 mW/cm^2. Todos os grupos diminuíram significativamente a dor ($p < 0,05$). A fotobiomodulação a laser de 830 nm foi eficaz na redução da dor e dos sintomas de DTM em todas as doses testadas, mas apenas a de 8 J/cm^2 foi efetiva em relação à máxima abertura e à protrusão da mandíbula.

Herpich *et al.*,[94] com o objetivo de avaliar os efeitos imediatos e a curto prazo da fototerapia (que combina duas fontes de luz, LED e laser) sobre a intensidade da dor (EVA), o limiar de dor à pressão (algômetro), o grau máximo de abertura (mm) e a atividade elétrica (EMG) dos músculos masseter e temporal realizaram estudo com 60 mulheres com DTM, alocadas em quatro grupos diferentes. Foram três ativos com uma combinação de diodos emissores de luz: G1: superpulso (905 nm) e 2,62 J; G2: vermelho (640 nm) e 5,24 J; G3: infravermelho (875 nm) e 7,86 J;

*** NA.

Graus de evidências de estudos randomizados, de acordo com Harbour & Miller:[91]

Grau A: Boa evidência de estudos relevantes. Estudos com desenhos apropriados e força suficiente para responder às questões. Os resultados são clinicamente importantes e consistentes. Os resultados estão livres de dúvidas significativas sobre generalização, viés e falhas de design. Estudos negativos têm tamanhos de amostra suficientemente grandes para poder estatístico adequado.

Grau B: Evidência justa de estudos relevantes. Estudos de ensaios adequados e de força suficiente, mas com inconsistências ou pequenas dúvidas sobre generalização, vieses e falhas de projeto, ou adequação do tamanho da amostra.

Grau C: Evidência limitada de estudos/revisões. Estudos com incerteza substancial por falhas de projeto ou adequação do tamanho da amostra. Número limitado de estudos com design fraco para responder às hipóteses endereçadas.

Grau D: Nenhuma recomendação pode ser feita por causa de evidências insuficientes ou não relevantes. Nenhuma evidência que esteja diretamente relacionada às questões abordadas, seja porque os estudos não foram realizados ou publicados, seja porque não são relevantes.

G4: placebo. Quatro avaliações foram realizadas: pré-intervenção, imediatamente após, 24 horas após a fototerapia e 48 horas após a fototerapia. Uma redução significativa na intensidade da dor durante as avaliações pós-tratamento em comparação com a avaliação pré-tratamento foi observada no G1 e no G2, especialmente após 48 horas, e no G3 após 24 horas, mas não em relação às outras variáveis. Sem efeito no G4.

Magri *et al.*[95] distribuíram 91 mulheres (18 a 60 anos), diagnosticadas com dor miofascial (RDC/TMD), em grupos laser (n = 31), placebo (n = 30) e controle (n = 30). O LBI foi aplicado em pontos preestabelecidos, duas vezes por semana, durante oito sessões (780 nm): masseter e temporal anterior (5 J/cm^2, 20 mW, 10 s) e área da ATM (7,5 J/cm^2, 30 mW, 10 s). Houve mensurações pela EVA e pelo SF-MPQ (questionário que avalia a qualidade e a intensidade da dor), no início do tratamento, durante as sessões de laser e 30 dias após o tratamento. Ocorreu uma redução na intensidade da dor em ambos os grupos, LBI e placebo, mas sem alteração no limiar de pressão mensurado pelo algômetro. Os resultados se mantiveram após 30 dias. Teve, ainda, uma redução no índice de avaliação da dor afetiva em ambos os grupos, sem manutenção após 30 dias para o placebo. Concluiu-se que a laserterapia de baixa potência (LLLT) ativa ou o placebo são eficazes na redução da percepção subjetiva geral da dor miofascial, no entanto, sem eficácia na redução da sensibilidade dolorosa dos pontos hipersensíveis.

Pode-se inferir que os critérios de aplicação do LBI precisam ser homogeneizados para estabelecer conclusões definitivas, uma vez que resultados contraditórios são observados, dependendo do tipo de DTM, assim como a escolha dos parâmetros, como intensidade, frequência e tempo.[52]

TENS

A estimulação elétrica transcutânea (TENS) tem se mostrado eficaz, econômica, segura e não invasiva. O dispositivo causa relaxamento dos músculos hiperativos e diminui, ou elimina, a dor por meio da aplicação de corrente elétrica por eletrodos fixados à pele. Sua eficácia se baseia em algumas teorias. O estímulo de fibras espessas A-β modulam, pela teoria das comportas, fibras finas do tipo C. A aplicação de corrente elétrica ou pressão em fibras nervosas aferentes com diâmetros maiores diminui ou impede o envio de impulsos de fibras nervosas aferentes de diâmetros menores, fechando as comportas da medula espinal. Acontece que, ao ser interrompido o estímulo tátil, a dor deveria voltar, mas, após alguns minutos de estímulo, o benefício se prolonga, demonstrando ser provável que centros supressores de dor supraespinal devem estar envolvidos. Também a estimulação direta dos nervos motores pode causar contrações rítmicas nos músculos, o que aumenta o fluxo sanguíneo e diminui o edema muscular e a hipóxia, que, subsequentemente, reduz a dor.

A TENS placebo pode ser utilizada em RTC duplo-cego, porque é visualmente indistinguível do dispositivo verdadeiro. Entretanto, a validação mostrou que, enquanto 100% dos pacientes no grupo real de TENS acreditavam que a unidade estava funcionando de modo correto, isso ocorria com apenas 84% do grupo *sham*, um nível de certeza significativamente menor.[86]

Seif *et al.*[96] realizaram estudo duplo-cego com 40 pacientes com DTM, distribuídos aleatoriamente em quatro grupos: TENS, LBI, *sham*-TENS *e sham*-LBI. Todos os indivíduos foram avaliados quanto à dor e à sensibilidade na ATM e nos músculos mastigatórios, pela EVA e pelo grau de abertura bucal sem dor. Os resultados mostraram que imediatamente houve uma diminuição da dor e da sensibilidade e um aumento da capacidade de abertura bucal em todos os grupos, mas maior nos grupos TENS e LBI reais do que no placebo. Não houve diferenças significativas entre TENS e LBI e os grupos placebos para máxima abertura bucal no final do experimento e um mês depois das aplicações, mostrando que essas técnicas fisioterápicas podem melhorar os sintomas de DTM, pelo menos a curto prazo.

Monaco *et al.*,[97] com o objetivo de avaliar o efeito de uma única aplicação de TENS, de 60 minutos, no comportamento eletromiográfico (EMG) e na atividade cinesiográfica de pacientes com DTM, realizaram estudo randomizado com 60 mulheres, designadas para um dos grupos: grupo TENS, que recebeu uma única sessão de 60 min de TENS; grupo placebo, que recebeu uma única sessão de 60 min de TENS falso; grupo controle, que não recebeu tratamento. Diferenças relevantes foram observadas apenas no grupo TENS quanto aos músculos mastigatórios de ambos os lados. Os resultados cinesiográficos mostraram que o componente vertical da distância interoclusal foi significativamente aumentado apenas no grupo TENS verdadeiro. Concluiu-se que o TENS pode ser eficaz para reduzir a atividade das EMGs dos músculos mastigatórios e melhorar a distância interoclusal dos pacientes com DTM.

Terapia manual

A terapia manual (TM) inclui medidas de terapia nos tecidos moles por técnicas de alongamento, mobilização e manipulação, que aliviam a dor e aumentam o grau de movimento. Frequentemente, combinam a manipulação/mobilização com exercícios passivos, massagem e calor.[98] Tem por objetivo melhorar a circulação sanguínea, diminuir o espasmo muscular, relaxar os músculos, realinhar os tecidos moles, quebrar as aderências, aumentar a amplitude de movimento e diminuir a dor. Em pacientes com sinais e sintomas de DTM, tem sido aplicada diretamente na ATM e na musculatura mastigatória, nos músculos da coluna cervical e do pescoço ou em ambas as regiões e estruturas. Existe uma estreita relação anatômica, funcional e fisiopatológica entre a coluna vertebral cervical e a DTM. Há evidências de que a disfunção cervical, em longo prazo, pode influenciar a função da região temporomandibular, e vice-versa.[99,100]

Dois mecanismos são propostos para explicar o uso da TM na coluna cervical superior a fim de melhorar sintomas de DTM: a relação biomecânica entre o pescoço e a mandíbula, e a relação neuroanatômica entre essas áreas. Teoricamente, os músculos afetados por DTM, decorrente da hiperatividade muscular, exibem fluxo sanguíneo reduzido pela vasoconstrição isquêmica. Em consequência, o transporte de nutrientes e a eliminação de metabólitos são dificultados, acumulando subprodutos algógenos que desencadeiam a dor. A massagem terapêutica e as técnicas de liberação miofascial têm sido utilizadas no tratamento de pontos-gatilho miofasciais. O objetivo é equalizar o comprimento dos sarcômeros, provocando uma hiperemia reativa na região e, também, um mecanismo reflexo espinal, que alivia o espasmo muscular.[101]

Oito ensaios foram incluídos, sete de alta qualidade metodológica, por Calixtre *et al.*,[101] em uma revisão sistemática que avalia a eficácia da liberação miofascial e as técnicas de massagem aplicadas aos músculos mastigatórios no controle de sintomas de DTM. Os resultados mostram que a TM é mais eficaz que o controle, porém com evidência de baixa a moderada. As técnicas de manipulação ou mobilização da coluna cervical superior são mais eficazes que o controle, ao contrário das manipulações torácicas (controle), que não mostraram diferença. Concluiu-se que há fortes evidências de que a TM melhora a dor e o grau de abertura bucal.

Estudando a eficácia das terapias manuais, Morell,[102] em revisão sistemática, selecionou oito estudos, sendo sete com boa qualidade metodológica nos parâmetros dor, abertura máxima da boca e limiar de dor à pressão. Como resultado, obteve uma evidência, de baixa a moderada, de que técnicas de liberação miofascial e massagem são mais eficazes que o placebo ou nenhuma intervenção. Em um dos trabalhos, com evidência moderada, não houve diferença significativa entre a liberação miofascial e a toxina botulínica. Outras pesquisas mostraram evidências, que flutuam de baixa a alta qualidade, de que técnicas de manipulação ou mobilização da coluna cervical superior são mais eficazes que o controle. O viés foi a heterogeneidade metodológica dos protocolos dos estudos, que, dependendo da técnica, levava a graus variados de evidência.

Acupuntura

A acupuntura consiste na estimulação mecânica, térmica ou elétrica por meio de agulhas inseridas na pele, intramuscularmente, em regiões denominadas pontos de acupuntura (PA). Baseia-se nos princípios da Medicina Tradicional Chinesa (MTC), que objetiva o equilíbrio "energético" entre os conceitos de ying/yang, os cinco elementos, os órgãos e as vísceras e os meridianos. A acupuntura chinesa destina-se a prevenir e a tratar uma série de problemas psicológicos e físicos. O principal objetivo da acupuntura empregada no Ocidente é aliviar a dor.

O mecanismo neurofisiológico analgésico da acupuntura deve favorecer a liberação de opiáceos endógenos, como β-endorfina, encefalina, endorfina e dinorfina da glândula hipófise e do PAG para o plasma, resultando em analgesia no SNC. Além dos opiáceos, acredita-se que a 5-HT (5-hidroxitriptamina-serotonina) desempenha um papel importante na analgesia. Os mecanismos descendentes ativam, em nível segmentar, interneurônios de encefalina ou GABA, que inibem pré-sinapticamente os neurônios sensoriais primários na medula espinal.[103] Em estudos neurofisiológicos, baseados em imagens cerebrais, as respostas psicológicas à analgesia com placebo foram semelhantes àquelas induzidas pela administração de substâncias analgésicas "reais" e pela acupuntura.[104-106]

Um problema que a pesquisa em acupuntura precisou enfrentar foi criar um grupo de controle placebo efetivo. Em 1998, Streitberger e Kleinhenz[107] desenvolveram um dispositivo placebo de agulha retrátil (também conhecido como agulha de Streitberger), composto por uma alça de cobre e uma agulha de aço inoxidável com uma ponta romba projetada para se retrair dentro da alça. Quando a ponta romba é pressionada contra a pele, o paciente sente uma leve sensação de picada, que imita aquela provocada por uma agulha de verdade, mas que não perfura a pele. Ou seja, quando a ponta cega é pressionada contra a pele, a agulha se retrai na alça, criando a ilusão de penetração.[86]

As agulhas retráteis podem emular com bastante realismo uma inserção que não existe, especialmente em pacientes que nunca fizeram acupuntura e não conhecem a sensação de "*deqi*" (espécie de choque elétrico) que alguns pontos promovem. Para ancorar a agulha simulada no ponto de acupuntura, a técnica utiliza um anel de plástico circular de 1 cm de diâmetro, fabricado pela mesma empresa que produz as agulhas. Esse dispositivo é fixado à pele por meio de tiras de micropore. A agulha simulada passa pelo adesivo e toca a pele, e sem penetrá-la é mantida em posição perpendicular, presa pelo micropore.

O procedimento simulado, com agulhas *sham,* é considerado um bom método de controle. Para validá-las, Streitberger e Kleinhenz[107] realizaram um experimento com 60 voluntários, questionando se o agulhamento com agulha placebo parecia diferente daquele da acupuntura real. Cinquenta e quatro foram submetidos a uma penetração com agulha real e 47 foram submetidos a penetração com agulha placebo. Nenhum dos voluntários suspeitou que a agulha não tivesse penetrado na pele. Os estudiosos consideraram, portanto, que a agulha placebo é suficientemente creditável para ser usada nas investigações dos efeitos da acupuntura.

Esse método constitui-se uma técnica simples e de baixo custo para uso como controle em pesquisa clínica, especialmente com indivíduos sem experiência em acupuntura.[108,109] Embora a agulha *sham* possa ser um controle válido em pesquisas sobre acupuntura,[110] alguns fatores influenciam a aplicabilidade do agulhamento "placebo", como o conhecimento e a experiência prévia que o paciente tem de acupuntura, a seleção do ponto e o impacto visual do agulhamento.[111]

Apesar de não haver penetração, o toque da agulha na pele pode gerar estímulos sensoriais, que, por sua vez, podem gerar respostas fisiológicas. Outro problema com acupuntura simulada é a dificuldade em assegurar que os locais "corretos" dos pontos reais de acupuntura sejam efetivamente encontrados, porque o ritual de uso do anel plástico e do micropore precisa ser mantido na acupuntura real, dificultando a localização do ponto e a manipulação da agulha.

Outro método "placebo" utilizado é o agulhamento superficial; no entanto, é importante notar que esse não é um procedimento fisiologicamente inerte.[112]

Outros métodos que não envolvem a inserção de agulha que poderiam ser empregados como placebo da acupuntura devem ser evitados, como o laser, que teoricamente estimula em âmbito biológico os tecidos na região do PA; e a acupressão, usada nas técnicas de shiatsu e moxabustão, que recorre a bastões incandescentes da erva artemísia usados extensivamente na China e no Japão para aquecer o PA, atuando como "tonificadores" dos sistemas da MTC. Todos podem promover respostas neurofisiológicas.

No Consenso do NIH[113] de 1998 sobre acupuntura, foram propostas as seguintes questões: Qual a eficácia da acupuntura, comparada com o placebo ou *sham*? Qual o papel da acupuntura no tratamento das várias condições para as quais existem dados suficientes? O que se sabe sobre os efeitos biológicos da acupuntura? Quais são os caminhos para futuras pesquisas? Os resultados desse consenso mostraram que a acupuntura é eficaz na analgesia pós-operatória de adultos, na náusea por quimioterapia ou por gravidez, e comprovadamente eficaz na dor pós-operatória dentária. Ela é eficaz também contra a dor de cólicas menstruais, a epicondilite e tem efeitos favoráveis sobre a dor em geral. Entretanto, a acupuntura *sham* mostrou efeitos semelhantes à acupuntura verdadeira, pois a inserção de uma agulha em qualquer parte do corpo produz respostas biológicas inespecíficas. São mostradas certas evidências no tratamento de adições, na reabilitação ao acidente vascular encefálico (AVE), nas cefaleias e dismenorreias, na epicondilite, na fibromialgia, na lombalgia, na síndrome do túnel do carpo e na asma. Conclui-se que os efeitos biológicos da acupuntura provavelmente originam-se pela ativação de peptídeos opioides, HT, hipófise e funções imunológicas.

Jung *et al.*,[105] em estudo de revisão sistemática com metanálise, avaliaram a eficácia da acupuntura no tratamento de DTM. Usaram como parâmetro a escala visual analógica (EVA) e o algômetro para avaliar dor no músculo masseter, dor facial, sensibilidade na ATM e grau da abertura bucal. Foram selecionados 7 trabalhos de um total de 491, que incluíam 141 pacientes. Em 5 estudos, a DTM foi classificada como muscular, e, em 2, como mista (muscular e articular). Seis estudos compararam o agulhamento real à agulha *sham*. Um comparou acupuntura laser com o laser *sham*. Cinco estudos foram considerados com baixos riscos de vieses. Essa revisão produziu evidências limitadas de que a acupuntura é mais efetiva do que a acupuntura *sham* no alívio de dor no músculo masseter e de sensibilidade na ATM. Foi concluído que a questão clinicamente mais relevante, obviamente, não é se a acupuntura funciona melhor do que sua simulação, e sim como ela se comporta em comparação aos tratamentos convencionais ou à ausência de terapia.

Wu *et al.*,[103] em revisão com metanálise, selecionaram 9 trabalhos envolvendo 231 participantes, e 6 utilizavam agulha *sham* sem penetração, dois comparavam placas oclusais e um, laser *sham*. Os trabalhos avaliavam os resultados da dor pela EVA, pelo grau de abertura da boca, pela sensibilidade muscular e pelo comprometimento funcional. Os resultados indicam que a terapia com acupuntura real tem maior eficácia e reduz o grau de dor em maior extensão, em especial quanto aos sintomas miogênicos, em comparação à acupuntura *sham* e à terapia com laser simulado. Esses autores não encontraram diferença entre o tratamento com acupuntura e com placa oclusal; ambos os tratamentos resultaram em alívio da dor equivalente. A análise dos subgrupos indicou que os pacientes com DTM miogênica eram mais propensos a se beneficiar da terapia com acupuntura do que aqueles com desordens articulares. Concluiu-se que a acupuntura é uma ferramenta eficaz para o tratamento da dor em pacientes com DTM.

Itoh *et al.*[114] compararam o efeito da acupuntura em pontos-gatilho miofasciais em relação à acupuntura *sham* em pacientes com DTM. O estudo de dez semanas incluiu 16 voluntários com DTM crônica (mais de seis meses), distribuídos randomicamente em dois grupos (ativo e *sham*) que receberam 5 sessões de tratamento. Os resultados, que avaliaram a intensidade de dor pela EVA e pelo grau da abertura bucal, mostraram uma diminuição relevante da dor e um aumento significativo do grau de abertura no grupo ativo, concluindo que a acupuntura nos pontos-gatilho parece ser mais efetiva em pacientes com dor miofascial crônica.

Smith *et al.*[115] realizaram um estudo RCT, duplo-cego, comparando a acupuntura verdadeira × placebo com a finalidade de estabelecer se há eficácia real da acupuntura para o tratamento da DTM. Dividiram os participantes em dois grupos: grupo A, acupuntura verdadeira (n = 15), e grupo B, acupuntura *sham* (n = 12). Os pacientes foram avaliados pela EVA, pela distribuição da dor, pelo grau de abertura bucal e pela sensibilidade muscular e na ATM. Os resultados mostraram que a acupuntura verdadeira teve uma influência positiva, com significância estatística, nos parâmetros avaliados e que o uso de agulhas *sham* é um método confiável para ser usado no grupo controle.

Cho & Wang[116] realizaram uma revisão sistemática de trabalhos RTC que avaliaram a efetividade da acupuntura no tratamento da DTM. Dezenove artigos preencheram os critérios de inclusão e obtiveram os seguintes resultados: 3 trabalhos (65 participantes) mostram evidência moderada de que a acupuntura foi superior que o placebo; 3 trabalhos (160 participantes) mostram efeitos positivos similares aos das placas oclusais; 4 trabalhos (397 participantes) mostram que a acupuntura foi superior à terapia física; 2 trabalhos (138 participantes) são favoráveis à indometacina; e 3 trabalhos são favoráveis à lista de espera controle. Concluiu-se que, embora haja evidência de moderada efetividade da acupuntura no tratamento de DTM, há necessidade de pesquisas com amostras maiores.

Zotelli *et al.*[117] selecionaram 43 voluntários randomizados em dois grupos: acupuntura real e placebo (acupuntura *sham*). A DTM e a limitação da abertura da boca foram avaliadas segundo os critérios do RDC/TMD. Concluíram que, em pacientes com DTM de origem muscular ou mista, os mesmos pontos de acupuntura reais ou *sham* foram igualmente eficazes na redução da dor em ambos os grupos, mas o aumento do grau de abertura da boca foi maior apenas no grupo de tratamento.

A acupuntura é uma boa modalidade terapêutica para o alívio da dor em curto prazo em pacientes com DTM miofascial, mas não naqueles casos em que há limitação do movimento mandibular por inferências intra-articulares. No momento, os mecanismos responsáveis pela analgesia produzida por acupuntura não estão completamente esclarecidos, mas parecem basear-se na liberação espinal e supraespinal de serotonina, opioides endógenos e outros neurotransmissores com ações anti-inflamatórias.[52]

MacPherson *et al.*,[118] em revisão sistemática com metanálise, selecionaram 29 trabalhos para identificar se a acupuntura real era melhor do que a *sham*. Vinte pesquisas usaram controles simulados (n = 5230) e 18 sem controle *sham* (n = 14597). Como grupos controle, analisaram grupos sem agulhas penetrantes e com agulhas colocadas em pontos de não acupuntura. Como resultado, a acupuntura real foi significativamente superior a todas as categorias do grupo controle. Agulhas *sham* não penetrantes parecem ter uma atividade fisiológica importante, mesmo quando inseridas superficialmente ou longe dos pontos de acupuntura verdadeiros, e é recomendado que esse tipo de simulação seja evitado em trabalhos de pesquisa.

Vickers *et al.*[119] realizaram uma avaliação meta-analítica para verificar a eficácia da acupuntura no tratamento de dor crônica musculoesquelética não específica, osteoartrite e dor de cabeça crônica. Foram incluídos ensaios randomizados de acupuntura *versus* acupuntura simulada, ou grupo controle sem agulhamento. Treze trabalhos preencheram os critérios de inclusão. A acupuntura foi superior à *sham*, bem como ao controle sem tratamento para todas as condições de dor estudadas. Também foram encontradas evidências consistentes de que os efeitos da acupuntura persistem ao longo do tempo, apenas com uma pequena diminuição, aproximadamente de 15%, no efeito do tratamento em 1 ano. Os autores enfatizam, entretanto, que o efeito da acupuntura depende da correta localização do ponto e foi muito superior ao controle simulado, o que sugere que seus efeitos não são exclusivamente explicáveis em termos de placebo. O encaminhamento do paciente para tratamento com acupuntura é uma opção razoável em casos de dor crônica.

Pode-se concluir, de maneira geral, que a acupuntura é eficaz para o tratamento da dor crônica e, portanto, é uma opção razoável a fim de se encaminhar o paciente a esse tipo de tratamento. Diferenças significativas entre a acupuntura verdadeira e a *sham* indicam que a acupuntura é mais do que um placebo. No entanto, essas diferenças são relativamente modestas, sugerindo que outros fatores, além dos efeitos específicos do agulhamento, são importantes contribuintes aos efeitos terapêuticos da acupuntura.[119]

Placas oclusais

As placas oclusais de relaxamento vêm sendo extensivamente utilizadas por décadas, apesar de seus mecanismos de ação continuarem controversos. São dispositivos oclusais confeccionados em acrílico e têm por objetivo o controle sintomático da DTM e a proteção ao bruxismo do sono. Sua função é relaxar os músculos mastigatórios, permitir que as cabeças mandibulares se posicionem de modo estável na fossa mandibular, proteger os dentes e as estruturas de suporte das forças produzidas pelo bruxismo, diminuir as informações proprioceptivas periodontais e musculares e reduzir a hipóxia tecidual muscular. Os mecanismos de ação, ainda hipotéticos, devem estar relacionados com mecanismos neurofisiológicos que modificam o comportamento eletromiográfico (EMG) dos músculos mastigatórios, com o equilíbrio ortopédico maxilomandibular, e provavelmente com o efeito placebo. É possível que as modificações dos padrões de EMG ocorram pela ativação de proprioceptores (receptores sensoriais diretamente relacionados ao sistema motor). Dois são os proprioceptores: os órgãos tendinosos de Golgi, localizados nos ligamentos e tendões, e os fusos musculares. Desempenham um importante papel nos reflexos espinais e no controle central da contração muscular. São altamente sensíveis à tensão. Ascendem ao cerebelo pelos tratos espinocerebelar e trigeminocerebelar, onde se integram com núcleos motores, THA e córtex motor, para descender até o núcleo motor do trigêmeo e estimular os motoneurônios dos músculos mastigatórios. Os fusos musculares são receptores sensoriais capazes de diferenciar alterações mínimas no estiramento muscular e enviar as informações para o corno posterior da medula espinal e para o núcleo sensitivo do trigêmeo. Essas informações são transmitidas mono-sinapticamente a motoneurônios que inervam as fibras extrafusais, responsáveis pela contração dos sarcômeros, e a fibras intrafusais que regulam a sensibilidade do próprio fuso muscular. Eles estimulam também interneurônios que inibem a contração dos músculos antagonistas.[120]

Os fusos musculares são ativados pelo reposicionamento mecânico ou funcional da dimensão vertical. Outro mecanismo envolvido é a estabilização mecânica ortopédica da mandíbula para uma posição mais fisiológica, ajudando a relaxar a musculatura e a diminuir a produção de substâncias algógenas, restabelecendo o aporte sanguíneo normal e liberando os metabólitos.[5]

As placas de relaxamento têm um forte impacto na diminuição ou na eliminação dos sinais e sintomas de disfunção muscular. O alívio total dos sintomas mostra índices de 41% a 70%, e a resolução parcial, entre 84% e 90%. Quando comparadas à ausência de tratamento, são significativamente superiores, com *odds ratio* de 11,5.[121]

A placa também relembra, cognitivamente, o paciente a alterar comportamentos anormais e atividades musculares parafuncionais. Esse fato reforça os aconselhamentos para uma melhor postura, colaborando para a diminuição dos sintomas. Entretanto, a capacidade de alterar a consciência cognitiva não deveria ser confundida com um verdadeiro efeito placebo.

Em revisão sistemática, Al-Ani *et al.*[122] investigaram a eficácia da terapia por placas oclusais na redução dos sintomas em pacientes com dor miogênica. Doze trabalhos preencheram os critérios de inclusão. Os autores concluíram que não há evidência suficiente a favor ou contra o uso da terapia de estabilização da placa sobre outras intervenções ativas para o tratamento da DTM muscular, no entanto, essa terapia parece ser benéfica para reduzir a intensidade da dor em repouso e à palpação, quando comparada à ausência de tratamento. Não houve diferenças estatisticamente significativas quando a placa de estabilização foi comparada à placa sem recobrimento oclusal. Nenhuma diferença significativa foi encontrada, também, quando ela foi comparada à acupuntura. Foi observada uma melhoria na mobilidade mandibular, na função e em relação à dor na ATM, à mialgia, à dor ao movimento, tanto para a placa como para os exercícios musculares, nas avaliações de três e seis meses.

A terapia com placas oclusais tem sido considerada eficaz para o tratamento das DTM, no entanto, sua superioridade em comparação com outros tratamentos para as disfunções da ATM permanece controversa. Nagata *et al.*[123] compararam a eficácia da terapia de estabilização ortopédica por placas com a terapia multimodal (autoexercício, terapia cognitivo-comportamental, aconselhamento e manipulação da mandíbula). Cento e oitenta e um participantes com DTM foram aleatoriamente alocados em: grupo de terapia multimodal sem placa; grupo polimodal com placa. A limitação da abertura da boca, a dor orofacial e os ruídos articulares diminuíram significativamente nos dois grupos, mas sem diferença entre eles, após 10 semanas.

Trinta e três ensaios clínicos randomizados elegíveis foram incluídos na metanálise realizada por Pficer *et al.*[3] para avaliar a efetividade das placas oclusais de estabilização. Deles, 5 estudos tinham grupo controle com fisioterapia; 4 compararam a placa com tratamento comportamental; 3 estudos incluíram tratamento mínimo (exercício e aconselhamento); e 1 estudo utilizou apenas o aconselhamento como grupo controle. Ainda, 7 estudos não tiveram tratamento para grupo controle. Concluíram que as placas apresentam um bom benefício de curto prazo para pacientes com DTM, no entanto, em longo prazo, o efeito é equalizado com outras modalidades terapêuticas.

Joias *et al.*[78] compararam 32 pacientes divididos em dois grupos: placa oclusal convencional, ajustada de acordo com os conceitos gnatológicos; e placa de palato, sem recobrimento oclusal, de 2 mm de espessura. Os parâmetros de avaliação incluíram EVA, algometria e EMG dos músculos masseter e temporal, além de índice craniomandibular de Fricton (ICM). As avaliações pré-tratamento, 1, 2 e 4 meses após o tratamento mostram que as duas placas foram eficazes em todos os parâmetros em relação à condição inicial e estatisticamente semelhantes no alívio da DTM muscular. Hipotetizam que o efeito da placa sem recobrimento oclusal deve ocorrer pelo contato com a língua, que reposiciona a mandíbula para um ponto mais funcional.

Agulhamento nos pontos-gatilho miofasciais

O agulhamento é uma técnica intervencionista, porém minimamente invasiva, utilizada na desativação dos pontos-gatilho miofasciais (PGM). É uma abordagem prioritária na terapêutica da dor miofascial, já que proporciona melhora significativa das dores local e referida. É uma terapia de baixo custo, segura e apresenta efeitos locais, segmentares, supra-segmentares, além do placebo.[124] O efeito terapêutico do agulhamento seco destrói os elementos contráteis e os componentes sensoriais ou motores das terminações nervosas que contribuem para a atividade desses pontos;

com isso, reestabelece a microcirculação local, distribuindo glicose e ATP, que promovem o relaxamento dos sarcômeros contraídos e remove metabólitos algógenos.

Para avaliar a efetividade do agulhamento seco na inativação dos PGM, Dıraçoğluet *et al.*[125] dividiram 52 indivíduos em dois grupos randomizados: grupo de estudo e placebo (foram utilizadas agulhas *sham*). Um examinador cego avaliou os resultados por algometria (limiar de dor à pressão), EVA e grau de abertura da boca não assistida. Os valores algométricos foram significativamente maiores no grupo de estudo do que no de placebo. Não houve diferenças entre os dois grupos quanto à EVA e à abertura da boca não assistida sem dor.

Kietrys *et al.*,[126] em avaliação por metanálise, incluíram 4 estudos que compararam: 1- o agulhamento seco, o placebo e o controle imediatamente após o tratamento; 2- o agulhamento seco, o placebo e o controle após 4 semanas; 3- o agulhamento seco a outros tratamentos imediatamente após o tratamento; 4- o agulhamento seco a outros tratamentos após 4 semanas. Como resultado, em três estudos o agulhamento real diminuiu a dor miofascial imediatamente. Além disso, dois artigos mostraram que o agulhamento foi superior em relação ao placebo após 4 semanas.

Tough *et al.*,[127] em revisão sistemática, selecionaram 7 estudos randomizados que avaliaram a efetividade de agulhamentos secos na inativação dos PGM, comparados à ausência de tratamento ou ao placebo. Escores de EVA foram utilizados como o padrão de avaliação. Um estudo concluiu que o agulhamento foi superior à ausência de intervenção. Dois estudos, comparando o agulhamento seco dos PGM com o agulhamento em outras partes do músculo, produziram resultados não conclusivos. Quatro estudos que usaram placebo foram incluídos em metanálise. Combinando esses estudos (n = 134), o agulhamento não foi significativamente superior ao placebo. As evidências são limitadas de que o agulhamento de PGM tenha um efeito superior aos cuidados conservadores. Embora os resultados do agulhamento não fossem estatisticamente significantes em relação ao placebo, indicam uma direção positiva para serem utilizados na clínica.

Ilbuldu *et al.*[128] avaliaram 60 pacientes com PGM no músculo trapézio superior, divididos em três grupos, de modo aleatório, que receberam, respectivamente, nos PGM: laser placebo; agulhamento seco; LBI. Todos foram instruídos a fazer exercícios de alongamento doméstico. Foram avaliados antes, durante o tratamento e 6 meses depois dele, quanto a EVA, amplitude de movimento e estado funcional cervical. Os resultados imediatos mostraram uma diminuição significativa da dor em repouso e em atividade, além de aumento do limiar de dor no grupo do laser em comparação aos grupos placebo e agulhamento. Após 6 meses, não houve diferenças entre os grupos, com a conclusão de que a terapia com laser pode ser útil como modalidade de tratamento na síndrome dolorosa miofascial, por sua não invasividade, facilidade e aplicação.

Com o objetivo de testar se o agulhamento seco é mais eficaz do que o agulhamento seco simulado no tratamento da síndrome de dor miofascial, Tekin *et al.*[129] realizaram estudo prospectivo, duplo-cego e randomizado com 39 indivíduos com PGM divididos em dois grupos: de estudo e placebo. O agulhamento seco foi realizado com agulhas de acupuntura e o placebo, com agulhamento *sham* por seis sessões durante quatro semanas. A avaliação ocorreu por EVA e Short Form-36 (SF-36, que mensura status de saúde). A EVA do grupo de agulhamento verdadeiro foi significativamente menor ao final das avaliações. O SF-36 aumentou de modo relevante no grupo de agulhamento seco, significando que ele é eficaz no alívio da dor e na melhoria da qualidade de vida dos pacientes com dor miofascial.

Wang *et al.*,[130] em revisão sistemática com metanálise, incluíram 10 estudos RTC que comparavam a acupuntura manual ao placebo *sham* para a inativação de PGM. A acupuntura mostrou-se superior ao *sham* na intensidade da dor após estimulação dos PGM, mas não em pontos de acupuntura tradicionais. O benefício já pode ser visto tanto após um único tratamento como no curso das oito sessões. Houve também um significativo aumento do limiar de dor por pressão após estimulação dos PGM e redução da irritabilidade muscular.

Rayegani *et al.*[131] compararam os efeitos do agulhamento seco e da fisioterapia no tratamento da síndrome da dor miofascial. Um estudo randomizado e controlado foi realizado com 28 pacientes apresentando dor miofascial do músculo trapézio superior, sendo distribuídos aleatoriamente em dois grupos: agulhamento seco e controle (fisioterapia). Uma semana e um mês depois de receber as modalidades terapêuticas, houve comparações intra e intergrupos quanto a intensidade de dor, dor à pressão do PGM e avaliação da qualidade de vida. Após um mês, os grupos de fisioterapia e agulhamento seco tiveram níveis de dor em repouso, à noite e durante atividade diminuídos. O limiar de dor à pressão do PGM e alguns escores de qualidade de vida (SF-36) melhoraram nos dois grupos de modo semelhante. Parece que ambas as modalidades, fisioterapia e agulhamento seco, têm efeito equivalente sobre a dor miofascial do músculo trapézio superior.

Fernández-Carnero *et al.*[132] investigaram os efeitos do agulhamento seco em pontos-gatilho ativos no músculo masseter em pacientes com desordens temporomandibulares. Doze mulheres diagnosticadas com DTM miofascial foram recrutadas. Cada paciente participou de duas sessões de tratamento em dois dias separados e recebeu uma intervenção designada aleatoriamente: agulhamento seco (experimental) ou agulhamento seco simulado (placebo) no ponto mais doloroso desse músculo. Foram avaliados, por um examinador cego, o limiar de dor à pressão e o grau de abertura ativa da boca sem dor, antes e 5 minutos depois da intervenção. Concluiu-se que a aplicação de agulhamento seco em PGM ativos, no músculo masseter, induziu melhora significativa na abertura máxima da boca e no limiar de dor à pressão, quando comparada ao agulhamento seco simulado em pacientes com DTM miofascial.

Os PGM são frequentemente tratados com agulhamento, com ou sem infiltração. Tough *et al.*[127] realizaram revisão sistemática com ou sem injeção, para estabelecer a evidência do agulhamento seco. Pesquisando bancos de dados eletrônicos para identificar ensaios controlados randomizados relevantes, incluíram estudos em que os controles eram a ausência de tratamento, outros métodos de tratamento ou, ainda, alguma forma de placebo. EVA foi o principal parâmetro de mensuração. Um estudo concluiu que o agulhamento direto foi superior à ausência de intervenção. Dois estudos, comparando o agulhamento seco direto com o agulhamento em outras partes do músculo, produziram resultados contraditórios. Quatro estudos usaram um controle placebo e foram incluídos em uma metanálise. O agulhamento não foi significativamente superior ao placebo. Os autores concluíram que as evidências são limitadas de que o agulhamento profundo nos PGM tenha um efeito global melhor do que os cuidados padrões. Embora o resultado da metanálise, que compara agulhamento com os controles com placebo, não atinja valores estatisticamente significativos, há uma tendência do uso do agulhamento seco no PGM. No entanto, se destaca o tamanho limitado das amostras e a baixa qualidade dos estudos.

Pode-se concluir que o agulhamento seco direto dos PGM parece ser um tratamento efetivo, mas a hipótese de que as terapias com agulhas têm eficácia, além do placebo, não é apoiada nem refutada pelas evidências de ensaios clínicos até o momento.[133]

Aconselhamentos

A educação individualizada do paciente é um componente central do gerenciamento da DTM. O enfoque inclui a redução de hábitos parafuncionais, a abordagem de fatores psicossociais e informações sobre a dor, que influenciam tanto a ansiedade quanto o controle do estresse. Portanto, torna-se difícil estabelecer os limites entre a maior cognição e o placebo.

Cunha *et al.*,[134] com o objetivo de avaliar a influência isolada do aconselhamento nos sintomas de DTM, analisaram 70 pacientes (91,4% mulheres; 8,6% homens) a ser tratados em uma faculdade de Odontologia. Todos participaram de uma palestra que esclarecia o que é DTM, sua etiologia, os métodos de tratamento e como eles poderiam colaborar durante o período de espera pelo atendimento. Os dados foram coletados em duas etapas: no dia da palestra, consistindo de um questionário sobre sintomas de estresse, parafunções e aplicação da EVA, e na sessão que iria iniciar o tratamento clínico, que variou de 1 semana a 11 meses. Os resultados mostram diminuição significativa entre os valores iniciais e finais da EVA, mas não na parafunção e no estresse. Pode-se concluir que o aconselhamento é importante no controle dos sintomas de DTM.

Sete ensaios clínicos randomizados, envolvendo um total de 489 pacientes, foram incluídos na revisão sistemática realizada por Freitas *et al.*[135] para avaliar o efeito dos aconselhamentos nos sintomas de DTM. Os estudos, que variaram de 4 a 12 meses, sugeriram que o aconselhamento foi capaz de melhorar a sensibilidade à palpação dos músculos mastigatórios, a abertura máxima da boca com e sem dor, com resultados semelhantes aos dos aparelhos interoclusais. Os autores concluíram que as terapias baseadas em aconselhamento e autocuidados são uma alternativa conservadora de baixo custo, além de ser benéficas para o alívio dos sinais e sintomas da DTM, melhorando os domínios psicológicos e potencialmente reduzindo os comportamentos nocivos, com ensaios clínicos bem delineados, controlados e randomizados.

Aconselhamentos e o autogerenciamento são estratégias úteis para incluir no gerenciamento de pacientes com DTM. Ao comparar essas intervenções com placas oclusais, um efeito positivo foi obtido com o aconselhamento, mas, quando comparado com outras intervenções, como TM ou exercício terapêutico, nenhum benefício adicional foi observado. No entanto, assume-se que a educação e estratégias de autogestão são boas para serem combinadas com outras técnicas. Sob o ponto de vista do placebo, as informações educativas do paciente têm um papel de expectativas positivas, reduzindo a dor, a incapacidade e os fatores psicológicos nas desordens musculoesqueléticas crônicas.[52]

Terapia cognitiva comportamental

A terapia cognitiva comportamental se concentra em influenciar ativamente o comportamento do paciente, alterando padrões de pensamento disfuncionais e contraproducentes. Essas variáveis devem ser abordadas durante as sessões de tratamento e, se necessário, deve ser considerado encaminhamento.[136] O objetivo é aumentar a capacidade do paciente de lidar com as dificuldades relacionadas à doença e instalar um maior senso de controle. Os métodos instrucionais se esforçam para cultivar uma perspectiva nova e mais produtiva sobre a doença. Muitos estudos ou métodos psicológicos avaliam não apenas a intensidade da dor, mas também a capacidade de o paciente lidar com as doenças.

Pacientes com DTM crônica, em geral, apresentam fatores psicológicos associados que devem ser gerenciados com intervenções específicas. A terapia comportamental cognitiva é um dos tratamentos propostos para gerenciar os pensamentos, comportamentos e/ou sentimentos dos pacientes que podem exacerbar os sintomas da dor. É uma terapia não invasiva e pouco provável de ter efeitos adversos. A literatura relata que a terapia cognitivo-comportamental por si só não é melhor do que outras intervenções, mas é um bom complemento, especialmente ao adaptar o tratamento às características psicológicas do paciente.[52,137]

Do ponto de vista psicológico, uma multiplicidade de mecanismos contribui para os efeitos do placebo. Esses incluem expectativas, condicionamento, aprendizagem, memória, motivação, foco somático, recompensa, redução da ansiedade e significado. É provável que seja a abordagem terapêutica mais difícil de se dimensionar com o placebo, pois trabalha com os mesmos fatores que os desencadeiam.

CONCLUSÃO

Pacientes com DTM podem se beneficiar de uma série de intervenções gerenciadas pelo cirurgião dentista e por outros profissionais de saúde, sempre em uma abordagem interdisciplinar (que, por definição, é uma abordagem de múltiplos profissionais integrados para o mesmo objetivo, com vínculo comum). Considerando que a dor é o motivo mais comum para a consulta médica, os pesquisadores devem revisar a base de conhecimento atual a fim de levar em conta a multidimensionalidade da dor. Nesse sentido, o perfil psicológico do paciente pode ser decisivo para estabelecer a terapia mais eficaz, com o propósito de um diagnóstico personalizado de DTM.

As terapias ativas devem se associar ao placebo, assim melhorando a adesão, o conforto e o controle sintomático do paciente com DTM. O profissional precisa conscientemente incentivar o placebo e evitar o nocebo.

REFERÊNCIAS BIBLIOGRÁFICAS

1. Velly AM, Schiffman EL, Rindal DB, et al. The feasibility of a clinical trial of pain related to temporomandibular muscle and joint disorders: the results of a survey from the Collaboration on Networked Dental and Oral Research dental practice-based research networks. J Am Dent Assoc. 2013;144(1):e1-10.
2. Herranz-Aparicio J, Vázquez-Delgado E, Arnabat-Domínguez J, et al. The use of low level laser therapy in the treatment of temporomandibular joint disorders. Review of the literature. Med Oral Patol Oral Cir Bucal. 2013; 8(4):603-12.
3. Kuzmanovic Pficer J, Dodic S, Lazic V, et al. Occlusal stabilization splint for patients with temporomandibular disorders: meta-analysis of short and longterm effects. PLoS One. 2017;12(2):1-21.
4. NHI Consensus Conference. Acupuncture. JAMA. 1998;280(17):1518-24.
5. Roldán-Barraza FC, Janko S, Villanueva, et al. A systematic review and meta-analysis of usual treatment versus psychosocial interventions in the treatment of myofascial temporomandibular disorder pain. J Oral Facial Pain Headache. 2014;28(3):205-22.
6. Benedetti F. Mechanisms of placebo and placebo-related effects across diseases and treatments. Annu Rev Pharmacol Toxicol. 2008;48:33-60.
7. Kirscha I. The placebo effect revisited: lessons learned to date. Complement Ther Med. 2013; 21(2):102-4.
8. Eippert F, Bingel U, Schoell ED, et al. Activation of the opioidergic descending pain control system underlies placebo analgesia. Neuron. 2009; 63(2): 533-43.
9. Almeida LD. Efeito nocebo e consentimento informado contextualizado: reflexões sobre aplicação em oftalmologia. Rev. Bioet. 2014;22(3):427-33.
10. Colagiuri B, Quinn VF. Autonomic arousal as a mechanism of the persistence of nocebo hyperalgesia. J Pain. 2018;19(5):476-86.
11. Colloca L, Miller FG. The nocebo effect and its relevance for clinical practice. Psychosom Med. 2011;73(7):598-603.
12. Jakovljevic M. The placebo–nocebo response: controversies and challenges from clinical and research perspective. Eur Neuropsychopharmacol. 2014; 24:333-41.
13. Benedetti F, Carlino E, Pollo A. How placebos change the patient's brain. Neuropsychopharmacology. 2011;36(2):339-54.
14. Dodd S, Dean OM, Vian J, et al. A Review of the theoretical and biological understanding of the nocebo and placebo phenomena. Clin Ther. 2017;39(3):469-76.
15. Teixeira MZ. Bases psiconeurofisiológicas do fenômeno placebo-nocebo: evidências científicas que valorizam a humanização da relação médico-paciente. Rev Assoc Med Bras. 2009;55(1):13-8.

16. Chavarria V, Vian J, Pereira C, et al. The placebo and nocebo phenomena: their clinical management and impact on treatment outcomes. Clin Ther. 2017;39(3):477-86.

17. Häuser W, Hansen E, Enck P. Nocebo phenomena in medicine: their relevance in everyday clinical practice. Dtsch Arztebl Int. 2012;109(26): 459-65.

18. Jütte R. The early history of the placebo. Complemen Ther Med. 2013; 21(1):94-7.

19. Czerniaka E, Davidson M. Placebo: a historical perspective. Eur Neuropsychopharmacology. 2012;22(2):770-4.

20. Büchel C, Geuter S, Sprenger C, et al. Placebo analgesia: a predictive coding perspective. Neuron. 2014;19;81(6):1223-39.

21. Meissner K, Bingel U, Colloca L, et al. The placebo effect: advances from different methodological approaches. J Neurosc. 2011;31(45):16117-24.

22. Carlino E, Benedetti F. Review different contexts, different pains, different experiences. Neuroscience. 2016;338(3):19-26.

23. Benedetti F. Placebo effects: from the neurobiological paradigm to translational implications. Neuron. 2014;84(3):623-37.

24. Bushnell MC, Čeko M, Low LA. Cognitive and emotional control of pain and its disruption in chronic pain. Nat Rev Neurosci. 2013;14(7):502-11.

25. Pereira MG, Pedras S, Machado JC. Validação do questionário crenças acerca da medicação em pacientes diabéticos tipo 2. Psicol Teor Pesq. 2013;29(2):229-36.

26. Rossettini G, Carlino E, Testa M. Clinical relevance of contextual factors as triggers of placebo and nocebo effects in musculoskeletal pain. BMC Musculoskelet Disord. 2018;19(1):27.

27. Schafe SM, Colloca L, Wage TD. Conditioned placebo analgesia persists when subjects know they are receiving a placebo. J Pain. 2015;16(5):412-20.

28. Benedetti F. Placebo and the new physiology of the doctor-patient relationship. Physiol Rev. 2013;93(2):1207-46.

29. Fehse K, Maikowski L, Simmank F, et al. Placebo responses to original vs. generic asa brands during exposure to noxious heat: a Pilot fMRI Study of Neurofunctional Correlates. Pain Med. 2015;16(3):1967-74.

30. Colloca L, Benedetti F. How prior experience shapes placebo analgesia. Pain. 2006; 124:126-33.

31. Dieppe P. Trial designs and exploration of the placebo response. Complemen Ther Med. 2013;21(2):105-8.

32. Dias EV, Sartori CR. Compreendendo o efeito placebo. Rev Cienc Saúde. 2015;5(4):3-7.

33. Benedetti F. Placebo-induced improvements: how therapeutic rituals affect the patient's brain. J Acupunct Meridian Stud. 2012;5(3):97-103.

34. Benedetti F, Amanzio M, Vighetti S, et al. The biochemical and neuroendocrine bases of the hyperalgesic nocebo effect. J Neurosci. 2006; 26(46):12014-22.

35. Voudouris NJ, Peck CL, Coleman G. The role of conditioning and verbal expectancy in the placebo response. Pain. 1990;43(3):21-8.

36. Blasinia M, Corsia N, Klingerc R, et al. Nocebo and pain: an overview of the psychoneurobiological mechanisms. Pain Rep. 2017;2(2):pii: e585.

37. Benedetti F, Carlino E, Piedimonte A. Increasing uncertainty in CNS clinical trials: the role of placebo, nocebo, and Hawthorne effects. Lancet Neurol. 2016;15(5):736-47.

38. Colloca L, Miller FG. The nocebo effect and its relevance for clinical practice. Psychosom Med. 2011;73(7):598-603.

39. Levine JD, Gordon NC, Fields HL. The mechanism of placebo analgesia. Lancet. 1978; 2(8103):654-7.

40. Zhang RR, Zhang WC, Wang JY, et al. The opioid placebo analgesia is mediated exclusively through μ-opioid receptor in rat. Int J Neuropsychopharmacol. 2013;16(4):849-56.

41. Amanzio M, Benedetti F. Neuropharmacological dissection of placebo analgesia: expectation-activated opioid systems versus conditioning- activated specific subsystems. J Neurosci. 1999;19(1):484-94.

42. Zubieta JK, Bueller JA, Jackson LR, et al. Behavioral/systems/cognitive placebo effects mediated by endogenous opioid activity on opioid receptors. The J Neurosci. 2005;25(34):7754-62.

43. Benedetti F, Lanotte M, Lopiano L, et al. When words are painful: unraveling the mechanisms of the nocebo effect. Neuroscience. 2007;147(2):260-71.

44. Höfler C, Wabnegger A, Schienle A. Investigating visual effects of a disgust nocebo with fMRI. J Integrat Neurosci. 2018;17(3):83-91.

45. Benedetti F, Thoen W, Blanchard C, et al. Pain as a reward: changing the meaning of pain from negative to positive co-activates opioid and cannabinoid systems. Pain. 2013; 154(2):361-7.

46. Wells RE. To tell the truth, the whole truth, may do patients harm: the problem of the nocebo effect for informed consent. Am J Bioeth. 2012;12(3): 22-9.

47. Hall KT, Loscalzo J, Kaptchuk TJ. Genetics and the placebo effect: the placebome. Trends Mol Med. 2015;21(5):285-94.

48. Scott DJ, Stohler CS, Egnatuk CM, et al. Placebo and nocebo effects are defined by opposite opioid and dopaminergic responses. Arch Gen Psychiatry. 2008;65(2):220-31.

49. Enck P, Benedetti F, Schedlowsk M. New insights into the placebo and nocebo responses. Neuron. 2008; 59(2):195-206.

50. Büchel C, Morris J, Dolan RJ, et al. Brain systems mediating aversive conditioning: an event-related fMRI study. Neuron. 1998;20(5):947-57.

51. Elman I, Borsook D. Threat response system: parallel brain processes in pain vis-à-vis fear and anxiety. Front Psychiatry. 2018;20;(9):29.

52. Gil-Martínez A, Paris-Alemany A, López-de-Uralde-Villanueva I, et al. Management of pain in patients with temporomandibular disorder (TMD): challenges and solutions. J Pain Res. 2018;11:571-87.

53. Fabbro F, Crescentini C. Facing the experience of pain: a neuropsychological perspective. Phys Life Rev. 2014;11(3):540-52.

54. Carlino E, Guerra G, Piedimonte A. Placebo effects: from pain to motor performance. Neuroscience Letters. 2016;632(2):224-30.

55. Murray D, Stoessl AJ. Mechanisms and therapeutic implications of the placebo effect in neurological and psychiatric conditions. Pharmacol Ther. 2013;140(4):306-18.

56. Lent, R. Cem bilhões de neurônios: conceitos fundamentais de neurociência. São Paulo: Atheneu; 2001.

57. Lamm C, Singer T. The role of anterior insular cortex in social emotions. Brain Struct Funct. 2010;214:(5-6):579-91.

58. Clarke RE, Verdejo-Garcia A, Andrews ZB. The role of corticostriatal-hypothalamic neural circuits in feeding behaviour: implications for obesity. J Neurochem. 2018;147(6):715-29.

59. Mavridis I. The role of the nucleus accumbens in psychiatric disorders. Psychiatriki. 2015; 25(4):282-94.

60. Zucca FA, Basso E, Cupaioli FA, et al. Neuromelanin of the human substantia nigra: an update. Neurotox Res. 2014;25(1):13-23.

61. Der-Ghazarian T, Widarma CB, Gutierrez A, et al. Behavioral effects of dopamine receptor inactivation in the caudate-putamen of preweanling rats: role of the D2 receptor. Psychopharmacology. 2014; 231(4):651-62.

62. Behbehani MM. Functional characteristics of the midbrain periaqueductal gray. Prog Neurobiol. 1995;46(6):575-605.

63. Crossman AR, Neary D. Neuroanatomia, um texto ilustrado em cores. 2 ed. São Paulo: Guanabara Koogan; 2002.

64. Rothkirch M, Schmack K, Deserno L, et al. Attentional modulation of reward processing in the human brain. Hum Brain Mapp. 2014;35(7):3036-51.

65. Aziz CB, Ahmad AH. The role of the thalamus in modulating pain. Malays J Med Sci. 2006;13(2):11-8.

66. Margolis EB, Lock H, Hjelmstad GO, et al. The ventral tegmental area revisited: Is there an electrophysiological marker for dopaminergic neurons? J Physiol. 2006;577(3):907-24.

67. Amanzio M, Benedetti F, Porro CA, et al. Activation likelihood estimation meta-analysis of brain correlates of placebo analgesia in human experimental pain. Hum Brain Mapp. 2013;34(3):738-52.

68. Schienle A, Höfler C, Sonja U, et al. Emotion-specific nocebo effects: an fMRI study. Brain Imaging Behav. 2018;12(1):180-7.

69. Testa M, Rossettini G. Enhance placebo, avoid nocebo: how contextual factors affect physiotherapy outcomes. Man Ther. 2016;24:65-74.

70. Ramey D. 2005, https://sciencebasedmedicine.org/is-there-a-placebo-effect-for-animals.(Acesso em abril, 5, 2019).

71. Ader R, Cohen N. Behaviorally conditioned immunosuppression. Psychosomatic Med. 1975;37(4):333-40.

72. Lucassen P, Olesen F. Context as a drug: some consequences of placebo research for primary care. Scand J Prim Health Care. 2016;34:(4):428-33.

73. Klinger R, Blasini M, Schmitz J, et al. Nocebo effects in clinical studies: hints for pain therapy. Pain Rep. 2017;2(2). pii: e586.

74. Wells RW. To tell the truth, the whole truth, may do patients harm: the problem of the nocebo effect for informed consent. Am J Bioeth. 2012;12(3): 22-9.

75. Valle RT, Grossmann E, Fernandes RS. Disfunções temporomandibulares: abordagem clínica. Nova Odessa: Napoleão; 2014.

76. Chen J, Huang Z, Ge M, et al. Efficacy of low-level laser therapy in the treatment of TMDs: a meta-analysis of 14 randomised controlled trials. J Oral Rehabil. 2015;42(2):291-9.

77. Wieckiewicz M, Boening K, Wiland P, et al. Reported concepts for the treatment modalities and pain management of temporomandibular disorders. J Headache Pain. 2015;16:106.

78. Jóias RP, Oliveira W, Amorim JB, et al. Placas sem recobrimento oclusal podem aliviar dor de DTM muscular: estudo clínico controlado randomizado. Braz.Oral Res. 2016;30(Suppl.1):89.

79. Khalighi HR, Mortazavi H, Mojahedi SM, et al. low level laser therapy versus pharmacotherapy in improving myofascial pain disorder syndrome. J Lasers Med Sci. 2016;7(1):45-50.

80. Mujakperuo HR, Watson M, Morrison R, et al. Pharmacological interventions for pain in patients with temporomandibular disorders. Cochrane Database Systematic Reviews. 2010;10:CD004715.

81. Macedo CR, Macedo EC, Torloni MR, et al. Pharmacotherapy for sleep bruxism. Cochrane Database Systematic Reviews. 2014;10:CD005578.

82. Häggman-Henrikson B, Alstergren P, Davidson T, et al. Pharmacological treatment of orofacial pain – health technology assessment including a systematic review with network meta-analysis. J Oral Rehabil. 2017; 44(2):800-26.

83. Ahrari F, Madani AS, Ghafouri ZS, et al. The efficacy of low-level laser therapy for the treatment of myogenous temporomandibular joint disorder. Lasers Med Sci. 2014;29(3):551-7.

84. Demirkol N, Sari F, Bulbul M, et al. Effectiveness of occlusal splints and low-level laser therapy on myofascial pain. Lasers Med Sci. 2015;30(3):1007-12.

85. Harbour R, Miller J. A new system for grading recommendations in evidence based guidelines. Br Med J. 2001;323(1):334-6.

86. Zhu D, Gao Y, Chang J, et al. Placebo acupuncture devices: considerations for acupuncture research. evidence-based complementary and alternative medicine. Evid Based Complement Alternat Med. 2013;2013:628907.

87. Chen J, Huang Z, Ge M, et al. Efficacy of low-level laser therapy in the treatment of TMDs: a meta-analysis of 14 randomised controlled trials. J Oral Rehabil. 2015;42(4):291-9.

88. Demirkol N, Sari F, Bulbul M, et al. Effectiveness of occlusal splints and low-level laser therapy on myofascial pain. Lasers Med Sci. 2015;30(3):1007-12.

89. Khalighi, HR. Low Level Laser Therapy Versus Pharmacotherapy in Improving Myofascial Pain Disorder Syndrome. J Lasers Med Sci. 2016; 7(1):45-50.

90. Ahrari F. The efficacy of low-level laser therapy for the treatment of myogenous temporomandibular joint disorder. Lasers Med Sci. 2014;29(2): 551-7.

91. Ferreira APL, Costa DR, Oliveira AI, et al. Short-term transcutaneous electrical nerve stimulation reduces pain and improves the masticatory muscle activity in temporomandibular disorder patients: a randomized controlled trial. J Appl Oral Sci. 2017;25(2):112-20.

92. Maia MLM, Bonjardim LR, Quintans JS, et al. Effect of low-level laser therapy on pain levels in patients with temporomandibular disorders: a systematic review. J Appl Oral Sci. 2012;20(6):594-602.

93. Borges RMM, Cardoso DS, Flores BC, et al. Effects of different photobiomodulation dosimetries on temporomandibular dysfunction: a randomized, double-blind, placebo-controlled clinical trial. Lasers Med Sci. 2018;33(9):1859-66.

94. Herpich CM, Leal-Junior EC, Gomes CAF, et al. Immediate and short-term effects of phototherapy on pain, muscle activity, and joint mobility in women with temporomandibular disorder: a randomized, double-blind, placebo-controlled, clinical trial. Disabil Rehabil. 2018;40(19):2318-24.

95. Magri LV, Carvalho VA, Rodrigues FC, et al. Effectiveness of low-level laser therapy on pain intensity, pressure pain threshold, and SF-MPQ indexes of women with myofascial pain. Lasers Med Sci. 2017;32(2):419-28.

96. Seifi M, Ebadifar A, Kabiri S, et al. Comparative effectiveness of low level laser therapy and transcutaneous electric nerve stimulation on temporomandibular joint disorders. J Lasers Med Sci. 2017;(8 Suppl 1):S27-31.

97. Monaco A, Sgolastra F, Ciarrocchi I, et al. Effects of transcutaneous electrical nervous stimulation on electromyographic and kinesiographic activity of patients with temporomandibular disorders: a placebo-controlled study. J Electromyogr Kinesiol. 2012;22(3):463-8.

98. Methods of treating chronic pain type: systematic review. Swedish Council on Health Technology Assessment. SourceStockholm: Swedish Counci on Health Technology Assessment (SBU); 2006. SBU Yellow Report No. 177/1+2.SBU Systematic Review Summaries.

99. von Piekartz H, Hal T. Orofacial manual therapy improves cervical movement impairment associated with headache and features of temporomandibular dysfunction: A randomized controlled trial. Man Ther. 2013;18(4);345-50.

100. Armijo-Olivo S, Pitance L, Singh V, et al. Effectiveness of manual therapy and therapeutic exercise for temporomandibular disorders: systematic review and meta-analysis. Phys Ther. 2016;96(1):9-25.

101. Calixtre LB, Moreira RF, Franchini GH, et al. Manual therapy for the management of pain and limited range of motion in subjects with signs and symptoms of temporomandibular disorder: a systematic review of randomised controlled trials. J Oral Rehabil. 2015;42(2):847-61.

102. Morell GC. Manual therapy improved signs and symptoms of temporomandibular disorders. Evid Based Dent. 2016;17(1):25-6.

103. Wu JY, Zhang C, Xu YP, et al, Acupuncture therapy in the management of the clinical outcomes for temporomandibular disorders A PRISMA-compliant meta-analysis. Medicine. 2017;96(1):9.

104. Türp JC. Limited evidence that acupuncture is effective for treating temporomandibular disorders. Evid Based Dent. 2011;12(3):89

105. Jung A, Shin BC, Lee MS, et al. Acupuncture for treating temporomandibular joint disorders: a systematic review and meta-analysis of randomized, sham-controlled trials. J Dent. 2011;39(5):341-50.

106. Laurence B. Acupuncture may be no more effective than sham acupuncture in treating temporomandibular joint disorders. J Evid Based Dent Pract. 2012;12(1):2-4.

107. Streitberger K, Kleinhenz J. Introducing a placebo needle into acupuncture research. Lancet. 1998;1(3):352:64.

108. Kreiner M, Zaffaroni A, Alvarez R, et al. Validation of a simplified sham acupuncture technique for its use in clinical research: a randomised, single blind, crossover study. Acupunct Med. 2010;28(2):33-6.

109. Park J, White A, Stevinson C, et al. Validating a new non-penetrating sham acupuncture device: two randomised controlled trials. Acupunct Med. 2002; 20(4):168-74.

110. Liu B, Xu H, Ma R, et al. Effect of blinding with a new pragmatic placebo needle. a randomized controlled crossover study. Medicine. 2014;93(27):1-10.

111. Tsukayama H, Yamashita H, Kimura T, et al. Factors that influence the applicability of sham needle in acupuncture trials two randomized, single-blind, crossover trials with acupuncture experienced subjects. Clin J Pain. 2006;22(1):346-9.

112. Appleyard I, Lundeberg T, Robinson N. Should systematic reviews assess the risk of bias from sham–placebo acupuncture control procedures? Eur J Integrat Med. 2014; 6(3):234-43.

113. Management of temporomandibular disorders. J Am Dent Assoc. 1996; 127(2):1595-603.

114. Itoh K, Asai S, Ohyabu H, et al. Effects of trigger point acupuncture treatment on temporomandibular disorders: a preliminary randomized clinical trial. J. Acupunct. Meridian Stud. 2012;5(2):57-62.

115. Smith P, Mosscrop D, Davies S, et al. The efficacy of acupuncture in the treatment of temporomandibular joint myofascial pain: a randomized controlled trial. J. Dent. 2007;35(3):259-67.

116. Cho SH, Whang WW. Acupuncture for temporomandibular disorders: a systematic review. J Orofac Pain. 2010;24(2):152-62.

117. Zotelli VL, Grillo CM, Gil ML, et al. Acupuncture effect on pain, mouth opening limitation and on the energy meridians in patients with temporomandibular dysfunction: a Randomized Controlled Trial. J. Acupunct Meridian Stud. 2017;10(5):351-9.

118. MacPherson H, Vertosick E, Lewith G, et al. Influence of control group on effect size in trials of acupuncture for chronic pain: a secondary analysis of an individual patient data meta-analysis. PLoS One. 2014;9(4):e93739.

119. Vickers AJ, Cronin AM, Maschino AC, et al. Acupuncture for chronic pain: individual patient data meta-analysis. Arch Intern Med. 2012;172(19):1444-53.

120. Oliveira W. in: Valle RT, Grossmann E, Fernandes RSM. Disfunções Temporomandibulares: Abordagem Clínica. Editora Napoleão; Nova Odessa, 2014, 98-147p.

121. Cane L, Schieroni MP, Ribero G, et al. Effectiveness of the Michigan splint in reducing functional cervical disturbances: a preliminary study. J Craniomand Pract. 1997;15(3):132-5.

122. Al-Ani Z, Gray RJ, Davies SJ, et al. Stabilization splint therapy for the treatment of temporomandibular myofascial pain: a systematic review. J Dent Educ. 2005;69(11):1242-50.

123. Nagata K, Maruyama H, Mizuhashi R, et al. Efficacy of stabilisation splint therapy combined with non-splint multimodal therapy for treating RDC/TMD axis I patients: a randomised controlled trial. J Oral Rehabil. 2015;42(4):890-9.

124. Carvalho AV, Grossmann E, Ferreira FR, et al. The use of dry needling in the treatment of cervical and masticatory myofascial pain. Rev Dor. 2017;18(3):255-60.

125. Diraçoğlu D, Vural M, Karan A, et al. Effectiveness of dry needling for the treatment of temporomandibular myofascial pain: a double-blind, randomized, placebo controlled study. J Back Musculoskelet Rehabil. 2012; 25(4):285-90.

126. Kietrys DM, Palombaro KM, Azzaretto E, et al. Effectiveness of dry needling for upper-quarter myofascial pain: a systematic review and meta-analysis. J Orthop Sports Phys Ther. 2013; 43(9):620-34.

127. Tough EA, White AR, Cummings TM, et al. Acupuncture and dry needling in the management of myofascial trigger point pain: a systematic review and meta-analysis of randomised controlled trials. Eur J Pain. 2009;13(1):3-10.

128. Ilbuldu E, Cakmak A, Disci A, et al. Comparison of laser, dry needling, and placebo laser treatments in myofascial pain syndrome. Photomed Laser Sur. 2004;22:(4):306-11.

129. Tekin L, Akarsu S, Durmuş O, et al. The effect of dry needling in the treatment of myofascial pain syndrome: a randomized double-blinded placebo-controlled trial. Clin Rheumatol. 2013;32(3):309-15.

130. Wang R, Li X, Zhou S, Zhang X, et al. Manual acupuncture for myofascial pain syndrome: a systematic review and meta-analysis. Acupunct Med. 2017; 35(2):241-50.

131. Rayegani SM, Bayat M, Bahrami MH, et al. Comparison of dry needling and physiotherapy in treatment of myofascial pain syndrome. Clin Rheumatol. 2014;33(3):859-64.

132. Fernández-Carnero J, La Touche R, Ortega-Santiago R, et al. Short-term effects of dry needling of active myofascial trigger points in the masseter muscle in patients with temporomandibular disorders. J Orofac Pain. 2010; 24(1):106-12.

133. Cummings TM, White AR. Needling therapies in the management of myofascial triggers point pain: a systematic review. Arch Phys Med Rehabil. 2001;82(9):86-92.

134. Cunha LA, Caltabiano LV, Duarte MSR, et al. Influência do método de aconselhamento nos sintomas de disfunção temporomandibular. Rev APCD. 2006; 60(5):370-3.

135. Freitas RF, Ferreira MA, Barbosa GA, et al. A better definition of counselling strategies is needed to define effectiveness in temporomandibular disorders management. Evid Based Dent. 2013;14(4):118-9.

136. Shaffer SM, Brisme JM, Sizer PS, et al. Temporomandibular disorders. Part 2: conservative management. J Man Manip Ther. 2014; 22(1):13-23.

137. Oliveira W. Disfunções Temporomandibulares. São Paulo. Editora Artes Médicas LTDA. 2002; 472p.

CAPÍTULO 23

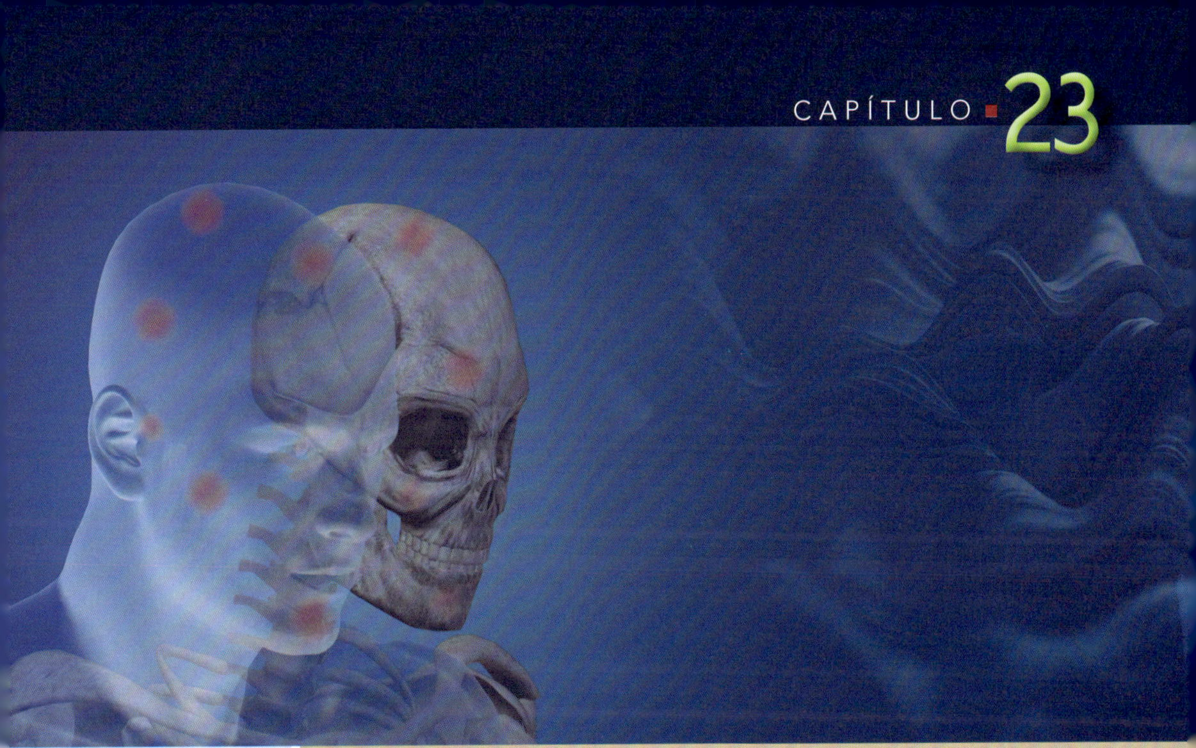

Rodrigo Lorenzi Poluha
Eduardo Grossmann

Infiltração Anestésica, Agulhamento Seco e Acupuntura nas Disfunções Temporomandibulares Musculares

INTRODUÇÃO

Disfunção Temporomandibular (DTM) é a terminologia utilizada para descrever as desordens musculoesqueletais que acometem a articulação temporomandibular (ATM), os músculos da mastigação e estruturas associadas.[1] Entre os diagnósticos musculares de DTM, a dor miofascial (DMF) corresponde isoladamente a 45,3% dos casos[2] e é definida com uma dor muscular regional, associada à sensibilidade à palpação e dor referida.[1] Clinicamente, a dor muscular referida está relacionada com pontos-gatilho miofasciais (PGMs).[3] Os PGMs são pontos hipersensíveis situados em tecidos musculares e/ou inserções tendíneas que, quando estimuladas, causam dor local ou referida, específica e que atende a um padrão reproduzível.[4-6]

Do ponto de vista clínico, PGMs podem ser diferenciados pela palpação manual em ativos e latentes.[4] Um ponto latente não causa dor espontânea, mas pode provocar sintomas quando comprimidos. Já o ponto ativo é doloroso de forma espontânea ou em resposta ao movimento do músculo envolvido.[4] Essa distinção clínica é suportada por estudos histoquímicos, nos quais níveis mais altos de mediadores neuroativos (bradicinina, substância P e serotonina) foram encontrados nos PGMs ativos quando comparados a PGMs latentes.[7] Um estudo avaliando pacientes com DTM encontrou 526 PGMs, distribuídos entre os músculos temporal anterior, médio e posterior; masseter, trapézio superior e esternocleidomastóideo, desses 491 eram latentes e 35 ativos.[8] Esse maior achado de PGMs latentes é esperado, uma vez que são prevalentes tanto em indivíduos sem queixa clínica quanto em pacientes com dor musculoesquelética, consistindo em uma das potenciais fontes de disfunções motoras em humanos.[6] Além disso, um PGM latente pode persistir por anos após aparente resolução do problema, mas predispõe o paciente a ataques agudos de dor, considerando que leves estiramentos, traumas, hiperatividade por sobreuso, resfriamento do músculo ou estresse emocional podem ser ações suficientes para reativá-lo.[9]

Devido a sua etiologia multifatorial, não há um protocolo de controle padrão para a DMF, no entanto, a literatura sugere que o tratamento deve iniciar pela inativação dos PGMs.[8] Entre as técnicas mais eficazes estão a infiltração anestésica, o agulhamento seco e acupuntura.[10]

EFEITOS DA INSERÇÃO DA AGULHA

A literatura é consistente em afirmar que a eficácia das técnicas de inativação dos PGMs com uso de agulhas, advém principalmente do uso da agulha propriamente dita. Além disso, os resultados são semelhantes em técnicas com ou sem a injeção de substâncias.[11,12]

A inserção da agulha no PGMs, independente da técnica utilizada, lesiona e/ou destrói as placas motoras, com consequente desnervação axônica distal e indução de regeneração fisiológica, que ocorre após 7 a 10 dias. Essa lesão é local e não causa risco significativo de formação cicatricial.[13-15] Localmente, há o alongamento das estruturas citoesqueléticas, seguido da recuperação do comprimento normal dos sarcômeros devido à diminuição da sobreposição dos filamentos de actina e da miosina.[14,16] Esse estresse mecânico transformado em atividade elétrica parece auxiliar a remodelação tecidual.[14,15]

Quando a agulha é inserida, um reflexo axônico é disparado na rede terminal das fibras A delta e fibras C, que está associado à liberação de várias substâncias vasoativas.[14-18] Essas atuam na vasodilatação e no aumento do fluxo sanguíneo local que resulta em redução da concentração das substâncias algogênicas, e diminuição da ativação dos nociceptores culminando na resolução da sensibilização periférica.[3,18,19] Além disso, a inserção da agulha estimula as fibras A delta e A β presentes nos músculos e na pele, que por sua vez acionam as células intermediárias no corno dorsal da medula espinal, por meio dos terminais colaterais. As células intermediárias liberam encefalina que bloqueia a transmissão da dor, efeito conhecido como "analgesia segmentar", o qual leva alguns minutos para se iniciar, mas pode durar por vários dias.[20]

Além disso, a inserção da agulha estimula a liberação de neuropeptídeos opioides como, por exemplo, betaendorfina, encefalina e dinorfina. Esses opioides são capazes de inibir diretamente a ascendência da transmissão nociceptiva iniciada no corno dorsal medular. A betaendorfina liberada após o agulhamento causa uma supressão na liberação de substância P, inibindo também a transmissão de dor.[12,21] Esses peptídeos também ativam uma área no mesencéfalo, a substância cinzenta periaquedutal (SCP), a partir da qual várias fibras descendem a cada nível da medula espinal até o corno dorsal. A SCP é ativada pela betaendorfina, que é liberada pelas fibras nervosas descendentes do hipotálamo (mais precisamente o núcleo arqueado). O sistema descendente da SCP libera serotonina que estimula as células intermediárias a liberarem encefalina, a qual, por sua vez, inibe as células do corno dorsal espinal, bloqueando a transmissão da dor. Outra via descendente da SCP causa liberação de noradrenalina difusamente em todo corno dorsal, gerando um efeito de bloqueio inibitório pós-sináptico das células de transmissão.[20] Além disso, a inserção da agulha aumenta o número de opioides via sistema endocanabioide.[12] Esses canabinoides podem inibir a liberação de várias citocinas pró-inflamatórias diminuindo, assim, a dor e a inflamação.[15]

O efeito placebo também deve ser considerado em todos os tratamentos.[22] A expectativa gerada por procedimentos terapêuticos é capaz de modular a percepção da dor, mecanismo conhecido como "analgesia placebo".[23] Exames de neuroimagem demonstram que áreas cerebrais como a substância cinzenta periaquedutal, amígdala, ínsula e tálamo são recrutadas durante a analgesia placebo. Por isso, ressalta-se a consideração desses efeitos ao utilizar técnicas de inativação de PGMs.[21]

INFILTRAÇÃO ANESTÉSICA

Estudos comparativos têm demonstrado que todas as técnicas de inativação dos PGM são eficazes, no entanto, o uso de anestésicos locais é mais benéfico em promover o alívio da dor e torna o pós-operatório menos doloroso.[11,24] O uso de anestésico local primeiramente elimina a dor imediata, permitindo o estiramento muscular completo e indolor. Além disso, a infiltração com anestésico é um método diagnóstico: uma vez anestesiado o PGM, tanto a dor local quanto a dor referida são reduzidas/eliminadas. Assim o clínico pode obter uma informação valiosa a respeito da fonte da dor referida.[25] A ação do bloqueio de dor não ocorre apenas no local que o anestésico é infiltrado, pois também há atuação no Sistema Nervoso Central e ação em locais distantes, contribuindo para o efeito da técnica.[26]

O PGM é identificado por meio da palpação digital no músculo e aplicação de pressão firme sobre o local «mais endurecido», o que corresponde a área mais dolorosa dentro do feixe muscular. Uma vez localizado o PGM, deve-se realizar uma assepsia na pele com álcool 70° ou com clorexidina 2%. O PGM é então aprisionado entre dois dedos, para que a agulha seja colocada nessa área sem que haja a sua movimentação.[25] A ponta da agulha é inserida no tecido superficial ao PGM e avança até a profundidade o local de maior tensão. A intenção é que a agulha provoque um efeito conhecido como Resposta de Contração Rápida (RCR), que se caracteriza por um reflexo espinal, resultante da contração súbita e involuntária das fibras musculares presentes na banda muscular tensa, que contém o PGM.[17,27] Esse efeito, quando atingido, é um forte indicador de que a agulha foi inserida corretamente.[13,28] Embora a presença de um RCR seja favorável, nem todos os músculos a demonstram e uma redução efetiva da dor pode ser alcançada sem esse sinal.[29]

Uma vez que a ponta da agulha esteja na profundidade adequada, realiza-se a aspiração da agulha/seringa para se ter certeza de que não está inserida dentro de um vaso sanguíneo. Então, uma pequena quantidade de anestésico é depositada na área (geralmente de um quarto a um meio de um tubete).[25] Depois que parte do anestésico foi inicialmente injetado, é útil mover a ponta da agulha em forma de leque levemente. Isso é feito tirando-se a agulha em sua quase totalidade, mudando a sua direção com leveza e recolocando-a dentro do feixe de tensão na mesma profundidade. A ponta da agulha não deve ser completamente removida do tecido. Essa manipulação da ponta da agulha deve ser repetida diversas vezes, especialmente se o paciente não tiver confirmado que ela atingiu a área de sensibilidade intensa. Em cada local, a seringa é aspirada e uma pequena quantidade de anestésico é injetada.[25]

Uma vez que tenha sido completada a infiltração, a agulha é completamente removida e uma gaze estéril é mantida no local infiltrado com leve pressão por 5-10 segundos para assegurar uma boa hemostasia. Em seguida um pequeno curativo é feito sobre essa área. O número de infiltrações depende do número de pontos-gatilho e sua cronicidade, mas normalmente a frequência vai diminuindo gradualmente.[30] Os anestésicos mais utilizados são: lidocaína 1% e 2% sem vasoconstritor, procaína 0,5% ou 1%, mepivacaína 3% ou bupivacaína 0,5%.[31] O emprego de anestésico com vasoconstritor não deve ser utilizado nas infiltrações musculares, visto que se busca aumentar o aporte sanguíneo no PGM.[25] Uma agulha curta odontológica convencional pode ser utilizada o que proporciona ótimos resultados. O comprimento da agulha a ser inserida varia de acordo com a área infiltrada, sendo que metade de uma agulha é indicada para um ponto no trapézio e menos de um terço é adequado para um PGM no temporal.[25]

AGULHAMENTO SECO

O agulhamento seco (AS) é uma técnica da medicina ocidental. Há variados modelos conceituais desenvolvidos em relação ao AS.[15] No modelo denominado Radiculopatia, a agulha é inserida na região paraespinal (principalmente nos músculos multífidos) relacionada à musculatura periférica atingida e, na junção musculotendínea dos músculos que contém os PGMs.[28] O princípio dessa técnica considera a DMF como uma síndrome resultante de uma neuropatia ou radiculopatia periférica. Essa síndrome se caracteriza por alterações neurofisiológicas na região emergente dos nervos espinais, associada às compressões discais, ao estreitamento de forames intervertebrais e às compressões nervosas. Essas alterações podem estar associadas ao comprometimento da função muscular, com consequente aparecimento de PGMs em músculos inervados pela raiz atingida.[13,14,28]

No modelo de sensibilização espinal segmentar o agulhamento é realizado nos ligamentos interespinhosos e supraespinhosos, na musculatura paravertebral e diretamente nos PGMs.[32] Segundo esse modelo, a sensibilização segmentar resulta de uma hiperativação do corno dorsal medular causada por estímulos nociceptivos oriundos de tecidos lesados. Esse quadro resulta em hipersensibilidade no dermátomo e ativação dolorosa do esclerótomo correspondentes, além da formação de PGMs na musculatura relacionada àquele nível espinal.[13,28,29,33]

A técnica do AS pode ser profunda (ASP) ou superficial (ASS). No ASP a agulha é inserida, através da pele, e se aprofunda em direção ao centro do PGM. Quando o sinal de resposta de contração rápida é provocado, os resultados tendem a serem melhores, provavelmente pela rápida despolarização das fibras musculares envolvidas, associada à contração reflexa.[28] O ASP atinge os receptores polimodais das unidades motoras e, estudos sugerem que esses receptores são mais efetivos em induzir analgesia do que os receptores cutâneos.[20,28] Esses receptores respondem a estímulos químicos, térmicos e mecânicos e podem gerar efeitos analgésicos efetivos quando estimulados pelo agulhamento. O ASP está associado à diminuição na ativação das placas motoras terminais envolvidos na redução da dor local e referida, ao aumento da amplitude de movimento e à redução na concentração de substâncias inflamatórias presentes no local do PGM.[16,34,35]

O ASP pode ser realizado com diferentes formas de penetração da agulha.[15] Na técnica estacionária, a agulha é inserida no local desejado e mantida sem nenhuma manipulação adicional.[28] Na técnica de pistonagem, a agulha é inserida e parcialmente retirada, repetidas vezes, como um movimento de pistão, no ponto escolhido e ao redor dele.[15] A literatura sugere que a técnica de pistonagem seja a mais efetiva em provocar um relaxamento local das fibras musculares, porém, está associada ao maior número de efeitos adversos.[12] Na técnica rotacionária, a agulha é inserida e rotações da mesma são realizadas nos sentidos horário e antihorário, mantendo-a fixa em um mesmo ponto. Essa rotação parece ativar mais precisamente as fibras C e os mecanorreceptores superficiais e profundos quando comparada à pistonagem.[12] Embora a técnica estacionária sugere promover maior analgesia, a literatura é inconclusiva sobre qual abordagem é mais eficaz.[36] No ASS a agulha é inserida no local do PGM, na camada subcutânea, entre 5 mm e 10 mm de profundidade, numa angulação entre 20° e 30°. A agulha pode ser mantida fixa no local, ou serem realizados movimentos de rotação da agulha. Por não penetrar no tecido muscular, não é esperada a resposta de contração rápida. O ASS apresenta a vantagem de ser menos doloroso que o ASP, além de ser indicado para aplicação em áreas consideradas de risco como pulmões e grandes vasos. Estudos mostram que o ASS é mais eficaz que o placebo em diminuir quadros dolorosos.[28] O ASP ou ASS podem ser utilizados em músculos situados distalmente em relação ao PGM ativo em um mesmo dermátomo.[33] O efeito analgésico e sedativo alcançado pode ser explicado pelo fenômeno de controle inibitório nocivo difuso. Essa forma de agulhamento pode ser escolhida quando a área principal a ser tratada está muito sensível (hiperalgesia e/ou alodínea).[15]

Não há um protocolo absoluto quanto ao melhor tempo de permanência das agulhas em ambas as técnicas, e nem há consenso em relação à quantidade de sessões necessárias.[21] Na prática clínica há uma variação de 5 até 30 minutos de duração.[21] Alguns autores indicam de 2 a 3 sessões para casos agudos e 3 a 5 sessões para casos crônicos.[37] As contraindicações absolutas do AS são: fobia à agulha, áreas com linfedema, urgências médicas, histórico de reação anormal a procedimentos anestésicos e estados de inconsciência, ou confusão mental. Enquanto as contraindicações relativas são: terapia com anticoagulante, distúrbios vasculares, epilepsia, alergia ao metal da agulha, gravidez e em crianças.[37,38]

ACUPUNTURA

A acupuntura tem sido incluída na categoria de tratamentos não invasivos e reversíveis para variadas DTM, por ser uma terapia segura que pode agir tanto localmente na remissão e no controle dos sintomas periféricos, quanto no estresse emocional.[39] A literatura sugere que, em pacientes com DTM, a acupuntura acelera a liberação de serotonina, encefalina e endorfina, sendo eficaz para o aumento da amplitude de movimento mandibular e a função oral, diminuindo a hiperatividade muscular, favorecendo o relaxamento dos músculos mastigatórios e a consequente redução da dor.[40,41]

A acupuntura busca devolver o equilíbrio do organismo por meio de intervenções no corpo físico, para ajudar o restabelecimento da harmonia perdida, entre a parte física e psíquica.[42] A acupuntura é uma terapia integrante da Medicina Tradicional Chinesa (MTC), envolvendo a inserção e manipulação de agulhas rígidas e muito finas em pontos (acupontos), em locais específicos da superfície corporal denominados meridianos.[43,44] De acordo com a MTC, os acupontos movimentam o fluxo energético (*QI*) em todo organismo através dos meridianos.[43]

Não existe um protocolo clínico padrão para a seleção dos pontos utilizados em cada tratamento. Diferencialmente das terapêuticas ocidentais, a acupuntura é aplicada com base em dados biopsicossociais colhidos na anamnese do paciente pela MTC.[45] Os pontos mais utilizados e recomendados para o tratamento das DTM são o estômago 6 (E6), que corresponde à inserção do músculo masseter (ângulo da mandíbula), e o estômago 7 (E7) que se situa logo abaixo do arco zigomático, à frente da ATM.[46] Há pontos à distância com função analgésica tais como o intestino grosso 4 (IG4), que se apresenta anatomicamente entre o primeiro e segundo metacarpo,[47] o estômago (E36) localizado no músculo tibial anterior, inferior e lateral à patela, além de pontos na cabeça e pescoço a fim de auxiliar no relaxamento da musculatura adjacente.[48] Estudos que procuraram avaliar a atividade eletromiográfica após a utilização de acupuntura manual com pontos à distância e locais, como o caso do E7, observaram a diminuição da atividade elétrica muscular em repouso, durante manutenção da postura e apertamento dentário, além de melhor distribuição do impulso nervoso sobre os músculos mastigatórios, todavia sem um padrão uniforme de resposta. Também foi possível identificar alterações do padrão de força da mordida e redução da dor.[49,50] A acupuntura empregada no IG4, associada à eletroestimulação com alta intensidade de corrente, resulta em ativação da região pré-frontal contralateral, refletindo em modulação no córtex cingular anterior e subcortical, bem como em áreas corticais sensoriomotoras, envolvidas na relação afetiva e cognitiva da dor.[51] A alta frequência conduzida pelo acuponto pode agir reduzindo a propagação das ondas theta e alfa 1, diminuindo a atividade do córtex cingular anterior, resultando em antinocicepção como modulação da dor.[51] O agulhamento e o estímulo manual sobre o acuponto E36, com sensação de Qi, também apresentam diminuição da excitação de sinal sobre conexões e projeções de fibras para o encéfalo, cerebelo e sistema límbico, salientando a função analgésica desse ponto. O mesmo também influencia os padrões de resposta no Sistema Nervoso Central, relacionados à regulação de substâncias dopaminérgicas, norepinefrinérgicas e serotoninérgicas.[52] Alguns autores ainda citam que há liberação de encefalinas e dinorfina, associada a uma cascata de reações ainda não totalmente compreendidas.[48,49]

Uma das explicações pertinentes ao mecanismo fisiológico de atuação da acupuntura refere-se à estimulação da inervação periférica que encaminha uma mensagem aos centros superiores, desencadeando um mecanismo endógeno de liberação de opiáceos.[53,54] A introdução da agulha em pontos específicos dos meridianos energéticos gera um estímulo nas terminações nervosas no nível dos músculos, que vai para o Sistema Nervoso Central, onde é reconhecido e traduzido em três níveis: nível hipotalâmico, onde há ativação do eixo hipotálamo-hipófise que gera liberação de β-endorfinas, cortisol e serotonina na corrente sanguínea e líquido encefálico raquidiano; nível do mesencéfalo, onde haverá a ativação de neurônios da substância cinzenta, que vão liberar endorfinas e essas vão estimular a produção de serotonina e norepinefrina, nível de medula espinal, onde haverá a ativação de interneurônios na substância gelatinosa e liberação de dinorfinas. A entrada da agulha na pele provoca uma microinflamação que aciona a produção natural dessas substâncias. Com a liberação desses neurotransmissores, há um bloqueio da propagação dos estímulos dolorosos, impedindo sua percepção pelo cérebro, o que resulta em um importante processo de modulação de dor e analgesia.[40,54-57]

Para a técnica de acupuntura, na literatura vigente, os tratamentos para DTM variaram entre uma e 10 sessões, com frequência de 1 a 3 vezes por semana, com duração média de 10 a 30 min, com ativação ou não de Qi (fluxo de energia), sendo considerada somente a estimulação manual. O aprofundamento da agulha pode variar, aproximadamente, de 3 a 30 mm.[46,58-61]

REFERÊNCIAS BIBLIOGRÁFICAS

1. Dworkin SF, LeResche L. Research diagnostic criteria for temporomandibular disorders: review, criteria, examinations and specifications, critique. J Craniomandib Disord. 1992;6(4):301-55.
2. Manfredini D, Guarda-Nardini L, Winocur E, et al. Research diagnostic criteria for temporomandibular disorders: a systematic review of axis I epidemiologic findings. Oral Surg Oral Med Oral Pathol Oral Radiol Endod. 2011;112(4):453-62.
3. Gerwin RD. Myofascial trigger point pain syndromes. Semin Neurol. 2016;36(5):469-73.
4. Simons DG, Travell J, Simons LS. Travell and Simons' myofascial pain and dysfunction: the Trigger point manual 2nd ed. Baltimore: Williams & Wilkins; 1999.
5. Simons DG. Review of enigmatic MTrPs as a common cause of enigmatic musculoskeletal pain and dysfunction. J Electromyogr Kinesiol. 2004;14(1):95-107.
6. Fricton J. Myofascial pain: mechanisms to management. Oral Maxillofac Surg Clin North Am. 2016;28(3):289-311.
7. Shah JP, Danoff JV, Desai MJ, et al. Biochemical associated with pain and inflammations are elevated in sites near to and remote from active myofascial trigger points. Arch Phys Med Rehabil. 2008;89(1): 16-23.
8. Poluha RL, Grossmann E, Iwaki LC, et al. Myofascial trigger points in patients with temporomandibular joint disc displacement with reduction: a cross-sectional study. J Appl Oral Sci. 2018;26:e20170578.
9. Ge HY, Monterde S, Graven-Nielsen T, et al. Latent myofascial trigger points are associated with an increased intramuscular electromyographic activity during synergistic muscle activation. J Pain 2014;15(2):181-7.
10. Borg-Stein J, Iaccarino MA. Myofascial pain syndrome treatments. Phys Med Rehabil Clin N Am. 2014;25(2):357-74.
11. Venancio RA, Alencar FG, Zamperini C. Botulinum toxin, lidocaine, and dry-needling injections in patients with myofascial pain and headaches. Cranio. 2009;27(1):46-53.
12. Vulfsons S, Ratmansky M, Kalichman L. Trigger point needling: techniques and outcome. Curr Pain Headache Rep. 2012;16(5):407-12.
13. Kalichma L, Vulfsons S. Dry needling in the management of musculoskeletal pain. J Am Board Fam Med. 2010;23(5):640-6.
14. Wrigth EF, North SL. Management and treatment of temporomandibular disorders: a clinical perspective. J Man Manip Ther. 2009;17(4):247-54.
15. Carvalho AV, Grossmann E, Ferreira FR, et al. The use of dry needling in the treatment of cervical and masticatory myofascial pain. Rev Dor. 2017;18(3):255-60.
16. Chen JT, Chung KC, Hou CR, et al. Inhibitory effect of dry needling on the spontaneous electrical activity recorded form myofascial trigger spots of rabbit skeletal muscle. Am J Phys Med Rehabil. 2001;80(10):729-35.
17. Chaitow L, Fritz S. A massage therapist's guide understanding, locating and treating myofascial trigger points. New York: Churchill Livingstone/Elsevier; 2006.

18. Cagnie B, Dewitte V, Barbe T, et al. Physiologic effects of dry needling. Curr Pain Headache Rep. 2013;17(8):348-5.

19. Gerwin RD, Dommerholt J, Shah JP. An expansion of Simons integrated hypothesis of trigger point formation. Curr Pain Headache Rep. 2004;8(6):468-75.

20. Dommertholt J. Dry needling-peripheral and central considerations. J Man Manip Ther 2011;19(4): 223-7.

21. Lucas KR, Rich PA, Polus BI. Muscle activation patterns in the scapular positioning muscles during loaded scapular plane elevation: the effects of latent myofascial trigger points. Clin Biomech. 2010;25(8):765-70.

22. Požgain I, Požgain Z, Degmečić D. Placebo and nocebo effect: a mini-review. Psychiatr Danub. 2014;26(2):100-7.

23. Haddad DS, Brioschi ML, Arita ES. Termographic and clinical correlation of miofascial trigger points in the masticatory muscles. Dentomaxilofac Radiol. 2012;41(8):621-9.

24. Jaeger B, Skootsky SA. Double-blind controlled study of different myofascial trigger point injection techniques. Pain. Suppl. 1987;292(4):560.

25. Okeson JP. Tratamento das desordens temporomandibulares e oclusão. 7 ed. Rio de Janeiro; Mosby/ Elsevier; 2013.

26. McClaflin RR. Myofascial pain syndrome. Postgrad Med. 1994;96(2):56-73.

27. Dommertholt J, Fernandes-de-las-Peñas, C. Trigger point dry needling: an evidenced and clinical-based approach. Philadelphia: Churchill Livingstone: Elsevier; 2013.

28. Gunn CC. The Gunn approach to the treatment of chronic pain. Philadelphia: Churchill Livingstone; 1996.

29. Skorupska E, Rychlik M, Samborski W. Intensive vasodilatation in the sciatic pain area after dry needling. BMC Complement Altern Med. 2015;15(3):72-7.

30. Hong C. Pathophysiology of myofascial trigger point. J Form Med Ass. 1996;95(2):93-104.

31. Antonelli MA, Vawter RL. Nonarticular pain syndromes. Postgrad Med. 1992; 91(2):95-104.

32. Fischer AA. Documentation of myofascial trigger points. Arch Phys Med Rehabil. 1988;69(4):286-91.

33. Dunning J, Butts R, Mourad F, et al. Dry needling: a literature review with implications for clinical practice guidelines. Phys Ther Rev. 2014;19(4):252-65.

34. Itoh K, Minakawa Y, Kitakoji H. Effect of acupuncture depth on muscle pain. Chin Med. 2011;6(1): 1-24.

35. Srbely JZ, Dickey JP, Lee D, et al. Dry needling stimulation of myofascial trigger points evokes segmental anti-nociceptive effects. J Rehabil Med. 2010;42(5):463-8.

36. Ong J, Claydon LS. The effect of dry needling for myofascial trigger points in the neck and shoulders: a systematic review and meta-analysis. J Bodyw Mov Ther. 2014;18(3):390-8.

37. Butts R, Dunning J, Perreault T, et al. Peripheral and spinal mechanisms of pain and dry needling mediated analgesia: a clinical resource guide for health care professionals. Int J Phys Med Rehabil. 2016;4(2):2-18.

38. Kalichma L, Vulfsons S. Dry needling in the management of musculoskeletal pain. J Am Board Fam Med. 2010;23(5):640-6.

39. Camargo BA, Grillo CM, Sousa ML. Temporomandibular disorder pain improvement with acupuncture: preliminary longitudinal descriptive study. Rev Dor. 2014;15(3):159-62.

40. Porporatti AL, Costa YM, Stuginsky-Barbosa J, et al. Acupuncture therapeutic protocols for the management of temporomandibular disorders. Rev Dor. 2015;16(1):53-9.

41. Wu JY, Zhang C, Xu YP, et al. Acupuncture therapy in the management of the clinical outcomes for temporomandibular disorders: a PRISMA-compliant meta-analysis. Medicine. 2017;96(9):e6064.

42. Silva DF. Psicologia e acupuntura: aspectos históricos, políticos e teóricos. Psicol Ciên Prof. 2007;27(3):418-29.

43. Lee H, Lee JY, Kim YJ, et al. Acupuncture for symptom management of rheumatoid arthritis: a pilot study. Clin Rheumatol. 2008;27(5):641-5.

44. Florian MR, Meirelles MP, Sousa ML. Temporomandibular disorders and acupuncture: an integrative and complementary terapy. Odontol Clin. 2011;10(2):189-92.

45. Garbelotti TO, Turci AM, Serigato JM, et al. Eficiência da acupuntura no tratamento das disfunções temporomandibulares e sintomas associados. Rev Dor. 2016;17(3):223-227.

46. Costa A, Bavaresco CS, Grossmann E. The use of acupuncture versus dry needling in the treatment of myofascial temporomandibular dysfunction. Rev Dor. 2017;18(4):342-9.

47. Borin GS, Corrêa EC, Silva AM, et al. Acupuntura como recurso terapêutico na dor e na gravidade da desordem temporomandibular. Fisioter Pesqui. 2011;18(3):217-22.

48. Hui KK, Liu J, Marina O, Napadow V, et al. The integrated response of the human cerebro-cerebellar and limbic systems to acupuncture Stimulation at ST 36 as evidenced by MRI. Neuroimage. 2005;27(3):479-96.

49. Rancan SV, Bataglion C, Bataglion SA, et al. Acupuncture and temporomandibular disorders: a 3-month follow-up EMG study. J Altern Complement Med. 2009;15(12):1307-10.

50. Borin GS, Corrêa EC, Silva AM, et al. Avaliação eletromiográfica dos músculos da mastigação de indivíduos com desordem temporomandibular submetidos à acupuntura. Rev Soc Bras Fonoaudiol. 2012;17(1):1-8.

51. Chen AC, Liu FJ, Wang L, et al. Mode and site of acupuncture modulation in the human brain: 3D (124-ch) EEG power spectrum mapping and source imaging. Neuroimage. 2006;29(4):1080-91.

52. Grillo CM, Canales GL, Wada RS, et al. Psychological aspects of temporomandibular disorder patients: evaluation after acupuncture treatment. Rev Dor.2015;16(2):114-8.

53. Ernst E. Acupuncture--a critical analysis. J Intern Med. 2006;259(2):125-37.

54. Alvarenga T, Amaral C, Steffen C. Ação da acupuntura na neurofisiologia da dor: revisão bibliográfica. Rev Amaz Sci Health. 2014;2(4):29-36.

55. Rosted P. Introduction to acupuncture in dentistry. Br Dent J. 2000;189(3):136-40.

56. Menezes CR, Moreira AC, Brandão WB. Base neurofisiológica para compreensão da dor crônica através da acupuntura. Rev Dor. 2010;11(2):161-8.

57. Lin L, Skakavac N, Lin X, et al. Acupuncture--induced analgesia: the role of microglial inhibition. Cell Transplant. 2016;25(4):621-8.

58. Vicente-Barrero M, Yu-Lu SL, Zhang B, et al. The efficacy of acupuncture and decompression splints in the treatment of temporomandibular joint pain-dysfunction syndrome. Med Oral Patol Oral Cir Bucal. 2012;17(6):e1028-33.

59. La Touche R, Angulo-Díaz-Parreño S, de-la-Hoz JL, et al. Effectiveness of acupuncture in the treatment of temporomandibular disorders of muscular origin: a systematic review of the last decade. J Altern Complement Med. 2010;16(1):107-12.

60. Shen YF, Goddard G. The short-term effects of acupuncture on myofascial pain patients after clenching. Pain Pract. 2007;7(3):256-64.

61. Nogueira CM, Nascimento MG, Malouf AB, et al. Acupuncture and percutaneous electric nerve Stimulation to control chronic masticatory myalgia: preliminary study. Rev Dor. 2015;16(3):162-5.

CAPÍTULO 24

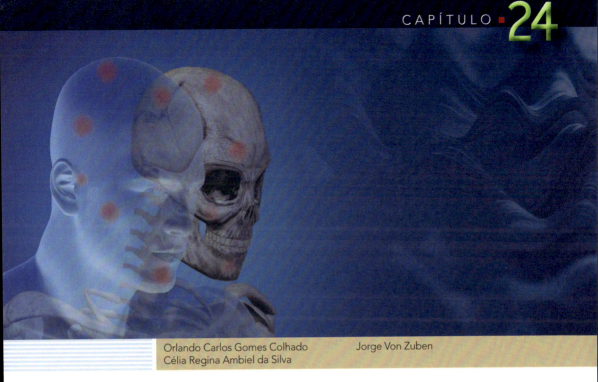

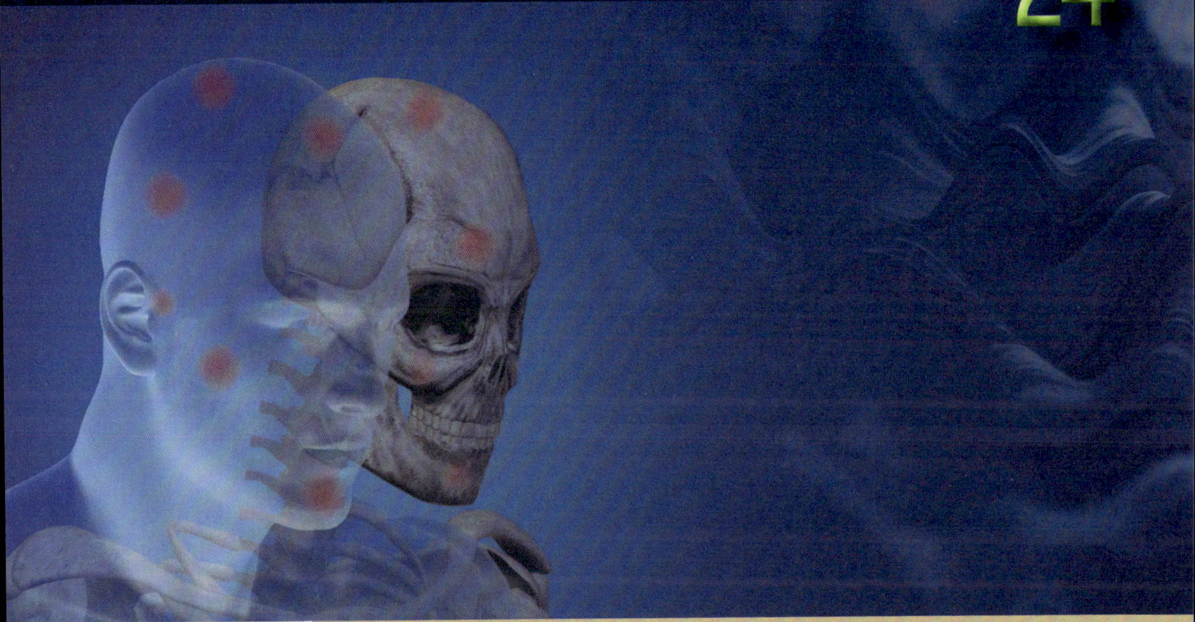

Orlando Carlos Gomes Colhado
Célia Regina Ambiel da Silva
Jorge Von Zuben

Toxina Botulínica

INTRODUÇÃO

Historicamente, a toxina botulínica (TxB) encontra-se no grupo das substâncias que sofreram as mudanças mais dramáticas em seu relacionamento com a humanidade. Conhecida desde o final do século 19 como um veneno mortal, agora é usada em um grande número de especialidades médicas, incluindo dor orofacial, sendo uma droga altamente potente e eficiente, cujo princípio terapêutico é diferente dos até então existentes.[1]

A TxB, uma das mais potentes toxinas bacterianas conhecidas, É o produto da fermentação do *Clostridium botulinum*, bactéria anaeróbia Gram-positiva, com forma de esporo, encontrada comumente no solo e em ambientes marinhos no mundo todo.[2-4] A contaminação normalmente ocorre por ingestão de alimentos infectados, principalmente enlatados, o que resulta em uma condição clínica chamada de botulismo. O termo botulismo deriva do latim *botulus* = salsicha, uma vez que em 1817, Justinus Kerner fez a primeira descrição da doença, relacionando várias mortes ocorridas com a ingestão de salsichas contaminadas. Ele associou a interferência da toxina na condução nervosa e, já naquela época, propôs uma variedade de potenciais utilidades clínicas para a TxB, principalmente patologias do Sistema Nervoso Central (SNC), utilidades essas que estão sendo atualmente comprovadas.[2,5,6]

Por meio da utilização de anticorpos sorotipo específicos, até o momento, foram identificados oito sorotipos imunologicamente distintos da TxB, sendo sete sorotipos (A, B, C1, D, E, F e G) neurotóxicos. Também foi identificado o sorotipo C2, porém, esse não constitui uma neurotoxina. Há chances de outros sorotipos não terem ainda sido descritos.[4,7,8]

Todos os sorotipos neurotóxicos têm uma ação em comum: inibir a liberação da acetilcolina pelo terminal nervoso colinérgico.[8] Entretanto, suas proteínas-alvos e suas potências variam substancialmente. O sorotipo mais amplamente estudado com propósito terapêutico é o A. Os estudos sobre os efeitos dos demais sorotipos estão ainda em andamento.

Em virtude de sua ação inibidora na liberação de acetilcolina em sinapses periféricas, o efeito mais patente e letal da intoxicação com TxB é a paralisia muscular flácida. Foi justamente o efeito paralisante dessa neurotoxina que atraiu a atenção de Alan Scott no começo da década de 1960, pois o mesmo estava à procura de uma substância capaz de enfraquecer os músculos extrínsecos dos olhos para o tratamento do estrabismo.[1] Após estudos pré-clínicos em macacos, o autor realizou em 1978 os primeiros testes com a TxB sorotipo-A (TxB-A) para correção do estrabismo em crianças e em 1980 publicou um artigo[9] relatando 55 administrações bem sucedidas de TxB-A em humanos para a correção do estrabismo, sem efeitos colaterais.

A partir da publicação desses dados, a TxB foi estabelecida como um novo princípio terapêutico. Desde então, a TxB-A tem sido utilizada com sucesso no tratamento de distúrbios de hiperatividade muscular, como distonias (focais, segmentares, axiais, generalizadas), espasticidades (focal ou não focal), espasmo hemifacial, cefaleia tensional, bruxismo, tiques, além de hiperidrose, hipersalivação e para fins estéticos, como redução de rugas de expressão.[1] O alívio da dor relatado, muitas vezes, pelos pacientes após a aplicação da TxB era atribuído ao relaxamento muscular nos quadros de desordens musculares hiperativas. Contudo, estudos da década de 1990 demonstraram que pacientes com distonia cervical tratados com a TxB apresentavam melhora do quadro doloroso, antes mesmo do relaxamento muscular. Tal fato despertou o interesse dos pesquisadores em investigar possíveis efeitos antinociceptivos diretos da TxB na dor crônica.[10,11]

Esse capítulo está dividido em duas partes. A primeira trata dos mecanismos de ação da TxB em sinapses colinérgicas periféricas, bem como os mecanismos até hoje descritos de seus efeitos antinociceptivos. A segunda parte refere-se à aplicação clínica da TxB especificamente nas dores orofaciais.

Uma vez que a principal ação da TxB é o impedimento da exocitose de vesículas contendo neurotransmissores ou neuromoduladores, iniciaremos com uma descrição das proteínas envolvidas na exocitose vesicular.

MECANISMOS MOLECULARES ENVOLVIDOS NA EXOCITOSE DE NEUROTRANSMISSORES OU NEUROMODULADORES

A liberação de neurotransmissores/neuromoduladores contidos nas vesículas sinápticas da terminação nervosa é desencadeada pela chegada de um potencial de ação a esse terminal. A consequente despolarização da membrana da terminação provoca a abertura de canais de Ca^{++} dependentes de voltagem, permitindo a entrada desse íon no terminal pré-sináptico. A elevação resultante da concentração de Ca^{++} intracelular é o sinal que causa a exocitose das vesículas sinápticas para a fenda sináptica.[12]

Um conjunto de proteínas do terminal axônico está envolvido nesse processo exocitótico. Dentre estas, pode-se destacar duas proteínas presentes na membrana pré-sináptica, a SNAP-25 e a sintaxina, além de duas outras, contidas na membrana da vesícula sináptica, a sinaptobrevina e a sinaptotagmina, sendo esta última, um sensor de Ca^{++}. Essas quatro proteínas apresentam uma atração mútua, o que leva à formação de um complexo macromolecular (denominado de complexo SNARE), propiciando a aproximação das membranas vesicular e pré-sináptica, fazendo com que a vesícula sináptica se mantenha ancorada na membrana pré-sináptica. Contudo, a fusão completa das duas membranas só acontecerá com o aumento do Ca^{++} intracelular, que irá se ligar à sinaptogamina que, ao sofrer uma mudança conformacional, induzirá a aproximação final das duas membranas, a formação do poro e a saída (exocitose) do conteúdo vesicular (Figura 24.1).[12,13]

FIGURA 24.1

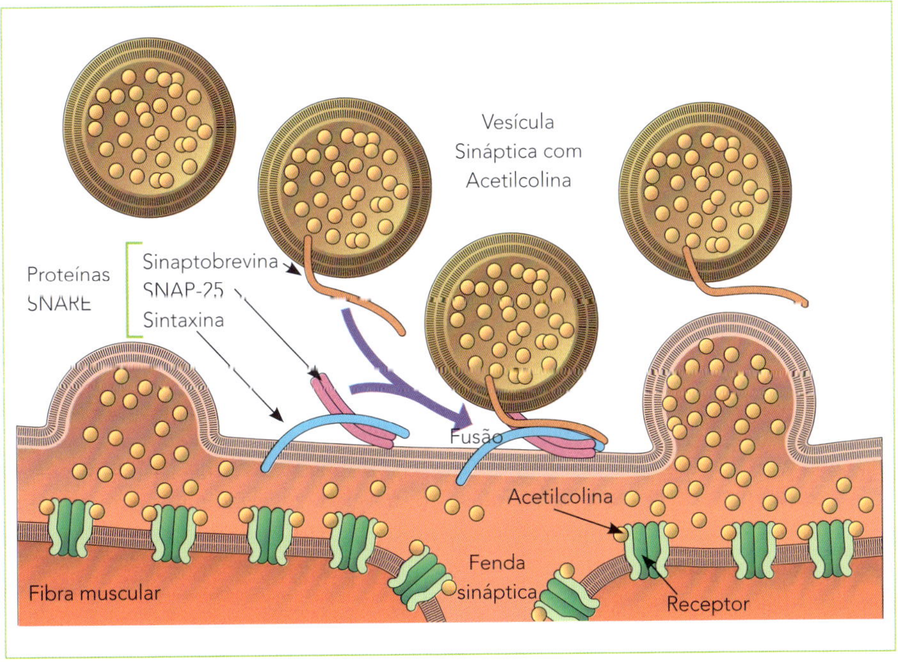

Exocitose normal da acetilcolina no terminal nervoso motor.

Tomando-se como exemplo a sinapse neuromuscular, pode-se dizer resumidamente que, quando o potencial de ação chega ao terminal nervoso motor e o despolariza, induz a entrada de íons Ca^{++}, levando à liberação da acetilcolina para a fenda sináptica. Essa liberação é executada por proteínas vesiculares e pré-sinápticas que se acoplam, formando o complexo SNARE.

MECANISMOS DE AÇÃO DA TXB EM SINAPSES COLINÉRGICAS

O princípio ativo de todos os sorotipos da TxB isolados até o momento é formado por uma cadeia proteica leve (50.000 Daltons) e uma pesada (100.000 Daltons), ligadas entre si por uma ponte de dissulfeto. Encontra-se bem estabelecido que é a cadeia leve a responsável pelo efeito paralisante da neurotoxina. Associadas, de forma não covalente, a essas duas proteínas encontra-se um complexo de proteínas acessórias, não tóxicas, resultando em um peso molecular final que varia de 300.000 a 900.000 Daltons. Três hemaglutininas diferentes, além de uma não hemaglutinina, fazem parte desse complexo proteico. A ligação dessas proteínas à neurotoxina é muito estável em pH ácido, tendo a função de estabilizar, bem como proteger a neurotoxina das proteases presentes no trato digestório e auxiliar na absorção da mesma pelo epitélio intestinal.[2,14-16]

Após atravessar a barreira do epitélio intestinal, a TxB, composta agora somente com a cadeia leve e a pesada, adentra os sistemas circulatórios sanguíneo e linfático, onde permanece intacta por vários dias. Como a TxB cruza os vasos sanguíneos e linfáticos ainda não está totalmente compreendido. Digno de nota é o fato de que a TxB não atravessa a barreira hematoencefálica. Ao sair da circulação, a neurotoxina invade principalmente os terminais nervosos periféricos, mais especificamente as sinapses colinérgicas, como a junção neuromuscular e terminais autonômicos colinérgicos.[7,16]

Foi observado que o domínio C-terminal da cadeia pesada da TxB é responsável pela internalização da neurotoxina nas terminações colinérgicas pré-sinápticas, uma vez que a mesma é capaz de se ligar com altíssima afinidade a proteínas da família dos polissialogangliosídeos presentes na membrana pré-sináptica. A mobilidade lateral dos polissialogangliosídeos faz com que o domínio C-terminal da cadeia leve da TxB consiga ainda se ligar a outras proteínas pertencentes à família das glicoproteínas da membrana das vesículas sinápticas, cujas vesículas, que acabaram de sofrer exocitose, ainda se encontram ligadas à membrana pré-sináptica. Quando tais vesículas sinápticas sofrem o processo endocítico, a TxB acompanha, permanecendo no lúmen da vesícula sináptica, dentro do terminal nervoso. A frequência de internalização na TxB no terminal nervoso colinérgico correlaciona-se com a frequência de endocitose das vesículas sinápticas, ou seja, a TxB utiliza-se do processo endocítico vesicular para eficazmente intoxicar sinapses ativas.[13,16]

Para executar sua ação paralisante, faz-se necessário que a cadeia leve da TxB saia da vesícula endocítica. Para tanto, o domínio N-terminal da cadeia pesada tem uma participação muito ativa ao formar um verdadeiro poro de passagem para a cadeia leve na membrana vesicular, ocorrendo nesse momento a quebra da ponte de dissulfeto entre as duas cadeias polipeptídicas.[16] Após sua translocação para o citosol do terminal nervoso, a cadeia leve da TxB sofre um redobramento e torna-se uma endopeptidase dependente de zinco. O alvo da cadeia leve é uma ou mais proteínas do complexo SNARE presentes na membrana vesicular (sinaptobrevina) ou na membrana pré--sináptica (SNAP-25 e sintaxina). Esse complexo é responsável por todo processo de ancoragem e exocitose da acetilcolina presente na vesícula sináptica do terminal nervoso. Foi observado que os sorotipos A e E clivam a SNAP-25; o sorotipo C, por sua vez, age tanto na sintaxina quanto na SNAP-25. As TxB dos tipos B, D, F, e G clivam especificamente a sinaptobrevina (Figura 24.2).[11,13,14] Independente da(s) proteína(s) do complexo SNARE que sofreu(eram) a ação proteolítica da cadeia leve da TxB, o resultado sempre será o mesmo: inibição da exocitose da acetilcolina, levando à paralisia muscular flácida, no caso da sinapse neuromuscular.[1]

Com relação ao metabolismo da cadeia leve da TxB, uma vez internalizada pelo neurônio colinérgico, sua inativação se dá principalmente por meio da ação do sistema ubiquitina-proteassomo; porém, é importante ressaltar que a TxB apresenta uma alta resistência a essa degradação intraneuronal, mantendo sua ação proteolítica sobre o complexo SNARE, inclusive sobre as proteínas do complexo que foram recém-sintetizadas. As TxB-A e C1 são a mais resistentes, permanecendo ativas no

▶ FIGURA 24.2

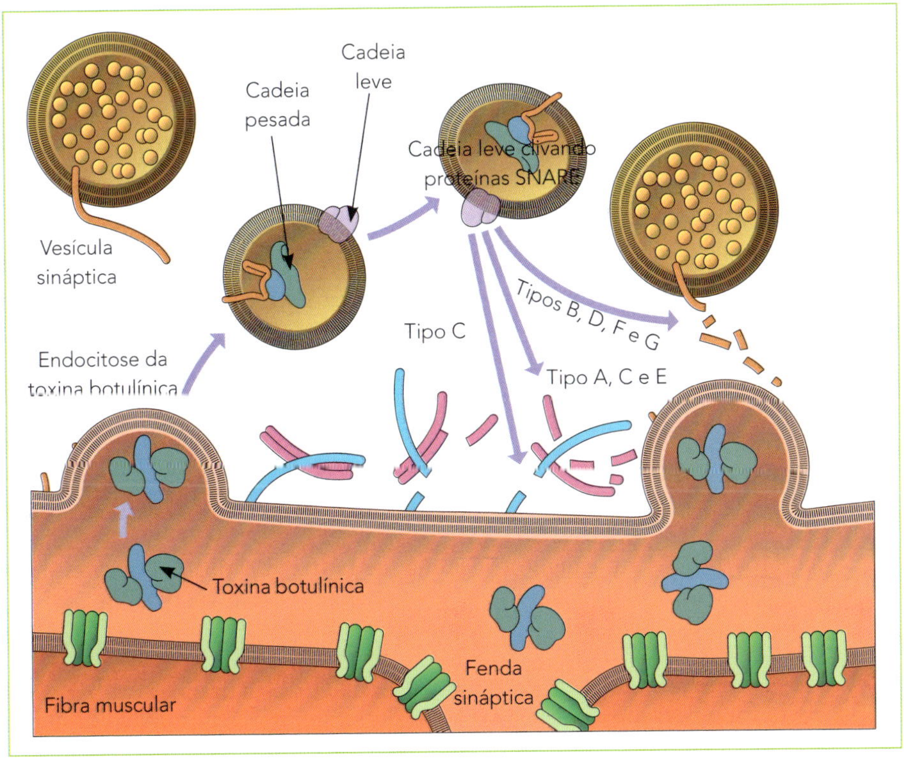

Inibição da exocitose de acetilcolina causada por diferentes tipos de TxB.

interior do neurônio colinérgico em torno de 4 a 6 meses; o sorotipo menos resistente é o E, com um período de atividade de 1 a 4 semanas. O *ranking* de persistência da ação dos diferentes sorotipos da TxB é o seguinte: A ≥ C1 > B » F > E.[17]

Embora a reversão da paralisia muscular possa ter a contribuição de brotamentos neuronais que se formam a partir do neurônio motor intoxicado que, por sua vez, induzem a formação de novas e menores placas motoras (reinervação muscular temporária),[1,10] sem dúvida, o principal fator responsável pelo retorno progressivo da atividade neuromuscular é a inativação progressiva da cadeia leve da TxB.[17]

EFEITOS ANTINOCICEPTIVOS DA TXB

Além de reduzir a dor associada com hiperatividade muscular, os efeitos antinociceptivos diretos da TxB têm sido descritos em várias condições de dores crônicas como: neuralgia trigeminal, neuralgia occipital, migrâneas, neuropatia diabética, síndrome complexa de dor regional, entre outras.[18] Contudo, onde e como a TxB atua como agente antinociceptivo é matéria de debate. A principal ideia é que a toxina bloquearia a exocitose de vesículas sinápticas contendo neurotransmissores ou mediadores inflamatórios nos terminais periféricos dos nociceptores.[19]

Atualmente, essa aparente especificidade da TxB para terminações colinérgicas vem sendo questionada, uma vez que tem-se demonstrado que diferentes neurônios não colinérgicos são capazes de internalizá-la, levando ao bloqueio da liberação de seus neurotransmissores por mecanismo idêntico àquele observado no terminal colinérgico. Experimentos *in vitro* demonstram que a TxB-A é capaz de prevenir a liberação de serotonina, dopamina, noradrenalina, glutamato, GABA, encefalina, glicina, substância P, ATP e peptídeo relacionado ao gene da calcitonina (PRGC).[3,19]

Em modelo de hipernocicepção na articulação temporomandibular de ratos por artrite induzida, a administração de TxB-A, além de reduzir a liberação de substância P e PRGC, também foi capaz de reduzir a liberação do mediador inflamatório interleucina-1β (IL-1β). Por outro lado, nenhum efeito significativo foi verificado com a liberação de glutamato e do fator de necrose tumoral-α (TNF-α).[20]

Adicionalmente, a administração de TxB-A no músculo detrusor hiperativo de humanos foi capaz de reduzir a quantidade do receptor TRPV1 no nervo suburotelial.[21] De forma semelhante, a administração subcutânea de TxB-A, tendo como alvo a porção oftálmica do nervo trigêmeo, induziu uma redução da expressão do receptor TRPV1 no gânglio trigeminal de ratos.[22] Os últimos autores demonstraram que o mecanismo envolvido seria a inibição pela TxB-A do tráfico dos receptores TRPV1 do citoplasma para a membrana plasmática, ficando os mesmos susceptíveis à degradação mediada por proteossomas citoplasmáticos. O mesmo efeito foi observado no gânglio da raiz dorsal de ratos, em modelo de artrite induzida por adjuvante.[23] Também foram descritas reduções significativas na população de receptores TRPV2, TRPA1,[24] bem como de canais Na^+-voltagem dependentes tipo 1.7 ($Na_{v1.7}$)[25] nos terminais periféricos de nociceptores, em modelos de dor neuropática trigeminal em roedores.

Os resultados antinociceptivos da TxB acima apresentados admitem a hipótese de que existiram dois componentes no mecanismo antinociceptivo da ação periférica da TxB: (1) Inibição da sensibilização periférica do nociceptor, por meio da ação direta da neurotoxina, reduzindo a liberação de neurotransmissor/neuromodulador e de algumas citocinas pró-inflamatórias, além de ocasionar a redução da população de proteínas receptoras e de canais iônicos na membrana do terminal periférico do nociceptor. Tal inibição do receptor de dor seria também responsável por: (2) Redução indireta da sensibilização central do neurônio de segunda ordem da via nociceptiva (observada nas dores crônicas), devido à redução da hiperatividade do neurônio periférico.[5,19]

Por outro lado, evidências experimentais demonstrando que a injeção periférica unilateral de TxB-A seria capaz de atuar bilateralmente no corno dorsal da medula espinal, levantou a hipótese de um possível transporte axonal retrógrado da TxB-A para dentro do SNC, onde atuaria na neurotransmissão das vias centrais de dor. Um dos achados pré-clínicos que atesta (ainda que de forma indireta) tal hipótese, é o registro da presença da proteína SNAP-25 clivada dentro dos terminais axônicos centrais de neurônios sensoriais e motores, cujos terminais axonais periféricos encontravam-se próximos aos locais da injeção da TxB-A.[3,26-30] Os efeitos centrais da TxB-A no lado contralateral ao do sítio de injeção periférico foram também descritos em modelos de dor neuropática induzida por transecção da raiz ventral,[31] constrição do nervo infraorbital[32] e neuropatia trigeminal.[29] Resultados de imuno-histoquímica em cultura de neurônios motores confirmam o transporte microtubular retrógrado de TxB-A e E.[33] Contudo, vários questionamentos ainda necessitam ser respondidos, a começar pelo próprio processo de internalização da TxB por esses diferentes neurônios, bem como seu padrão de distribuição, ou seja, se a mesma age no terminal nervoso central e/ou se, à semelhança da toxina tetânica, sofre um processo de extrusão neuronal, ficando livre para agir em outros neurônios vizinhos como, por exemplo, neurônios sensitivos de 2ª ordem ou células gliais.

Na busca pela elucidação desses questionamentos, Hong *et al.*,[30] utilizando o modelo de algesia por meio da injeção de formalina na pata posterior de ratos que haviam recebido, 72 horas antes, uma injeção de TxB-A na mesma pata, demonstraram por imuno-histoquímica, a presença de SNAP-25 clivada no corno dorsal da medula espinal, confirmando o transporte retrógrado da neurotoxina. Também foi observado que o pré-tratamento com TxB-A induziu uma redução na liberação de glutamato evocada pelo estado algésico induzido pela formalina, no corno dorsal da medula espinal, embora nenhuma alteração tenha sido observada nos animais controles, que receberam salina. Outro dado interessante desse estudo foi o registro da redução da população e da funcionalidade dos receptores glutamatérgicos do tipo AMPA nas membranas dos neurônios do corno dorsal da medula espinal. Tais efeitos pré- e pós-sinápticos no SNC, concluem os autores, seriam os responsáveis pela redução do comportamento de dor observado nos animais que receberam TxB-A 72 horas antes da administração de formalina.

Em suma, as evidências encontradas até o momento indicam que a TxB-A atuaria como analgésico de uma forma indireta ao reduzir a hiperatividade muscular e diretamente ao inibir a liberação de neuromoduladores e de citocinas pró-inflamatórias e a expressão de receptores e canais na membrana do terminal axônico periférico dos nociceptores,[19] bem como ao atenuar a liberação de glutamato no corno dorsal da medula espinal nos estados algésicos, além de reduzir o número e a funcionalidade dos receptores AMPA.[30]

TOXINA BOTULÍNICA NAS DTM

Na literatura existem vários estudos randomizados que têm demonstrado a eficácia da TxB no tratamento de desordens associadas à hiperatividade muscular. Tendo em conta o seu efeito no alívio de sintomas dolorosos na região da cabeça e do pescoço, surgiu a possibilidade da sua utilização em Disfunções Temporomandibulares (DTM). Nesse contexto, pode envolver a musculatura orofacial, na qual existe evidência, embora ainda insuficiente, da potencialidade da TxB no bruxismo e apertamento dentário, distonias oromandibulares, dor miofascial, trismo, hipermobilidade, hipertrofia do músculo masseter e temporal, e cefaleias primárias.

As principais queixas dos pacientes com DTM são dor muscular e/ou articular, assimetria e limitação nos movimentos mandibulares e ruídos articulares. A dor e desconforto estão majoritariamente localizados na mandíbula, ATM e músculos mastigatórios. Por vezes, podem existir sintomas associados, como otalgia, cervicalgia, cefaleia, entre outros.[31]

Os tratamentos conservadores, não invasivos, são eficazes na maioria dos pacientes que sofre de DTM, uma vez que estimulam a recuperação natural do sistema musculoesquelético. No entanto, em casos mais severos a terapia conservadora não é suficiente, sendo necessárias abordagens mais invasivas. A toxina botulínica surge como uma possível alternativa, minimamente invasiva e com resultados idênticos aos procedimentos cirúrgicos.[32]

Desordens de origem muscular

O uso de TxB nos músculos mastigatórios para tratamento da dor, alteração da tonicidade e melhoria dos sintomas da DTM vem sendo publicado e considerado como uma modalidade de tratamento.[33] Embora nenhum estudo mostrou ser melhor dos que priorizaram o tratamento conservador como compressas quente e fria, terapia com dispositivo interoclusal, fisioterapia, controle de hábitos, mesmo assim devem ser considerados como a primeira escolha por não apresentarem um caráter invasivo nos músculos e/ou na articulação temporomandibular (ATM).[34]

Nas DTM, a dor miofascial nos músculos mastigadores é uma das condições mais frequentes. É caracterizada pela presença de pontos hipersensíveis, denominados pontos-gatilho miofasciais (PGM) que, após palpação, originam dor local ou referida, nomeadamente na região pré-auricular e cervical, face e dentes, assim como cefaleia. Apesar da sua etiologia desconhecida, alguns autores identificaram as alterações psicológicas e hábitos parafuncionais como possíveis fatores de risco.[34,35]

A abordagem terapêutica deve incluir tratamentos minimamente invasivos e reversíveis, dos quais se destacam o aconselhamento e controle comportamental, farmacoterapia (anti-inflamatórios esteroides/não esteroides, antidepressivos, relaxantes musculares, entre outros), fisioterapia, terapia oclusal e acupuntura. Alguns tratamentos propostos, como agulhamento seco, injeções com anestésicos locais ou solução salina, *spray* e estiramento, têm como objetivo a inativação dos PGM.[36]

Os tratamentos conservadores permitem o alívio da sintomatologia dolorosa em 80% dos casos, contudo 20% dos pacientes apresentam persistência dos sintomas dolorosos. Dessa forma, são necessárias terapêuticas alternativas, do qual tem se destacado a toxina botulínica.[37,38]

Num ensaio clínico aberto[12] realizado em 41 pacientes com dor miofascial associada à DTM, empregou-se injeções de TxB-A (Dysport®) nos músculos mastigadores, após insucesso dos tratamentos conservadores. No acompanhamento de 3 a 12 meses, 80% dos pacientes apresentaram melhorias na sintomatologia dolorosa, com redução da dor de 45% na escala visual analógica (EAV). Por outro lado, 17% da amostra necessitaram de uma segunda infiltração, devido à recorrência da dor, e um paciente referiu efeitos adversos reversíveis decorrentes da infiltração intraoral do músculo pterigóideo medial.

Em estudo, duplamente cego, avaliou-se o efeito da toxina botulínica no tratamento da dor miofascial, em pacientes com ou sem deslocamento anterior do disco. Vinte e quatro pacientes, diagnosticados de acordo com os Critérios de Diagnóstico em Pesquisa/Disfunção Temporomandibular (RDC/TMD), cujos tratamentos conservadores foram insuficientes no alívio da sintomatologia, foram distribuídos em 2 grupos. O grupo experimental (*n* = 12) foi submetido a infiltrações com TxB-A (Botox®, 10U) em 2 e 3 localizações no músculo temporal e masseter, respectivamente, enquanto o grupo controle foi submetido a infiltrações com solução salina. O estado psicológico e alívio da dor, assim como a atividade elétrica dos músculos infiltrados, foram os parâmetros avaliados antes, 14 e 28 dias após tratamento. No grupo experimental, observou-se uma melhoria na dor e estado psicológico, bem como uma diminuição da atividade elétrica no 14º dia. Apesar do aumento da atividade muscular após 28 dias, o alívio da sintomatologia dolorosa manteve-se.[40]

Em um estudo, cuja seleção envolveu 15 pacientes, somente 10 concluíram o ensaio. Esses foram divididos em 2 grupos: grupo experimental- TxB-A (Botox®) e grupo controle – solução salina. A dosagem administrada de TxB-A foi 25U e 50U para o músculo temporal e masseter, respectivamente, com o auxílio eletromiográfico, cujos critérios de inclusão foram: (1) mulheres com idades compreendidas entre os 18 e 45 anos, com DTM ou sintomas dolorosos na ATM e (2) dor crônica (duração igual ou superior a 6 meses) nos músculos mastigadores, de intensidade moderada a severa (maior ou igual a 5 pela EVA). Como critérios de exclusão, descartaram-se pacientes que se encontravam grávidas, em período de amamentação, e tomavam antibióticos, relaxantes musculares, com desordens neurobiológicas e sanguíneas, assim como patologia articular de origem inflamatória. Os resultados demonstraram que não houve diferenças significativas entre ambos os grupos, no que diz respeito à redução do desconforto e intensidade da dor. Contudo, o grupo controle apresentou uma melhoria na máxima abertura bucal, enquanto o grupo experimental apresentou uma diminuição da mesma. Uma das principais limitações desse estudo foi a dimensão reduzida da amostra, da qual um terço abandonou, e a possível heterogeneidade dos grupos de pacientes.[41]

Em um estudo, recrutaram-se 21 pacientes, com idade superior a 18 anos, diagnosticados com dor miofascial, de acordo com RDC/TMD. Esses apresentavam dor persistente após tratamento conservador (duração mínima de 6 meses) e intensidade igual ou superior a 3 pela EVA, durante uma semana antes do exame clínico. Foram excluídos da amostra indivíduos com desordens sistêmicas do tecido conjuntivo, fibromialgia, dor neuropática e desordens neurológicas, dor de origem dentária, uso de relaxantes musculares e antibióticos. Todos os pacientes receberam injeções com TxB-A (Botox®) e solução salina, com ordens de administração distintas, sendo examinados em sete ocasiões (visita 1- explicação do ensaio clínico; visita 2- primeira infiltração; visita 3- *follow-up* após um mês; visita 4- *follow-up* após 3 meses; visita 5- segunda infiltração; visitas 6 e 7- *follow-up* após um e três meses, respectivamente). O músculo masseter foi infiltrado em 3 locais estandardizados, com um total de 50U de toxina botulínica ou solução salina, cuja técnica de infiltração estava associada a um eletromiógrafo. No final do ensaio clínico não se observaram diferenças significativas em termos de redução e intensidade da dor, estado emocional e físico, e melhoria do estado saúde geral referida pelo paciente, após a administração das diferentes substâncias.[35]

Outra pesquisa foi conduzida comparando a eficácia, em curto prazo, entre a manipulação facial e infiltrações de toxina botulínica nos músculos mastigadores. Trinta pacientes, com o diagnóstico de dor miofascial, de acordo com o RCD/TMD, foram incluídos no ensaio, e separados em grupo A - infiltração de TxB-A de sessão única (Dysport®, máximo 150 MU/ local) e grupo B - manipulação miofascial de sessões múltiplas. Os parâmetros avaliados, antes, após e 3 meses depois da conclusão do tratamento, foram: a dor máxima medida pela EVA, amplitude de movimentos em mm, incluindo máxima abertura bucal, protrusão e lateralidade. Ambas as modalidades terapêuticas demonstraram eficácia no tratamento da dor miofascial. A manipulação miofascial apresentou eficácia superior no alívio da dor, enquanto a TxB superioridade na melhoria da amplitude de movimentos. Os resultados obtidos estão de acordo com estudos encontrados na literatura os quais apoiam os tratamentos conservadores, como opção terapêutica eficaz no tratamento da dor miofascial. [34]

A infiltração de TxB-A nos músculos pterigóideos laterais (MPL) é um tratamento recentemente relatado para deslocamento recidivante da mandíbula e deslocamento anterior do disco articular, cuja toxina é empregada para o tratamento da hiperatividade do MPL e sintomas da DTM.[33]

O músculo pterigóideo lateral é um dos quatro pares de músculos mastigatórios. Ele atua nos movimentos de fechamento final dos dentes, protusão, lateralidade, início da abertura da boca.[32,42] Uma vez que esse músculo se liga à cápsula articular e possivelmente ao disco articular, a sua relação é estreita com a ATM, podendo estar envolvido com o deslocamento anterior do disco articular. Assim, se as mudanças nas atividades normais do MPL forem a principal causa de queixas da DTM, o tratamento do músculo individual torna-se necessário e muitas vezes eficaz.[43]

Um dos principais reparos anatômicos que resulta numa necessidade extrema de guia para a injeção de TxB nos MPL é a possibilidade de se atingir a artéria maxilar.

Esse vaso é o maior ramo terminal da artéria carótida externa, surge por trás do colo da mandíbula e é inicialmente incorporado na glândula parótida.[44,45]

Vários métodos utilizando eletrodos eletromiográficos foram relatados para inserir rotas transcutâneas nas cabeças inferior e superior do MPL. Sabe-se que esse músculo pode ser acessado por via intraoral e extraoral. [44,45]

A abordagem intraoral é preferível por várias razões.[45] Primeiro, leva um nível reduzido de ansiedade do paciente, pois é muito similar aos tratamentos dentários de rotina. Em segundo lugar, reduz o risco de danos na artéria maxilar e, terceiro, durante o procedimento externo poderá haver uma fratura da agulha por movimento involuntário do paciente.

Recentemente, um método usando um guia auxiliado por computador foi publicado por Yoshida em 2018. O uso desse guia para infiltração (GI) permite que os

FIGURA 24.3

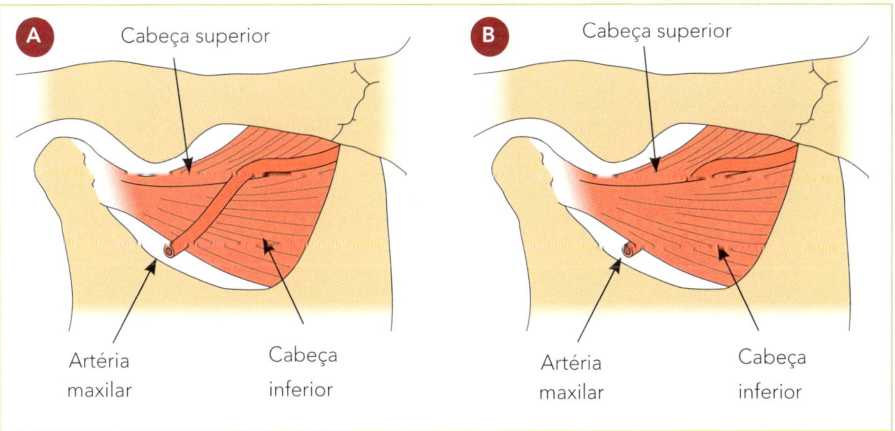

Temos uma ilustração mostrando as possibilidades da posição da artéria maxilar no seu trajeto pela área do MPL. Os dois trajetos principais da artéria maxilar são lateral (**A**) e medial (**B**). No lateral, esse vaso passa lateralmente à cabeça inferior do músculo pterigóideo lateral (**A**). No medial, passa medial à cabeça inferior do músculo pterigóideo lateral (**B**).

FIGURA 24.4

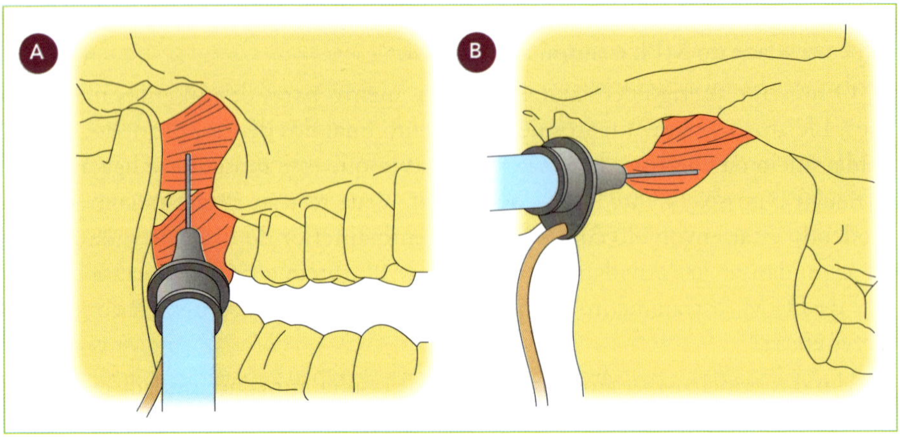

Demonstrando em (A) – acesso intraoral, e em (B) – acesso extraoral.

profissionais habilitados realizem os procedimentos sem complicações. Dois pontos no centro da cabeça inferior do músculo pterigóideo lateral são selecionados, após verificação da orientação e volume dos músculos pterigóideos laterais na tomografia computadorizada. A guia é inserida na cavidade oral e estabilizada com a ajuda dos dentes. Um eletrodo de agulha hipodérmica descartável é inserido através das aletas metálicas.[46]

Em outro estudo realizado em 2004, pacientes com deslocamento do disco articular receberam infiltração de toxina botulínica, resultando em alívio da dor e retorno dos movimentos normais da mandíbula. O tratamento foi eficaz e estável por 6 semanas.[47]

Outro estudo foi conduzido avaliando os efeitos da TxB no MPL para o tratamento do clique articular. Foram avaliados e tratados 6 pacientes (11 articulações comprometidas). O eletromiograma (EMG) foi utilizado para definir o local adequado da inserção da agulha. Os autores observaram que a infiltração da TxB eliminou o som articular em 10 articulações durante a primeira semana. Nos três a quatro meses seguintes, a recorrência do clique foi relatada em apenas uma articulação.[48]

TOXINA BOTULÍNICA E BRUXISMO DO SONO

O Bruxismo do Sono (BS) é definido como movimentos de ranger e/ou apertar os dentes durante o sono, caracterizados por movimentos extremos que podem gerar ruídos e desgaste excessivo do esmalte dentário, fraturas de dentes, raízes e/ou próteses.[49] Ocorre principalmente em fases de sono leve ou durante os seus períodos de transição.[50]

Recentemente, tem sido proposto o uso de TxB como possível tratamento para o BS.[51]

Um estudo avaliou o efeito da TxB no tratamento do bruxismo severo, recrutando 18 indivíduos, cujos critérios de inclusão foram: episódios de apertamento e "ranger" dentário, dificuldade na mastigação, deglutição e fala, desgaste dentário, insucesso de terapias médicas e dentárias no alívio da parafunção e dor ou hipertrofia do músculo masseter, quando da palpação durante o exame objetivo. Os pacientes possuíam entre 18 e 80 anos. A TxB foi infiltrada nos músculos masseteres, em dois ou três locais, totalizando 241 injeções em 123 tratamentos, sendo a dose média administrada de 61,7 ± 11,1U por localização nesse músculo. A média de duração do efeito da toxina foi de 19,1 ± 17,0 semanas, e o máximo efeito foi de 3,4 ± 0,9 medido numa escala de 0 a 4, em que 4 corresponde à cessação dos episódios bruxismo.[52]

Num estudo randomizado controlado, duplamente encoberto, certos autores[51] avaliaram o efeito da TxB no tratamento do bruxismo noturno. Para tal, recrutaram 12 indivíduos (7 homens e 5 mulheres), dos quais seis receberam TxB e o restante solução salina, sendo os resultados obtidos com base nas respostas a questionários e atividade eletromiográfica noturna dos músculos masseteres e temporal registradas antes, 4, 8 e 12 semanas após tratamento. O grupo experimental foi submetido a 80 unidades (U) de TxB-A (Dysport®), administradas em 3 localizações no músculo masseter, enquanto o grupo controle recebeu infiltrações com 0,8 mL de solução salina. Os eventos de bruxismo no músculo masseter diminuíram significativamente após as infiltrações com TxB, enquanto no músculo temporal não existiram diferenças entre os grupos, em nenhum período de observação. Os sintomas subjetivos, baseados nas respostas aos questionários, demonstraram o alívio na sintomatologia em ambos os grupos após tratamento. Dessa forma, o estudo suporta o uso da TxB no tratamento do bruxismo noturno.

Estudo randomizado, cego, placebo-controlado empregou a aplicação de TxB em pacientes com dor crônica resultante de hiperatividade dos músculos da mastigação, movimentos parafuncionais e desordens de hipermobilidade. A indicação para o tratamento com TxB foi determinada de acordo com a avaliação e análise funcional da movimentação mandibular, função articular, hiperatividade muscular e dor. Esses pacientes foram previamente tratados com métodos conservadores apropriados por 3 até 34 meses, sem resultados significantes. Como protocolo, receberam aplicação de TxB-A, em dose de 35U e solução salina como placebo nos músculos masseter, temporal e pterigóideo medial. Os sintomas de dor foram avaliados pela EAV antes e após o tratamento, e o período de observação foi de um a três meses. Os resultados mostraram uma melhora na dor local de 3,2 pontos (91%) na EAV no grupo onde foi aplicada a toxina botulínica e apenas melhora de 0,4 pontos na EAV no grupo placebo. Concluíram que a TxB constitui um método inovador e eficiente para a dor crônica facial associada à hiperatividade muscular em pacientes que não respondem aos métodos de tratamento convencionais. Como efeitos adversos foram relatados dificuldade de deglutição e paralisia temporária de um músculo da expressão facial em apenas um paciente, sendo completamente revertida após 4 semanas.[36]

CONCLUSÃO

A terapia com TxB é segura e bem tolerada em desordens dolorosas crônicas, onde as outras terapias farmacológicas não produzem o efeito desejável, ou podem provocar efeitos colaterais. O tratamento com TxB ainda apresenta um alto custo, contudo, deveria ser considerado devido à baixa incidência de efeitos colaterais, assim como a redução de medicamentos adjuvantes. No entanto, como o seu tempo de duração é de 3 a 4 meses em média, por dose, diferentemente do uso contínuo de outras medicações, deveria se pensar em outras modalidades de tratamento, antes de empregá-la como primeira opção nas dores orofaciais.

REFERÊNCIAS BIBLIOGRÁFICAS

1. Dressler D. Clinical applications of botulinum toxin. Cur Op Microbiol. 2012;15(3):325-36.
2. Wenzel RG. Pharmacology of botulinun neurotoxin serotype A. Am J Heath Syst Pharm. 2004;61(6): 55-60.
3. Matak I, Lacković Z. Botulinum toxin A, brain and pain. Prog Neurobiol. 2014;119-20:39-59.
4. Simpson L. The life history of a botulinum toxin molecule. Toxicon. 2013; 68(2):40-59.
5. Aoki KR, Francis J. Updates on the antinociceptive mechanism hypothesis of botulinum toxin A. Parkinsonism Relat Disord. 2011;17(Suppl 1):S28-33.
6. Lang AM. History and uses of BOTOX (botulinum toxin type A). Lippincotts Case Manag. 2004;9(2):109-12.
7. Dolly JO, Aoki KR. The structure and mode of action of different botulinum toxins. Eur J Neurol. 2006;13(Suppl 4):1-9.
8. Aoki KR. Pharmacology and immunology of botulinum toxin serotypes. J Neurol. 2001;248(1):3-10.
9. Scott AB. Botulinum toxin injection into extraocular muscles as an alternative to strabismus surgery. J Pediatr Ophthalmol Strabismus. 1980;17(1):21-5.
10. Freund B, Schwartz M. Temporal relationship of muscle weakness and pain reduction in subjects treated with botulinum toxin. Am J Pain. 2003;4(3):159-65.
11. Aoki KR. Review of a proposed mechanism for the antinociceptive action of botulinum toxin type A. Neurotoxicol. 2005;26(5):785-93.
12. Purves D, Augustine GJ; Fizpatrick D, Hall WC, et al. Neuroscience. 5th ed. Massachusetts: Sinauer Associates; 2012.
13. Rosseto O, Pirazzini M, Montecucco C. Botulinum neurotoxins: genetic, structural and mechanistic insights. Nat Rev Microbiol. 2014;12(8):535-49.
14. Dressler D, Saberi FA, Barbosa ER. Botulinum toxin mechanisms of action. Arq Neuro-Psiquiat. 2005;63(1):180-5.
15. Setler PE. Therapeutic use of botulinum toxins: background and history. Clin J Pain. 2002;18(6):119-24.
16. Kim DW, Lee SK, Ahnn J. Botulinum toxin as a pain killer: players and actions in antinociception. Toxins. 2015;7(3):2435-53.
17. Shoemaker CB, Oyler GA. Persistence of botulinum neurotoxin inactivation of nerve function. Cur Top Microbiol Immunol. 2013;364(1):179-96.

18. Oh HM, Chung ME. Botulinum toxin for neuropathic pain: a review of the literature. Toxins. 2015;7(8):3127-54.

19. Park JH, Park HJ. Botulinum toxin for the treatment of neuropathic pain. Toxins. 2017;9(9):260-74.

20. Lora VR, Clemente-Napimoga JT, Abdalla HB, et al. Botulinum toxin type A reduces inflammatory hypernociception induced by arthritis in the temporomandibular joint of rats. Toxicon. 2017;129(5):52-7.

21. Apostolidis A, Popat R, Yiangou Y, et al. Decreased sensory receptors P2X3 and TRPV1 in suburothelial nerve fibers following intradetrusor injections of botulinum toxin for human detrusor overactivity. J Urol. 2005;174(3):977-82.

22. Shimizu T, Shibata M, Toriumi H, et al. Reduction of TRPV1 expression in the trigeminal system by botulinum neurotoxin type-A. Neurobiol Dis. 2012;48(3):367-78.

23. Fan C, Chu X, Wang L, et al. Botulinum toxin type A reduces TRPV1 expression in the dorsal root ganglion in rats with adjuvant-arthritis pain. Toxicon. 2017;133(4):116-22.

24. Wu C, Xie N, Lian Y, et al. Central antinociceptive activity of peripherally applied botulinum toxin type A in lab rat model of trigeminal neuralgia. Springerplus. 2016;5(4):31-8.

25. Yang KY, Kim MJ, Ju JS, et al. Antinociceptive effects of botulinum toxin type A on trigeminal neuropathic pain. J Dent Res. 2016;95(10):1183-90.

26. Antonucci F, Rossi C, Gianfranceschi L, et al. Long-distance retrograde effects of botulinum neurotoxin Am J Neurosci. 2008;28(4):3689-96.

27. Bach-Rojecky L, Lacković Z. Central origin of the antinociceptive action of botulinum toxin type A. Pharmacol Biochem Behav. 2009;94(2):234-8.

28. Matak I, Bach-Rojecky L, Filipović B, et al. Behavioral and immunohistochemical evidence for central antinociceptive activity of botulinum toxin A. Neuroscience. 2011;186(3):201-7.

29. Filipovic B, Matak I, Bach-Rojecky L, et al. Central action of peripherally applied botulinum toxin type A on pain and dural protein extravasation in rat model of trigeminal neuropathy. PLoS One. 2012;7(1): e29803.

30. Hong B, Yao L, Ni L, Wang L, et al. Antinociceptive effect of botulinum toxin A involves alterations in AMPA receptor expression and glutamate release in spinal dorsal horn neurons. Neuroscience. 2017;357(2):197-207.

31. Scrivani SJ, Keith DA, Kaban LB. Temporomandibular disorders. N Engl J Med. 2008;359(25): 2693-705.

32. Okeson J. Tratamento das desordens temporomandibulares e oclusão. 4 ed. São Paulo: Artes Médicas; 2000.

33. Tintner R, Jankovic J. Botulinum toxin type A in the management of oromandibular dystonia and bruxism. Scientific and therapeutic aspects of botulinum toxin. Philadelphia: Lippincott Williams & Wilkins; 2002.

34. Emara AS, Faramawey MI, Hassaan MA, et al. Botulinum toxin injection for management of temporomandibular joint clicking. Int J Oral Maxillofac Surg. 2013; 42:759-64.

35. Guarda-Nardini L, Stecco A, Stecco C, et al. Myosfacial Pain of Jaw Muscles: Comparison of Short--Term Effectiveness of Botulinum Toxin Injections and Fascial Manipulation Technique. Cranio. 2012;30(2):95-102.

36. Ernberg M, Hedenberg-Magnusson B, List T, et al. Efficacy of botulinum toxin type A for treatment of persistent myofascial TMD pain: a randomized, controlled, double-blind multicenter study. Pain. 2011;152(9):1988-96.

37. von Lindern JJ. Type A botulinum toxin in the treatment of chronic facial pain associated with temporo--mandibular dysfunction. Acta Neurol Belg. 2001;101(1):39-41.

38. Kamanli A, Kaya A, Ardicoglu O, et al. Comparison of lidocaine injection, botulinum toxin injection, and dry needling to trigger points in myofascial pain syndrome. Rheumatol Intern. 2005;25(8):604-11.

39. Zhang T, Adatia A, Zarin W, et al. The efficacy of botulinum toxin type A in managing chronic musculoskeletal pain: a systematic review and meta analysis. Inflammopharmacology. 2011;19(1):21-34.

40. von Linder JJ, Niederhagen B, Bergé S, et al. Type A botulinum toxin in the treatment of chronic facial pain associated with masticatory hyperactivity. J Oral Maxillofac Surg. 2003;61(7):774-8

41. Kurtoglu C, Gur OH, Kurkcu M, et al. Effect of botulinum toxin-A in myofascial pain patients with or without functional disc displacement. J Oral Maxillofac Surg. 2008;66(8):1644-51.

42. Elfving L, Helkimo M, Magnusson T. Prevalence of different temporomandibular joint sounds, with emphasis on disc-displacement, in patients with temporomandibular disorders and controls. Swed Dent J. 2002; 26(1):9-19.

43. Majid OW. Clinical use of botulinum toxins in oral and maxillofacial surgery. Int J Oral Maxillofac Surg. 2010;39(3):197-207.

44. Daelen B, Thorwirth V, Koch A. Treatment of recurrent dislocation of the temporomandibular joint with type A botulinum toxin. Int J Oral Maxillofac. 1997;26(6):458-60.

45. Kamiyama, M. An electromyographic study on the function of the external pterygoid muscle. Kokubyo Gakkai Zasshi. 1958;25(2):576-95.

46. Yoshida K. An electromyographic study on the superior head of the lateral and medial pterygoid muscles? Mov Disord Clin Pract. 2017;4(3):285.

47. Yoshida K. Computer-aided design/computer-assisted manufacture-derived needle guide for injection of botulinum toxin into the lateral pterygoid muscle in patients with oromandibular dystonia. J Oral Facial Pain Headache. 2018; 32(2):e13-e21.

48. Jankovic J, Brin MF. Therapeutic uses of botulinum toxin. N Engl J Med. 1991;324(17):1186-94.

49. Karacalar A, Yilmaz N, Bilgici A, et al. Botulinum toxin for the treatment of temporomandibular joint disk disfigurement: clinical experience. J Craniofac Surg. 2005;16(2):476-81.

50. Arinci A, Güven E, Yazar M, et al. Effect of injection of botulinum toxin on lateral pterygoid muscle used together with the arthroscopy in patients with anterior disk displacement of the temporomandibular joint. Kulak Burun Bogaz Ihtis Derg. 2009;19(4):122-9.

51. Blitzer A, Sulica L. Botulinum toxin: basic science and clinical uses in otolaryngology. Laryngoscope. 2001;111(2):218-26.

52. Borodic GE, Acquadro M, Johnson EA. Botulinum toxin therapy for pain and inflammatory disorders: mechanisms and therapeutic effects. Expert Opin Investig Drugs. 2001;10(8):1531-44.

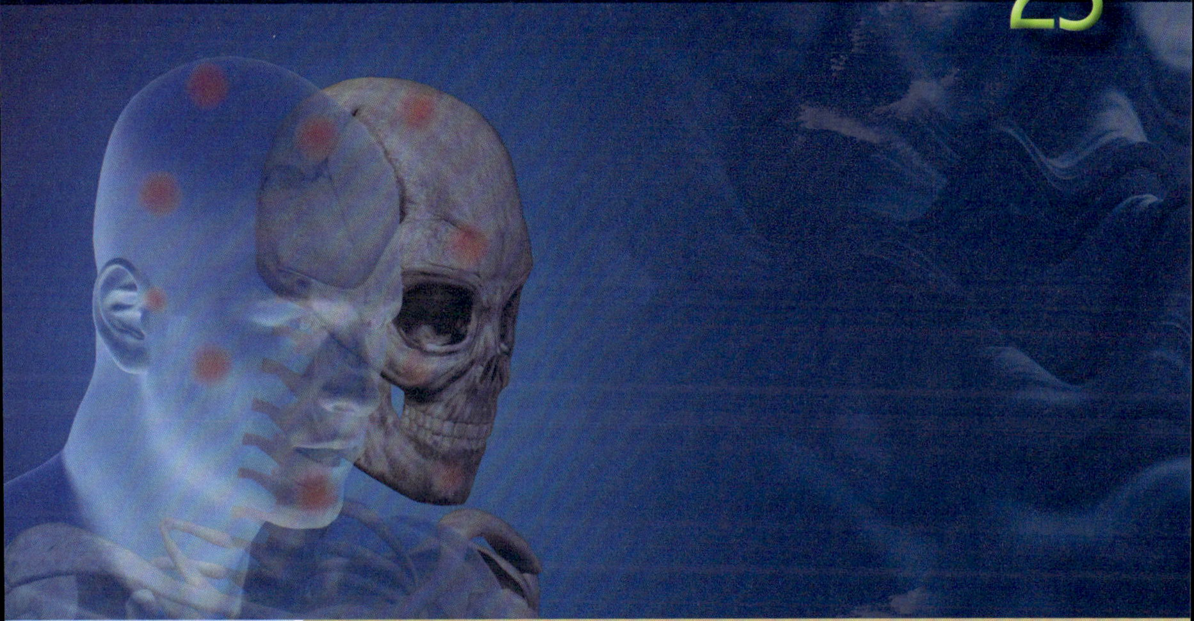

Renata Campi de Andrade Pizzo
Eduardo Grossmann

Laserterapia Aplicada às Disfunções Temporomandibulares

INTRODUÇÃO

A busca por tratamentos que aliviam os diversos tipos de dores é incessante. A dor, geralmente, constitui o principal motivo pelo qual um indivíduo procura tratamento. A ocorrência dela varia com a idade e cerca de 15% a 30% da população dos países industrializados sofre algum tipo de dor, o que gera problemas de ordem pessoal, social e econômico para a sociedade.[1] Vários procedimentos podem contribuir para reduzir a dor e o sofrimento. Sua mensuração e natureza, ou qualidade e também a identificação da(s) etiologia(s), são fundamentais para a implementação das medidas terapêuticas apropriadas.

BIOFOTÔNICA

O desenvolvimento de técnicas que usam luz em termos relacionados com a matéria viva, nas áreas da saúde com a finalidade de diagnóstico e de tratamento, considerando procedimentos não invasivos, é denominado de biofotônica. O campo da biofotônica, apesar de milenar, do ponto de vista formal, é novo como ciência e surge de uma interface entre as áreas da física, da química e da biologia. O desenvolvimento da física quântica e a revolução da genômica, em especial quanto à biologia molecular e à grande inovação tecnológica do final do século XX, foram os ingredientes essenciais para o surgimento da biofotônica. A física colocou para os cientistas um comportamento diferente existente na natureza e que fugia aos conceitos intuitivos estabelecidos. Não apenas passamos a entender como as moléculas estão estruturadas, mas também como elas interagem com a luz, transferindo energia que pode ser acumulada nos elétrons, devolvida ao meio ou transformada em reações químicas. Dentro desse contexto é que surge o laser, que, desde seu início, coloca a física e áreas biológicas em íntimo contato, exatamente por permitir de maneira mais precisa a troca de informações a nível molecular. O advento do laser proporcionou um rápido crescimento na área da fotônica, com sólidas demonstrações do poder da óptica para todas as áreas. Para entender a vida, é necessário aplicarmos os conceitos básicos da física e da química. Como a base deles são átomos e moléculas, a luz é o principal meio do nosso mundo com essas entidades. Isso certamente permitiu evoluir o entendimento dos processos básicos de interação luz/vida do ponto de vista molecular. A precisão da luz tem permitido invadir o interior da célula e realizar microalterações a motivar um novo ciclo vital. A chamada laserterapia é um dos importantes aplicativos da óptica moderna. A capacidade de acelerar reações químicas, ou mesmo inibi-las, fez do laser de baixa intensidade um instrumento para a moderna terapêutica aos profissionais da área da saúde. O laser é um instrumento de altíssima precisão geométrica, fato que cria inúmeras possibilidades para sua aplicação. Seu funcionamento baseado nas leis fundamentais da interação da radiação luminosa com a matéria, tem possibilitado desde sua descoberta vasta aplicabilidade, cobrindo desde as pesquisas científicas mais fundamentais até aplicativos na área médica e nas demais áreas da saúde. É um excelente instrumento de corte e desbaste, permitindo cirurgias de profunda delicadeza. Na oncologia, tem sido rotineiramente usado como tratamento e diagnóstico para vários tipos de neoplasias. Serve para a eliminação de cálculos renais através de ondas de choque causadas por pulsos intensos de luz ou desobstrução das artérias. No controle de microrganismos, também é um dos campos mais ativos da atual pesquisa farmacológica. A indústria da quimioterapia antimicrobiana está em constante alerta, principalmente pela rápida capacidade de evolução e variedade de patógenos encontrados; o aparecimento de uma grande variedade desses, resistentes aos agentes químicos, faz que haja um grande aumento da morbidade de infecções que eram facilmente tratadas no passado. Nesse aspecto é que modernas técnicas desenvolvidas pela biofotônica podem fazer a grande diferença.[2] A terapia fotodinâmica envolve o uso de um agente fotossensibilizador com afinidade por células malignas, além de uma fonte de luz para excitação e de oxigênio. As moléculas do fotossensibilizador são ativadas pela luz e começa, então, um processo de troca de energia com as moléculas de oxigênio, produzindo uma espécie desse gás altamente reativo: o oxigênio singleto. Essa espécie reativa oxida de maneira rápida e eficaz quase todos os substratos biológicos em seu caminho. É um processo rápido de matar as células.[3] Esse mesmo princípio vem sendo agora utilizado para matar microrganismos. Na presença do oxigênio singleto, ou mesmo de outros radicais livres produzidos pela excitação do fotossensibilizador, há um eficiente ataque ao microrganismo. A vantagem da técnica da terapia fotodinâmica antimicrobiana é que a morte das bactérias pode ser controlada, restringindo a região irradiada e evitando a destruição microbiana em outros locais – além disso, o desenvolvimento de resistência seria improvável. O fato de poder haver irradiação inúmeras vezes, sem qualquer tipo de efeito colateral, indica que a técnica também pode ser utilizada para matar fungos, parasitas humanos e bactérias presentes na cavidade bucal, responsáveis por cáries e doença periodontal.[4]

Uma das características dessa terapia é a multidisciplinaridade necessária para o estabelecimento de técnicas e protocolos para sua aplicação clínica. Terapias usando vários tipos de sistemas laser têm sido empregadas para tratar uma série de condições nas quais a dor desempenha um papel significante na observação clínica. O laser é uma excepcional fonte de radiação, capaz de produzir, em bandas espectrais extremamente finas, intensos campos eletromagnéticos coerentes ao intervalo espectral que se estende do ultravioleta ao infravermelho remoto. É uma luz não ionizante eletromagnética bastante concentrada, que, em contato com diferentes tecidos, desencadeia muitos efeitos, a depender do comprimento de onda e das propriedades ópticas do tecido irradiado. Por ser uma forma não ionizante de radiação, a luz laser pode ser usada repetida e corretamente, dentro dos parâmetros adotados, porque não induz resposta mutagênica.[5]

De um modo geral, inicialmente, é preciso classificar os sistemas lasers quanto ao nível de excitabilidade que podem causar no tecido-alvo biológico. Uma vez que o laser é absorvido pelo tecido, ele poderá atuar a nível molecular, excitando elétrons ou partes das moléculas. Se essa excitabilidade for relativamente pequena, ou seja, se se tratar de um laser de baixa intensidade, poderá ocorrer uma bioestimulação ou bioinibição para as reações químicas e fisiológicas naturais desse tecido; contudo, se se tratar de um laser de alta intensidade, a energia depositada nesse tecido-alvo será tão grande que romperá as ligações químicas dessas moléculas ou mesmo removerá elétrons, resultando no rompimento desse tecido. Essa é a diferença básica entre os lasers, sendo assim classificados em duas categorias: os de baixa intensidade, que regulam as funções fisiológicas celulares, e os de alta intensidade, que rompem tecidos através de corte, ablação, coagulação e vaporização.[6] Ainda, analgesia temporária, regulação das reações envolvidas no processo inflamatório e biomodulação das respostas celulares são os resultados fisiológicos durante a aplicação dos sistemas LILT (*low intensity laser therapy*) ou LLLT (*low level laser therapy*), os chamados lasers de baixa intensidade.

Os lasers de baixa intensidade possuem um efeito eminentemente analgésico, promovendo o alívio de dores de diversas etiologias, incluindo a irradiação de pontos-gatilho na dor miofascial como meio eficaz para o tratamento da dor orofacial; anti-inflamatório, com redução de edema e hiperemia; e estimulante do trofismo celular, promovendo uma reparação mais rápida e com padrão de qualidade histológica superior.

BREVE HISTÓRICO

Na Grécia Antiga, o Sol era recurso na helioterapia e na exposição do corpo aos raios solares a fim de recuperar a saúde. Já os chineses aproveitavam o Sol para tratar raquitismo, câncer de pele e até mesmo psicoses. Em 1903, um médico dinamarquês chamado Niels Ryberg Finsen desenvolveu uma técnica bem conhecida denominada fototerapia do arco carbono para tratamento de *lupus vulgaris* usando o raio ultravioleta.[7]

No decorrer dos séculos, muitos homens fizeram descobertas inestimáveis para o avanço da ciência e a evolução dos estudos sobre os mecanismos de interação entre luz e matéria, a fim de que se pudesse obter uma forma de amplificação da luz, denominada de laser. O processo de emissão laser tem seus fundamentos na teoria quântica da física. Em 1913, o cientista holandês Neils Bohr postulou seu modelo, de acordo com o qual os átomos poderiam se apresentar em mais de um estado energético, movimentando-se em certas órbitas definidas, o que determina que, quando um átomo muda de um estado energético (ou nível de energia) para outro, ocorre a absorção ou a emissão (ganho ou perda) de um quantum de energia luminosa.[8,9]

O termo "laser" constitui um acrônimo com origem na língua inglesa: "*light amplification by stimulated emission of radiation*", que significa "luz amplificada por emissão estimulada de radiação". O princípio da emissão estimulada teve seu início em 1917, quando Albert Einstein, sob abordagem teórica, demonstrou matematicamente que porções do campo eletromagnético podem ser estimuladas para a emissão de luz amplificada. O físico demonstrou, assim, que as transposições atômicas, na presença de um campo de radiações, ocorrem por três mecanismos básicos: absorção de energia, emissão espontânea e emissão estimulada de radiação.

Essas teorias começaram a se tornar realidade na década de 1950, com o trabalho de Charles H. Townes (1954), que foi capaz de amplificar com sucesso as frequências de micro-ondas em um processo denominado MASER (*microwave amplification by stimulation emission of radiation)*, ou seja, amplificação de micro-ondas pela emissão estimulada de radiação.[10] Em 1958, Schawlow e Townes foram os autores dos princípios pelos quais todos os lasers operam, amplificando frequências de micro-ondas pelo processo de emissão estimulada, e sugeriram que o princípio da MASER poderia ser estendido para a parte visível do espectro eletromagnético, que chamaram de MASER óptico.[11]

A criação do primeiro aparelho de emissão de laser é de Theodore Maiman, com um cristal de rubi operando em 694,3 nm e uma lâmpada flash com emissão estimulada de radiação localizada na faixa visível do espectro eletromagnético.[12] Em 1961 foi fundado, na Universidade de Cincinnati, por Leon Goldman, o primeiro laboratório de laser para aplicações médicas,[13] onde as primeiras experiências em animais foram realizadas. Em 1962, Patel desenvolveu o primeiro laser com finalidade terapêutica, um hélio-neônio (He-Ne) com comprimento de onda de 632,8 nm.[14]

Em 1966, Endre Mester, de Budapeste, na Hungria, relatou as primeiras aplicações clínicas com laser operando em baixa potência, indicando casos clínicos sobre bioestimulação com laser de úlceras crônicas de membros inferiores usando lasers de rubi e de argônio.[15] Ele produziu um grande volume de trabalhos científicos, clínicos e experimentais, tendo o laser de He-Ne como tema central. Os lasers terapêuticos mais utilizados nas décadas de 1970 e 80 foram os de He-Ne, com emissão na região da faixa visível do espectro eletromagnético. Nessa região, a radiação laser apresenta pequena penetração nos tecidos biológicos, o que limita sua utilização. Para aplicação desse tipo de laser em lesões mais profundas, era necessária uma fibra óptica a fim de guiar a radiação até o interior do corpo do paciente, o que limita e contraindica, muitas vezes, esse tipo de terapia, por ser uma técnica invasiva. Outra limitação dos lasers de He-Ne é sua grande dimensão e também o fato de seu meio ativo estar contido em ampolas de vidro que podem se romper com facilidade, além de o gás hélio permear rapidamente a parede da ampola, reduzindo drasticamente o tempo de vida desses aparelhos. Em 1973, seguindo a mesma linha de Mester, Heinrich Plogg, de Fort Coulombe, no Canadá, apresentou um trabalho sobre o uso do laser como acupuntura, sem o emprego de agulhas, para atenuação de dores.[16] A partir do final dessa década começaram a ser desenvolvidos diodos lasers semicondutores, dando origem ao primeiro diodo operado na região do infravermelho próximo (904 nm), constituído de um cristal de arseneto de gálio (AsGa). Entre as vantagens desse sobre o He-Ne é que, além da menor dimensão, ele apresenta maior penetração no tecido biológico. Outra vantagem é que esse dispositivo pode operar de maneira contínua ou pulsada, enquanto o He-Ne só opera em modo contínuo. Em 1981, apareceu pela primeira vez o relato de uma aplicação clínica de um diodo laser de AsGaAl (arseneto de gálio e alumínio) publicado no Japão, que compara a atenuação de dor promovida por um diodo laser e o laser de Nd-YAG, (ítrio e alumínio, dopado com neodímio), operando em 1064 nm.[17] O efeito da fotobioestimulação com laser pulsado foi tema de diferentes trabalhos, e em 1998 foi demonstrado que, para aplicações *in vivo*, a radiação contínua apresentava melhores resultados que a radiação pulsada.[18]

PRINCÍPIOS BÁSICOS DOS LASERS

O laser é uma excepcional fonte de radiação, capaz de produzir, em bandas espectrais extremamente finas, intensos campos eletromagnéticos coerentes ao intervalo espectral que se estende do infravermelho remoto ao ultravioleta. Seu funcionamento se dá através de um fenômeno denominado inversão de população. Ele ocorre no processo de emissão estimulada de energia, em que um fóton excitado é absorvido por um fóton excitado em seu estado mais elevado (E_1) de energia, causando a liberação de 2 fótons idênticos induzidos de energia quando o fóton em E_1 retorna a seu estado mais estável (E_0). Esses dois fótons idênticos estimulam outros dois, e assim sucessivamente, viajando na mesma direção e somando suas magnitudes até termos uma enorme quantidade de luz idêntica emergindo do sistema. A emissão estimulada ocorre quando há um número maior de átomos excitados do que de não excitados, uma condição chamada de inversão de população, ou seja, em que há uma absorção de energia para que a maioria dos átomos se excite (que os elétrons "saltem" para camadas mais distantes do núcleo atômico).[19] Após a inversão de população, deve haver um regresso ao estado fundamental com liberação de fótons gêmeos. Para tal emissão, os lasers apresentam três componentes principais: o meio ativo ou amplificador, o mecanismo de bombeio ou fonte de excitação e o sistema de realimentação ou ressonador óptico.[20]

- **Meio ativo:** é a fonte de luz laser constituindo uma coleção de átomos ou moléculas que emitem radiação na parte óptica do espectro, meio ou substância que é levado a seu estado ativo através de uma excitação, ou seja, contém os elétrons que, através de saltos de níveis de energia, emitem luz. O material é, portanto, estimulado a emitir energia luminosa na forma de fótons. Normalmente, ele nomeia o laser em questão e também determina a afinidade ou não do laser com o tecido-alvo. De um modo geral, o material constitui um bom meio ativo quando os elétrons conseguem permanecer um tempo relativamente longo em um estado excitado. Os meios ativos podem ser:
  a) **Sólidos.** Os lasers de estado sólido têm como meio ativo, íons de um determinado elemento embebidos num cristal sendo que esse embebimento recebe o nome de dopagem, e dizemos que temos um cristal dopado com íons. São cristais de Ítrio-Aluminio-Garnett (YAG) dopados por elementos químicos: Rubi, Neodímio (Nd-YAG), Érbio (Er-YAG), Hólmio (Ho-YAG). E temos os Ga-As que são semicondutores, também chamados de diodos, nestes o meio ativo é formado por dois tipos de semicondutores e cada uma dessas partes tem um dopante diferente, modificando-se os tipos de dopantes, pode-se alterar a distância entre as bandas de energia e, consequentemente, o comprimento de onda da luz: Arseneto-Galio-Aluminio (GaAlAs), Índio-Gálio-Aluminio (InGaAl), Índio-Gálio-Arsênico-Fósforo (InGaAsP).
  b) **Gasosos.** São argônio (Ar), hélio-neônio (He-Ne), dióxido de carbono (CO_2), nitrogênio (N), criptônio (Kr^+) e excimer (KrF, XeCl);
  c) **Líquidos.** São lasers de corantes e pigmentos: anelinas, rodamina.
- **Mecanismo de bombeio ou fonte de excitação:** é uma fonte de energia utilizada para estimular os átomos do meio ativo para que os elétrons saltem a seus níveis mais energéticos, de modo que a emissão laser possa ocorrer. Produz estados excitados com a finalidade de que, nos decaimentos, haja produção de luz. Pode ser de natureza óptica, elétrica ou química. Transforma o meio ativo em meio amplificador de radiação.
- **Sistema de realimentação ou ressonador óptico:** é onde ocorre a reação óptica. É composto de dois espelhos altamente polidos que refletem os fótons

emitidos pelos constituintes do sistema de volta ao meio ativo, produzindo mais emissão; conseguindo a amplificação e a emissão estimulada de radiação; e sincronizando a ação das partículas do meio ativo. Um espelho é totalmente refletivo, e o outro é parcialmente refletor (Figura 25.1).

Resumindo, a radiação laser é gerada no ressonador óptico, a abrigar o meio ativo e a receber fonte de excitação de energia elétrica ou luminosa, que excita esse meio liberando energia com o mesmo comprimento de onda de quando for refletida nos dois espelhos nas extremidades do aparelho; o espelho parcialmente refletor permite que alguns fótons sejam emitidos da cavidade, formando o feixe de luz laser.[21]

O laser é uma luz ou uma radiação óptica descrita como uma onda eletromagnética. Possui um comprimento que é medido através da distância entre dois picos, ou vales, consecutivos (Figura 25.2), apresentando algumas características ondulatórias e definindo a luz dentro do espectro eletromagnético. De acordo com o meio ativo

▶ FIGURA 25.1

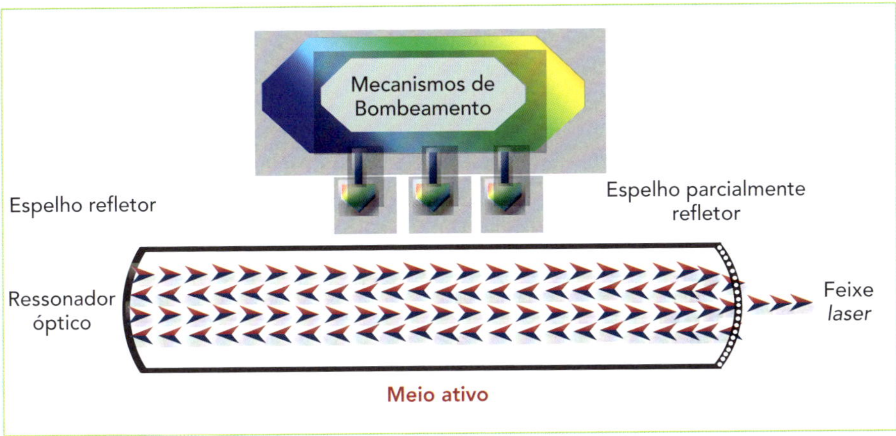

Componentes básicos de um laser.
Fonte: Acervo pessoal.

▶ FIGURA 25.2

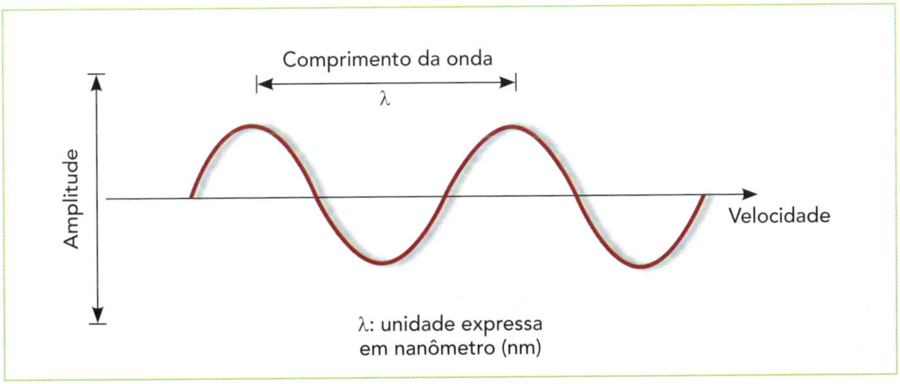

Esquema ilustrativo da mensuração do comprimento de onda.
Fonte: Acervo pessoal.

utilizado para a produção da luz laser e o estabelecimento de seu regime de operação (contínuo ou pulsado) é que classificamos esses instrumentos inicialmente. Ele apresenta as seguintes características e propriedades, que o diferem da luz normal:

- **Monocromaticidade:** é a emissão de fótons com mesmo comprimento de onda, ou seja, o feixe apresenta o mesmo comprimento de onda e a mesma cor, viajando em uma única direção. A energia carregada pelos **fótons** emitidos é a mesma, fazendo que todas as porções de luz sejam idênticas. O laser emite apenas um comprimento de onda, diferentemente de uma lâmpada incandescente, que emite luz formada por vários comprimentos de ondas - conferindo a esse tipo de luz a característica de ser policromática.
- **Direcionalidade ou baixa divergência:** a luz laser viaja em uma única direção e de maneira paralela, não divergindo significativamente a partir de sua fonte, desviando-se muito pouco.
- **Coerência:** apresenta trajetórias paralelas e em fase; é sincronizada. Essas trajetórias seguem juntas no espaço e no tempo. Assim, a emissão coerente permite a concentração de energia na superfície de uma área em certo intervalo de tempo.[22,23]

A natureza eletromagnética da luz nos dá a possibilidade de ter oscilações em larga variedade de frequências e, consequentemente, de comprimentos de onda. Variando a frequência de oscilações, essa mesma radiação eletromagnética recebe nomes diferentes - desde as baixas até as altíssimas frequências. Sendo elas da mesma natureza, sua interação com a matéria permanece. Os efeitos serão distintos, dependendo da região espectral.

Os lasers de baixa intensidade, por possuírem comprimento de onda (CO) específico, se encontram no espectro eletromagnético que varia do ultravioleta ao infravermelho próximo (Figura 25.3). Abaixo da faixa de luz que chamamos de visível, uma porção do espectro de sensibilidade dos receptores eletromagnéticos humanos, temos o ultravioleta na faixa de aproximadamente 100 a 400 nanômetros (nm); acima, temos o infravermelho entre 750 a 1.000 nm. O intervalo do espectro visível varia das cores violeta ao vermelho e situa-se entre 400 a 700 nm.[24] Muitos

FIGURA 25.3

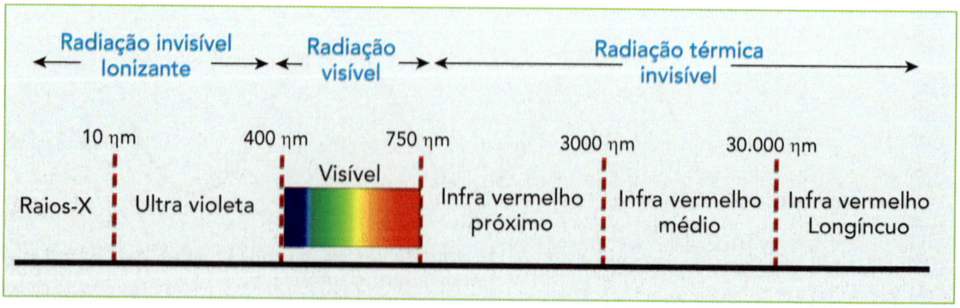

Espectro Eletromagnético em nm.
Fonte: Acervo pessoal.

comprimentos de onda nas regiões espectrais do vermelho (600 a 700 nm) e do infravermelho próximo (770 a 1.200 nm) têm mostrado resultados positivos, porém há uma região entre 700 a 700 nm, onde os resultados, provavelmente, serão insatisfatórios, sem alteração significativa nos tecidos.[25] Os comprimentos de onda mais empregados na laserterapia, operando em baixa intensidade, variam de 630 a 700 nm e de 770 a 904 nm no espectro eletromagnético e estão situados na porção do vermelho visível e no infravermelho próximo, respectivamente. Podemos considerar que os comprimentos mais utilizados na laserterapia situam-se na faixa espectral do vermelho, chegando até o infravermelho, próximo de 630 a 1300 nm.[26]

Atualmente, os lasers terapêuticos são, em sua grande maioria, constituídos de um cristal crescido em laboratório de diodo semicondutor de arseneto de gálio (GaAs), podendo estar dopado por diversos outros elementos, a depender do CO desejado funcionando no vermelho e no infravermelho. Os mais comuns são: GaAs, GaAlAs e InGaAIP e atuam em baixa potência, que varia entre 10 e 100 mW. O nível de potência, na maioria desses aparelhos, não passava de 1 watt (W) nas últimas duas décadas. Os lasers diodos passaram também a ser utilizados como lasers cirúrgicos, por sua praticidade de uso clínico, visto que podem constituir equipamentos pequenos, práticos, com fibras ópticas de fácil manipulação, de manutenção mais acessível e com custo reduzido, quando comparados a outros equipamentos com outros tipos de meio ativo. Portanto, a título de entendimento e conhecimento, atualmente os lasers de diodo podem ser utilizados tanto em equipamentos em essência terapêuticos como cirúrgicos.

A energia laser pode ser emitida, ou seja, entregue aos tecidos operando basicamente de duas formas: emissão contínua (CW) e pulsada. Na emissão contínua, a energia é emitida continuamente em um nível preestabelecido enquanto o aparelho estiver ligado. Nesse tipo de emissão, os lasers apresentam uma forma de interação contínua da luz com o tecido-alvo, ou seja, uma vez ligado o aparelho, o laser começa a ser emitido e somente deixa de interagir quando ele for desligado. A única variável controlada pelo operador é o nível de potência, que pode ir de dez até o máximo, que é particular a cada equipamento. A emissão pulsada é intermitente, com pulsos de energia emitidos a intervalos regulares de tempo. Na maioria dos casos, esses modos de operação são determinados pela maneira com a qual o elemento ativo é bombeado pela fonte de alimentação.[27]

Interação laser – tecido biológico – comprimento de onda

Para que a energia laser possa intervir nas reações fisiológicas celulares e interagir com os tecidos biológicos, quando entregue ao tecido-alvo, é necessário que seja primeiramente absorvida. Além disso, em relação ao local de absorção, é crucial considerar os fotorreceptores, os chamados cromóforos (aglomerados moleculares capazes de absorver luz).[28] Portanto, sempre que depositamos uma luz no tecido biológico, fenômenos diferentes poderão acontecer simultaneamente. A luz focalizada no tecido pode ser refletida, absorvida, espalhada e transmitida (Figuras 25.4 e 25.5). Existem fatores que podem influenciar a absorção do laser: comprimento de

FIGURA 25.4

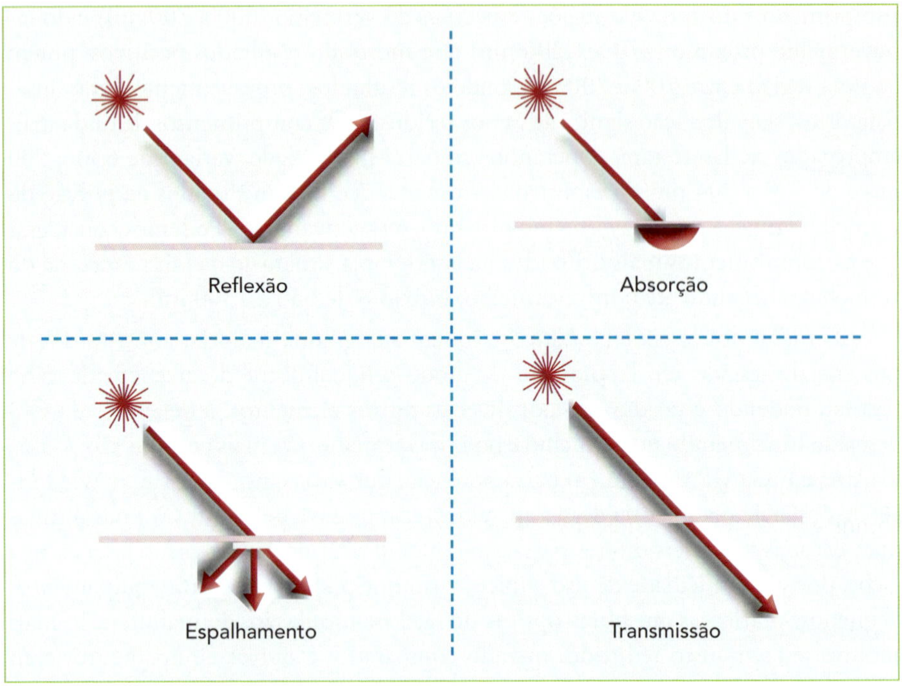

Fenômenos de interação da luz laser.
Fonte: Acervo pessoal.

FIGURA 25.5

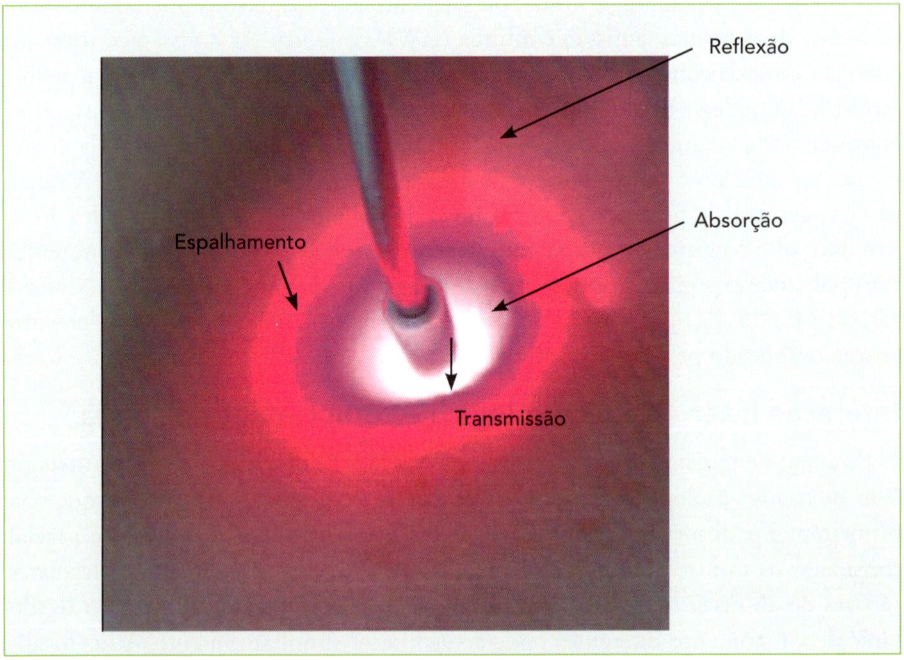

Fenômenos de interação da luz laser com o tecido biológico.
Fonte: Acervo pessoal.

onda, características ópticas dos tecidos irradiados, dosagem, método de aplicação, fase da lesão quando está sendo irradiada.

Como podemos observar, parte da luz incidente é refletida e volta para o meio, fora da superfície, onde foi originada. Esse fenômeno depende também das características ópticas dos tecidos: sendo esses heterogêneos, cada um absorve e reflete luz de maneira distinta, e a porcentagem de luz refletida depende do ângulo de incidência formado entre o feixe laser e o tecido. Quanto menor for o ângulo, maior a reflexão, e, consequentemente, a absorção de energia será menor pelo tecido irradiado. Portanto, é de suma importância fazer a aplicação com o condutor do feixe posicionado sempre perpendicular ao tecido, evitando a reflexão e proporcionando uma máxima absorção do laser. Parte da luz é absorvida pelo tecido sobre o qual está incidindo, não retorna à superfície incidente; parte sofre o espalhamento ou *scattering*. O feixe de luz se difunde dentro dos tecidos, reflete de partículas de dentro deles e parte dessa luz os atravessa, sendo transmitida diretamente através dos fótons que permeiam os tecidos e são dispersados. A absorção é o fenômeno mais importante para a interação terapêutica do laser, pois, ao penetrar nos tecidos, ele sofre também espalhamento, sendo absorvido pelas células e convertido em efeitos biológicos.

A propriedade óptica de cada tecido biológico alvo é muito importante, pois ela tem um papel fundamental na distribuição neles e irá determinar a extensão e a resposta tecidual.

A escolha do tipo de laser a ser utilizado, sua interação com o tecido e o resultado dependerá do coeficiente de absorção tecidual, do nível de energia utilizado (parâmetro) e do comprimento de onda. Assim, pode-se empregar o mesmo tipo de laser para diferentes procedimentos, ou um laser específico para determinado tratamento sem que haja dano à área irradiada, ou, ainda, um associação, buscando o melhor resultado com cada aparelho específico.

Para que haja essa absorção, temos que considerar os cromóforos; esses fotorreceptores compreendem um grupo de moléculas inter-relacionadas que podem ser enzimas, membranas celulares ou quaisquer outras substâncias extracelulares que apresentem a capacidade de absorver luz em determinado comprimento de onda. A absorção da luz pelos fotorreceptores produzirá uma resposta biológica. Essa absorção é feita por uma molécula que poderá transferir energia para outras e, com isso, ativar aquelas que poderão causar reações químicas ao redor dos tecidos.[6] No corpo humano, os cromóforos absorvedores de luz são distintos para os diferentes tecidos. Os cromóforos são componentes dos pigmentos da cadeia respiratória e irão atuar através de estimulações e reações específicas. A radiação eletromagnética, dependendo de seu comprimento de onda, na forma de luz absorvida poderá estimular as macromoléculas, gerando transferência de energia para os elétrons e provocando mudanças. É o início de uma reação de oxirredução. Os diferentes cromóforos relatados são citocromo C oxidase na cadeia respiratória mitocondrial; as proteínas de membrana opsinas, flavoproteinas e criptocromos; e os próprios canais de íons.[25]

O comprimento de onda é uma característica extremamente importante, pois é ele quem define a profundidade de penetração no tecido-alvo. Diferentes comprimentos de onda apresentam distintos coeficientes de absorção para um mesmo tecido (Figura 25.6). Os elementos do tecido que exibem um alto coeficiente de absorção de um particular comprimento de onda ou por uma região do espectro são os chamados cromóforos absorvedores; entre eles estão a água, a melanina, a hemoglobina, as proteínas e, no caso do tecido dental, a hidroxiapatita, exercendo significante influência sobre a interação da radiação e o tecido. Como podemos observar, as radiações emitidas na região do ultravioleta e do infravermelho médio exibem alto coeficiente de absorção pela pele, fazendo que a radiação seja absorvida na superfície, enquanto, na região do infravermelho próximo (820 nm e 840 nm), constata-se baixo coeficiente de absorção, implicando máxima penetração do tecido.[29] Tanto a absorção como a dispersão da luz no tecido são dependentes do comprimento de onda (ambas muito mais elevadas na região azul do espectro que na região do vermelho), e os principais cromóforos teciduais (hemoglobina e melanina) têm bandas de absorção elevadas em comprimentos de onda inferiores a 600 nm. A água começa a absorver significativamente em comprimentos de onda superiores a 1150 nm. Por essas razões, há uma chamada "janela óptica" nos tecidos que abrange os comprimentos de onda vermelha e infravermelha próxima, onde a efetiva penetração tecidual da luz é maximizada.[30] A partir dessas características especiais e das diferentes formas de operação, o laser pode interagir com os tecidos em três níveis: atômico, molecular e macromolecular. Em nível molecular, a luz poderá interagir com essas moléculas resultando nos seguintes fenômenos: excitação de elétrons; vibração das moléculas; e rotação de partes ou das moléculas como um todo.

FIGURA 25.6

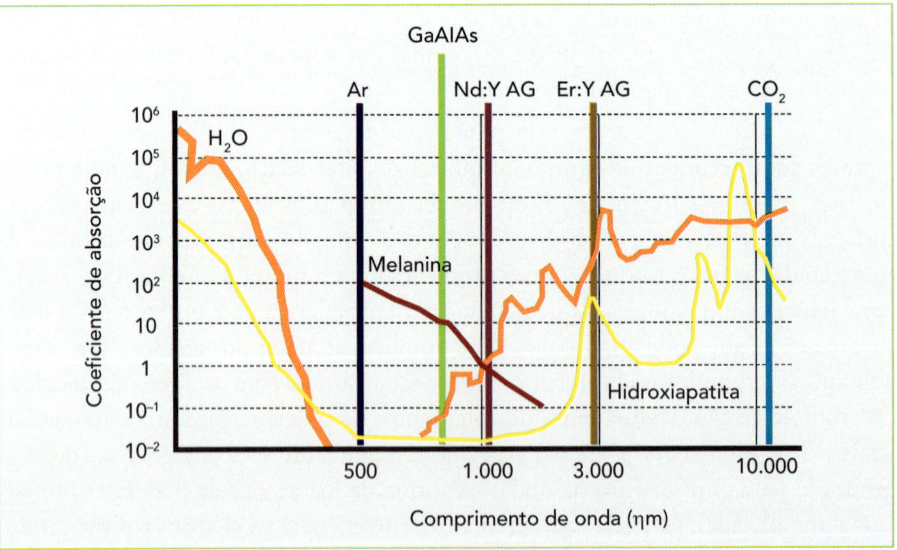

Relação entre o coeficiente de absorção da água, da hidroxiapatita e da melanina com os diferentes tipos de laser.

Fonte: Acervo pessoal.

Os tecidos são heterogêneos do ponto de vista óptico; a importância da absorção acontecer de maneira diversificada, segundo o tipo de tecido no qual a energia do laser é depositada, está no fato de que, dependendo do comprimento de onda, esse tecido absorve energia mais superficialmente ou permite que a luz o atravesse, agindo em um alvo instalado na intimidade tecidual. A isso denominamos seletividade do laser.

Quando a energia do laser é absorvida pela célula, esta a converterá em outro tipo de energia. Por exemplo, quando utilizamos um laser de alta intensidade de energia, na maioria das vezes, ela se converterá em calor. Quando recorremos a lasers de baixa intensidade de energia, os comprimentos de onda baixos são capazes de excitar eletronicamente as moléculas, ativando a cadeia respiratória celular, ou a excitação ocorrerá através da membrana celular.[31]

A irradiação de células por certos comprimentos de onda pode ativar alguns componentes, resultando em reações bioquímicas a alterar completamente o metabolismo celular. Esse tipo de reação é conhecido como base dos efeitos dos lasers de baixa intensidade.[29,32,33]

Os lasers de baixa intensidade são usados em procedimentos terapêuticos clínicos. Seu principal efeito está baseado na quantidade de absorção da energia laser, sendo capaz de causar alterações externas nas células e no tecido que são geradas por diferentes tipos de ativações metabólicas como estimulações da cadeia respiratória celular, aumento da vascularização e ativação dos fibroblastos, desencadeados pelos efeitos fotoquímicos e fotoelétricos ou fotofísicos.[34] Através desses efeitos, as interações podem ocorrer quando a radiação laser é absorvida pelos tecidos biológicos. Cada um desses processos irá causar efeitos clínicos específicos.[35] A absorção e a difusão do laser resultam em uma resposta fotorreativa, sendo ela consequência de uma fotodestruição ou de uma fotoativação tecidual, determinadas, portanto, por esses efeitos do laser.[36]

A energia dos fótons, constituintes de uma radiação laser absorvida por uma célula, será transformada em energia bioquímica e utilizada em sua cadeia respiratória.

Em 1988, Karu descreveu o mecanismo de interação desses lasers em nível molecular, sendo esse mecanismo diferente para os lasers emitidos no espectro vermelho visível no infravermelho próximo. A luz visível induz a uma reação fotoquímica. Há uma direta ativação da indução da síntese de enzimas, e essa luz tem como primeiros alvos os lisossomos e as mitocôndrias das células. A luz infravermelha provoca alterações no potencial de membrana e induz efeitos fotofísicos ou fotoelétricos, causando choque entre as células e provocando um aumento da síntese de ATP. O citocromo é o fotorreceptor primário nas regiões do infravermelho próximo e de luz visível, mas desde que esteja em sua forma intermediária, ou seja, não pode estar totalmente oxidado ou reduzido.[37]

Os fotorreceptores primários são componentes da cadeia respiratória. Isso explica a universalidade dos efeitos do laser de baixa intensidade na estimulação do metabolismo celular, dependente da dose de luz. Em baixas doses, a radiação causa regulação oxirred do metabolismo celular; em altas doses, ocorrem danos fotodinâmicos. A magnitude do efeito da bioestimulação depende do estado fisiológico da célula antes da irradiação. Isso explica por que o efeito bioestimulante nem sempre é possível. Os efeitos terapêuticos da irradiação do laser de baixa intensidade podem ser explicados pelo aumento de proliferação de células G_0 (fase do ciclo celular em que a célula permanece indefinidamente na interfase; em geral, células altamente especializadas, como as nervosas, encontram-se em G_0) e G_1 (período do ciclo celular durante a interfase. Para muitas células, essa fase é a de maior crescimento durante sua vida útil) ou pelas mudanças na atividade fisiológica de células excitáveis.[38]

A luz visível é absorvida pela cadeia respiratória que acontece nas mitocôndrias, e os comprimentos de onda que emitem no vermelho (600 a 683 nm) são absorvidos pelas semiquinonas e pelos citocromo-oxidases e no azul (400 a 450 nm) pelas flavoproteínas e hemoproteínas. Isso ocorre da seguinte maneira: em condições fisiológicas normais a atividade do citocromo C oxidase é controlada pelo óxido nítrico (NO) que compete com o oxigênio (O_2), em condições patológicas de estresse oxidativo, poderá haver um aumento de NO, que impede e dificulta a respiração mitocondrial, consequentemente torna o metabolismo celular ineficiente. Nestas condições a ativação da respiração celular pelo laser de baixa intensidade poderá ter um efeito benéfico. Dessa forma, é através da cadeia respiratória que a célula reconhece o meio externo, regulando o comportamento celular. Quanto à fotorrecepção, independente de onde ocorra, ambos os comprimentos de onda resultarão na transdução do sinal e na amplificação do estímulo, gerando aumento de íons Ca^{++} no citoplasma e aceleração da duplicação de DNA e da replicação de RNA no núcleo celular. É absorvida pelos citocromos C-oxidase e flavoproteína, causando oxidação de NAD (nicotinamida adenina dinucleotídeo) e mudando o estado de oxirredução da mitocôndria e do citoplasma. Essa mudança de transporte de elétrons na cadeia respiratória gera um aumento na força próton-motora, no potencial elétrico da membrana mitocondrial, na acidez do citoplasma e na quantidade de ATP (adenosina trifosfato) endocelular. O aumento da concentração de H^+ intracelular gera mudanças na bomba de sódio (Na^+) e potássio (K^+) na membrana celular, aumentando a permeabilidade aos íons cálcio (Ca^{++}) para o meio intracelular. A quantidade desse cátion afeta o nível dos nucleotídeos cíclicos que modula a síntese de RNA e DNA.

A luz visível induz a uma reação fotoquímica, ou seja, há uma direta ativação da síntese de enzimas,[39] tendo como primeiro alvo as mitocôndrias das células. As alterações no potencial de membrana causadas pela energia de fótons na faixa do infravermelho próximo[39] induzem efeitos do tipo fotofísico e fotoelétrico, desencadeando excitação de elétrons, vibração e rotação de partes da molécula ou rotação de moléculas como um todo, que se traduzem intracelularmente no incremento da síntese de ATP. O incremento de ATP mitocondrial[40-42] que se produz após a irradiação com laser favorece um grande número de reações que intervêm no metabolismo celular, e o laser interfere no processo de troca iônica, acelerando o incremento de ATP,[43-45] sobretudo quando a célula está em condição de estresse, ou seja, quando o tecido ou órgão tratado com laser está afetado por uma desordem funcional ou alguma lesão tecidual.

Os incrementos de ATP mitocondrial que se produzem após a irradiação com laser favorecem um grande número de reações que interferem no metabolismo celular. Entre elas, temos: aumento da síntese de DNA e RNA; incremento da formação de colágeno e precursores; aumento no nível de β endorfinas no líquido cefalorraquidiano; variações quantitativas de prostaglandina; estimulação da microcirculação vascular e linfática; ação na reparação e cicatrização tissular na pele, no sistema nervoso, no tecido ósseo e no bulbo piloso.[42]

Em 1991, Smith utilizou o modelo de Tina Karu, modificando-o para explicar a interação ao nível celular dessa radiação (Figura 25.7). Ocorrem mudanças fotofísicas na membrana celular, gerando o mesmo efeito para o aumento da permeabilidade aos íons Ca^{++}. Quando a radiação infravermelha atua na membrana celular, causa hiperpolarização, ou seja, uma mudança fotofísica. A permeabilidade da membrana citoplasmática aumenta em relação aos íons Ca^{++}, Na^{+} e K^{+}, ou seja, há um aumento na atividade receptora da membrana celular.[33] Em consequência disso, a síntese de endorfina e o potencial de ação das células neurais aumentam, enquanto a quantidade de bradicinina, bem como a atividade das fibras C de condução dos estímulos dolorosos, diminuem.[46] Essa sequência de eventos resulta no alívio da sintomatologia dolorosa.

Simultaneamente, ocorre um aumento na microcirculação local, melhorando a oxigenação das células hipóxias e da circulação linfática (reduz edema), e também um aumento na atividade da enzima acetilcolinesterase,[47] que bloqueia a sinapse neural, clinicamente identificado como analgesia imediata e temporária alguns minutos depois de realizada a irradiação com laser emitido no comprimento de onda infravermelho.

Concluindo, a absorção de fótons por parte da célula, ou seja, diretamente por captação ao nível de cromóforos mitocondriais ou por ação em sua membrana ce-

FIGURA 25.7

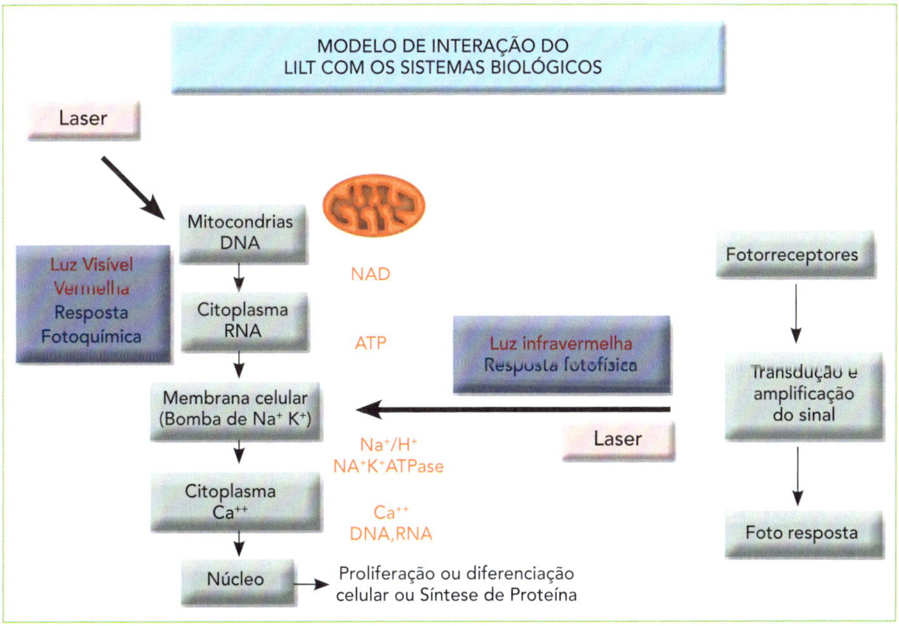

Modelo de interação da luz laser a nível celular. Modelo de Karu modificado por Smith.

Fonte: Acervo pessoal.

lular, produz estimulação ou inibição de atividades enzimáticas e de reações fotoquímicas. Essas reações determinam alterações fotodinâmicas em cascata e em processos fisiológicos com conotações terapêuticas.[45,48]

Esses processos de fotossensibilização e fotorresposta podem manifestar-se clinicamente de três modos. Primeiro, vão agir na célula, produzindo um efeito primário ou imediato, aumentando o metabolismo celular[38,39,49] ou a síntese de endorfinas e diminuindo a liberação de transmissores nociceptivos como a serotonina e a bradicinina.[89] Também terá ação na estabilização da membrana celular.[50,51] Clinicamente, observaremos uma ação de estimulação e analgesia dessa terapia. Haverá, além disso, um efeito secundário ou indireto, com aumento do fluxo sanguíneo[52] e da drenagem linfática,[53] aumento na microcirculação local,[54,55] proliferação de fibroblastos,[31] assim como aumento de sua síntese de colágeno.[54,55] Dessa forma, temos a ação mediadora do laser na inflamação. Por fim, haverá a instalação de efeitos terapêuticos gerais ou tardios e, clinicamente, observaremos, por exemplo, a ativação do sistema imunológico. É usado, nos dias de hoje, na ativação da drenagem linfática.[56] Os efeitos terapêuticos dos lasers sobre os diferentes tecidos biológicos são amplos, induzindo resultados tróficos-regenerativos, anti-inflamatórios e analgésicos, os quais são demonstrados tanto em estudos *in vitro* como *in vivo*. Sendo assim, os efeitos terapêuticos podem ser classificados em amplos ou sistêmicos, primários e secundários, ocorrendo simultaneamente.

Todos esses processos obtidos através do laser de baixa intensidade (LLLT), também conhecido como *cold laser* ou *soft laser*, praticados em todo o mundo fazem parte da chamada bioestimulação ou fototerapia.[30] Recentemente, uma decisão consensual[57] foi tomada para ser adotada a terminologia fotobiomodulação (PBM), já que o termo *low level* é muito subjetivo, e hoje se sabe que existem outras fontes de luz não coerentes, como diodos (LEDs), que também funcionam bem.[25] Durante muito tempo, nesses anos de pesquisas, o mecanismo de ação da PBM não estava claramente elucidado, mas, nos últimos anos, avanços foram feitos, em especial, na explicação dos cromóforos e de suas vias de sinalização.[58]

Atualmente, a fotobiomodulação se constitui no emprego de fontes de luz operando em baixas e moderadas intensidades no tecido-alvo. Consiste na irradiação de células com um comprimento de onda adequado, que pode levar à ativação de componentes celulares e promover reações químicas específicas, responsáveis por alterar o metabolismo celular. Tem demonstrado ser uma opção eficiente no alívio de dores agudas e crônicas, na drenagem nos processos inflamatórios e no reparo tecidual. Com o emprego de protocolos e doses moderadas e controladas, é também capaz de melhorar a qualidade da reparação tecidual.

Regras de segurança e biossegurança

A biossegurança no uso dos sistemas lasers em áreas médicas inclui não somente um conhecimento dos riscos em relação ao uso dos aparelhos, mas também um conhecimento dos níveis de cuidado existentes, além de um completo entendimento e controle das medidas de segurança.

As normas de segurança são exigidas de acordo com cada categoria dos lasers, sendo esses classificados segundo o grau de periculosidade. Elas devem ser adotadas pelo profissional, por seu auxiliar e pelo paciente.

Geralmente, nos lasers de baixa intensidade utilizados, os diodos, se encaixam na classe IIIb: são equipamentos que podem provocar danos aos olhos, sendo imprescindível a utilização de óculos de proteção compatível com o comprimento de onda gerado pelo laser em questão. Os dispositivos enquadrados nessa categoria devem, ainda, contar com recursos de interrupção internos, a fim de se evitar acidentes no momento da manipulação dos circuitos internos dos aparelhos. São dispositivos exigidos por norma a constar no equipamento: chave liga/desliga removível, devendo ser conectada apenas quando for utilizado o aparelho; etiquetas contendo as características técnicas do equipamento; sistema de monitoramento de nível de potência; e sistema de proteção eletrônico. No caso dos lasers que emitem radiação infravermelha, por se tratar de um CO invisível, deve-se verificar a presença e a eficiência da luz-guia para que o clínico saiba que a luz laser está sendo emitida.

A proteção pessoal, isso é, das pessoas envolvidas no uso do laser, consiste basicamente no uso de óculos de proteção com densidade óptica adequada, que atenue o feixe a que se submetem, ou seja, é específica para cada tipo de laser (Figura 25.8). Após a aplicação em cada paciente, os óculos devem ser lavados e higienizados com álcool 70%. A Paramentação da equipe deve ser adequada para evitar contaminações e a luz refletida decorrente da emisão da luz laser.

No consultório, deve-se verificar o bom funcionamento da rede elétrica e a existência de placa com aviso de alerta. Uma placa indicadora informa a classe do aparelho e adverte sobre a exposição. Deve-se minimizar a presença de móveis e materiais refletores próximos ao local de aplicação. O paciente deve ser informado e ter conhecimento dos princípios básicos da laserterapia. Uma autorização por escrito assinada pelo paciente seria o ideal. Para o procedimento clínico correto, alguns fatores tem que ser levados em consideração, como o diagnóstico correto, o acompanhamento do caso por meses após as aplicações e a profilaxia prévia do local a ser irradiado com antissépticos incolores se a

FIGURA 25.8

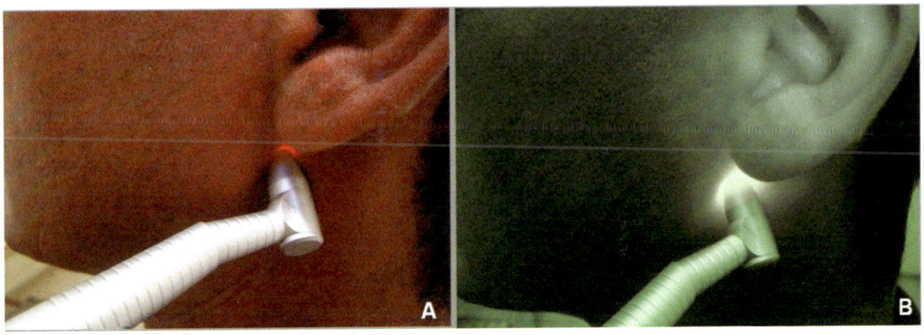

Importância do uso de óculos durante a aplicação da luz laser. A: irradiação com laser infravermelho (780nm, 70mW). B: observa-se o halo formado durante a irradiação obtido com o uso de câmara infravermelha e que não é visível a olho nu.

Fonte: Acervo pessoal.

aplicação for intraoral, para diminuir a absorção e atenuar a energia. A limpeza da pele, quando a aplicação for extraoral, também deve ser feita com solução antisséptica incolor. É preciso proteger a ponta ativa do laser com PVC descartável a fim de evitar contaminação cruzada, e depois fazer a higienização dela com álcool 70%.[11] Não se deve realizar aplicações extraorais em pacientes que usam drogas fotossensibilizantes endógenas (tetraciclina, griseofulvina, sulfamida, furocumarina, cetoprofeno, isotretinoina e centella asiática) ou exógenas (ácido retinoico e glicólico), pois a luz pode interagir com a droga e provocar manchas na pele no local da irradiação.[59]

Deve-se observar também a escolha do CO mais adequado para cada enfermidade, a fim de promover os efeitos desejados. Peles muito claras ou muito escuras demandam, frequentemente, um ajuste na dosimetria em torno de 1/3 maior em relação às doses recomendadas, pois, quando muito claras, refletem muito e, quando muito escuras, absorvem muito, podendo comprometer a profundidade de absorção. Deve-se ter cautela ao irradiar áreas hemorrágicas e no caso de pacientes que possuem anamnese com histórico histológico de doenças malignas. É fundamental evitar a irradiação da glândula tireoide.[60]

Formas de aplicação

De acordo com o que já foi exposto em relação à interação laser/tecido biológico, ao aplicarmos um laser é de suma importância fazê-lo com o condutor posicionado sempre de maneira perpendicular ao tecido, evitando, assim, a reflexão e maximizando a absorção dele.

Preferencialmente, é feita a aplicação em contato. A ponta do laser toca o tecido onde a radiação será empregada, ou mesmo há uma pequena pressão no tecido, o que provoca uma pequena isquemia local e temporária, a permitir uma maior penetrabilidade da luz (Figura 25.9). Se por algum motivo nenhuma dessas formas de aplicação forem possíveis, estabelece-se uma distância de, no máximo, 0,5 cm para que não ocorra reflexão.

FIGURA 25.9

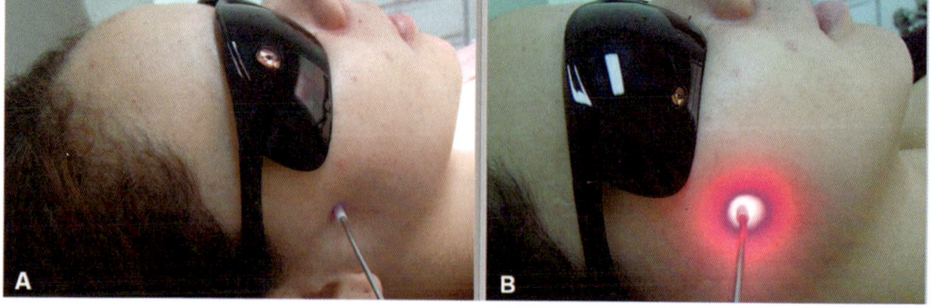

Aplicação puntual da luz laser. A: visualizamos a aplicação no músculo masseter com o laser infravermelho (808 nm, 100mW) promovendo pequena pressão no tecido irradiado. B: aplicação no músculo masseter com laser emitindo no vemelho (660 nm, 100mW).
Fonte: Acervo pessoal.

Métodos de irradiação

O laser deve ser entregue em pontos equidistantes, cobrindo a área da lesão ou o ponto-alvo. Para isso, a aplicação deve ser feita de maneira pontual, atingindo diretamente a área lesada ou traumatizada, em pontos-gatilho na musculatura, nos trajetos dos nervos, nas articulações. Pode também ser aplicado a fim de atuar à distância em pontos predeterminados, como nos linfonodos agindo diretamente na drenagem da região, evitando-se a irradiação direta da lesão. Essa técnica promove uma melhora nos processos inflamatórios com ou sem a presença de infecção. A indicação dessa técnica é de grande valia em processos infecciosos em fase aguda (pericoronarites, abscessos endodônticos, alveolites, herpes).

Além disso, o laser pode ser empregado também por varredura, na área da lesão, de maneira contínua e com velocidade média constante por toda a extensão dela, buscando entregar ao tecido a mesma dosagem ao longo de toda a área. Essa técnica é pouco empregada pelo fato de que é difícil manter manualmente a mesma aceleração do movimento. Deve-se levar em consideração a área da lesão ou a região a ser irradiada e ter em mente que cada lesão contará com uma área diferente; portanto, o cálculo da dose tem que ser feito pensando-se na área a ser irradiada em cm^2, o que dificulta ao profissional saber a energia total empregada. Recomenda-se essa técnica caso o equipamento seja capaz de fazer esses cálculos de maneira precisa ou possua um sistema de entrega que a facilite.

Parâmetros

Esses parâmetros são ajustáveis no aparelho a fim de se obter a máxima eficácia.

A dose, a fluência e a densidade de energia são conceitos controversos dentro da fotobiomodulação, por conta das dificuldades de se calcular a quantidade de energia entregue, absorvida e espalhada nos tecidos.[6]

Os parâmetros são calculados por meio de fórmula; entre eles, aqueles que requerem conhecimento são:

- A **densidade de energia** (J/cm^2): a energia em Joules (J) entregue por unidade de área (cm^2). Também denominada dose ou fluência, trata-se da quantidade de energia que será depositada no tecido por ponto de aplicação. A dose é o parâmetro a ser ajustado no equipamento de acordo com a patologia em tratamento;
- A **potência:** em watts (W) é relação entre a energia aplicada e o tempo que leva para ser aplicada. A potência está diretamente relacionada com a penetração da irradiação, e potências altas são indicadas para tecidos profundos como nervos, músculos e ossos. Em alguns equipamentos, a potência pode ser ajustada; como ela é inversamente proporcional ao tempo de aplicação, esse procedimento de ajuste torna-se clinicamente vantajoso em atendimentos que demandam maior tempo clínico.
- A Densidade ou Intensidade de Potência ou Irradiância (W/cm^2): é a potência de saída da luz por unidade de área ou a quantidade de energia por segundo numa certa área.

- O **tempo** (segundos): é calculado pelos próprios equipamentos.
- A área (cm^2): por padronização internacional, é a área atingida no tecido que coincide com a do feixe de laser.
- A **energia da irradiação pontual** (J): é a quantidade de energia depositada por ponto de aplicação. É determinada quando multiplicamos a densidade de energia pela área do feixe de laser. Para calcular a energia total em cada sessão, basta multiplicar o número de pontos aplicados pela energia de cada um deles. Portanto, é importante sempre registrar o número de pontos em cada lesão tratada, a fim de se padronizar as aplicações e poder calcular a energia total empregada por sessão.[61]

O mais importante é entender as características ópticas dos tecidos a ser irradiados, além da interação da luz com esses tecidos. A partir desse ponto são adequadas as fluências entregues, ficando-se atento às respostas a cada sessão.

Na maior parte dos casos, os aparelhos disponibilizam dois comprimentos de onda, ou seja, possuem dois tipos de emissor laser, sendo um deles situado na região do vermelho visível entre 630 e 685 nm e o outro, na região do infravermelho entre 790 e 904 nm. São aparelhos compactos nos quais coexistem duas peças de mão, e em cada uma delas está montado um diodo laser diferente. Atualmente, no mercado, em relação aos equipamentos de última geração, apesar de existir uma única peça de mão, os dois lasers de diodos diferentes são montados, de modo que a seleção de qual será utilizado é feita diretamente no painel de comando.

Disfunções temporomandibulares e a fotobiomodulação

As DTM são classificadas em dois grandes grupos: articulares e musculares, sendo as de origem muscular as mais prevalentes.[62]

Sabe-se que grande parte dos episódios dolorosos são desencadeados por lesões teciduais. Um traumatismo na ATM pode promover uma lesão da cápsula articular, do disco, de sua zona retrodiscal e de seus ligamentos, provocando um processo inflamatório. As células envolvidas nesse processo promovem a liberação de vários mediadores químicos e íons no meio extracelular, que estimulam as terminações neurais (nociceptores) e/ou as sensibilizam. A bradicinina e a serotonina, liberadas no local da inflamação por células residentes, além dos íons K^+ e H^+, podem sensibilizar diretamente as fibras nociceptivas, provocando sensações dolorosas ou redução do limiar de estimulação durante esse processo.[63,64]

Por outro lado, o disco articular desempenha um papel vital na manutenção da estabilidade do complexo articular, principalmente durante os movimentos de abertura da boca. O disco mantém sua morfologia, a menos que forças destrutivas ou mudanças estruturais ocorram na articulação. Se essas mudanças acontecem, sua morfologia pode ser irreversivelmente alterada, produzindo mudanças mecânicas durante a função. Estas últimas são caracterizadas por processos inflamatórios, degenerativos, que, comumente, são acompanhados por deslocamentos do disco com e sem redução, em diferentes faixas etárias e com quadros clínicos bem definidos (o que pode ser visto com mais detalhamento nos capítulos deste livro que abordam epidemiologias das DTM, DTM muscular e suas diferentes formas de tratamento). No entanto, o deslocamento do disco não é sempre acompanhado de dor. Frequentemente, a dor associada à DTM é de origem muscular, miofascial.[65-71]

As DTM são disfunções comuns na região facial. Elas incluem diminuição da amplitude dos movimentos mandibulares (abertura, fechamento e lateralidade) e de sons articulares, desconforto durante os movimentos mastigatórios e dor espontânea ou à palpação, tanto muscular quanto articular, o que constitui a queixa principal e o motivo pelo qual os paciente procuram tratamento.[72]

Os tratamentos irreversíveis, como as terapias do complexo oclusal e as cirurgias, devem ser evitados.

A fotobiomodulação, seus efeitos e sua interação com o tecido irradiado são muitos e complexos. O laser de baixa intensidade é uma opção para o tratamento das disfunções musculoesqueletais, pois não é invasivo, é seguro, de fácil aplicação, diminui o tempo de tratamento e tem mínimas contraindicações, por conta de seu efeito analgésico, anti-inflamatório e biomodulador.[73-75] Assim, vem obtendo espaço na terapêutica diária para o alívio da dor aguda e crônica.[76,77]

A resposta do paciente depende não apenas do tipo de laser, mas também do tecido-alvo e das condições do sistema imunológico. Um resultado insatisfatório pode ser decorrente de doses muito baixas ou muito altas, diagnóstico incorreto, pequeno número de sessões, densidade energética inadequada, entre outros.[78]

A eficácia clínica do LLLT para o tratamento das DTM é controverso. Alguns autores relatam resultados melhores ao comparar a terapia efetiva do LLLT com o grupo-controle ou o placebo, enquanto outros não encontraram diferenças significativas. Segundo especialistas, há uma diversidade considerável nos resultados relatados.[76] Tal variabilidade nos resultados pode ser oriundo da metodologia utilizada e da multiplicidade de parâmetros, incluindo comprimentos de onda, energia e densidades de potência, com diferentes frequências de aplicação.[79] Outro fator que deve ser observado nos resultados controversos apontados em alguns estudos é que na metodologia é incluída uma combinação de DTM de origem muscular, articular, como o deslocamento do disco articular, sem a interpretação da resposta ao tratamento em cada subgrupo.

Muitos mecanismos estão envolvidos na redução da dor e nos efeitos terapêuticos de lasers, incluindo a promoção da liberação de opioides endógenos, a melhora da respiração celular e da cicatrização tecidual, o aumento da vasodilatação, além do aumento do limiar de dor, por afetar o potencial da membrana celular e diminuir a inflamação, possivelmente pela redução da prostaglandina E_2 e pela supressão dos níveis de ciclo-oxigenase 2.[80] Relatos sugerem que os mecanismos neurais são a base para o laser induzir o alívio da dor. Isso inclui produção de serotonina,[81] aumento da síntese de betaendorfina[82] e aumento da atividade sináptica da acetilcolinesterase.[83,84] Consistente com esses resultados, podemos mencionar que a irradiação com laser de 830 nm (emissão contínua) suprime especificamente a condução nervosa nas fibras de menor diâmetro, nas fibras finas mielinizadas A delta e nas fibras C, não mielinizadas, após estimulação elétrica dos nervos *in vivo*.[85,86]

Diante desse contexto, embora haja grandes dificuldades de se padronizar as diretrizes para o efetivo tratamento com o laser em razão das diferenças metodológicas, vistas em revisões sistemáticas e metanálises, com os princípios da odontologia baseada em evidências, a maioria dos autores demonstra que o laser é uma terapia efetiva e útil no tratamento das DTM.[75,77,87,88] Outros trabalhos apontam a efetividade da laserterapia ressaltando uma remissão significativa e o alívio da sintomatologia dolorosa,[89-92] com a melhora na dor e nas condições miofuncionais orofaciais e nos movimentos de abertura bucal.[78,80,93,94] Essa terapia também tem demonstrado oferecer maior eficácia do que a estimulação elétrica neural transcutânea (TENS)[95,96] e a estimulação por microcorrente elétrica. Nos estudos de Medlicott[97] e McNeely et al.[98] (nível 2 de evidência), os resultados endossam que o uso de laser pode aprimorar o tratamento das DTM.

Muitos mecanismos estão envolvidos na redução da dor e nos efeitos terapêuticos de lasers, incluindo a promoção da liberação de opioides endógenos, a melhora da respiração celular e da cicatrização tecidual, o aumento da vasodilatação, e também o aumento do limiar de dor, por afetar o potencial da membrana celular e diminuir a inflamação, possivelmente pela redução da prostaglandina E_2 e pela supressão dos níveis de ciclo-oxigenase 2.[80]

Para o uso clínico, o comprimento de onda é geralmente reconhecido como um dos parâmetros mais importantes.[99] No tratamento das condições dolorosas, ambos os comprimentos de onda visível (632, 660 nm) e infravermelho (780, 810 a 830, 904 nm) têm sido adotados.[100] Além disso, há evidências crescentes de que o espectro de comprimento de onda limitado em 810 a 830 nm é eficaz em uma série de condições clínicas dolorosas. Uma associação das luzes lasers vermelha e infravermelha pode ser efetiva na redução da dor em pacientes com DTM.[101,102]

Uma abordagem para o desenvolvimento de parâmetros e doses tem sido adotada pela *World Association of Laser Therapy* (WALT) em suas recomendações ao tratamento das dores musculoesqueletais com LLLT.[103] Para o tratamento das DTM articulares, as doses recomendadas pela WALT com o laser de baixa intensidade GaAlAs classe IIIB são equivalentes a um comprimento de onda 780 a 860 nm. A indicação é de emissão contínua ou pulsada com potência do laser de 5 a 500 mW, de um a dois pontos de aplicação por cm^2 e doses em torno de 4 J (140 J/cm^2). Recomenda-se que o tratamento seja diário durante 2 semanas ou a cada dois dias durante 3-4 semanas. A irradiação deve cobrir a maior parte do tecido patológico. Deve-se começar com dose de energia da tabela, depois ela é reduzida em 30% quando a inflamação está sob controle. Janelas de doses terapêuticas normalmente variam +/–50% quanto aos valores dados; doses fora dessas janelas são inapropriadas e não devem ser consideradas para a laserterapia de baixa intensidade. As doses recomendadas são para os tipos de pele branca/caucasiana, com base nos resultados de ensaios clínicos ou na extrapolação dos resultados do estudo com medições patológicas e ultrassonográficas semelhantes.

Protocolos preconizados para pacientes imunodeprimidos, idosos e crianças deverão sofrer alterações em termos de números de sessões, fluência e, consequentemente, dose de energia. Para pacientes idosos e imunodeprimidos, o número de sessões costuma aumentar um pouco, e para as crianças, diminuir (1/3 ou ½ da dose).

A artralgia pode se originar somente nos nociceptores localizados nos tecidos moles que circundam a articulação. Três tecidos periarticulares contêm tais nociceptores: os ligamentos do disco, os ligamentos capsulares e os tecidos retrodiscais. Quando esses ligamentos são alongados ou os tecidos retrodiscais são comprimidos, os nociceptores mandam sinais e a dor é percebida. Sendo assim, os pontos de aplicação preconizados para a laserterapia de baixa intensidade nas ATM são os superior, anterior, posterior e posteroinferior à cabeça da mandíbula (Figura 25.10). A detecção desses pontos é feita de maneira simples: pedimos para o paciente abrir e fechar a boca, localizando o polo lateral da cabeça da mandíbula; a partir dela, se faz o mapeamento e a aplicação nos pontos. Pode-se também fazer a irradiação em um ponto intra-articular, posicionando-se a ponta do aparelho e direcionando o feixe de laser para a porção posterior da ATM. De uma maneira geral, esses pontos de irradiação proporcionam uma distribuição mais homogênea em toda a superfície da cápsula articular. Os lasers emitidos com CO infravermelhos são os mais indicados para aplicação nesses pontos (Figura 25.11).

É recomendável avaliar clinicamente o quadro apresentado pelo paciente, os pontos de maior dor, se ela é espontânea ou se apenas há sensibilidade à palpação. A mensuração da amplitude do movimento de abertura bucal, assim como a frequência, a duração e o tipo da dor são parâmetros que devem ser anotados antes e depois do tratamento a fim de se verificar melhora do quadro doloroso.

A dor da DTM pode ser de origem muscular, articular ou mista. Raramente ocorre como uma única entidade e pode apresentar uma sobreposição de seus quadros clínicos. Portanto, é mandatório um processo de diagnóstico diferencial efetivo. Sendo assim, os

FIGURA 25.10

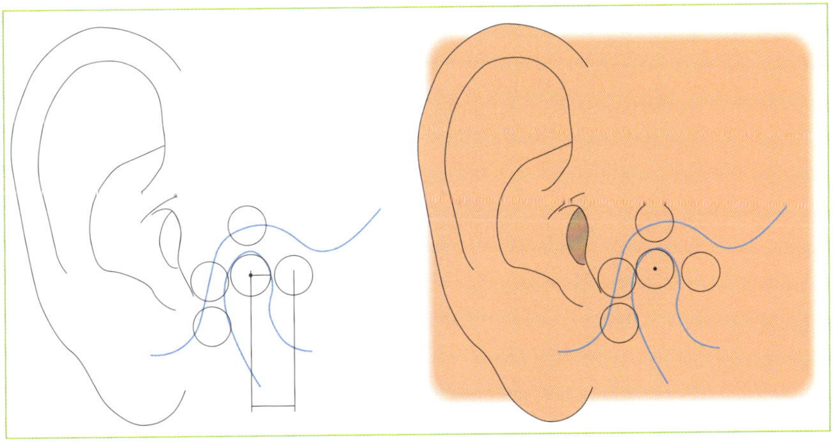

Localização dos pontos de aplicação na região da ATM: superior, anterior, posterior e póstero inferior à cabeça mandibular.

Fonte: Acervo pessoal.

FIGURA 25.11

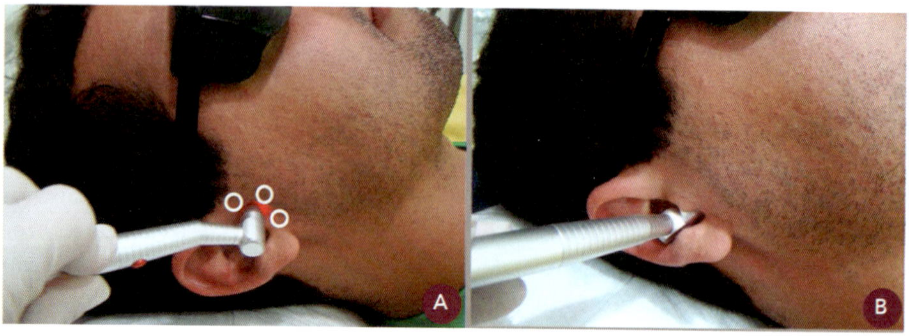

Pontos para irradiação com laser infravermelho na região das ATM. (A) pontos superior, anterior e posterior à cabeça mandibular. (B) ponto intra-articular na ATM.
Fonte: Acervo pessoal.

pacientes com patologias articulares e com queixa de artralgia geralmente apresentam quadros de mialgias sobrepostas localizadas nos músculos da face. Aplicações de laser nos músculos da mastigação também podem ser realizadas. Dessa feita, irradiações combinadas na região da ATM e na musculatura com dois CO têm se mostrado efetivas. Recomenda-se a aplicação de infravermelho nos pontos de maior dor, localizados através da palpação, e, nos demais, de irradiação com o vermelho (Figura 25.12).

As dores miofasciais, frequentemente, são ocasionadas por hiperfunção mastigatória, na qual o músculo apresenta fadiga e excesso de substâncias algogênicas. A irradiação com o laser funciona no sentido de auxiliar a drenagem dessas substâncias causadoras de dor.

Quanto a desordens musculares, o laser deve ser aplicado nos pontos sensíveis à dor indicados pela palpação e nos pontos-gatilho miofasciais. A irradiação deve ser efetuada com o laser vermelho (comprimentos de onda entre 630 a 700 nm), com

FIGURA 25.12

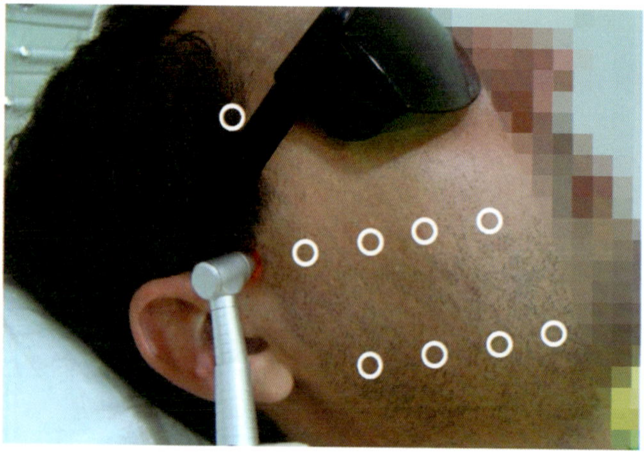

Pontos combinados de irradiação com laser de baixa intensidade, pontos na região da ATM e musculatura associada.
Fonte: Acervo pessoal.

2 J de energia por ponto de dor, e com o laser infravermelho (780 a 904 nm) sobre os pontos-gatilho com uma energia de 4 a 6 J por ponto, dependendo se a dor é aguda ou crônica. Algumas disfunções musculares que acometem pacientes com DTM ocorrem e se resolvem em um período de tempo relativamente curto, mas, quando não evoluem de maneira adequada, podem resultar em disfunções musculares crônicas. A resposta do paciente deve ser observada a cada aplicação, verificando-se a necessidade de alteração da dose e do número de sessões. É imperativo que o clínico seja capaz de identificar a origem da dor para se estabelecer um diagnóstico correto e o sucesso da terapia selecionada. O clínico deve ter conhecimento da anatomia craniofacial com o objetivo de fazer um exame minucioso que inclui a palpação de toda a musculatura craniana. Os músculos levantadores da mandíbula - temporal, masseter, pterigóideo lateral, cabeça superior e pterigóideo medial -, normalmente, são os que apresentam os pontos-gatilho e pontos dolorosos por toda a extensão. Portanto, a irradiação com laser é um recurso importante para uma possível melhora (Figuras 25.13, 25.14 e 25.15).

FIGURA 25.13

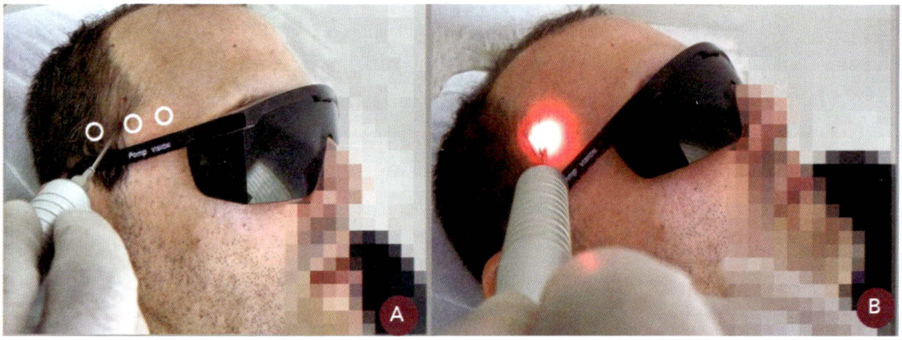

Irradiação combinada dos lasers infravermelho e vermelho no músculo temporal (A) no ponto- gatilho com o laser infravermelho. (B) nos pontos ao redor com o vermelho.
Fonte: Acervo pessoal.

FIGURA 25.14

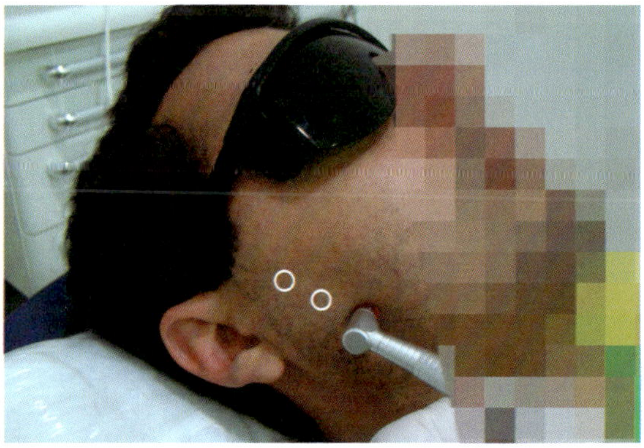

Irradiação com o laser infravermelho no músculo masseter no local do ponto-gatilho na porção inferior do músculo.
Fonte: Acervo pessoal.

FIGURA 25.15

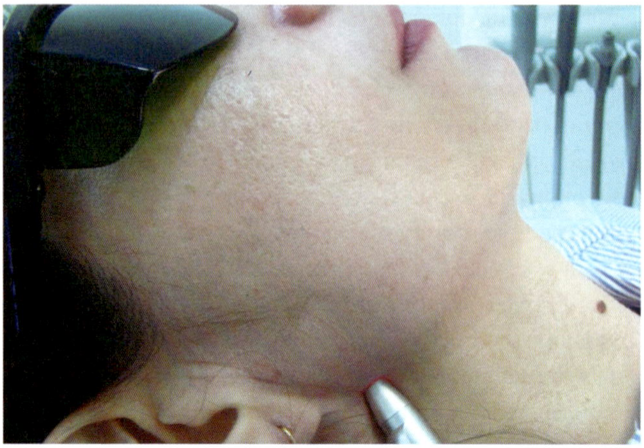

Irradiação com o laser infravermelho no músculo pterigóideo medial.
Fonte: Acervo pessoal.

Há músculos não considerados da mastigação, como o digástrico, os supra e infra-hioides, que desempenham um papel significativo na função de coordenar a mandíbula. Pode ser observado, assim, que a função mandibular não é limitada aos músculos da mastigação. Nesse contexto, há também músculos como o esternocleidomastóideo e os cervicais posteriores. Portanto, músculos posturais da cabeça e do pescoço estão inseridos no quadro de queixa dolorosa de pacientes e também podem ser favorecidos com a irradiação de laser (Figuras 25.16 e 25.17). Nessa região anatômica, ainda temos a saída dos nervos occipitais maior e menor, com possível bloqueio analgésico; a irradiação des-

FIGURA 25.16

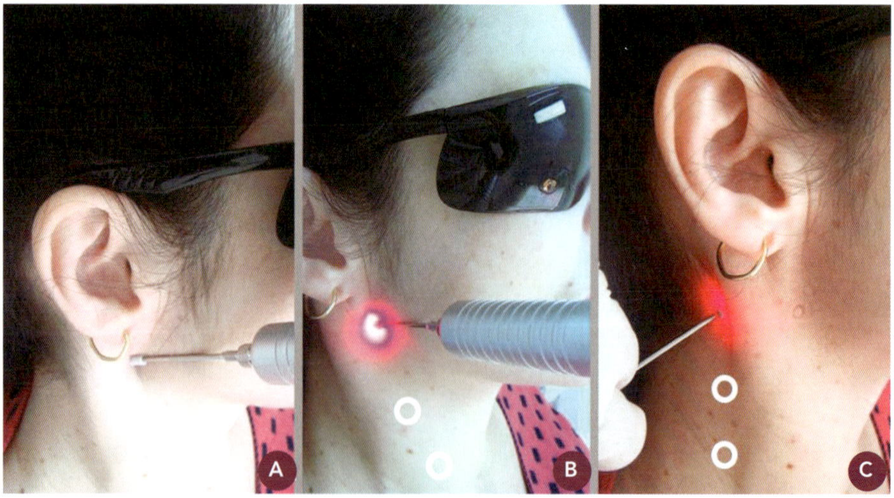

Irradiação do músculo esternocleidomastóideo. (A) Irradiação com o laser infravermelho no ponto-gatilho. (B) Irradiação com o laser vermelho ao longo do músculo. (C) Irradiação com o laser vermelho na parte posterior do músculo.
Fonte: Acervo pessoal.

FIGURA 25.17

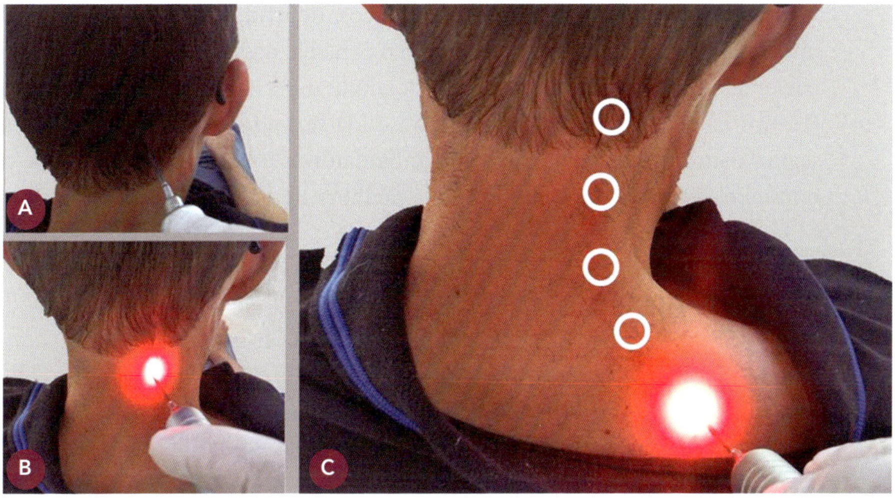

Irradiação do músculo trapézio. (A) irradiação com o laser infravermelho na sua origem nucal superior, nos processos espinhosos das vértebras cervicais. (B e C) irradiação com o laser vermelho.

Fonte: Acervo pessoal.

ses nervos beneficia o quadro de dor. O laser infravermelho, nesse caso, deve ser aplicado com dose de 4 J por ponto, seguindo a anatomia dos respectivos nervos.[104]

CONSIDERAÇÕES FINAIS

O sucesso do tratamento pode ser clinicamente avaliado através da observação dos seguintes pontos: menor desconforto à palpação das ATM e dos pontos sensíveis na musculatura acometida; diminuição da dor na execução dos movimentos mandibulares; redução da sensibilidade e da dor, seja ela espontânea ou à palpação dos pontos-gatilho na musculatura; e aumento da amplitude dos movimentos mandibulares. Em relação à janela terapêutica das doses recomendadas e ao número de sessões, o clínico deve ficar atento à melhora e à necessidade do aumento ou da diminuição tanto da dose aplicada por ponto quanto da frequência de sessões. Em se tratando de tecido biológico, é preciso ter em mente que dependemos da resposta individual e da condição de cada organismo. De uma maneira geral, o bloqueio e a analgesia promovidos pela fotobiomodulação alcançam bons resultados com 8 a 10 sessões. Devemos levar em consideração a condição do tecido a ser irradiado (pigmentação e grau de vascularização), a idade do paciente e sua condição sistêmica e, principalmente, realizar o diagnóstico correto.

A tecnologia, em sua evolução, possibilita aos profissionais da área da saúde melhorar seus meios de diagnóstico e aplicação terapêutica. A fotobiomodulação promovida pela laserterapia de baixa intensidade para o tratamento das DTM vem se tornando uma prática comum. De acordo com os conhecimentos atuais, embasados em vários estudos, o laser de baixa intensidade pode ser recomendado como monoterapia ou como terapia complementar a outros procedimentos terapêuticos, dependendo do tipo de disfunção. É um tratamento efetivo, adequado, para o controle das diversas dores que acometem pacientes com esse tipo de alteração, possibilitando seu retorno às atividades diárias em um curto período de tempo. Consolida-se, cada vez mais, como uma forma segura com efeitos analgésicos, anti-inflamatórios e biomoduladores, que propicia o restabelecimento das funções com a melhora na qualidade de vida dos pacientes.

REFERÊNCIAS BIBLIOGRÁFICAS

1. Aghabeigi, B. The pathophysiology of pain. Br Dent J. 1992;(173):91-7.
2. Sperandio FF, Huang YY, Hamblin MR. Antimicrobial photodynamic therapy to kill Gram-negative bacteria. Recent Pat Antiinfect Drug Discov. 2013;8(2):108-20.
3. Tsai T, Chen HM, Wang CY, et al. In vivo autofluorescence spectroscopy of oral premalignant and malignant lesions: distortion of fluorescence intensity by submucous fibrosis Lasers Surg Med. 2003; 33(2):40-7.
4. Bagnato VS. Fotônica e o laser na odontologia moderna. Rev Implant News. 2012;9(1):8-10.
5. Pinheiro AL, Cavalcanti ET, Rego T, et al. Low Power laser therapy in the management of disorders of maxilofacial region. J Clin Laser Med Surg. 1997;15(4):181-3.
6. Lizarelli RF. Protocolos clínicos odontológicos. Uso do laser de baixa intensidade. São Carlos. 4 ed. São Carlos: MMM; 2010.
7. Møller KI, Kongshoj B, Philipsen PA, et al. How Finsen's light cured lupus vulgaris. Photodermatol Photoimmunol Photomed. 2005;21(3):118-24.
8. Braga JP, Filgueras CA. O centenário da Teoria de Bohr. Quím Nova. 2013;36(7):1073-7.
9. Silva Neto CP, Freire Jr O. Um presente de Apolo: lasers, história e aplicações. Rev Bras Ensino de Física. 2017;39(1):e1502-10.
10. Forman P. Inventing the maser in postwar América. Osiris. 1992;7(2):105-34.
11. Schawlow AL, Townes CH. Infrared and optical masers. Phys Review. 1958;112(6):1940-9.
12. Maiman TH. Stimulated optical radiation in ruby. Nature. 1960;187(1):493-4.
13. Goldman L. Laser medicine in America: an overwiew. Lasers Surg Med. 1981;1(4):258-68.
14. Pöntinen PJ. Low level laser therapy as a medical treatment modality. Tampere: Art Urpo;1992.
15. Mester E, Mester AF, Mester A. The biomedical effects of laser application. Lasers Surg Med. 1985;5(1):31-9.
16. Baxter GD. Therapeutic lasers-theory and pratice. Singapoure: Churchill Livingstone;1994.
17. Calderhead RG. The Nd: YAG and GaAlAs lasers: a comparative analysis in pain therapy. Laser Acupunc. 1982;21(2):1-4.
18. Morrone G, Guzzadella GA, Orienti L, et al. Muscular trauma treated with a Ga-Al-As diode laser: in vivo experimental study. Lasers Med Sci. 1998;13(1):293-8.
19. Bagnato VS. Os fundamentos da luz laser. Física na Escola. 2001;2(2):4-9.
20. Mendonça PE. O laser na biologia. Rev Bras Ensino Fís. 1998;2(1):88-94.
21. Pick RM. Using lasers in clinical dental practice. J Am Dent Assoc. 1993; 124(2):37-47.
22. Kutsch VK. Lasers in dentistry: comparing wavelengths. J Am Dent Assoc. 1993;124(3):49-54.

23. Miller M, Truhe T. Lasers in dentistry: an overwiew. J Am Dent Assoc. 1993;124(2):32-5.

24. Midda M, Renton-Harper P. Lasers in dentistry. Brish Dent J. 1991;11(6):343-6.

25. Hamblin MR. Mechanisms and applications of the anti-inflamatory effects of photobiomodulation. AIMS Biophys. 2017;4(3):337-61.

26. Kitchen SS, Partridge CJ. A review of low level laser therapy. Physioterapy. 1991;77(1):161-8.

27. Tunér J, Hode L. Are all the negative studies really negative. Laser Ther. 1998;10(4):165-74.

28. Sutherland JC. Biological effects of polychromatic light. Photochem Photobiol. 2002;76(2):164-70.

29. Karu T. Photobiologycal action of low power laser therapy. IEEE J Quant Electr QE-23. 1987;10(2):1703-17.

30. Hamblin MR, Deminova TN. Mechanisms of low level light therapy. TNProc of SPIE. 2006;22(3):pii 6140:614001.

31. Almeida-Lopes L, Rigau J, Zangaro RA, et al. Comparison of the low level laser therapy on cultured human gingival fibroblasts proliferation using difference irradiance and same fluence. Lasers Surg Med. 2001;29(2):179-84.

32. Karu TI. Laser bioestimulation: a photobiological phenomenon. J Photochem Photobiol B. 1989;3(2):683-40

33. Smith KC. The fotobiological basis of low level laser radiation therapy. Laser Ther. 1991;3(2):19-25.

34. Simunovic ZL. Level laser therapy with trigger points technique: a clinical study on 243 patients. J Clin Laser Med Surg. 1996;16(4):145-51.

35. Karu TI. Photobiology of lower-power laser effects. Health Phys. 1989; 56(2):691-704.

36. Ohshiro T, Fugino T. Laser applications in plastic and reconstructive surgery. Keio J Med. 1993;42(4):191-5.

37. Karu TI. Molecular mechanism of therapheutic effect of low intensity laser radiation. Lasers Life Sci. 1988;2(1):53-74.

38. Karu TI, Ryabykh TP, Fedoseyeva GE, et al. Helio-neon laser induced respiratory burst of phagocyte cells. Lasers Surg Med. 1989;9(3):585-8.

39. Bolton P, Young S, Dyson M. The direct effect of 860nm light on cell proliferatin and succinic deshydrogenaste activity of human fibroblasts in vitro. Laser Ther. 1995;7(2):53-8.

40. Passarela, S, Casamassima E, Molinari S, et al. Increase of proton electrochemical and ATP syntesis in rat liver mitocondria irradiated in vitro by Helium-neon laser. Fabs Letters. 1984;175(1):95.

41. Pourreau-Schneider N, Soudry M, Remusat M, et al. Modifications of growth dynamics and ultrastructure after helium- neon laser treatment of human gingival fibroblast. Quintessence Int. 1989;20(12):887-93.

42. Friedman H, Lubart R, Laulicht I. A possible explanation of laser-induced stimulation and damage of cell cultures. J Photochem Photobiol Bio. 1991;11(2):87-95.

43. Karu TI, Smolyanonova NK, Zelenin AV. Long-term responses of human lymphocytes to He-Ne laser radiation. Lasers Life Sci. 1991;4(3):167.

44. Lubart R, Friedman H, Grossman N, et al. The role of intracellular calcium oscillations in photobiostimulation. Laser Technol. 1996;6(3):79-84.

45. Lubart R, Friedman H, Sinyakov M, et al. The effect of He-Ne laser (633nm) radiation on intracellular Ca2+ concentration in fibroblasts. Laser Ther. 1997;9(3):115-20.

46. Wakabayash H, Hamba M, Matsumoto H, et al. Effects of irradiation by semiconductor laser on response evoked in trigeminal caudal neurons by tooth pulp stimulation. Lasers Surg Med. 1993;13(4):605-10.

47. Vizzi E, Mester E, Tisza S, et al. Acetylcoline releasing effect of laser irradiation on Auerbach's plexus in guinea-pig ileum. J Neur Transmission. 1977;40(4):305-8.

48. Loevschall H, Arenholt-Bindslev D. Effect of low level diode laser irradiation of human oral mucous fibroblast in vitro. Lasers Surg Med. 1994;14(2):347-54.

49. Rochkind S, Rousso M, Nissan M, et al. Systemic effects of low- power laser irradiation on the peripheral and central nervous system, cutaneous wounds, and burns. Lasers Surg Med. 1989;9(2):174-82.

50. Palmgren N. Low power laser therapy in rheumatoid arthritis. Laser Med Sci. 1992;12(3):441.

51. Iijima K, Shimoyama N, Shimoyama M, et al. Evaluation of analgesic effect of low power HeNe laser on postherpetic neuralgia using VAS and modified McGill pain questionaire. J Clin Laser Med Surg. 1991;2(9):121.

52. Kubota J, Ohshiro T. The effects of diode laser laow reactive level laser therapy (LLLT) on flap survival in rat model. Laser Ther. 1989;1(3):127.

53. Lievens PC. The effect of IR laser radiation on the vasomotricity of the lymphatic system. Laser Med Sci. 1991;6(3):189-91.

54. Enwerka CS, Rodriguez O, Gall N, et al. Morphometries of collagen fibril populations in He: Ne laser photostimulated tendons. J Clin Laser Med Surg. 1990:8(6):47-52.

55. Skinner SM, Gage JP, Wilce PA, et al. A preliminary study of effects of laser radiation on collagen metabolism in cell culture. Aust Dent J. 1996;41(3):188-92.

56. Almeida-Lopes L. Laserterapia na odontologia. Biodonto. 2004;1(1):73-80.

57. Anders JJ, Lanzafame RJ, Arany PR. Low-level light/laser therapy versus photobiomodulation therapy. Photomed Laser Surg. 2015;33(3):183-4.

58. de Freitas LF, Hamblin MR. Proposed mechanisms of photobiomodulation or low-level light therapy. IEEE J Sel Top Quantum Electron. 2016;22(3):348-64.

59. Almeida-Lopes, L. Laserterapia na Odontologia. Biodonto. 2004;1(1):73-80.

60. Navratil L, Kymplova J. contraindications in noninvasive laser therapy: truth and fiction. J Clin Laser Med Surg. 2002;20(6):341-3.

61. Menegusso TM. Entendendo os parâmetros do laser terapêutico. DMC J. 2007;3(2):4-5.

62. Schiffman E, Ohrbach R, Truelove E, et al. Diagnostic criteria for temporomandibular disorders (DC/MD) for clinical and research applications: recommendations of the international RDC/TMD consortium network and orofacial pain special interest group. J Oral Facial Pain Headache. 2014;28(1):6-27.

63. Whalley ET, Clegg S, Stewart JM, et al. Antagonism of the algesic actin of bradykinin on the human blister base. Adv Exp Med Biol. 1989;247(3):261-8.

64. Caterina MJ, Schumacher MA, Tominaga M, et al. The capsaicin receptor: a heat-activated ion channel in the pain pathway. Nature. 1997;389(6653):816-24.

65. Rivner MH. The neurophysiology of myofascial pain syndrome. Curr Pain Headache Rep. 2001;5(5): 432-40.

66. Graff-Radford SB. Myofascial pain: diagnosis and management. Curr Pain Headache Rep. 2004;8(6):463-7.

67. Fricton JR, Olsen T. Predictors of outcome for treatment of temporomandibular disorders. J Orofac Pain. 1996;10(1):54-65.

68. Graff-Radford SB, Reeves JL, Jaeger B. Management of chronic head and neck pain: effectiveness of altering factors perpetuating myofascial pain. Headache. 1987;27(4):186-90.

69. Graff-Radford SB. Facial pain, cervical pain, and headache. Continuum Lifelong Learning Neurol. 2012;18(4):869-82.

70. Kannus P, Parkkari J, Jarvinen TL, et al. Basic science and clinical studies coincide: active treatment approach is needed after a sports injury. Scand J Med Sci Sports. 2003;13(2):150-4.

71. Felson DT. An update on the pathogenesis and epidemiology of osteoarthritis. Radiol Clin North Am. 2004;42(1):1-9.

72. Chang W-D, Lee C-H, Lin H-Y. A meta-analysis of clinical effects of low-level laser therapy on temporomandibular joint pain. J Phys T Sci. 2014;26(8):1297-300.

73. Venancio RA, Camparis CM, Lizarelli RF. Low intensity laser therapy in the treatment of temporomandibular disorders: a double-blind study. J Oral Rehabil. 2005;32(2):800-7.

74. Emshoff R, Bosch R, Pumpel E, et al. Low-level laser therapy for treatment of temporomandibular joint pain: a double-blind and placebo-controlled trial. Oral Surg Oral Med Oral Pathol Oral Radiol Endod. 2008;105(4):452-6.

75. Carvalho CM, de Lacerda JA, dos Santos Neto FP, et al. Wavelength effect in temporomandibular joint pain: a clinical experience. Lasers Med Sci. 2010;25(3):229-32.

76. Herrans-Aparicio J, Vásquez-Delagado E, Aenabat-Dominguez J, et al. The use of low leval laser therapy in the treatment of temporomandibular joint disorders. Review of the literature. Med oral Patol Oral Cir Bucal. 2013; 18(4):603-12.

77. Shirani AM, Gutknecht N, Taghizadeh M, et al. Low-level laser therapy and myofacial pain dysfunction syndrome: a randomized controlled clinical trial. Lasers Med Sci. 2009;24(3):715-20.

78. Mazzetto MO, Hotta TH, Pizzo RC. Measurements of jaw movements and TMJ pain intensity in patients treated with GaAlAs laser. Braz Dent J. 2010;21(2):356-60.

79. Chow RT, Barnsley L. A systematic review of the literature of low-level laser therapy (LLLT) in the management of neck pain. Lasers Surg Med. 2005; 37(2):46-52.

80. Ahrari F, Madani AS, Zahra S, et al. The efficacy of low-level laser therapy for the treatment of myogenous temporomandibular joint disorder. Lasers Med Sci. 2014;29(4):551-7.

81. Walker J. Relief from chronic pain by low power irradiation. Neurosci Lett. 1983;43(2):339-44.

82. Laakso E, Cramond T, Richardson C, et al. Plasma ACTH and beta-endorphin levels in response to low-level laser therapy (LLLT) for myofascial trigger points. Laser Ther. 1994;6(3):133-42.

83. Navratil L, Dylevsky I. Mechanisms of the analgesic effect of therapeutic lasers in vivo. Laser Ther. 1997;9(3):33-9.

84. Cambier D, Blom K, Witvrouw E, et al. The influence of low intensity infrared laser irradiation on conduction characteristics of peripheral nerve: a randomised, controlled, double-blind study on the sural nerve. Lasers Med Sci. 2000;15(2):195-200.

85. Wakabayashi H, Hamba M, Matsumoto K, et al. Effect of irradiation by semiconductor laser on responses evoked in trigeminal caudal neurons by tooth pulp stimulation. Lasers Surg Med. 1993;13(2): 605-10.

86. Tsuchiya D, Kawatani M, Takeshige C. Laser irradiation abates neuronal responses to nociceptive stimulation of rat paw skin. Brain Res Bull. 1994; 43(3):369-74.

87. Kulekcioglu S, Sivrioglu K, Ozcan O, et al. Effectiveness of low-level laser therapy in temporomandibular disorder. Scand J Rheumatol. 2003;32(1):114-18.

88. Fikackova H, Dostalova T, Navratil L, et al. Effectiveness of low-level laser therapy in temporomandibular joint disorders: a placebo-controlled study. Photomed Laser Surg. 2007;25(4):297-303.

89. Gur A, Sarac AJ, Cevik R, et al. Efficacy of 904 nm gallium arsenide low level laser therapy in the management of chronic myofascial pain in the neck: A double-blind and randomize-controlled trial. Lasers Surg Med. 2004;35(2):229-35.

90. Mazzetto MO, Carrasco TG, Bidinelo EF, et al. Low intensity laser application in temporomandibular disorders: a phase I double-blind study. Cranio. 2007;25(3):186-92.

91. Carrasco TG, Mazzetto MO, Mazzetto RG, et al. Low intensity laser therapy in temporomandibular disorder: a phase II double-blind study. Cranio. 2008;26(4):274-81.

92. Gökçen-Röhlig B, Kipirdi S, Baca E, et al. Evaluation of orofacial function in temporomandibular disorder patients after low-level laser therapy. Acta Odontol Scan. 2013;71(2):1112-17.

93. Cetiner S, Kahraman SA, Yücetaş S. Evaluation of low-level laser therapy in the treatment of temporomandibular disorders. Photomed Laser Surg. 2006; 24(2):637-41.

94. Venezian GC, da Silva MA, Mazzetto RG, et al. Low level laser effects on pain to palpation and electromyographic activity in TMD patients: a double-blind, randomized, placebo controlled study. Cranio. 2010;28(2):84-91.

95. Nunez SC, Garcez AS, Suzuki SS, et al. Management of mouth opening in patients with temporomandibular disorders through low-level laser therapy and transcutaneous electrical neural stimulation. Photomed Laser Surg. 2006;24(1):45-9.

96. Kato MT, Kogawa EM, Santos CN, et al. TENS and low-level laser therapy in the management of temporomandibular disorders. J Appl Oral Sci. 2006;14(2):130-5.

97. Medlicott MS, Harris SR. A systematic review of the effectiveness of exercise, manual therapy, electrotherapy, relaxation training, and biofeedback in the management of temporomandibular disorder. Phys Ther. 2006;86(4):955-73.

98. McNeely ML, Olivo AS, Magee DJ. A systematic review of the effectiveness of physical therapy interventions for temporomandibular disorders. Phys Ther. 2006;86(2):710-25.

99. Tunér J. Dental Laser phototherapy. Photomed Laser Surg. 2014;32(6):313-4.

100. Beckerman H, de Bie R, Bouter L, et al. The efficacy of laser therapy for musculoskeletal and skin disorders: a criteria-based meta-analysis of randomized clinical trials. Phys Ther. 1992;72(3):483-91.

101. Chow RT, Barnsley L. A systematic review of the literature of low-level laser therapy (LLLT) in the management of neck pain. Lasers Surg Med. 2005;37(3):46-52.

102. Chon RT, David MA, Armati, JP. 830 nm laser irradiation induces varicosity formation, reduces mitochondrial membrane potential and blocks fast axonal flow in small and medium diameter rat dorsal root ganglion neurons: implications for the analgesic effects of 830 nm laser. J Periph Nervous System. 2007;12(4):28-39.

103. World Association of Laser Therapy (WALT).Consensus Agreement on the Design and Conduct of Clinical Studies with Low-Level Laser Therapy and Light Therapy for Musculoskeletal Pain and Disorders. Photomed Laser Surg. 2006;24(6):761-2.

104. Lizarelli RF, Pizzo, RC, Florez FL, et al. Comparative clinical Study using laser and led therapy for orofacial pain relief: dentin hipersensitivity and cervicogenic headache. Lasers Med Sci. 2015;30(2):815-22.

CAPÍTULO 26

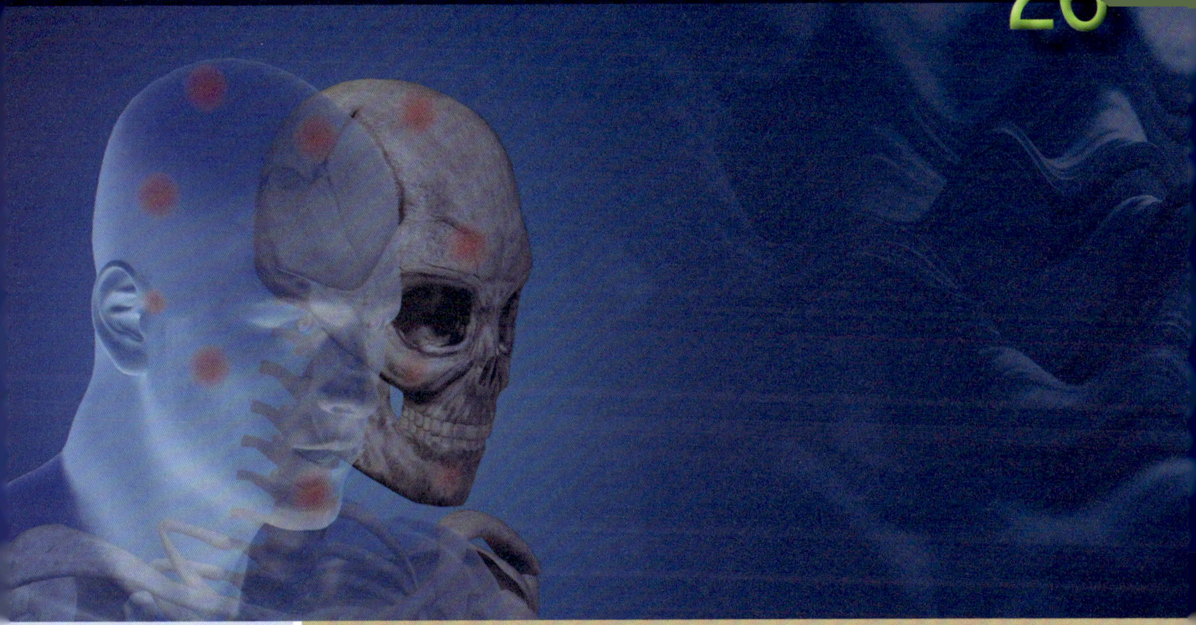

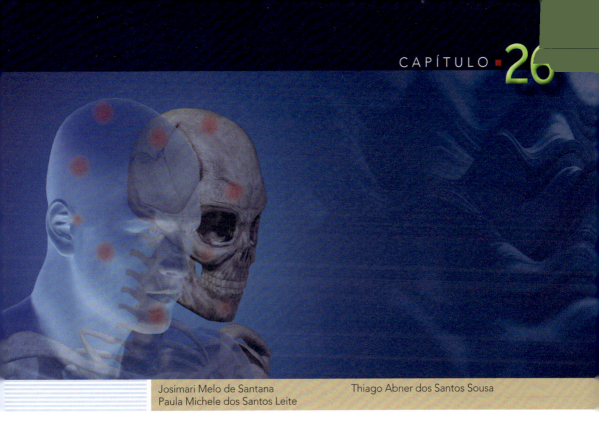

Josimari Melo de Santana
Paula Michele dos Santos Leite
Thiago Abner dos Santos Sousa

TENS e Ultrassom nas Disfunções Temporomandibulares

INTRODUÇÃO

A DTM é uma das principais causas de dor orofacial.[1-4] A dor associada à DTM é a terceira maior condição crônica dolorosa ao redor do mundo, seguida pela cefaleia tensional e lombalgia.[5] Sua prevalência é de 3,7% a 12%, sendo três a quatro vezes mais frequente em mulheres.[2]

O *Research Diagnostic Criteria for TMD* (RDC/TMD) é a classificação mais comumente usada e reconhecida internacionalmente para diagnóstico, avaliação e categorização da DTM.[2] Sua versão mais recente publicada é a de 2014[6] e foi desenvolvida por membros do *International RDC/TMD Consortium Network*, da *International Association for Dental Research*; e membros do *Orofacial Pain Special Interest Group*, da *International Association for the Study of Pain* (IASP).

TENS NA DTM

A estimulação elétrica nervosa transcutânea, conhecida como TENS (abreviação do termo em inglês *transcutaneous electrical nerve stimulation*)[5] é um tratamento não invasivo, de baixo custo e sem efeitos colaterais.[5] É uma das modalidades mais seguras e acessíveis usadas para o controle da dor aguda e crônica.[6] Seu uso nas disfunções temporomandibulares tem, como objetivos principais, a redução da dor e o relaxamento dos músculos mastigatórios.[7]

1. Redução da dor

A TENS tem sido amplamente utilizada para redução da dor em uma série de condições musculoesqueléticas crônicas, como migrânea,[8] osteoartrose,[9] lombalgia[10] e fibromialgia.[11]

Como dito anteriormente, a dor nos músculos mastigatórios é um dos sintomas mais comuns da disfunção temporomandibular e o alívio da dor é o principal motivo pelo qual os pacientes buscam ajuda profissional.[12]

Mecanismo de ação

Pacientes com DTM apresentam mudanças estruturais e funcionais no tálamo e no córtex motor primário, além de disfunção nos sistemas inibitórios endógenos da dor, especialmente no nível da substância cinzenta periaquetudal.[3] O uso da TENS é interessante nesses pacientes porque essa corrente promove analgesia por meio da liberação de opioides endógenos nos receptores mu-opioides e delta-opioides, tanto no sistema nervoso supraespinal quanto na medula. Além disso, a TENS ativa áreas encefálicas que possuem muitos receptores opioidérgicos, como a substância cinzenta periaquedutal (SCP) e o bulbo rostroventromedial (RVM).[13-15] Essa corrente ativa também a via descendente inibitória da dor, mediada por opioides.[13,15,16]

Alguns componentes neuroquímicos como substância P, serotonina, prostaglandinas e bradicinina estão envolvidos no processo de sensibilização periférica em pacientes com DTM através da ativação de terminações nervosas livres das vias aferentes trigeminais primárias.[2] O uso da TENS nesses pacientes é explicado por promover a liberação de transmissor inibitório (ácido gama-aminobutírico – GABA) e reduzir a liberação de neurotransmissores excitatórios (substância P, glutamato e aspartato), diminuindo, assim, a excitabilidade dos neurônios do corno dorsal da medula. Dessa forma, a TENS é uma opção de tratamento para pacientes com DTM, visto que eles apresentam hiperexcitabilidade generalizada de vias nociceptivas do sistema nervoso central e desequilíbrio entre sistema ascendente e sistema descendente da dor.[3]

O uso da TENS em pacientes com DTM é justificado também por seus efeitos na redução da sensibilização central. A sensibilização central é definida como uma amplificação do sinal neural no sistema nervoso central que gera hipersensibilidade à dor.[17] Pode ser consequência do aumento da descarga neuronal no corno dorsal da medula espinal e aumento do campo receptivo,[18] o que causa aumento da resposta a estímulos não nocivos (alodinia) e nocivos (hiperalgesia) tanto no local da dor (hiperalgesia primária) como num ponto distante (hiperalgesia secundária).[18-20]

A sensibilização central envolve, também, o funcionamento inadequado dos mecanismos descendentes antinociceptivos e o aumento das atividades facilitatórias das vias de dor.[21] Sabe-se que pacientes com DTM apresentam desregulação central das vias modulatórias da dor e apresentam sinais clínicos como alodinia e hiperalgesia secundária.[3]

Dessa forma, a TENS é um recurso indicado para esses pacientes porque, comprovadamente, reduz a alodinia e a hiperalgesia secundária.[22] Além disso, a TENS reduz também a hiperalgesia primária.[23] Vale ressaltar, ainda, que TENS, exercício, terapia cognitivo-comportamental e educação em neurociência da dor podem ser usados para redução de sensibilização central, sendo, cada um deles, um dos poucos tratamentos com evidência científica promissora que suportam seu uso para esse objetivo.[11,17,24]

Frequência

Com relação à frequência, essa corrente pode ser classificada em TENS de baixa ou alta frequência. A de baixa frequência é aquela em que a corrente está abaixo de 10 Hz; já na TENS de alta frequência, esse parâmetro ultrapassa 50 Hz.[25-27]

Antigamente, os livros traziam a classificação de TENS acupuntura, o que atualmente designamos como baixa frequência, e TENS convencional, o equivalente à TENS de alta frequência. Havia ainda a TENS *Burst*, em que a corrente era liberada em TENS de pulso. Outro conceito ultrapassado, porém ainda encontrado em livros didáticos, é de que a analgesia promovida pela TENS de alta frequência era explicada por meio da Teoria do Portão da Dor, de Melzack e Wall.[28]

De acordo com essa teoria, o estímulo oriundo da aplicação da corrente chegaria mais rápido ao corno dorsal da medula por ser transmitido pelas fibras A-alpha e A-β, fibras de maior calibre que as fibras A-delta e C, essas últimas responsáveis pela transmissão do estímulo doloroso. Essa teoria é válida em outras situações, porém ela não explica totalmente o mecanismo de ação da TENS, pois: 1) o efeito da TENS permanece mesmo após a retirada do estímulo;[22] 2) o efeito é parcialmente prevenido pela espinalização[29,30] e 3) há redução também da hiperalgesia secundária, não apenas da primária.[22]

Tanto a TENS de baixa quanto a de alta frequência produzem analgesia através da liberação de opioides endógenos,[13] entretanto, os receptores estimulados são diferentes a depender da frequência. Os receptores mu-opioides e delta-opioides são estimulados, respectivamente, pela TENS de baixa e alta frequência.[15] Outra diferença é que a TENS de alta frequência ativa receptores muscarínicos M1 e M3,[31] enquanto a TENS de baixa frequência ativa receptores serotoninérgicos $5HT_{2a}$ e $5HT_3$.[32]

Intensidade

A intensidade da corrente, também conhecida por amplitude de pulso, pode ser classificada em sensorial ou motora. Na intensidade sensorial, o paciente refere uma sensação de parestesia durante a passagem da corrente. A intensidade motora é atingida através de valores mais altos, sendo presente a contração muscular imediatamente abaixo do local em que a TENS está sendo aplicada.[25,27] Tem sido mostrado que o uso de intensidades mais altas, porém confortáveis, produz uma maior efeito hipoalgésico.[33,34]

Alguns artigos trazem também a chamada *ultra-low-frequency transcutaneous electrical nerve stimulation*, em que a TENS é feita numa estimulação com frequência baixa, em torno de 0,66 Hz, geralmente combinada à intensidade alta, capaz de induzir uma leve contração dos músculos levantadores da mandíbula.[3]

Tolerância analgésica: como prevenir?

Sabe-se que a aplicação repetida da TENS produz tolerância nos receptores opioides.[58] Para prevenir a tolerância a essa técnica, foram estudadas algumas estratégias farmacológicas, como a aplicação de antagonistas de receptores N-metil-D-aspartato (NMDA),[36] bem como antagonistas da colecistocinina (CCK).[37] Entretanto, essas estratégias não podem ser usadas em seres humanos. Em vista disso, estratégias não farmacológicas têm sido utilizadas, tais como o uso de frequência alternada[38] (entre alta e baixa, na mesma administração ou em dias alternados) e o ajuste da intensidade da corrente.[25,39]

Posicionamento do eletrodo, tamanho e tempo de aplicação

No local de aplicação da TENS, há redução de substância P, ativação de receptores adrenérgicos alfa-2A[40] e receptores opioides mu. Dessa forma, o posicionamento dos eletrodos na região lesionada é justificada. Entretanto, a TENS induz também a liberação de serotonina e acetilcolina nos receptores serotoninérgicos 5-HT_{2a} e 5-HT_3[32] e receptores muscarínicos M1 e M3,[31] além dos outros efeitos sistêmicos citados nos tópicos anteriores.

Portanto, já que a TENS possui efeito sistêmico, há ainda a opção de colocar os eletrodos numa área que não esteja diretamente envolvida com a gênese da dor, por exemplo, na musculatura paraespinal. O posicionamento dos eletrodos em pacientes com DTM, de forma semelhante a outras condições dolorosas, pode então ser realizado: 1) na origem da dor ou no local com maior queixa dolorosa, 2) no mesmo dermátomo ou miótomo, 3) em pontos de tensão, 4) em pontos de acupuntura, 5) no trajeto nervoso.[41]

Ainda não foi feito um estudo com seres humanos para determinar a melhor forma de aplicação dos eletrodos da TENS na DTM, nem em outras afecções dolorosas. Entretanto, já foi elucidado em um estudo com animais que não houve diferença significativa entre diferentes posicionamentos de eletrodos na diminuição da nocicepção.[42]

O que se tem visto na maioria dos estudos com pacientes com DTM é a aplicação no local da dor, ou seja, na região facial.

Com relação ao tamanho do eletrodo, ainda não há estudos conclusivos sobre o tema, porém sabemos da física que uma mesma corrente, de mesma intensidade, ao passar através de uma área menor, será mais concentrada do que se estivesse vindo de uma área maior. Dessa forma, o conforto do paciente pode ser usado como critério de escolha. Os eletrodos ainda podem ser autoadesivos ou de silicone.[7,41]

Quanto ao tempo de aplicação, para o desfecho dor relacionada a DTM, o que tem sido mais utilizado é um tempo de aplicação médio de 60 minutos (Tabela 26.1, embora uma série de estudos que usaram TENS em outros tipos de dores agudas e crônicas recomendem tempo de administração correspondente a 20 ou 30 minutos. Ferreira *et al.*[43] aplicaram a TENS durante 50 minutos em intensidade sensorial, frequência modulada (4 Hz nos primeiros 25 minutos, 100 Hz nos outros 25 minutos). Os resultados obtidos foram redução da intensidade da dor e aumento do limiar de dor por pressão (LDP) imediatamente e 48h após o término da sessão, e o grupo ativo foi superior ao placebo.[43] Entretanto, ainda não há um consenso quanto ao tempo de aplicação ideal da TENS na DTM, assim como em outras doenças crônicas.[44]

2. Relaxamento dos músculos mastigatórios

Mecanismo de ação

Além das consequências citadas no tópico anterior, a dor pode também alterar a atividade muscular e, consequentemente, os movimentos da ATM.[45] Em situações de dor crônica musculoesquelética, a contração dos músculos agonistas pode estar reduzida e dos músculos antagonistas pode estar aumentada.[46]

O aumento da atividade miográfica dos músculos mastigatórios pode ser consequência de um espasmo muscular protetor que ocorre em resposta à dor. Além disso, a dor pode trazer como consequência a ativação simultânea de músculos agonistas (através de neurônios inibitórios) e antagonistas (através de neurônios excitatórios). Por exemplo, durante o movimento de abertura da boca, os músculos temporal, masseter e o pterigóideo medial (responsáveis por fazer o movimento de fechamento da boca) podem estar ativos e atuar de forma antagônica ao movimento. Enquanto isso, os músculos responsáveis pela abertura da boca (supra-hioídeos e pterigóideo lateral, cabeça inferior) podem estar com sua atividade reduzida.[44]

Isso pode ser explicado através da relação entre o motoneurônio alfa e a formação reticular, já que a formação reticular pode ser influenciada por estímulos químicos, comandos centrais e aferência sensorial, dentre as quais estão as fibras A-delta e C; o estímulo nociceptivo oriundo dos músculos mastigatórios ou da ATM pode influenciar a atividade do motoneurônio alfa, pois o esse motoneurônio dos músculos mastigatórios recebe terminações sinápticas excitatórias e inibitórias de várias estruturas do Sistema Nervoso Central, dentre as quais está a formação reticular.[44]

Tabela 26.1 Ensaios clínicos sobre TENS e DTM publicados nos últimos 5 anos.

Artigo	Tipo de DTM	Frequência	Intensidade	Tempo de aplicação	Local do eletrodo	Nº de sessões	Resultado
Ferreira *et al.*, 2017*	Miofascial (com ou sem limitação da abertura da boca), RDC/TMD 1a ou 1b	Modulada (4 Hz e 100 Hz)	Sensorial	50 min	Masseter e temporal anterior	1	Redução da intensidade de dor e aumento do LDP imediatamente e 48h após. Melhora da atividade mioelétrica
Esclessan *et al.*, 2017**	Dor orofacial à palpação no masseter e/ou temporal; disfunção na ATM; abertura da boca limitada; disco reduzido ou não	Baixa (0,66 Hz, *ultra-low--frequency* TENS, estímulo sincrônico e bilateral a cada 1,5 s, 500 μs)	0–24 mA	60 min	Mandíbula (anterior ao tragus), pescoço (abaixo da linha do cabelo), esternocleidomastóideo, masseter, temporal anterior	1	Relaxamento muscular observado por EMG. 12,5% dos sujeitos obtiveram relaxamento máximo após 20 min, 50% após 40 min, 100% após 60 min
Monaco *et al.*, 2013***	DTM artrogênica, RDC/TMD axis I, grupos 2 e 3, pacientes sem dor há 3 meses	Baixa (0,66 Hz, *ultra-low--frequency* TENS, estímulo sincrônico e bilateral a cada 1,5 s, 500 μs)	0–24 mA 2 grupos: um sensorial, outro motor	60 min	Processo coronoide e condilar, (projeção cutâneo do V par de nervos cranianos), tragus anterior, no meio da parte posterior do pescoço	1	Intensidade sensorial e motora foram igualmente eficazes na redução da atividade mioelétrica durante o repouso e aumento da distância interoclusal.

Mônaco *et al.*, 2012****	DTM artrogênica, RDC/TMD axis I, grupos 2 e 3, pacientes sem dor há 3 meses	Baixa (0,66 Hz, *ultra-low-frequency* TENS, estímulo sincrônico e bilateral a cada 1,5 s, 500 μs)	0–24 mA Motora (não afirma se teve sensorial também, o que é esperado visto que o "n" é igual ao artigo publicado em 2013)	60 min	Processo coronoide e condilar, (projeção cutâneo do V par de nervos cranianos), tragus anterior, no meio da parte posterior do pescoço	1	Redução da atividade mioelétrica dos músculos mastigatórios e aumento da distância interoclusal

* Ferreira AP de L, Costa DRA da, Oliveira AIS de, Carvalho EAN, Conti PCR, Costa YM, et al. Short-term transcutaneous electrical nerve stimulation reduces pain and improves the masticatory muscle activity in temporomandibular disorder patients: a randomized controlled trial. *J Appl Oral Sci Rev FOB.* 2017 Apr; 25(2):112–20.

** Esclassan R, Rumerio A, Monsarrat P, Combadazou JC, Champion J, Destruhaut F, et al. Optimal duration of ultra low frequency-transcutaneous electrical nerve stimulation (ULF-TENS) therapy for muscular relaxation in neuromuscular occlusion: A preliminary clinical study. *Cranio.* 2017 May 4; 35(3):175–9.

*** Monaco A, Sgolastra F, Pietropaoli D, Giannoni M, Cattaneo R. Comparison between sensory and motor transcutaneous electrical nervous stimulation on electromyographic and kinesiographic activity of patients with temporomandibular disorder: a controlled clinical trial. *BMC Musculoskelet Disord.* 2013 May 15; 14:168.

**** Monaco A, Sgolastra F, Ciarrocchi I, Cattaneo R. Effects of transcutaneous electrical nervous stimulation on electromyographic and kinesiographic activity of patients with temporomandibular disorders: a placebo-controlled study. *J Electromyogr Kinesiol Off J Int Soc Electrophysiol Kinesiol.* 2012 Jun; 22(3):463–8.

Outra justificativa para o uso da TENS na DTM é que seu estímulo nos nervos motores aumenta o fluxo sanguíneo local por causa da contração rítmica dos músculos mastigatórios. Com o aumento desse fluxo, há redução do edema e de metabólitos nocivos. Consequentemente, a dor diminui, a disponibilidade energética de radicais fosfato aumenta, e, por conseguinte, a fadiga dos músculos mastigatórios é diminuída.[12]

Tem sido demonstrado que pacientes com DTM apresentam, durante o repouso, atividade mioelétrica maior dos músculos levantadores da mandíbula quando comparados a indivíduos saudáveis.[44] O uso da TENS nesses pacientes traz benefícios porque a redução da dor causa uma diminuição na atividade elétrica muscular e aumenta os espaços livres.[3]

Uma sessão de TENS foi capaz de reduzir a atividade mioelétrica dos músculos levantadores da mandíbula durante o movimento de abrir a boca;[45] diminuir significativamente a atividade eletromiográfica da porção anterior do músculo temporal bilateralmente e aumentar a atividade dos masseteres durante o movimento de cerrar a boca;[44] reduzir a atividade mioelétrica durante o repouso mandibular e aumentar a contração voluntária máxima e mastigação habitual imediatamente após a TENS, além de retardar o tempo necessário para ocorrência de fadiga.[43]

Intensidade

A fim de esclarecer qual seria a melhor intensidade da TENS para o desfecho relaxamento da musculatura mastigatória, Monaco *et al.*[46] compararam a atividade miográfica e a distância interoclusal entre grupos que receberam estimulação motora e sensorial. Não houve diferença significativa nas variáveis analisadas durante o repouso entre os grupos e os resultados sugeriram que TENS sensorial e TENS motora foram igualmente eficazes no relaxamento da musculatura mastigatória. Entretanto, vale ressaltar que esse estudo não foi randomizado nem duplamente encoberto.

Tempo de aplicação

Esclassan *et al.*[47] investigaram o tempo de aplicação da TENS necessário para causar o relaxamento muscular em pacientes com DTM. Foi registrada a atividade miográfica dos músculos mastigatórios no início da estimulação e nos 20º, 40º e 60º minutos de aplicação. O resultado obtido foi que 12,5% dos sujeitos obtiveram relaxamento máximo após 20 min, 50% após 40 min, 100% após 60 min. Dessa forma, foi sugerido que o tempo de aplicação da TENS para relaxamento muscular seja de, pelo menos, 40 minutos. As evidências publicadas nos últimos 20 anos mostram um tempo de aplicação médio de 60 minutos (Tabela 26.3).

3. Outras considerações sobre TENS na DTM

Efeitos da TENS no sistema nervoso autonômico

Os efeitos hipoalgésicos da TENS são bastante estudados, entretanto, essa corrente também vem demonstrando efeitos positivos em outros aspectos como fadiga, variabilidade da frequência cardíaca, dinâmica pupilar, fluxo sanguíneo periférico e temperatura cutânea. Esses efeitos, no sistema autonômico (SNA), podem estar associados ao efeito analgésico da TENS.[3]

Há uma crescente evidência de desregulação do SNA em pacientes com DTM.[3] Os nervos craniais têm menos axônios eferentes simpáticos. Enquanto áreas segmentares praticamente só possuem inervação parassimpática. Na região trigeminal as veias intracranianas e cutâneas recebem tanto inervações simpáticas quanto parassimpáticas.[2] Isso poderia explicar porque as dores nos pacientes com DTM são tão intensas.

O uso da TENS em pacientes com DTM é interessante já que, no local de aplicação, a TENS ativa receptores adrenérgicos α-2_A,[40] que são receptores ligados à disautonomia.

TENS como ferramenta diagnóstica na DTM

Um estudo recente[3] sugere o uso da *ultra-low-frequency transcutaneous electrical nerve stimulation* (ULF-TENS) como ferramenta diagnóstica na DTM. Já que a ULF-TENS atua no componente excitatório do sistema SCP-RVM, seria feito um teste provocativo com a TENS no nível sensorial e analisado quais pacientes respondem de forma adequada a esse estímulo.

Dessa forma, seriam identificados respondedores e não respondedores ao estímulo. Nos indivíduos respondedores, a SCP ventrolateral e o circuito SCP-RVM aumentaria suas atividades e causaria redução da dor, relaxamento muscular e espaço interoclusal aumentado. Essa classificação patogênica ajudaria a identificar a etiologia e, consequentemente, a escolha do melhor tratamento para os pacientes com DTM.

Influência da abordagem do terapeuta na hipoalgesia induzida pela TENS

Vale ressaltar que a abordagem do terapeuta influencia a hipoalgesia induzida pela TENS. Um estudo[48] investigou a influência de uma abordagem neutra, negativa e positiva em sujeitos saudáveis. A hipoalgesia foi significativamente maior nos sujeitos que receberam abordagem positiva, seguida daqueles que receberam abordagem neutra. Contudo, no grupo que recebeu abordagem negativa, houve até efeito nocebo mesmo na presença do estímulo elétrico. Assim, até a maneira como o terapeuta conversa com o paciente pode influenciar a diminuição da dor, e talvez isso possa ocorrer também em pacientes com DTM.

4. Considerações finais sobre TENS na DTM

Em resumo, ainda não há consenso com relação aos parâmetros utilizados para uso da TENS em DTM. Entretanto, as evidências científicas mais recentes demonstram que seu uso é recomendado tanto para o alívio da dor quanto para o relaxamento dos músculos mastigatórios.

ULTRASSOM TERAPÊUTICO (UST)

O UST é um método de tratamento não invasivo que consiste em uma forma de energia mecânica de vibrações de alta frequência entre 1.0 e 3.0 MHz e que pode ser contínuo ou pulsado.[49,50] O ultrassom pulsado produz efeitos não térmicos e é usado para ajudar na redução da inflamação durante a fase aguda.[48] O ultrassom contínuo gera efeito térmico, isso produz calor profundo nas articulações e trata a contratura articular aumentando o alinhamento do tecido mole capsular e, consequentemente, promove redução da rigidez articular, alívio da dor, aumento da extensibilidade das fibras colágenas e redução do espasmo.[41]

Na fase inflamatória, o UST promove o aumento da quantidade de mastócitos, plaquetas, leucócitos com papeis fagocitários.[51,52] O aumento da atividade dessas células mostra que o UST promove um efeito pró-inflamatório e não anti-inflamatório, mas com o objetivo de otimizar a resposta inflamatória.[53] Esse efeito é essencial para o reparo efetivo do tecido, facilitando a conclusão do processo, o que contribui mais efetivamente para a progressão do tecido para fase de proliferação.[53] Alguns estudos que testaram o UST como terapia anti-inflamatória, mostram que ela foi ineficaz.[54-56] Contudo, outros dados demonstram que o UST é capaz de promover a normalidade dos eventos inflamatórios, tendo um valor terapêutico na promoção do reparo tecidual.[53,57]

O alívio da dor com o UST está relacionado com o transporte de mediadores da dor pelo aumento do fluxo sanguíneo, mudanças na condução nervosa ou alterações na membrana celular que reduz a inflamação.[58] O UST mostrou efeitos em tecidos vivos, promovendo modificação da morfologia da superfície celular[59] e excitabilidade elétrica dos nervos,[60] que altera o citoesqueleto e afeta a motilidade, a forma celular, o comportamento plasmático e a translocação de organelas da membrana através do processo de sonoporação (poros da membrana induzidas por ultrassom).[61]

Um estudo experimental observou que o tratamento com ultrassom modificava o número de neurônios do tipo óxido nítrico neuronal sintetase (nNOS-LI) no corno dorsal da medula espinal.[62] O neurotransmissor óxido nítrico (NO) e sua enzima, óxido de nitrogênio sintase (NOS), estão envolvidos na facilitação de mecanismos centrais de sensibilização e hiperalgesia inflamatória.[63] Com o estímulo nociceptivo, os neurônios nNOS-LI são regulados positivamente na medula espinal, levando ao aumento da produção de NO e substância P[64], o que sugere que o UST pode desempenhar papel importante na redução da dor via modulação das vias neuronais centrais.[61]

Estudos *in vitro* sobre os mecanismos biofísicos do UST têm se concentrado na interação da onda incidente com inclusão do tecido gasoso (microbolhas), um processo denominado cavitação.[61] A cavitação inercial induz alterações significativas no volume e no rápido colapso da bolha, o que pode produzir aumento das pressões e temperaturas locais nos tecidos.[61] Essas mudanças extremas de temperatura e pressão podem levar à formação de radicais livres[64] e reações químicas (sonoquímica)[66] que alteram a função e a condutividade celular.[61] Apesar de existirem algumas especulações sobre mecanismos de ação analgésicos do UST, até o momento, nenhum estudo comprovou por meio de que mecanismo de ação o UST promoveria analgesia. A descoberta desses mecanismos é de extrema importância para que se tenha melhor ajuste de doses e parâmetros que possam promover maior eficácia analgésica do UST.

Quando comparado a outras terapias, um ensaio clínico relatou que o UST (93,3%) apresentou melhor taxa de sucesso do que a TENS (56,3%) na melhora da dor e parece ser mais eficaz quando utilizado no alívio de sintomas musculares, mas é pouco efetivo no tratamento de sintomas relacionados ao disco articular da ATM.[67] Ainda se faz necessária a realização de outros ensaios clínicos com maior rigor metodológico para confirmação dessa superioridade analgésica do UST frente a TENS. A eficácia do UST é comparável a injeções de anestésico nos pontos-gatilho miofasciais (PGM) e pode ser considerado uma escolha de tratamento não invasivo.[2] O US de alta potência aplicado no PGM antes do alongamento muscular é mais eficaz por conta do efeito térmico da terapia. O UST contínuo foi mais eficaz para alívio da dor quando comparado com corrente galvânica, mas não foi eficaz para melhora da função física de pacientes com osteoartrite.[49] Quando o UST contínuo e pulsado foram comparados com o tratamento por ondas curtas para pacientes com osteoartrite de joelho, observou-se que não houve diferença na dor e função do joelho desses pacientes.[49]

Por fim, acrescentamos que formas passivas de tratamento, assim como TENS e UST devem ser consideradas para manejo da dor, tanto em pacientes com sintomas agudos como crônicos. Entretanto, deve ser avaliada a sua prescrição de forma associada a outras terapias, especialmente ativas, como exercício, considerando demais aspectos da multidimensionalidade do quadro doloroso dos pacientes.

REFERÊNCIAS BIBLIOGRÁFICAS

1. Gauer RL, Semidey MJ. Diagnosis and treatment of temporomandibular disorders. Am Fam Physician. 2015;91(6):378-86.
2. Gil-Martínez A, Paris-Alemany A, López-de-Uralde-Villanueva I, et al. Management of pain in patients with temporomandibular disorder (TMD): challenges and solutions. J Pain Res. 2018;11(3):571-87.
3. Monaco A, Cattaneo R, Marci MC, et al. Central sensitization based classification for temporomandibular disorders: a pathogenetic hypothesis. Pain Res Manag. 2017;2017:5957076.
4. Armijo-Olivo S, Pitance L, Singh V, et al. Effectiveness of manual therapy and therapeutic exercise for temporomandibular disorders: systematic review and meta-analysis. Phys Ther. 2016;96(1):9-25.
5. Sluka KA, Lisi TL, Westlund KN. Increased release of serotonin in the spinal cord during low, but not high, frequency transcutaneous electric nerve stimulation in rats with joint inflammation. Arch Phys Med Rehabil. 2006; 87(8):1137-40.
6. Rezazadeh F, Hajian K, Shahidi S, et al. Comparison of the effects of transcutaneous electrical nerve stimulation and low-level laser therapy on drug-resistant temporomandibular disorders. J Dent Shiraz Iran. 2017;18(3):187-92.
7. Awan KH, Patil S. The role of transcutaneous electrical nerve stimulation in the management of temporomandibular joint disorder. J Contemp Dent Pract. 2015;16(12):984-6.

8. Tao H, Wang T, Dong X, et al. Effectiveness of transcutaneous electrical nerve stimulation for the treatment of migraine: a meta-analysis of randomized controlled trials. J Headache Pain. 2018;19(1):42.

9. Zeng C, Li H, Yang T, Deng Z, et al. Electrical stimulation for pain relief in knee osteoarthritis: systematic review and network meta-analysis. Osteoarthritis Cartilage. 2015;23(2):189-202.

10. Resende L, Merriwether E, Rampazo ÉP, et al. Meta-analysis of transcutaneous electrical nerve stimulation for relief of spinal pain. Eur J Pain Lond Engl. 2018;22(4):663-78.

11. Dailey DL, Rakel BA, Vance CG, et al. Transcutaneous electrical nerve stimulation reduces pain, fatigue and hyperalgesia while restoring central inhibition in primary fibromyalgia. Pain. 2013;154(11):2554-62.

12. Grossmann E, Tambara JS, Grossmann TK, et al. Transcutaneous electrical nerve stimulation for temporomandibular joint dysfunction. Rev Dor. 2012;13(3):271-6.

13. Kalra A, Urban MO, Sluka KA. Blockade of opioid receptors in rostral ventral medulla prevents antihyperalgesia produced by transcutaneous electrical nerve stimulation (TENS). J Pharmacol Exp Ther. 2001;298(1):257-63.

14. De Santana JM, Da Silva LF, De Resende MA, et al. Transcutaneous electrical nerve stimulation at both high and low frequencies activates ventrolateral periaqueductal grey to decrease mechanical hyperalgesia in arthritic rats. Neuroscience. 2009;163(4):1233-41.

15. Sluka KA, Deacon M, Stibal A, et al. Spinal blockade of opioid receptors prevents the analgesia produced by TENS in arthritic rats. J Pharmacol Exp Ther. 1999;289(2):840-6.

16. Sabino GS, Santos CM, Francischi JN, et al. Release of endogenous opioids following transcutaneous electric nerve stimulation in an experimental model of acute inflammatory pain. J Pain. 2008;9(2):157-63.

17. Eller-Smith OC, Nicol AL, Christianson JA. Potential Mechanisms Underlying Centralized Pain and Emerging Therapeutic Interventions. Front Cell Neurosci. 2018;12(2):35.

18. Arendt-Nielsen L. Joint pain: more to it than just structural damage? Pain. 2017;158(Suppl 1):S66-73.

19. DeSantana JM, Walsh DM, Vance C,et al. Effectiveness of transcutaneous electrical nerve stimulation for treatment of hyperalgesia and pain. Curr Rheumatol Rep. 2008;10(6):492-9.

20. King EW, Sluka KA. The effect of varying frequency and intensity of transcutaneous electrical nerve stimulation on secondary mechanical hyperalgesia in an animal model of inflammation. J Pain. 2001;2(2):128-33.

21. Nijs J, Meeus M, Van Oosterwijck J, et al. Treatment of central sensitization in patients with "unexplained" chronic pain: what options do we have? Expert Opin Pharmacother. 2011;12(7):1087-98.

22. Sluka KA, Bailey K, Bogush J, et al. Treatment with either high or low frequency TENS reduces the secondary hyperalgesia observed after injection of kaolin and carrageenan into the knee joint. Pain. 1998;77(1):97-102.

23. Vance CG, Radhakrishnan R, Skyba DA, et al. Transcutaneous electrical nerve stimulation at both high and low frequencies reduces primary hyperalgesia in rats with joint inflammation in a time-dependent manner. Phys Ther. 2007;87(1):44-51.

24. Nijs J, Malfliet A, Ickmans K, et al. Treatment of central sensitization in patients with "unexplained" chronic pain: an update. Expert Opin Pharmacother. 2014;15(12):1671-83.

25. Sato KL, Sanada LS, Rakel BA, et al. Increasing intensity of TENS prevents analgesic tolerance in rats. J Pain. 2012;13(9):884-90.

26. Sluka KA, Judge MA, McColley MM, et al. Low frequency TENS is less effective than high frequency TENS at reducing inflammation-induced hyperalgesia in morphine-tolerant rats. Eur J Pain Lond Engl. 2000;4(2):185-93.

27. Sluka KA, Walsh D. Transcutaneous electrical nerve stimulation: basic science mechanisms and clinical effectiveness. J Pain. 2003;4(3):109-21.

28. Melzack R, Wall PD. Pain mechanisms: a new theory. Science. 1965;150(3699):971-9.

29. Woolf CJ, Barrett GD, Mitchell D, et al. Naloxone-reversible peripheral electroanalgesia in intact and spinal rats. Eur J Pharmacol. 1977;45(3):311-4.

30. Woolf CJ, Mitchell D, Barrett GD. Antinociceptive effect of peripheral segmental electrical stimulation in the rat. Pain. 1980;8(2):237-52.

31. Radhakrishnan R, Sluka KA. Spinal muscarinic receptors are activated during low or high frequency TENS-induced antihyperalgesia in rats. Neuropharmacology. 2003;45(8):1111-9.

32. Radhakrishnan R, King EW, Dickman JK, et al. Spinal 5-HT(2) and 5-HT(3) receptors mediate low, but not high, frequency TENS-induced antihyperalgesia in rats. Pain. 2003;105(1-2):205-13.

33. Bjordal JM, Johnson MI, Ljunggreen AE. Transcutaneous electrical nerve stimulation (TENS) can reduce postoperative analgesic consumption. A meta-analysis with assessment of optimal treatment parameters for postoperative pain. Eur J Pain Lond Engl. 2003;7(2):181-8.

34. Aarskog R, Johnson MI, Demmink JH, et al. Is mechanical pain threshold after transcutaneous electrical nerve stimulation (TENS) increased locally and unilaterally? A randomized placebo-controlled trial in healthy subjects. Physiother Res Int J Res Clin Phys Ther. 2007;12(4):251-63.

35. Chandran P, Sluka KA. Development of opioid tolerance with repeated transcutaneous electrical nerve stimulation administration. Pain. 2003;102(1-2):195-201.

36. Hingne PM, Sluka KA. Blockade of NMDA receptors prevents analgesic tolerance to repeated transcutaneous electrical nerve stimulation (TENS) in rats. J Pain. 2008;9(3):217-25.

37. De Santana JM, da Silva LF, Sluka KA. Cholecystokinin receptors mediate tolerance to the analgesic effect of TENS in arthritic rats. Pain. 2010; 148(1):84-93.

38. De Santana JM, Santana-Filho VJ, Sluka KA. Modulation between high- and low-frequency transcutaneous electric nerve stimulation delays the development of analgesic tolerance in arthritic rats. Arch Phys Med Rehabil. 2008;89(4):754-60.

39. Pantaleão MA, Laurino MF, Gallego NL, et al. Adjusting pulse amplitude during transcutaneous electrical nerve stimulation (TENS) application produces greater hypoalgesia. J Pain. 2011;12(5):581-90.

40. Abouelhuda AM, Khalifa AK, Kim Y-K,et al. Non-invasive different modalities of treatment for temporomandibular disorders: review of literature. J Korean Assoc Oral Maxillofac Surg. 2018;44(2):43-51.

41. Neto ML, Maciel LY, Cruz KM, et al. Does electrode placement influence tens-induced antihyperalgesia in experimental inflammatory pain model? Braz J Phys Ther. 2017;21(2):92-9.

42. Ferreira AP, Costa DR, Oliveira AI, et al. Short-term transcutaneous electrical nerve stimulation reduces pain and improves the masticatory muscle activity in temporomandibular disorder patients: a randomized controlled trial. J Appl Oral Sci Rev FOB. 2017;25(2):112-20.

43. Rodrigues D, Siriani AO, Bérzin F. Effect of conventional TENS on pain and electromyographic activity of masticatory muscles in TMD patients. Braz Oral Res. 2004;18(4):290-5.

44. Rodrigues D, Oliveira AS, Bérzin F. Effect of tens on the activation pattern of the masticatory muscles in TMD patients. Braz J Oral Sci. 2004;3(10):510–5.

45. Monaco A, Sgolastra F, Pietropaoli D, et al. Comparison between sensory and motor transcutaneous electrical nervous stimulation on electromyographic and kinesiographic activity of patients with temporomandibular disorder: a controlled clinical trial. BMC Musculoskelet Disord. 2013;14:168.

46. Esclassan R, Rumerio A, Monsarrat P, et al. Optimal duration of ultra low frequency-transcutaneous electrical nerve stimulation (ULF-TENS) therapy for muscular relaxation in neuromuscular occlusion: a preliminary clinical study. Cranio. 2017;5(3):175-9.

47. Agripino ME, Lima LV, Freitas IF, et al. Influence of therapeutic approach in the tens-induced hypoalgesia. Clin J Pain. 2016;32(7):594-601.

48. Welch V, Brosseau L, Peterson J, et al. Therapeutic ultrasound for osteoarthritis of the knee. Cochrane Database Syst Rev. 2001;(3):CD003132.

49. Rai S, Ranjan V, Misra D, et al. Management of myofascial pain by therapeutic ultrasound and transcutaneous electrical nerve stimulation: a comparative study. Eur J Dent. 2016;10(1):46-53.

50. Maxwell L. Therapeutic ultrasound: its effects on the cellular and molecular mechanisms of inflammation and repair. Physiotherapy. 1992;78(6):421-6.

51. Fyfe MC, Chahl LA. Mast cell degranulation and increased vascular permeability induced by 'therapeutic' ultrasound in the rat ankle joint. Br J Exp Pathol. 1984;65(6):671-6.

52. Watson T. Ultrasound in contemporary physiotherapy practice. Ultrasonics. 2008;48(4):321-9.

53. ElHag M, Coghlan K, Christmas P, et al. The anti-inflammatory effects of dexamethasone and therapeutic ultrasound in oral surgery. Br J Oral Maxillofac Surg. 1985;23(1):17-23.

54. Hashish I, Harvey W, Harris M. Anti-inflammatory effects of ultrasound therapy: evidence for a major placebo effect. Br J Rheumatol. 1986;25(1):77-81.

55. Hashish I, Hai HK, Harvey W, et al. Reduction of postoperative pain and swelling by ultrasound treatment: a placebo effect. Pain. 1988;33(3):303-11.

56. ter Haar G. Therapeutic ultrasound. Eur J Ultrasound. 1999;9(1):3-9.

57. Liebeskind D, Padawer J, Wolley R, et al. Diagnostic ultrasound time-lapse and transmission electron microscopic studies of cells insonated in vitro. Br J Cancer Suppl. 1982;5(2):176-86.

58. Tsui P-H, Wang S-H, Huang C-C. In vitro effects of ultrasound with different energies on the conduction properties of neural tissue. Ultrasonics. 2005; 43(7):560-5.

59. Srbely JZ, Dickey JP. Randomized controlled study of the antinociceptive effect of ultrasound on trigger point sensitivity: novel applications in myofascial therapy? Clin Rehabil. 2007;21(5):411-7.

60. Hsieh Y-L. Reduction in induced pain by ultrasound may be caused by altered expression of spinal neuronal nitric oxide synthase-producing neurons. Arch Phys Med Rehabil. 2005;86(7):1311-7.

61. Gühring H, Tegeder I, Lötsch J, et al. Role of nitric oxide in zymosan induced paw inflammation and thermal hyperalgesia. Inflamm Res. 2001;50(2):83-8.

62. Covington EC. The biological basis of pain. Int Rev Psychiatry. 2000;12(2):128-47.

63. Christman CL, Carmichael AJ, Mossoba MM, et al. Evidence for free radicals produced in aqueous solutions by diagnostic ultrasound. Ultrasonics. 1987;25(1):31-4.

64. Miller MW, Miller DL, Brayman AA. A review of in vitro bioeffects of inertial ultrasonic cavitation from a mechanistic perspective. Ultrasound Med Biol. 1996;22(9):1131-54.

65. El Fatih: Efficacy of physiotherapy and intraoral... - Google Acadêmico [Internet]. [cited 2018 Jul 18]. Available from: https://scholar.google.com/ scholar_lookup?title=Efficacy+of+physiotherapy+and+intra oral+splint+in+the+management+of+temporomandibular+disorders&publication_year=2004&journal =Saud+Dent+Journ&volume=16&issue=1&pages=16-20.

CAPÍTULO 27

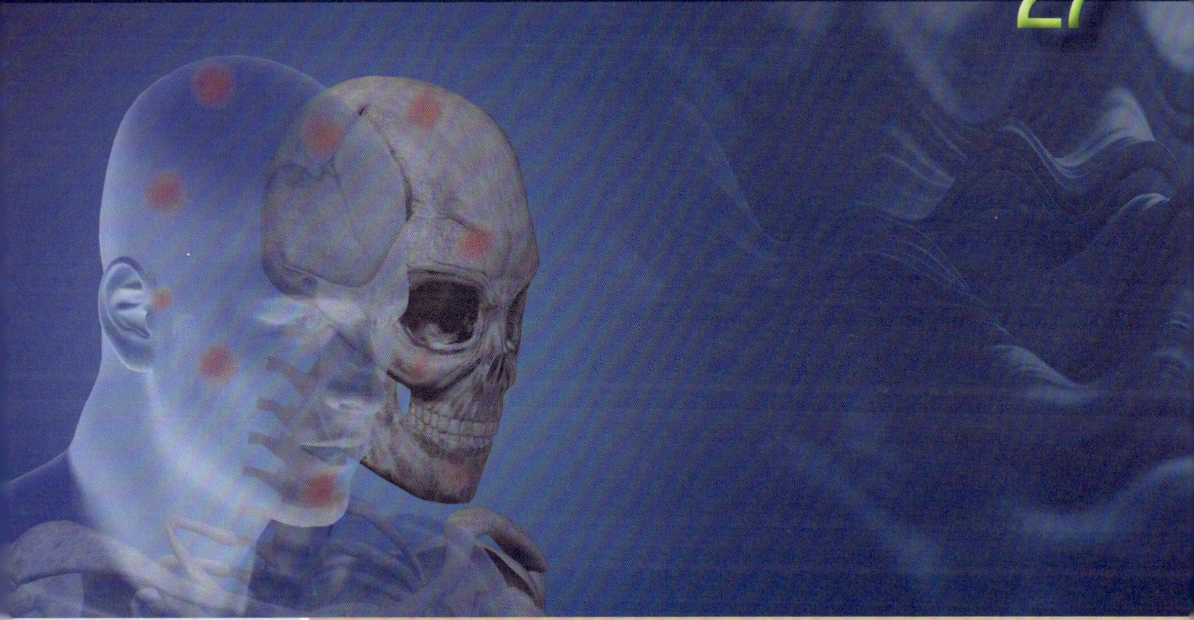

Wagner Hummig
José Tadeu Tesseroli de Siqueira
Eduardo Grossmann

Abordagem Farmacológica Aplicada às Disfunções Temporomandibulares

INTRODUÇÃO

O tratamento farmacológico reveste-se de grande importância no controle antiálgico nas mais variadas formas de disfunções temporomandibulares (DTM), sendo essa considerada um termo coletivo que envolve tanto alterações nos músculos da mastigação como também desordens na própria articulação temporomandibular (ATM) e estruturas associadas, que cursam com a famosa tríade: dor, limitação de abertura bucal e sons articulares.[1]

Quando um paciente apresenta um quadro de dor aguda, em que há processo inflamatório, percebe-se nitidamente a ocorrência de uma resposta biológica frente a um agente agressor, com causa e efeitos bem definidos; ela geralmente é bem controlada por grupos específicos de fármacos, como por exemplo: anti-inflamatórios não esteroidais (AINEs), analgésicos não narcóticos e opioides. Porém o maior desafio está em tratar as condições crônicas das DTM, pois além de envolver mecanismos fisiopatológicos adaptativos e comorbidades associadas (como: depressão, ansiedade e distúrbios do sono), também nos deparamos com quadro de sensibilização central, onde o objetivo principal do tratamento farmacológico será primeiramente a identificação de tal situação por parte do clínico, e focar tratamento no mecanismo subjacente à dor desse paciente e não somente tratar o fator etiológico que deflagrou o processo doloroso inicial.[2]

A abordagem farmacológica é considerada ferramenta primária e necessária no controle álgico dos mais diversos tipos de dores orofaciais, incluindo as DTM, atingindo nível de prescrição em mais de 90% dos casos clínicos, revelados em estudo populacional, tornando-se uma das poderosas ferramentas do arsenal clínico/terapêutico do cirurgião dentista.[3]

Infelizmente, os tratamentos atuais específicos para as DTM são empíricos, pois pouquíssimos são os estudos clínicos randomizados, placebos controlados e duplo-cegos que testam a eficácia farmacológica desses agentes químicos. Dessa maneira, a conduta prescritiva vale-se da experiência individual de cada profissional.[1]

A indústria farmacêutica fornece aos profissionais da área da saúde uma imensidão de princípios ativos farmacológicos que controlam os mais variados tipos de dores, seja aguda ou crônica, com envolvimento periférico ou central, tornando, muitas vezes, uma tarefa árdua o reconhecimento e utilização de tais moléculas. Contudo, o profissional deverá eleger os principais fármacos que farão parte de seu rol prescritivo, e estar totalmente familiarizado com a farmacocinética e farmacodinâmica dos mesmos, conhecendo o mecanismo de ação de cada droga, riscos e benefícios, possíveis interações medicamentosas, efeitos adversos em curto e longo prazo, além de estar preparado para intervir caso haja tais reações adversas.

Dentro desse contexto serão abordadas as principais classes farmacológicas que são empregadas no controle das DTM, a saber: analgésicos não narcóticos e AINEs, corticosteroides, opioides, relaxantes musculares, toxina botulínica, antidepressivos tricíclicos e estabilizadores de membrana neural. A decisão de selecionar qualquer um desses agentes dependerá de cada caso clínico, de rigorosa anamnese e total conhecimento da substância empregada.

ANALGÉSICOS NÃO OPIOIDES E ANTI-INFLAMATÓRIOS NÃO ESTEROIDAIS (AINES)

Essa classe medicamentosa está entre as prescrições mais realizadas no mundo e representa para muitos clínicos a primeira linha de conduta para tratar a sintomatologia dolorosa nas mais variadas formas de DTM, tais como: sinovite, capsulite, artralgias temporomandibulares e de maneira adjuvante em dores miofasciais e mialgia mastigatória,[4,5] além de serem fármacos com maior potencial e risco de autoabuso devido à facilidade de aquisição sem receita. Estima-se que mais de 30 milhões dessa classe medicamentosa seja usada diariamente.[6] Os AINEs estão inseridos em um amplo grupo heterogêneo de estruturas químicas, formadas pela união de um ou mais anéis aromáticos com grupamento ácido funcional, compartilhando determinadas ações terapêuticas e efeitos adversos (Tabela 27.1). A maioria dos AINEs é composta por ácidos orgânicos que apresentam constante de ionização (pKa), relativamente baixos, e possuem como alvo principal os tecidos inflamados através de sua ligação à albumina plasmática. A eficácia terapêutica dos AINEs é diretamente influenciada por suas propriedades físico-químicas que determinam sua distribuição nos tecidos inflamados, tendo a lipossolubilidade e pKa como fatores de suma importância. Importante salientar que em condições clínicas de hipoalbuminemia ocorre um aumento da concentração da forma livre dos AINEs e, consequentemente, aumento da incidência de efeitos adversos.

Tabela 27.1 Classificação dos AINEs quanto à sua derivação química molecular.

Ácido salicílico	Ácido acetilsalicílico
Ácido antranílico	Ácido mefenâmico, ácido flufemânico, ácido tolfenâmico, ácido meclofenâmico, ácido etofenâmico, clonixinato de lisina
Ácido enólico	Piroxicam, tenoxicam, meloxicam
Ácido pirazolônico	Fenilbutazona, oxifenilbutazona, dipirona, antipirina
Ácido indolacético	Indometacina, sulindaco, glucametacina, benzidamida
Ácido fenilacético	Diclofenaco, fentiazaco, aceclofenaco
Ácido propiônico	Ibuprofeno, cetoprofeno, flurbiprofeno, naproxeno, indoprofeno, ácido tiaprofênico
Aminofeno, para-aminofenol e anilina	Paracetamol
Sulfonanilida	Nimesulida, deflogen
Naftilcanonas	Nabumetona, proquazona
Ácido pirrolacético	Tolmetino, zomepiraco, cetorolaco, etodolaco
Ácido carbâmico	Flurpirtina
Ciclo diaril	Celecoxibe, etoricoxibe

Fonte: Modificada de Sakata[7] *et al.* 2008.

Quanto maior a lipossolubilidade do fármaco mais rápido ele ultrapassará a barreira hematoencefálica, a fim de atingir o sistema nervoso central (SNC). Contudo, sabe-se que o local primário de ação farmacológica dos AINEs é periférico, embora estudos recentes indiquem que a inibição central da cicloxigenase-2 (COX-2) também exerça função determinante no controle da dor no nível central.[8]

As DTM podem ser decorrentes de processos inflamatórios ocasionados por microlesões que podem ocorrer tanto em músculos mastigatórios como na própria articulação temporomandibular (ATM), onde eventos traumáticos nessas regiões, como macrotraumas, microtraumas e sobrecargas mastigatórias, cursam por exceder sua capacidade adaptativa e promover a liberação de potentes mediadores inflamatórios, tais quais bradicinina, prostaglandina, histamina e substância P, sensibilizando as terminações nervosas aferentes primárias com consequente sensibilização periférica e posterior sensibilização central.[2,9] Estima-se que as desordens inflamatórias da ATM representam uma prevalência de 34,2% da população.[10]

Os AINEs são utilizados principalmente em condições agudas e durante curto período de tempo devido aos efeitos adversos, pois os inibidores seletivos COX-2 aumentam o risco de toxicidade cardiovascular. Já os AINEs não seletivos e semisseletivos estão relacionados com sérios eventos gastrointestinais; ademais, essa classe medicamentosa pode diminuir a função renal promovendo retenção de líquido e sódio com concomitante quadro hipertensivo, especialmente em indivíduos que já fazem uso de drogas anti-hipertensivas. Estudos epidemiológicos evidenciam de maneira surpreendente que pacientes em uso crônico de AINEs associado aos inibidores seletivos da recaptação de serotonina, como sertralina, fluoxetina e paroxetina, possuem 16 vezes mais chances de desenvolver sangramento gastrointestinal.[4]

Classificação

Todos os AINEs tradicionais não seletivos ou os mais recentes AINEs seletivos para a inibição de COX-2, também denominados coxibes, são anti-inflamatórios, analgésicos e antipiréticos, classificados quanto à derivação química e seletividade, ou não, sobre as isoformas da enzima cicloxigenase (COX).

Mecanismo de ação

Os AINEs exercem suas ações farmacológicas basicamente por inibição da síntese de prostaglandinas, substância parácrina, pertencente ao grupo dos eicosanoides. Eicosanoides são mediadores derivados do ácido araquidônico, um ácido graxo essencial, que normalmente encontra-se esterificado na membrana celular de todas as células. A partir do momento que ocorre uma lesão tecidual, surge o rompimento da integridade tecidual, com consequente exposição dos fosfolipídeos de membrana, os quais sofrem ação da enzima circulante fosfolipase A2, provocando dessa maneira a liberação do ácido araquidônico, sendo que este participa da síntese das prostaglandinas, dos tromboxanos e prostaciclinas, assim como síntese da enzima lipoxigenase que produz leucotrienos e lipoxinas, servindo como substrato para a enzima COX.[11]

Os AINEs inibem, em diferente intensidade, as isoformas COX-1 e COX-2 (Tabela 27.2), sendo considerada constitutiva a isoforma COX-1, encontrada em diversos compartimentos celulares, como plaquetas, estômago, intestino e rins, participando de importantes processos homeostáticos. Já a isoforma COX-2 é indutiva e prontamente formada em decorrência de processo inflamatório, regulação de eletrólitos e fertilidade, vasoproteção e cardioproteção. A COX-2 está presente também em testículos, pulmões, encéfalo e tem sua expressão aumentada devido ao estresse.[8]

Alguns fármacos inibidores da COX têm um mecanismo adicional que lhes confere uma potência analgésica extra quando comparado aos outros. São fármacos que ativam a via arginina/óxido nítrico/GMPc/canais de potássio ATP dependentes (Arg/NO/GMPc/K_{ATP}). Essa via vem ganhando destaque na literatura científica e consiste no aumento dos níveis de GMPc intracelular, o que acaba por ativar a proteína-quinase dependente de GMPc (PKG), a qual fosforila canais K_{ATP} abrindo-os, permitindo que o potássio escape para o meio extracelular. Este evento leva a uma hiperpolarização da célula neuronal e a um aumento do limiar de ativação nociceptivo, exatamente o contrário do efeito das prostaglandinas.[12] O aumento do GMPc intracelular deve-se à ativação da guanilato-ciclase solúvel pelo óxido nítrico, uma molécula gasosa capaz de atravessar facilmente a membrana neuronal. Daí a denominação da via.[13] Fármacos como dipirona, cetorolaco, diclofenaco, ibuprofeno e nimesulida parecem possuir mecanismo analgésico envolvendo a ativação dessa via. São fármacos capazes de inibir a hiperalgesia já instalada, enquanto que inibidores da COX, que não ativam essa via, são capazes apenas de prevenir o estado hiperalgésico. Isso está bem documentado no nível experimental e vem ganhando força na experiência clínica, onde se observa que alguns fármacos funcionam melhor na dor crônica do que outros.

Dentro dos analgésicos não narcóticos puros, ainda pouco conhecido em nosso meio, destaca-se o hidroxibenzoato de viminol (HV), potente fármaco derivado da pirriletanolamina, com estrutura química totalmente diferenciada e sem qualquer correlação estrutural e/ou química com os analgésicos não opioides existentes até o presente momento. Seu mecanismo de ação ainda não está totalmente esclarecido, porém, sabe-se que não apresenta nenhuma ação anti-inflamatória e/ou antitérmica. Age em regiões subcorticais do sistema nervoso central, modulando as vias de percepção do estímulo doloroso (efeito discriminativo morfina-*like*) com fraca ligação aos receptores opioidérgicos. Tem-se como vantagem não desencadear lesões gastrointestinais, mesmo acima da dose teto que é 560 mg, além de não promover alterações hepáticas e renais. Apesar de não enquadrar-se como um opioide clássico, apresenta alguns efeitos adversos similares a tais, como por exemplo, leve alteração no estado de vigília e coordenação motora. Contudo, não deprime o centro respiratório, reflexos simpáticos e funções cardiorrespiratórias.

A única apresentação no Brasil do HV é de 70 mg, o que corresponde a aproximadamente 6 mg de morfina.[14] Ainda não existem trabalhos que comprovem sua eficácia nas DTM, apenas estudos em dores pós-operatórias diversas e um único relato de caso em dor orofacial.[14]

Eficácia dos AINEs nas DTM

Estudo de revisão proposto por Nagi *et al.*[15] relata que o uso por via oral de naproxeno ou ibuprofeno, assim como uso tópico de ibuprofeno ou diclofenaco, pode resultar em alívio temporário da dor em pacientes com DTM. Além disso, apresentações de creme transdérmico com cetoprofeno, ibuprofeno ou piroxicam apresentam resultado positivo se aplicados na região muscular dolorida e/ou a própria ATM com sintomatologia.[15]

Em estudo de revisão, Gil-Martinez *et al.*[16] relatam que o AINE como o piroxicam 20 mg por via oral 1 vez ao dia, durante 10 dias, resultou em alívio sintomatológico de DTM por até 30 dias, além de que outro estudo randomizado, duplo cego e placebo controlado em pacientes com DTM articular evidenciou que naproxeno de sódio (500 mg 2× ao dia) durante 6 semanas foi eficaz no alívio sintomatológico dessa disfunção, ao passo que celecoxibe (100 mg 2× ao dia) não obteve resultado estatístico superior ao placebo.[16,17]

Reações adversas

As reações adversas (RA) dos AINEs compreendem reações indesejadas oriundas da ingesta de determinado fármaco e didaticamente são divididas em 2 tipos, A e B.

1. Tipo A: corresponde à grande maioria das RA (85% a 90%) e apresenta natureza previsível, onde a sintomatologia pode surgir em qualquer indivíduo, porém o risco está diretamente relacionado ao aumento da dose e/ou exposição repetida ao fármaco. Os principais RA tipicamente associados aos AINEs são: gastrointestinais (dor, dispepsia, úlceras, sangramento e perfuração); plaquetas (diminuição de agregação e aumento do tempo de sangramento); hepático (alterações enzimáticas) e renal (diminuição da filtração glomerular).[18]
2. Tipo B: corresponde de 10% a 15% das RA e apresenta natureza imprevisível, pois não está diretamente associado à dose ingerida do AINEs, e sim a fatores intrínsecos de susceptibilidade relacionados com variabilidades genéticas (polimorfismo) que podem ser subclassificadas em: toxicidade exagerada ao fármaco (em subdose terapêutica); reações idiossincráticas onde fatores metabólicos, genéticos e/ou imunes estejam envolvidos (p. ex. síndrome de Steve-Johnson), e reações de hipersensibilidade à droga, as quais podem estar relacionadas a fatores imunológicos e não imunológicos.[18]

Características de alguns representantes dos AINEs

Tabela 27.2 Principais moléculas de AINEs comercializadas no Brasil.

AINEs	Biodisponibilidade oral (%)	Dose única (mg)	Dose máxima/dia (mg)
Diclofenaco	30-80	25-75	200
Meloxicam	~100	7,5-15	15
Piroxicam	~100	20-40	40
Cetorolaco	90-100	25-75	75
Cetoprofeno	~90	15-100	300
Ibuprofeno	80-100	200-600	3200
Naproxeno	-95	500-1000	2000
Etoricoxibe	~100	60-120	120
Celecoxibe	22-40	200- 400	600

Fonte: Adaptada de Carrano,[8] 2017.

Resumo dos analgésicos não opioides e AINEs

Em linhas gerais, os analgésicos e anti-inflamatórios não esteroidais (AINEs) podem ser descritos resumidamente da seguinte maneira:

- Diferem em potência analgésica, farmacocinética e efeitos colaterais;
- Classe farmacológica idêntica = efeitos semelhantes (aditivos);
- Têm efeito teto acima do qual não altera o efeito farmacológico;
- A maioria dos AINEs é acídico e seu efeito é predominantemente anti-inflamatório: aspirina, ibuprofeno, diclofenaco, naproxeno, indometacina, piroxicam, cetoprofeno, etc.
- Os AINEs não acídicos geralmente são analgésicos com pouca ação anti-inflamatória: acetominofeno, dipirona, nabumetona, clorixilato de lisina.

O exemplo típico dos acídicos é a aspirina e seus análogos. A ação é predominante periférica, atuando na enzima cicloxigenase (COX-1 ou 2), e seu efeito é predominantemente anti-inflamatório. Os principais efeitos colaterais são gástricos, renais, hematológicos (coagulação) e sensibilidade (alergias). Exigem atenção especial em pacientes com doenças crônicas, gestantes, crianças e idosos; a dose é variável, respeitando-se sempre o efeito teto.

Como exemplo de não acídico temos o acetominofeno/paracetamol. A ação é predominante central, o efeito principal é analgésico. Como efeitos colaterais relevantes citamos a hepatotoxicidade em doses altas (4 g/dia), devendo haver cuidados especiais em histórico de pacientes com alcoolismo e hepatopatias. As doses sugeridas variam de 325 a 1000 mg/dia.

Anti-inflamatórios esteroidais hormonais (corticosteroides)

Este grupo farmacológico é representado por drogas que se assemelham ao cortisol, hormônio esse sintetizado pelas glândulas adrenais, com potente efeito anti-inflamatório no tratamento das DTM de moderada a forte intensidade.[19]

São classificados em glicocorticoides e mineralocorticoides (Tabela 27.3), sendo que esses interferem na reabsorção do íon sódio no túbulo renal distal através de troca com íons potássio (sem finalidade anti-inflamatória), ao passo que aqueles apresentam ação anti-inflamatória e imunossupressora.

Os glicocorticoides possuem atividade sobre todos os tipos de processos inflamatórios decorrentes de estímulos físicos, químicos ou até mesmo por resposta do sistema autoimune, atravessando a barreira celular por difusão passiva e ligando-se a receptores intracelulares específicos. Assim, regulam a transcrição do RNA, induzindo a síntese da proteína lipocortina-1, potente agente anti-inflamatório, que inibe a enzima fosfolipase A2, responsável pela degradação dos fosfolipídeos da membrana celular. Dessa maneira, impedem a formação de prostaglandinas e leucotrienos.[19,20]

Os processos degenerativos da ATM, como osteoartrite, configuram-se como sendo uma doença inflamatória articular progressiva, caracterizada por destruição óssea e cartilagínea que cursa normalmente com dor crônica e diminuição da qualidade de vida.[21]

Dentro desse contexto, técnicas minimamente invasivas são utilizadas na tentativa de reduzir a sintomatologia dolorosa, onde a infiltração de corticoide diretamente no compartimento superior da ATM torna-se uma alternativa de baixo custo efetivo, além de promover melhora na função mandibular.[19,22]

Mountziaris *et al.*[21] sugerem que o corticoide intra-articular em ATM deva ser diluído com anestésico local a fim de diminuir risco de atrofia em tecidos moles, assim como outras complicações secundárias ao procedimento infiltrativo[21] tais como: pigmentação subcutânea e lipoatrofia subcutânea.[22]

Estudo controlado em adultos diagnosticados com artrite nas ATM e que foram submetidos a uma única infiltração com corticoide (metilprednisolona), diluído com lidocaína, sem vasoconstritor, na proporção de 1:1, observou redução do quadro álgico, assim como melhora de sintomas associados que duraram entre 4 a 6 semanas.[21]

Outro estudo avaliou 23 indivíduos com idades entre 4 e 16 anos diagnosticados com artrite idiopática juvenil (AIJ), que apresentavam dor e efusão articular (EA) e limitação da distância interincisal (DII), onde os mesmos receberam infiltração de triancinolona intra-articular. Os autores concluíram que a sintomatologia dolorosa de AIJ melhorou após procedimento (77%), além de observar melhora da DII em (43%) e resolução da EA em (48%), visualizados por ressonância magnética.[23]

Kopp *et al.*,[24] em estudo com duração de 4 semanas, avaliaram 41 indivíduos com artrite reumatoide divididos em 3 grupos, os quais receberam infiltrações intra-articulares distintas através de hialuronato de sódio, glicocorticoide ou solução salina. Concluíram que houve melhora subjetiva em todos grupos, porém, nos grupos que receberam glicocorticoide e hialuronato de sódio observaram aumento de amplitude de abertura bucal máxima voluntária, assim como grande redução de músculos tensionados na região orofacial.[24]

Em um estudo de revisão sistemática, com metanálise, proposto por Häggman-Henrikson *et al.*,[25] os autores evidenciaram que o procedimento infiltrativo intra-articular com corticoide foi efetivo no controle das DTM articulares. Seu uso por via oral, em monoterapia, não é comumente utilizado para tratamento das desordens temporomandibulares devido a efeitos adversos.[19]

Principais representantes

Tabela 27.3 Comparação dos principais fármacos corticosteroides, tendo por comparação a hidrocortisona.

Fármaco	Afinidade relativa pelos receptores glicocorticoides	Potência anti-inflamatória	Retenção de Sódio	Tempo (H) de meia-vida de eliminação	Vias de administração
Hidrocortisona	1	1	1	8-12	IV, IM
Cortisona	0,01	0,8	0,8	8-12	VO, IM
Corticosterona	0,85	0,3	15	8-12	VO, IM
Prednisolona	2,2	4	0,8	12-36	VO, IV, IM, IA
Prednisona	0,05	4	0,8	12-36	VO
Metilprednisolona	11,9	4	mínima	12-36	VO, IV, IM, IA, PD
Triancinolona	1,9	4	nenhum	12-36	VO, IM, IA, PD
Dexametasona	7,1	30	mínima	36 72	VO, IV, IM, IA
Betametasona	5,4	30	desprezível	36-72	VO, IV, IM, IA
Desoxicortisona	0,19	desprezível	50	-	VO
Fludrocortisona	3,5	15	150	8-12	VO

IA = intra-articular; IM = intramuscular; IV = intravenosa; VO = via oral; PD = peridural.
Fonte: Adaptada de Rang[26] *et al.* 2012 ; Bavaresco[27] *et al.*, 2005.

OPIOIDES

O uso desta classe medicamentosa já está muito bem estabelecido na odontologia no controle da dor aguda incidental, de moderada a forte, sendo considerada uma alternativa válida principalmente em casos de pacientes que apresentem sangramento gastrointestinal severo devido uso de AINEs, na tentativa de controlar algumas formas de DTM. Seu uso também poderá ser instituído de maneira criteriosa e pontual em condições crônicas de DTM onde outras drogas falharam ao cumprir seu papel analgésico, contudo o uso crônico dessa substância, de maneira descontrolada, tem sido evitado devido grande potencial de tolerância e dependência/adição física.[19] Essa ocorrência é comum em países industrializados como EUA e na Europa. Entretanto, no Brasil, embora os estudos a respeito sejam escassos, são pouco usados em DTM, porém, são administrados com mais frequência na dor pós-operatória em cirurgia bucomaxilofacial.

Os opioides podem ser classificados quanto à sua origem de três maneiras distintas: naturais, sintéticos e semissintéticos. Também podem ser classificados quanto à afinidade pelo receptor em: agonista puro, agonista parcial, antagonista e agonista-antagonista (Tabela 27.4). Mas também recebem classificação quanto ao controle da intensidade da dor: fracos (codeína e tramadol) e potentes (morfina, oxicodona, buprenorfina, metadona, fentanila, meperidina e nalbufina). Dentro do Sistema Nervoso Central (SNC), através de suas diversas regiões, distribuem-se amplamente os receptores opioidérgicos, localizados em regiões tais como: sistema límbico, tálamo, hipotálamo, substância cinzenta periaquedutal do mesencéfalo, núcleo caudado, amígdala, entre outras, além de regiões do Sistema Nervoso Parassimpático (SNP), que incluem: gânglio da raiz dorsal e gânglio do trigêmeo, nas terminações centrais dos aferentes primários, fibras nervosas sensoriais periféricas e suas terminações.[28-30] Além de identificarmos a presença desses receptores opioidérgicos nas regiões nervosas supracitadas, também observa-se sua expressão em vários órgãos e sistemas, onde sugere-se a presença de receptores do tipo μ (mu) em região de ATM, justificando dessa maneira o benefício dessa modalidade terapêutica. Contudo, outros estudos não observaram tal benefício terapêutico.[19]

Tabela 27.4 Classificação quanto à afinidade e eficácia da ligação do opioide ao receptor opioidérgico.

Classificação	Opioides
Agonistas	Codeína, Morfina, Meperidina, Metadona, Fentanila
Antagonistas	Naloxona e Naltrexona
Agonista parcial	Buprenorfina e Tramadol
Agonista/antagonista (agonista κ/ antagonista μ)	Nalbufina, Nalorfina, Pentazocina

Fonte: Adaptada de Sakata[7] *et al.* 2008.

Reações adversas

A ativação dos receptores opioides está relacionada ao surgimento de inúmeros eventos adversos, tais como constipação, náuseas, vômitos, tonturas, depressão respiratória, sedação, xerostomia, retenção urinária, hipotensão postural, prurido, sudorese e miose, além de alterações comportamentais como euforia, alterações de humor, alucinações, agitação e delírio.[29,31-33]

Mecanismo de ação

Os fármacos opioides atuam tanto por via central como também em terminações nervosas aferentes periféricas, sendo que a analgesia advém da ligação química da molécula do fármaco opioide aos receptores opioidérgicos endógenos, a saber: receptores μ (mu), κ (Kappa*)* e δ (delta), os quais estão acoplados à proteína G inibitórias, e se fazem presentes em todo sistema nervoso central e são expressos em grande quantidade nas regiões cerebrais, medula espinal e áreas corticais associados ao aspecto afetivo-emocional da dor. A ligação com o receptor causa ativação da proteína G por inibição da produção do conteúdo intracelular de adenosina monofosfato cíclico (AMPc), além de desencadear uma cascata de eventos que exercem efeitos diretos nos canais iônicos. Através desse mecanismo promovem a abertura dos canais de potássio e inibem os canais de cálcio voltagem dependentes, reduzindo a excitabilidade neuronal e favorecendo a hiperpolarização da célula nervosa e consequente promoção de analgesia.[29,32,34]

Uso e eficácia dos opioides nas DTM

List *et al.*,[35] em estudo randomizado, duplo cego, paralelo e multicêntrico, avaliaram a eficácia de uma única aplicação, por via parenteral, intra-articular de morfina em 53 pacientes diagnosticados com artralgia/osteoartrite unilateral e observaram um aumento significativo do limiar da dor na ATM comprometida, assim como melhora de amplitude da abertura bucal.

Os opioides mais utilizados por via oral nas DTM são codeína e oxicodona, sendo o *patch* de fentanil uma opção válida para ser utilizada por via transdérmica (utilizado em dores crônicas); contudo, sua prescrição destina-se a profissionais devidamente treinados.[4,19] No Brasil, o tramadol é outro opioide muito utilizado em diversas condições de dor, inclusive em odontologia.

Os opioides (Tabela 27.5) em geral são indicados principalmente em situações de dor aguda, associados ou não a AINEs. Mesmo em casos de doença articular crônica, seu uso é episódico e mais relacionado aos períodos de piora.

Principais representantes

Tabela 27.5 Principais representantes opioidérgicos presentes no Brasil.

Opioides	Tempo (Hrs) de meia-vida de eliminação	Dose inicial (mg)	Biodisponibilidade	Via de administração
Codeína	~2,5-3h	15-30 mg 6/6h	40%- 60%	VO
Tramadol	~6h	50 mg, 6/6h	90%	VO, IV
Oxicodona	~8h	10 mg, 12/12h	60%-87%	VO
Morfina	~2h	5-10 mg, 4/4h	25%-30%	VO,IV,SC,IM, peridural, intra-articular, retal
Buprenorfina	~3h	5 mg, 7 em 7 dias	> 90%	Transcutânea
Metadona	~23-30h	2,5-5 mg, 8/8h	80%-90%	VO, transmucosa oral, IV, SC
Fentanil	3h	12,5 mcg, 72 em 72h	> 90%	Transcutânea transmucosa oral, SC, IV, Peridural

Fonte: Adaptada de Sakata[7] *et al.*, 2008.

RELAXANTES MUSCULARES

São medicamentos indicados primariamente para problemas musculares quando há espasticidade, contratura, doença neuromuscular, etc. Na dor muscular em geral, quando não existem doenças neuromusculares envolvidas, há ampla controvérsia sobre o uso dos mesmos (Tabela 27.6).

Dentro dessa categoria, a molécula de ciclobenzaprina é a única que apresenta relação estrutural e farmacológica com amitriptilina e imipramina (antidepressivos tricíclicos de primeira geração), sendo inibidor da recaptação de serotonina (via núcleo magno da rafe) e noradrenalina (via *locus coeruleus*), bloqueando dessa maneira a excitação tônica de neurônios motores alfa produzida pelo sistema serotoninérgico descendente, sendo indicado para espasmos musculares associados a dores agudas de etiologia muscoloesquelética. Contudo, deve ser evitado seu uso prescritivo acima de 3 semanas. Está absolutamente contraindicado a pacientes que fazem uso de Inibidores da Monoaminoxidase (IMAO) e em pacientes com infarto agudo do miocárdio, presença de arritmias, bloqueios atrioventriculares e hipertireoidismo. Tem contraindicação relativa em pacientes com glaucoma de ângulo fechado, retenção urinária e aumento de pressão intraocular.[20]

Em dor orofacial, o baclofeno e a tizanidina podem ser associados a outros medicamentos adjuvantes no controle das crises de neuralgia idiopática do trigêmeo, principalmente nos casos em que há intolerância ou altas doses do anticonvulsivante.

O baclofeno é uma molécula derivada do ácido gama-aminobutírico (GABA), que possui ação central inibindo os reflexos monossinápticos e polissinápticos espinais. É agonista dos receptores GABA-B pré-sinápticos, onde após ativação desses receptores ocorrerá uma hiperpolarização da célula nervosa aferente primária por diminuição da entrada de íons cálcio e consequente diminuição de liberação de neurotransmissores excitatórios, como: glutamato e aspartato, em terminais pré--sinápticos centrais, além de promover redução de substância P, sendo indicado para aliviar a dor decorrente de espasticidade da musculatura esquelética associada à esclerose múltipla, e de maneira *off label* em neuralgia do trigêmeo. Contudo, faltam estudos controlados da ação farmacológica dessa droga em casos de neuralgia trigeminal e que certifiquem esta indicação.[36]

A tizanidina é um derivado imidazolínico semelhante à clonidina, atuando como agonista adrenérgico α-2 na medula espinal, diminuindo a liberação de neurotransmissores excitatórios (glutamato e aspartato) em terminações nervosas pré-sinápticas e com efeito pós-sináptico, diminuindo assim o reflexo na medula espinal. Promove também diminuição da substância P nos aferentes sensitivos e reduz a atividade no *locus coeruleus,* modulando dessa maneira as vias inibitórias descendentes, contribuindo na atenuação da atividade de neurônios motores alfa e gama. É eficaz no tratamento da dor decorrente de espasmos musculares (lombalgia, cervicalgia) e da espasticidade resultante de lesões do SNC (esclerose múltipla, lesões medulares) e nos quadros dolorosos associados a espasmo muscular (lombalgia e cervicalgia).[36]

Efeitos adversos

Cansaço, sonolência, náuseas, vômitos, constipação, insônia, xerostomia e hipotensão arterial.

Indicações de miorrelaxantes nas DTM

São de uso corrente na dor miofascial crônica, particularmente quando há sensibilização central ou morbidades dolorosas em outras regiões do corpo.

Estudo recente de revisão sistemática e metanálise suporta que o único relaxante muscular efetivo para tratar a DTM muscular foi a ciclobenzaprina.[25]

Principais representantes disponíveis no Brasil

Tabela 27.6 Principais relaxantes musculares presentes no Brasil.

Miorrelaxantes	Apresentação	Miligramagem	Dose diária (mg)
Baclofeno	Comprimido	10 mg	5-10 mg 3x/dia
Ciclobenzaprina	Comprimido	5 mg, 10 mg ou 15 mg	5-30 mg 1x/dia
Carisoprodol*	Comprimido	Carisoprodol 125 mg Diclofenaco sódico 50 mg Paracetamol - 300 mg Cafeína - 30 mg	1 compr. 4x/dia
Orfenadrina*	Comprimido	Orfenadrina 35 mg Dipirona 300 mg Cafeína 50 mg	1 compr. 2 a 3x/dia
Tizanidina	Comprimido Solução oral	2 mg	2-4 mg 3x/dia
Clorzoxazona*	Cápsulas	Clorzoxazona 200 mg Paracetamol 300 mg	1 cáps. 3x/dia
Tiocolchicosido	Comprimido injetável	4 mg 2 mg/mL	4 mg 1x/dia

* Importante ficar atento, pois algumas apresentações farmacológicas contém paracetamol em sua composição.

Fonte: Adaptada de Sakata[7] *et al.*, 2008.

TOXINA BOTULÍNICA

A toxina botulínica será descrita à parte devido a sua possível indicação em dor muscular. Ela é comprovadamente indicada em situações de espasticidade ou contratura muscular em que há restrição de controle por outros medicamentos, (Tabela 27.7).

Em Odontologia e especificamente nas DTM, as evidências científicas ainda são controversas sobre seu uso em dor muscular, pois são pouquíssimos os estudos controlados bem conduzidos. Além disso, nos realizados, não há superioridade da toxina botulínica em relação a outros procedimentos convencionais, inclusive fisioterápicos.

A confusão aumenta quando o paciente apresenta também bruxismo além de dor muscular mastigatória. São duas as condições clínicas diferentes que, muitas vezes, não passam de comorbidades e nem sempre são completamente avaliadas na clínica.[36]

A toxina botulínica tem indicação para muitos casos de bruxismo secundário, onde o controle das contrações é precária e estas resultam em complicações diversas no aparelho mastigatório. Entretanto, no bruxismo idiopático não existem evidências científicas para indicação primária, embora seja assunto em estudo.[36]

Indicações da toxina botulínica nas DTM

Pode ser administrada em distonias ou espasticidade (bruxismo secundário) dos músculos da mastigação ou língua. Quanto ao seu uso em hipertrofia de masseter, ainda não existe controle em longo prazo, principalmente quando utilizada em adolescentes ou jovens. Sua prescrição também deve ser considerada no deslocamento da cabeça da mandíbula recidivante, particularmente em idosos demenciados e em casos específicos de trismo mandibular, especialmente como auxiliar inicial de medidas fisioterápicas.[36]

Marcas comerciais de toxina botulínica disponíveis no brasil

Tabela 27.7 Principais toxinas botulínicas presentes no Brasil.

Nomes comerciais	Apresentações
Botox®	Frasco ampola com 100 UI
Dysport®	Frasco ampola com 550 UI
Xeomin®	Frasco ampola com 100 UI
Prosigne®	Frasco ampola de 50 e 100 UI

Importante salientar que a dosagem depende do músculo a ser aplicado e da finalidade terapêutica, assim como a reconstituição das toxinas pode diferir entre si.

ANTIDEPRESSIVOS

Os antidepressivos (AD) são drogas consideradas como opção terapêutica na odontologia desde 1966, especialmente no tratamento das dores orofaciais.[37] São classicamente utilizadas no tratamento e/ou controle das mais diversas condições de saúde, como depressão, esquizofrenia, enurese noturna, além de condições neuropsiquiátricas associadas ao mal de Alzheimer e doença de Parkinson. Esses fármacos (Tabela 27.8) ocupam hoje um lugar de destaque como agentes analgésicos no tratamento de inúmeras síndromes dolorosas crônicas, sejam elas de natureza nociceptiva e/ou neuropática, tais como: neuralgia pós-herpética, neurite traumática, fibromialgia, odontalgia atípica, síndrome miofascial, neuralgia trigeminal, neuropatia diabética, dor em membro fantasma, cefaleias primárias.[37-39]

Sabe-se que no Canadá as prescrições de AD para tratar dor ocupam o 4° lugar dentro das indicações terapêuticas. É importante salientar que muitos pacientes com condições dolorosas crônicas, frequentemente possuem quadro depressivo como comorbidade, e ambas condições são moduladas pelo mesmo sistema de neurotransmissores. Classificam-se os AD sob diversos aspectos, levando em consideração sua estrutura química molecular, ou mesmo baseando-se através dos diversos mecanismos de ação, os quais caracterizam cada molécula, tendo em vista que possuem capacidade de aumentar a concentração de neurotransmissores diretamente na fenda sináptica, seja através da inibição de metabolismo, do bloqueio de recep-tação neuronal e/ou atuação em autorreceptores pré-sinápticos.[37-39]

Dores provenientes das DTM têm sido tratadas com AD há mais de três décadas e dentre as medicações mais estudadas nessa classe farmacológica estão os antide-pressivos tricíclicos (ADT), considerados primeira linha de tratamento caso haja re-fratariedade dos dispositivos inter oclusais (DIO).[37] Entretanto, o uso de ADT nas DTM, principalmente em situações de dor miofascial crônica, deve ser associado a intervenções convencionais e eficazes para modular a dor muscular, além dos DIO, como medidas físicas, exercícios, etc.

Tabela 27.8 Principais antidepressivos correlacionados ao mecanismo de ação que nomina cada categoria.

Classificação dos antidepressivos	Principais representantes
Inibidores da Monoaminoxidase (IMAO)	*Não seletivos e irreversíveis:* iproniazida, isocarboxazida, tranilcipromina, fenelzina *Seletivos e irreversíveis:* clorgilina (MAO-A) *Seletivos e reversíveis:* brofaromina, moclobemida, toloxatona, befloxatona
Inibidores Não Seletivos de Recaptação de Monoaminas (Antidepressivos Tricíclicos - ADT)	Amitriptilina, nortriptilina imipramina, desipramina, clomipramina, doxepina, maprotilina
Inibidores Seletivos de Recaptação de Serotonina (ISRS)	Fluoxetina, paroxetina, sertralina, citalopram, fluvoxamina
Inibidores Seletivos de Recaptação de Serotonina/ Noradrenalina (5-HT/NE) (ISRSN)	Venlafaxina, duloxetina, devenlafaxina, minalciprano
Inibidores Seletivos de Recaptação de Serotonina (5-HT) e Antagonista Alfa-2 (IRSA)	Nefazodona, trazodona
Estimulantes da Recaptação de Serotonina (5-HT) - (ERS)	Tianeptina
Inibidores Seletivos de Recaptação da Noradrenalina (ISRNs)	Reboxetina, viloxazina
Inibidores Seletivos de Recaptação de Dopamina (DO) (ISRDs)	Amineptina, bupropiona, minaprina
Antagonistas de α-2 Adrenorreceptores	Mianserina, mirtazapina

Fonte: Adaptada de Sakata[7] *et al.* 2008; Dias, Pos 2017.[39]

Rizzatti-Barbosa *et al.*[40], em um estudo duplo cego, avaliaram a eficácia da amitriptilina como opção terapêutica em pacientes com DTM crônica. Doze pacientes do gênero feminino foram divididos em 2 braços de estudo com duração de 14 dias em tratamento: o grupo 1 recebeu amitriptilina 25 mg/dia e o grupo 2 recebeu placebo. O resultado apontou que o grupo 1 obteve 75% de melhora da sintomatologia dolorosa e da sensação de desconforto quando em comparação ao outro grupo - placebo (28%), comprovando a eficiência desse fármaco como alternativa terapêutica para o tratamento da DTM crônica. Interessantemente, o aumento da dosagem da amitriptilina para 50 a 75 mg/dia não produziu aumento do efeito analgésico.

Plesh *et al.*,[41] em estudo placebo controlado, demonstraram a eficácia de amitriptilina em doses baixas (10 a 30 mg/dia) no controle sintomatológico de pacientes com DTM crônica. Os pacientes foram divididos em 2 grupos classificados através dos critérios de diagnóstico do RDC/TMD, a saber: grupo miofascial e grupo misto (presença de componentes musculares associados a alterações articulares). Ambos grupos obtiveram redução da intensidade da dor, mensurada através da escala visual analógica e questionário de dor de Mcgill.

Reações adversas

Os ADT são fármacos bem tolerados, contudo estão correlacionados a eventos adversos importantes que obrigam o paciente a reduzir a dose prescrita ou até mesmo interromper seu uso.[42]

Estudos randomizados demonstram que ISRS e ISRSN possuem maior perfil de segurança quando comparados aos ADT, contudo, estudos recentes de metanálise e prospectivos indicam que os ISRS e ISRSN não parecem ser tão seguros quanto aos tricíclicos.[43]

Os AD podem afetar a hemostasia primária por interferir no mecanismo de recaptação da serotonina sanguínea através das plaquetas, promovendo sua depleção. A serotonina causa agregação plaquetária, contudo os ISRS inibem a recaptação de serotonina pelas plaquetas, ocasionando, dessa maneira, sangramento. Os AD com maior seletividade, por inibir a serotonina, apresentarão maior chance de promover discrasias sanguíneas, sendo o inverso verdadeiro.[43]

De Abajo *et al.*[44] mostraram, em estudo, um aumento do risco de sangramento gastrointestinal (GI) em pacientes usuários de ISRS (*Rate ratio* [RR] – 3,0), porém, em usuários de AD não seletivos serotoninérgicos (RR = 1,4) observou-se pequena incidência de hemorragia. Ademais, foi constatado que o uso concomitante de AINEs ou aspirina (ácido acetilsalicílico) com ISRS aumenta grandemente o risco de sangramento GI,[44] além de associação com varfarina.[39]

Os ADT estão associados a um aumento do risco cardiovascular, mesmo sendo utilizados em doses terapêuticas, tendo como provável causa desse risco os fortes efeitos colinérgicos dessa classe medicamentosa. Os ISRSN também estão associados com aumento de risco cardiovascular, em especial a hipertensão. Dentro da classe dos serotoninérgicos, o citalopram induz o prolongamento do intervalo QTc, sendo esse um parâmetro eletrocardiográfico que representa a duração da sístole elétrica (contração cardíaca).[43]

Um estudo de metanálise conduzido por Capetta *et al.*[42] sugere que ISRS, ISRSN e AD atípicos (bupropiona, mirtazapina, trazodona) estão todos associados, em maior ou menor grau, ao aumento de risco para quadros de xerostomia. Os ISRSN apresentam maior risco de xerostomia quando comparados aos ISRS, contudo os fármacos fluvoxamina e vortixetina não estão associados ao aumento de tal risco. A diminuição de salivação pode estar relacionada ao acúmulo de noradrenalina no SNC através do uso de ISRSN, os quais podem ativar receptores alfa-2 e, concomitantemente, inibir os neurônios salivares parassimpáticos localizados no tronco encefálico. Os ISRS por apresentarem baixa afinidade aos receptores colinérgicos muscarínicos, aos receptores α-2 e à própria noradrenalina, desenvolvem menor risco de xerostomia. Esse efeito adverso afeta a qualidade de vida, pois dificulta a alimentação e a fala; além disso, a xerostomia também pode resultar em complicações relacionadas à cavidade oral, tal como cárie e doença periodontal.[42,43]

O papel da serotonina e seus receptores no sistema GI estão intimamente relacionados com a motilidade GI. Esses fármacos serotoninérgicos influenciam sobremaneira essa motilidade, em particular a fluoxetina, que apresenta maior ocorrência de efeitos GIs, tais como náuseas, vômito e diarreia, quando em comparação aos ADT. Uma metanálise demonstrou que a venlafaxina apresenta elevado risco relativo de náusea e vômito, podendo ocorrer em até 48% dos indivíduos, quando em comparação aos ISRS.[43,45]

Certos fármacos como bupropiona e duloxetina podem apresentar alto risco de induzir hepatotoxicidade quando em comparação ao citalopram, escitalopram, paroxetina e fluvoxamina, os quais apresentam baixo risco de danos hepáticos. Dentre os ADT, a clomipramina e amitriptilina apresentam alto risco de hepatotoxicidade quando também em comparação aos serotoninérgicos, onde se conclui que os ISRS não apresentam risco significativo de alterações hepáticas em relação às demais classes de AD.[43]

O uso de bupropiona de liberação imediata em doses superiores a 450 mg aumenta o risco de ataques convulsivos em 10 vezes mais, ao passo que na apresentação de liberação controlada a incidência decresce para 0,1%. Estudos[43] mostram que o potencial epileptogênico dos ADT é bem mais elevado quando comparado à bupropiona; sendo assim, os ADT são contraindicados em pacientes com desordens convulsivas.

A grande maioria dos AD apresentam propriedades de recaptação de serotonina e/ou noradrenalina que causam disfunção sexual (DS). Citem-se como exemplos o citalopram, paroxetina e venlafaxina, que apresentam altíssima incidência de DS (73%, 71% e 67%, respectivamente), ao passo que nefazodona e mirtazapina apresentam menor incidência, 24% e 8%, respectivamente.[43,45] Contudo, em estudo de metanálise proposto Reichenpfader *et al.*,[46] os autores relatam que drogas antidepressivas, sem efeito serotoninérgico, como por exemplo bupropiona, que apresenta efeito dopaminérgico, apresenta-se com significância estatística de menor risco de disfunção sexual quando comparado a venlafaxina e duloxetina.

Estudos sugerem que ISRS e ISRSN apresentam risco para ganho de peso, e dentre os serotoninérgicos a paroxetina é a que apresenta maior risco, ao passo que dentre os tricíclicos a amitriptilina configura-se de maior risco e a mirtazapina de menor.[43]

ESTABILIZADORES DE MEMBRANA NEURAL

Esta classe medicamentosa está muito bem sedimentada na literatura em relação ao tratamento de condições epilépticas e, mais recentemente, tem sido utilizada em condições de dores neuropáticas, cujos descritores sejam em choque elétrico, pontada, alfinetada, formigamento, queimação e/ou sensação de frio doloroso.

O mecanismo de ação da dor neuropática e da epilepsia são muito semelhantes e ambas as situações resultam em excesso de atividade neuronal, os quais podem ser tratados por meio de um bloqueio da excitabilidade ou do aumento da inibição para contrabalançar a hiperexcitabilidade.[10]

Além destas indicações, pacientes que apresentam condições crônicas de DTM por envolvimento de mecanismos de sensibilização central e alterações neuroplásticas, podem beneficiar-se dos gabapentinoides (gabapentina e pregabalina) para uso terapêutico.[4]

A gabapentina tem sido amplamente utilizada em diversos estudos placebo-controlados nas mais diversas condições dolorosas crônicas, apresentando resultados favoráveis,[19] contudo, pouquíssimos são os estudos que relacionam o efeito analgésico dessa droga em condições crônicas de DTM.[47]

Kimos *et al.*[47] avaliaram a ação analgésica da gabapentina em 50 pacientes com DTM muscular crônica (mialgia), onde 36 deles finalizaram o estudo. Observaram que 51,04% da amostra que utilizou gabapentina, obteve redução da dor global quando em comparação ao placebo. Cerca de sessenta e sete por cento apresentaram efeito anti-hiperalgésico nos músculos mastigatórios (masseter e temporal). A analgesia deu-se em torno da 8ª semana e manteve-se até a finalização do estudo, que foi na 12ª semana, com doses que variavam de 3.300 mg/dia até 3.600 mg/dia.[47]

Haviv *et al.*,[48] em estudo aberto, avaliaram a eficácia terapêutica de agentes tricíclicos (amitriptilina e nortriptilina) e gabapentina em 42 pacientes com DTM muscular crônica (dor miofascial persistente), onde inicialmente fizeram uso de tricíclicos, e somente em casos refratários e/ou devido a efeitos adversos é que se optou por substituir o tricíclico por gabapentina. De maneira interessante, 36,8% do grupo (19 pacientes) que utilizaram gabapentina apresentaram redução do escore da dor em mais de 50% a uma dose média de 1.000 mg/dia entre 6ª e 8ª semanas, diferentemente da alta dose posológica aplicada no estudo de Kimos *et al.*[47] Esses resultados sugerem que a gabapentina em dose baixa é uma alternativa válida em pacientes resistentes ao uso de antidepressivos tricíclicos.[48]

O estabilizador de membrana neural pregabalina tem demonstrado sua efetividade numa gama de estudos clínicos randomizados em diversos tipos de condições dolorosas neuropáticas e de fibromialgia; contudo, até a presente data não há estudos que corroborem do seu benefício terapêutico nas DTM.[19]

Mecanismo de ação da gabapentina e pregabalina

Estas drogas são consideradas análogo estrutural do ácido gama-aminobutírico (GABA), entretanto, apesar de apresentarem-se similar estruturalmente ao GABA, não possuem ação ou interação alguma em receptores GABA-A ou GABA-B. Não são convertidas em GABA ou outro agonista GABA e nem alteram e/ou bloqueiam a recaptação ou degradação desse neurotransmissor na fenda sináptica e/ou seu metabolismo, além de não possuírem nenhuma ação gabaérgica direta.[49]

Tanto a gabapentina como pregabalina apresentam mecanismo de ação similar e são denominados de gabapentinoides (Tabela 27.9). Esses fármacos atuam através da ligação direta aos canais de cálcio, em particular ligando-se à subunidade $\alpha 2\delta$-1 dos canais de cálcio dependentes de voltagem (CaV$\alpha 2\delta$-1), os quais são expressos em terminações pré-sinápticas de neurônios do sistema nervoso periférico e central, tendo por objetivo diminuir o influxo de cálcio nas terminações nervosas e, por consequência, reduzir a liberação de neurotransmissores excitatórios na fenda sináptica.[50,51]

Os canais de cálcio dependentes de voltagem são complexos multiméricos e heterogêneos compostos por diferentes subunidades em sua estrutura molecular, a saber: $\alpha 1$, β, $\alpha 2\delta$, e γ. A subunidade auxiliar $\alpha 2\delta$ facilita o tráfego e a organização dos canais de cálcio na membrana dos neurônios pré-sinápticos,[52] sendo que o aumento da expressão da CaV$\alpha 2\delta$-1 na medula espinal tem sido considerado essencial tanto para o início quanto para a manutenção das dores neuropáticas, pois contribui para o aumento do influxo pré-sináptico de íons cálcio e, consequentemente, para o aumento na liberação de neurotransmissores, tais como glutamato e substância P, que participam do processo de sensibilização central.[52]

Reações adversas

Os eventos adversos mais frequentes relatados em ensaios clínicos com gabapentina e pregabalina foram xerostomia, edema periférico, ganho de peso, tontura, náusea, sonolência e alteração de memória/cognitivo, sendo esses efeitos considerados dose-dependentes.[4, 47]

Principais representantes

Tabela 27.9 Principais representantes gabapentinoides presentes no Brasil.

Gabapentinoides	Tempo (Hrs) de meia-vida de eliminação	Dose inicial (mg)	Dose máxima (mg)	Concentração plasmática
Gabapentina	~5-9h	300 mg/400 mg	3.600 mg/dia	~2-3h
Pregabalina	~6h	50 mg	600 mg/dia	~1h

Fonte: Adaptada de Sakata *et al.*[7] 2008.

CONCLUSÃO

O tratamento farmacológico das DTM pode ser a primeira conduta, especialmente no controle da dor, sendo auxiliar importante para trazer alento ao grande desconforto resultante de condições agudas e/ou mesmo crônicas. Uma ampla diversidade de fármacos pode ser utilizada no tratamento e/ou controle das DTM, o que torna essa modalidade terapêutica um verdadeiro desafio na prática odontológica. Diversos aspectos devem ser levados em consideração, onde a escolha do agente medicamentoso deve ser focada em um tratamento baseado no mecanismo de ação da dor e não simplesmente no fator etiológico que deflagrou o quadro disfuncional. Urge-se a necessidade de realizar melhores ensaios clínicos randomizados e placebos controlados a fim de definir riscos e benefícios da farmacoterapia em pacientes portadores de DTM. Finalmente, dado ao aspecto crônico que envolve a DTM e suas comorbidades associadas, deve haver treinamento adequado e profundo conhecimento da droga que será prescrita; uma compreensão completa de seus riscos e benefícios, assim como saber abordar possíveis efeitos colaterais decorrentes da ingesta medicamentosa.

REFERÊNCIAS BIBLIOGRÁFICAS

1. Cairns BE. Pathophysiology of TMD pain--basic mechanisms and their implications for pharmacotherapy. J Oral Rehabil. 2010;37(6):391-410.
2. Kurita Varoli F, Sucena Pita M, Sato S, et al. Analgesia evaluation of 2 NSAID drugs as adjuvant in management of chronic temporomandibular disorders. Sci World J. 2015;2015:359152.
3. Israel HA, Ward JD, Horrell B, et al. Oral and maxillofacial surgery in patients with chronic orofacial pain. J Oral Maxillofac Surg. 2003;61(6):662-7.
4. Hersh EV, Balasubramaniam R, Pinto A. Pharmacologic management of temporomandibular disorders. Oral Maxillofac Surg Clin North Am. 2008;20(2):197-210.
5. Gauer RL, Semidey MJ. Diagnosis and treatment of temporomandibular disorders. Am Fam Physician. 2015;91(6):378-86. Review.
6. Hörl WH. Nonsteroidal anti-inflammatory drugs and the kidney. Pharmaceuticals (Basel). 2010;3(7):2291-2321. Review.
7. Sakata RK, Issy AM. Fármacos para o tratamento da dor. São Paulo: Manole; 2008.
8. Carrano, ALR. Sublingual, intranasal and oral administration in postoperative analgesia. Rev Dor. (São Paulo). 2017;18(1):191-8.
9. Poluha RL, Grossmann E. Inflammatory mediators related to arthrogenic temporomandibular dysfunctions. Br J Pain. (São Paulo). 2018;1(1):60-5.
10. Manfredini D, Guarda-Nardini L, et al. Research diagnostic criteria for temporomandibular disorders: a systematic review of axis I epidemiologic findings. Oral Surg Oral Med Oral Pathol Oral Radiol Endod. 2011;112(4):453-62.
11. Rocha AP, Kraychete DC, Lemonica L, et al. Pain: current aspects on peripheral and central sensitization. Rev Bras Anestesiol. 2007;57(1):94-105.

12. Alves D, Duarte I. Involvement of ATP-sensitive K(+) channels in the peripheral antinociceptive effect induced by dipyrone. Eur J Pharmacol. 2002;444(1-2):47-52.
13. Lorenzetti BB, Ferreira SH. Activation of the arginine-nitric oxide pathway in primary sensory neurones contributes to dipyrone-induced spinal and peripheral analgesia. Inflamm Res. 1996;(45):308-11.
14. Hummig W, Grossmann E. Uso do viminol no controle da dor aguda pós-extração de terceiros molares. Relato de caso. BrJP. 2018;1(2):88-191.
15. Nagi R, Yashoda Devi BK, et al. Clinical implications of prescribing nonsteroidal anti-inflammatory drugs in oral health care a review. Oral Surg Oral Med Oral Pathol Oral Radiol. 2015;119(3):264-71.
16. Gil-Martínez A, Paris-Alemany A, López-de-Uralde-Villanueva I, et al. Management of pain in patients with temporomandibular disorder (TMD): challenges and solutions. J Pain Res. 2018;11(2):571-87.
17. Ta LE, Dionne RA. Treatment of painful temporomandibular joints with a cyclooxygenase-2 inhibitor: a randomized placebo-controlled comparison of celecoxib to naproxen. Pain. 2004;111(1-2):13-21.
18. Walters KM, Woessner KM. An overview of nonsteroidal antiinflammatory drug reactions. Immunol Allergy Clin North Am. 2016;36(4):625-41.
19. Ouanounou A, Goldberg M, Haas DA. Pharmacotherapy in temporomandibular disorders: a review. J Can Dent Assoc. 2017;83:h7.
20. Posso IP, Grossmann E, Fonseca PR, et al. Tratado de dor. Rio de Janeiro. Atheneu: 2017.
21. Mountziaris PA, Kramer PR, Mikosa AG. Emerging intraarticular drug delivery systems for the temporomandibular joint. Methods 2009;47(2):134-40.
22. Skármeta NP, Hormazábal FA, Alvarado J, et al. Subcutaneous lipoatrophy and skin depigmentation secondary to TMJ intra-articular corticosteroid injection. J Oral Maxillofac Surg. 2017;75(12):2540.e1-2540.e5.
23. Arabshahi B, Dewitt EM, Cahill AM, et al. Utility of corticosteroid injection for temporomandibular arthritis in children with juvenile idiopathic arthritis. Arthritis Rheum. 2005;52(11):3563-9.
24. Kopp S, Akerman S, Nilner M. Short-term effects of intraarticular sodium hyaluronate, glucocorticoid, and saline injections on rheumatoid arthritis of the temporomandibular joint. J Craniomandib Disord 1991;5(4):231-8.
25. Häggman-Henrikson B, Alstergren P, Davidson T, et al. Pharmacological treatment of oro-facial pain-health technology assessment including a systematic review with network meta-analysis. J Oral Rehabil. 2017;44(10):800-826.
26. Rang HP, Dale MM, Ritter JM, et al. Farmacologia. 7 ed. Rio de Janeiro: Elsevier; 2012.
27. Bavaresco L, Bernardi A, Battastini AM. Glicocorticóides: usos clássicos e emprego no tratamento do câncer. Infarma. 2005;17(7-9):24-5.
28. Gourlay GK. Advances in opioid pharmacology. Support Care Cancer. 2005;13(3):153-9.
29. Henriksen G, Willoch F. Imaging of opioid receptors in the central nervous system. Brain. 2008;131(Pt 5):1171-96.
30. Mahler DA. Opioids for refractory dyspnea. Expert Rev Respir Med. 2013;7(2):123-34.
31. Feng Y, He X, Yang Y, et al. Current research on opioid receptor function. Curr Drug Targets. 2012;13(2):230-46. Review.
32. Martinez JA, Kasamatsu M, Rosales-Hernandez A, et al. Comparison of central versus peripheral delivery of pregabalin in neuropathic pain states. Mol Pain. 2012;11(8):3-6.
33. Stockton SD Jr, Devi LA. Functional relevance of μ-δ opioid receptor heteromerization: a role in novel signaling and implications for the treatment of addiction disorders: from a symposium on new concepts in mu-opioid pharmacology. Drug Alcohol Depend. 2012;121(3):167-72.

34. Alexander SP, Christopoulos A, Davenport AP, et al. The concise guide to pharmacology 2017/18: G protein-coupled receptors. Br J Pharmacol. 2017; 174(Suppl 1):S17-S129.

35. List T, Tegelberg A, Haraldson T, et al. Intra-articular morphine as analgesic in temporomandibular joint arthralgia/osteoarthritis. Pain. 2001;94(3):275-82.

36. Siqueira JT, Teixeira MJ. Dores orofaciais: diagóstico e tratamento. São Paulo: Artes Médicas; 2012.

37. Lino PA, Martins CC, Miranda G, et al. Use of antidepressants in dentistry: a systematic review. Oral Dis. 2017;24(7):1168-84.

38. Cascos-Romero J, Vázquez-Delgado E, Vázquez-Rodríguez E, et al. The use of tricyclic antidepressants in the treatment of temporomandibular joint disorders: systematic review of the literature of the last 20 years. Med Oral Patol Oral Cir Bucal. 2009;14(1):E3-7. Review.

39. Dias RD, Pos AM. Antidepressivos no controle da dor pós-operatória. Rev Dor. (São Paulo). 2017;18(1):140-3.

40. Rizzatti-Barbosa CM, Nogueira MT, de Andrade ED, et al. Clinical evaluation of amitriptyline for the control of chronic pain caused by temporomandibular joint disorders. Cranio. 2003;21(3):221-5.

41. Plesh O, Curtis D, Levine J, et al. Amitriptyline treatment of chronic pain in patients with temporomandibular disorders. J Oral Rehabil. 2000;27(10):834-41.

42. Cappetta K, Beyer C, Johnson JA, et al. Meta-analysis: risk of dry mouth with second generation antidepressants. Prog Neuropsychopharmacol Biol Psychiatry. 2018;84(3):282-93.

43. Wang SM, Han C, Bahk WM, et al. Addressing the side effects of contemporary antidepressant drugs: a comprehensive review. Chonnam Med J. 2018;54(2):101-12.

44. de Abajo FJ, Rodríguez LA, Montero D. Association between selective serotonin reuptake inhibitors and upper gastrointestinal bleeding: population based case-control study. BMJ. 1999;319(7217): 1106-9.

45. Gartlehner G, Thieda P, Hansen RA, et al. Comparative risk for harms of second-generation antidepressants: a systematic review and meta-analysis. Drug Saf. 2008;31(10):851-65.

46. Reichenpfader U, Gartlehner G, Morgan LC, et al. Sexual dysfunction associated with second-generation antidepressants in patients with major depressive disorder: results from a systematic review with network meta-analysis. Drug Saf. 2014;37(4):19-31.

47. Kimos P, Biggs C, Mah J, et al. Analgesic action of gabapentin on chronic pain in the masticatory muscles: a randomized controlled trial. Pain. 2007; 127(1-2):151-60.

48. Haviv Y, Rettman A, Aframian D, et al. Myofascial pain: an open study on the pharmacotherapeutic response to stepped treatment with tricyclic antidepressants and gabapentin. J Oral Facial Pain Headache. 2015;29(2):144-51.

49. Kumar N, Cherkas PS, Varathan V, et al. Systemic pregabalin attenuates facial hypersensitivity and noxious stimulus-evoked release of glutamate in medullary dorsal horn in rodent model of trigeminal neuropathic pain. Neurochem Int. 2013;62(6):831-5.

50. Hummig W, Kopruszinski CM, Chichorro JG. Pregabalin reduces acute inflammatory and persistent pain associated with nerve injury and cancer in rat models of orofacial pain. J Oral Facial Pain Headache. 2014;28(4):350-9.

51. Stahl SM, Porreca F, Taylor CP, et al. The diverse therapeutic actions of pregabalin: is a single mechanism responsible for several pharmacological activities? Trends Pharmacol Sci. 2013;34(2): 332-9.

52. Moosmang S, Haider N, Klugbauer N, et al. Role of hippocampal Cav1.2 Ca2+ channels in NMDA receptor-independent synaptic plasticity and spatial memory. J Neurosci. 2005;25(43):9883-92.

CAPÍTULO 28

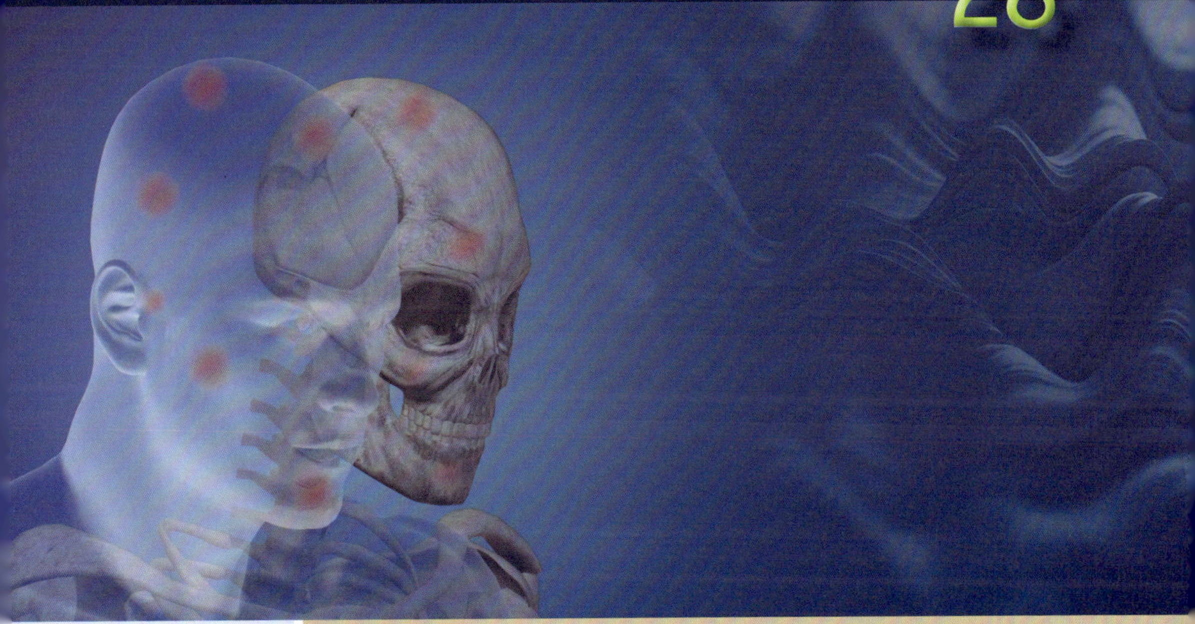

Caren Serra Bavaresco
Natália Ferreira
Marcos Fabio Henriques dos Santos

Anatomia da Articulação Temporomandibular

ASPECTOS GERAIS DA ARTICULAÇÃO TEMPOROMANDIBULAR

A articulação temporomandibular (ATM) é descrita por alguns autores como a mais complexa e peculiar articulação do corpo humano.[1,2] Trata-se de uma articulação sinovial formada por diferentes componentes anatômicos, que, agindo combinadamente com os músculos mastigatórios, permite a execução completa dos movimentos da mandíbula.[3]

A articulação da mandíbula com o crânio compreende as duas ATM (direita e esquerda) e os dentes em oclusão.[4] Tendo em vista que a ATM de um lado não pode funcionar de maneira independente da ATM contralateral, o termo *articulação craniomandibular* é algumas vezes empregado com o objetivo de enfatizar essa bilateralidade. Cabe ressaltar, que a articulação craniomandibular apresenta a importante peculiaridade de ser a única com um ponto terminal de fechamento rígido, caracterizado pelas superfícies oclusais dos dentes.[5-7]

A ATM é exclusiva de mamíferos, sendo composta pelas superfícies articulares da mandíbula e do osso temporal. Nos outros vertebrados, o componente ósseo inferior é formado por vários ossos, como o dentário (que suporta os dentes) e o osso articular (formado pela parte posterior da cartilagem de Meckel). Com a evolução das espécies, a estrutura óssea inferior foi reduzida a um único osso (a mandíbula), que se articula com as superfícies articulares do osso temporal. Dessa forma, considerando a filogênese, a ATM pode ser considerada uma articulação secundária.[4]

A ATM está fortemente relacionada ao sistema dental, sendo um elemento essencial na oclusão dentária.[8] Desse modo, o termo *articulação temporomandibulodental* também já foi utilizado para enfatizar essa importante relação anatômica e principalmente funcional. De fato, o regime alimentar apresenta importante influência na morfologia da ATM.[3] A variação morfológica em diferentes mamíferos é tão grande, que uma classificação única para todos não é possível.[4] Por exemplo, nos animais carnívoros, que apresentam grande tamanho e entrecruzamento dos dentes caninos, a ATM apresenta superfícies em dobradiça, permitindo apenas os movimentos de abaixamento e elevação da mandíbula. Já nos roedores, os dentes incisivos são bem desenvolvidos, possibilitando movimentos no sentido anteroposterior. Nos ruminantes, os molares adquirem considerável volume e, por consequência, as ATM são adaptadas a movimentos de lateralidade. Nos seres humanos, os dentes estão distribuídos de maneira equivalente e funcionam de maneira harmônica, estando, portanto, a ATM adaptada a executar os movimentos realizados pelos carnívoros, herbívoros e roedores.[3] Assim, a ATM em humanos executa não apenas movimentos de abertura e fechamento, mas também os movimentos de protrusão, retrusão, lateralidade e a combinação de todos esses movimentos durante o ciclo mastigatório, sendo sua anatomia completamente adaptada para o desempenho de suas funções. Essa estreita relação da oclusão dentária (OD) com a ATM levou a acreditar por muitos anos que a causa das disfunções sofridas pela articulação teria uma causa direta com alterações da OD. A influência da oclusão dentária nas disfunções temporomandibulares (DTM) ainda é bastante discutida, porém não foi possível estabelecer, através de evidência científica robusta, essa relação de causalidade, sendo hoje o modelo multifatorial o mais aceito para explicar a etiologia da DTM.[9]

A ATM é uma articulação sinovial e, assim sendo, apresenta todos os componentes anatômicos típicos desse tipo de articulação, assim como pode ser acometida por patologias inerentes às articulações sinoviais, como osteoartrite e artrites de origem reumatológica. A ATM apresenta superfícies articulares revestidas por fibrocartilagem, envolvidas por uma cápsula articular fibrosa. Apresenta ligamentos articulares, membrana e líquido sinovial, além de uma estrutura especial, o disco articular. É classificada como uma articulação composta, uma vez que apresenta mais de duas superfícies articulares contidas em uma mesma cápsula articular, muito embora duas de suas três superfícies articulares encontrem-se no mesmo osso (temporal). Também é classificada como uma articulação complexa, por apresentar um disco articular na sua composição. Sendo assim, em uma articulação saudável, as superfícies articulares estão completamente separadas pelo disco fibrocartilagíneo, formando duas cavidades articulares. Outras articulações, também classificadas como complexas, apresentam um menisco em sua composição, como no caso da articulação do joelho. Nesse caso, a diferença é clara, pois ao contrário dos discos, os meniscos não permitem a separação completa de duas cavidades articulares.[10,11] O ponto mais controverso em relação à classificação da ATM relaciona-se às suas superfícies articulares. Alguns autores já classificaram a ATM como uma articulação condilar.[12] Já outros, sugerem que o formato elipsoide das superfícies articulares, considerando o conjunto das articulações direita e esquerda, confere **à** ATM uma classificação de articulação bicondilar,[10] estando nesse caso as duas cabeças mandibulares localizadas em cápsulas separadas, ao contrário de outras articulações bicondilares, como o joelho.[13] A ATM já foi classificada como uma articulação esférica, em função da congruência de suas superfícies, geradas pela presença do disco articular. Contudo, os movimentos seriam mais restritos que em outras articulações esféricas, dado que em ambas, um lado encontra-se unido ao oposto no corpo da mandíbula. Sendo assim, para a compreensão de seus movimentos foi proposta uma analogia com as articulações escapuloumerais, quando as duas mãos estão unidas na linha mediana. Contudo, a ATM é mais frequentemente classificada como uma articulação[14] gínglimoartroidal, sendo uma combinação de uma articulação plana (artroidal), com uma articulação em dobradiça (gínglimo), permitindo movimentos em rotação e deslizamento.[15]

DESENVOLVIMENTO DA ATM

O conhecimento sobre os principais eventos relacionados ao desenvolvimento da ATM é fundamental para a perfeita compreensão dos seus componentes anatômicos e suas relações com estruturas vizinhas.

Os arcos faríngeos são estruturas cruciais para o desenvolvimento da cabeça e do pescoço. Eles começam sua formação na quarta semana de desenvolvimento, na medida em que células da crista neural iniciam o seu processo de migração para a região da futura cabeça e do pescoço. Ao final da quarta semana de desenvolvimento, quatro pares de arcos faríngeos já são visíveis no embrião, sendo o quinto e o sexto pares faríngeos considerados estruturas rudimentares. Cada arco faríngeo é separado por uma fenda, também numerada no sentido rostro-caudal.

Os arcos faríngeos apresentam um revestimento externo de ectoderma e um revestimento interno de endoderma. Já o núcleo central de cada arco faríngeo é composto por mesênquima derivado do mesoderma da lâmina lateral, circundado por mesênquima derivado da crista neural. Esse mesênquima derivado da crista neural, também denominado ectomesênquima condensa-se para formar um bastão cartilaginoso, constituindo assim a cartilagem de cada arco faríngeo. A cartilagem do primeiro arco é denominada cartilagem de Meckel, enquanto a cartilagem do segundo é chamada de cartilagem de Reichert. Além do componente cartilaginoso, cada arco faríngeo apresenta ainda uma artéria, derivada do tronco arterioso, um componente muscular, que dá origem aos músculos da cabeça e do pescoço, além de nervos sensitivos e motores, que suprem à mucosa e os músculos derivados de cada arco faríngeo. Sendo assim, independente de qual for o destino das células musculares, elas carregam seu componente nervoso com elas, fato importante para a compreensão da inervação dos diversos grupos musculares da cabeça e pescoço.[16]

O primeiro arco faríngeo é o único que se divide, dando origem a duas proeminências: uma proeminência maxilar, que forma a maxila, o osso zigomático e parte do osso vômer e uma proeminência mandibular, que dá origem à mandíbula e à parte escamosa do osso temporal. O primeiro arco faríngeo é de extrema importância na formação da mandíbula e da ATM, sendo também denominado arco mandibular. Como já descrito, a cartilagem do primeiro arco faríngeo é a cartilagem de Meckel. Apesar de não estar presente na mandíbula adulta, essa cartilagem dá suporte para o desenvolvimento da mesma. Sua interação com a divisão mandibular do nervo trigêmeo (V3), também parece ser importante para a diferenciação celular na região. A cartilagem de Meckel pode ser dividida em três partes: uma extremidade posterior, uma parte intermediária e uma extremidade anterior. A sua extremidade posterior forma os rudimentos dos ossículos martelo e da bigorna (o estribo forma-se primariamente da cartilagem do segundo arco faríngeo). A articulação entre o futuro martelo e a futura bigorna (incudomaleolar), forma a chamada articulação primária dos maxilares, permitindo os movimentos bucais até que o desenvolvimento da articulação secundária dos maxilares (ATM) ocorra.[16] A parte intermediária da cartilagem de Meckel é reabsorvida gradativamente durante o desenvolvimento, enquanto as trabéculas ósseas intramembranosas que formarão a mandíbula são formadas lateralmente. Assim, a parte da cartilagem que se estende do forame mentual até a língula não é incorporada na ossificação da mandíbula.[17] Entretanto, o envoltório da parte intermediária da cartilagem de Meckel permanece, dando origem ao ligamento anterior do martelo e ao ligamento esfenomandibular. Sendo assim, considerando o desenvolvimento embrionário, a melhor denominação para o derivado da parte posterior da cartilagem de Meckel seria o ligamento maleomandibular, uma vez que este se origina do processo anterior do martelo, atravessa um canal da fissura petrotimpânica junto a sua extremidade medial e insere-se na língula da mandíbula (Figura 28.1). Contudo, a denominação clássica para ligamento esfenomandibular permanece em função de suas fixações na espinha do esfenoide ao longo de seu trajeto. Outro remanescente embrionário relacionado à extremidade posterior da cartilagem de Meckel é o ligamento discomaleolar, sendo esse considerado um resquício de uma inserção do músculo pterigoide lateral primitivo na extremidade posterior da cartilagem de Meckel. Esse ligamento também atravessa a fissura petrotimpânica, estabelecendo uma potencial

FIGURA 28.1

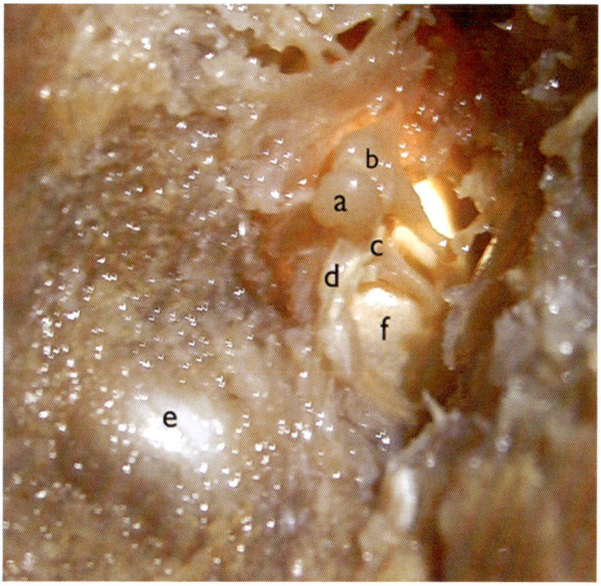

Vista medial da orelha média direita: (a) cabeça do martelo; (b) bigorna; (c) nervo corda do tímpano; (d) origem do ligamento discomaleolar; (e) ATM; (f) face medial da membrana timpânica.

Fonte: Peça anatômica do Instituto de Ciências Biomédicas (ICB) da Universidade Federal do Rio de Janeiro (UFRJ), dissecada pelo professor Marcos Fabio Henriques dos Santos.

relação entre a ATM e a orelha média. Entretanto, o seu significado funcional é bastante controverso. A extremidade anterior da cartilagem de Meckel é envolvida pela mandíbula em desenvolvimento, enquanto uma pequena parte restante, localizada entre o forame mentual e o local da futura sínfise da mandíbula, torna-se ossificada, sendo incorporada no interior da mandíbula, à medida que o processo de ossificação da mesma vai ocorrendo.[12,18]

O desenvolvimento da ATM é considerado um processo mais lento quando comparado com outras articulações sinoviais do corpo humano. Na ATM, o processo de cavitação (formação de uma cavidade articular) ocorre a partir da nona semana de desenvolvimento, contrastando com quadril, joelho e cotovelo, nas quais uma cavidade articular já pode ser detectada na oitava semana de desenvolvimento.[19] O desenvolvimento da ATM tem sido estudado por vários autores, com algumas diferenças nos resultados encontrados.[19-26] Morimoto *et al.*[22] relatam a presença de três estágios no desenvolvimento da ATM: "estágio de aparecimento" (8ª e 9ª semana), "estágio preliminar" (10ª e 17ª semana) e "estágio de conclusão" (21ª semana). Merida-Velasco *et al.*,[27] também descreveram o desenvolvimento da ATM em três estágios, estabelecendo um período crítico entre a 7ª e a 11ª semana de desenvolvimento. Segundo esses autores, o desenvolvimento da ATM seria organizado da seguinte maneira:

1. Fase de blastema (7ª a 8ª semana): nesta fase acontece a organização da cabeça da mandíbula, do disco articular e da cápsula da ATM. Durante a oitava semana, inicia-se a ossificação da parte escamosa do osso temporal.
2. Fase de cavitação (9ª a 11ª semana de desenvolvimento): durante a 9ª semana ocorre o início da formação de um espaço articular, adjacente ao blastema condilar. Esse espaço formará a cavidade articular inferior da ATM. Nesta fase também tem início a condrogênese condilar. Na 11ª semana surge um segundo espaço articular, esse próximo ao blastema temporal, dando origem à cavidade articular superior. Com o surgimento da cavidade articular superior, forma-se o disco articular da ATM, interposto entre as duas cavidades articulares, ambas denominadas de compartimentos inferior e superior, respectivamente. Cabe ressaltar que o movimento em torno dos blastemas é um fator contribuinte para a formação dos compartimentos articulares. De fato, a atividade muscular é um importante aspecto do desenvolvimento articular, em especial para o processo de cavitação.
3. Fase de maturação (após a 12ª semana): é a partir dessa fase que ATM passa a desempenhar um papel preponderante nos movimentos bucais. Contudo, os movimentos da ATM iniciam-se já na fase de blastema e continuam durante as fases de cavitação e maturação. Perto da 14ª semana observa-se a ossificação endocondral na cabeça da mandíbula. Até a 26ª semana de desenvolvimento todas as estruturas anatômicas da ATM já estão presentes, com exceção do tubérculo articular. Após a 22ª semana, as principais mudanças morfológicas na ATM são: aumento de suas dimensões e da densidade da cabeça da mandíbula, modificações na forma da mandíbula e diferenciação dos músculos da mastigação.[28] A cartilagem da cabeça da mandíbula serve como um centro de crescimento importante para a mandíbula, permitindo aumento do comprimento no adulto e estando assim relacionado a mudanças na forma e na posição mandibular. Estima-se que esse crescimento da cabeça da mandíbula apresente um pico entre os 12 e 14 anos de idade e cesse próximo dos 20 anos. Contudo, a presença de cartilagem na cabeça da mandíbula pode permitir que esse crescimento ocorra depois desse período, como acontece nos casos de acromegalia.[17]

COMPONENTES ANATÔMICOS DA ATM

Disco articular

O disco articular (DA) é uma estrutura fibrocartilagínea, bicôncava, de tamanho reduzido. Ele apresenta consistência firme, porém flexível.[3] O DA funciona como uma "almofada elástica", aumentando a congruência entre a cabeça da mandíbula e o tubérculo articular do osso temporal. A superfície superior do disco articular da ATM é côncava anteriormente e convexa posteriormente, adequando-se assim às duas superfícies articulares do osso temporal. Já a superfície inferior é côncava, ajustando-se ao formato anatômico da cabeça da mandíbula. Desse modo, o disco articular divide a cavidade articular da ATM em um espaço articular superior ou supradiscal (disco-temporal) e um espaço articular inferior ou infradiscal (disco--mandibular), como ilustrado na Figura 28.2. É possível, em alguns casos patológicos, encontrar uma comunicação entre as duas cavidades articulares, por meio de um orifício. Os compartimentos articulares superior e inferior são preenchidos com líquido sinovial. O superior apresenta maior capacidade (1,2 mL) que o inferior (0,5 mL), sendo essa informação relevante para o planejamento de infiltrações intra-articulares na ATM.[29] Esse fluido sinovial tem origem a partir da secreção dos sinoviócitos (Tipo A e B) e por diálise do plasma.[13]

O disco da ATM apresenta importantes diferenças de espessura em seus diversos aspectos, sendo mais espesso e macio na sua região periférica, em relação à sua região mais central, local onde o disco é mais rígido e delgado. Além disso, o disco é mais espesso no seu limite medial e mais delgado no seu limite lateral. Um estudo anatômico cadavérico avaliou a espessura mediolateral de discos da ATM intactos, revelando valores médios de 0,49 ± 0,11 mm na sua região mais lateral, 0,61 ± 0,13 na região mais central e 1,03 ± 0,27 mm na região mais medial. Esses dados foram confirmados em uma análise microscópica, que demonstrou os seguintes valores: 0,45 ± 0,09 mm (região lateral); 0,58 ± 0,15 mm (região central) e 1,01 ± 0,25 (região medial).[30] A região periférica do disco da ATM está envolta por membrana sinovial, sendo altamente vascularizada, enquanto a região central é desprovida de vasos sanguíneos. Essas diferenças de espessura e vascularização refletem os aspectos

FIGURA 28.2

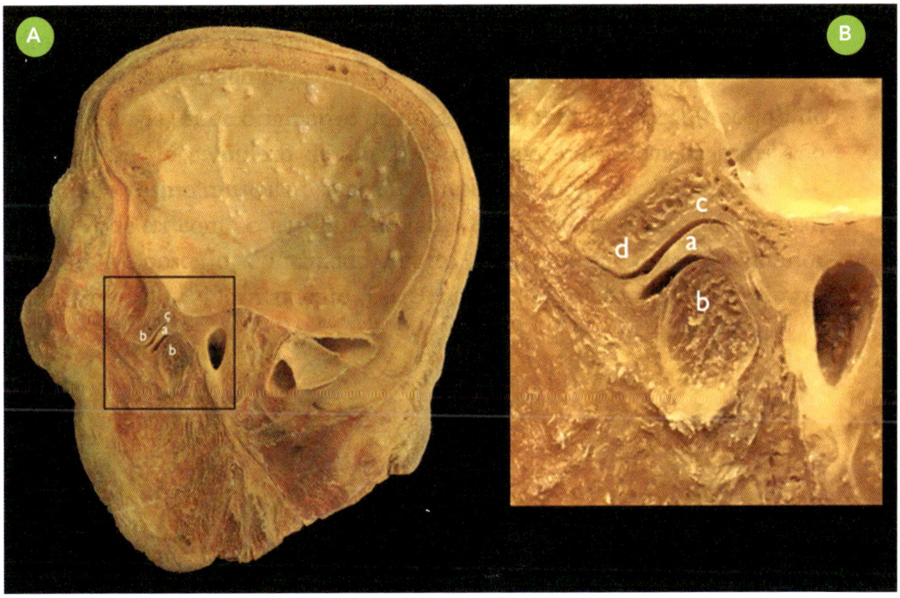

(A) Corte sagital do crânio evidenciando a ATM direita (vista medial). (B) Estrutura da ATM. Plano sagital. (a) Disco articular normoposicionado (b) Cabeça da mandíbula; (c) Fossa mandibular; (d) Tubérculo articular.

Fonte: Peça anatômica do Instituto de Ciências Biomédicas (ICB) da Universidade Federal do Rio de Janeiro (UFRJ).

funcionais das diferentes partes do mesmo. A região central, desprovida de vasos e nervos, e composta por tecido conjuntivo fibroso denso, suporta pressões mais elevadas, enquanto a parte periférica coberta pela membrana sinovial, é ricamente vascularizada.[3,5,10,12]

Acredita-se que as forças articulares geradas na cabeça da mandíbula são transmitidas para o tubérculo articular através da parte central do disco articular. Essas estruturas apresentariam então uma maior concentração de proteoglicanas, em resposta à maior demanda funcional, sendo as glicosaminoglicanas (GAG's) importantes para a rigidez do disco.[6,7,31,32]

Caracteristicamente, o disco da ATM apresenta um perfil em S nos cortes sagitais,[3] podendo esse formato ser facilmente observado por exames de ressonância magnética da ATM. Um exame anteroposterior do disco articular revela que ele apresenta maior espessura na região posterior à sua parte central, estando essa parte mais posterior normalmente posicionada no fundo da fossa mandibular.[10] Assim, tem sido descrito que, anteroposteriormente, o disco da ATM apresenta duas regiões mais espessadas, denominadas bandas ou faixas (anterior e posterior) e uma região mais delgada no seu centro (zona central). As medidas dessas três partes têm sido estimadas em 3 mm (banda posterior), 1 mm (zona intermediária) e 2 mm (banda anterior),[13] dando ao disco articular um formato de "gravata borboleta", levemente mais espessa posteriormente, em cortes sagitais. O disco da ATM ainda apresenta uma extensão anterior e uma zona retrodiscal, localizada mais posteriormente.[33]

O disco articular apresenta fortes e importantes ligações com as estruturas adjacentes. A cápsula articular liga-se à sua circunferência. Na sua região mais lateral, o disco articular fusiona-se com fibras profundas do músculo temporal e na sua parte mais medial com fibras do músculo pterigoide lateral.[3] Fibras tendíneas do músculo pterigoide lateral também se inserem na região anterior do disco, sendo essa uma região com deficiência da cápsula articular, onde a membrana sinovial é revestida apenas com tecido conjuntivo frouxo.[13] Nessa região anterior, o disco articular também apresenta dois ligamentos compostos por fibras colágenas. O ligamento inferior insere-se na cabeça da mandíbula e o ligamento superior na superfície articular do osso temporal.[34]

O disco articular acompanha a cabeça da mandíbula em seus movimentos, ocorrendo assim um deslizamento do disco articular em relação às superfícies articulares do osso temporal, durante movimentos de translação da mandíbula. Contudo, um variável grau de rotação também acontece entre a cabeça mandibular e o disco articular. Isso é permitido pela presença de ligamentos colaterais, que ligam o disco articular aos polos lateral e medial da cabeça da mandíbula.[10,12] Desse modo, movimentos translacionais, de deslizamento ocorrem no compartimento supradiscal, enquanto movimentos rotacionais ocorrem no compartimento infradiscal.

O tecido retrodiscal é uma região ricamente inervada e vascularizada. É composto por uma lâmina superior, formada principalmente por fibras elásticas, inserindo-se na extremidade anterior da fissura tímpano-escamosa e uma lâmina inferior, formada majoritariamente por fibras colágenas e inserida na parte posterior da cabeça da mandíbula. Entre lâminas, o espaço é preenchido com tecido conjuntivo frouxo, com vasos sanguíneos e nervos.[34]

Acredita-se que o posicionamento do disco da ATM seja determinado pelo equilíbrio entre a sua morfologia, a pressão intra-articular, a condição dos ligamentos da ATM e a atividade da cabeça superior do músculo pterigóideo lateral. [15,35] Drace e Enzmann[36] definiram os parâmetros que determinam o posicionamento normal do disco da ATM. Pelo critério adotado por esses autores, na posição de máxima intercuspidação dentária habitual, imagina-se inicialmente um relógio, com o centro dos seus ponteiros coincidindo com a região central da cabeça da mandíbula. O disco da ATM estaria localizado em uma posição normal (normoposicionado), quando a sua borda posterior estivesse na posição de 12 horas (11 a 13h) do relógio. Com o disco nessa posição, a zona intermediária ficaria entre a cabeça da mandíbula e a vertente posterior do tubérculo articular. Um disco localizado mais anteriormente em relação a esses parâmetros, configuraria um deslocamento anterior do disco articular da ATM.

Membranas sinoviais

As membranas sinoviais são elementos importantes das articulações sinoviais. Na ATM, elas recobrem externamente as cavidades articulares supradiscal e infradiscal. Na região supradiscal a membrana sinovial é mais extensa que na região infradiscal. Ela apresenta inserções superiores iguais às da cápsula articular. Já inferiormente, ela insere-se no disco articular. A membra sinovial que recobre a região infradiscal estende-se do disco articular até o colo da mandíbula. As cavidades articulares são banhadas por líquido sinovial.[3]

Superfícies articulares

As superfícies articulares da ATM são constituídas pelo osso temporal, a fossa mandibular, o tubérculo articular e a cabeça da mandíbula.[37]

A parte escamosa do osso temporal faz parte da formação do arco zigomático e da ATM, incluindo em sua extensão a fossa mandibular (onde fica posicionada a cabeça da mandíbula durante o repouso) e o tubérculo articular, que atua como anteparo para a cabeça da mandíbula durante a sua movimentação. A fossa mandibular possui formato côncavo no sentido anteroposterior, sendo limitada pelo tubérculo articular (anteriormente), pelo processo retroarticular (posteriormente), pelo arco zigomático (lateralmente) e pela espinha do osso esfenoide (medialmente).[2] A superfície da fossa mandibular tem sido descrita como tecido denso e fibroso, composto predominantemente por colágeno.

Por sua vez, o tubérculo articular é uma superfície óssea revestida por uma camada de tecido conjuntivo fibroso, composta por duas vertentes (anterior e posterior). A parede anterior é mais rasa, sendo a parede posterior íngreme e com maiores variações em relação a sua angulação, o que determina diferentes trajetos mandibulares estabelecidos durante os movimentos excursivos.[2]

A fossa mandibular e o tubérculo articular são as estruturas menos caracterizadas em termos de propriedades bioquímicas e biomecânicas. A avaliação biomecânica da fossa mandibular e do tubérculo articular demonstraram que a carga suportada pelas regiões medial e posterior é maior (42,6 e 58,9 kPa, respectivamente) quando comparada às regiões anterior, central e lateral (35 kPa).[38]

Do ponto de vista anatômico, cabeça mandibular (CM) é mediolateralmente mais longa do que no anteroposterior, formando uma elipse no plano transversal (Figura 28.3). O tecido conjuntivo fibroso se estende até a periferia do disco, fixando o disco à cabeça da mandíbula inferiormente e ao osso temporal superiormente. Anteriormente e posteriormente, a cabeça da mandíbula se conecta ao disco da ATM via os ligamentos capsulares, enquanto mediolateralmente, a cabeça da mandíbula se conecta ao disco através dos ligamentos colaterais. Esse arranjo garante um contato próximo entre o disco e a cabeça da mandíbula durante o movimento articular. A CM é coberta superiormente por uma camada de cartilagem que pode ser descrita por quatro zonas distintas: fibrosa, proliferativa, madura e hipertrófica. A zona proliferativa separa a fibrocartilagem da zona fibrosa da cartilagem hialina das zonas madura e hipertrófica. Anteroposteriormente à cartilagem a camada é mais espessa na região central superior (0,4 a 0,5 mm).[38]

Ligamentos associados à ATM

A cápsula articular, ou ligamento capsular, recobre a ATM em toda a sua extensão, composta por um tecido altamente vascularizado e flexível. Sua camada externa é formada por tecido conjuntivo rico em fibras colágenas e sua superfície interna é

FIGURA 28.3

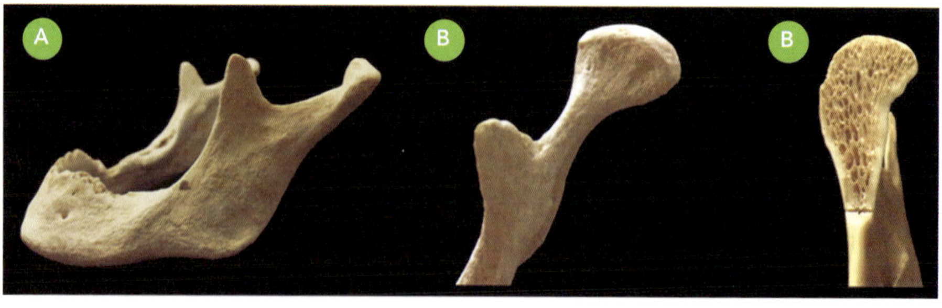

(A) Vista lateral de uma mandíbula edêntula; (B) Vista anterior da cabeça da mandíbula evidenciando a fóvea pterigoídea, onde é inserido na cabeça inferior do músculo pterigoide lateral; (C) Vista posterior da cabeça da mandíbula, evidenciando o osso medular.

Fonte: Peça anatômica do Instituto de Ciências Biomédicas (ICB) da Universidade Federal do Rio de Janeiro.

recoberta por células que compõe a membrana sinovial.[2] Ele apresenta dois feixes de fibras, dispostos de forma superficial e profunda, que possibilitam a evidenciação de duas zonas na ATM: a supradiscal e a infradiscal.

Os ligamentos temporomandibulares, por sua vez, estão divididos em duas porções distintas: uma mais superficial, que tem como função manter o complexo disco articular-cabeça da mandíbula sobre o tubérculo articular e prevenir o deslocamento lateral da cabeça da mandíbula, e uma porção mais interna que restringe o movimento posterior da cabeça da mandíbula e do disco articular, preservando a zona retrodiscal.

O ligamento estilo mandibular, originário do processo estiloide do osso temporal até a borda medial do ramo mandibular, está associado à limitação da protrusão mandibular desmedida. O ligamento esfenomandibular, vestígio da cartilagem de Meckel, apresenta a mesma tensão durante os movimentos excursivos da mandíbula, estando localizado entre a espinha do osso esfenoide e da fissura petrotimpânica até a língula mandibular.[37]

Vascularização e inervação

A ATM é ricamente vascularizada e inervada. Os vasos sanguíneos que suprem a ATM são ramos das seguintes artérias: timpânica anterior, temporal superficial, temporal profunda posterior, auricular profunda, transversa da face, auricular posterior, meníngea média, palatina ascendente e faríngea posterior.[3] A drenagem venosa é mais difusa, ocorrendo a formação de um plexo ao redor da cápsula articular. A drenagem venosa final é em direção ao plexo venoso pterigóideo.[13] Já a drenagem linfática da ATM segue para os linfonodos cervicais profundos superiores.[39]

A inervação da ATM é feita por ramos da divisão mandibular do nervo trigêmeo, sendo eles o nervos auriculotemporal (regiões medial, lateral e posterior) e os nervos massetérico e temporais profundos posteriores, sendo estes destinados às partes anteriores da articulação.[11] Nociceptores e mecanorreceptores são encontrados na cápsula da ATM, bem como no ligamento lateral e no tecido retrodiscal.[39] Tem sido descrito que as fibras dos nervos temporais profundos posteriores seriam primariamente proprioceptivas.[34]

Relações anatômicas

A face lateral da ATM faz relações anatômicas com a artéria transversa da face e com ramos do nervo facial; sua face medial com as estruturas da fossa infratemporal, sendo elas o músculo pterigoide lateral, a artéria maxilar e, sobretudo, o seu ramo timpânico anterior e a artéria meníngea média; nervos alveolar inferior, auriculotemporal, lingual, e corda do tímpano, além do plexo venoso pterigóideo. Posteriormente, a ATM estabelece relação anatômica com o meato acústico externo, sendo separado desse por prolongamentos da glândula parótida.[39]

REFERÊNCIAS BIBLIOGRÁFICAS

1. Kim HJ, Jung HS, Kwak HH, et al. The discomallear ligament and the anterior ligament of malleus: an anatomic study in human adults and fetuses. Surg Radiol Anat. 2004;26(1):39-45.
2. Okeson JP. Management of temporomandibular disorders and occlusion. 6 ed. St. Louis: Elsevier; 2008.
3. Figún ME, Garino RR. Anatomia odontológica funcional e aplicada. 3 ed. São Paulo: Panamericana; 1994.
4. Nanci A. Ten cate histologia oral. 8 ed: St. Louis: Elsevier; 2013.
5. Sicher H, Dubrul EL. Anatomia bucal. 6 ed. Rio de Janeiro: Guanabara Koogan; 1977.
6. Report of the president's conference on the examination, diagnosis, and management of temporomandibular disorders. Am J Orthod. 1983;83(6):514-7.
7. Report of the president's conference on the examination, diagnosis, and management of temporomandibular disorders. J Am Dent Assoc. 1983;106(1):75-7.
8. Zarb GA, Sessel BJ, Mohl ND. Disfunção da Articulação temporomandibular e dos músculos da mastigação. 2 ed. São Paulo: Santos; 2000.
9. Manfredini D. Etiopathogenesis of disk displacement of the temporomandibular joint: a review of the mechanisms. Indian J Dent Res. 2009;20(2):212-21.
10. Warwick R, Williams PL. Gray anatomia. 37 ed. Rio de Janeiro: Guanabara Koogan; 1995.
11. Isberg A. Disfunção da articulação temporomandibular: um guia para o clínico. São Paulo: Santos; 2005.
12. Warwick R, Williams PL. Gray anatomia. 35 ed. Rio de Janeiro: Guanabara Koogan; 1979.
13. Alomar X, Medrano J, Cabratosa J, et al. Anatomy of the temporomandibular joint. Semin Ultrasound CT MR. 2007;28(3):170-83.
14. Llorca O. Anatomía humana. 3 ed. Madrid: Científico médica; 1963.
15. Okeson JP. Management of temporomandibular disorders and occlusion. 7 ed. Missouri: Elsevier; 2013.
16. Ten Cate AR. Histologia bucal: desenvolvimento, estrutura e função. 5 ed. Rio de Janeiro: Guanabara Koogan; 2001.
17. Gremillion HA, Klasser GD. Temporomandibular disorders: a translational approach from basic science to clinical applicability. New York: Springer International; 2018.
18. Sadler TW. Langman embriologia médica. 9 ed. Rio de Janeiro: Guanabara Koogan; 2005.
19. Merida-Velasco JR, Rodriguez-Vazquez JF, Merida-Velasco JA, et al. Development of the human temporomandibular joint. Anat Rec. 1999;255(1):20-33.
20. Baume LJ. Ontogenesis of the human temporomandibular joint. I. Development of the condyles. J Dent Res. 1962;41(2):1327-39.
21. Baume LJ, Holz J. Ontogenesis of the human temporomandibular joint. 2. Development of the temporal components. J Dent Res. 1970;49(4):864-75.
22. Morimoto K, Hashimoto N, Suetsugu T. Prenatal developmental process of human temporomandibular joint. J Prosthet Dent. 1987;57(6):723-30.
23. Perry HT, Xu Y, Forbes DP. The embryology of the temporomandibular joint. Cranio. 1985;3(2):125-32.
24. Wong GB, Weinberg S, Symington JM. Morphology of the developing articular disc of the human temporomandibular joint. J Oral Maxillofac Surg. 1985;43(8):565-9.
25. Yuodelis RA. Ossification of the human temporomandibular joint. J Dent Res. 1966;45(1):192-8.

26. Yuodelis RA. The morphogenesis of the human temporomandibular joint and its associated structures. J Dent Res. 1966;45(1):182-91.

27. Merida Velasco JR. New anatomical findings in the temporomandibular joint. An R Acad Nac Med (Madr). 1998;115(4):981-7.

28. Maciel RN. ATM e dores craniofaciais: fisiopatologia básica. São Paulo: Santos; 2003.

29. Toller PA. Temporomandibular capsular rearrangement. Br J Oral Surg. 1974;11(3):207-12.

30. Stratmann U, Schaarschmidt K, Santamaria P. Morphometric investigation of condylar cartilage and disc thickness in the human temporomandibular joint: significance for the definition of ostearthrotic changes. J Oral Pathol Med. 1996;25(5):200-5.

31. Kopp S. Topographical distribution of sulphated glycosaminoglycans in human temporomandibular joint disks. A histochemical study of an autopsy material. J Oral Pathol. 1976;5(5):265-76.

32. Kopp S. Topographical distribution of sulfated glycosaminoglycans in the surface layers of the human temporomandibular joint: a histochemical study of an autopsy material. J Oral Pathol. 1978;7(5):283-94.

33. Rees LA. The structure and function of the mandibular joint. Br Dental J. 1954;96(2):125-33.

34. Okeson JP. Fundamentos de oclusão e desordens temporomandibulares. 2 ed. São Paulo: Artes Médicas; 1992.

35. Siqueira JT. Dores orofaciais diagnóstico e tratamento. São Paulo: Artes Medicas; 2012.

36. Drace JE, Enzmann DR. Defining the normal temporomandibular joint: closed-, partially open-, and open-mouth MR imaging of asymptomatic subjects. Radiology. 1990;177(1):67-71.

37. Valle RT, Grossmann E, Fernandes RS. Disfunções temporomandibulares: abordagem clínica. Nova Odessa: Napoleão; 2015.

38. Murphy MK, MacBarb RF, Wong ME, et al. Temporomandibular disorders: a review of etiology, clinical management, and tissue engineering strategies. Int J Oral Maxillofac Implants. 2013;28(6):e393-414.

39. Standring S. Gray's anatomy: the anatomical basis of clinical practice. 40th ed. Edinburgh: Churchill Livingstone; 2008.

CAPÍTULO 29

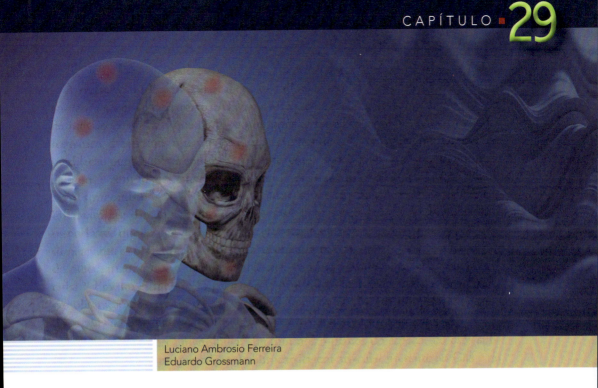

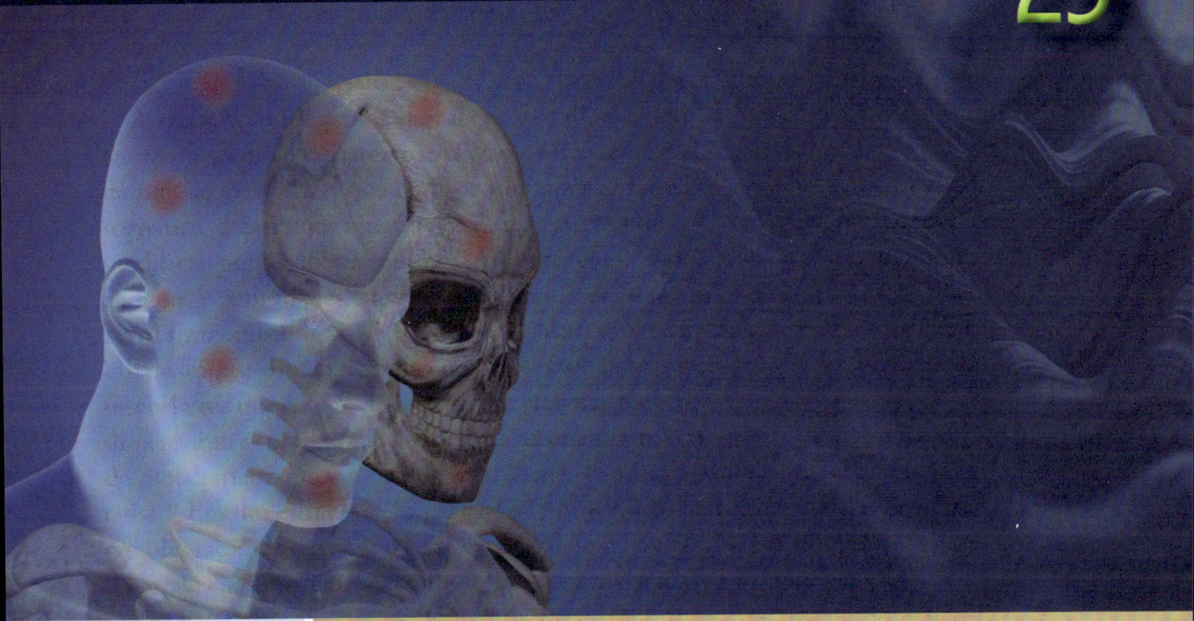

Luciano Ambrosio Ferreira
Eduardo Grossmann

Imaginologia Aplicada à Articulação Temporomandibular

INTRODUÇÃO

Utilizados na rotina clínica e pesquisa científica, diferentes tipos de exames de imagens são empregados para complementação diagnóstica da dor orofacial.[1-3] Os mesmos podem revelar de forma objetiva a condição morfológica, espacial e metabólica de órgãos e estruturas em situação de doença.[2-4] Em destaque para a região orofacial, são aplicados principalmente para o diagnóstico das alterações envolvendo a articulação temporomandibular (ATM) e estruturas adjacentes.[3-6]

Dentre esses exames, deparamo-nos com as imagens radiográficas bidimensionais, que tradicionalmente foram o recurso de avaliação para as disfunções temporomandibulares (DTM), mas apresentavam sobreposição de estruturas ósseas, mesmo nas técnicas digitais mais recentes.[7,8] No entanto, o advento tecnológico biomédico tem oferecido, cada vez mais, um número maior de alternativas diagnósticas para se contornar essa desvantagem. As técnicas volumétricas tridimensionais mais avançadas gradualmente se tornaram presentes na atividade clínica e científica, como instrumentos diagnósticos que tornam mais precisas, controladas e específicas as ações terapêuticas profissionais sobre as alterações então evidenciadas.[9]

Atualmente, destacam-se duas modalidades de exames para avaliação das dores orofacias e DTM, que são considerados "padrão-ouro" de diagnóstico e destinados, principalmente, para a avaliação de tecidos ósseos e tecidos moles do sistema estomatognático: a tomografia computadorizada e a imagem de ressonância magnética, respectivamente.[8,9]

O EXAME DE TOMOGRAFIA COMPUTADORIZADA DE FEIXE CÔNICO

A tomografia computadorizada de feixe cônico (TCFC) é um exame tomográfico destinado à avaliação esquelética facial, comumente destinada ao diagnóstico odontológico.[9]

A maior vantagem da TCFC é fornecer imagens precisas dos tecidos ósseos, sem apresentar distorção dimensional, podendo ser avaliada nos planos axial, coronal e sagital.[1,3] A minimização do ruído metálico, geralmente presente e associado à instalação de componentes protéticos ou grampos/pinos destinados à ancoragem do disco articular (DA), também é referenciada, graças ao ajuste da dose de radiação X emitida, captada e algoritmizada por computador.[3,9] A imagem otimizada gerada pelo equipamento de TCFC permite a avaliação cortical dos componentes ósseos de forma mais fidedigna àquelas produzidas por TC convencionais, que geralmente utilizam doses maiores de radiação.[3,9] Através de *softwares* específicos é possível manipular as imagens das estruturas ósseas, modificando brilho, contraste, nitidez, saturação e aplicar filtros pré-disponibilizados pelos *softwares*, que realçam e individualizam as estruturas que precisam ser avaliadas (Figura 29.1).[9,10]

Embora seja uma técnica mais sofisticada e precisa, é de custo mais elevado e com necessidade de maiores níveis de exposição à radiação, comparando-se às radiografias convencionais.[3] Entretanto, a TCFC é considerada segura para o diagnóstico

FIGURA 29.1

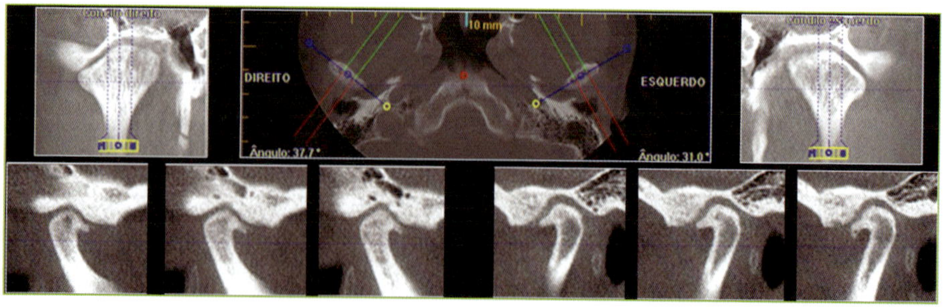

Imagens da ATM obtidas pelo exame de TCFC.

clínico de rotina e, em relação à imaginologia da ATM, permite a visualização seriada e detalhada de diferentes porções da articulação, como por exemplo, o polo lateral, porções intermediárias e o polo medial da cabeça mandibular.[3,9,10] A presença de alterações ósseas pode ser igualmente avaliada com total precisão. Da mesma forma, as observações específicas sobre presença ou extensão de anquilose óssea, neoplasias, extensão de envolvimento ósseo em artrites e a visualização de fraturas complexas podem ser obtidas de forma sistematizada e reprodutível.[3,8-10]

Além disso, a TCFC oferece os benefícios da observação dos movimentos dinâmicos dos componentes ósseos da articulação e está indicada quando são desejadas avaliações sobre o contorno cortical sob o aspecto tridimensional. A relação espacial dos componentes ósseos auxilia na elucidação da anatomia e disposição dos tecidos moles adjacentes, que apesar de não serem visualizados, podem ser estimados pela avaliação dos espaços radiográficos articulares.[3]

Sob um diagnóstico mais detalhado, é possível abordar avaliações morfológicas e funcionais, acrescentando a essas a possibilidade de comparação entre exames de datas diferentes, que evidenciam os processos cicatriciais, a remodelação óssea adaptativa ou mesmo a progressão degenerativa dos constituintes osteoarticulares.[3,9,11]

Aplicação da TCFC para o diagnóstico de Dor Orofacial e DTM

O exame de TCFC é considerado versátil às diversas condições de diagnóstico que as diferentes especialidades odontológicas exigem.[9,10] Sendo assim, é possível individualizar e customizar a apresentação da imagem, direcionando-a para o diagnóstico em questão.

Avaliação morfológica da Articulação Temporomandibular por TCFC

A condição de normalidade das estruturas duras da ATM revela a integridade de seus componentes, observada pela homogênea densidade óssea cortical, de espessura e continuidade uniformes, distribuídas sobre os sítios anatômicos: cabeça da mandíbula (CM), tubérculo articular e fossa mandibular.[3,9]

Exames bi e tridimensionais demonstram o aspecto regular e convexo da cabeça da mandíbula, nos planos coronal e sagital, o que deve ser observado nos dois primeiros componentes ósseos, enquanto uma concavidade proporcional da fossa mandibular é igualmente apresentada.[3,9-11]

Há uma equivalência dimensional e uniforme entre as formas ósseas, a simetria e compatibilidades entre as estruturas mandibular e temporal são, normalmente, reconhecidas.[6,11]

Podemos atribuir às mudanças estruturais em tecidos duros uma injúria óssea original e primária, como no caso de fratura, anquilose óssea. Ainda assim, patologias inflamatórias, decorrentes de um dano tecidual associado a microtraumas; diminuição da lubrificação, disfunção ou atrito direto das superfícies articulares também podem ocorrer.[6,11] Alterações dimensionais podem estar relacionadas a mudanças do crescimento ósseo, com o desenvolvimento de hiper ou hipoplasias, que podem ser bilaterais ou unilaterais. Nesse último caso, nota-se uma assimetria de desenvolvimento, com possível alteração da excursão articular, também registrada nesse tipo de exame.[6,11]

Avaliação dos processos osteodegenerativos por TCFC

Comumente, os processos inflamatórios intrarticulares são expressos nos exames como de sinais de osteodegeneração.[6,12] Eles representam a degradação da superfície articular, que ocorreu por um processo primário (osteoartrose/osteoartrite) ou pelo comprometimento secundário sistêmico de uma doença articular degenerativa, como a artrite reumatoide.[6,11]

Os sinais de osteodegeneração variam de acordo com: o tempo de presença da doença, intensidade e frequência de forças deletérias à articulação, a propriedade adaptativa reacional e individual, a condição funcional dos tecidos envolvidos, a qualidade e quantidade de lubrificação articular, a presença de mediadores inflamatórios intrarticulares, o grau de reparação celular do revestimento capsular e da fibrocartilagem, a condição elástica protetora dos tecidos moles adjacentes e os fatores genéticos determinantes à manifestação da doença.[6,11,13-18]

Quando de sua instalação, a condição degenerativa afeta primeiramente o tecido fibrocartilaginoso de revestimento, porém esses danos iniciais e isolados ainda não podem ser observados nos exames de TCFC.[15,16-19] Dessa forma, quando ocorrer a detecção da patologia nos tecidos ósseos, devemos sempre relacioná-la a uma degradação preexistente da matriz fibrocartilaginosa.[13,15-19]

Geralmente, o processo condilar é o primeiro a demonstrar sinais imaginológicos de alteração morfológica osteodegenerativa (Figura 29.2).[3,11,13] Tais sinais ocorrem na superfície cortical um aumento, diminuição ou deterioração de sua superfície, definida por: esclerose óssea subcondral, erosão cortical, formação osteofítica, aplainamento da superfície articular e desenvolvimento de cisto (pseudocisto) subcondral. Embora mais raros, tais alterações corticais podem estar presentes também nas estruturas do osso temporal (tubérculo mandibular e fossa articular).[3,6,8,11,13]

FIGURA 29.2

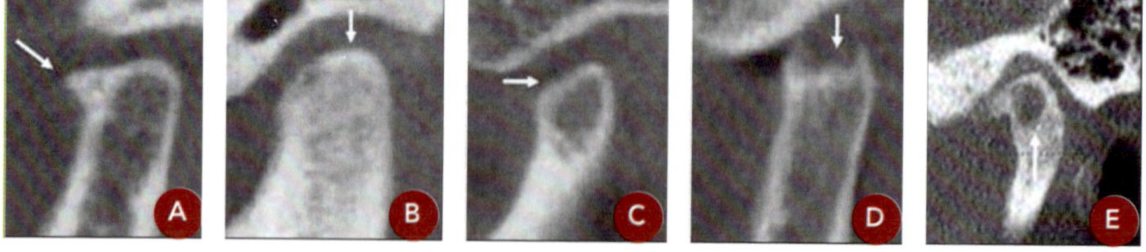

Imagem de TCFC de ATM com comprometimentos osteodegenerativos, analisados em seção parassagital. As setas indicam: em (A) osteófito na região anterior; (B) esclerose generalizada; (C) aplainamento anterossuperior; (D) erosão avançada; (E) cisto subcondral.

Os sinais de osteoartrose podem, inclusive, ser achados imaginológicos em pacientes assintomáticos, uma vez que a doença articular inflamatória previamente instalada foi seguidamente adaptada pela remodelação articular.[6] Nesses casos, geralmente há uma corticalização óssea protetiva a uma exposição medular ou arredondamento osteofítico.[3,6,11]

Avaliação dos espaços articulares por TCFC

A relação espacial entre os componentes ósseos é realizada em pelo menos duas posições funcionais: a máxima intercuspidação habitual (posição de boca fechada, com o máximo de contatos interdentários) e a máxima abertura bucal.[3] Em condição de normalidade, o processo condilar preencherá a maior parte da área de concavidade delimitada pela fossa mandibular, haverá devida preservação dos espaços articulares superior e anterior e posterior.[3,11,19]

Nota-se a seguinte e típica distribuição dos espaços articulares entre os ossos: o anterior menor que o superior, e esse último, menor que o posterior devido ao volume, distribuição das estruturas duras e moles, considerando sua justaposição funcional (Figura 29.3).[3,11]

Embora não sejam visualizadas nos exames de imagem por tomografia computadorizada, as características que determinam a preservação dos espaços radiográficos podem sugerir que as estruturas moles exercem sua função de proteção contra o atrito das superfícies ósseas articulares, com ligamentos sem estiramento, sem compressão de tecidos retrodiscais, garantindo aos espaços articulares supra e infradiscais a lubrificação e nutrição suficientes pelo líquido sinovial.[3,11,19-21]

▶ FIGURA 29.3

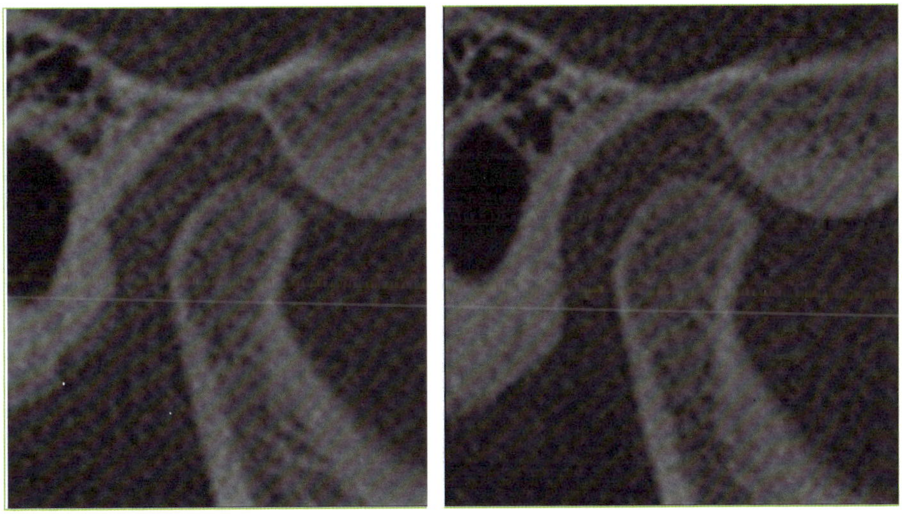

ATM em norma sagital obtida pelo exame de TCFC. Observa-se a integridade das estruturas ósseas e preservação dos espaços articulares em região posterior, superior e anterior.

Entretanto, os espaços articulares radiográficos poderão apresentar uma distribuição espacial diferente da citada acima, indicando que a forma e/ou a posição do DA estarão comprometidas.[3,11]

O deslocamento parcial do disco para a região anterior determinará o aumento do espaço radiográfico anterior e uma diminuição dos espaços superior e posterior.[3] Nessa situação, a banda posterior do DA ocupará o espaço radiográfico anterior.[3] Por ser mais espessa que a zona intermediária, a banda posterior do disco promoverá o aumento do espaço anterior e a diminuição dos demais por alteração da posição da cabeça da mandíbula.[3] Muito frequentemente, esse quadro originará uma retrodiscite e estará presente nos deslocamentos anteriores parciais com redução (Figura 29.4).[3]

Espaços radiográficos anterior e superior diminuídos sugerem um deslocamento anterior e total do DA.[3] Nesse caso, a banda posterior do disco estará modificada ou afilada, situada anteroinferiormente à cabeça da mandíbula, ou seja, abaixo do tubérculo articular.[3,22] Nessa situação, o disco não exercerá qualquer proteção contra o atrito entre as superfícies ósseas.[6] Devido à frouxidão dos ligamentos discais, tal distribuição de espaços poderá estar relacionada ao deslocamento anterior do disco sem redução (Figura 29.5).[23,24]

FIGURA 29.4

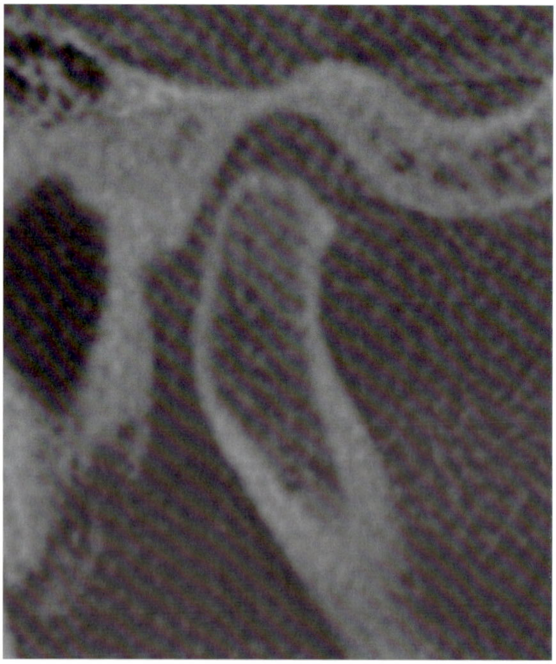

ATM em norma sagital obtida pelo exame de TCFC. Observa-se o aumento do espaço articular anterior.

FIGURA 29.5

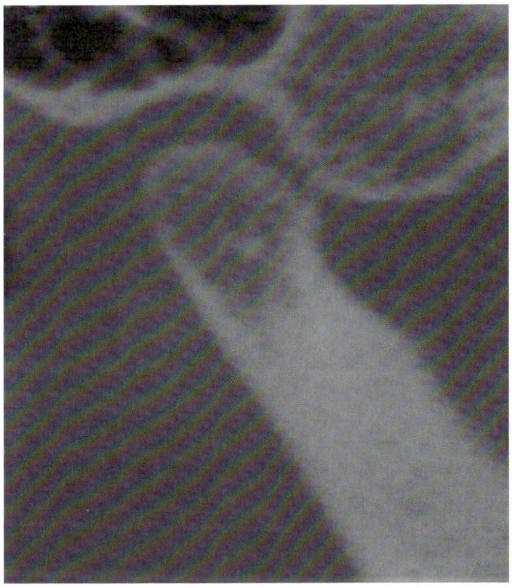

ATM em norma sagital obtida pelo exame de TCFC. Observa-se a diminuição dos espaços articulares superior e anterior.

Avaliação da posição da cabeça da mandíbula em abertura bucal máxima por TCFC

Em uma excursão da cabeça da mandíbula, dentro dos padrões de normalidade, será observado que o vértice superior da cabeça da mandíbula estará alinhado com o vértice inferior do tubérculo articular.[3] Contudo, uma distância a cerca de 3 a 4 milímetros além do alinhamento desses vértices tem sido considerada compatível com a normalidade (Figura 29.6).[3]

FIGURA 29.6

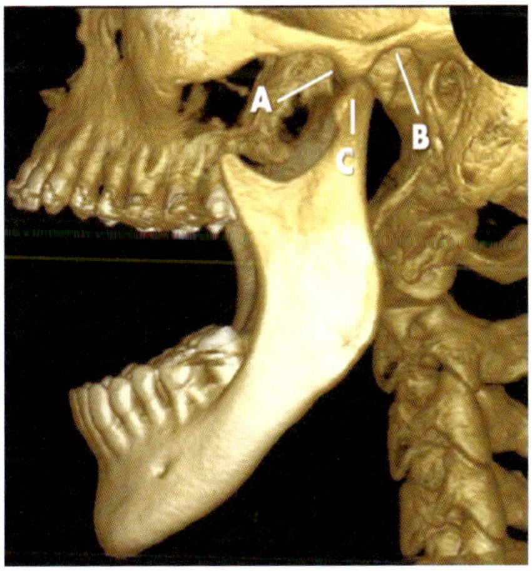

Imagem em 3D obtida pela TCFC da ATM. Observa-se a normoexcursão da cabeça da mandíbula (C) em relação ao tubérculo articular (A). Em (B) a fossa mandibular.

Durante a abertura bucal, o diagnóstico de hipoexcursão da cabeça da mandíbula é definido quando o mesmo realiza o movimento de rotação e pouco se desloca dentro da fossa mandibular durante o movimento translatório, se dispondo aquém do vértice do tubérculo articular ao final do movimento (Figura 29.7).[3]

Ao contrário, quando o vértice da cabeça da mandíbula se situar mais de 4 mm anteriormente ao vértice do tubérculo articular, em um movimento translatório excessivo, presencia-se o diagnóstico de hiperexcursão.[3,6,11]

A hiperexcursão da cabeça da mandíbula está comumente relacionada com a lassidão ligamentar, que acaba permitindo sua excursão exagerada.[6,11] A hipermobilidade poderá resultar em quadros de subluxação ou deslocamento da cabeça da mandíbula – luxação da ATM (Figura 29.8).[3,6,11]

FIGURA 29.7

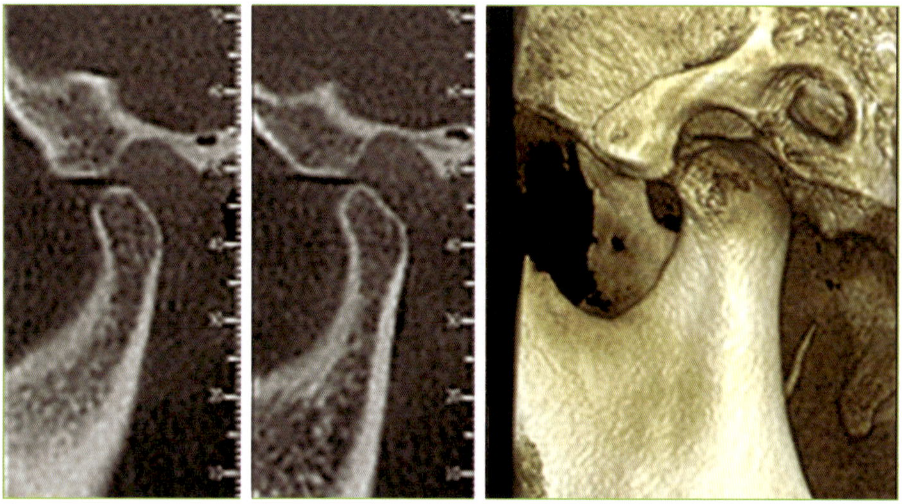

Imagem em norma sagital obtida pela TCFC da ATM. Observa-se a hipoexcursão da cabeça da mandíbula em relação ao tubérculo articular.

FIGURA 29.8

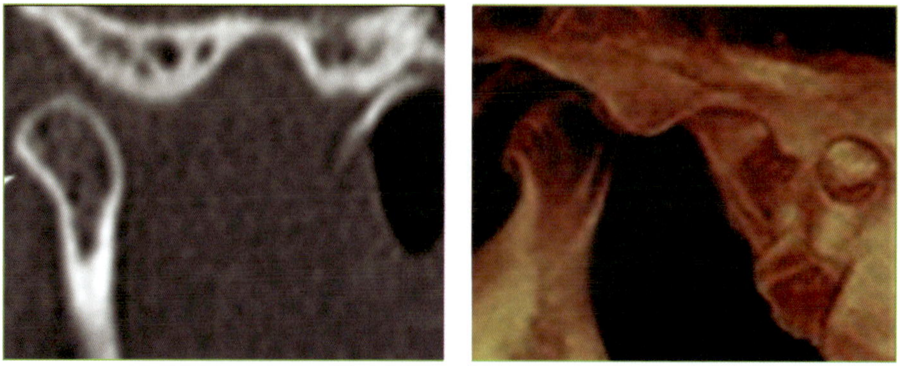

Imagem em norma sagital obtida pela TCFC da ATM. Observa-se a hiperexcursão da cabeça da mandíbula em relação ao tubérculo articular.

EXAMES POR RESSONÂNCIA MAGNÉTICA

Sob uma perspectiva geral, a imagem por ressonância magnética (IRM) tem sido o método mais completo para estudo dos processos patológicos aplicados ao diagnóstico de dor orofacial não odontogênica e não neuropática, em especial direcionada às disfunções da articulação temporomandibular.[1,3,25] Tal modalidade de imagem é ideal para se obter uma informação sobre forma, posição e presença de inflamação nos tecidos duros e moles da articulação, destacando a diferenciada visualização do DA.[1,3,8,25-27]

Sua indicação e valor diagnóstico são reconhecidamente eficazes em casos cuja manifestação clínica necessita de esclarecimento pela presença de: dor articular ou pré-auricular, ruídos articulares, edema localizado, crepitação óssea, traumatismos agudos associados a travamentos, assimetria facial com alteração oclusal, provável artrite ou doença do tecido conjuntivo, movimento articular limitado, suspeitas de disfunções internas e aderências discais.[1,3,6,11,28]

O excelente contraste nos tecidos moles, obtido com a IRM, permite a visualização do DA tão bem quanto das estruturas de suporte, tal como os músculos da mastigação adjacentes.[1,3,29-31] Devido ao uso de bobinas de superfície e à resolução submilimetrada é possível, na imagem plana, obter análise detalhada da articulação, quando se observa, inclusive, os ligamentos discais lateral, medial e retrodiscal.

Outras vantagens incluem: capacidade de detecção de alterações necróticas vasculares do processo condilar, identificação de edema medular ósseo, atividade de artrites degenerativas e padrões de metabolismo inflamatório, principalmente evidenciados com a utilização da técnica associada ao contraste com gadolínio.[3,19,32-34] Além disso, o método é considerado seguro e não oferece qualquer exposição do paciente à radiação X, ionizante.[1,3,25]

O mesmo posicionamento do paciente, durante todo o exame, garante a obtenção de múltiplos planos de imagem em diferentes ponderações, incluindo aplicações de recursos de saturação de água e supressão de gordura.[3,32,35]

A IRM é considerada um exame versátil por produzir imagens de alta resolução dos tecidos moles da ATM associadas à informação sobre o estado fisiológico dos tecidos articulares, elucidando situações clínicas de ruídos articulares conflitantes através da avaliação dos cortes sagitais e coronais em associação.[26,36-38]

Suas desvantagens incluem o alto custo e a necessidade de instalações sofisticadas.[1,3] Como contraindicações, destaca-se seu emprego diagnóstico em pacientes pouco colaborativos, claustrofóbicos, portadores de marca-passo cardíaco, próteses metálicas e implantes, assim como corpos estranhos ferromagnéticos, e mulheres grávidas.[1,3]

Os protocolos de diagnóstico desse exame podem incluir o registro de várias posições articulares, situadas entre a posição inicial de máxima intercuspidação habitual (MIH) e do movimento final de abertura da boca (MAB).[3,8,36] As imagens de cada registro são ordenadas quadro a quadro e sincronizadas de acordo com o grau de movimentação vertical da cabeça da mandíbula, propiciando uma avaliação dinâmica dos componentes articulares.

As diferentes aquisições de ponderação (T1, T2 e Densidade de Prótons, DP), são observadas nos planos sagital e coronal, favorecendo diagnósticos específicos das áreas avaliadas (Figura 29.9).[1]

FIGURA 29.9

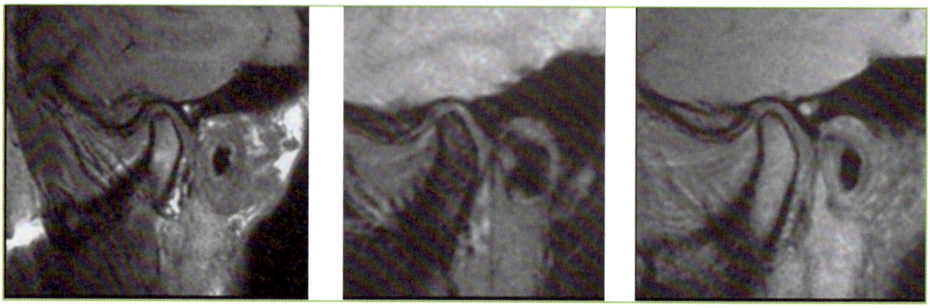

Ponderações das IRM da ATM representadas em T1, T2 e DP, respectivamente.

Avaliação da osteodegeneração cortical da ATM em IRM

O contorno ósseo pode ser observado e avaliado pela imagem característica do exame de IRM obtido na ponderação T1. A periferia do processo condilar é coberta por fibrocartilagem articular e cortical óssea. Ambos são relativamente desprovidos de água, emitindo um sinal de baixa intensidade e aparecem como uma linha negra (em hipossinal). A área central do tubérculo articular também contém medula óssea e sua imagem é, portanto, mais esbranquiçada, em tons de cinza claro. O perímetro cortical do tubérculo articular, assim como o processo condilar, é recoberto por componente cartilaginoso e se manifesta em hipossinal (negro). Dessa forma, a conformação óssea pode ser avaliada e a constatação de processos osteodegenerativos é evidenciada pela ponderação T1.[1,4,5,8,15-18]

A Figura 29.10 demonstra as alterações morfológicas compatíveis com a osteodegeneração da ATM visualizadas em exames de IRM.

Avaliação da presença de inflamação nos tecidos articulares por IRM

Adicionalmente, o exame favorece a constatação do sinal de efusão articular nos espaços supra e infradiscais, uma análise da conformação e do sinal dos tecidos retrodiscais e a presença de alterações osteoartríticas inflamatórias nos componentes ósseos. Todos visualizados, na ponderação T2.[7,19,39-41]

Essa ponderação tem sido referenciada por registrar em destaque o hipersinal (imagem branca e brilhante) no espaço articular e espaço medular, que remetem à identificação da presença de efusão articular (EA) e de edema ósseo medular, respectivamente.[15-18]

FIGURA 29.10

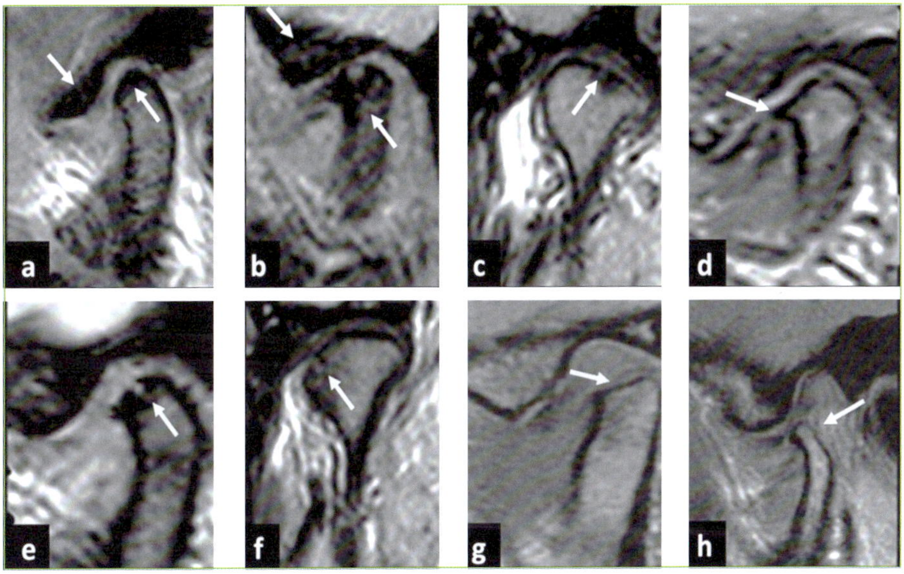

Alterações osteodegenerativas da ATM em exames de IRM. As setas indicam: em **a**, esclerose subcortical na CM e TA; em **b**, esclerose generalizada na CM e TA; em **c**, erosão na superfície da CM; em **d**, osteófito; em **e** e **f**, cistos subcorticais; em **g**, aplainamento da CM; em **h** hipoplasia da CM.

A presença do sinal de EA pode estar relacionada ao aumento de citocinas pró-inflamatórias no espaço articular, advinda de um deslocamento do DA ou osteoartrose. Pode, também, ser uma resposta adaptativa dos componentes intra-articulares frente a alterações posicionais do DA, que implica um aumento da produção de fluido sinovial para diminuir o atrito e preservar a funcionalidade da ATM.[15-18,41,42] Devido a isso, o importante é avaliar, laboratorialmente, os elementos constituintes da EA a fim de determinar se a mesma é fisiológica ou patológica. Nesse último caso, pode ser considerada como um importante marcador das alterações degenerativas inflamatórias da ATM.

A Figura 29.11 demonstra as alterações inflamatórias compatíveis com o hipersinal nos espaços articulares de ATM visualizadas em exames de IRM na ponderação T2.

FIGURA 29.11

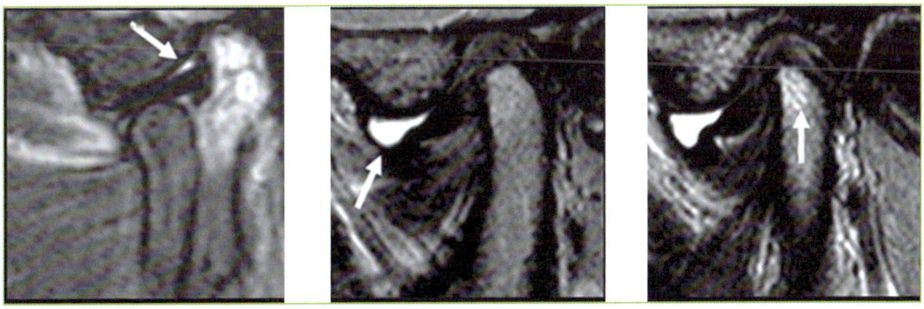

Alterações "inflamatórias" em exames de IRM. As setas indicam respectivamente: efusão leve, efusão franca e edema medular.

Avaliação espacial e morfológica do DA por IRM

A ponderação densidade de prótons, ou simplesmente DP, tem sido apresentada como a mais específica para visualização espacial do DA em relação aos componentes ósseos da ATM.

O deslocamento anterior do DA, com ou sem redução, é muito bem visualizado, na IRM no plano sagital, em boca fechada, em ponderação DP. Em tal ponderação pode-se visualizar o DA com um sinal de baixa intensidade, deslocado à frente da cabeça da mandíbula e, em situações mais avançadas, à frente do tubérculo articular do osso temporal.[23,24,43,44]

Dessa forma, considera-se que o deslocamento do disco possa ocorrer de forma parcial ou total.[23,24] O deslocamento parcial seria identificado quando ainda há certo contato mantido com a CM e a superfície temporal. Frequentemente, constata-se uma mudança na sua forma bicôncava.[23,24,43] O deslocamento total compreenderia uma movimentação completa de todo o corpo do disco, sem contato do mesmo com as superfícies ósseas.

Uma classificação funcional do deslocamento do disco é fundamentada no restabelecimento ou não da sua relação normal (recaptura/redução) entre o mesmo e a cabeça da mandíbula durante o movimento de abertura bucal.[6,11] Clinicamente, observa-se um estalo audível quando a CM translada sob a banda posterior do disco, previamente deslocada. Sendo assim, o DA é recapturado, localizando-se sobre a porção superior da cabeça da mandíbula durante abertura bucal. Isso é definido como deslocamento do disco com redução.[3,6,11,45] (Figura 29.12 – A e B)

No entanto, quando o DA permanece deslocado, geralmente anterior à cabeça da mandíbula, durante o movimento da MAB, denomina-se essa situação de deslocamento do disco sem redução.[3,6,11] (Figura 29.12 – C e D)

Em imagens coronais, o DA é melhor visualizado na posição de boca fechada, junto a sua banda posterior. A porção central mais fina do DA é pobremente identificada nesse plano, entretanto as margens lateral e medial da CM e os deslocamentos medial e lateral do DA podem ser avaliados nesse plano de visualização (Figura 29.13).[23,24,46-48]

Dessa forma, essa ponderação proporciona uma classificação mais precisa da posição do DA, individualizando-o nos planos sagital e coronal, caracterizando os possíveis diagnósticos de deslocamento combinados pela avaliação dos dois planos em conjunto: anterior parcial, anterior total, anteromedial parcial, anterolateral parcial, anteromedial rotacionado; anterolateral rotacionado, medial, lateral e posterior[12,13,23,24] (Figura 29.14).

O dano interno da ATM é basicamente observado pelo deslocamento anterior do DA e artrite degenerativa, e são essas as alterações principais que a IRM analisa.[12,49] A ruptura capsular, adesões e perfurações do DA também podem ser encontradas, mas as mesmas são, muitas vezes, achados de imagem, que comumente acompanham os deslocamentos do DA e condições degenerativas.

Em casos extremos de osteoartrite, pode-se desenvolver anquilose fibrosa ou óssea da ATM. A anquilose fibrosa é também vista em articulações que sofreram discectomia ou condilectomia. Pouco ou nenhum movimento do processo condilar é observado durante a abertura da boca.

▶ FIGURA 29.12

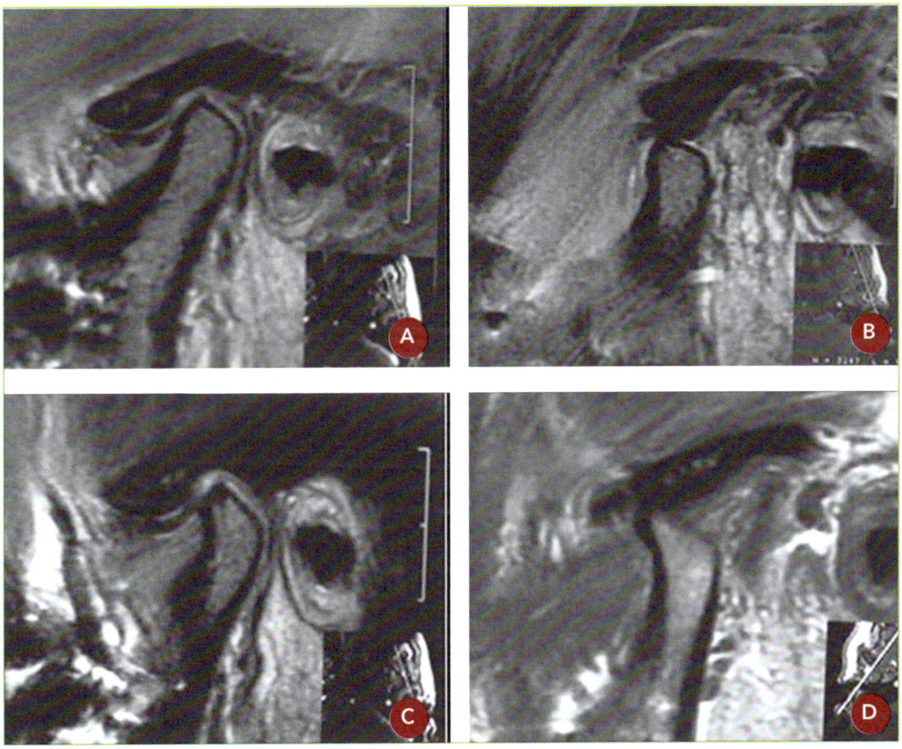

Deslocamento do DA observado em IRM. Em **A** e **B**, observamos o deslocamento do disco com redução. Em **C** e **D**, observamos o deslocamento do disco sem redução.

▶ FIGURA 29.13

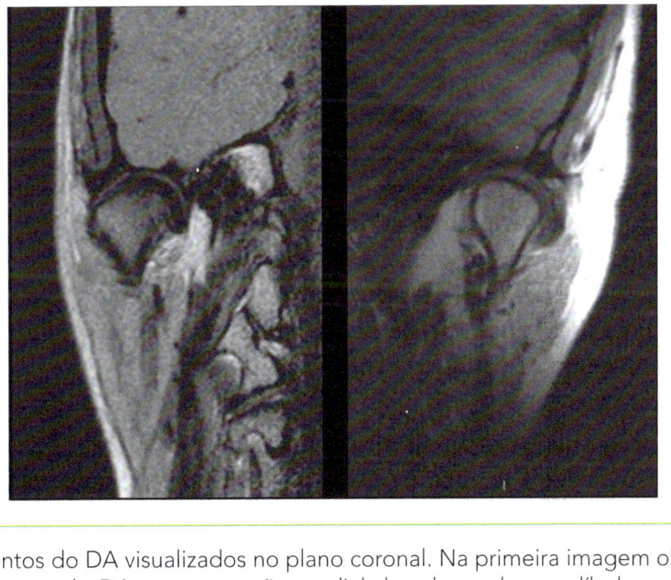

Deslocamentos do DA visualizados no plano coronal. Na primeira imagem observamos o deslocamento do DA para a porção medial da cabeça da mandíbula, enquanto na segunda imagem, o mesmo se posiciona lateralmente à cabeça da mandíbula.

FIGURA 29.14

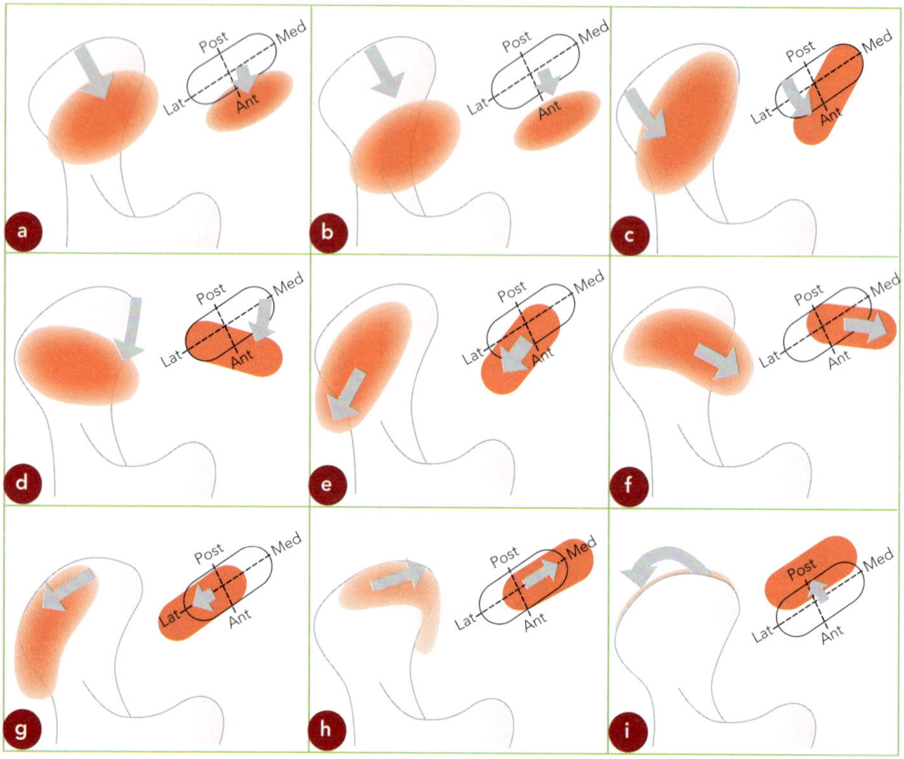

Ilustração da disposição espacial do DA sobre a CM, definindo o diagnóstico combinado nos planos sagital-coronal de diferentes deslocamentos do disco: em **a**, anterior parcial do disco; em **b**, anterior total do disco; em **c**, anterolateral parcial; em **d**, anteromedial parcial; em **e**, anteromedial rotacionado; em **f**, anterolateral rotacionado; em **g**, medial; em **h**, lateral; e em **i**, posterior.

Fonte: Extraída e modificada de Tasaki *et al.* (1993).[24]

A anquilose óssea é comumente vista como sequela de um trauma junto ao mento ou à ATM propriamente dita. Um baixo sinal do osso cortical denso estende-se através do espaço articular e não se observa movimento do processo condilar do lado afetado, durante a MAB.[3,6,11] Uma ponte óssea pode envolver somente pequena área da articulação, sendo vista em uma ou duas séries de imagens ou, ainda, ser vista somente na imagem no plano coronal.

Outras condições que podem ser avaliadas com a IRM incluem doenças reumáticas, desordens de crescimento e neoplasias.[6] Sabemos que a IRM é capaz de detectar mudanças inflamatórias dentro da ATM como artrite reumatoide, espondilite anquilosante e artrite psoriática. Essas podem envolver as articulações, destruindo não apenas osso, mas também, o tecido mole da mesma.[4,5,13,19]

Além disso, podemos observar na IRM, em condições fisiológicas, os músculos da mastigação que apresentam um sinal de baixa intensidade (hipossinal), enquanto seus tendões exibem um hipersinal.[1,3] (Figura 29.15) O líquido sinovial em situação fisiológica é evidenciado nos espaços articulares superior e inferior, o qual tem intensidade intermediária (isointenso).

FIGURA 29.15

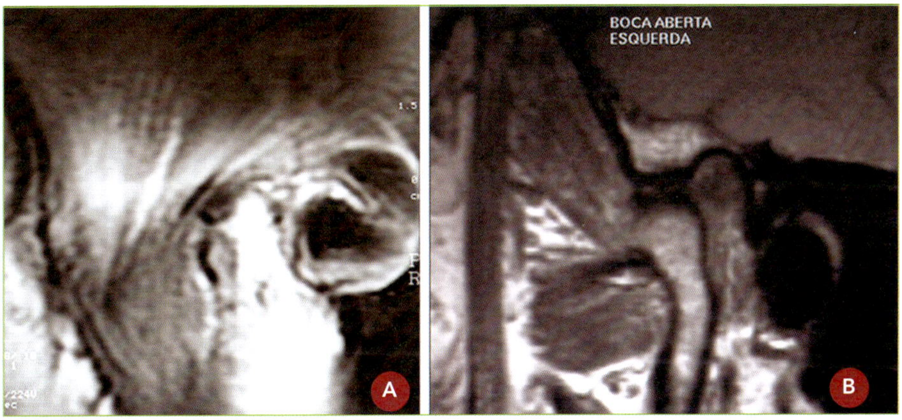

IRM, em norma sagital, observa-se os músculos temporal em (A) e pterigóideo lateral em (B).

A forma do DA foi classificada em graus crescentes de deformação, com uma configuração de maior representatividade no plano sagital (Figura 29.16).

Alterações de forma do DA, em casos de deslocamento, parecem estar associadas à expressão da osteoartrite, uma vez que a nutrição e lubrificação articular estão comprometidas, principalmente pela presença da inflamação intrarticular, o que aumenta a probabilidade de mudança de sua forma, acompanhada de osteodegeneração e efusão.

FIGURA 29.16

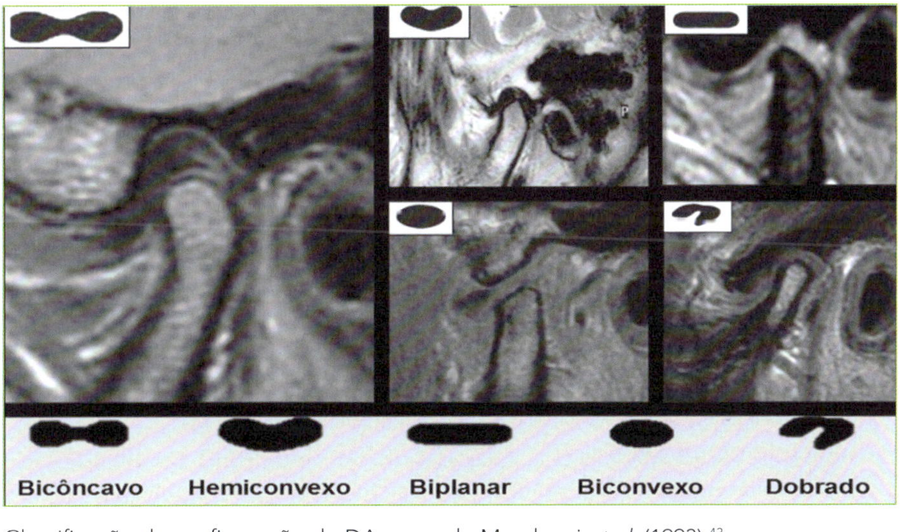

Classificação da configuração do DA segundo Murakami *et al.* (1993).[43]

CONSIDERAÇÕES FINAIS

As informações advindas de tais exames fornecem dados sobre o diagnóstico anatômico, patologias do complexo articular, comportamento dinâmico das estruturas da ATM, bem como sua localização espacial.

Dessa forma, o emprego de imagens deve ser considerado para pacientes com história de trauma, disfunção significativa da ATM, alteração na amplitude vertical e/ou lateral do movimento mandibular, ruídos articulares incompatíveis com o diagnóstico clínico sistematizado, anomalias sensoriais ou motoras, presença de infecção e sinais flogísticos, ou alterações significativas na oclusão. É indicado, ainda, para se estabelecer o diagnóstico diferencial entre patologias da ATM propriamente dita, com sintomatologia similar ou sobreposta às outras alterações de manifestação.[50]

Além disso, sua utilização clínica e em pesquisas é justificada pela capacidade em se mensurar o grau de integridade e a relação funcional dos componentes analisados, confirmar a extensão ou estágio de progressão de uma doença previamente conhecida, avaliar e documentar os efeitos do tratamento já instituído e auxiliar no diagnóstico diferencial, facilitando a detecção precoce de doenças, cuja sintomatologia é inespecífica, porém destrutiva em potencial, a exemplo das neoplasias silenciosas em desenvolvimento.

REFERÊNCIAS BIBLIOGRÁFICAS

1. Hunter A, Kalathingal S. Diagnostic imaging for temporomandibular disorders and orofacial pain. Dent Clin North Am. 2013;37(3):405-18.
2. Morales H, Cornelius R. Imaging approach to temporomandibular joint disorders. Clin Neuroradiol. 2016;26(2):5-22.
3. Ferreira LA, Grossmann E, Januzzi E, et al. Diagnosis of temporomandibular joint disorders: indication of imaging exams. Braz J Otorhinolaryngol. 2016;82(1):341-52.
4. Badel T, Pavičin IS, Jakovac M, et al. Disc and condylar head position in the temporomandibular joint with and without disc displacement. Coll Antropol. 2013;37(3):901-6.
5. Badel T, Pavičin IS, Zadravec D, et al. Osteoarthritic temporomandibular joint changes confirmed by magnetic resonance imaging. Reumatizam. 2012; 59(3):15-21.
6. Leeuw R. Dor orofacial: guia de avaliação, diagnóstico e tratamento. 4 ed. São Paulo: Quintessence; 2010.
7. Koh KJ, Park HN, Kim KA. Relationship between anterior disc displacement with/without reduction and effusion in temporomandibular disorder patients using magnetic resonance imaging. Imaging Sci Dent. 2013;43(1):245-51.
8. Ahmad M, Hollender L, Anderson Q, et al. Research diagnostic criteria for temporomandibular disorders (RDC/TMD): development of image analysis criteria and examiner reliability for image analysis. Oral Surg Oral Med Oral Pathol Oral Radiol Endod. 2009;107(3):844-60.
9. Verner FS, Visconti MA, Junqueira RB, et al. Analysis of the correlation between dental arch and articular eminence morphology: a cone beam computed tomography study. Int Endod J. 2017;50(11):1089-96.

10. Wenzel A, Haiter-Neto F, Frydenberg M, et al. Variable resolution cone-beam computerized tomography with enhancement filtration compared with intraoral photostimulable phosphor radiography in detection of transverse root fractures in an in vitro model. Oral Surg Oral Med Oral Pathol Endod. 2009;108(3):939-45.

11. Okeson JP. Tratamento das desordens temporomandibulares e oclusão.4 ed. São Paulo: Artes Médicas; 2000.

12. Israel HA. Internal derangement of the temporomandibular joint: new perspectives on an old problem. Oral Maxillofac Surg Clin North Am. 2016;28(3):313-33.

13. Dias IM, Cordeiro PC, Devito KL, et al. Evaluation of temporomandibular joint disc displacement as a risk factor for osteoarthrosis. Int J Oral Maxillofac Surg. 2016;45(3):313-17.

14. Jung YW, Park SH, On SW, et al. Correlation between clinical symptoms and magnetic resonance imaging findings in patients with temporomandibular joint internal derangement. J Korean Assoc Oral Maxillofac Surg. 2015;41(3):125-32.

15. Emshoff R, Brandlmaier I, Bertram S, et al. Relative odds of temporomandibular joint pain as a function of magnetic resonance imaging findings of internal derangement, osteoarthrosis, effusion, and bone marrow edema. Oral Surg Oral Med Oral Pathol Oral Radiol Endod. 2003;95(4):437-45.

16. Emshoff R, Innerhofer K, Rudisch A, et al. Relationship between temporomandibular joint pain and magnetic resonance imaging findings of internal derangement. Int J Oral Maxillofac Surg. 2001;30(3):118-122.

17. Emshoff R, Rudisch A, Innerhofer K, et al. Temporomandibular joint internal derangement type III: relationship to magnetic resonance imaging findings of internal derangement and osteoarthrosis. An intraindividual approach. Int J Oral Maxillofac Surg. 2001;30(2):390-6.

18. Emshoff R, Rudisch A, Innerhofer K, et al. The biological concept of "internal derangement and osteoarthrosis": A diagnostic approach in patients with temporomandibular joint pain? Oral Surg Oral Med Oral Pathol Oral Radiol Endod. 2002;93(3):39-44.

19. Zheng ZW, Yang C, Wang MH, et al. Non-joint effusion is associated with osteoarthritis in temporomandibular joints with disk displacement. J Craniomaxillofac Surg. 2016;44(1):1-5.

20. Leonardi R, Perrotta RE, Almeida LE, et al. Lubricin in synovial fluid of mild and severe temporomandibular joint internal derangements. Med Oral Patol Oral Cir Bucal. 2016;21(6):793-9.

21. Nitzan DW. The process of lubrification impairment and its involvement in temporomandibular joint disc displacement: a theoretical concept. J Oral Maxillofac Surg. 2001;59(2):36-45.

22. Stanković S, Vlajković S, Bošković M, et al. Morphological and biomechanical features of the temporomandibular joint disc: an overview of recent findings. Arch Oral Biol. 2013;58(2):1475-82.

23. Tasaki MM, Westesson PL, Isberg AM, et al. Classification and prevalence of temporomandibular joint disk displacement in patients and symptom-free volunteers. Am J Orthod Dentofacial Orthop. 1996;109(4):249-62.

24. Tasaki MM, Westesson PL. Temporomandibular joint: diagnostic accuracy with sagittal and coronal MR imaging. Radiology. 1993;186(2):723-9.

25. Grossmann E, Remedi MP, Ferreira LA, et al. Magnetic resonance image evaluation of temporomandibular joint osteophytes: influence of clinical factors and artrogenics changes. J Craniofac Surg. 2016;27(2):334-8.

26. Lamot U, Strojan P, Šurlan Popovič K. Magnetic resonance imaging of temporomandibular joint dysfunction-correlation with clinical symptoms, age, and gender. Oral Surg Oral Med Oral Pathol Oral Radiol. 2013;116(2):258-63.

27. Alonso MB, Gamba TO, Lopes SL, et al. Magnetic resonance imaging of the temporomandibular joint acquired using different parameters. J Morphol Sci. 2014;31(2):103-9.

28. Ferreira LA, Oliveira RG, Guimarães JP, et al. Laser acupuncture in patients with temporomandibular dysfunction: a randomized controlled trial. Lasers Med Sci. 2013;28(3):1549-58.

29. Vogl TJ, Lauer HC, Lehnert T, et al. The value of MRI in patients with temporomandibular joint dysfunction: correlation of MRI and clinical findings. Eur J Radiol. 2016;85(3):714-19.

30. Wilkes CH. Surgical treatment of internal derangements of the temporomandibular joint. A long-term study. Arch Otolaryngol Head Neck Surg. 1991;117(1):64-72.

31. Yang ZJ, Song DH, Dong LL, et al. Magnetic resonance imaging of temporomandibular joint: morphometric study of asymptomatic volunteers. J Craniofac Surg. 2015;26(2):425-9.

32. Yura S, Nobata K, Shima T. Diagnostic accuracy on fat-saturated T2 weighted MRI for diagnosis of intra-articular adhesions of the temporomandibular joint. J Clin Diagn Res. 2015;9(7):95-7.

33. Kodama S, Otonari-Yamamoto M, Sano T, et al. Signal intensity on fluid-attenuated inversion recovery images of condylar marrow changes correspond with slight pain in patients with temporomandibular joint disorders. Oral Radiol. 2014;30(2):212-18.

34. Takahara N, Imai H, Nakagawa S, et al. Temporomandibular joint intermittent closed lock: clinic and magnetic resonance imaging findings. Oral Surg Oral Med Oral Pathol Oral Radiol. 2014; 118(3):418-23.

35. Santos KC, Dutra ME, Warmling LV, et al. Correlation among the changes observed in temporomandibular joint internal derangements assessed by magnetic resonance in symptomatic patients. J Oral Maxillofac Surg. 2013;71(2):1504-12.

36. Schiffman E, Ohrbach R, Truelove E, et al. Diagnostic criteria for temporomandibular disorders (DC/TMD) for clinical and research applications: recommendations of the international RDC/TMD Consortium Network* and Orofacial Pain Special Interest Group. J Oral Facial Pain Headache. 2014;28(1):6-27.

37. Ohrbach R, Gonzalez Y, List T, et al. Diagnostic criteria for temporomandibular disorders (DC/TMD) Clinical examination protocol. J Oral Rehabil. 2017;44(7):493-9.

38. Manfredini D, Bonnini S, Stellini E, et al. Comparison of magnetic resonance imaging findings in temporomandibular joints of the two sides. Clin Oral Investig. 2014;18(4):499-506.

39. Park HN, Kim KA, Koh KJ. Relationship between pain and effusion on magnetic resonance imaging in temporomandibular disorder patients. Imaging Sci Dent. 2014;44(3):293-9.

40. Kuroda M, Otonaru-Yamamoto M, Sano T, et al. Diagnosis of retrodiscal tissue in painful temporomandibular joint (TMJ) by fluid-attenuated inversion recovery (FLAIR) signal intensity. Cranio. 2015;33(3):272-6.

41. Larheim TA, Westesson PL. TMJ imaging. In: Laskin DM, Greene CS, Hylander WL. Temporomandibular disorders: an evidence – based approach to diagnosis and treatment. Hanover Park (IL): Quintessence; 2006.

42. Larheim TA. Role of magnetic resonance imaging in the clinical diagnosis of the temporomandibular joint. Cells Tissues Organs. 2005;180(2):6-21.

43. Murakami S, Takahashi A, Nishiyama H, et al. Magnetic resonance evaluation of the temporomandibular joint disc position and configuration. Dentomaxillofac Radiol. 1993;22:205-207.

44. Giraudeau A, Jeany M, Ehrmann E, et al. Disc displacement without reduction: a retrospective study of a clinical diagnostic sign. Cranio. 2017;35(4):86-93.

45. Barchetti F, Stagnitti A, Glorioso M. Static and dynamic MR imaging in the evaluation of temporomandibular disorders. Eur Rev Med Pharmacol Sci. 2014;18(1):2983-7.

46. Almăşan OC, Hedeşiu M, Băciuţ G, et al. Disk and joint morphology variations on coronal and sagittal MRI in temporomandibular joint disorders. Clin Oral Investig. 2013;17(3):1243-50.

47. Eberhard L, Giannakopoulos NN, Rohde S, et al. Temporomandibular joint (TMJ) disc position in patients with TMJ pain assessed by coronal MRI. Dentomaxillofac Radiol. 2013;42(6):2012-19.

48. Kohinata K, Matsumoto K, Suzuki T, et al. Retrospective magnetic resonance imaging study of risk factors associated with sideways disk displacement of the temporomandibular joint. J Oral Sci. 2016;58(3):29-34.

49. Hasan NM, Abdelrahman TE. MRI evaluation of TMJ internal derangement: degree of anterior disc displacement correlated with other TMJ soft tissue and osseous abnormalities. Egypt J Radiol Nucl Med. 2014;45(2):735-44.

50. Galhardo AP, da Costa Leite C, Gebrim EM, et al. The correlation of research diagnostic criteria for temporomandibular disorders and magnetic resonance imaging: a study of diagnostic accuracy. Oral Surg Oral Med Oral Pathol Oral Radiol. 2013;115(3):277-84.

CAPÍTULO 30

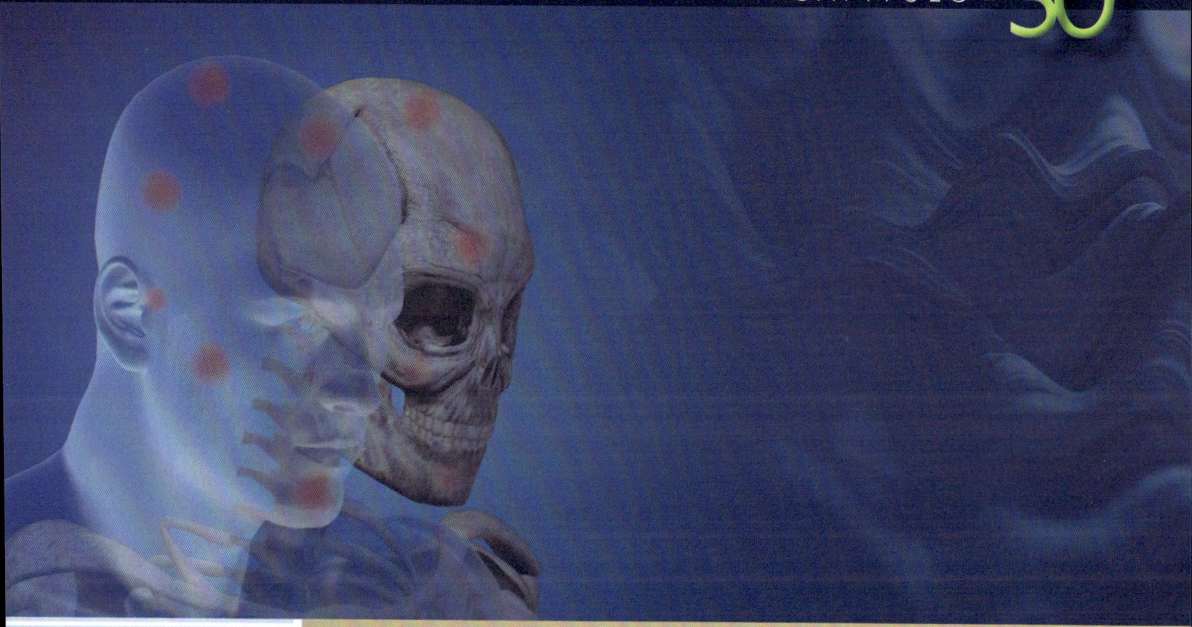

Eduardo Grossmann
Rodrigo Lorenzi Poluha

Distúrbios Internos da Articulação Temporomandibular

INTRODUÇÃO

A articulação temporomandibular (ATM) é a única articulação móvel do crânio e é a única do corpo humano que permite movimentos rotacionais e translacionais. É uma articulação sinovial, condiliana, do tipo gínglimo, com superfícies fibrocartilaginosas e não de cartilagem hialina, e possui um disco articular. A ATM é dividida em um compartimento superior e um inferior, separado pelo disco articular. O compartimento superior é limitado superiormente pela fossa mandibular do osso temporal e inferiormente pelo próprio disco articular. Ele contém aproximadamente 1,2 mL de fluido sinovial, e é responsável pelo movimento de translação da articulação. O compartimento inferior tem o disco articular como uma borda superior e a cabeça da mandíbula como uma borda inferior. Ele é ligeiramente menor, com um volume de fluido sinovial médio de 0,9 mL e permite movimentos rotacionais.[1-3]

Forças que sobrecarregam o complexo articular, além da capacidade adaptativa individual, podem causar dano às estruturas articulares e/ou alterar funcionalmente a relação entre o disco, cabeça mandibular e tubérculo articular, resultando em quadros de disfunção temporomandibular (DTM).[4] DTM é a terminologia utilizada para descrever as desordens musculoesqueletais que acometem a ATM, os músculos da mastigação e estruturas associadas.[5] Os principais sinais e sintomas de uma DTM incluem dores musculares e articulares; limitações nos movimentos mandibulares e ruídos articulares.[4] Os distúrbios internos da ATM, dolorosos ou não, correspondem aproximadamente por 57,5% dos quadros de DTM.[6] A ocorrência é maior no gênero feminino (aproximadamente 2,5 vezes), possivelmente pela influência de algumas características específicas da mulher, como maior frouxidão articular e maior pressão intra-articular.[7] Todos os componentes anatômicos da ATM podem ser acometidos por distúrbios. Uma discussão aprofundada individual será apresentada a seguir.

DISTÚRBIOS INTRA-ARTICULARES

Os distúrbios da ATM podem ser classificados em: inflamatórios, deslocamentos do complexo disco-cabeça da mandíbula, doenças articulares degenerativas, fratura e anquilose.[3,8]

Distúrbios inflamatórios

Os distúrbios inflamatórios da ATM apresentam uma prevalência de 34,2% na população. Podem ocorrer a partir de um trauma ou de uma sobrecarga intrínseca e/ou extrínseca articular, que excede a capacidade adaptativa dos tecidos articulares, gerando como consequência a inflamação. São classificados segundo as estruturas afetadas em: capsulite e/ou sinovite, ligamentite (dor nos ligamentos do disco) e retrodiscite. Sempre que possível se faz necessário realizar o diagnóstico diferencial entre essas alterações artrogênicas, lembrando que existem entre as mesmas semelhanças clínicas.[3,8,9]

Capsulite e/ou sinovite

Compreende um processo inflamatório que pode envolver o ligamento capsular (capsulite), a membrana sinovial (sinovite), ou ambos.[9,10] O diagnóstico diferencial entre qual a estrutura está envolvida é difícil de ser realizado. A dor capsular é desencadeada com movimentos translatórios, como na abertura bucal máxima, lateralidade para o lado assintomático, protrusão, já que tais movimentos estiram a cápsula. Pode o paciente queixar-se de sensibilidade quando realizamos a palpação sobre o polo lateral da cabeça da mandíbula.[3] Em alguns casos pode ser observado um edema localizado na região pré-auricular. Na sinovite, há possibilidades de aumento do fluido sinovial (efusão) que pode envolver o compartimento superior, inferior, ou ambos.[9-11]

Dependendo da sua magnitude, pode produzir na fase aguda edema na região da ATM, o que pode gerar limitação da abertura de boca, má oclusão ipsi ou contralateral e dor descrita em pressão pelo paciente (Figura 30.1).[3,11] Quanto aos fatores etiológicos, pode ser oriunda de microtrauma como bruxismo; macrotrauma (trauma junto à sínfise mentual); a partir de uma grande abertura bucal e prolongada (extração de terceiro(s) molar(es), endodontia, bocejo). Pode estar associada ao deslocamento do disco, principalmente sem redução, casos de hipermobilidade, subluxação da ATM, deslocamento da cabeça da mandíbula que perdura por horas ou dias, e doenças degenerativas envolvendo a própria ATM.[3,8,12] Tais distúrbios inflamatórios não são influenciados pela oclusão dos dentes e nem há modificação do quadro doloroso frente à apreensão de um objeto interdental (espátula).[3,5]

Radiograficamente, não se observam mudanças estruturais ósseas, mas quando está presente um edema intra-articular pode-se visualizá-lo mediante exame de Ressonância Magnética (RM) em um plano sagital, boca aberta e fechada com uma ponderação T2.[8]

A terapia está relacionada diretamente na identificação e remoção do(s) fator(es) etiológico(s) e perpetuante(s). Na presença de um macrotrauma podem-se empregar anti-inflamatórios não esteroides (AINEs), calor úmido, TENS, laser, ultrassom.[13] Na presença de um microtrauma agudo ou crônico, como bruxismo, pode ser indicada uma placa interoclusal, de estabilização, para diminuir a pressão intra-articular.[14]

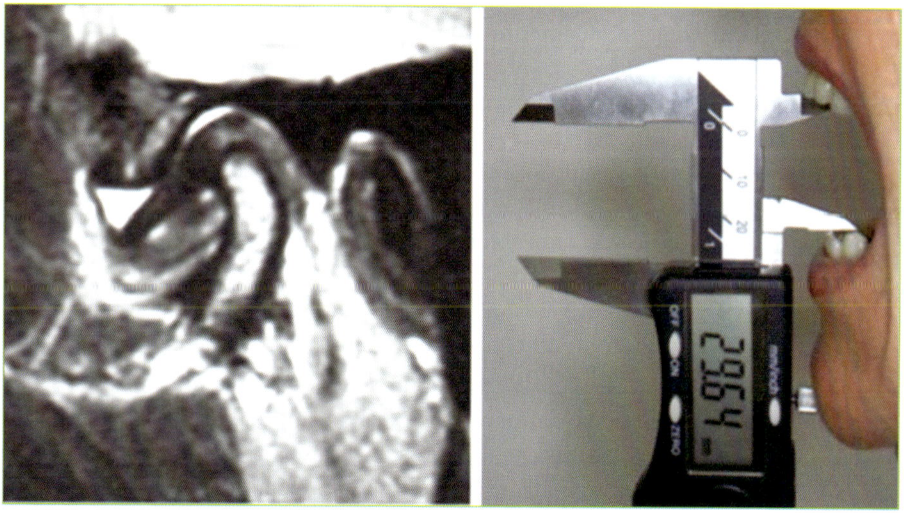

▶ FIGURA 30.1

Observa-se, respectivamente, uma limitação da distância interincisal máxima e no exame de RM, corte sagital oblíquo, boca fechada, T2, a presença de efusão junto ao recesso anterior e posterior do compartimento superior da ATM esquerda,.

Dor do ligamento do disco

A ligamentite é um processo inflamatório que decorre de tensão seguida de inflamação dos ligamentos discais a partir de macrotraumas, ou microtraumas (má-oclusão), bruxismo e/ou de atos funcionais de grande magnitude que tentam deslocar o disco da cabeça da mandíbula.[9] A dor que provém dos ligamentos do disco é gerada pela estimulação de estruturas neurais que os inervam.[15]

Clinicamente, a dor apresenta-se de forma intermitente. Aumenta pela máxima intercuspidação habitual e se reduz quando se interpõe entre os dentes uma espátula de madeira. A dor pode estar relacionada ao aumento da pressão intra-articular. Outros achados presentes são co-contração muscular protetora, além de que em alguns casos pode haver limitação dos movimentos mandibulares. Geralmente não estão presentes efeitos excitatórios centrais.[3-9,16]

O tratamento é dirigido à remoção do(s) fator(es) causal(is), o que tende a eliminar o quadro clínico presente. Pode-se indicar dieta líquida e pastosa, AINEs, calor local, ultrassom, laser, iontoforese e placas interoclusais estabilizadoras, principalmente nos casos de bruxismo.[12-16]

Retrodiscite

O tecido ou zona retrodiscal está localizado(a) posteriormente à cabeça da mandíbula. Esse se apresenta altamente inervado e vascularizado.[1] Quando ocorre um trauma, há possibilidade de que se desenvolva um processo inflamatório.[9] Pode ter como fator etiológico um microtrauma (bruxismo), ou ocorrer a partir de um trauma agudo externo sobre a região da sínfise mentual, que faz com o polo posterior da cabeça mandibular dirija-se, posteriormente, aos tecidos retrodiscais.[3,5,15,16] Clinicamente, a dor pode se apresentar em choque elétrico, pulsátil ou mista, de curta duração. Exacerba-se pelo apertamento dental, em máxima intercuspidação habitual, ou pelo movimento forçado de anterior para posterior da mandíbula (manipulação mandibular), ou ainda quando se realiza a lateralidade forçada para o lado sintomático, o que pode gerar compressão da cabeça da mandíbula contra o tecido inflamado.[5,11,15] A dor não se altera pela protrusão mandibular com contra-resistência.[3] Quando interpomos uma espátula de madeira entre os dentes do lado envolvido e solicitamos ao paciente que aperte a mesma, esse ato diminui a dor, uma vez que evita a intercuspidação dental.[3] Quando presente um edema de média ou grande magnitude, a cabeça da mandíbula se desloca anterior e inferiormente, estabelecendo-se então uma má oclusão (aguda), com a perda de contato dos dentes posteriores ipsilateral e contato prematuro dos anteriores na região dos pré-molares do lado oposto.[3,15,16]

O tratamento é dirigido ao fator traumático, buscando minimizar os seus efeitos. Indica-se dieta líquida e pastosa, AINEs, calor úmido 2 ou 3×/dia por 20 minutos, TENS, fonoforese, iontoforese, ultrassom e laser.[17-19] Recomenda-se ao paciente para mastigar somente do lado comprometido, evitando com isso um aumento de pressão na área inflamada (mastigação do lado contralateral), o que poderia causar mais dor. Outra opção interessante é a colocação de uma placa parcial anterior (PPA) com uma espessura de pelo menos 3 mm, ou de uma placa de estabilização um pouco mais espessa. Essa última desloca a mandíbula para frente, diminuindo o contato do polo posterior da cabeça da mandíbula sobre a zona inflamada e, consequentemente, atenuando a sobrecarga sobre o tecido retrodiscal.[3,14,20]

Em função da facilidade, rapidez e baixo custo, indica-se a PPA, tendo-se o cuidado de desocluir levemente os dentes posteriores, solicitando ao paciente que retorne ao consultório a fim de avaliar o quadro álgico e, evitando, também, pelo conforto que tal aparelho oferece, que ocorra uma mudança na oclusão do paciente (mordida aberta anterior pela erupção dos dentes posteriores que não estavam em contato).[14,15] É totalmente contraindicada qualquer manobra de manipulação, visando aumentar a mobilidade mandibular, o que pode gerar dor e induzir co-contração muscular.[3]

Deslocamentos do complexo disco-cabeça da mandíbula

Subluxação

Caracteriza-se pelo movimento do conjunto cabeça da mandíbula/disco, ou somente da cabeça da mandíbula, além do tubérculo articular, saindo da fossa mandibular e indo em direção à fossa temporal.[4] Clinicamente, observa-se uma mordida aberta anterior com desvio para o lado contralateral (assintomático) no caso de ser somente uma ATM envolvida e com desvio da linha média interincisal (Figura 30.2).[5,21] Quando ambas as cabeças abandonam as suas fossas e posicionam-se à frente das mesmas, nota-se uma mordida aberta anterior sem nenhum desvio. Normalmente, o paciente, espontaneamente, consegue realizar a autorredução, frente a um movimento lateral, pressionando a região lateral da ATM ou realizando movimentos laterolaterais da mandíbula.[3,5,8,15]

Quanto à etiologia, pode originar-se de uma ampla abertura bucal (bocejo); de uma hiperextensão do complexo disco/cabeça da mandíbula além da translação máxima, gerando trismo muscular; rotação posterior do disco que impede o fechamento bucal. Pode ter como causa uma alteração estrutural do tubérculo articular, onde o seu declive posterior é inclinado e curto, enquanto que o declive anterior se apresenta alongado.[15] Normamente o paciente não se queixa de dor a não ser

▶ FIGURA 30.2

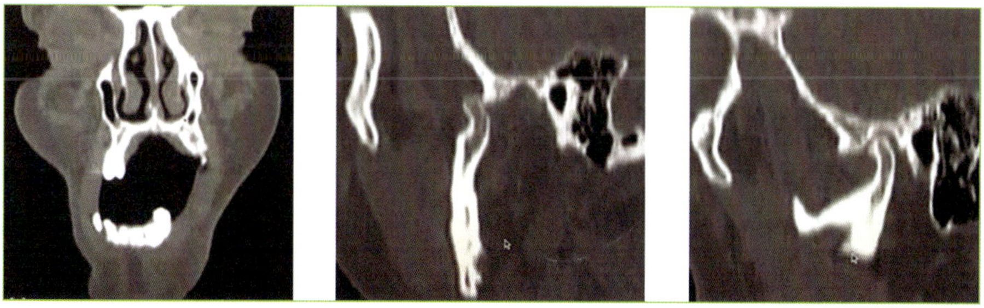

Tomografia computadorizada em corte lateral, frontal e lateral, boca aberta e ao final boca fechada (autorredução). Paciente desenvolveu um quadro de subluxação do lado esquerdo, quando realizou um bocejo.

que esteja presente um quadro de sinovite/capsulite, ligamentite, ou retrodiscite, ou quando a subluxação seja frequente, podendo evoluir para um deslocamento mandibular (travamento aberto).[3,5,8,15]

O tratamento é basicamente clínico com monitorização da abertura bucal pelo próprio paciente (reeducação).[5,13,15]

Deslocamento da ATM

Antigamente era denominado de luxação. Atualmente é designado como deslocamento ou limitação aberta da ATM.[5] A cabeça da mandíbula se desloca para fora da fossa mandibular (Figura 30.3), frequentemente à frente do tubérculo articular, todavia permanecendo dentro dos limites do ligamento capsular. O paciente não consegue fechar a boca, devido ao grau de deslocamento da cabeça da mandíbula, que pode ser acompanhado de dor e espasmo do músculo pterigoídeo lateral e dos feixes anterior e médio do temporal.[4] Disso resultam forças para cima e para trás na cabeça da mandíbula, que a impedem de retornar à sua cavidade original, ou seja, a fossa mandibular.[15] Quando o deslocamento ocorre, pode ser uni ou bilateral. No primeiro caso, o mento está deslocado para o lado oposto (assintomático), com a presença de uma mordida aberta anterior. No último, toda a mandíbula apresenta-se em posição anterior, com mordida aberta, sem desvio da linha média.[22,23]

As causas mais comuns podem advir de um tratamento odontológico prolongado, bocejo, gargalhada, vômito, ou a partir do ato de intubação buco-traqueal para anestesia geral. Como fatores predisponentes do deslocamento podemos citar: fossa rasa ou tubérculo articular baixo, nesses casos quando a cabeça mandibular se movimenta acaba por não encontrar uma barreira biomecânica natural e adequada; incongruência articular entre cabeça, disco e fossa mandibular, gerada a partir de malformação congênita ou adquirida; lassidão ligamentar e/ou dos músculos mastigatórios, propiciando a hipermobilidade mandibular.[5,22,23]

A conduta nesses casos, quando aguda, é realizar uma manobra de manipulação mandibular, com ou sem anestesia, com o intuito de reposicionar a cabeça da man-

FIGURA 30.3

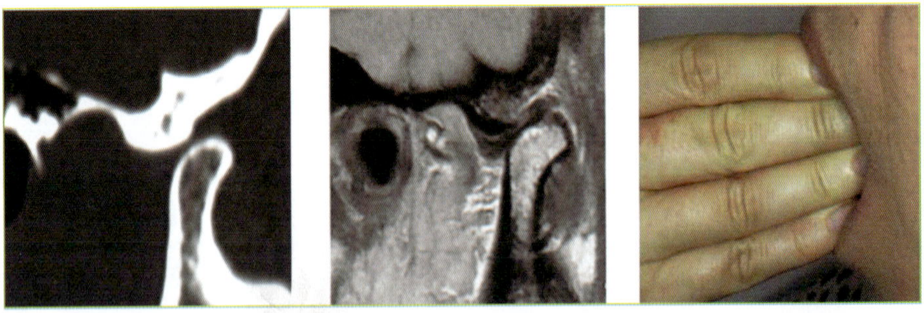

Tomografia computadorizada e ressonância magnética (T1), respectivamente, corte sagital, observa-se que em ambas as imagens a cabeça da mandíbula está localizada à frente do tubérculo articular, junto à fossa infra temporal. Clinicamente, o paciente não tem limitação da abertura da boca (quatro dedos no espaço interincisal), contudo não consegue fechar a boca.

díbula junto a sua fossa. Realiza-se com o paciente sentado, com a cabeça apoiada. O profissional se localiza à frente e levemente medial ao lado acometido. Coloca-se o polegar, protegido por gaze, no interior da cavidade bucal sobre a face oclusal dos molares, ou sobre os rebordos alveolares, no caso de o paciente ser desdentado. A seguir, realiza-se uma firme pressão, na região posterior, para baixo e para trás, na tentativa de retornar a cabeça mandibular à sua posição de origem.[22,23]

Caso a manipulação da mandíbula não possibilite um resultado favorável, pode ser necessário empregar um bloqueio anestésico, sem vaso constritor, do ligamento temporomandibular, com prévia assepsia da região a ser infiltrada. Normalmente um tubo anestésico é suficiente. Aguarda-se cerca de 1 a 2 minutos e manipula-se a mandíbula novamente. Se o deslocamento for bilateral, pode ser necessário realizar bloqueios anestésicos em ambos os ligamentos temporomandibulares com o intuito de facilitar a redução das cabeças mandibulares.[22,23] Caso não se consiga um resultado favorável, pode ser necessário tal procedimento sob anestesia geral.[5,11,23]

Nos casos crônicos, onde o manuseio clínico não oferece bons resultados, pode-se empregar a eminoplastia ou eminectomia (tuberculoplastia ou tuberculectomia) com acesso a céu aberto (artrotomia) ou, mais modernamente, por via artroscópica; desinserção da cabeça inferior do pterigóideo lateral; encurtamento do ligamento capsular com cauterização do ligamento posterior; aumento do tubérculo articular com enxerto ósseo; com implante colocado junto à região do tubérculo articular e colocação de uma rede de Vitallium.[24]

Deslocamento do disco com redução

Deslocamento do disco com redução (DDCR) são os desarranjos internos mais comuns da ATM.[25] Nessa condição, em boca fechada o disco articular está deslocado anteriormente em relação à cabeça da mandíbula; e, em boca aberta, a zona intermediária do disco posiciona-se entre a cabeça da mandíbula e o tubérculo articular.[4-8] Pode-se observar um ruído que é ouvido pelo paciente, ou auscultado pelo profissional, durante o movimento de abertura e novamente antes da oclusão dental final ocorrer, embora em distâncias interincisais diversas e com volumes de sons diferentes. Associado a tal sinal clínico, pode estar presente um desvio mandibular para o lado acometido que coincide com o clique. Frequentemente, tais pacientes não apresentam limitação da abertura bucal e, quando ocorre, é devido a uma alteração muscular como na presença de pontos-gatilho miofasciais junto ao masseter, temporais e pterigóideos medial e lateral.[7] O DDCR tem como fatores etiológicos bruxismo, hiperlassidão ligamentar, trauma externo, fatores genéticos e hereditariedade.[26] Existem casos onde, clinicamente, observa-se o clique recíproco, desvio, todavia não está presente a dor, a sensibilidade muscular e limitação da abertura bucal. Diz-se que esse paciente está adaptado. Tal fenômeno adaptativo pode perdurar por anos sem evoluir. A conduta se baseia em monitorização periódica semestral ou anual.[15] Pode ser interessante solicitar uma RM com ponderações T1 (Figura 30.4) para confirmar o diagnóstico clínico, verificar se está presente ou não

FIGURA 30.4

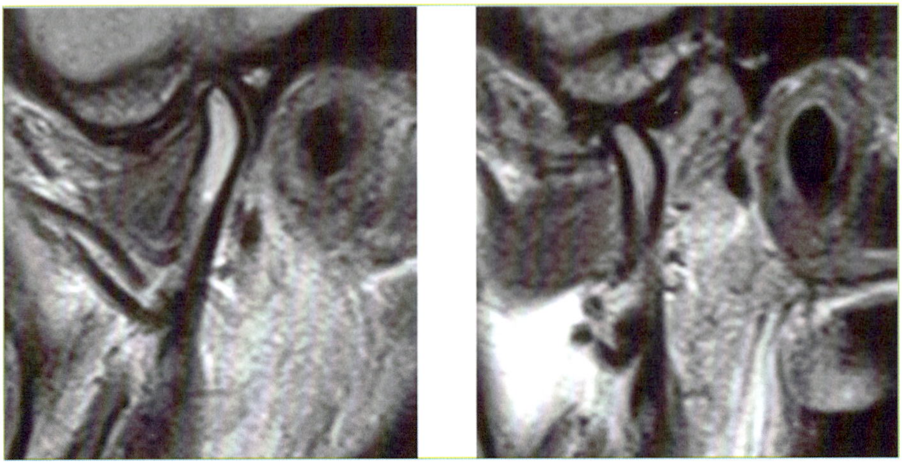

Ressonância magnética, T1, corte sagital oblíquo, boca fechada e aberta, respectivamente. Na primeira imagem, observa-se que o disco está deslocado anteriormente. Na última, quando ocorre a abertura bucal máxima, cerca de 4,5 cm, o disco assume uma posição fisiológica, normal (recaptura).

efusão articular (nesse caso, uma ponderação T2), se esta se encontra no compartimento supra, infra, ou em ambos, bem como acompanhar a adaptação fisiológica do complexo articular, alongamento do ligamento posterior, seguido de fibrose e perda da vascularidade da zona retrodiscal.[8]

Se ocorrer dor localizada sobre a ATM, que normalmente se apresenta em choque elétrico, de curta duração, aumentado com a abertura bucal e com travamento mandibular (impossibilidade de abrir a boca totalmente) desaparecimento ou diminuição dos ruídos articulares, alguma medida terapêutica deve ser instituída.[21] Uma das indicações iniciais é o emprego de uma placa interoclusal que poderá ser usada.[14] Caso o quadro clínico não desapareça durante um período de duas semanas a um mês, pode ser importante ministrar de forma associada, analgésico (dipirona) e anti-inflamatórios (ibuprofeno, piroxicam, entres outros). A escolha do fármaco a ser indicado está na dependência da idade, da intensidade de sua dor, condições gerais, hipersensibilidade prévia a certos medicamentos, experiências anteriores bem-sucedidas e efeitos adversos presentes.[15,16]

Caso a combinação da órtese/fármaco não produza resultados, pode-se instituir um aparelho oclusal reposicionador. Este pode ser empregado durante à noite e não durante todo o dia, para evitar mudanças irreversíveis tanto na oclusão (mordida aberta, aparecimento de novos contatos prematuros), como no sistema musculoarticular propriamente dito.[14] Pode-se associar um programa de fisioterapia dirigido ao controle da dor e da função.[20] O primeiro se baseia em aplicação de calor úmido, frio com *spray* refrigerante à base de fluormetano, iontoforese, fonoforese e laser.[18] O objetivo de tais terapias clínicas, conservadoras, é possibilitar a cicatrização tecidual da zona retrodiscal, ligamentos e cabeça da mandíbula, sem ter a pretensão de restabelecer a anatomia perdida, devolvendo a esse complexo articular readaptabilidade funcional.[5,8,17]

Deslocamento do disco sem redução

No deslocamento do disco sem redução (DDSR), inicialmente, pode estar presente um ruído articular, durante a abertura da boca (fase aguda), desaparecendo quando se estabelece uma marcada limitação da abertura bucal (menor ou igual a 35 mm).[4] A dor é normalmente do tipo em choque elétrico, bem localizada sobre a ATM, exacerbada frente à cinemática mandibular, principalmente nos movimentos de abertura da boca e de lateralidade contralateral ao lado acometido.[27] Pode a dor se apresentar, também, em pressão, quando houver efusão junto a um ou a ambos os compartimentos articulares. Nota-se também, na maioria dos casos, uma deflecção mandibular durante a abertura bucal para o lado afetado. Isso poderá ocorrer se for unilateralmente o DDSR e dependerá do grau de deslocamento anterior do disco, do tipo de alteração junto ao mesmo, se estão presentes aderências, adesividades, ambas e onde se encontram, ou seja, no compartimento superior, inferior ou em ambos.[28] Na RM observa-se que tanto em boca fechada, como em boca aberta o disco se encontra deslocado à frente da cabeça mandibular. Em exames radiológicos pode ser observado, em casos crônicos, um achatamento do tubérculo articular (Figura 30.5).[29]

Quanto ao tratamento do disco deslocado, tem-se à disposição o cirúrgico e o clínico. As terapias cirúrgicas, mais invasivas, têm como objetivo remover o disco totalmente, ou parcialmente, ou reposicioná-lo junto à cabeça mandibular (discopexia). Pode-se, ainda, atuar na cabeça mandibular, osteotomizando a mesma, posicionando abaixo desse tecido fibrocartilagíneo (disco).[30] Isso pode ser realizado a céu aberto ou por via artroscópica.[31] Técnicas cirúrgicas mais conservadoras, minimamente invasivas, devem ser a primeira escolha de tratamento. Cita-se como exemplos: manipulação mandibular assistida com aumento de pressão hidrostática intra-articular, artrocentese, injeção de hialuronato de sódio (HS), isolado, ou combinado com ar-

FIGURA 30.5

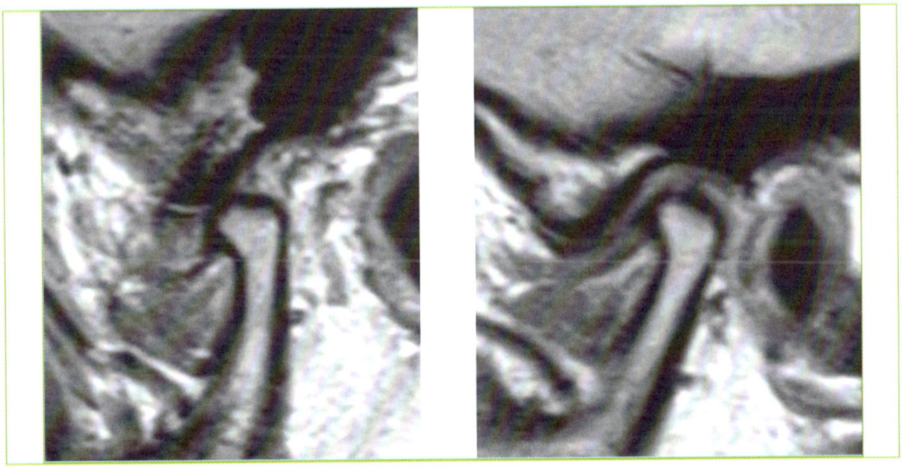

Ressonância magnética, T1, corte sagital oblíquo, boca fechada, aberta, respectivamente, onde se observa que em ambas as posições o disco permanece deslocado anteriormente (sem recaptura, limitando a abertura da boca).

trocentese.[32-35] A escolha da técnica cirúrgica a ser empregada depende do diagnóstico, do(s) tratamento(s) anterior(es) clínico(s) sem resultado(s), da condição geral do paciente, do treinamento prévio e da própria experiência do profissional.

Pode-se, ainda, empregar placas interoclusais estabilizadoras, combinadas com artrocentese e HS e/ou reposicionadores, e fisioterapia associada a agentes farmacológicos.[14-23,36]

Aderência e adesividade

Uma vez que se estabeleça uma sobrecarga contínua e constante ao sistema articular, associada ou não à sua imobilização prolongada, como, por exemplo, a partir de uma fratura do processo condilar, pode-se estabelecer um fenômeno transitório de fixação do disco à fossa articular ou à cabeça mandibular, denominado de aderência. Se essa condição se mantiver por um longo período, poderá evoluir para um quadro de adesividade. Essa última também tem como etiologia um trauma externo que pode gerar hemartrose.[37-39]

A aderência pode ser experienciada pelo paciente quando o mesmo apresenta uma limitação da abertura bucal e, ao tentar abrir a boca de forma mais ampla, percebe um ruído. Imediatamente após, normaliza sua função mandibular, em casos iniciais. Ambos os sinais desaparecem, uma vez que a aderência foi liberada, normalizando o fluxo do fluido sinovial que volta a ocupar a totalidade do(s) compartimento(s) articular (es).[4,5,15]

Se não diagnosticada precocemente e tratada, a aderência se transforma em adesividade (Figura 30.6). Essa última pode levar a uma limitação no movimento mandibular. A abertura bucal oscila entre 25-30 mm, similar ao DDSR.[8] A diferença entre ambas é que ao se realizar a manipulação mandibular (força da mandíbula para baixo) não se observa, no caso da adesividade, dor.[15] Ambos os distúrbios internos podem ser visualizados mediante exame de RM em corte sagital oblíquo, boca fechada e aberta, mas o diagnóstico definitivo é dado mediante a artroscopia, que também serve como terapia inicial em ambas as situações.[8] Recomenda-se, no caso da aderência, realizar, inicialmente, artrocentese isolada ou associada à viscossuplementação.[40] Clinicamente, nos casos de aderências, em fase inicial, o paciente consegue abrir a boca normalmente, sem limitação, todavia pode-se perceber certo grau de travamento durante o trajeto de abertura bucal.[37,38] No exame de RM, dependendo do grau de adesividade, parcial ou total, pode-se observar ausência do espaço infradiscal.[8]

Perfuração do disco

O(s) mesmo(s) fator(e)s que pode(m) ocasionar aderência e/ou adesividade pode(m) levar a uma perfuração discal; ou seja, uma sobrecarga contínua e constante, ou um trauma agudo do complexo articular, no qual o paciente está em oclusão. Se mantido esse trauma, há possibilidade de se estabelecer uma perfuração na zona central do disco. Clinicamente, os sinais e sintomas presentes dependem

FIGURA 30.6

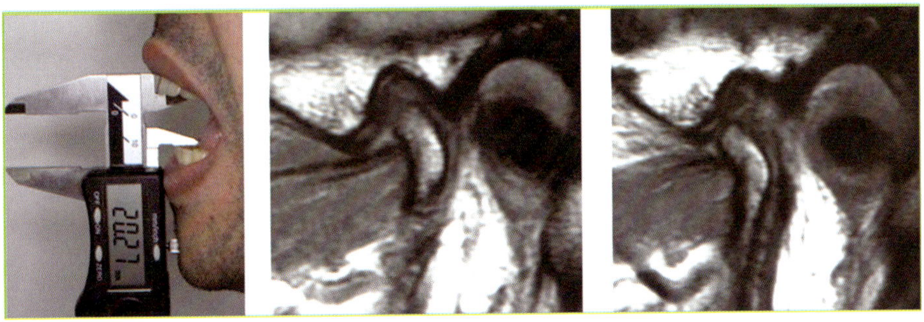

Observa-se, clinicamente, que há uma limitação importante da distância interincisal máxima. No exame de ressonância magnética, empregando-se uma densidade de prótons (DP), no corte sagital oblíquo, boca fechada e aberta, nota-se que o disco articular está fixado junto à vertente posterior do tubérculo articular (aderência/adesividade), rotando para frente somente a cabeça mandibular. Isso produz uma importante limitação da abertura da boca.

da extensão, duração e intensidade da sobrecarga aliada à capacidade adaptativa articular. Quando se estabelece a perfuração, os primeiros sinais da mesma são ruídos ou crepitação, durante a translação mandibular.[41] A dor pode estar presente também, desencadeando em alguns casos mioespasmo secundário, ou disfunção. O diagnóstico por imagem pode ser estabelecido através de artrografia (em desuso), artrorressonância e por meio, também, de artroscopia.[42,43]

O tratamento depende da evolução do caso. Se a dor, crepitação articular e a sensibilidade muscular aumentam e nenhuma terapia conservadora produz efeito (placa de estabilização articular), indica-se o tratamento cirúrgico (artrotomia ou artroscopia com reparo discal). Pensa-se que o disco perfurado não apresenta capacidade regenerativa, contudo, com o avanço do conhecimento a respeito das células-tronco aliadas a técnicas minimamente invasivas, há possibilidade de conseguir o reparo discal.[41-43]

DOENÇAS ARTICULARES DEGENERATIVAS

Osteoartrite primária

É denominada também de osteoartrose (quando não há dor) ou osteoartrite, quando sintomática. Trata-se de uma doença degenerativa que afeta o tecido articular e o osso subcondral. Tanto a dor como a disfunção variam de paciente para paciente, dependendo do grau de inflamação e deformidade.[44]

Clinicamente, a dor aumenta com a função, podendo-se observar, concomitantemente, uma mialgia mastigatória. Radiograficamente, com o emprego de tomografia computadorizada, ou tomo de feixe cônico, pode-se observar alterações estruturais com a presença de osteófitos e erosões na cabeça mandibular (Figura 30.7), diminuição do espaço articular, esclerose subcondral. Pode-se perceber, também, ruídos articulares múltiplos, ou crepitação. Pode estar presente limitação da abertura bucal com desvio para o lado acometido.[5,11,15]

A osteoartrite envolve um quadro de inflamação, degeneração e tentativa de reparo por parte do organismo. Quando a sobrecarga articular supera a capacidade adaptativa, inicia-se, na maioria das vezes, tal processo de deteriorização articular. Existem fatores de risco que predispõem à osteoartrite. São eles as doenças cardiovasculares, obesidade e a síndrome metabólica.[5,11,44,45]

Osteoartrite secundária

Alterações sistêmicas como psoríase, espondilite anquilosante, síndrome de Reiter podem contribuir para o processo degenerativo articular da ATM, o que pode ser muito similar com respeito ao quadro clínico presente na osteoartrite primária.[11,44]

O tratamento inicialmente é clínico, com diminuição da sobrecarga ao sistema musculoarticular, empregando uma dieta líquida e pastosa, viabilizando os movimentos mandibulares (sem presença de dor) e o uso de analgésicos/AINEs. No caso de estar presente bruxismo, emprega-se uma placa de estabilização superior. Estando presente um deslocamento anterior, sem redução em fase aguda, pode-se tentar infiltração local articular com corticosteroide.[46] Se o quadro não se alterar, ou seja, a dor e a limitação persistirem, podem ser indicadas técnicas cirúrgicas minimamente invasivas como a artrocentese isolada ou combinada com hialuronato de sódio com diferentes pesos moleculares.[47] Técnicas cirúrgicas como condilotomia com enxerto ósseo associada à ortodontia, ou emprego de próteses metálicas articulares são a última opção.[48]

FIGURA 30.7

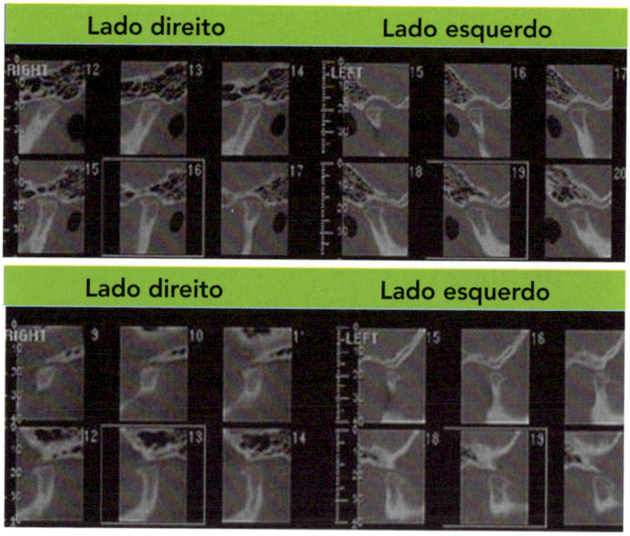

Tomografia computadorizada de feixe cônico. Em boca fechada, as cabeças da mandíbula (CM) se encontram em posições cêntricas nas suas fossas mandibulares. Há um aplainamento das vertentes superiores de ambas as CM. Observa-se ponto de descontinuidade da cortical do polo superior da CM, sugestiva de erosão ou pseudocisto. Presença de imagem sugestiva de osteófito nas vertentes anteriores de ambos CM. Espaços articulares encontram-se dentro dos padrões de normalidade.

Reabsorção idiopática da cabeça mandibular

A reabsorção idiopática da cabeça mandibular (RICM) está relacionada a um aumento anormal de carga na ATM e subsequente reabsorção como consequência da pressão exercida, o que pode ocorrer após tratamento ortodôntico, cirurgia ortognática, desarranjos internos, parafunção e traumas.[49-51] A RICM parece ter uma predileção por mulheres com DTM preexistente, com ângulo do plano mandibular elevado, e com idades entre 15 e 35 anos.[51] A fisiopatologia da reabsorção envolve três mecanismos: ativação dos osteoblastos por citocinas liberadas por células inflamatórias; o recrutamento de osteoclastos por osteoblastos; e a atividade dos osteoclastos que resulta na secreção de enzimas responsáveis pela degradação da hidroxiapatita e colágeno.[50] Os mediadores inflamatórios responsáveis pela reabsorção da cabeça mandibular (CM) estão presentes na zona retrodiscal (ZR) do disco articular.[51] Em um estudo de 15 pacientes com RICM, foram encontrados hipertrofia e proliferação dos tecidos da ZR e sinovial ao redor da CM, sendo que a exposição da mesma aos mediadores desses tecidos criava o fenômeno da reabsorção.[52]

Na RICM, a cabeça mandibular diminui nos 3 planos do espaço, no osso subcondral, sem aparente destruição da fibrocartilagem articular presente na CM e na fossa mandibular, ao contrário do que ocorre na artrite, onde a fibrocartilagem é destruída devido ao processo inflamatório. A reabsorção da CM, eventualmente, pode estabilizar-se. No entanto, se a CM e o tecido sinovial hiperplásico receberem carga excessiva (hábitos parafuncionais, trauma, ortodontia, cirurgia ortognática), o processo de reabsorção pode ser reiniciado.[49-51]

O diagnóstico geralmente é baseado na história pregressa, avaliação clínica e exames de imagem do paciente, sendo os mais utilizados a radiografia panorâmica, a tomografia computadorizada (Figura 30.8) e a cintilografia óssea.[50-53] Atualmente, não existe consenso de qual é o melhor tratamento para a RICM.[54] O tratamento

FIGURA 30.8

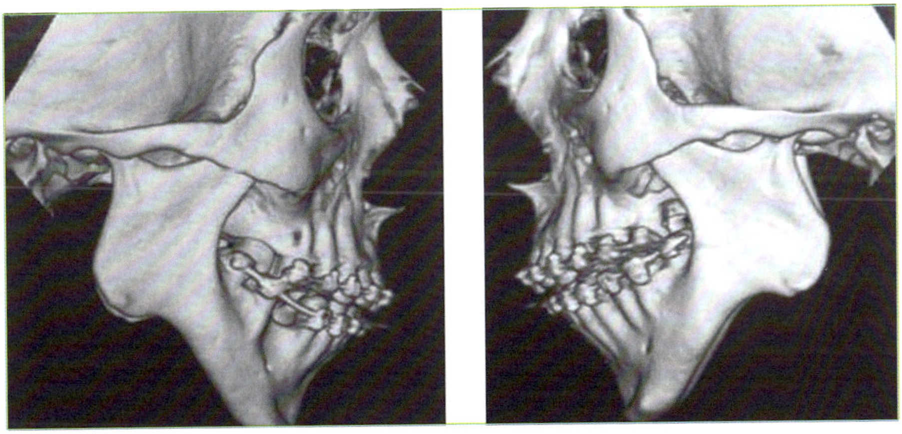

Tomografia computadorizada 3D, boca fechada, bilateral, onde se observa perda da morfologia da cabeça mandibular (reabsorção).

incruento e proservação, cirurgia ortognática, condilectomia e reconstrução da CM com enxertos autógenos ou materiais aloplásticos são os procedimentos mais descritos na literatura.[54-56]

Fratura da cabeça mandibular

As fraturas da cabeça mandibular podem ser do tipo intracapsular (Figura 30.9) ou extracapsular: a primeira ocorre na cabeça da mandíbula propriamente dita, sendo que a cápsula articular define os limites anatômicos.[5,15,57] Está presente o seguinte quadro clínico: dor durante a abertura bucal; assimetria; edema pré-auricular do lado acometido; desvio da mandíbula para o lado afetado, durante a abertura bucal; limitação dos movimentos mandibulares. Eventualmente pode-se perceber crepitação óssea no local da fratura à palpação, má oclusão dentária e trismo.[3,5]

O tratamento constitui-se de analgésicos e anti-inflamatórios para controlar a dor e o edema.[58] No caso de laceração dos tecidos moles, comunicando o meio interno e externo, pode-se indicar antibiótico. Quanto ao procedimento, pode-se optar pelo clínico, no caso, fisioterapia intensa, e havendo necessidade de bloqueio maxilo-mandibular deixar o menor tempo possível, principalmente em se tratando de crianças (máximo de 14 dias).[59] Indica-se a terapia cirúrgica nos casos de fratura exposta; onde a terapia clínica não produziu resultado (limitação na movimentação lateral de abertura bucal); paciente não cooperativo ao tratamento conservador. As abordagens cirúrgicas são por acesso endaural, pré-auricular, submandibular e retromandibular, ou combinados. O método de fixação pode ser por meio de parafusos, miniplacas e parafusos, associado ou não à osteossíntese a fio de aço.[57-60]

A última compreende as fraturas subcondilares, que ocorrem no processo condilar, fora do limite da cápsula articular (extracapsulares). Está presente o seguinte quadro

FIGURA 30.9

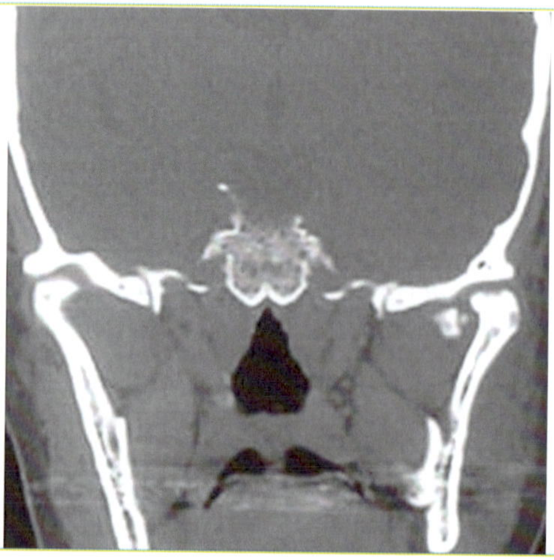

Tomografia computadorizada, corte frontal, observa-se fratura intracapsular da ATM esquerda com um fragmento medial proveniente do polo anterior da cabeça mandibular.

clínico: dor durante a abertura bucal; assimetria facial; desvio da mandíbula para o lado afetado no movimento de abertura bucal; limitação dos movimentos mandibulares, com impossibilidade de lateralizar à mandíbula para o lado normal, e trismo. Eventualmente, pode-se perceber má oclusão dentária; mordida aberta posterior nos casos unilaterais; mordida aberta anterior nos casos de fratura bilateral; desvio da linha média para o lado comprometido e aumento da dimensão vertical.[60]

Quanto à terapia farmacológica, emprega-se a mesma que nos casos de fraturas intracapsulares. O tratamento clínico visa, tanto em crianças como em adultos, a normalização do sistema mastigatório. Dependendo do caso pode-se optar por bloqueio maxilo-mandibular com braquetes e arco e barras de Erich, e até mesmo goteira nos casos de dentição mista, ou em desdentados pelo tempo máximo de duas semanas. Deve-se, brevemente, iniciar um programa de fisioterapia intensiva por um período não inferior a 120 dias. O tratamento cirúrgico é indicado em fraturas baixas com grande deslocamento; em casos de limitação mandibular lateral e vertical (abertura bucal); fraturas bilaterais; fraturas com grande deslocamento da cabeça da mandíbula e discal, associado a outras fraturas mandibulares; para restabelecer a altura facial, quando associada a fraturas do terço médio da face e quando a terapêutica clínica, conservadora, não propiciar resultado satisfatório. As abordagens cirúrgicas e o material são os mesmos empregados no caso de fratura intracapsular.[58,60]

Anquilose fibrosa

Caracteriza-se por uma imobilidade articular devido à formação de um tecido fibroso junto à cabeça da mandíbula, disco e/ou ao tecido retrodiscal, fossa, cápsula e tubérculo articular. A causa mais comum é um hematoma, resultante de trauma articular, devido a um procedimento cirúrgico, ou como resultado de um quadro de sinovite.[61]

Clinicamente, se o disco está fixado à fossa ou ao tubérculo articular, o movimento de translação está limitado (Figura 30.10). Há também deflecção para o lado afetado, com limitação do movimento mandibular para o lado contralateral. Radiograficamente, pode-se observar o espaço intra-articular preservado ou não, dependendo do grau de anquilose estabelecida.[61-64]

O tratamento está na dependência do grau de disfunção e da dor. Se o paciente apresenta uma adequada função e pouco desconforto, nenhuma terapia é indicada. Se estiver presente uma grande limitação nos movimentos, o que é mais frequente, seguida de dor, indica-se a artrotomia, seguida de fisioterapia.[62-64]

Anquilose óssea

Caracteriza-se pela proliferação de tecido ósseo que se inicia no interior da ATM e, dependendo da sua extensão e direção, envolve o processo coronoide, arco zigomático e até fossa média do crânio. Desenvolve-se a partir de traumas (fraturas) processos inflamatórios crônicos e infecção.[62]

▶ FIGURA 30.10

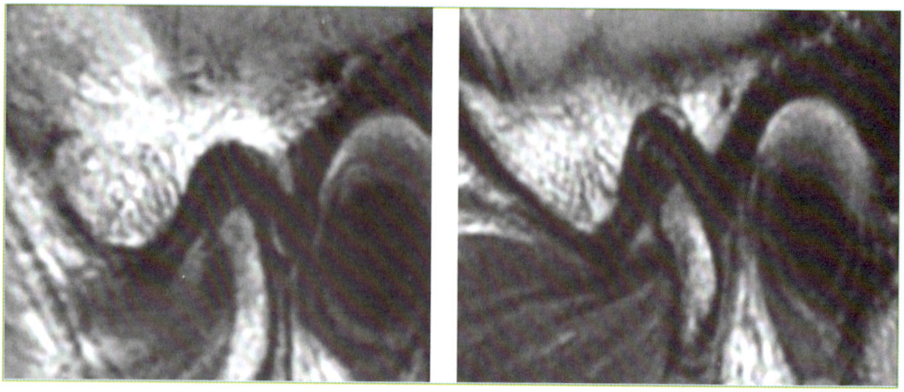

Ressonância magnética, (DP) corte sagital oblíquo, boca fechada e aberta, onde se observa imobilidade do conjunto disco-cabeça da mandíbula à esquerda. Tem-se dificuldade de se visualizar o espaço articular superior.

Clinicamente, não se observa dor. Quando a condição é bilateral há grande limitação da abertura bucal. No caso de ser unilateral (Figura 30.11), verifica-se deflecção mandibular para o lado afetado e limitação do movimento mandibular para o lado contralateral (normal). Radiograficamente, há evidência de proliferação de tecido ósseo ocupando toda a fossa articular (massa óssea), impedindo a translação da cabeça da mandíbula.[65,66]

O tratamento envolve a remoção do tecido ósseo formado, criando-se um novo espaço entre o remanescente mandibular e a fossa. Deve-se preencher, preferencialmente, a cavidade com fáscia ou músculo temporal, com subsequente reconstrução com costela, fíbula com microcirurgia, ou a colocação de uma prótese metálica articular.[65-67]

▶ FIGURA 30.11

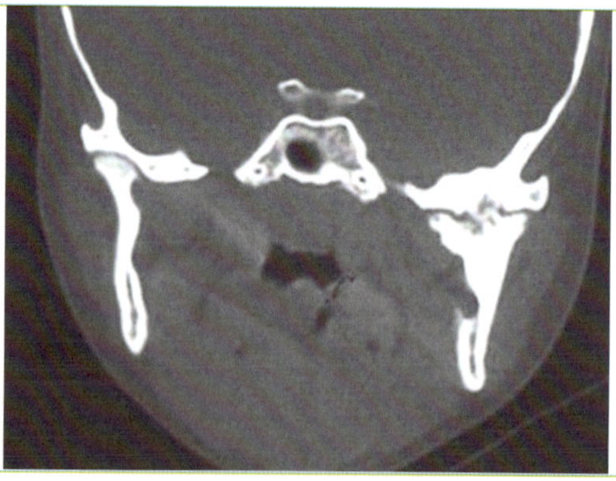

Na tomografia computadorizada em corte frontal, observa-se uma importante alteração morfológica de toda a cabeça da mandíbula, lado esquerdo com irregularidade junto ao seu polo superior, lateral e medial. Isso estabelece uma limitação importante da abertura bucal.

REFERÊNCIAS BIBLIOGRÁFICAS

1. Madeira CM. Anatomia da face: bases anatomofuncionais para a prática odontológica. 8 ed. São Paulo: Sarvier; 2012.
2. Omasello G, Sorce A, Mazzola M, et al. Comparative analysis of the structure of temporomandibular joint in human and rabbit. Acta Biomed. 2017;87(3):282-285.
3. Okeson JP. Tratamento das desordens temporomandibulares e oclusão. São Paulo: Artes Médicas; 2013.
4. Schiffman E, Ohrbach R, Truelove E, et al. Diagnostic criteria for temporomandibular disorders (DC/TMD) for clinical and research applications: recommendations of the International RDC/TMD Consortium Network and Orofacial Pain Special Interest Group. J Oral Facial Pain Headache. 2014;28(1):6-27.
5. Leeuw R, Klasser G. Orofacial pain: guidelines for assessment, diagnosis, and management. 6th Ed. Chicago: Quintessence; 2018.
6. Manfredini D, Arveda N, Guarda-Nardini L, et al. Distribution of diagnoses in a population of patients with tempo-romandibular disorders. Oral Surg Oral Med Oral Pathol Oral Radiol. 2012;114(3):35-41.
7. Poluha RL, Grossmann E, Iwaki LCV, et al. Myofascial trigger points in patients with temporomandibular joint disc displacement with reduction: a cross-sectional study. J Appl Oral Sci. 2018;26(3):e20170578.
8. Ahmad M, Hollender L, Anderson Q, et al. Research diagnostic criteria for temporomandibular disorders (RDC/TMD): development of image analysis criteria and examiner reliability for image analysis. Oral Surg Oral Med Oral Pathol Oral Radiol Endod. 2009;107(6):844-60.
9. Poluha RL, Grossmann E. Mediadores inflamatórios relacionados às disfunções temporomandibulares artrogênicas. Br J Pain. 2018;1(1):60-5.
10. Ottria L, Candotto V, Guzzo F, et al. TMJs capsule histological and macroscopical study: relationship between ligamentous laxity and TMI dysfunctions. J Biol Regul Homeost Agents. 2018;32(2 Suppl.1):213-216.
11. Okeson JP Bell's oral and facial pain. Carol Stream (Illinois): Quintessence; 2014.
12. Chantaracherd P, John MT, Hodges JS, et al. Temporomandibular joint disorders' impact on pain, function, and disability. J Dent Res. 2015;94(3 Suppl):79S-86S.
13. Wieckiewicz M, Boening K, Wiland P, et al. Reported concepts for the treatment modalities and pain management of temporomandibular disorders. J Headache Pain. 2015;16(4):106.
14. Greene CS, Menchel HF. The use of oral appliances in the management of temporomandibular disorders. Oral Maxillofac Surg Clin North Am. 2018;30(3):265-77.
15. Okeson JP. Joint intracapsular disorders: diagnostic and nonsurgical management considerations. Dent Clin North Am. 2007;51(1):85-103.
16. de Leeuw R. Intra-articular desarangements of the temporomandibular joint. Oral Maxillofac Surg Clin North Am. 2008;20(2):159-68.
17. Butts R, Dunning J, Pavkovich R, et al. Conservative management of temporomandibular dysfunction: a literature review with implications for clinical practice guidelines (Narrative review part 2). J Bodyw Mov Ther. 2017;21(3):541-8.
18. Rezazadeh F, Hajian K, Shahidi S, et al. Comparison of the effects of transcutaneous electrical nerve stimulation and low-level laser therapy on drug-resistant temporomandibular disorders. J Dent (Shiraz) 2017;18(3):187-92.
19. Chang WD, Lee CL, Lin HY, et al. A meta-analysis of clinical effects of low-level laser therapy on temporomandibular joint pain. J Phys Ther Sci. 2014;26(8):1297-300.

20. Chen HM, Liu MQ, Yap AU, et al. Physiological effects of anterior repositioning splint on temporomandibular joint disc displacement: a quantitative analysis. J Oral Rehabil. 2017;44(9):664-72.

21. Young AL. Internal derangements of the temporomandibular joint: a review of the anatomy, diagnosis, and management. J Indian Prosthodont Soc.2015;15(1):2-7.

22. Liddell A, Perez DE. Temporomandibular joint dislocation. Oral Maxillofac Surg Clin North Am. 2015;27(1):125-36.

23. White T, Hedderick V, Ramponi DR. Dislocation of the Temporomandibular Joint and Relocation Procedures. Adv Emerg Nurs J. 2016;38(3):177-82.

24. Ybema A, De Bont LG, Spijkervet FK. Arthroscopic cauterization of retrodiscal tissue as a successful minimal invasive therapy in habitual temporomandibular joint luxation. Int J Oral Maxillofac Surg. 2013;42(3):376-9.

25. Vogl TJ, Lauer HC, Lehnert T, et al. The value of MRI in patients with temporomandibular joint dysfunction: correlation of MRI and clinical findings. Eur J Radiol. 2016;85(4):714-9.

26. Poluha RL, Canales GT, Costa YM, et al. Temporomandibular joint disc displacement with reduction: a review of mechanisms and clinical presentation. J Appl Oral Sci. 2019;27:e20180433.

27. Kraus S, Prodoehl J. Disc displacement without reduction with limited opening: A clinical diagnostic accuracy study. Physiother Theory Pract. 2017;33(3):238-44.

28. Giraudeau A, Jeany M, Ehrmann E, et al. Disc displacement without reduction: a retrospective study of a clinical diagnostic sign. Cranio. 2017;35(2):86-93.

29. Zhuo Z, Cai XY. Radiological follow-up results of untreated anterior disc displacement without reduction in adults. Int J Oral Maxillofac Surg. 2016;45(3):308-12.

30. Al-Baghdadi M, Durham J, Araujo-Soares V, et al. TMJ disc displacement without reduction management: a systematic review. J Dent Res. 2014;93(7 Suppl):37S-51S.

31. Breik O, Devrukhkar V, Dimitroulis G. Temporomandibular joint (TMJ) arthroscopic lysis and lavage: Outcomes and rate of progression to open surgery. Craniomaxillofac Surg. 2016;44(12):1988-95.

32. Grossmann E, Poluha RL, Iwaki LC, et al. Predictors of arthrocentesis outcome on joint effusion in patients with disk displacement without reduction. Oral Surg Oral Med Oral Pathol Oral Radiol. 2018;125(4):382-8.

33. Pasqual PG, Poluha RL, Setogutti ÊT, et al. Evaluation of effusion and articular disc positioning after two different arthrocentesis techniques in patients with temporomandibular joint disc displacement without reduction. Cranio. 2018;30:1-8.

34. Grossmann E, Poluha RL, Iwaki LCVet al. Arthrocentesis with different irrigation volumes in patients with disc displacement without reduction: one-year follow-up. Cranio. 2018;26:1-6.

35. Folle FS, Poluha RL, Setogutti ET, et al. Double puncture versus single puncture arthrocentesis for the management of unilateral temporomandibular joint disc displacement without reduction: A randomized controlled trial. J Craniomaxillofac Surg. 2018;46(12):2003-7.

36. Gauer RL, Semidey MJ. Diagnosis and treatment of temporomandibular disorders. Am Fam Physician. 2015;91(6):378-86.

37. Zhang S, Liu X, Yang C, et al. Intra-articular adhesions of the temporomandibular joint: Relation between arthroscopic findings and clinical symptoms. BMC Musculoskelet Disord. 2009;10:70.

38. Millon-Cruz A, Martín-Granizo R, Encinas A, et al. Relationship between intra-articular adhesions and disc position in temporomandibular joints: Magnetic resonance and arthroscopic findings and clinical results. J Craniomaxillofac Surg. 2015;43(4):497-502.

39. Rajapakse S, Ahmed N, Sidebottom AJ. Current thinking about the management of dysfunction of the temporomandibular joint: a review. Br J Oral Maxillofac Surg. 2017;55(4):351-6.

40. Şentürk MF, Yazıcı T, Gülşen U. Techniques and modifications for TMJ arthrocentesis: a literature review. Cranio. 2018;36(5):332-40.

41. Liu XM, Zhang SY, Yang C, et al. Correlation between disc displacements and locations of disc perforation in the temporomandibular joint. Dentomaxillofac Radiol. 2010;39(3):149-56.

42. Shen P, Huo L, Zhang SY, et al. Magnetic resonance imaging applied to the diagnosis of perforation of the temporomandibular joint. J Craniomaxillofac Surg. 2014;42(6):874-8.

43. Muñoz-Guerra MF, Rodríguez-Campo FJ, Escorial Hernández V, et al. Temporomandibular joint disc perforation: long-term results after operative arthroscopy. J Oral Maxillofac Surg. 2013;71(4):667-76.

44. Sharav Y, Benoliel R. Dor orofacial e cefaleias. 2 ed. São Paul: Quintessence; 2016.

45. Wahaj A, Hafeez K, Zafar MS. Association of bone marrow edema with temporomandibular joint (TMJ) osteoarthritis and internal derangements. Cranio. 2017;35(1):4-9.

46. Moldez MA, Camones VR, Ramos GE, et al. Effectiveness of intra-articular injections of sodium hyaluronate or corticosteroids for intracapsular temporomandibular disorders: a systematic review and meta-analysis. J Oral Facial Pain Headache. 2018;32(1):53-66.

47. Goiato MC, da Silva EV, de Medeiros RA, et al. Are intra-articular injections of hyaluronic acid effective for the treatment of temporomandibular disorders? A systematic review. Int J Oral Maxillofac Surg. 2016;45(12):1531-7.

48. Bouletreau P. Temporomandibular joints and orthognathic surgery. Rev Stomatol Chir Maxillofac Chir Orale. 2016;117(4):212-6.

49. Papadaki ME, Tayebaty F, Kaban LB, et al. Condylar resorption. Oral Maxillofac Surg Clin North Am. 2007;19(2):223-34.

50. Gunson MJ, Arnett GW, Milam SB. Pathophysiology and pharmacologic control of osseous mandibular condylar resorption. J Oral Maxillofac Surg. 2012;70(8):1918-34.

51. Weigert NM, Moniz NJ, Freitas RR. Idiopathic resorption of the mandibular condyle: common and unknown. Rev Bras Cir Craniomaxilofac. 2011;14(2):102-7.

52. Wolford LM, Cardenas L. Idiopathic condylar resorption: diagnosis, treatment protocol, and outcomes. Am J Orthod Dentofacial Orthop. 1999;116(6):667-77.

53. Sansare K, Raghav M, Mallya SMet al. Management-related outcomes and radiographic findings of idiopathic condylar resorption: a systematic review. Int J Oral Maxillofac Surg. 2015;44(2):209-16.

54. Raouf SR, Attia MM, Wright EF. Splint therapy is the most conservative treatment for idiopathic condylar resorption. Tex Dent J. 2016;133(3):182.

55. Chigurupati R, Mehra P. Surgical management of idiopathic condylar resorption: orthognathic surgery versus temporomandibular total joint replacement. Oral Maxillofac Surg Clin North Am. 2018;30(3):355-67.

56. Kristensen KD, Schmidt B, Stoustrup P, et al. Idiopathic condylar resorptions: 3-dimensional condylar bony deformation, signs and symptoms. Am J Orthod Dentofacial Orthop. 2017;152(2):214-23.

57. Walker CJ, MacLeod SP. Anatomy and biomechanics of condylar fractures. Atlas Oral Maxillofac Surg Clin North Am. 2017;25(1):11-16.

58. Krishnan DG. Soft tissue trauma in the temporomandibular joint region associated with condylar fractures. Atlas Oral Maxillofac Surg Clin North Am. 2017;25(1):63-7.

59. Nabil Y. Evaluation of the effect of different mandibular fractures on the temporomandibular joint using magnetic resonance imaging: five years of follow-up. Int J Oral Maxillofac Surg. 2016;45(11):1495-9.

60. Hirjak D, Machon V, Beno M, et al. Surgical treatment of condylar head fractures, the way to minimize the postraumatic TMJ ankylosis. Bratisl Lek Listy. 2017;118(1):17-22.

61. Figueiredo NR, Meena M, Dinkar ADet al. Fibrous ankylosis of the temporomandibular joint in a young child. J Dent Child (Chic). 2015;82(2):108-11.

62. Bénateau H, Chatellier A, Caillot A, et al. Temporo-mandibular ankylosis. Rev Stomatol Chir Maxillofac Chir Orale. 2016;117(4):245-55.

63. Wang HL, Zhang PP, Meng L, et al. Preserving the fibrous layer of the mandibular condyle reduces the risk of ankylosis in a sheep model of intracapsular condylar fracture. J Oral Maxillofac Surg. 2018;76(9):1951.e1-1951.e24.

64. Joshi UM, Patil SG, Shah K, et al. S. Brisement force in fibrous ankylosis: a technique revisited. Indian J Dent Res. 2016;27(6):661-3.

65. Movahed R, Mercuri LG. Management of temporomandibular joint ankylosis. Oral Maxillofac Surg Clin North Am. 2015;27(1):27-35.

66. Yan YB, Liang SX, Shen J, et al. Current concepts in the pathogenesis of traumatic temporomandibular joint ankylosis. Head Face Med. 2014;10:35.

67. Hu Y, Zhang L, He D, Yang C, Chen M, Zhang S, et al. Simultaneous treatment of temporomandibular joint ankylosis with severe mandibular deficiency by standard TMJ prosthesis. Sci Rep. 2017;7:45271.

CAPÍTULO 31

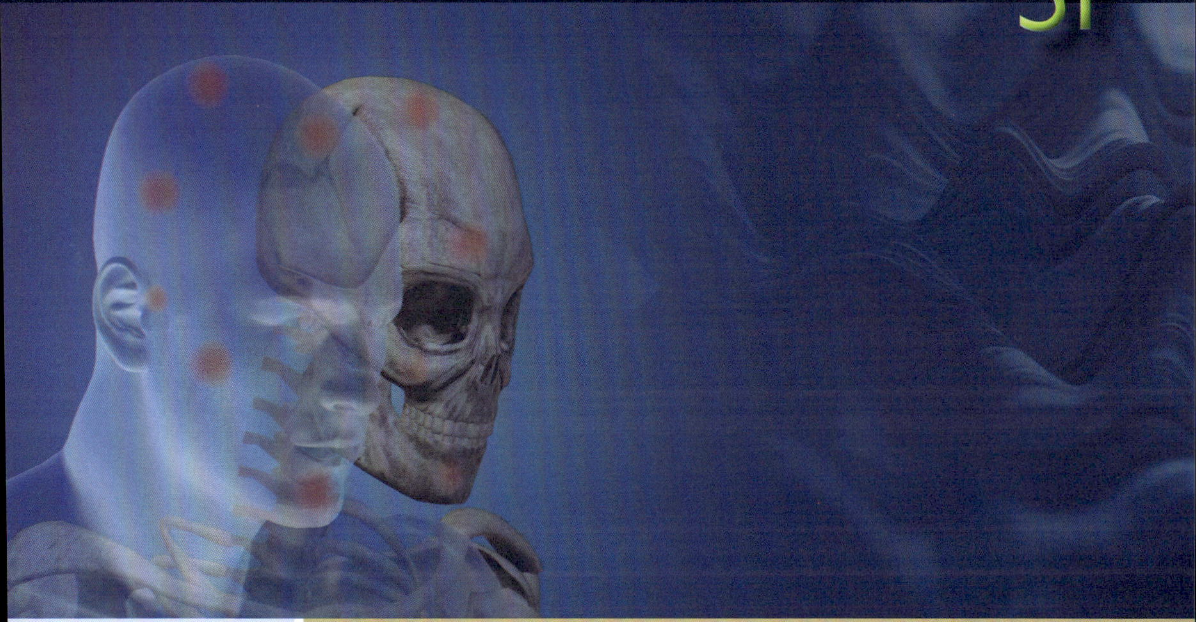

Renata Silva Melo Fernandes
Rodrigo Lorenzi Poluha
Eduardo Grossmann
José Stechman-Neto

Placas Oclusais

INTRODUÇÃO

As placas oclusais (PO) são aparelhos intrabucais removíveis que recobrem as superfícies incisais e oclusais dos dentes, podendo ser confeccionados na mandíbula ou maxila, criando contatos oclusais estáveis com os dentes antagonistas, permitindo movimentos excursivos livres de interferências e com um melhor relacionamento da cabeça mandibular/disco articular.[1,2] Diversas nomenclaturas são usadas na literatura, usualmente se referindo ao mesmo aparelho, como dispositivo interoclusal, placa estabilizadora, placa miorrelaxante, placa de Michigan, protetor noturno, aparelho ortopédico, placa de mordida, placa de bruxismo, placa de Shore, *splint* oclusal, entre outros.[3]

As PO fazem parte de um arsenal de modalidades terapêuticas conservadoras para o tratamento das disfunções temporomandibulares (DTM) articulares e musculares, controle do desgaste dentário provocado pelo bruxismo do sono e algumas patologias oclusais.[4] Além disso, as PO apresentam um importante papel na reabilitação oral, sendo consideradas um dispositivo auxiliar no diagnóstico quando é necessária a realização de um restabelecimento da relação maxilomandibular.[3] Acredita-se que os mecanismos de ação das PO incluem a alteração da dimensão vertical de oclusão (DVO); a obtenção de uma oclusão "ideal", que reduziria a atividade eletromiográfica da musculatura mastigatória; a conscientização cognitiva; e o efeito placebo.[3,5]

Embora na literatura não haja indicação irrefutável de que a alteração permanente na DVO produza sintomas de DTM de longa duração,[6] a teoria da alteração da DVO baseia-se no princípio de que o desenho da PO deve restabelecer a DVO alterada, com o objetivo de eliminar ou reduzir a atividade muscular anormal.[3] Um estudo avaliou, através de eletromiografia de superfície (EMG), os músculos masseter e temporal direito e esquerdo na qual a amostra constou de 15 mulheres com bruxismo do sono e DTM relacionadas ao estresse ocupacional, após o uso noturno de PO. Os sinais de EMG foram registrados duas vezes por paciente: após um turno de trabalho (pré-PO) e após uma noite de sono com a PO (pós-PO) antes de um novo dia de trabalho. Uma redução significativa foi observada na média da EMG entre pré e pós-PO, na condição de máxima contração muscular, contribuindo para a premissa de que o uso da PO reduz a atividade eletromiográfica nos músculos masseter e temporal anterior, em pacientes que apresentaram bruxismo do sono relacionado ao estresse ocupacional.[7]

Em outro estudo investigando o efeito do aumento da DVO no controle corticomotor dos músculos masseteres, os resultados preliminares mostraram um aumento significativo na amplitude do potencial motor evocado do músculo em questão e o aumento de habilidades mastigatórias após a alteração da DVO. Sugere-se que uma alteração temporária dessa dimensão possa alterar o padrão de mastigação e, portanto, as alterações na excitabilidade cortical, podendo indicar um curso de adaptação ao ambiente oral alterado.[8] Uma metanálise sugere que as terapias com PO promovem uma diminuição na força de contração do músculo masseter, o que levaria à redução da resposta hiperêmica após a contração. Esse fenômeno biológico onde a pressão intramuscular aumenta durante a contração muscular, é bem conhecido e, como consequência, o fluxo sanguíneo local diminui devido à constrição dos capilares. Foi proposto que a dor muscular crônica pode se originar de fluxo sanguíneo intramuscular insuficiente e da redução de sua taxa de oxigênio. Uma redução no fluxo sanguíneo leva à isquemia local e à crise energética no tecido muscular, além do acúmulo de subprodutos metabólicos que, por sua vez, estimulam os nociceptores e resultam em dores musculares.[9]

A presença das PO também se reflete na pressão intra-articular da articulação temporomandibular (ATM). Um estudo analisou a pressão intra-articular no compartimento superior de 50 ATM. A pressão foi medida com a mandíbula nas seguintes posições: em repouso, abertura máxima da boca, apertamento na posição de máxima intercuspidação e apertamento com a PO. Quando essa foi instalada, a pressão intra-articular média reduziu significativamente seu valor em 31,24%, sem diferenças significativas entre gêneros, com melhora no *status* funcional da ATM.[10] A redução da sobrecarga na ATM foi avaliada em um estudo utilizando tomografias computadorizadas de feixe cônico para analisar alterações ósseas (integridade do osso cortical, esclerose e cisto subcondral) na fossa mandibular em 36 pacientes com osteoartrite da ATM, comparando grupos que fizeram ou não o uso de PO por um período médio de 10 meses. Os resultados evidenciaram que as PO diminuíram a sobrecarga na ATM nos pacientes com osteoartrite, que mostraram menos reabsorção óssea na fossa mandibular.[11]

A conscientização cognitiva trabalha com o princípio de que quando há um dispositivo interoclusal na boca, o paciente é lembrado de alterar o seu comportamento, diminuindo os hábitos nocivos e hiperatividade muscular anormal.[3] Assim, a conscientização cognitiva leva a um aprendizado que pode alterar, reduzir ou mudar um comportamento prejudicial, e esse é necessário para o sucesso das intervenções terapêuticas.[12] O efeito placebo deve ser sempre considerado. Em um ensaio clínico randomizado duplo-cego, controlado, 57 pacientes com deslocamento do disco com redução e dor na ATM foram divididos em três grupos de acordo com o tipo de PO: PO com oclusão balanceada bilateral, PO com guia canina e uma placa não oclusiva (placebo). Os autores acompanharam os grupos por seis meses, utilizando análise de escala visual analógica (EVA) para dor, palpação da ATM e musculatura mastigatória, movimentos mandibulares e sons articulares. Todos os sujeitos tiveram uma melhoria geral em todos os aspectos avaliados, embora os indivíduos nos grupos de placa oclusal tivessem melhores resultados que os sujeitos no grupo de placa não oclusiva. A frequência de ruídos articulares diminuiu com o tempo, sem diferenças significativas entre os grupos. Indivíduos nos grupos que usam as placas oclusais relataram mais conforto. Não houve diferença entre os grupos com PO com oclusão balanceada bilateral e PO com guia canina.[13]

TIPOS DE PLACAS OCLUSAIS

Atualmente, muitos tipos de PO têm sido sugeridos para o tratamento das DTM.[14,15] Quanto ao tipo de ação, as PO podem ser lisas (estabilizadoras) e as protrusivas (reposicionadoras). As PO reposicionadoras devem ser confeccionadas na maxila, mas as PO estabilizadoras podem ser confeccionadas tanto para a mandíbula quanto para a maxila, sem diferença em termos de eficácia. Quando utilizada na arcada superior, a PO estabilizadora promove maior estabilização do que na arcada inferior, uma vez que todos os dentes mandibulares podem manter contato contra uma superfície oclusal plana da placa instalada na maxila (Figura 31.1).[3]

As PO estabilizadoras, também conhecidas como miorrelaxantes são indicadas para o tratamento das DTM musculares e articulares, principalmente quando a atividade parafuncional estiver presente. O papel primordial das PO passa ser no fechamento mandibular, promovendo uma diminuição das cargas exercidas sobre as ATM, além da ocorrência de retrodiscite secundária ao trauma, facilitando a cicatrização e minimizando as forças que danificam os tecidos retrodiscais. Uma

FIGURA 31.1

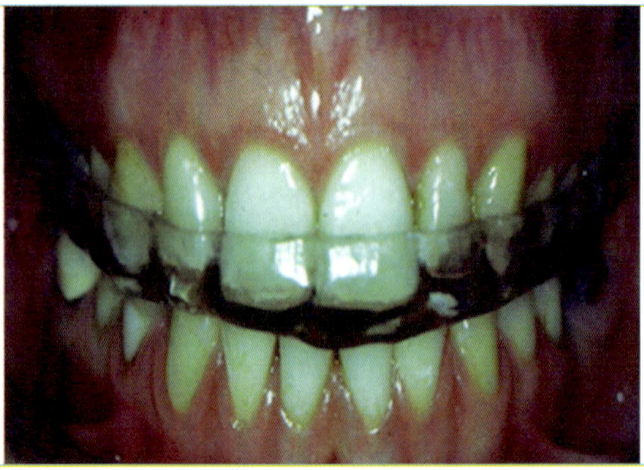

Placa oclusal estabilizadora confeccionada na arcada superior com o contato de todos os dentes mandibulares.

metanálise, com trinta e três estudos clínicos randomizados, indicou que a PO apresentou benefício de curto prazo para pacientes com DTM, na redução da intensidade da dor, sensibilidade muscular e melhora da abertura bucal.[16]

As placas reposicionadoras apresentam uma indicação bem limitada. Essa placa faz com que a mandíbula assuma uma posição mais anterior (a menor anteriorização possível, máximo topo a topo) em relação à posição de máxima intercuspidação habitual. Apresenta uma rampa guia anterior que evita a retrusão mandibular quando o paciente usa para dormir, ou quando está reclinado em uma cadeira. O objetivo do emprego da mesma não é a mudança definitiva da posição mandibular, mas somente uma alteração temporária para melhor relação cabeça da mandíbula-disco e proporcionar condições de reacomodação dos tecidos peri e intra-articulares. Indica-se para tratar o mau posicionamento e deslocamento do disco com redução, travamentos intermitentes, alguns sons articulares e retrodiscite.

FIGURA 31.2

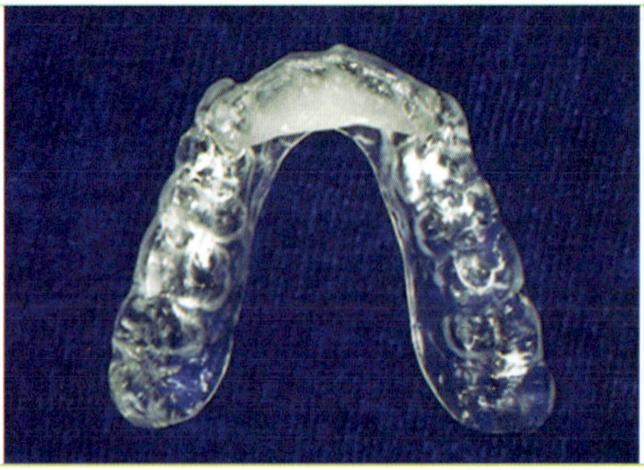

Placa reposicionadora maxilar, com uma rampa guia anterior, que evita a retrusão mandibular.

FIGURA 31.3

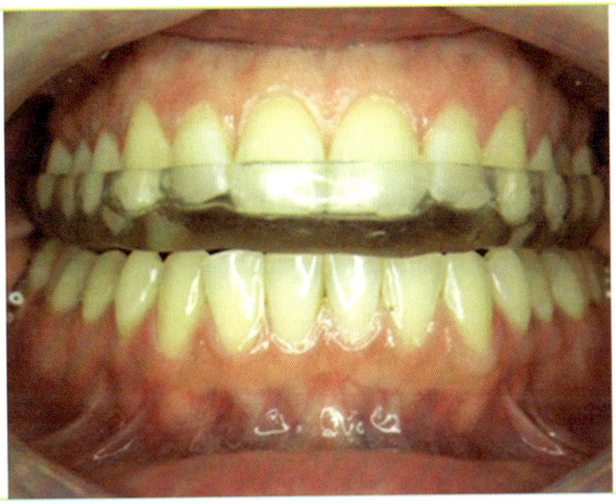

Placa reposicionadora em boca.

Em um estudo clínico, imagens de ressonância magnética (RM) foram obtidas de 52 ATM (relação disco/cabeça mandibular normal [*n* = 10]; deslocamento parcial ou total do disco anterior com redução do disco [*n* = 18]; sem [*n* = 7] ou com redução parcial [*n* = 4) ou sem redução associada à osteoartrose [*n* = 13]) de 30 pacientes com desordens da ATM, antes da inserção de uma placa de reposicionamento anterior. A RM imediata pós-inserção da placa reposicionadora mostrou recaptura dos discos em 15 dos 18 deslocamentos com redução. A recaptura do disco foi vista em apenas duas das quatro articulações com deslocamento anterior do disco com redução parcial. Não houve recaptura nas articulações sem redução. Em casos graves de desarranjo interno com uma ampla faixa de deslocamento do disco combinado com alterações das superfícies articulares ósseas, a recaptura do disco articular com a placa reposicionadora não foi bem sucedida (0 de 13). O acompanhamento para alívio da dor após uma semana mostrou uma redução significativa dos sintomas, apesar do fato de que a recaptura do disco deslocado ocorreu em apenas 17 das 42 ATM patológicas. A possibilidade de recaptura do disco depende da posição e configuração da cabeça mandibular, do disco, da integridade da inserção posterior e do grau de alteração degenerativa das estruturas intra-articulares, como erosão da cabeça mandibular ou achatamento do disco articular. Essa informação diagnóstica influencia o método de tratamento dos distúrbios da ATM. Nas articulações sem redução ou nos estágios posteriores de desarranjo interno da articulação temporomandibular, não é possível obter uma relação normal entre disco e a cabeça mandibular usando placas reposicionadoras.[17]

Quanto ao material de confecção, as placas podem ser de material resiliente ou de acrílico rígido de polimetilmetacrilato (PMMA). Ambos os tipos de dispositivos promovem melhora inicial nos sintomas da dor miofascial e em desarranjos internos da ATM.[18] Em um estudo investigando os efeitos das PO resilientes e rígidas na atividade muscular noturna, foi observado que a PO rígida reduziu significativamente a atividade muscular em oito dos dez participantes, enquanto a

PO resiliente reduziu a atividade muscular em apenas um participante, causando aumento estatisticamente significativo na atividade muscular em cinco dos dez participantes.[19]

Quanto à relação maxilomandibular de confecção, um estudo comparou PO confeccionadas em relação cêntrica (RC) e em máxima intercuspidação habitual (MIH) na redução da dor muscular de 20 pacientes com DTM e bruxismo. Exames clínicos, eletrognatográficos e eletromiográficos foram realizados antes e 3 meses após as terapias. Houve uma redução notável na sintomatologia da dor, sem diferenças estatisticamente significativas entre os grupos. O exame eletrognatográfico demonstrou aumento significativo no movimento lateral esquerdo máximo para o grupo com PO em MIH e movimento lateral direito para o grupo com PO em RC. Não houve diferenças significativas nas atividades eletromiográficas de repouso após a utilização de ambas as PO. Conclusão: ambas as placas oclusais foram eficazes no controle da dor e apresentaram ação semelhante. Os resultados sugerem que a MIH pode ser usada para a confecção de PO em pacientes com estabilidade oclusal, sem grandes discrepâncias entre a RC e a MIH. Além disso, essa técnica é mais simples e menos dispendiosa.[20]

CONFECÇÃO DE PLACAS

As técnicas descritas a seguir visaram à confecção de PO de PMMA pela técnica pó-líquido de forma manual, por fresagem de bloco de PMMA pré-fabricado ou por impressão com resinas próprias para impressora 3D.[9,21]

Placas estabilizadoras (lisas)

Técnica manual

Para confecção das PO necessita-se de bons modelos das arcadas dentais e as mesmas serem transportadas para dispositivos mecânicos com a finalidade de reproduzir as relações maxilomandibulares. Para isso, um dos recursos utilizados é a montagem dos modelos no articulador semiajustável (ASA), recurso que, apesar de não garantir a fidelidade da biocinemática do sistema estomatognático, é de grande valia quando se deseja reproduzir os movimentos mandibulares.[22,23]

Os modelos são obtidos a partir da moldagem das arcadas superior e inferior com moldeira de estoque e material de moldagem de regular/boa precisão (alginato, silicone de condensação, silicone de adição). Deve-se verificar a qualidade da moldagem, não deve apresentar defeitos e/ou bolhas e precisa estar adaptada perfeitamente à moldeira. Idealmente, deve-se vazar com gesso especial tipo IV imediatamente após a moldagem e desinfecção da mesma. Aguarda-se o tempo de cristalização do gesso e promove-se a remoção cuidadosa das moldeiras e o recorte apropriado dos modelos. O registro maxilomandibular para confecção de placa estabilizadora será realizado com um auxílio de uma tesoura, recortando duas ou três lâminas de cera nº 7 (depende da espessura que se deseja a placa) no tamanho da arcada dental. A cera recortada deve ser imersa em água aquecida para amolecer/plastificar. A cera é colocada em contato com as superfícies oclusais e incisais dos dentes da arcada superior e adaptada. Pede-se que o paciente toque a cera, permitindo que se obtenha as impressões das cúspides. Nessa hora, o profissional pode, com as mãos, orientar esse fechamento, tendo em vista que muitos pacientes ao tocarem na cera têm uma tendência a protruir a mandíbula. Com o auxílio de uma espátula nº 7, recorta-se os excessos de cera na vestibular, e em seguida, remove-se com cuidado o registro. Verifica-se se este não apresenta furos nas superfícies oclusais e coloca-se em uma cuba com água fria. Recoloca-se o registro endurecido sobre a arcada superior checando sua adaptação e, em seguida, solicite ao paciente que oclua e checando-se a adaptação das superfícies oclusais e incisais sobre o mesmo. Remove-se o registro da boca e guarda-se na cuba com água.

Posiciona-se o registro de cera sobre a superfície oclusal do modelo da arcada superior e checa-se sua adaptação. Coloca-se, a seguir, o modelo da arcada inferior de forma a coincidir as superfícies oclusais de gesso com o registro das mesmas. Estando corretas temos a reprodução da relação maxilomandibular do nosso paciente. Nesta etapa, envia-se o conjunto ao laboratório para confecção da PO.

Instalação das placas oclusais

O ajuste das placas é feito de forma que as mesmas apresentem os seguintes critérios:

- Perfeito encaixe nos dentes, estabilidade e retenção;
- Contatos das margens incisais e pontas de cúspides antagonistas numa superfície plana;
- Dentes posteriores contatando a placa com a mesma intensidade e os dentes anteriores devem apresentar leve contato;
- Durante os movimentos de lateralidades apenas os caninos devem apresentar contatos. A protrusão deve ser feita com o canino e em algumas situações os incisivos podem participar, mas com toques de intensidade menor que a do canino;
- A placa deve ser polida.

Etapas para o ajuste da placa

1. Coloca-se a placa em posição e checa-se a sua adaptação.
2. Com o paciente bem posicionado na cadeira odontológica e com a placa adaptada, registram-se, com carbono de boa qualidade, os contatos dos dentes antagonistas sobre a PO. Normalmente, pequenos ajustes são necessários nessa fase. Esses ajustes/desgastes são feitos com broca para acrílico montada em peça reta adaptada a um micromotor. Desgastam-se as marcas feitas com o carbono. Leva-se à boca do paciente, novamente, e registra-se os contatos dos dentes

antagonistas com o carbono. Repete-se a operação até que os contatos estejam uniformes e com mesma intensidade.

3. Após os ajustes da placa em máxima intercuspidação, devemos checar os contatos durante os movimentos de protrusão e lateralidades.
4. Após as verificações, remove-se a placa da boca e faz-se o polimento da mesma com borrachas e escovas de polimento montadas em torno ou em peça reta com um pouco de pasta de polimento.

Técnica digital

No processo de confecção da placa por meio digital, deve-se escanear as arcadas superior e inferior do paciente ou os modelos do mesmo. Para tanto, usamos os *scanners* de boca ou de bancada, respectivamente. Durante o escaneamento o paciente deve usar algum dispositivo que proporcione um espaçamento entre as arcadas dentais como um *jig* de Lucia[24] ou o dispositivo que o profissional dominar. Os dados do escaneamento são importados para o *software* e obtemos os modelos digitais que serão montados no articulador do programa.

Dentro do programa escolhido, o cadista (cirurgião dentista ou técnico) deverá escolher o tipo de placa e a arcada em que irá confeccionar (maxila ou mandíbula). O desenho da placa é feito no *software* e deve incluir todos os dentes e seu contorno igual ao das PO feitas pela técnica manual, lembrando-se de programar um alívio entre os dentes e a PO. Os ajustes dos contatos oclusais também são feitos no *software* de forma a distribuir as cargas oclusais, bilateralmente, e com mesma intensidade na região dos dentes posteriores. A região dos dentes anteriores pode ou não ter contato; quando existir, esses devem ser mais leves que os contatos da região posterior. Proporciona-se, dessa maneira, guias laterais e de protrusão livres de interferências. Após aprovação do desenho da placa, o profissional deve enviar o arquivo para impressão, fresagem, ou para o laboratório da sua escolha. Sabendo que esse processo dura somente minutos, o próprio cirurgião dentista no seu consultório pode realizar a confecção da mesma em impressora 3D. Ao término da impressão, deve-se lavar a placa com álcool isopropílico e esperar o tempo de cura da resina seguindo depois para polimento, acabamento e ajustes.

Quando as placas são impressas em 3D, há algumas variações em relação ao processo tradicional manual ou fresado. Em primeiro lugar, o material específico deve ser considerado. As resinas disponíveis para esse tipo de aplicação apresentam alta resistência mecânica, com leve flexibilidade (apenas o suficiente para conforto de encaixe) e alta resistência à abrasão (essa característica é importantíssima para durabilidade do elemento impresso). Esteticamente, a placa impressa pode ser polida para adquirir translucidez. Após polimento, a PO pode ser instalada no paciente.

O segundo ponto a se considerar é a precisão e tecnologia de impressão 3D. A impressora deve possuir precisão elevada e de tecnologia Estereolitografia, SLA, (tanto a laser quanto por projeção de luz digital, DLP). Esse tipo de impressora é capaz de produzir peças de resoluções de até 20 mícrons, com alto detalhamento e completamente estanques, ao contrário de uma impressora de deposição de material plástico (FDM).

O processo de escaneamento, planejamento pode se dizer que ficará concluído em 30 minutos. A impressão no próprio consultório leva cerca de 1 hora e 10 minutos. A necessidade de ajustes das placas digitais é mínima, próximo de zero. As resinas tanto impressas quanto as fresadas são passiveis de adição de resina autopolimerizável.

Lembrando que até quando o processo é mandado para a impressora/fresadora tudo é digital e nada físico. Quando as técnicas e *softwares* são dominados pelo profissional, a confecção das PO se torna muito mais fácil e rápida.

As PO devem apresentar uma perfeita adaptação aos dentes. A placa digital copia exatamente o que foi escaneado. O alívio é dado pelo operador do *software,* ou seja, a previsibilidade da mesma é imensa. A forma de instalação e os critérios de ajuste são iguais, o que muda é a forma de obter os modelos e confeccionar os dispositivos oclusais.

Tem sido demonstrado que o escaneamento digital intraoral está sendo o método de impressão preferido entre os pacientes em relação às moldagens convencionais. Pesquisas atuais indicam que nenhum método é superior ao outro.

REFERÊNCIAS BIBLIOGRÁFICAS

1. Bennett NG. A contribution to the study of the movements of the mandible. Proc R Soc Med 1908;1(Odontol Sect):79-98.
2. Wiens JP. A progressive approach for the use of occlusal devices in the management of temporomandibular disorders. Gen Dent. 2016;64(6):29-36.
3. Silva RS, Kogawa EM. Placas oclusais: tipos, indicações e técnica. Pro-Odonto Prótese. Programa de Atualização. 2011; 2(2):49-94.
4. Greene CS, Menchel HF. The use of oral appliances in the management of temporomandibular disorders. Oral Maxillofac Surg Clin North Am. 2018;30(3):265-77.
5. Klasser GD, Greene CS. Oral appliances in the management of temporomandibular disorders. Oral Surg Oral Med Oral Pathol Oral Radiol Endod. 2009;107(2):212-23.
6. Moreno-Hay I, Okeson JP. Does altering the occlusal vertical dimension produce temporomandibular disorders? A literature review. J Oral Rehabil. 2015;42(11):875-82.
7. Amorim CF, Vasconcelos Paes FJ, de Faria Junior NS, et al. Electromyographic analysis of masseter and anterior temporalis muscle in sleep bruxers after occlusal splint wearing. J Bodyw Mov Ther. 2012;16(2):199-203.
8. Deng H, Gao S, LUS, Kumar A, et al. Alteration of occlusal vertical dimension induces signs of neuroplastic changes in corticomotor control of masseter muscles: preliminary findings. J Oral Rehabil. 2018;45(9):710-19.
9. Zhang C, Wu JY, Deng DL, et al. Efficacy of splint therapy for the management of temporomandibular disorders: a meta-analysis. Oncotarget. 2016;7(51):84043-53.

10. Casares G, Thomas A, Carmona J, et al. Influence of oral stabilization appliances in intra-articular pressure of the temporomandibular joint. Cranio. 2014;32(3):219-23.

11. Ok SM, Jeong SH, Ahn YW, et al. Effect of stabilization splint therapy on glenoid fossa remodeling in temporomandibular joint osteoarthritis. J Prosthodont Res. 2016;60(4):301-7.

12. Rugh ID, Arlan J. Nocturnal bruxism and temporomandibular disorders. Adv Neurolog. 1988;49(2): 329-41.

13. Conti PC, dos Santos CN, Kogawa EM, et al. The treatment of painful temporomandibular joint clicking with oral splints: a randomized clinical trial. J Am Dent Assoc. 2006;137(8):1108-14.

14. Ebrahim S, Montoya L, Busse J W, et al. The effectiveness of splint therapy in patients with temporomandibular disorders. J Am Dent Assoc. 2012; 143(8): 847-57.

15. Reyes SM, Kuijs RH, Werner A, et al. Comparison of wear between occlusal splint materials and resin composite materials. J Oral Rehabil. 2018;45(7): 539-44.

16. Kuzmanovic Pficer J, Dodic S, Lazic V, et al. Occlusal stabilization splint for patients with temporomandibular disorders: meta-analysis of short and long term effects. PLoS One 2017;12(2):e0171296.

17. Eberhard D, Bantleon HP, Steger W. The efficacy of anterior repositioning splint therapy studied by magnetic resonance imaging. Eur J Orthod. 2002;24(4):343-52.

18. Seifeldin SA, Elhayes KA. Soft versus hard occlusal splint therapy in the management of temporomandibular disorders (TMDs). Saudi Dent J. 2015;27(4):208-14.

19. Okeson JP. The effects of hard and soft occlusal splints on nocturnal bruxism. J Am Dent Assoc. 1987;114(6):788-91.

20. Hamata MM, Zuim PR, Garcia AR. Comparative evaluation of the efficacy of occlusal splints fabricated in centric relation or maximum intercuspation in temporomandibular disorders patients. J Appl Oral Sci. 2009;17(1):32-8.

21. Pho Duc JM, Hüning SV, Grossi ML. Parallel randomized controlled clinical trial in patients with temporomandibular disorders treated with a CAD/CAM versus a conventional stabilization splint. Int J Prosthodont. 2016;29(4):340-50.

22. Stuart CE. Accuracy in measuring functional dimensions and relations in oral prosthesis. J Prosth Dent. 1964; 2(9):220.

23. Bonwill WG. Scientific articulation of the human teeth as founded on geometrical, mathematical and mechanical laws. Dent Items. 1899;21(1):3-7.

24. Lucia VO. Modern gnathological concepts. Chicago: Quitessence; 1961.

CAPÍTULO 32

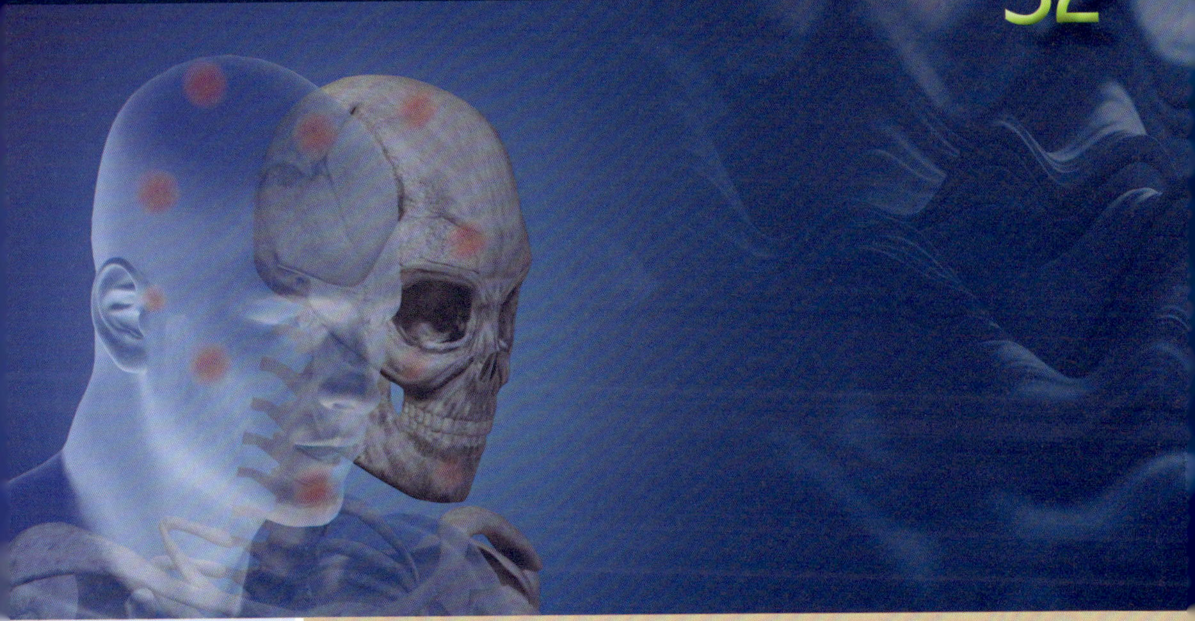

Eduardo Grossmann
Rodrigo Lorenzi Poluha
João Paulo Bezerra Leite

Viscossuplementação da Articulação Temporomandibular

INTRODUÇÃO

O hialuronato de sódio (HS) é um glicosaminoglicano produzido e liberado por células sinoviais especializadas, presente em altas concentrações na cartilagem articular e no líquido sinovial.[1] Em condições normais, essa substância desempenha um papel importante na manutenção da homeostase intra-articular, favorecendo a elasticidade e a viscosidade do líquido sinovial (LS).[2] Funciona como uma almofada protetora contrachoques; tem ação anti-inflamatória, analgésica, aliviando a dor e auxiliando na lubrificação articular. Possibilita o reparo tecidual da cartilagem, além de, quando injetado intra-articular, produzir a nova síntese de HS pelas células β da membrana sinovial.[3] Na presença de um processo de osteoartrose, a concentração e o peso molecular do HS no líquido sinovial apresentam-se diminuídos como consequência da diluição, fragmentação e produção de moléculas ácidas de menor peso que o normal, comprometendo assim as condições da homeostase.[4] Com o intuito de diminuir essa alteração intra-articular, foi idealizado um tratamento no qual o fluido articular patológico é removido do respectivo compartimento através de aspiração e/ou lavagem, e o HS exógeno é infiltrado.[5] Esse tipo de tratamento é denominado de viscossuplementação e tem sido empregado por muitos anos para tratar patologias degenerativas do joelho.[6,7] A infiltração de HS também tem sido proposta para o tratamento de doença degenerativa sintomática da articulação temporomandibular (ATM) que não respondeu a terapias conservadoras.[8] Essa abordagem terapêutica minimamente invasiva emprega a artrocentese e visa restaurar a função protetora do líquido sinovial, normalizando a concentração e o peso molecular do hialuronato de sódio.[9]

HISTÓRICO

O uso de hialuronato de sódio foi descrito pela primeira vez por Rydell e Balazs[10] em 1971 e, após, por Helfet[11] em 1974, no tratamento de pacientes que sofriam de osteoartrite de joelho (OJ). Muitos estudos realizados a partir dos anos de 1970 sobre a OJ demonstraram que o HS ajudava a aliviar a dor, melhorar a função e reduzir a crepitação articular. Dessa forma, abriu-se uma nova abordagem terapêutica, na qual se recomendava e se recomenda, até os dias atuais, um ciclo de cinco infiltrações ministradas em intervalos semanais.

Em 1985 e em 1987, Kopp *et al.*[12,13] compararam os efeitos em curto e longo prazos da injeção intra-articular de hialuronato de sódio com os obtidos com corticosteroides (betametasona). Eles propuseram o uso do HS como melhor alternativa terapêutica por causa de seu menor risco de efeitos colaterais. Em 1991, outros autores[14] observaram os efeitos em curto prazo das infiltrações de HS, glicocorticoides e solução salina em pacientes com artrite reumatoide envolvendo a ATM. Em todos os casos, observaram um efeito significativamente positivo em pacientes tratados com HS ou corticosteroide.

Em 1993, Bertolami *et al.*[15] utilizaram o HS como terapêutica nos casos de doença articular degenerativa (DAD) e em deslocamento do disco com e sem redução. Esses autores ficaram surpreendidos com os resultados clínicos do HS quando comparados à solução salina.

Sato *et al.* (1997)[16] propuseram sua utilização em casos de deslocamento do disco sem redução. Obtiveram uma melhora geral nos sinais e sintomas clínicos. Hirota (1998)[17]demonstrou que a injeção de hialuronato de sódio em pacientes com disfunção articular da ATM reduziu a quantidade de catabólitos presentes no líquido sinovial e melhorou a sintomatologia dolorosa e a abertura da boca. Hepguler *et al.* (2002)[18] concluíram que infiltrações de HS na ATM representam uma abordagem terapêutica segura e eficaz, com um efeito duradouro por pelo menos 6 meses, em pacientes com deslocamento do disco articular da ATM.

ÁCIDO HIALURÔNICO EXÓGENO

Origens

Há basicamente duas:[19-21]

- *Aviária*, a partir da crista de galo, onde pode apresentar um potencial alergogênico devido aos antígenos aviários. Os representantes disponíveis em nosso meio são o Polireumin® e Synvisc®.
- *Fermentado por bactérias (Streptococcus zooepidemicus).* Apresenta menos potencial alergogênico. Estão disponíveis o Osteonil®, Viscoseal®, Orthovisc®, Fermathron® e Suplasyn®.

Classificação

São de dois tipos:[1,3,19]

- Hialuronanos são aqueles que apresentam cadeias moleculares longas, com peso molecular entre 0,5 e 1,8 x 10^6Da. São eles: o Polireumin®, Osteonil®, Viscoseal®, Orthovisc®, Fermathron® e Suplasyn®.
- Hilanos são aqueles cuja molécula de hialuronano foi modificada quimicamente com o emprego de ligações cruzadas, presente em uma fase líquida de maior peso molecular (cerca de 6x10^6Da) pela união de fitas longas de hialuronano por pontes cruzadas (*cross-links*) e uma outra parte sólida (peso molecular infinito) constituído por uma maior porção de pontes. Está presente no mercado nacional com o Synvisc®.

Peso molecular

Pode-se classificá-los em 3 grandes grupos:[22-24]

- Baixo peso molecular, entre 0,5 e 1 × 10^6Da: Polireumin®, Suplasyn®, Suprahyal® e Fermathron®.
- Médio peso molecular, entre 1 e 1,8 × 10^6 Da: Osteonil®, Viscoseal® e Orthovisc®
- Alto peso molecular, com 6 × 10^6 Da: Synvisc®.

Mecanismo de ação

Nas articulações onde está presente um processo osteoartrítico, há a presença de várias cininas como as interleucinas IL-β1, IL-6, IL-8, TNF-alfa, metaloproteinases e óxido nítrico, produzidos pelos sinovócitos.[24-30] O ácido hialurônico (AH) atua como um importante modulador, interagindo com os receptores CD44 presentes nos sinoviócitos. Dessa maneira, age bioquimicamente, possibilitando uma diminuição da expressão gênica das citocinas e enzimas associadas à osteoartrite, além de diminuir a síntese de prostaglandinas, de fagocitose, da quimiotaxia e da presença de metaloproteinases no meio intra-articular. Quando presente na ATM tem efeito analgésico, diminui os impulsos nervosos nociceptivos, estabiliza a matriz cartilaginosa, gerando uma proliferação de condrócitos e o aumento na produção de colágeno tipo 2. Atua, também, restabelecendo as propriedades reológicas do líquido sinovial.[24-30]

Indicações

Emprega-se em casos de deslocamento agudo e crônico do disco com e sem redução, com quadros de limitação da mobilidade articular, dor articular e queixas de ruídos articulares. Além disso, o ácido hialurônico exógeno é utilizado em quadros degenerativos da ATM, para o controle de alterações osteoartríticas, adesividade do disco articular com o tubérculo articular ou à cabeça mandibular.[31-34]

Complicações

Muitas das complicações se devem a técnicas incorretas, ou pelo próprio bloqueio anestésico. Pode ocorrer paresia do ramo zigomático, ou temporal, do nervo facial devido à anestesia local ou pelo próprio edema; paralisia do ramo zigomático, ou bucal, por traumatismo da agulha; edema trans ou pós-operatório por extravasamento de solução de lavagem intra-articular; hematoma periauricular; sangramento perioperatório por lesão vascular na zona retrodiscal da ATM, ou de lesão do ramo auricular da artéria temporal superficial, ou pela penetração da agulha nesse vaso, além de menos frequente bradicardia e hematoma extradural por penetração da primeira agulha além dos limites da fossa mandibular, atingindo a fossa média do crânio.[33,34] Lida *et al.* (1998)[35] relataram um caso isolado de necrose óssea do tubérculo articular da ATM após o emprego repetido de injeção de HS em um paciente com DTM.

Técnica

Emprego de 1 agulha, lavagem e aspiração[36,37]

O paciente senta-se confortavelmente na cadeira odontológica com uma inclinação de 45°. É instruído que o mesmo gire a cabeça para o lado contralateral ao do procedimento para facilitar a abordagem da ATM sintomática. Realiza-se a assepsia com álcool a 70%, povidine, ou substância similar, de toda a face, com ênfase na região pré-auricular a ser intervida. Coloca-se uma bolinha de gaze junto ao meato acústico externo, além de um campo fenestrado, ambos estéreis, deixando exposta a região pré-auricular e a ATM a ser intervida. Anestesia local com cloridrato de lidocaína (1,8 mL), sem vasoconstritor, 1:200.000 é usada com o intuito de bloquear o nervo aurículo temporal. Aguarda-se cerca de 3 minutos para que o anestésico faça efeito e testa-se a zona com uma sonda exploradora nº 5 para confirmar a analgesia. A seguir, solicita-se que o paciente abra o máximo a boca para possibilitar um deslocamento da cabeça da mandíbula para baixo e para frente, facilitando a abordagem ao recesso posterior do compartimento superior da ATM. Em seguida, uma seringa de 5 mL, com uma agulha de 25 × 0,80, ou 40 × 12, é inserida nesse compartimento. Esta deve ser posicionada 1 centímetro anterior à porção média do trago e 2 mm abaixo de uma linha reta ou pontilhada, demarcada previamente com caneta marcadora e régua, ambos descartáveis (Figura 32.1), que se estende desde o trago até o canto externo do olho (TCEO).

A agulha é direcionada anteriormente, superior e medialmente até a sua ponta alcançar o limite mais superior da fossa mandibular, no interior do compartimento superior articular (CSA). A seguir, retrai-se a ponta da agulha cerca de 3 mm para facilitar a etapa seguinte (distensão), bem como o êmbolo da seringa para confirmar se a agulha não se encontra no interior de um vaso sanguíneo (ramos da artéria ou veia temporal superficial, transversa da face, ou na porção vascular do tecido retrodiscal). A seguir, distende-se e lava-se tal compartimento com solução fisiológica* (SF) a 0,9%, empregando um volume de 4 mL com subsequente aspiração do CSA a fim de remover a maior parte do líquido sinovial e do soro fisiológico presentes nesse. Em seguida, um mililitro de hialuronato de sódio (HS), com 10 ou 20 mg/mL, é infiltrado lentamente (aspirando para ver se o mesmo não está sendo injetado em algum vaso) no compartimento superior articular da ATM. Finalizada essa etapa, um curativo local, descartável, é colocado na área que foi intervinda, permanecendo na região do procedimento por cerca de pelo menos 120 minutos. Dessa forma, evita-se que a substância viscoelástica saia pela pele, através do canal e orifício produzidos momentaneamente pela agulha. Estando o paciente ainda no consultório, ele é instruído a fazer movimentos mandibulares de abertura, lateralidade e protrusão, sem manipulação do profissional. O passo final envolve a avaliação da distância interincisal máxima (DIM), da lateralidade e da protrusão mandibular, através de uma régua milimetrada ou paquímetro digital, além da presença de um eventual ruído preexistente, ou não, empregando um estetoscópio para tanto. Deve-se também, nesse momento, mensurar através de uma escala analógica visual

FIGURA 32.1

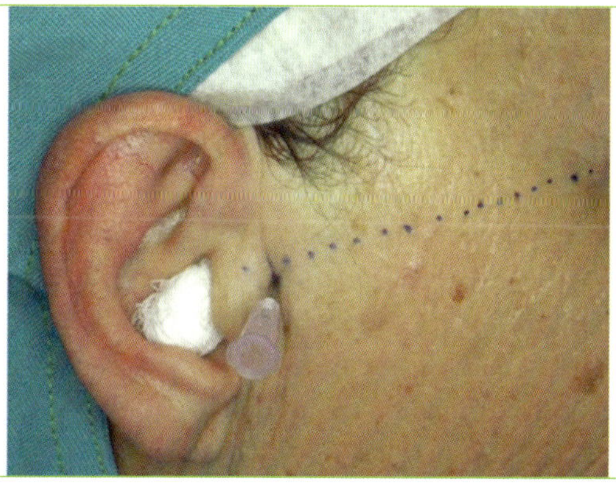

Agulha posicionada no recesso posterior, no compartimento superior, da ATM direita, com prévia marcação de uma linha pontilhada que se estende desde a porção média do trago até o canto externo do olho.

ou verbal a intensidade da dor articular. Prescreve-se gelo localmente nas primeiras 48 horas, analgésico, dieta líquida e pastosa por 5 dias e não se expor ao calor por um período de uma semana. O paciente é então liberado.

O USO DE HIALURONATO DE SÓDIO SOZINHO OU COMBINADO NAS DIFERENTES PATOLOGIAS INTRA-ARTICULARES

Deslocamento do disco com redução

Hialuronato de sódio combinado com artrocentese e empregado de forma isolado

Tuncel (2012),[38] avaliou o emprego intra-articular de artrocentese e hialuronato de sódio em 20 pacientes em estágio inicial de deslocamento do disco com redução. Estes receberam infiltrações de HS (1 mL, 15 mg/mL) duas vezes por semana. Inicialmente, foi realizada artrocentese com 200 mL de Ringer Lactato (RL), seguida de infiltração de HS. Após 3 dias do primeiro procedimento, foi ministrado somente HS na ATM. As outras duas infiltrações seguiram esse mesmo protocolo. O procedimento foi repetido por três vezes, em intervalos semanais, por 3 semanas. A intensidade da dor pré e pós-infiltração, a presença de sons articulares e a DIM foram registradas. O período de acompanhamento foi de 6 meses. Houve redução estatisticamente significante da intensidade da dor e do ruído articular em todos os pacientes, além do aumento da DIM. Esse autor sugere que infiltrações repetidas de HS após artrocentese inicial com RL é um método eficaz e seguro para o tratamento do deslocamento do disco com redução da ATM em fase inicial.

Deslocamento do disco com e sem redução

Hialuronato de sódio sem lavagem prévia e aspiração do líquido sinovial

Basterzi *et al.* (2009)[39] avaliaram e diagnosticaram por exame clínico e por ressonância magnética 33 pacientes, 40 ATM, que não responderam a tratamentos conservadores. Os pacientes foram divididos de forma randomizada em dois grupos: com deslocamento do disco com redução (n = 20) e o outro sem redução (n = 20). Todos os procedimentos de infiltração com HS (20 mg de HS/ 2 mL) foram realizados pelo mesmo profissional, sem o emprego prévio de lavagem ou aspiração do líquido sinovial intra-articular. Foram realizadas infiltrações com HS com intervalos semanais por um período de 3 semanas. Nenhum paciente, durante essa pesquisa, utilizou anti-inflamatórios não esteroides (AINEs). A intensidade da dor pré e pós-infiltração, a presença de sons articulares e a distância interincisal máxima foram documentadas. O período de acompanhamento foi de 12 meses. Houve redução estatisticamente significante da intensidade da dor e do ruído articular em todos os pacientes. Esse estudo mostra que a injeção intra-

-articular de ácido hialurônico para o tratamento do deslocamento do disco com e sem redução da ATM é uma medida efetiva e segura.

Deslocamento do disco sem redução

Hialuronato de sódio empregado no compartimento superior

Sato *et al.* (1997)[16] avaliaram 76 pacientes com deslocamento do disco sem redução unilateral, onde 26 pertenciam ao grupo experimental. Nesses foi administrada, como forma de tratamento, a injeção de HS no compartimento superior, uma vez por semana, por 5 semanas consecutivas. O restante (50 pacientes) não recebeu nenhuma terapia (grupo controle). A totalidade da amostra foi acompanhada por um período de 6 meses. No primeiro grupo houve uma resolução clínica de 76%, enquanto que no outro grupo, controle, foi de 36%. Essa terapia pode ser indicada como um método de tratamento alternativo para o deslocamento do disco sem redução da articulação temporomandibular.

Sato *et al.* (2001)[40] realizaram um estudo retrospectivo em pacientes com deslocamento do disco sem redução unilateral. A amostra constou de 59 pacientes nos quais foi infiltrado HS no compartimento superior da ATM, com aspiração prévia da maior parte do líquido sinovial desse compartimento, uma vez por semana, por 5 semanas consecutivas também. Sessenta e dois serviram como grupo controle, ou seja, não foi realizado nenhum tratamento. Ambos os grupos foram observados por 12 meses. Esses autores concluíram que a infiltração com HS melhorou a abertura da boca no grupo tratado em comparação ao que não realizou tratamento.

Hialuronato de sódio empregado nos compartimentos superior e inferior

Long *et al.* (2009)[41] avaliaram cento e vinte pacientes com deslocamento do disco sem redução da ATM, sendo que os mesmos foram divididos em dois grupos experimentais de forma randomizada. Um grupo recebeu infiltração de HS no compartimento articular superior (CAS) e o outro no compartimento articular inferior (CAI). A totalidade da amostra foi acompanhada por um período de 6 meses. Os parâmetros registrados foram abertura bucal máxima (ABM), intensidade da dor pela escala visual analógica (EVA) e índice de disfunção clínica de Helkimo modificado. Cinquenta pacientes dos que receberam essa terapia infiltrativa no CAS retornaram para avaliação, enquanto que no outro grupo, CAI, foram 54 retornos. O índice da ABM, EVA e Helkimo dos dois grupos melhorou nos acompanhamentos de 3 e 6 meses. Os resultados das mudanças da ABM e a função da ATM foram aproximadamente os mesmos em ambos os grupos no seguimento de 3 meses. No entanto, houve uma redução significativa na dor da ATM no grupo de infiltração do CAI no seguimento de 3 meses em comparação com o grupo experimental, CAS. Houve também diferenças significativas entre os dois grupos no que tange a infiltração do CAI em relação à infiltração do CAS. Houve uma grande melhora nas variáveis investigadas no segundo grupo em relação ao primeiro ao longo dos 6 meses de seguimento. Esse estudo mostrou que a infiltração do compartimento articular inferior com HS é uma terapêutica promissora para tratar o deslocamento do disco sem redução da ATM. Um estudo em longo prazo é necessário para avaliar o efeito dessa infiltração no CAI com respeito às alterações morfológicas da ATM.

Hialuronato de sódio de alto peso molecular

Yeung *et al.* (2006)[42] avaliaram e diagnosticaram, na clínica e por exame de ressonância magnética, 27 pacientes com deslocamento do disco sem redução. A faixa etária dos participantes foi de 21 a 63 anos, com média de 39,3 anos. Dois ciclos de injeção de HS de alto peso molecular foram realizados em semanas alternativas. A intensidade da dor foi medida empregando-se a escala visual analógica. A abertura máxima da boca, o ruído articular e o movimento lateral foram mensurados antes e após a infiltração com HS por mais de 6 meses. Redução da intensidade da dor e melhora no parâmetro da abertura máxima da boca foram estatisticamente significativas. Os autores concluíram que a infiltração intra-articular com HS de alto peso molecular promove resultados bem satisfatórios em pacientes com deslocamento do disco sem redução.

Deslocamento do disco sem redução e osteoartrite

Hialuronato de sódio empregado nos compartimentos superior e inferior

Li *et al.* (2015)[43] compararam o efeito de infiltrações de HS na ATM e avaliaram as alterações osteoartríticas (AO) em pacientes com deslocamento do disco sem redução (DDSR) da ATM em associação com osteoartrite. Tais avaliações foram realizadas através de exame clínico e por tomografia computadorizada de feixe cônico antes do tratamento e em 3 e 9 meses após. A amostra foi composta por 141 pacientes seguindo o RDC/TMD, distribuídos aleatoriamente em 2 grupos que receberam infiltração de HS no compartimento superior ou inferior articular. Cento e vinte e seis pacientes retornaram para as avaliações de 3 meses, e 74 retornaram para as de 9 meses. O remodelamento da cabeça mandibular e a função da ATM mostraram melhora na maioria dos pacientes após o tratamento. Não houve diferenças significativas na abertura máxima da boca entre os dois grupos em 3 e 9 meses. Infiltrações com AH dos compartimentos articulares superior e inferior são métodos eficazes para o tratamento do DDSR e da AO. A infiltração de ácido hialurônico no compartimento articular inferior parece resultar em melhor reparação remodeladora da cabeça da mandíbula e melhora na função mandibular.

Doença articular degenerativa

Hialuronato de sódio *versus* dispositivo interoclusal

Guarda-Nardini *et al.* (2005)[44] realizaram um estudo prospectivo, em longo prazo, comparando os resultados de infiltrações com HS na articulação temporomandibular de pacientes portadores de doença degenerativa da ATM com um tratamento convencional com dispositivo interoclusal (DIO). O total de 60 pacientes foi dividido em 3 grupos de 20 pacientes. O grupo A passou por um ciclo de cinco injeções de 1 mL de HS; o grupo B foi submetido a tratamento com DIO por pelo menos 6 meses e o grupo controle foi considerado como aqueles pacientes que se recusaram a realizar qualquer tratamento. Os resultados basearam-se em dados objetivos e subjetivos, após um seguimento de 6 meses. O HS e o DIO apresentaram os melhores resultados em todos os parâmetros investigados, como dores em repouso e em movimento, máxima abertura da boca, eficiência mastigatória, tolerabilidade ao tratamento. Nenhuma diferença estatisticamente significativa foi encontrada entre as duas modalidades de tratamento. Por outro lado, os resultados mostraram, baseados na análise estatística empregada, que a tolerabilidade do tratamento ao HS foi superior ao do DIO. Portanto, a infiltração de HS é uma opção válida para osteoartrite da ATM. Um acompanhamento em longo prazo é necessário para determinar a estabilidade do HS nos casos dessas alterações intra-articulares.

Hialuronato de sódio *versus* corticosteroide

Bjørnland *et al.* (2007)[45] diagnosticaram e trataram quarenta pacientes com osteoartrite da ATM, divididos aleatoriamente em dois grupos. O primeiro grupo recebeu duas infiltrações intra-articulares com HS e o segundo grupo duas infiltrações intra-articulares com corticosteroides, com 14 dias de intervalo entre as mesmas. O efeito do tratamento foi avaliado em 14 dias, 1 e 6 meses após a infiltração inicial. As varáveis estudadas foram: intensidade e localização da dor, sons articulares, função mandibular e complicações. Ambos os grupos de pacientes tiveram menor intensidade de dor no seguimento de 6 meses. Diminuição na crepitação foi observada em ambos os grupos. Dentro dos 20 indivíduos que receberam HS tanto a abertura vertical mandibular e a protrusão aumentaram significativamente. O movimento lateral do lado afetado aumentou em ambos os grupos que receberam infiltração. Os autores concluíram que a infiltração da ATM com HS foi mais efetiva em reduzir a dor em pacientes com osteoartrite.

Hialuronato de sódio empregado em pacientes com diferente faixas etárias

Guarda-Nardini *et al.* (2009)[46] realizaram um estudo retrospectivo verificando a eficácia das infiltrações intra-articulares de HS em pacientes idosos (acima de 65 anos) com osteoartrite da ATM, em comparação com aqueles de um grupo de pacientes adultos, não idosos. Dois grupos (n = 17) e (n = 33), respectivamente, (idosos/grupos não idosos), foram submetidos a um ciclo de cinco infiltrações (uma por semana) de 1 mL de HS de baixo peso molecular com quatro reavaliações após o término do tratamento (uma semana, um mês, aos três meses, aos seis meses). No final do período de tratamento, as melhorias no grupo de idosos foram significativas em relação aos valores basais com respeito à dor mastigatória mínima e máxima, dor máxima em repouso e nos escores de limitação funcional. No grupo não idoso, melhorias significativas no final do tratamento foram verificadas em todas as variáveis de desfecho do tratamento, exceto nos valores mínimos de dor em repouso. Ao longo de 6 meses não foram encontradas diferenças significativas entre os grupos para qualquer uma das variáveis de desfecho, exceto os escores de limitação funcional, que melhoraram mais no grupo de idosos. Ressaltam esses autores que é possível que a lavagem articular realizada antes da infiltração de HS tenha contribuído para a eliminação da maior parte dos catabólitos e mediadores inflamatórios no líquido sinovial, sendo o principal responsável pelo alívio da dor. Caso contrário, a eficácia da infiltração de ácido hialurônico dentro de uma articulação artrítica poderia estar fortemente comprometida pela presença de substâncias inflamatórias. Assim, pesquisas devem ser realizadas para avaliar qual é a parte efetiva do protocolo, ou seja, se as infiltrações com HS são as principais responsáveis pela melhora dos sintomas. Além disso, a eficácia do HS de diferentes pesos moleculares deve ser comparada para avaliar o melhor protocolo em termos de relação custo-benefício. De fato, o aumento do peso molecular do HS pode permitir a realização de um número reduzido de infiltrações, evitando-se, assim, tal número de procedimentos seriados descritos nesse protocolo.

Hialuronato de sódio com dois diferentes pesos moleculares associado à artrocentese

Guarda-Nardini *et al.* (2012)[47] compararam a efetividade de dois protocolos em 40 pacientes com osteoartrite. Tratou-se de um estudo duplo cego, onde se estabeleceram 2 grupos de tratamento. No primeiro foi realizada artrocentese com uma agulha e HS com baixo peso molecular. No outro grupo o mesmo procedimento, porém o HS era de peso molecular médio. Na totalidade da amostra houve uma perda de 3 pacientes no primeiro grupo e 2 no outro. Todos os pacientes foram avaliados pelo RDC/TMD. O nível de dor máxima na mastigação foi a variável de desfecho primário. A dor máxima em repouso, eficiência mastigatória, limitação funcional, tolerabilidade ao tratamento, eficácia do tratamento percebida e a função da amplitude de movimento da mandíbula em milímetros foram os desfechos secundários. Todas as variáveis foram avaliadas e comparadas entre os grupos no início da pesquisa, no final do tratamento e 3 meses após. No final do período de acompanhamento, todas as variáveis avaliadas melhoraram em ambos os grupos de pacientes. Uma comparação entre esses, grupos, ao longo do tempo, mostrou que as diferenças não foram significativas para qualquer uma das variáveis de desfecho. Além disso, não foram apresentadas diferenças entre os grupos quanto à eficácia e tolerância ao tratamento. Resultados semelhantes foram encontrados nos dois protocolos de tratamento para osteoartrite da ATM, independente do peso molecular do HS empregado, associado a uma sessão semanal de artrocentese e HS, por 5 semanas.

Infiltração de hialuronato de sódio isolado ou combinado com glucosamina oral

Cen *et al.* (2018)[48] investigaram o efeito terapêutico da glucosamina oral (GO) como adjuvante à infiltração de HS em pacientes com osteoartrite da ATM. Nesse ensaio clínico participaram 136 pacientes. Esses foram avaliados clínica e radiograficamente, divididos de forma randomizada em dois grupos (grupo GO e HS) e grupo placebo e HS (placebo oral e infiltração de HS). Foram mensuradas a dor e a distância interincisal máxima (DIM), além dos níveis de IL-1β, IL-6 e TGF-β coletados do líquido sinovial das ATM e analisados pelo teste de ELISA. Todos esses dados foram avaliados antes do procedimento, 1 mês e 1 ano após. Em ambos os grupos, os escores de dor diminuíram e a DIM aumentou em 30 dias e em 1 ano de acompanhamento. No seguimento de um mês, apenas a concentração de IL-6 foi menor no grupo GO e HS do que no grupo placebo e HS. Um ano após a concentração de TGF-β foi maior e as concentrações de IL-6 e IL-1β foram menores no grupo GO e HS do que no grupo placebo e HS. Ambas as formas de tratamento aliviaram os sintomas em curto prazo de tempo, contudo, os pacientes tratados com GO se beneficiaram mais do que aqueles com placebo em longo prazo, o que pode ser devido à supressão de IL-1β e IL-6 e à estimulação do TGF-β.

Hialuronato de sódio, corticosteroide ou placebo em pacientes com osteoartrite

Liu *et al.* (2018)[49] realizaram uma revisão sistemática e metanálise para comparar os efeitos da injeção intra-articular de corticosteroide, HS ou placebo em pacientes com osteoartrite da articulação temporomandibular (OATM). Os autores pesquisaram estudos controlados, randomizados, relacionados eletronicamente em vários bancos de dados em inglês e chinês. A variável preditora foi a injeção intra-articular com corticosteroide, HS ou placebo. As variáveis de desfecho primárias foram intensidade da dor e abertura máxima da boca. Outras variáveis também foram incluídas, como taxa de sucesso e efeitos adversos. Um total de oito estudos preencheram os critérios de inclusão. A metanálise mostrou que injeções de corticosteroides após artrocentese foram superiores ao placebo no alívio da dor, quando se empregava a escala analógica visual em longo prazo, porém foi inferior com respeito ao aumento da abertura bucal máxima. Embora as injeções de corticosteroide e HS sem artrocentese diminuíssem a dor e melhorassem a abertura máxima da boca, o grupo corticosteroide apresentou uma taxa de sucesso significativamente menor do que a grupo HS em curto espaço de tempo. Injeções de corticosteroides após artrocentese são recomendadas para pacientes com OATM para aliviar a dor articular, em vez de aumentar a abertura máxima da boca. O corticosteroide e o HS são efetivos na OATM, no entanto, o HS pode ser a melhor alternativa ao invés dos corticosteroides, em função dos possíveis efeitos colaterais desse último quando aplicado de forma intra-articular na ATM.

Ruído articular

Infiltração única ou dupla de hialuronato de sódio, controle e dispositivo interoclusal

Korkmaz *et al.* (2016)[50] realizaram um estudo comparando a eficácia de uma única infiltração de HS, uma dupla infiltração de HS e terapia com dispositivo interoclusal (DIO) para o tratamento do deslocamento do disco com redução da ATM (DDCR). A amostra incluiu 51 pacientes (66 ATM) cuja idade variou de 18 a 48 anos. Os pacientes foram divididos em 4 grupos: controle, infiltração única de HS, dupla infiltração de HS e DIO. A variável de desfecho primário foi a dor em repouso e durante a mastigação. As variáveis de desfecho secundárias foram ruídos da ATM, qualidade de vida e nível dos movimentos mandibulares. Os sintomas clínicos e movimentos da mandíbula foram avaliados no início e aos 6 meses de acompanhamento. Análises descritivas, comparativas, de correlação e multivariadas foram conduzidas. Todos os grupos de tratamento apresentaram melhora significativa em comparação com os valores basais para dor, ruído da ATM, qualidade de vida e máxima abertura bucal em 6 meses de acompanhamento. No entanto, os dois grupos de infiltração de HS indicaram melhora superior aos demais grupos.

Aderências intra-articular

Artroscopia com hialuronato de sódio

Sanromán (2004)[51] avaliou 66 pacientes com a presença de discos da ATM aderidos à fossa mandibular através de exame clínico e por imagem de ressonância magnética (RM) para analisar as características morfológicas e dinâmicas da articulação temporomandibular. Esse autor indicou artroscopia, seguida da infiltração de HS, em 16 articulações nos casos em que houve insucesso do tratamento conservador, proposto inicialmente. O acompanhamento variou de 24 a 60 meses (média: 30,3 meses). Todos os pacientes foram avaliados antes do procedimento e em 1, 3, 6, 9, 12, 18 e 24 meses de pós-operatório. As variáveis analisadas foram: dor nas articulações, por meio da escala visual analógica, distância interincisal máxima (DIM), protrusão mandibular máxima (PMM) e lateralidade mandibular máxima (LMM). Os resultados do procedimento evidenciaram uma redução no número de aderências, com conseguinte redução da dor e aumento da DIM, PMM e LMM no período pós-operatório. O autor concluiu que artroscopia seguida da infiltração de HS é uma modalidade eficaz para o tratamento de pacientes com aderências do disco da ATM.

CONCLUSÃO

A viscossuplementação da ATM com uso de ácido hialurônico, ou do seu sal, hialuronato de sódio, pode ser considerada um tratamento altamente eficaz em diversas situações articulares, com forte perfil de segurança e de prática execução, constituindo-se de uma excelente ferramenta no arsenal clínico.

REFERÊNCIAS BIBLIOGRÁFICAS

1. Goiato MC, da Silva EV, de Medeiros RA, et al. Are intra-articular injections of hyaluronic acid effective for the treatment of temporomandibular disorders? A systematic review. Int J Oral Maxillofac Surg. 2016;45(12):1531-7.
2. Ehlers EM, Behrens P, Wunsch L, et al. Effects of hyaluronic acid on the morphology and proliferation of human chondrocytes in primary cell culture. Ann Anat. 2001;183(1):13-7.
3. Frizziero L, Govoni E, Bacchini P. Intra-articular hyaluronic acid in the treatment of osteoartritis of the knee: clinical and morphological study. Clin Exp Rheumatol. 1998;16(2):441-9.
4. Conrozier T, Walliser-Lohse A, Richette P, et al. Intra articular injections of Hylan GF-20 reduce type 2 collagen degradation in patients with knee osteoarthritis: the biovisco study. Ann Rheum Dis. 2010;69(Suppl3):281.
5. Peyron JG, Balazs EA. Preliminary clinical assessment of Na-hyaluronate injection into human arthritic joints. Pathol Biol. 1974;22(8):731-6.
6. Altman RD, Moskowitz R. Intra-articular sodium hyaluronate (Hyalgan) in the treatment of patients with osteoarthritis of the knee: a randomized clinical trial. J Rheumatol. 1999;25(3):2203-12.
7. Gomis A, Pawlak M, Balazs EA, et al. Effects of different molecular weight elastoviscous hyaluronan solutions on articular nociceptive afferents. Arthritis Rheum. 2004;50(1):314-26.
8. Peyron JG. Intra-articular hyaluronan injections in the treatment of osteoarthritis: state-of-the-art review. J Rheumatol. 1993;20(Suppl 39):10-15.
9. Xinmin Y, Jian H. Treatment of temporomandibular joint osteoarthritis with viscosupplementation and arthrocentesis on rabbit model. Oral Surg Oral Med Oral Pathol Oral Radiol Endod. 2005;100(3):35-8.
10. Rydell N, Balazs EA. Effect of intra-articular injection of hyaluronic acid on the clinical symptoms of osteoarthritis and on granulation tissue formation. Clin Orthop. 1971;80(4):25-32.
11. Helfet AJ. Management of osteoarthritis of the knee joint. In: Disorders of the knee. Philadelphia:Lippincott; 1974.
12. Kopp S, Carlsson G, Haraldson T, et al. The short-term effect of intra-articular injections of sodium hyaluronate and corticosteroid on temporomandibular joint pain and disfunction. J Oral Maxillofac Surg. 1985;43(3):429-35.
13. Kopp S, Carlsson G, Haraldson T, Wenneberg Bet al. Long term effect of intrarticular injections of sodium hyaluronate and corticosteroid on temporomandibular arthritis. J Oral Maxillofac Surg. 1987;45(2):929-35.
14. Kopp S, Akerman S, Nilner M. Short-term effects of intrarticular sodium hyaluronate, glucocorticoid, and saline injections on rheumatoid arthritis of the temporomandibular joint. J Craniomandib Disorders. 1991;5(1):231-8.
15. Bertolami CN, Gay T, Clark GT, et al. Use of sodium hyaluronate in treating temporomandibular joint disorders: a randomized, double-blind, placebo controlled clinical trial. J Oral Maxillofac Surg. 1993;51(2):232-42.

16. Sato S, Ohta M, Ohki H, et al. Effect of lavage with injection of sodium hyaluronate for patients with nonreducing disc displacement of the temporomandibular joint. Oral Surg. 1997;84(2):241-4.

17. Hirota W. Intra-articular injection of hyaluronic acid reduces total amounts of leukotriene C4, 6-keto-prostaglandin F1 alpha, prostaglandin F2 alpha and interleukin-1 beta in sinovial fluid of patients with internal derangement in disorders of temporomandibular joint. Br J Oral Maxillofac Surg. 1998;36(4): 35-8.

18. Hepguler S, Akkoc YS, Pehlivan M, et al. The efficacy of intra-articular sodium hyaluronate in patients with reducing displaced disc of the temporomandibular joint. J Oral Rehabil. 2002;29(1):80-6.

19. Marshall KW. Intra-articular hyaluronan therapy. Cur Opinion Rheumatol. 2000;12(3):468-74.

20. Balazs EA, Denlinger JL.Viscosupplementation: a new concept in treatment of osteoarthritis. J Rheumatol. 1993;20(Suppl 39):3-9.

21. Weiss C, Balasz EA, St Onge R, et al. Clinical studies of the intra-articular injections of Helon (sodium hyaluronate) in the treatment of osteoarthritis of human knees. Semin Arthritis Rheum. 1981;11(2):143-4.

22. Wang CT, Lin YT, Chiang BLet al. High molecular weight hyaluronic acid down-regulates the gene expression of osteoarthritis-associated cytokines and enzymes in fibroblast-like synoviocytes from patients with early osteoarthritis. Osteoarth Cartil. 2006;14(12):1237-47.

23. Namiki O, Toyoshima H, Morisaki N. Therapeutic effect of intra-articular injection of high molecular weight hyaluronic acid on osteoarthritis of the knee. Int J Clin Pharmacol Ther Toxicol. 1982;20(3):501-7.

24. Dougados M, Nguyen M, Listrat V, et al. High molecular weight sodium hyaluronate (hyalectin) in osteoarthritis of the knee: a 1 year placebo controlled trial. Osteoarth Cartil. 1993;1(3):97-103.

25. Waddell DD, Kolomytkin OV, Dunn S, et al. Hyaluronan suppresses IL-1beta induced metalloproteinase activity from synovial tissue. Clin Orthop Relat Res. 2007;465(2):241-8.

26. Takeshita S, Mizuno S, Kikuchi T, et al. The in vitro effect of hyaluronic acid on Il-1ß production in cultured rheumatoid synovial cells. Biomed Res. 1997;18(3):187-94.

27. Yasuda T. Hyaluronan inhibits prostaglandin E2 production via CD44 in U937 human macrophages. Tohoku J Exp Med. 2010;220(3):229-35.

28. Sasaki A, Sasaki K, Konttinen YT, et al. Hyaluronate inhibits the interleukin-1beta-induced expression of matrix metalloproteinase (MMP)-1 and MMP-3 in human synovial cells. Tohoku J Exp Med. 2004;204(2):99-107.

29. Smith MM, Ghosh P. The synthesis of hyaluronic acid by human synovial fibroblasts is influenced by the nature of the hyaluronate in the extracellular environment. Rheumatol Int. 1987;7(3):113-22.

30. Kato Y, Mukudai Y, Okimura A, et al. Effects of hyaluronic acid on the release of cartilage matrix proteoglycan and fibronectin from the cell matrix layer of chondrocyte cultures: interactions between hyaluronic acid and chondroitin sulfate glycosaminoglycan. J Rheumatol Suppl. 1995;43(3):158-9.

31. Escoda-Francolí J, Vázquez-Delgado E, Gay-Escoda C. Scientific evidence on the usefulness of intraarticular hyaluronic acid injection in the management of temporomandibular dysfunction. Med Oral Patol Oral Cir Bucal. 2010;15(4): e644-8.

32. Gorrela H, Prameela J, Srinivas G, et al. Efficacy of temporomandibular joint arthrocentesis with sodium hyaluronate in the management of temporomandibular joint disorders: a Prospective Randomized Control Trial. J Maxillofac Oral Surg. 2017;16(4):479-84.

33. Grossmann E, Januzzi E, Iwaki filho L. O uso do hialuronato de sódio no tratamento das disfunções temporomandibulares articulares. Rev Dor. 2013; 14(4):301-6.

34. Grossmann E, Fonseca R, Almeida-Leite C, et al. Sequential infiltration of sodium hyaluronate in the temporomandibular joint with different molecular weights. Case report. Rev Dor. 2015;16(4):306-11.

35. Lida K, Kurita K, Tange K, et al. Necrosis of the articular tubercle after repeated injections of sodium hyaluronate in the temporomandibular joint. A case report. Int J Oral Maxillofac Surg. 1998;27(4):278-9.

36. Grossmann E. Arthrocentesis techniques applied to arthrogenic temporomandibular joint disorders. Rev Dor. 2012;13(4):374-81.

37. Folle FS, Poluha RL, Setogutti ET, et al. Double puncture versus single puncture arthrocentesis for the management of unilateral temporomandibular joint disc displacement without reduction: a randomized controlled trial. J Craniomaxillofac Surg. 2018;46(12):2003-7.

38. Tuncel U. Repeated sodium hyaluronate injections following multiple arthrocenteses in the treatment of early stage reducing disc displacement of the temporomandibular joint: a preliminary report. J Craniomaxillofac Surg. 2012;40(8):685-9.

39. Basterzi Y, Sari A, Demirkan F, et al. Intraarticular hyaluronic acid injection for the treatment of reducing and nonreducing disc displacement of the temporomandibular joint. Ann Plast Surg. 2009;62(3):265-7.

40. Sato S, Oguri S, Yamaguchi K, et al. Pumping injection of sodium hyaluronate for patients with non--reducing disc displacement of the temporomandibular joint: two year follow-up. J Craniomaxillofac Surg. 2001;29(2):89-93.

41. Long X, Chen G, Cheng AH, et al. A randomized controlled trial of superior and inferior temporomandibular joint space injection with hyaluronic acid in treatment of anterior disc displacement without reduction. J Oral Maxillofac Surg. 2009;67(2):357-61.

42. Yeung RW, Chow RL, Samman N, et al. Short-term therapeutic outcome of intra-articular high molecular weight hyaluronic acid injection for nonreducing disc displacement of the temporomandibular joint. Oral Surg Oral Med Oral Pathol Oral Radiol Endod. 2006;102(4):453-61.

43. Li C, Long X, Deng M, et al. Osteoarthritic changes after superior and inferior joint space injection of hyaluronic acid for the treatment of temporomandibular joint osteoarthritis with anterior disc displacement without reduction: a cone-beam computed tomographic evaluation. J Oral Maxillofac Surg. 2015;73(2): 232-44.

44. Guarda-Nardini L, Masiero S, Marioni G. Conservative treatment of temporomandibular joint osteoarthrosis: intra-articular injection of sodium hyaluronate. J Oral Rehabil. 2005;32(10):729-34.

45. Bjørnland T, Gjaerum AA, Møystad A. Osteoarthritis of the temporomandibular joint: an evaluation of the effects and complications of corticosteroid injection compared with injection with sodium hyaluronate. J Oral Rehabi. 2007;34(8):583-9.

46. Guarda-Nardini L, Manfredini D, Stifano M, et al. Intra-articular injection of hyaluronic acid for temporomandibular joint osteoarthritis in elderly patients. Stomatologija. 2009;11(2):60-5.

47. Guarda-Nardini L, Cadorin C, Frizziero A, et al. Comparison of 2 hyaluronic acid drugs for the treatment of temporomandibular joint osteoarthritis. J Oral Maxillofac Surg. 2012;70(11):2522-30.

48. Cen X, Liu Y, Wang S, Yang X, et al. Glucosamine oral administration as an adjunct to hyaluronic acid injection in treating temporomandibular joint osteoarthritis. Oral Dis. 2018;24(3):404-11.

49. Liu Y, Wu J, Fei W, et al. Is there a difference in intra-articular injections of corticosteroids, hyaluronate, or placebo for temporomandibular osteoarthritis? J Oral Maxillofac Surg. 2018;76(3):504-14.

50. Korkmaz YT, Altıntas NY, Korkmaz FM, et al. Is hyaluronic acid injection effective for the treatment of temporomandibular joint disc displacement with reduction? J Oral Maxillofac Surg. 2016;74(9):1728-40.

51. Sanromán JF. Closed lock (MRI fixed disc): a comparison of arthrocentesis and arthroscopy. Int J Oral Maxillofac Surg. 2004;33(4):344-8.

CAPÍTULO 33

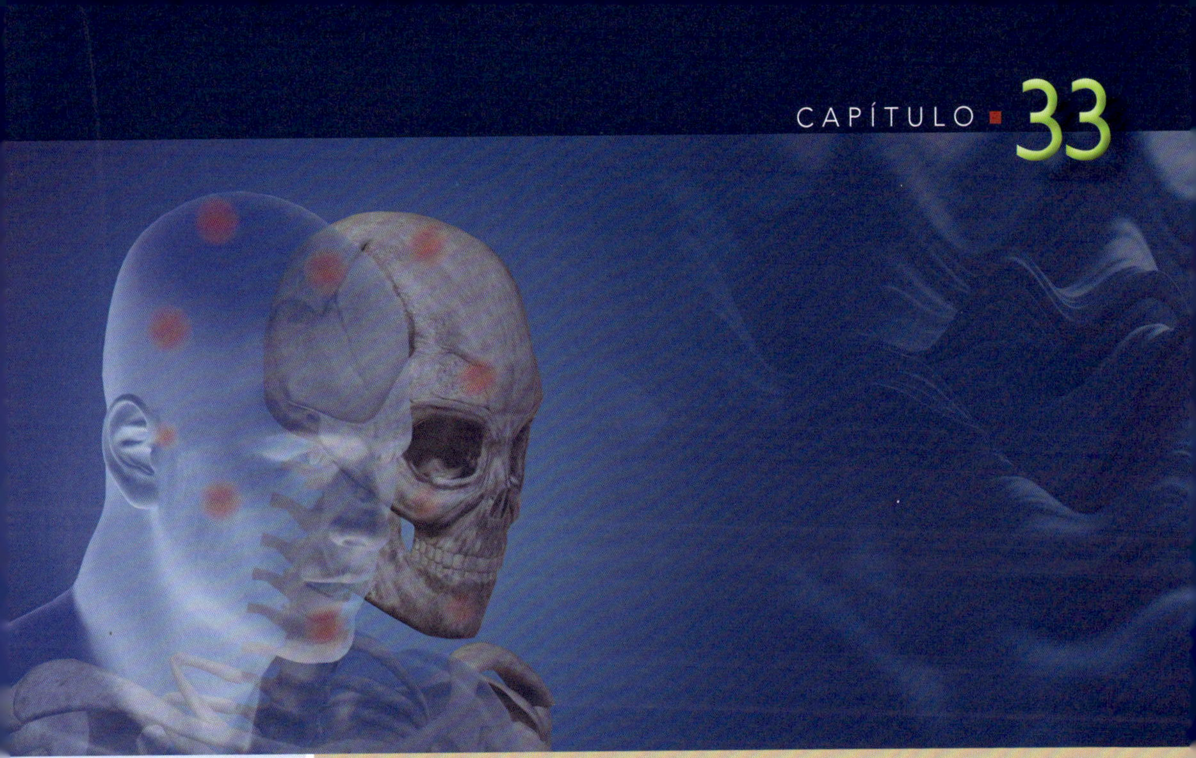

Eduardo Grossmann
Rodrigo Lorenzi Poluha

Artrocentese da Articulação Temporomandibular

INTRODUÇÃO

A artrocentese da articulação temporomandibular (ATM) foi introduzida há cerca de 28 anos.[1] A taxa atual de sucesso do procedimento é de aproximadamente 90%,[2,3] com resultados significativamente satisfatórios nas avaliações dos pacientes.[4] É a primeira linha de tratamento cirúrgico para pacientes com disfunção temporomandibular artrogênica (DTMA) que não respondem à terapia conservadora por um período de 3 meses como, fisioterapia, dispositivos interoclusais, farmacoterapia, dieta branda, mudanças comportamentais e de estilo de vida.[5-7] Trata-se de uma técnica minimamente invasiva[8-10] realizada, normalmente, sob anestesia local,[5,9,11] podendo também ser com geral,[9,12,13] no qual circula solução fisiológica (SF) ou Ringer com lactato (RL), combinada com fármacos, como anti-inflamatório,[14] opioide,[15] corticosteroide,[16] solução viscoelástica,[17] sangue autólogo,[18] plasma rico em plaquetas[19] com baixos riscos de complicações. A artrocentese emprega uma agulha, ou cateter,[14,20-22] duas agulhas unidas entre si,[10] ou dispostas separadamente,[1,3,5,23-28] inseridas de forma transcutânea, no compartimento superior e/ou inferior da ATM, podendo haver somente uma agulha de entrada e de saída, ou uma de entrada e outra(s) de saída.[29] Sobre os fatores que influenciam os resultados da técnica, o gênero não demonstra relação, no entanto pacientes mais jovens (< 50 anos) e com ausência de hábitos parafuncionais, experienciam uma redução da dor e aumento da abertura bucal de forma mais eficaz.[2,30,31] A artrocentese é o procedimento cirúrgico da ATM mais comum, sendo que os profissionais, após devido treinamento, apresentam maior nível de confiança na realização.[32] Sob uma perspectiva econômica, a artrocentese ainda pode apresentar a vantagem de um custo inferior à terapia conservadora.[33]

INDICAÇÕES

A artrocentese é indicada nos casos de DTMA, como deslocamento anterior do disco com e sem redução; em aderência ou adesividades discais em estágio inicial, junto à fossa e/ou à vertente posterior do tubérculo articular, com limitação da abertura da boca; em casos de capsulite/ sinovite; nos casos agudos de artrite reumatoide, degenerativa; em pacientes com ruído articular doloroso, ou não, que ocorre durante a abertura e/ou fechamento da boca e em casos de hemartrose oriunda de trauma recente.[1,17,23-26,34-42] Além disso, a artrocentese pode ser uma alternativa terapêutica importante em pacientes com distúrbios internos da ATM associados a sintomas otológicos, que igualmente não responderam a tratamentos padrões. Pacientes com deslocamento do disco sem redução, com limitação de abertura e queixas otológicas, foram submetidos à artrocentese em um estudo. Os resultados demonstraram que além do aumento da capacidade de abertura bucal, houve uma redução significativa no número de queixas de otalgia, zumbido e vertigem.[43]

TÉCNICAS DE ARTROCENTESE

Artrocentese clássica

Pode ser realizada com o paciente em decúbito dorsal ou sentado na cadeira odontológica com uma inclinação de 45º. Coloca-se inicialmente uma touca e fixa-se a mesma em toda a cabeça do paciente através de micropore, deixando exposta a orelha externa de forma bilateral. Após, solicita-se que o paciente gire a cabeça para o lado assintomático, realizando a antissepsia com solução iodofor aquoso, ou substância similar em toda a face, com ênfase na região pré-auricular e orelha. Traça-se com auxílio de uma régua e uma caneta marcadora descartáveis uma linha reta ou pontilhada junto à pele da porção média do trago até o canto lateral da órbita. Nessa linha, são marcados dois pontos para inserção das agulhas. O primeiro ponto, localiza-se a uma distância de 1 centímetro do trago e 2 mm abaixo da linha tragocantal (mais posterior). Uma segunda marcação é realizada 2 centímetros à frente do trago e a 1 centímetro abaixo dessa mesma linha (mais anterior). O passo seguinte envolve a colocação de um campo fenestrado na face e de uma bolinha de gaze junto ao meato acústico externo, ambos estéreis. Realiza-se, a seguir, os bloqueios anestésicos com cloridrato de lidocaína, sem epinefrina, 1:200.000, dos nervos aurículo temporal, masseterino e temporal profundo posterior com um volume total que pode variar de 3,6 a 5,4 mL. Solicita-se ao paciente que abra o máximo a boca. Estando as cabeças mandibulares deslocadas para frente, para baixo e medialmente, introduz-se uma agulha 40/12, ou 40/08 no ponto mais posterior, junto ao recesso posterior do compartimento superior, e administra-se cerca de 4 mL de SF. Outra agulha, da mesma dimensão que a anterior, é colocada nesse mesmo compartimento, já distendido, à frente da primeira agulha, para que se inicie o processo de lavagem e lise articular. (Figura 33.1)

Um volume total de 50 a 300 mL de SF é utilizado para realização da artrocentese da ATM. Finalizada essa etapa, remove-se as agulhas e pede-se que o paciente realize movimentos mandibulares de abertura, lateralidade e protrusão. Isso visa auxiliar na quebra de possíveis aderências, ou adesões, em estágio inicial, tentando restabelecer uma melhora na abertura bucal. A seguir, aplica-se sobre a pele um curativo local redondo, transparente, deixando o mesmo por pelo menos 1 hora. Pode-se indicar analgésicos, anti-inflamatórios, gelo local nas primeiras 72 horas aplicado de forma intermitente, dieta líquida e pastosa por cerca de uma semana, além de solicitar que o paciente, caso possua um dispositivo interoclusal, utilize o mesmo o tempo todo, removendo somente nas refeições.[1,3,5,8,10,21,29,44]

Mecanismo de ação

A artrocentese emprega SF ou RL com o intuito de lavar o compartimento articular durante o procedimento. Essa pode eliminar a totalidade das substâncias algogênicas presentes nos mesmos, dependendo de qual ou quais os compartimentos foram abordados. Pode ainda abolir a pressão negativa intra-articular que mantém

FIGURA 33.1

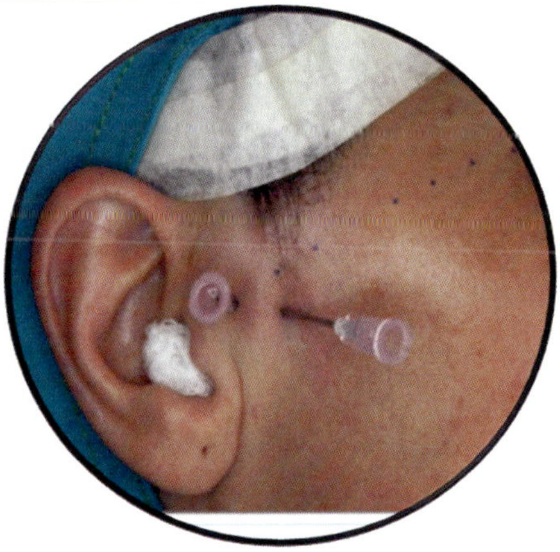

Colocação das 2 agulhas,junto ao compartimento superior da ATM direita para realização da artrocentese clássica.

o disco parcialmente ou totalmente imóvel.[1,5,24,25,37,45-47] Quando realizada com certa pressão,[35] associada à manipulação mandibular, pode liberar aderências e possíveis adesões, em fase inicial, possibilitando um aumento da abertura bucal[46] e diminuição ou eliminação da dor temporomandibular presente.[1,3,5,9,29,30,46-49]

Complicações

Em um recente estudo retrospectivo publicado com mais de 400 artrocenteses da ATM realizadas ao longo de 07 anos, os autores concluíram que a técnica é um procedimento altamente seguro, com um número mínimo de complicações importantes, geralmente temporárias e que podem ser manejadas no nível ambulatorial.[50] Pode ocorrer paresia do ramo temporal e mais raramente do ramo zigomático do VII par craniano pelo bloqueio anestésico local, ou pelo próprio edema; paralisia do ramo zigomático, ou bucal por traumatismo da agulha; edema pós-operatório por extravasamento de solução intra-articular; hematoma periauricular; sangramento perioperatório por lesão vascular; bradicardia, hematoma extradural e crises de vertigem.[11,38,46,51-56] Mesmo que a artrocentese seja um procedimento minimamente invasivo, grande atenção deve ser dada para evitar lesões vasculares e/ou nervosas, além de respeitar a fina lâmina óssea que separa o espaço articular superior das estruturas neurocranianas acima. A violação dessas estruturas pode levar a complicações maiores que exigem hospitalização imediata para monitoramento do paciente e estabelecimento de uma terapia apropriada. Um conhecimento adequado das possíveis complicações e de sua frequência ajuda o profissional da saúde a realizar o procedimento com sucesso.[50]

Técnica de agulha única

A técnica de agulha única (TAU)[21] é muito similar à artrocentese clássica, todavia mais simples de ser realizada. Emprega, como o próprio nome refere, uma única agulha colocada 1 centímetro à frente e 2 milímetros abaixo da linha tragocantal na qual o SF ou RL entra e sai pela mesma agulha frente à movimentação mandibular de fechamento ou de abertura da boca. Está indicada nos casos de articulações com hipomobilidade, com diminuição do volume do compartimento superior devido à presença de aderências, o que torna difícil a colocação da segunda agulha.[1,3,29,37,44] (Figura 33.2)

Cânula de dupla agulha

A cânula de dupla agulha[20] (CADA) emprega o mesmo acesso da técnica de TAU com o mesmo procedimento já descrito. Contudo, deve-se adquirir tal instrumental, ou confeccioná-lo. A grande vantagem é que o mesmo pode ser reaproveitado, mas necessita de autoclavagem. Ele é feito de aço inox com dois tubos: um de irrigação e outro de aspiração. O comprimento desse tipo de cânula, concebido por Alkan e Bas, em 2007,[20] é de 80 mm e os diâmetros do tubo são 1 e 0,5 mm. Os diâmetros dos trocânteres são 0,8 mm e 0,4 mm, respectivamente. Nós idealizamos

FIGURA 33.2

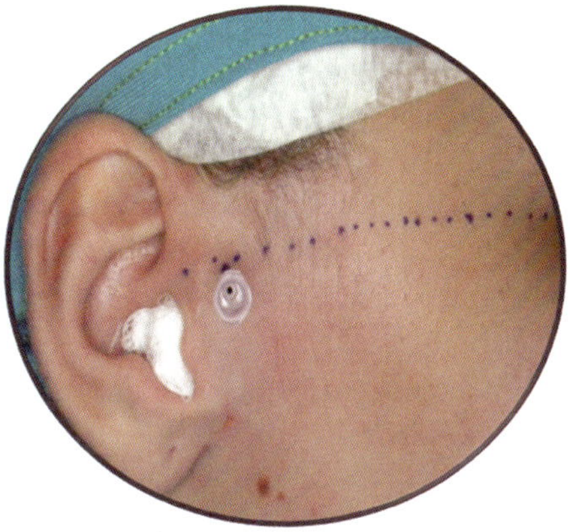

Colocação de uma agulha única junto ao recesso posterior do compartimento superior, da ATM direita, 1 centímetro à frente do trago e 2 mm inferior à linha tragocantal.

um dispositivo similar com um dispositivo de empunhadura local e com um comprimento de 40 mm, o que facilita mais o seu emprego.[57] (Figura 33.3)

A grande vantagem dessa técnica é que permite uma lavagem com ou sem pressão, respectivamente, com seringa, ou bolsa de SF fixada a um metro de altura da cabeça do paciente. É extremamente segura, realizada com anestesia local, permitindo empregar volumes de SF ou RL que variam de 50 a 300 mL, o que possibilita romper aderências. A sua desvantagem refere-se às dimensões desse dispositivo que, nos casos de diminuição do volume do compartimento superior devido à presença de aderências, torna difícil a sua inserção.[14,44,57]

FIGURA 33.3

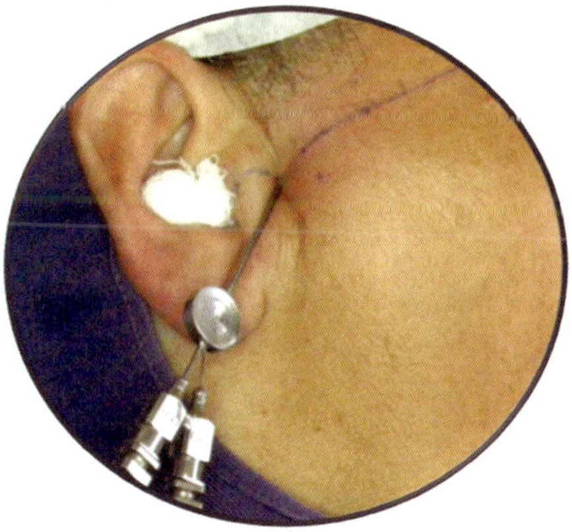

Nova cânula de dupla agulha sendo inserida no recesso posterior, do compartimento superior, da ATM direita.

Cânula única de Shepard

A cânula única de Shepard (CAUS) também é metálica, com duas agulhas fundidas com lumens independentes. Ambas as extremidades servem para irrigação e para saída do SF ou RL empregados para lavagem articular do compartimento superior articular.[58](Figura 33.4). Apresenta um custo maior pela necessidade de ter de se confeccionar tal instrumental (CAUS).[58] A literatura demonstrou que essa técnica é uma modalidade eficaz para o tratamento da dor e restrições na excursão lateral, protrusão e abertura bucal, tanto em curto como em longo prazo,[59] além de apresentar acompanhamento superior a 10 anos, em mais de 100 procedimentos, sem nenhuma complicação.[60]

Unidade Concêntrica de Agulhas (UCA)

É realizada através de uma única punção similar as já descritas (TAU, CADA e CAUS). É a técnica mais simples de artrocentese, praticamente atraumática, de baixo custo, emprega uma menor quantidade de anestésico local e tem pouca probabilidade de lesão nervosa envolvendo o VII par craniano. Coloca-se uma agulha no interior de outra agulha junto ao compartimento superior articular (Figura 33.4). A primeira agulha é mais fina e mais comprida, com cerca de 50 mm, e fica no interior de outra mais grossa com comprimento inferior a 38 mm.[61] Esse procedimento pode ser indicado nos casos de articulações osteoartríticas graves, onde o espaço do compartimento superior está reduzido.[62,63] A primeira agulha não obstrui a luz da agulha mais grossa, permitindo que a substância a ser empregada lave o compartimento articular e reflua pelo espaço entre as agulhas em direção à superfície da pele.[61] Um cuidado necessário durante a lavagem articular, como nas demais técnicas de artrocentese, é o de não deslocar as agulhas do local da punção enquanto se realiza a irrigação. Isso pode gerar, como conse-

FIGURA 33.4

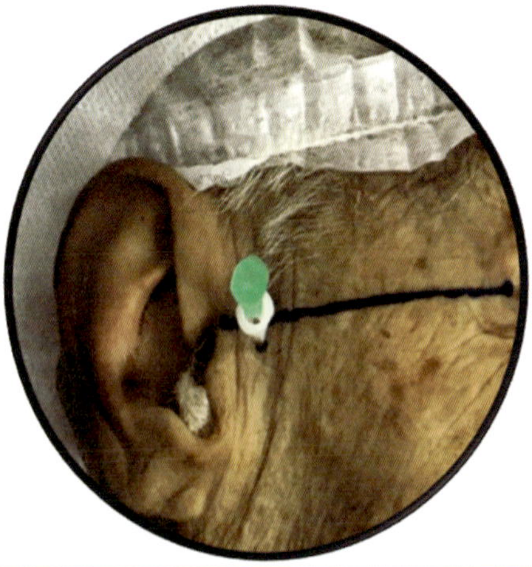

Unidade Concêntrica de Agulhas (UCA) colocadas no recesso posterior do compartimento superior da ATM direita.

quência, o extravasamento da substância empregada para os tecidos moles adjacentes à articulação sintomática, com produção de edema e dor local. Caso isso ocorra, pode ser necessário interromper o procedimento e recomeçar imediatamente com a recolocação das agulhas no local estabelecido ou realizar o mesmo em outra sessão.

Artrocentese com anestesia geral

Embora a artrocentese da ATM seja usualmente feita sob anestesia local,[5,9,11] alguns estudos apresentam a realização da técnica sob anestesia geral.[9,12,13] A ideia é de se valer das vantagens da anestesia geral, como a eliminação dos reflexos de proteção muscular que permite uma manipulação mandibular mais efetiva e ausência da necessidade de cooperação intraoperatória do paciente. No entanto, há desvantagens como um custo mais elevado, maior tempo de operação e de recuperação, além de um risco maior de complicações relacionadas à anestesia e que devem ser considerados.[13] Na comparação entre artrocentese com anestesia local ou geral, alguns resultados superiores foram observados quando o procedimento foi realizado sob anestesia geral, embora não houvesse diferença estatisticamente significante. Maiores estudos podem contribuir para elucidação de esquemas anestésicos na artrocentese.

Artrocentese Guiada por Ultrassom (AGU)

A artrocentese da ATM pode ser feita convencionalmente ou com o emprego de ultrassom. Nesse procedimento, o espaço articular pode ser visualizado e examinado durante esse procedimento.[64-66] A AGU foi inicialmente relatada em 2013, sendo descrita como confiável, com um bom custo-benefício.[64] A AGU é benéfica durante injeções intra-articulares e extra-articulares. Além disso, a AGU pode ser útil como uma ferramenta de treinamento para cirurgiões que estão aprendendo a identificar o espaço articular superior para a artrocentese.[64] No entanto, na comparação da técnica convencional *versus* a AGU, não houve diferenças na eficácia e nos resultados entre as técnicas, e o procedimento de AGU levou significativamente mais tempo para sua realização.[65,66] Maiores estudos, com uma população maior, são necessários para um melhor entendimento do emprego da AGU para acessar o compartimento inferior da ATM.

Irrigação

Sobre o líquido principal a ser utilizado na irrigação, a literatura mostra que embora não haja diferença nos resultados provenientes da artrocentese entre a utilização de SF ou RL, esse último mostrou-se melhor tolerado no tecido fibroso do disco articular do que a SF, porém apresenta a desvantagem de um possível custo financeiro maior.[67] Nas terapias de artrocentese o volume ideal a ser utilizado na irrigação ainda é divergente entre os autores: 50 a 100 mL,[39] 100 mL,[68] 120 mL,[69] 100 a 250 mL,[70] 300 a 400 mL.[71] Uma investigação de longo prazo sobre os resultados da artrocentese variando o volume de irrigação pode contribuir para um aprimoramento da técnica, beneficiando clínicos e pacientes.

ARTROCENTESE COM DIFERENTES VOLUMES DE IRRIGAÇÃO EM PACIENTES COM DESLOCAMENTO DO DISCO SEM REDUÇÃO

Um estudo [72] avaliou a eficácia clínica da artrocentese ao variar o volume de irrigação em pacientes com deslocamento do disco sem redução (DDSR). Trinta pacientes com DDSR foram igualmente divididos em dois grupos: G1 (50 mL) e G2 (200 mL). As variáveis comparadas foram dor, distância interincisal máxima (DIM), protrusão e lateralidade direita e esquerda. Os resultados demonstraram que a artrocentese foi capaz de reduzir a dor e aumentar os valores da DIM, protrusão, da lateralidade de forma significativa em um ano após o procedimento ($p < 0{,}001$) em ambos os grupos. No entanto, comparações entre os grupos não revelaram diferença significativa ($p > 0{,}05$). Além disso, mudanças no volume não afetaram os resultados da artrocentese. Conclui-se que o emprego da artrocentese, utilizando volumes de irrigação de 50 e 200 mL, foi eficaz, sem diferenças significativas entre ambas, após um ano de acompanhamento.

ARTROCENTESE COM E SEM HIALURONATO DE SÓDIO

Uma pesquisa[17] comparou o uso da artrocentese isolada com a combinação de artrocentese e injeção de hialuronato de sódio (HS), em um mesmo ato operatório, em pacientes com deslocamentos do disco com redução e com travamento fechado. A totalidade da amostra foi de 31 sujeitos que apresentavam limitação da abertura bucal, dor e sensibilidade temporomandibular, além de ruídos articulares durante a função. Os sujeitos dessa pesquisa foram divididos em 2 grupos de forma aleatória. No grupo 1 (G1) foi realizado artrocentese e no segundo grupo (G2) artrocentese associada à injeção de 1 mL de HS no compartimento superior da ATM. Foi realizada uma avaliação antes e logo após o procedimento, assim como os pacientes foram acompanhados desde o 1º até o 24º mês. Foram avaliados tanto a função mandibular como os ruídos articulares da ATM. Para a intensidade da dor foi empregada a escala analógica visual (EAV). Tanto a abertura bucal máxima (ABM) como os movimentos laterais da mandíbula também foram mensurados em cada consulta de controle. Ambas as técnicas produziram ganho da ABM, melhoria na movimentação lateral mandibular e diminuição da dor e do ruído articular. Concluem os pesquisadores que a combinação de artrocentese com injeção de HS foi superior à artrocentese isolada.

ARTROCENTESE COM HIALURONATO DE SÓDIO DE DIFERENTES PESOS MOLECULARES

Certos autores[42] procuraram comparar a eficácia de dois protocolos de sessão única, adotando o ácido hialurônico de alto peso molecular (protocolo A) ou de médio peso molecular (protocolo B), com o protocolo de referência de cinco sessões de infiltrações da articulação temporomandibular (ATM), artrocentese e viscossuplementação (protocolo C), no manejo dos distúrbios degenerativos crônicos da ATM. Um ensaio clínico randomizado (RCT), com dez participantes por grupo, foi realizado e acompanhado por 6 meses. O nível de dor, em uma escala visual analógica (EAV) de 10 pontos, foi selecionado como a variável de desfecho primário para avaliar a eficácia dos tratamentos, juntamente com vários parâmetros de efeitos secundários. Os resultados mostraram que os pacientes do Grupo C tiveram a maior queda nos níveis de dor. Análises de permutação não paramétricas revelaram que o efeito global do tratamento foi significativamente diferente entre os três protocolos. Comparações entre os grupos mostraram que as diferenças de efeito do tratamento entre as duas intervenções de sessão única foram insignificantes. Pelo contrário, o protocolo C, de cinco sessões, foi significativamente superior a ambos os protocolos de sessão única ao longo dos 6 meses de acompanhamento, em relação à diminuição dos níveis de dor. Futuras investigações devem ser realizadas a fim de verificar a possibilidade de reduzir o número de intervenções múltiplas para a viscossuplementação da ATM.

Embora em curto prazo (1-3 meses) não haja diferença significante nos resultados de artrocentese seguida da injeção de ácido hialurônico, na redução da dor ou na qualidade e vida dos pacientes,[73] acompanhamentos de médio (6 meses)[74] e longo prazo (24 meses),[75] os resultados mostram-se superiores no aumento da mobilidade mandibular, além de uma redução significativa na concentração de mediadores inflamatórios,[76] em comparação à artrocentese isoladamente.[71,73-76]

O EMPREGO DE ARTROCENTESE ISOLADA OU COMBINADA COM CORTICOIDE, VISCOSSUPLEMENTAÇÃO E ANTI-INFLAMATÓRIO

Outro estudo[77] clínico teve como objetivo comparar clínica e radiologicamente o efeito da injeção intra-articular de metilprednisolona, hialuronato de sódio ou tenoxicam após artrocentese, com artrocentese isolada em pacientes com deslocamento do disco sem redução. Um total de 44 pacientes foi dividido, aleatoriamente, em quatro grupos de tratamento, como segue: Grupo 1, artrocentese isolada; Grupo 2, artrocentese e acetato de metilprednisolona; Grupo 3, artrocentese e hialuronato de sódio; Grupo 4, artrocentese e tenoxicam. A abertura máxima da boca (AMB), o movimento lateral mandibular, a intensidade da dor e a sensibilidade da ATM e dos músculos da mastigação à palpação foram mensurados antes do tratamento, 1 semana após e 1, 3 e 6 meses posteriormente ao tratamento. A posição do disco, presença ou ausência de redução do disco, nível de efusão articular, movimento articular e espaço articular também foram avaliados por ressonância magnética (RM) antes do tratamento e 6 meses após o mesmo. Nenhuma diferença significativa no sucesso do tratamento foi encontrada entre os quatro grupos. Os achados de RM (quanto à posição do disco e presença de sinais de efusão articular) não variaram significativamente entre os grupos, contudo, houve uma variação significante nas imagens do pré e pós-operatório nos quatro grupos ($p < 0,001$). De acordo com os dados desse estudo, pode-se concluir que a artrocentese isolada ou combinada com corticoide, substância viscoelástica ou anti-inflamatório, são métodos igualmente eficazes e promissores no tratamento da ATM com deslocamento do disco sem redução.

ARTROCENTESE ISOLADA OU COMBINADA COM ANTI-INFLAMATÓRIO NÃO ESTEROIDAL

Um estudo[78] comparou os efeitos clínicos e radiológicos da artrocentese simples com tenoxicam em pacientes com deslocamento do disco sem redução (DDSR). Vinte quatro ATM em 21 pacientes com DDSR foram estudados, divididos aleatoriamente em Grupo A, em que apenas a artrocentese foi realizada (14 ATM em 14 pacientes) e Grupo AT que recebeu, além da artrocentese intra-articular, injeção de 2 mL de tenoxicam (10 grupo AT em 7 pacientes). Os pacientes foram avaliados antes do procedimento, no 7º dia de pós-operatório, na 2ª, 3ª e 4ª semanas e no 2º, 3º, 4º, 5º, 6º meses de pós-operatório. A intensidade da dor articular foi avaliada utilizando a escala analógica visual (EAV). A abertura bucal máxima foi registrada em cada seguimento, bem como foi realizado um exame de RM antes e seis meses após o tratamento nos dois grupos, para analisar a forma e a posição do disco em boca aberta e fechada, presença de efusão articular, alterações presentes na cortical e medular óssea da ATM. Ambos os tratamentos produziram aumento na abertura máxima da boca e redução da dor articular. Não houve diferença estatisticamente significativa entre os grupos.

ARTROCENTESE COM O EMPREGO DE CORTICOSTEROIDE

A injeção de corticoide após artrocentese ainda é controversa. Uma recente metanálise mostrou que as injeções de corticosteroides após artrocentese em paciente com osteoartrite da ATM, foram superiores ao placebo no alívio da dor em longo prazo, mas não apresentou vantagens no aumento da abertura máxima da boca.[16] Outro trabalho evidenciou resultados superiores no pós-operatório imediato com a utilização sequencial de corticoide; no entanto, no acompanhamento em longo prazo não houve diferença em comparação à artrocentese isolada.[77] Outros estudos, com pacientes com desarranjos internos da ATM ou artrite idiopática, não evidenciaram alívio significante na dor em relação à artrocentese isolada.[79,80] Futuros estudos são necessários para elucidar a contribuição de corticoides associados à artrocentese.

ARTROCENTESE COM O EMPREGO DE MORFINA INTRA-ARTICULAR

A artrocentese com injeção de morfina intra-articular é realizada se o tratamento conservador falhar. A técnica é similar à convencional.[1] A articulação é lavada com 50 mL de SF a 0,9% e ao final do procedimento é introduzido 1 mL de morfina (10 mg) seguido por manipulação delicada. Um estudo[15] que realizou 405 artrocenteses em 298 pacientes durante o período de 10 anos, avaliou a dor subjetivamente utilizando a EAV, antes da artrocentese, e em 1 mês, 6 meses e um ano após o procedimento. Os escores de dor diminuíram significativamente após o procedimento. A combinação de artrocentese da ATM com injeção de morfina intra-articular reduziu a dor em aproximadamente 90% dos pacientes.

ARTROCENTESE COM O EMPREGO DE SANGUE AUTÓLOGO INTRA-ARTICULAR

A injeção de sangue autólogo, após artrocentese, é um tratamento seguro, simples, minimamente invasivo e com bom custo-benefício para deslocamento da cabeça mandibular recorrente crônica (DCMRC).[81] Em um trabalho com dez pacientes com deslocamento da cabeça mandibular cônica recorrente bilateral, após a artrocentese, foram realizadas injeções de 2 mL de sangue autólogo no compartimento articular superior e 1 mL na superfície externa da cápsula articular. Após 3 meses de acompanhamento, 8 pacientes (80%) obtiveram sucesso sem novos episódios de DCMRC. A RM mostrou uma melhora na relação anatômica e espacial dos componentes ósseos e dos tecidos moles da ATM.[82] Em outro trabalho com 15 pacientes com DCMRC bilateral, após artrocentese seguida da injeção de sangue autólogo, 12 pacientes não apresentaram mais esses episódios em um ano de acompanhamento.[83] No entanto, uma revisão de literatura aponta a necessidade de cautela para o efeito do sangue injetado sobre a cartilagem articular e à formação de anquilose fibrosa ou óssea.[81]

ARTROCENTESE COM O EMPREGO DE PLASMA RICO EM PLAQUETAS

Outra técnica descrita na literatura emprega plasma rico em plaquetas (PRP) após artrocentese.[19,84] O PRP é um método simples, de baixo custo e minimamente invasivo, que permite obter um alto concentrado de fatores de crescimento autólogos em proporções fisiológicas a partir do sangue, que podem ser injetados com facilidade e segurança diretamente no espaço articular da ATM. Além disso, é bem conhecido que o risco de alergia ou infecção é insignificante devido à natureza autóloga do extrato de plaquetas.[19] A literatura demonstra que a artrocentese seguida de injeções de PRP é superior à artrocentese isolada na redução de ruídos articulares, dor e no aumento da mobilidade mandibular em pacientes com osteoartrite da ATM.[19] No entanto, essa técnica (artrocentese e PRP) não parece ser superior à artrocentese seguida de uma única injeção de ácido hialurônico, sendo que a última não apresenta a desvantagem da coleta sanguínea.[84]

ARTROCENTESE ISOLADA OU COMBINADA COM O EMPREGO DE ANTIDEPRESSIVO TRICÍCLICO

Um estudo[85] empregou 20 pacientes com dor na articulação temporomandibular utilizando o Critério de Diagnóstico em Pesquisa para Disfunção Temporomandibular (RDC/TMD). A amostra foi dividida, aleatoriamente, em dois grupos: grupo A, tratados apenas com artrocentese; grupo B, artrocentese seguida por 30 mg de duloxetina, duas vezes dia, por via oral, durante 12 semanas. A totalidade da amostra foi acompanhada em intervalos regulares no 1º, 5º, 7º, dia, 1 mês até 3 meses. Foram mensurados dor, edema, abertura máxima da boca e a movimentação lateral e protrusiva da mandíbula com e sem dor. Foi empregada, também, uma escala de ansiedade e depressão hospitalar (HAD) no pré e pós-tratamento, além de uma avaliação radiológica com base na tomografia computadorizada *cone beam* e uma radiografia panorâmica. Utilizou-se, ainda, uma avaliação bioquímica da interleucina 6 (IL-6) do líquido para lavagem da articulação temporomandibular nos dois grupos no pré-operatório e no pós-operatório. Em ambos os grupos houve redução significativa da dor, sendo mais significativa no grupo B em relação ao grupo A na 4ª, 6ª e 12ª semanas. A abertura bucal foi significativamente maior no grupo B em relação aos pacientes do grupo A. Houve melhora dos movimentos laterais e protrusivo no grupo B. Não houve diferença significativa na escala de ansiedade e depressão hospitalar entre os grupos no pré-operatório e na 4ª semana de pós-operatório. Embora uma redução significativa dos níveis de IL-6 tenha sido observada no pós-operatório, não houve diferença significativa entre os dois grupos. A artrocentese é um procedimento eficaz para aliviar sintomas em pacientes com distúrbios temporomandibulares. Essa pesquisa demonstrou que a combinação de duloxetina com artrocentese proveu um resultado muito melhor do que a artrocentese isolada. Novos estudos com uma amostra maior são necessários para avaliar o efeito da artrocentese isolada ou em combinação com duloxetina no que tange à eliminação do quadro de DTM de forma permanente.

Um estudo controlado[33] randomizado, de dois braços e de projeto paralelo (ECR) foi conduzido na Holanda entre janeiro de 2009 e junho de 2012, que incluiu pacientes com artralgia temporomandibular. Os pacientes foram alocados aleatoriamente para artrocentese (n = 40) ou tratamento convencional (n = 40) inicialmente, que incluiu dieta macia, fisioterapia e medicação anti-inflamatória. A artrocentese consistiu na lavagem articular com solução salina isotônica, e os cuidados pós-operatórios que incluíram dieta branda, fisioterapia e dispositivo interoclusal. A duração do programa de cuidados habituais foi de 6 semanas e o acompanhamento foi realizado na 3ª, 12ª e 26ª semanas após a sua conclusão. Modelos multivariados de equações estimadas generalizadas foram avaliados para corrigir a dependência de medidas repetidas na análise dos dados longitudinais. Um teste t de amostras independentes foi utilizado para comparar o grupo de artrocentese com o grupo de tratamento convencional para dor na ATM, após 26 semanas. A relação custo-eficácia (custo total sob o aspecto social) estava relacionada à dor na ATM (empregando uma escala visual analógica [0 a 100 mm]) e ao custo de utilidade (anos de vida ajustados pela qualidade). A dor na ATM diminuiu mais rapidamente no grupo de artrocentese (n = 36) do que no grupo de tratamento convencional (n = 36) (coeficiente de regressão β = –10,76; intervalo de confiança de 95% [IC] = –17,75 a –3,77; 003). O custo total médio estimado (ou seja, social) ao longo de 26 semanas foi de 795 dólares no grupo da artrocentese e de 2.266 dólares no grupo de cuidados habituais. A artrocentese foi associada com um custo médio menor e melhores resultados de saúde do que o cuidado usual, em torno de 95%. Os resultados desse estudo sugerem que, do ponto de vista econômico, a artrocentese pode ser superior ao tratamento convencional para o tratamento inicial da dor na ATM, já que tem melhores resultados de saúde e custos mais baixos.

CONCLUSÃO

As diferentes técnicas de artrocentese combinadas ou não com anti-inflamatório opioide, corticosteroide, solução viscoelástica, sangue autólogo, PRP e antidepressivos tricíclicos, por via oral, são pouco invasivas, apresentam baixo custo, podem ser realizadas sob anestesia local, não produzem cicatrizes, não necessitam de síntese e produzem excelentes resultados nas DTM artrogênicas. Suas indicações são: casos de processos inflamatórios como capsulite/sinovite; em aderência ou adesividades discais em estágio inicial; em casos agudos de artrite reumatoide, degenerativa; pacientes com ruído articular doloroso, ou não, deslocamento do disco com e sem redução e em hemartrose oriunda de trauma recente. O sucesso terapêutico, todavia, depende de inúmeros fatores que envolvem a cronicidade da doença e suas características, do adequado diagnóstico, da cooperação do paciente, da técnica empregada e da experiência do profissional.

REFERÊNCIAS BIBLIOGRÁFICAS

1. Nitzan DW, Dolwick MF, Martinez GA. Temporomandibular joint arthrocentesis: a simplified treatment for severe, limited mouth opening. J Oral Maxillofac Surg. 1991;49(11):1163-70.
2. Attia HS, Mosleh MI, Jan AM, et al. Age, gender and parafunctional habits as prognostic factors for temporomandibular joint arthrocentesis. Cranio. 2018;36(2):121-7.
3. Grossmann E, Poluha RL, Iwaki LC, et al. Predictors of arthrocentesis outcome on joint effusion in patients with disk displacement without reduction. Oral Surg Oral Med Oral Pathol Oral Radiol. 2018;125(4):382-8.
4. Gouveia MV, Barbalho JC, Pereira Júnior ED, et al. Effectiveness and satisfaction evaluation of patients submitted to TMJ arthrocenthesis: a case series. Braz Oral Res. 2015;29(3):50.
5. Grossmann E. O uso de artrocentese e da lavagem articulação temporomandibular em pacientes com deslocamento anterior do disco sem redução. Rev Dor. 2001;3(3):97-102.
6. Brennan PA, Ilankovan V. Arthrocentesis for temporomandibular joint pain dysfunction syndrome. J Oral Maxillofac Surg. 2006;64(6):949-51.
7. Diraçoğlu D, Saral IB, Keklik B, et al. Arthrocentesis versus nonsurgical methods in the treatment of temporomandibular disc displacement without reduction. Oral Surg Oral Med Oral Pathol Oral Radiol Endod. 2009;108(1):3-8.
8. Nitzan DW. Arthrocentesis incentives for using this minimally invasive approach for temporomandibu lar disorders. Oral Maxillofac Surg Clin North Am. 2006;18(3):311-28.
9. Monje-Gil F, Nitzan D, González-Garcia R. Temporomandibular joint arthrocentesis. Review of the literature. Med Oral Patol Oral Cir Bucal. 2012;17(4):e575-81.
10. Şentürk MF, Yazıcı T, Gülşen U. Techniques and modifications for TMJ arthrocentesis: a literature review. Cranio. 2017;15(2):1-9.
11. Spallaccia F, Rivaroli P, Cascone P. Temporomandibular joint arthrocentesis: long-term results. Bull Group Int Rech Sci Stomatol Odontol. 2000;42(1):31-7.
12. Mehra P, Arya V. Temporomandibular joint arthrocentesis: outcomes under intravenous sedation versus general anesthesia. J Oral Maxillofac Surg. 2015;73(5):834-42.

13. Tuz HH, Baslarli O, Adiloglu S, et al. Comparison of local and general anaesthesia for arthrocentesis of the temporomandibular joint. Br J Oral Maxillofac Surg. 2016;54(8): 946-49.
14. Şentürk MF, Tüzüner-Öncül AM, Cambazoğlu M. Prospective short-term comparison of outcomes after single or double puncture arthrocentesis of the temporomandibular joint. Br J Oral Maxillofac Surg. 2016;54(1):26-9.
15. Kunjur J, Anand R, Brennan PA, et al. An audit of 405 temporomandibular joint arthrocentesis with intra-articular morphinre infusion. Br J Oral Maxillofac Surg. 2003;41(1):29-31.
16. Liu Y, Wu J, Fei W, et al. Is there a difference in intra-articular injections of corticosteroids, hyaluronate, or placebo for temporomandibular osteoarthritis? J Oral Maxillofac Surg. 2018;76(3): 504-14.
17. Alpaslan GH, Alpaslan C. Efficacy of temporomandibular joint arthrocentesis with and without injection of sodium hyaluronate in treatment of internal derangements. J Oral Maxillofac Surg. 2001;59(6):613-9.
18. Patel J, Nilesh K, Parkar MI, et al. Clinical and radiological outcome of arthrocentesis followed by autologous blood injection for treatment of chronic recurrent temporomandibular joint dislocation. J Clin Exp Dent. 2017;9(8):e962-e9.
19. Cömert Kiliç S, Güngörmüş M, Sümbüllü MA. Is arthrocentesis plus platelet-rich plasma superior to arthrocentesis alone in the treatment of temporomandibular joint osteoarthritis? A Randomized Clinical Trial. J Oral Maxillofac Surg. 2015;73(8):1473-83.
20. Alkan A, Bas B. The use of double-needle canula method for temporomandibular joint arthrocentesis: clinical report. Eur J Dent. 2007;1(3):179-82.
21. Guarda-Nardini L, Manfredini D, Ferronato G. Arthrocentesis of the temporomandibular joint: a proposal for a single-needle technique. Oral Surg Oral Med Oral Pathol Oral Radiol Endod. 2008;106(4):483-6.
22. Rahal A, Poirier J, Ahmarani C. Single-puncture arthrocentesis-introducing a new technique and a novel device. J Oral Maxillofac Surg. 2009;67(8):1771-3.
23. Murakami K, Hosaka H, Moriya Y, et al. Short-term treatment outcome study for the management of temporomandibular joint of closed lock. A comparison of arthrocentesis to nonsurgical therapy and arthroscopy lysis and lavage. Oral Surg Oral Med Oral Pathol. 1995;80(3):253-7.
24. Hosaka H, Murakami K, Goto K, et al. Outcome of arthocentesis for temporomandibular joint with closed lock at 3 years follow up. Oral Surg Oral Med Oral Pathol Radiol Endod. 1996;82(5):501-4.
25. Nitzan DW, Samson B, Better H. Long-term outcome of arthrocentesis for sudden-onset, persistent, severe closed lock of the temporomandibular joint. J Oral Maxillofac Surg. 1997;55(2):151-8.
26. Carvajal WA, Laskin DM. Long-term evaluation of arthrocentesis for the treatment of internal derangements of the temporomandibular joint. J Oral Maxillofac Surg. 2000;58(8):852-7.
27. Nitzan DW, Price A. The use of arthrocentesis for the treatment of osteoarthritic temporomandibular joint. J Oral Maxillofac Surg. 2001;59(10):1154-60.
28. Rahal A, Poirier J, Ahmarani C. Single-puncture arthrocentesis--introducing a new technique and a novel device. J Oral Maxillofac Surg. 2009;67(8):1771-3.
29. Grossmann E, Grossmann TK. Cirurgia da articulação temporomandibular. Rev Dor. 2011;12(2): 152-9.
30. Kim YH, Jeong TM, Pang KM, et al. Influencing factor on the prognosis of arthrocentesis. J Korean Assoc Oral Maxillofac Surg. 2014;40(4):155-9.
31. Emshoff R. Clinical factors affecting the outcome of arthrocentesis and hydraulic distension of the temporomandibular joint. Oral Surg Oral Med Oral Pathol Oral Radiol Endod. 2005;100(4): 409-14.

32. Momin M, Miloro M, Mercuri LG, et al. Senior oral and maxillofacial surgery resident confidence in performing invasive temporomandibular joint procedures. J Oral Maxillofac Surg. 2017;75(10): 2091.

33. Vos LM, Stegenga B, Stant AD, et al. Cost effectiveness of arthrocentesis compared to conservative therapy for arthralgia of the temporomandibular joint: a Randomized Controlled Trial. J Oral Facial Pain Headache. 2018;32(2):198-207.

34. Bertolami CN. Efficacy of temporomandibular joint arthrocentesis with and without injection of sodium hyaluronate in treatment of internal derangements: discussion. J Oral Maxillofac Surg. 2001;59(6):613-9.

35. Yura S, Totsuka Y. Relationship between effectiveness of arthrocentesis under sufficient pressure and conditions of the temporomandibular joint. J Oral Maxillofac Surg. 2005;63(2):225-8.

36. Machon V, Hirjak D, Lukas J. Therapy of the osteoarthritis of the temporomandibular joint. J Craniomaxillofac Surg. 2011;39(2):127-30.

37. Tozoglu S, Al-Belasy FA, Dolwick MF. A review of techniques of lysis and lavage of the TMJ. Br J Oral Maxillofac Surg. 2011;49(4):302-9.

38. Matsa S, Raja, KK, Bhalerao S. Temporomandibular joint arthrocentesis for closed lock - A prospective analysis of 10 consecutive cases. SRM J Res Dent Scienc. 2010;1(3):225-9.

39. Neeli AS, Umarani M, Kotrashetti SM, et al. Arthrocentesis for the treatment of internal derangement of the temporomandibular joint. J Maxillofac Oral Surg. 2010;9(4):350-4.

40. Jamot SR, Khan ZA, Khan TU, et al. Arthrocentesis for temporomandibular joint pain dysfunction syndrome. J Ayub Med Coll Abbottabad. 2017;29(1):54-57.

41. Bhargava D, Jain M, Deshpande A, et al. Temporomandibular joint arthrocentesis for internal derangement with disc displacement without reduction. J Maxillofac Oral Surg. 2015;14(2):454-9.

42. Guarda-Nardini L, Rossi A, Arboretti R, et al. Single or multiple-session viscosupplementation protocols for temporomandibular joint degenerative disorders: a randomized clinical trial. J Oral Rehabil. 2015;42(7):521-8.

43. Tozoglu S, Bayramoglu Z, Ozkan O. Outcome of Otologic Symptoms after Temporomandibular Joint Arthrocentesis. J Craniofac Surg. 2015;26(4):e344-7.

44. Grossmann E, Paiva H, Paiva AM. Dores bucofaciais: conceitos e terapêutica. Porto Alegre: Artes Médicas; 2013.

45. Nitzan DW, Etsion I. Adhesive force: the underlying cause of the disc anchorage to the fossa and/or eminence in the temporomandibular joint. A new concept. Int J Oral Maxillofac Surg. 2002;31(1): 94-9.

46. Yura S, Totsuka Y, Yoshikawa T, et al. Can arthrocentesis release intracapsular adhesions? Arthroscopic findings before and after irrigation under sufficient hydraulic pressure. J Oral Maxillofac Surg. 2003;61(11):1253-6.

47. Frost DE, Kendell BD. The use of arthocentesis for treatment of temporomandibular joint disorders. J Oral Maxillofac Surg. 1999;57(5):583-7.

48. Emshoff R, Puffer P, Strobl H, et al. Effect of temporomandibular joint arthrocentesis on synovial fluid mediator level of tumor necrosis factor-alpha: implications for treatment outcome. Int J Oral Maxillofac Surg. 2000;29(3):176-82.

49. Kaneyama K, Segami N, Nishimura M, et al. The ideal lavage volume for removing bradykinin, interleukin-6, and protein from the temporomandibular joint by arthrocentesis. J Oral Maxillofac Surg. 2004;62(6):657-61.

50. Vaira LA, Raho MT, Soma D, et al. Complications and post-operative sequelae of temporomandibular joint arthrocentesis. Cranio. 2017;15(2):1-4.

51. Stein JI. TJM arthrocentesis: a conservative surgical alternative. N Y S Dent J. 1995;61(9):68-76.

52. Dimitroulis G, Dolwick MF, Martinez A. Temporomandibular joint arthrocentesis and lavage for the treatment of closed lock: a follow-up study. Br J Oral Maxillofac Surg. 1995;33(1):23-7.

53. Carrol TA, Smith K, Jakubowski J. Extradural haematoma following temporomandibular joint arthrocentesis and lavage Br. J Neurosurg. 2000;14(2):152-4.

54. Tan DB, Krishnaswamy GA. Retrospective study of temporomandibular joint internal derangement treated with arthrocentesis and arthroscopy. Proc Singap Health. 2012;21(1):73-8.

55. Vaira LA, Soma D, Meloni SM, et al. Vertiginous crisis following temporomandibular joint athrocentesis: a case report. Oral Maxillofac Surg. 2017;21(1):79-81.

56. Grossmann E, Pasqual GV, Poluha RL, et al. Single-needle arthrocentesis with upper compartment distension versus conventional two-needle arthrocentesis: Randomized Clinical Trial. Pain Res Manag. 2017;2017:2435263.

57. Folle FS, Poluha RL, Setogutti ET, et al. Double puncture versus single puncture arthrocentesis for the management of unilateral temporomandibular joint disc displacement without reduction: a randomized controlled trial. J Craniomaxillofac Surg. 2018;182(18)30308-1.

58. Talaat W, Ghoneim MM, Elsholkamy M. Single-needle arthrocentesis (Shepard cannula) vs. double-needle arthrocentesis for treating disc displacement without reduction. Cranio. 2016;34(5): 296-302.

59. Şentürk MF, Yıldırım D, Bilgir Eet al. Long-term evaluation of single-puncture temporomandibular joint arthrocentesis in patients with unilateral temporomandibular disorders. Int J Oral Maxillofac Surg. 2018;47(1):98-102.

60. Rehman KU, Hall T. Single needle arthrocentesis. Brit J Oral Maxillof Surg. 2009;45(5);403-4.

61. Öreroglu AR, Özkaya A, Öztürk MB, et al. Concentric needle cannula method for single-puncture arthrocentesis in temporomandibular joint disease: an inexpensive and feasible technique. J Oral Maxillofac Surg. 2011;69(9):2334-8.

62. Şentürk MF, Yıldırım D, Bilgir E, et al. Long-term evaluation of single-puncture temporomandibular joint arthrocentesis in patients with unilateral temporomandibular disorders. Int J Oral Maxillofac Surg. 2018;47(1):98-102.

63. Nagori SA, Chattopadhyay PK, Pathey KK, et al. The double intravenous catheter technique for single--puncture arthrocentesis. J Craniofac Surg. 2017;28(7):e603-e605.

64. Skármeta NP, Pesce MC, Espinoza-Mellado PA. A single-puncture arthrocentesis technique, using a peripheral intravenous catheter. Int J Oral Maxillofac Surg. 2016;45(9):1123-5.

65. Dayisoylu EH, Cifci E, Uckan S. Ultrasound guided arthrocentesis of the temporomandibular joint. Br J Oral Maxillofac Surg. 2013;51(2):667-8.

66. Sivri MB, Ozkan Y, Pekiner FN, et al.Comparison of ultrasound-guided and conventional arthrocentesis of the temporomandibular joint. Br J Oral Maxillofac Surg. 2016;54(6):677-81.

67. Şentürk MF, Yıldırım D, Bilgir E. Evaluation of ultrasonography guidance for single-puncture temporomandibular joint arthrocentesis: a randomized clinical study. Cranio. 2017; 24(3):1-7.

68. Shinjo H, Nakata K, Shino K, et al. Effect of irrigation solutions for arthroscopic surgery on intraarticular tissue: comparison in human meniscus-derived primary cell culture between lactate Ringer's solution and saline solution. J Orthop Res. 2002;20(6):1305-10.

69. Zhu P, Lin H, Zhou Q, et al. Dynamic evaluation of lavage efficacy in upper compartment of the temporomandibular joint. J Oral Maxillofac Surg. 2017;75(2):276-83.

70. Tatli U, Benlidayi ME, Ekren O, et al. Comparison of the effectiveness of three different treatment methods for temporomandibular joint disc displacement without reduction. Int J Oral Maxillofac Surg. 2017;46(5):603-9.

71. Kaneyama K, Segami N, Nishimura M, et al. The ideal lavage volume for removing bradykinin, interleukin-6, and protein from the temporomandibular joint by arthrocentesis. J Oral Maxillofac Surg. 2004;62(6):657-61.

72. Grossmann E, Poluha RL, Iwaki LCV et al. Arthrocentesis with different irrigation volumes in patients with disc displacement without reduction: one-year follow-up. Cranio. 2018;26(3):1-6.

73. Bouloux GF, Chou J, Krishnan D, et al. Is Hyaluronic acid or corticosteroid superior to lactated ringer solution in the short-term reduction of temporomandibular joint pain after arthrocentesis? Part 1. J Oral Maxillofac Surg. 2017;75(1):52-62.

74. Bouloux GF, Chou J, Krishnan D, et al. Is hyaluronic acid or corticosteroid superior to lactated ringer solution in the short term for improving function and quality of life after arthrocentesis? Part 2. J Oral Maxillofac Surg. 2017;75(1):63-72.

75. Gorrela H, Prameela J, Srinivas G, et al. Efficacy of temporomandibular joint arthrocentesis with sodium hyaluronate in the management of temporomandibular joint disorders: a Prospective Randomized Control Trial. J Maxillofac Oral Surg. 2017;16(4):479-84.

76. Gurung T, Singh RK, Mohammad S, et al. Efficacy of arthrocentesis versus arthrocentesis with sodium hyaluronic acid in temporomandibular joint osteoarthritis: a comparison. Natl J Maxillofac Surg. 2017;8(1):41-9.

77. Yapici-Yavuz G, Şimşek-Kaya G, Oğul H. A comparison of the effects of methylprednisolone acetate, sodium hyaluronate and tenoxicam in the treatment of non-reducing disc displacement of the temporomandibular joint. Med Oral Patol Oral Cir Bucal. 2018;23(3):e351-e358.

78. Aktas I, Yalcin S, Sencer S. Intra-articular injection of tenoxicam following temporomandibular joint arthrocentesis: a pilot study. Int J Oral Maxillofac Surg. 2010;39(5):440-5.

79. Cömert Kiliç S. Does injection of corticosteroid after arthrocentesis improve outcomes of temporomandibular joint osteoarthritis? A Randomized Clinical Trial. J Oral Maxillofac Surg. 2016;74(11):2151-8.

80. Olsen-Bergem H, Bjørnland T. A cohort study of patients with juvenile idiopathic arthritis and arthritis of the temporomandibular joint: outcome of arthrocentesis with and without the use of steroids. Int J Oral Maxillofac Surg. 2014;43(8):990-5.

81. Tabrizi R, Karagah T, Arabion H, et al. Outcomes of arthrocentesis for the treatment of internal derangement pain: with or without corticosteroids? J Craniofac Surg. 2014;25(6):e571-5.

82. Varedi P, Bohluli B. Autologous blood injection for treatment of chronic recurrent TMJ dislocation: is it successful? Is it safe enough? A systematic review. Oral Maxillofac Surg. 2015;19(3):243-52.

83. Bayoumi AM, Al-Sebaei MO, Mohamed KM, et al. Arthrocentesis followed by intra-articular autologous blood injection for the treatment of recurrent temporomandibular joint dislocation. Int J Oral Maxillofac Surg. 2014;43(10):1224-8.

84. Cömert Kiliç S, Güngörmüş M. Is arthrocentesis plus platelet-rich plasma superior to arthrocentesis plus hyaluronic acid for the treatment of temporomandibular joint osteoarthritis: a randomized clinical trial. Int J Oral Maxillofac Surg. 2016;45(12):1538-44.

85. Singh RK, Pal US, Goyal P, et al. TMJ arthrocentesis alone and in combination with duloxetine in temporomandibular joint pain. J Maxillofac Oral Surg. 2018;17(3):270-5.

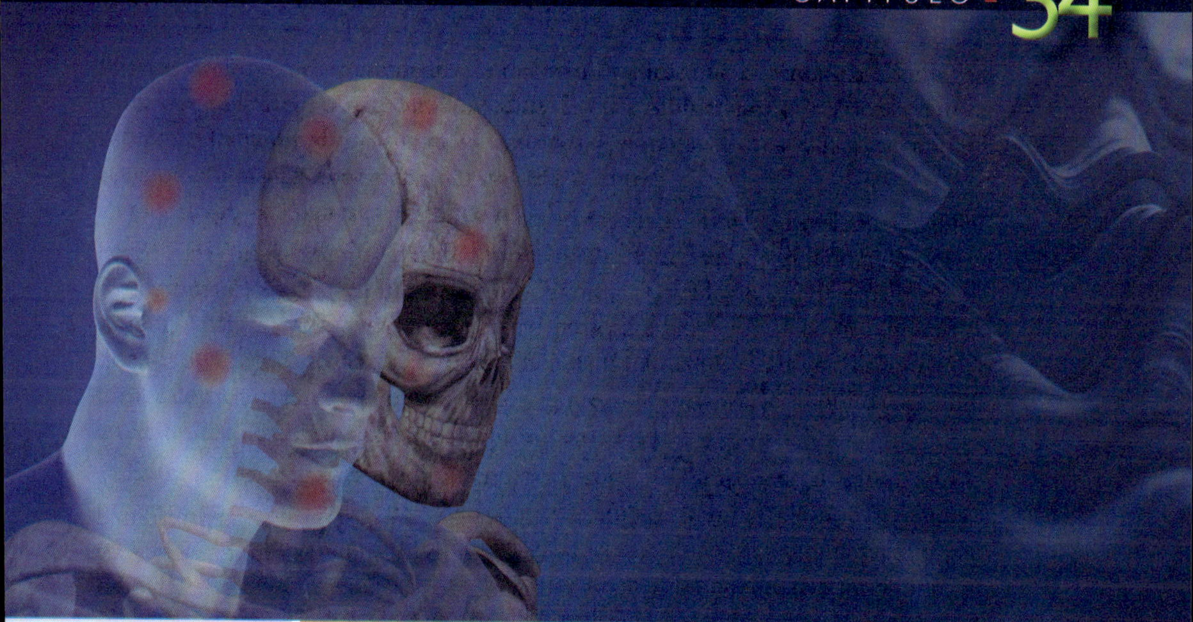

CAPÍTULO 34

Renato Luiz Bevilacqua de Castro
Daniele Nardi Pedro
Fernanda Dutra Santiago Bassora

Terapia Celular nas Disfunções Temporomandibulares

A PLAQUETA

As plaquetas são estruturas anucleadas, provenientes dos megacariócitos, oriundas da célula-tronco hematopoiética produzida na medula óssea e regulada pela trombopoetina. A plaqueta é o menor e mais leve dos elementos figurados do sangue, circulam nos vasos por 7 a 10 dias, com a concentração basal de 150.000 a 450,000/μL.

A principal função da plaqueta é na hemostasia, com uma gama de receptores. A glicoproteína Ib (GPIb), um receptor com função de ligante, o fator de von Willebrand (VWF) e o GPVI que reconhece o colágeno, são os principais componentes da matriz subendotelial. As plaquetas podem ser ativadas por diversos fatores, espalhando-se na matriz extracelular exposta, particularmente o colágeno, e secretam metabólitos liberando o conteúdo das organelas armazenadas (grânulos densos, α-grânulos). Esses processos promovem a formação de trombo e é dado o início da reparação tecidual.[1-3]

As plaquetas apresentam atividade celular intensa através dos grânulos que produzem, e estocam uma vasta gama de moléculas, entre elas fatores de crescimento e interleucinas.

Os grânulos alfas (GA) são os principais atores no processo de regeneração tecidual mediado pelas plaquetas, sendo que cada plaqueta contém aproximadamente 60 tipos desses grânulos. Assim, as principais organelas de armazenamento de proteínas ativas biologicamente são esses GA (Tabela 34.1). A maior parte dos fatores de crescimento essenciais para a regeneração tecidual é produzida ali e onde são formados os corpos multivesiculares intermediários originários da rede de Golgi.[4-6]

Tabela 34.1 Proteínas biologicamente ativas do grânulo alfa.

Componente	Ligantes	Função
Proteínas de Adesão	VWF + pro-peptídeo, Fg, Fn, Vn, TSP-1, TSP-2, laminina-8, osteonectina	Contato celular e interação, coagulação, cicatrização e inflamação
Fatores de coagulação e inibidores	FV, FXI, FXIII, TF, protrombina, HMWK, proteína S, protease nexin-2 (amiloide β/A4 proteína precursora (APP), C1 inibidor TFP1, proteína S	Produção de trombina e trombo, cicatrização e inflamação
Fatores fibrinolíticos e inibidores	Plasminogênio/plasmina, uroquinase PA, PAI-I, α2-antiplasmina, histidina, TAFI	Produção de plasmina, fibrinólise e modelação vascular
Outras Proteases e antiproteases	MMP1, MMP4, MMP9, MMP14, ADAMTS-13, ADAM-10 (α-secretase), ADAMTS-17, TIMPs 1-4, α1-antitripsina, α2- antitripsina, α2-macroglobulina, granzima B	Função plaquetária, angiogênese, regulação da coagulação e inflamação
Fatores de crescimento e mitogênicos	PDGF, EGF, FGF, HGF, IGF, VEGF (A-D), BMP, IGFBP3, CTGF	Quimiotaxia, proliferação e crescimento celular, angiogênese, cicatrização, metabolismo e desenvolvimento de células cancerígenas.

(*Continua*)

Tabela 34.1 Proteínas biologicamente ativas do grânulo alfa. (*Continuação*)

Componente	Ligantes	Função
Citocínas	TGF-β1, IL-1β, IL-1α, Il-2, IL-4, TNF-α, CCL2 (MCP-1), CCL3 (MIP-1α), CCL4 (MIP-1β), CCL5 (RANTES), CCL7 (MCP-3), CCL14, CCL15 (MIP-5), CCL17, CCL19 (MIP-3b), CCL20 (MIP-3a), CXCL1 (GROα), CXCL2 (MIP-2α), CXCL3 (MIP-2β), CXCL4 (PF4), CXCL4L1 (PF4alt), CXCL4L (PFAalt)CXCL5 (ENA-78), CXCL7 (β-tromboglobulina), CXCL8 (IL-8), CXCL12 (SDF-1α), TPO, angiopoietina-1	Regulação da angiogênese, proliferação e diferenciação celular, quimiotaxia, interação celular, imunológica e da inflamação
Proteínas antimicrobianas	Trombocidina e quinocidinas, β-defensina-1, -2, -3, timosina-β4, fibrinopeptídeos A/B	Bactericida, fungicida e inflamatória
Outros	Serglicina, sulfato de condroitina, albumina, IgG, IgA e IgM, C3 e C4 fator D, Fator H, substância P, Fator neurotrófico cerebral (BDNF), endostatina, angiostatina	Várias funções, incluindo remodelação tecidual, inflamação, reações imunológicas e progressão do câncer
Glicoproteínas da Membrana	αIIbβ3, αvβ3, GPIb, PECAM-1, ICAM-2, semaforina 3A, semaforina 4D, PLEXIN-B1, CD147, TLR-1-7, -9, Siglec-7, receptores para agonista primário a seletina-P, TLT-1, JAM-1, JAM- 3, claudin-5, PSGL, CD40L, Glut-3, TRAIL (Apo2-L), TWEAK (Apo3-L (TNF), gC1qR, β-2-microglobulina, hialuronidase-2	Agregação e adesão plaquetária, geração de trombina interação leucócito – plaqueta, cicatrização, inflamação e modulação imunológica

Os grânulos densos são organelas muito pequenas, na quantidade de 3 a 8 por plaqueta, contém cálcio, histamina, dopamina, ATP, ADP e serotonina localizados na membrana desses grânulos, além de glicoproteínas como a P-seletina. Esses grânulos apresentam um sistema secretório bastante complexo envolvido na exocitose. A serotonina tem um papel importante na inflamação, realizando simultaneamente vasoconstrição e aumento da permeabilidade vascular, enquanto o ADP tem a função de estabilizar a agregação plaquetária.[4,7]

As plaquetas também contêm lisossomos, catepsinas D e E, elastase, β-glucuronidase e fosfatase ácida, enquanto suas membranas se assemelham a grânulos densos na expressão de CD63 e proteína de membrana associada ao lisossomo-2. As plaquetas também contêm uma via de autofagia constitutivamente ativa.[8]

PLAQUETAS E CICATRIZAÇÃO

As plaquetas intervêm em muitos estágios da cicatrização dos tecidos, incluindo a restauração da integridade dos vasos sanguíneos após a lesão ou após a ruptura da placa aterosclerótica. Colágenos, proteoglicanos e proteínas adesivas são os principais constituintes da membrana celular, fornecendo uma estrutura molecular para plaquetas e células migratórias, como os fibroblastos. O crescimento do trombo no local da lesão concentra as plaquetas para participar da remodelação tecidual, secretando uma variedade de fatores de crescimento, citocinas, quimiocinas e outros fatores (Tabela 34.1). Por exemplo, VEGF, fator de crescimento derivado de plaquetas (PDGF), fator de crescimento de fibroblastos (FGF), fator de crescimento de hepatócitos (HGF), fator de crescimento epidérmico (EGF), fator de crescimento do tecido conjuntivo (CTGF) e insulina como o fator de crescimento (IGF) formam gradientes de quimiotaxia através da ligação aos componentes da matriz ou à fibrina recém-gerada. O fator de crescimento transformador β1 (TGF-β1) recruta células inflamatórias para a área da ferida e estimula os fibroblastos a produzir tecido conjuntivo. O próprio fibrinogênio de ligação (FG) pode melhorar o fechamento da ferida, aumentando a proliferação e a migração celular enquanto forma fibrilas da matriz com fibronectina, um substrato para αvβ3 em fibroblastos. O PDGF estimula, particularmente, a migração de fibroblastos. A fibrina é muito importante para a cicatrização de feridas, fornecendo uma malha adicional para as células, mas é a massa de plaquetas que limita a perda de plasma. Os produtos de degradação da fibrina também atraem leucócitos e auxiliam na transição entre inflamação e reparo tecidual.

As plaquetas favorecem a angiogênese por recrutamento, proliferação e diferenciação de células endoteliais e outras vasculares. Fatores de crescimento como VEGF, bFGF e PDGF também aumentam os eventos tardios, como a formação de tubo endotelial e o surgimento de novos vasos. Ainda assim, ressaltamos o aparente paradoxo de que as plaquetas também armazenam e liberam fatores antiangiogênicos, como endostatina, PF4, TSP1 e os TIMPs, que podem contrabalançar o efeito dos mediadores pró-angiogênicos. O PF4 possui alta afinidade à heparina e a moléculas semelhantes à mesma na superfície celular endotelial e é um regulador negativo da angiogênese pela inibição do VEGF e FGF, bem como pelo bloqueio do ciclo celular, tornando-a uma molécula com propriedades antineoplásica. O fator 1 derivado de células estromais (SDF-1) é uma quimiocina armazenada em grânulos-α que, por meio da ligação ao CXCR4 e ao CXCR7 em células-tronco progenitoras ou mesenquimais, aumenta seu recrutamento para o local das lesões vasculares. As plaquetas também são capazes de modular o equilíbrio entre a sobrevivência celular e a apoptose. O SDF-1 atua com a serotonina, ADP e fosfato de esfingosina-1 para favorecer a sobrevivência celular. Em contraste, vários reguladores de apoptose relacionados ao fator de necrose tumoral α (TNF-α), secretados de plaquetas (por exemplo, CD40L, ligante Fas solúvel, ligante indutor de apoptose relacionado ao TNF [TRAIL]) podem induzir respostas inflamatórias em fibroblastos, células musculares lisas, neutrófilos, monócitos e outras células, além de promover a apoptose. Não só proteínas biologicamente ativas participam da cicatrização de feridas. A serotonina desempenha um papel ativo na regeneração hepática.

Como as plaquetas controlam o equilíbrio entre a proliferação e a eliminação celular no local da ferida ainda não está completamente elucidado, e com certeza ainda será alvo de pesquisas. O fator tecidual (TF) é o iniciador da coagulação, desempenhando um papel fundamental na angiogênese e na cicatrização de feridas. Contudo, ainda não está claro se as plaquetas possuem TF, no entanto, este pode ser essencial na transferência de monócitos e suas micropartículas, através do mecanismo dependente de seletina P, podendo sintetizá-lo a partir de mRNA pré-formado através de seu spliceossoma. As plaquetas são uma rica fonte de metaloproteases (MMPs) que possuem MMP1, MMP4, MMP9, MMP14, ADAMTS13, ADAMTS10 e ADAMTS 17 entre outras. As MMPs têm muitos papéis biológicos que incluem a remodelação tecidual.[9-14]

PLASMA RICO EM PLAQUETAS (PRP)

O PRP é uma porção do sangue normal, que através de um sistema de centrifugação e separação, é transformado em sangue pobre em hemácias e rico em plaquetas, e dependendo da preparação, pode ser rico ou pobre em leucócitos. Sendo assim, trata-se de uma terapia autóloga, não imunogênica, capaz de induzir reparo cicatricial do osso e partes moles.[15,16] O PRP tem sido amplamente utilizado em diversas áreas, como por exemplo, na odontologia (buco-maxilo-facial), dermatologia, cirurgia plástica e trauma agudo, e ortopedia.[17-19]

As plaquetas são o primeiro tipo celular recrutado para o local da injúria tecidual e, particularmente, ativam uma resposta inflamatória precoce, desencadeando a liberação dos fatores de crescimento (FC) após o processo de degranulação plaquetária. No PRP, as concentrações destes FC aumentam de três a sete vezes em relação às concentrações basais.[5]

Dos FC presentes no PRP, a concentração de IGF é baixa, pois é secretada pelo fígado, sendo que as plaquetas produzem níveis insignificantes de IGF.[6]

O PDGF é secretado por macrófagos, células endoteliais, fibroblastos e megacariócitos. Sua ação inclui a ativação de células imunológicas, fibroblastos, deposição de matriz extracelular, síntese de colágeno, inibição de metaloproteinase de membrana, aumento da mobilidade de células mesenquimais, mitogênese e angiogênese.[7,9,20] Sua poderosa ação mitogênica para o fibroblasto e músculo liso, está envolvida nas três fases da cicatrização, incluindo angiogênese, formação de tecido fibroso e regeneração tecidual. A liberação de PDGF também produz o efeito quimiotáxico nos monócitos, neutrófilos, fibroblastos, células mesenquimais e osteoblastos.[8]

O TGF-β é um potente inibidor da resposta imunológica do macrófago, também aumenta a indução quimiotáxica de fibroblastos e células musculares lisas, induz a deposição de matriz óssea e estimula a síntese de colágeno tipo I. Possui a capacidade de promover angiogênese e a produção de matriz extracelular.[9-13]

O VEGF estimula a angiogênese, aumenta a permeabilidade capilar e a vazão do plasma extracelular. Esse FC se liga que exclusivamente à célula endotelial e não age em macrófagos, fibroblastos e células musculares.[14]

O fator de crescimento epidérmico é uma citocina que promove angiogênese e deposição de colágeno em feridas. Ele estimula os fibroblastos e as células epiteliais.[15]

USO CLÍNICO E EVIDÊNCIAS CIENTÍFICAS DO PRP

Na clínica diária, o PRP poderia ser usado numa vasta lista de patologias e procedimentos, como melhora da regeneração de microfraturas e de lesões musculares, tendinosas, melhora da homeostase articular nas artroses de articulações sinoviais, melhora e aceleração de neoligamentos em reconstrução do Ligamento Cruzado Anterior (LCA). O PRP aumenta o anabolismo e diminui o catabolismo. Esses procedimentos devem ser feitos sempre por profissionais experientes e treinados nas técnicas de produção do PRP, pois quando mal preparado não trará os benefícios esperados, podendo levar a complicações e contaminações. Assim, o método de aplicação deve ser cuidadosamente planejado e executado por profissionais treinados, médicos, dentistas com domínio de técnicas como injeção guiada por ultrassom e intensificador de imagem. Não podem ser aceitas técnicas às cegas para a injeção do PRP.

A comprovação dos efeitos do PRP em ciência básica é vasta e bem estudada, principalmente nas evidências de efeitos na regeneração de tendões e cartilagem.

O USO DO PRP NAS DISFUNÇÕES TEMPOROMANDIBULARES

Vários estudos mostram que as injeções articulares de PRP são eficientes no controle da dor e na função nas doeças degenerativas de outras articulações, principalmente o joelho. A Articulação Temporomandibular (ATM) é única entre as outras articulações, porque a sua superfície articular não é coberta por cartilagem hialina, mas por fibrocartilagem com grande concentração de colágeno tipo 1. Por outro lado, o PRP tem a propriedade de aumentar a expressão de colágeno tipo 1.[21]

Bousnaki *et al.*[22] publicaram uma revisão recente sobre o uso do PRP nas disfunções temporomandibulares e concluíram que, apesar de não haver consenso entre os protocolos usados, nem quanto à preparação do PRP, os resultados da injeção articular do PRP na ATM apresentam evidências científicas de melhora da dor e da função da articulação.

Hanci *et al.*[23] compararam a injeção de PRP após artrocentese da ATM, com a injeção de Ringer lactato, e concluíram que a melhora na dor foi significativamente superior no grupo que recebeu PRP. Porém, Comert *et al.*[24] não conseguiram reproduzir essa diferença na melhora da dor, embora a eficiência mastigatória tenha sido superior no grupo com PRP.

Hegab *et al.*[25] compararam dois grupos com disfunção da ATM, infiltrados com PRP e ácido hialurônico. Concluíram que em longo prazo o grupo que recebeu PRP obteve melhores resultados quanto à dor, contudo, também apresentou maior dor durante a aplicação e desconforto pós-operatório. A diferença nos ruídos da articulação também não foram diferentes nos dois grupos.

Fernadez-Ferro *et al.*[26] em um estudo randomizado entre ácido hialurônico e PRP, após cirurgia artroscópica para a disfunção da ATM, observaram que o grupo com PRP obteve melhores resultados quanto à dor.

Sugere-se que o PRP é uma alternativa viável de melhora da dor e mobilidade nas disfunções temporomandibulares, embora a quantidade de literatura para ATM, ainda no presente momento, não seja tão grande como a de outras articulações como a do joelho. O PRP é um método seguro que necessita de padronização para sua e obtenção e protocolos de aplicação.

CÉLULAS-TRONCO MESENQUIMAIS

Na artrose da ATM, o uso de membrana com cultura de células mesenquimais teoricamente é uma técnica promissora, se seguir o modelo que já é utilizado em joelho.[27]

As terapias celulares regenerativas, em vez de serem únicas e experimentais, estão bem estabelecidas e são praticadas na área de transfusão sanguínea, transplante de medula óssea e tecido, e fertilização reprodutiva *in vitro*.

Já se passaram mais de 40 anos desde que as células-tronco mesenquimais foram caracterizadas pela primeira vez por Alexander Friedenstein. Elas foram inicialmente reconhecidas na medula óssea e apresentam plasticidade e multipotência. Células similares mostraram estar presentes em outros tecidos, incluindo sangue periférico, sangue do cordão umbilical, músculo esquelético, coração e tecido adiposo. A presença dessas células dentro de outros tecidos significa que elas talvez sejam descritas com mais precisão como células estromais mesenquimais.

As Células-Tronco Mesenquimais (CTMs) são capazes de formar células da linhagem mesodérmica, se diferenciando em osteoblastos, condrócitos e adipócitos. Sua presença em todo o corpo sugere um papel intrínseco no reparo e regeneração dos tecidos.[27-29]

Diversas técnicas *in vitro* têm sido exploradas para auxiliar as CTMs a se diferenciarem ao longo de um caminho de condrogênese. Tanto o Fator de Crescimento Transformador β 1 (TGFβ1) quanto o Fator de Crescimento Tipo Insulina 1 (IGF-1) atuam sinergicamente para estimular a condrogênese. Isso é em parte mediado pelas vias de sinalização MAP quinase e Wnt. É importante ressaltar que a expressão de colágeno tipo II e proteoglicanos associados à cartilagem hialina é semelhante em condrócitos derivados de CTMs *in vitro* a condrócitos adultos maduros. Outros compostos encontrados para auxiliar na propagação de CTMs ao longo de uma linhagem condrogênica são dexametasona, algumas proteínas morfogênicas ósseas (BMP) – principalmente BMP-7 e fator de crescimento de fibroblastos (FGF-2).[28-31]

Embora haja evidência que a capacidade das CTMs de se diferenciarem ao longo de uma linhagem celular escolhida represente uma grande promessa na área da medicina regenerativa, postula-se que seu efeito benéfico também é alcançado por um mecanismo imunomodulador e parácrino e, portanto, manipulação do processo da doença.

Observa-se que as CTMs suprimem a proliferação de células T inflamatórias e inibem a maturação de monócitos e células dendríticas mieloides, resultando em um efeito imunomodulador e anti-inflamatório. Esse mecanismo imunomodulatório aumenta o potencial de seu uso em condições inflamatórias mediadas por autoimunoinclusão, incluindo artropatias inflamatórias.

De fato, os mecanismos anti-inflamatórios, antiapoptóticos e antifibróticos influenciados pelas propriedades das CTMs podem ser seu principal modo de atividade.

As CTMs autólogas podem se diferenciar em cartilagem e osso, apoiando seu potencial no tratamento da OA. Outras pesquisas destacando as citocinas pró-inflamatórias envolvidas na destruição da cartilagem hialina e no desenvolvimento de osteoartrite degenerativa também destacaram o potencial das CTMs como um agente modificador da doença devido às suas propriedades imunomoduladoras/anti-inflamatórias. A capacidade de migrar para locais de lesão, inibir vias pró-inflamatórias e promover a reparação tecidual por meio da liberação de citocinas anabólicas e da diferenciação direta em uma série de células do tecido conjuntivo especializadas, levou a um foco renovado em CTMs na área de medicina regenerativa.[32-34]

O suporte ideal poderia incorporar biomoléculas específicas e fatores de crescimento, e aumentar o potencial de diferenciação condrogênica e osteogênica de CTMs sob diferentes estímulos externos, fornecendo assim melhores aplicações na regeneração de cartilagem na OA da ATM através da engenharia de tecidos.[31-36]

Wu *et al.*[32] cultivaram CTMs derivadas de tecido sinovial em estrutura de fibrina e quitosana sob indução condrogênica combinada com TGF-β3 *in vitro*. Para avaliar a capacidade de reparo *in vivo*, a construção foi inserida em ratos com perfuração da ATM para simular a perfuração do disco da ATM em humanos. Após 4 semanas da cirurgia realizada, foi observada uma formação distinta da fibrocartilagem com deposição de Col1 e Col2 no local da implantação. Assim, as CTMs derivadas da sinovial são capazes de reparar a cartilagem defeituosa no disco da ATM.

Existem, até o presente momento, poucos dados com respeito aos potenciais de regeneração da cartilagem avascular, além de poucas terapias efetivas disponíveis para o reparo de tecidos anormais da ATM na doença da OA. Embora os tratamentos cirúrgicos ou não cirúrgicos convencionais possam aliviar a dor articular até certo ponto, eles não podem restaurar completamente a função da ATM e reverter a progressão da doença. As CTMs, que têm potenciais de diferenciação de multilinhagem, podem fornecer um tratamento alternativo para a degradação da cartilagem na ATM na OA. Além disso, são necessárias investigações contínuas para detectar a eficácia e a biocompatibilidade do alvo na intervenção terapêutica da OA da ATM, esperançosamente voltadas para as pesquisas pré-clínicas e clínicas.

CONCLUSÃO

A degeneração tecidual é mediada por proteínas inflamatórias, levando à degradação de cartilagem e formação de aderências que representam a base bioquímica da destruição tecidual da ATM. Pesquisas que visam o processo regenerativo, como aquelas com células-tronco mesenquimais, oferecem estratégias promissoras na identificação desses marcadores bioquímicos, podendo fornecer terapias inovadoras capazes de alterar ou bloquear os mecanismos patogênicos.

REFERÊNCIAS BIBLIOGRÁFICAS

1. Machlus KR, Italiano JE Jr. The incredible journey: from megakaryocyte development to platelet formation. J Cell Biol. 2013;201(6):785-96.
2. Schwertz H, Köster S, Kahr WH, et al. Anucleate platelets generate progeny. Blood. 2010;115(2):3801-9.
3. Welsh JD, Muthard RW, Stalker TJ, et al. A systems approach to he-mostasis: 4. How hemostatic thrombi limit the loss of plasma-borne molecules from the microvascu lature. Blood. 2016;127(3):1598-605.
4. Heijnen H, van der Sluijs P. Platelet secretory behavior: as diverse as the granules or not? J Thromb Haemost. 2015;13(12):2141-51.
5. Morrissey JH, Choi SH, Smith SA. Polyphosphate: an ancient molecule that links platelets, coagulation, and inflammation. Blood. 2012;119(2):5972-9.
6. Blair P, Flaumenhaft R. Platelet α-granules: basic biology and clinical correlates. Blood Rev. 2009; 23(1):177-89.
7. Ouseph MM, Huang Y, Banerjee M, et al. Autophagy is induced upon platelet activation and is essential for he- mostasis and thrombosis. Blood. 2015; 126(3):1224-33.
8. Nurden AT. Platelets, inflammation and tissue regeneration. Thromb Haemost. 2011;105(Suppl 1):S13-33.
9. Gawaz M, Vogel S. Platelets in tissue repair: control of apoptosis and interactions with regenerative cells. Blood. 2013;122(2):2550-4.
10. Wang Z, Huang H. Platelet factor 4 (CXCL4/PF-4): an angiostatic chemokine for cancer therapy. Cancer Lett. 2013;33(2):147-53.
11. Massberg S, Konrad I, Schürzinger K, et al. Platelets secrete stromal cell-derived factor 1alpha and recruit bone marrow-derived progenitor cells to arterial thrombi in vivo. J Exp Med. 2006;203(4):1221-33.
12. Selzer P, May AE. Platelets and metalloproteases. Thromb Haemost. 2013; 110(1):903-9.
13. Italiano JE Jr, Richardson AL, Patel-Hyatt S, et al. Angiogenesis is regulated by a novel mechanism: pro- and antiangiogenic proteins are organized into separate platelet α-granules and differentially released. Blood. 2008; 111(2):1227-33.
14. Cole BJ, Seroyer ST, Filardo G, et al. Platelet-rich plasma: where are we now and where are we going? sports health: a multidisciplinary approach. 2010;2(3):203-10.

15. Marx RE. Platelet-rich plasma: evidence to support its use. J. Oral Maxilofac Surg. 2004;62(4):489-96.

16. Flamini S, Di Francesco A, Colafarina O, et al. Autologous platelet gel for delayed union of tibial shaft treated with intramedullary nailin. J Orthopaed Traumatol. 2007;8(1):1-5.

17. Everts PA, Devilee RJ, Oosterbos CJ, et al. Autologous platelet gel and fibrin sealant enhance the efficacy of total knee arthroplasty: improved range of motion, decreased length of stay and a reduced incidence of arthrofibrosis. Knee Surg Sports Traumatol Arthrosc. 2007;15(7): 888-94.

18. Zhu Y, Yuan M, Meng HY, et al. Basic science and clinical application of platelet-rich plasma for cartilage defects and osteoarthritis: a review. Osteoarthritis Cartilage. 2013;21(2):1627-37.

19. Lin SL, Tsai CC, Wu SL, et al. Effect of arthrocentesis plus platelet-rich plasma and platelet-rich plasma alone in the treatment of temporomandibular joint osteoarthritis: a retrospective matched cohort study (ASTROBE-compliant article). Medicine (Baltimore). 2018;97(16):e0477.

20. Morrissey JH, Choi SH, Smith SA. Polyphosphate: an ancient molecule that links platelets, coagulation, and inflammation. Blood. 2012;119(3):5972-9.

21. Kern S, Eichler H, Stoeve J, et al. Comparative analysis of mesenchymal stem cells from bone marrow, umbilical cord blood, or adipose tissue. Stem Cells. 2006;24(5):1294-301.

22. Bousnaki M, Bakopoulou A, Koidis P. Platelet-rich plasma for the therapeutic management of temporomandibular joint disorders: a systematic review. Int J Oral Maxillofac Surg. 2017;47(2):188-8.

23. Hancı M, Karamese M, Tosun Z, et al. Intra-articular platelet-rich plasma injection for the treatment of temporomandibular disorders and a comparison with arthrocentesis. J Craniomaxillofac Surg. 2015;43(4):162-6.

24. Comert KS, Güngormüs M, Sümbüllü MA. Is arthrocentesis plus platelet-rich plasma superior to arthrocentesis alone in the treatment of temporomandibular joint osteoarthritis? A randomized clinical trial. J Oral Maxillofac Surg. 2015;73(2):1473-83.

25. Hegab AF, Ali HE, Elmasry M, et al. Platelet-rich plasma injection as an effective treatment for temporomandibular joint osteoarthritis. J Oral Maxillofac Surg. 2015;73(3):1706-13.

26. Fernández-Ferro M, Fernández-Sanromán J, Blanco-Carrión A, et al. Comparison of intra-articular injection of plasma rich in growth factors versus hyaluronic acid following arthroscopy in the treatment of temporomandibular dysfunction: a randomised prospective study. J Craniomaxillofac Surg. 2017;45(2):449-54.

27. Freitag J, Bates D, Boyd R, et al. Mesenchymal stem cell therapy in the treatment of osteoarthritis: reparative pathways, safety and efficacy – a review. BMC Musculoskelet Disord. 2016;17(3):230.

28. Djouad F, Bouffi C, Ghannam S, et al. Mesenchymal stem cell: innovative therapeutic tools for rheumatic diseases. Nat Rev Rheumatol. 2009;5(7):392-9.

29. Caplan AI, Correa D. The MSC: an injury drugstore. Cell Stem Cell. 2011;9(1):11-15.

30. Nakagami H, Morishita R, Moeda K, et al. Adipose tissue-derived stromal cells as a novel option for regenerative cell therapy. J Atheroscler Thromb. 2006;13(2):77.

31. Caplan AI. Mesenchymal stem cells. J Orth Res. 1991;9(5):641-50.

32. Wu L, Leijten JC, Georgi N, et al. Trophic effects of mesenchymal stem cells increase chondrocyte proliferation and matrix formation. Tissue Eng. 2011;17(9-10):1425-36.

33. de Windt TS, Saris DB, Slaper-Cortenbach IC, et al. Direct cell–cell contact with chondrocytes is a key mechanism in multipotent mesenchymal stromal cell-mediated chondrogenesis. Tissue Eng Part A. 2015;21(19-20):2536-47.

34. Caplan AI. Adult mesenchymal stem cells for tissue engineering versus regenerative medicine. J Cell Physiol. 2007;213(2):341-7.

35. Diekman BO, Rowland CR, Lennon DP, et al. Chondrogenesis of adult stem cells from adipose tissue and bone marrow: induction by growth factors and cartilage matrix. Tissue Eng. 2010;16(2):523-33.

36. Bellinghen XV, Idoux-Gillet Y, Pugliano M, et al. Temporomandibular joint regenerative medicine. Int J Mol Sci. 2018;19(2):E446.

CAPÍTULO 35

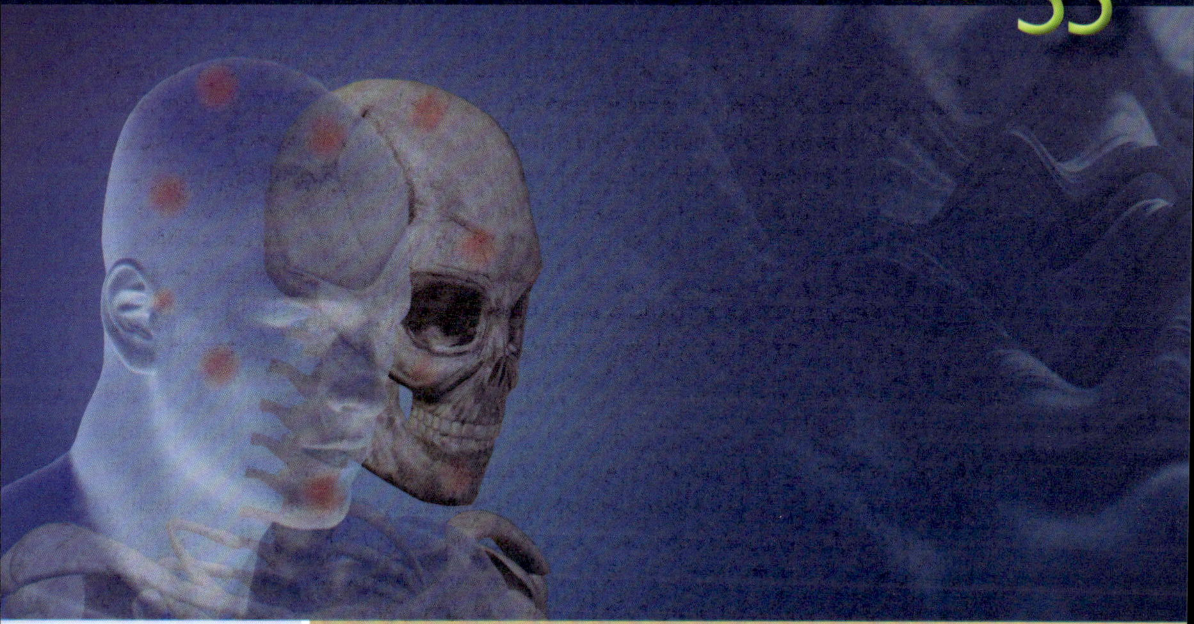

Marina Curra
Isadora Peres Klein
Eduardo Grossmann

Dores Bucais no Tratamento Oncológico

INTRODUÇÃO

Com o aumento da expectativa de vida e com o aprimoramento dos meios diagnósticos, temos observado um aumento significativo na incidência de neoplasias malignas. Segundo a OMS (WHO – IARC) houve 14,1 milhões de casos novos de câncer, 8,2 milhões de mortes e 32,6 milhões de pessoas vivendo com câncer em todo o mundo, em 2012.[1] Espera-se para o biênio 2018-2019 mais de 300.00 novos casos de câncer, sendo que dentre esses, de 1% a 3% acometerão a população infantil.[2] Dentre as principais formas de tratamento para o câncer estão a cirurgia, a radioterapia, a quimioterapia e o transplante de células progenitoras hematopoiéticas (TCPH).[3,4] Nesse capítulo abordaremos as dores bucais causadas pela quimioterapia e radioterapia de cabeça e pescoço.

A quimioterapia pode ser utilizada durante o condicionamento para o TCPH ou como tratamento antineoplásico, podendo atuar de forma curativa, remissiva, profilática ou paliativa. Independente da modalidade, o tratamento quimioterápico age de forma não seletiva, uma vez que atua em células com alto perfil proliferativo, tumorais ou não tumorais.[5] Sendo assim, a dose terapêutica utilizada apresenta estreita janela com doses que causam toxicidade e, por isso, esse tratamento é associado a uma série de efeitos adversos (alopecia, mucosites gastrointestinais, dermatites, mielossupressão, entre outros). Já, a radioterapia atua empregando radiações ionizantes (eletromagnéticas ou corpusculares) que interagem com os tecidos ocasionando ruptura nas cadeias de DNA e consequente morte celular.[6] Essa é utilizada no local da neoplasia, contudo, mesmo com técnicas mais avançadas (como a modulação do feixe de radiação), essa modalidade também atua de forma não seletiva, uma vez que afeta tecidos circunjacentes à neoplasia. Por se tratar de um tratamento localizado, será abordada a radioterapia de cabeça e pescoço.

Dessa forma, é sabido que o tratamento oncológico (com base na quimioterapia e radioterapia da cabeça e pescoço) age de forma não seletiva e está associado ao desenvolvimento de comorbidades bucais durante (imediatas) e após (tardias) (Tabela 35.1) que serão discutidas na sequência.

Tabela 35.1 Comorbidades bucais associadas ao tratamento antineoplásico.
Comorbidades bucais imediatas – durante tratamento oncológico
▪ Mucosite bucal
▪ Hipossalivação
▪ Infecções oportunistas
▪ Trismo
▪ Hemorragia
Comorbidades bucais tardias – após finalizar tratamento oncológico
▪ Osteonecrose associada a medicamentos
▪ Osteorradionecrose
▪ Doença do enxerto contra o hospedeiro (DECH)

COMORBIDADES BUCAIS IMEDIATAS

Mucosite bucal

A mucosite bucal (MB) é considerada uma reação inflamatória decorrente da quimioterapia e/ou radioterapia de cabeça e pescoço. Sonis em 1998[7] e em 2004[8] foi o primeiro a estudar a biopatologia da MB, descrevendo o processo de desenvolvimento dessa lesão nas cinco fases que são utilizadas atualmente (iniciação, resposta ao dano primário, fase de amplificação, fase de ulceração e reparo). Sabe-se que a fase de iniciação ocorre após a infusão do quimioterápico ou a incidência do feixe de radiação. Ambos agem no DNA das células epiteliais. Nesse mesmo momento, são observados os radicais livres derivados do oxigênio (ROS, do inglês *reactive oxygen species*), que diminuem a renovação celular, alteram o epitélio e os vasos sanguíneos desencadeando o desenvolvimento da MB. Na fase seguinte, há a ativação dos fatores de transcrição (NF-κB, do inglês *nuclear fator of kappa B*) e de citocinas pró-inflamatórias (TNF-α,IL-1β) como resposta ao dano primário. Esses irão estimular vias de apoptose, bloqueando o mecanismo de crescimento e diferenciação celular. Esse dano ocasionará a redução da oxigenação epitelial, resultando na morte dessas células. Na terceira fase, observa-se uma amplificação do sinal devido à ativação de fatores de transcrição que, ao modular essa resposta, estarão iniciando a produção de citocinas pró-inflamatórias. Essas, por sua vez, geram um *feedback* positivo e amplificam o dano iniciado pela quimioterapia ou radiação. Do ponto de vista clínico, a quarta fase – fase ulcerativa - é bastante relevante. Isso porque, nesse momento, observa-se a perda da integridade da mucosa, resultando em lesões dolorosas e suscetíveis a infecções oportunistas. A fase reparativa é observada quando cessa o dano inicial, surgindo geralmente cerca de duas a três semanas após o término da radioterapia ou por quinze dias após a infusão do quimioterápico. O conhecimento do desenvolvimento da MB é imprescindível para a escolha do momento de início para prevenção e tratamento dessa alteração.

Clinicamente, a MB pode se manifestar como eritema ou ulcerações em vários graus de severidade, sendo acompanhada por desconforto bucal e dor em diferentes intensidades.[6,8] A classificação das manifestações clínicas da MB são descritas em diferentes escalas, sendo as principais a da Organização Mundial da Saúde (OMS), a do *National Cancer Institute* (NCI) e a do *Radiation Therapy Oncology Group* (RTOG) (Tabela 35.2). O sistema de graduação mais utilizado para a avaliação clínica da MB é o da OMS, que considera aspectos clínicos e nutricionais do paciente graduando-a em quatro diferentes graus.[9] (Figura 35.1) Aspecto clínico da MB de acordo com a classificação da OMS.

De acordo com o grau de severidade, a MB pode representar modificações negativas na qualidade de vida do paciente, uma vez que compromete a nutrição, a capacidade de fala, aumenta o tempo de internação hospitalar, pode incluir a infusão intravenosa de barbitúricos e a instalação de nutrição parenteral. Essas modificações, além de aumentarem o custo do tratamento, comumente levam a uma interrupção ou diminuição de doses de quimioterapia e/ou radioterapia, afetando diretamente a sobrevida do paciente.[10,11]

Prevenção e tratamento

Diante das alterações que a MB pode causar no curso do tratamento e na qualidade de vida do paciente, seu controle é de alta prioridade no suporte do paciente oncológico. O tratamento dessa comorbidade visa refrear sintomas e controlar possíveis quadros hemorrágicos e infecciosos, sendo apenas paliativo. Sendo assim, o ideal é atuar na prevenção da MB. Nas modalidades preventivas, as mais discutidas

Tabela 35.2 Escalas utilizadas para avaliação de mucosite bucal de acordo com sua severidade.

Grau mucosite	OMS	NCI	RTOG
0	Sem alterações	Sem alterações	Sem alterações
1	Inflamação e eritema	Úlceras indolores, eritema, dor leve na ausência de lesões	Irritação, pode sentir dor ligeira, não necessitando de analgésico
2	Eritema e ulceração	Eritema doloroso, edema ou úlceras, alimentação possível	Mucosite irregular pode produzir secreção serosa e sangue; dor moderada exigindo analgesia
3	Ulceração – paciente não consegue ingerir sólidos	Eritema doloroso, edema, ou úlceras que requerem hidratação	Úlcera confluentes, mucosite fibrinosa, dor intensa que exige medicação, narcótico
4	Ulceração – não é possível se alimentar pela boca	Ulceração grave ou com necessidade de suporte nutricional parenteral ou enteral ou intubação profilática	Ulceração, hemorragia e necrose
5	–	Morte relacionada à toxicidade	–

FIGURA 35.1

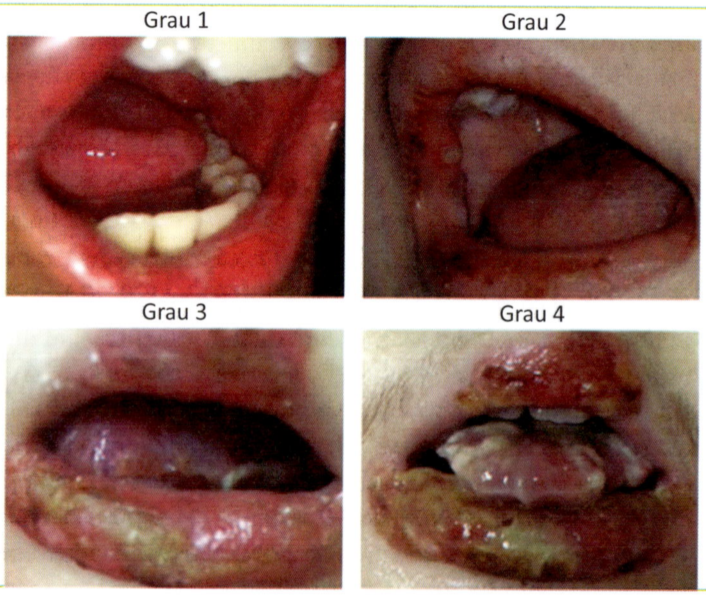

Aspecto clínico da MB de acordo com a classificação da OMS.

são: o controle na higiene bucal, a laserterapia de baixa potência (LBP), cloridrato de benzidamina, crioterapia e fatores de crescimento como a palifermina.[5,12-15] Ao falarmos de tratamento para MB, os mais comuns são: antimicrobianos tópicos, citocinas para estimulação da medula, vitaminas, fatores de crescimento, bochechos com corticoides, com colutórios não alcoólicos e com morfina, aminoácidos suplementares, fitoterápicos como a camomila.[5,12-18]

Dentre as diferentes modalidades citadas, a LBP apresenta papel de destaque pela sua efetividade tanto na prevenção como no tratamento da MB. A LBP atua em fatores de transcrição,[14] modulando a inflamação, diminuindo dessa forma a incidência e severidade de MB, além de promover diminuição na intensidade da dor sem apresentar efeitos colaterais.[5,11,12,14] Outra terapia que tem obtido ampla aceitação é aquela que prescreve fitoterápicos, pois eles estão relacionados ao reparo tecidual acelerado sem oferecer toxicidade ou interação com outras medicações, além de apresentarem baixo custo. O fitoterápico mais utilizado é a camomila, que possui ação anti-inflamatória demonstrada em pesquisas[17] e pode ser administrada na forma de chá ou gel comercializado. Além da camomila, a própolis tem demonstrado ação radioprotetora devido aos seus flavonoides.[18]

Independente da modalidade de escolha, é fundamental controlar a inflamação bucal gerada pelo tratamento antineoplásico, garantindo assim melhor qualidade de vida ao paciente neste momento.

Hipossalivação

A hipossalivação caracteriza-se pela diminuição do fluxo salivar, levando à boca seca (xerostomia). Pode ser causada devido a medicações que atuam no Sistema Nervoso Central durante o tratamento com antineoplásico(s), sendo esse um efeito reversível. Quando cessa o medicamento, o fluxo salivar tende a retornar à normalidade. Outra causa da hipossalivação é a ação da radioterapia na região das glândulas salivares que por gerar edema e fibrose acinar, acabando por destruí-la. Essa alteração é irreversível, e costuma ocorrer a partir da incidência de 5 a 10 Grays (Gy) de radiação, ou seja, por volta da terceira à quinta sessão de tratamento.[6,19]

A saliva apresenta na sua composição 99% de água e 1% de substâncias que desempenham diferentes funções, como: regulação do pH e capacidade tampão (eletrólitos), inibição da adesão microbiana à superfície dentária (imunoglobulinas); auxílio na digestão (a-amilase), ação antifúngica (histatina), antimicrobiana (lisozima) e antibacteriana (glicoproteína), além da manutenção da lubrificação mucosa (mucina).[6,20] Além de diminuir o fluxo salivar, a radioterapia também pode modificar a composição da saliva. Essa irá comumente apresentar-se com maior viscosidade. (Figura 35.2) – Quadro clínico de paciente em radioterapia na cabeça e pescoço exibindo associação de xerostomia e MB. Sendo assim, a xerostomia causa desconforto podendo aumentar a dor de lesões da MB, interferir na microbiota bucal, que se torna mais cariogênica, e facilitar a colonização de microrganismos na cavidade bucal.[6-23]

FIGURA 35.2

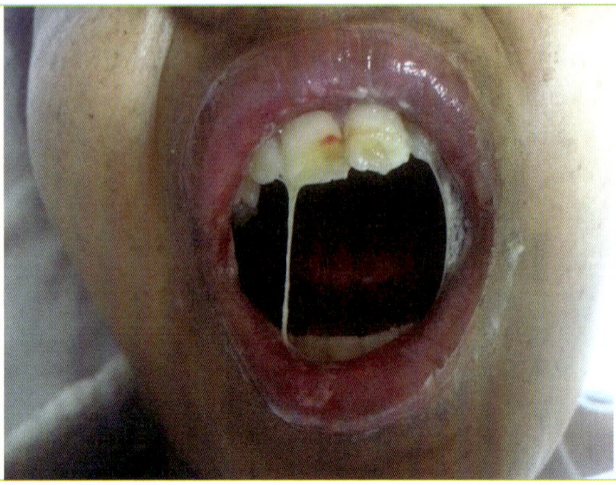

Quadro clínico de paciente em radioterapia para cabeça e pescoço exibindo associação de xerostomia e MB.

Prevenção e tratamento

Em virtude das modificações bucais que a hipossalivação pode originar, é fundamental que o cirurgião dentista atue de forma preventiva, quando possível e, quando não for possível, de forma paliativa a fim de refrear a sintomatologia. Ao abordarmos a prevenção da hipossalivação, estaremos nos referindo nos casos onde a mesma é causada pelo tratamento radioterápico.

Dentre as medidas preventivas podemos utilizar a estimulação do fluxo salivar através de gomas de mascar sem açúcar; uso de amifostina (destrói radicais livres produzidos pela radioterapia); transferência da glândula submandibular para o espaço submental; utilização de próteses radíferas (proteção ou afastamento da glândula do campo de irradiação); sialogogos sistêmicos; e utilização de LBP para diminuir edema e fibrose acinar. Essas medidas conseguem interferir na alteração do fluxo salivar, contudo, nenhuma delas apresenta efetividade total, somente diminuição da gravidade.[5,6,21-23]

A fim de reduzir o desconforto da xerostomia, pode-se lançar mão de substitutivos da saliva. Existem no mercado lubrificantes bucais e salivas artificiais (formulação de *spray* e gel) que auxiliam na umidificação da mucosa, contudo nem sempre são bem aceitos pelos pacientes. A ingestão frequente de líquidos como água, chás, água de coco, etc, costuma apresentar maior adesão.

Infecções oportunistas

Nesse capítulo já observamos que o tratamento oncológico pode trazer, como um dos seus efeitos adversos, a mielossupressão, tornando o paciente mais suscetível a infecções oportunistas. A quebra de barreira (desenvolvimento de MB) é bastante significativa do ponto de vista clínico. A perda da integridade da mucosa resulta em lesões propensas à colonização bacteriana superficial. No caso de pacientes neutropênicos, a ruptura da mucosa serve como porta de entrada para numerosos microrganismos da cavidade bucal e que, muitas vezes, podem levar à bacteremia e sepse. Além disso, com a penetração das bactérias na submucosa, ocorre ativação de intenso infiltrado inflamatório, composto por macrófagos, plasmócitos e linfócitos, que por sua vez potencializam a lesão tecidual da MB.[4,5,10,24]

Dentre as infecções oportunistas observadas com maior frequência nesses pacientes está a candidíase bucal e lesões causadas pelo herpes vírus humano.

Candidíase bucal

Também conhecida como *monilíase*, é causada pelo fungo *Candida albicans*, que em 50% das pessoas faz parte da microbiota bucal. Clinicamente, a candidíase bucal apresenta duas manifestações mais comuns: pseudomembranosa e/ou eritematosa. A pseudomembranosa se caracteriza pela presença de placas brancas compostas por uma massa desordenada de filamentos fúngicos aderidos à mucosa bucal. Essas placas são removíveis à raspagem. A candidíase eritematosa se manifesta por áreas de atrofia papilar e/ou epitelial, clinicamente, sendo observadas área eritematosas. Quando afeta a comissura bucal, além da região eritematosa podem ser observadas fissuras. Essa variante é conhecida como queilite angular. O surgimento dessas lesões está associado com a debilidade do estado imunológico, consequentemente, pacientes em tratamento oncológico apresentam um risco maior de desenvolvimento de candidíase bucal. Nas duas modalidades, o sintoma clínico é ardência, queimação bucal. Nesses pacientes é bastante comum observar a manifestação de candidíase sobre e/ou associada a lesões de MB.[22,25] (Figura 35.3) – Quadro clínico de paciente em quimioterapia antineoplásica exibindo associação de candidíase e MB).

FIGURA 35.3

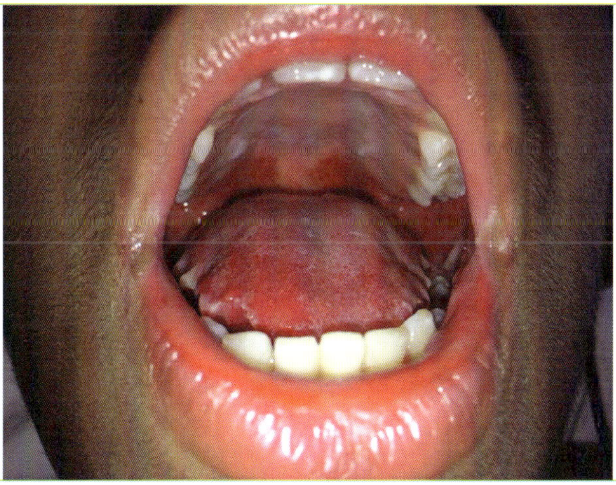

Quadro clínico de paciente em quimioterapia antineoplásica exibindo associação de candidíase e MB.

A prevenção da candidíase bucal inicia com o controle adequado da higiene bucal. Pacientes com hipossalivação apresentam risco maior de desenvolvê-la, por isso, manter a mucosa bucal bem lubrificada também é importante nessa fase. O uso de antifúngicos sistêmicos, profilaticamente, está associado a muitos protocolos de tratamento antineoplásico. Antifúngicos de ação tópica também podem ser empregados no tratamento dessa infecção.

Herpes vírus humano (HHV)

O HHV representa uma família de vírus DNA que tem como único reservatório natural os seres humanos. São conhecidos oito tipos que compõem essa família (Tabela 35.3), todos causam uma infecção primária e ficam latentes em diferentes tipos celulares de acordo com o seu subtipo. A reativação do vírus pode ser desencadeada por diversos fatores, como mudança de temperatura brusca, menarca, menopausa, estresse, queda de imunidade. Durante o tratamento oncológico é comum observar a queda de imunidade, tornando a manifestação clínica do HHV1, HHV2 e HHV3 relativamente frequente. As características clínicas no paciente imunossu-

Tabela 35.3 Família HHV e suas manifestações clínicas.

HHV e local de latência	Manifestação	Características clínicas
HHV1/HSV1 HHV2/HSV2 Nervos mistos (trigêmeo e vago)	Herpes simples	**Manifestação primária:** (gengivoestomatite herpética primária) vesículas puntiformes que rapidamente se rompem formando lesões ulceradas. **Recorrência:** pápulas pequenas e eritematosas que formam um agrupamento de vesículas. Essas se rompem formando uma crosta.
HHV3 ou VZV3 Nervo sensitivo (gânglio espinal dorsal)	Varicela, herpes zoster	**Varicela:** exantema puriginoso inicialmente em face e tronco espalhando-se para extremidades. **Herpes Zoster:** dor intensa no trajeto do vírus pelo nervo e após erupção cutânea.
HHV4 ou EBV Células epiteliais da orofaringe e de glândulas salivares	Epstein-Barr vírus, mononucleose infecciosa, leucoplasia pilosa oral, desordens linfoproliferativas	Crianças com menos de 4 anos: geralmente assintomática Crianças com mais de 4 anos e adultos: febre, linfadenopatia, faringite, tonsilite. Podem ser observadas petéquias no palato.

(*Continua*)

Tabela 35.3 Família HHV e suas manifestações clínicas. (*Continuação*)

HHV e local de latência	Manifestação	Características clínicas
HHV5 ou CMV Glândulas salivares, endotélio, macrófagos e linfócitos	Citomegalovírus	90% – assintomática 10% – sintomas não específicos – podem envolver múltiplos órgãos e ser fatal. Febre, dor muscular e articular, tremor, dor abdominal, erupção maculopapular e diarreia.
HHV6 Células mononucleares do sangue periférico, na saliva e no líquido cefalorraquidiano	Exantema súbito	Exantema súbito acompanhado de febre alta; erupções cutâneas em tronco.
HHV7 Células mononucleares do sangue periférico e células de glândulas salivares	Pitiríase rósea	Exantema súbito acompanhado de febre alta sem erupções cutâneas
HHV8 linfócitos B circulantes	Sarcoma de Kaposi	**Infecção primária:** geralmente assintomática **Recorrência:** febre, linfadenopatia, lesões mucocutâneas

primido costumam ser mais abruptas e graves. Muitos protocolos de tratamento oncológico incluem antivirais profiláticos. É importante manter o acompanhamento desses pacientes, e quando apresentam características de ulceração (sem presença de vesículas), o LBP pode ser utilizada para o conforto dos mesmos.[22,25,26]

Trismo

O trismo se configura pela abertura limitada da boca, sendo um efeito reversível que pode ser causado pela radioterapia sobre os músculos da mastigação, pela infiltração neoplásica nos mesmos e por cirurgia. Em pacientes com câncer de cabeça e pescoço a prevalência do trismo é bastante variável (5% a 38%). No caso da radioterapia, essa produz edema muscular, causando atrofia dos músculos. Como consequência observa-se uma dificuldade na alimentação, na capacidade de fala, na higienização bucal. Uma vez que o paciente tem dificuldade de realizar essas funções, diminui ainda mais a atividade dos músculos que realizam a abertura bucal, amplificando a resposta de atrofia. Assim sendo, essa alteração provoca dor e interfere negativamente na qualidade de vida do paciente.[23,27,28]

Como nas outras sequelas bucais, o importante é a prevenção; e para isso, é indispensável estabelecer o controle da inflamação e da dor. Dentre as medidas preventivas está a atuação multiprofissional. Sessões de fisioterapia são recomendadas para estimulação muscular. O cirurgião dentista pode atuar nesse processo preventivo realizando aplicações de LBP nos músculos masseter e temporal para diminuir a inflamação gerada.[27,28]

Hemorragia

Como foi abordado anteriormente, o paciente oncológico apresenta uma mielossupressão decorrente do tratamento antineoplásico. Essa ocorre entre sete e quatorze dias após a infusão do quimioterápico. Essa trombocitopenia, quando associada a traumas na mucosa, pode ocasionar um processo hemorrágico debilitante (Figura 35.4). – Paciente trombocitopênico que sofreu trauma na mucosa labial). Para prevenir lesões hemorrágicas, o ideal é a realização de uma avaliação bucal prévia ao tratamento oncológico, eliminando facetas cortantes dos dentes. Os cuidados durante o tratamento incluem a indicação de escova de dente macia, cuidado com o uso de fio dental (principalmente para pacientes que não estão habituados a utilizá-lo), manutenção da lubrificação da mucosa bucal, transfusão de plaquetas mediante solicitação médica (lembrando que é contraindicada a manipulação cirúrgica de tecidos orais nesse momento).[21,25]

COMORBIDADES BUCAIS TARDIAS

Osteorradionecrose

A osteorradionecrose maxilomandibular (ORN) é um efeito colateral crônico grave e complexo da radioterapia da cabeça e pescoço (RT).[29,30] Essa comorbida-

FIGURA 35.4

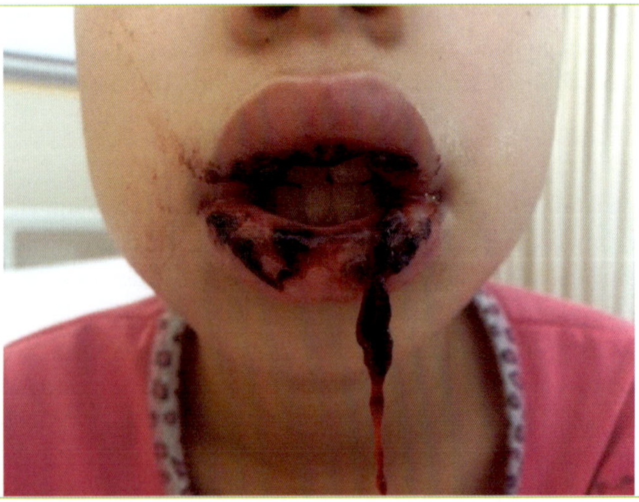

Paciente trombocitopênico que sofreu trauma na mucosa labial.

de ocorre em aproximadamente 9% dos pacientes que recebem radiação ionizante acima de 70 Gy para o tratamento de neoplasias de cabeça e pescoço. Pacientes expostos a doses abaixo de 60 Gy raramente desenvolvem ORN.[31] Os tecidos que foram irradiados tornam-se hipovasculares e hipóxicos, podendo ocorrer a ORN até décadas após a conclusão da RT. Com o advento da radioterapia de intensidade modulada (IMRT) no tratamento do câncer de cabeça e pescoço, houve uma diminuição das comorbidades associadas à mesma, devido à limitação da exposição à radiação dos tecidos saudáveis.[32,33]

Os fatores de risco locais associados ao desenvolvimento da ORN incluem localização da neoplasia, seu estágio, proximidade da neoplasia ao osso, campo e dose de radiação, má higiene bucal e trauma associado. A extração dentária é um trauma local e um potencial precipitante da ORN, se realizada em um campo previamente irradiado. Os fatores sistêmicos incluem tabagismo, consumo de álcool, imunodeficiência e infecção.[34-36] A ORN é caracterizada como osso necrótico exposto com ausência de cicatrização por um período de 3 a 6 meses em uma área previamente irradiada. A apresentação clínica é variável, mas geralmente o paciente apresenta dor local intensa devido à ruptura da mucosa bucal.

Prevenção e tratamento

Todos os pacientes programados para realizar RT de cabeça e pescoço devem ser orientados a realizar avaliação odontológica, e quando indicado, realizar tratamento dentário prévio. A saúde bucal deficiente é um fator de risco para o desenvolvimento de ORN.[36] Extrações dentárias devem ser realizadas 10 a 14 dias antes de iniciar a RT.[31] Os pacientes devem ser orientados em relação aos potenciais efeitos, complicações bucais e dentários da RT e receber instruções para a higiene bucal. É muito importante interceptar os pacientes antes de iniciar a RT, para melhorar a saúde bucal e assim evitar procedimentos futuros que intervenham no tecido ósseo. Dessa forma, a prevenção é a melhor abordagem terapêutica para pacientes irradiados.

O tratamento da ORN não foi padronizado e baseia-se no controle clínico e em tratamentos sintomáticos, visando melhorar a qualidade de vida.[37] Os tratamentos convencionais para ORN incluem debridamento não cirúrgico,[38] antibioticoterapia,[39] oxigenação hiperbárica,[40] combinação de pentoxifilina-tocoferol-clodronato[41] e cirurgia.[37] O tratamento conservador geralmente consiste em antibioticoterapia e higiene bucal otimizada, mas quando usado isoladamente, não é resolutivo na maioria dos casos.[42] A cirurgia pode ser indicada para remover o tecido necrótico, a fim de obter um controle local satisfatório, especialmente para o tratamento de ORN refratária.[43]

Osteonecrose associada a medicamentos

A osteonecrose associada a medicamentos (MRONJ) é definida como osso exposto na cavidade bucal por 8 semanas em pacientes em tratamento prévio ou atual com agentes antirreabsortivos ou antiangiogênicos. A MRONJ acomete mais frequentemente a mandíbula que a maxila (2:1), devido à maior vascularização, alta taxa de *turnover* ósseo, alto risco de trauma cirúrgico e infecções na mesma.[44,45] A etiologia da doença é desconhecida e a fisiopatologia ainda não foi totalmente elucidada.[44] Algumas hipóteses têm sido propostas na tentativa de explicar a localização exclusiva do MRONJ nas regiões maxilar e mandibular. Essas hipóteses incluem a alteração da remodelação óssea ou aumento da reabsorção óssea, inibição da angiogênese, microtraumas constantes, supressão da imunidade inata ou adquirida, deficiência de vitamina D, toxicidade dos tecidos moles aos bifosfonatos e inflamação ou infecção.[46-49]

A osteonecrose associada a alguns medicamentos começou a ser reconhecida em 2003[50] e em 2014 essa desordem recebeu a denominação de osteonecrose dos maxilares relacionada a medicamentos (MRONJ), publicada na *American Dental Association* (ADA).[51] Os medicamentos associados à osteonecrose são os antirreabsortivos e os antiangiogênicos. Tais medicamentos podem ser administrados por via oral (VO) ou intravenosa (IV) e são utilizados, principalmente, para retardar o envolvimento ósseo em condições malignas, para osteoporose e no tratamento da Doença de Paget.[51]

Os inibidores da angiogênese interferem na formação de novos vasos sanguíneos por ligação a várias moléculas de sinalização. Esses medicamentos são utilizados no tratamento de neoplasias gastrointestinais, carcinomas de células renais e outras neoplasias malignas. A associação desses medicamentos com osteonecrose é pequena, mas esse risco aumenta se estiverem associados a bisfosfonatos.[51]

Os bifosfonatos e o denosumabe são medicamentos antirreabsortivos utilizados em pacientes com osteoporose ou com neoplasias malignas que envolvem osso (câncer de mama, próstata e pulmão, e mieloma múltiplo). A terapia com denosumabe não é indicada para tratamento do mieloma múltiplo, porque eles não se ligam ao osso e seus efeitos na remodelação óssea diminuem após 6 meses de cessação do tratamento.[52,53]

Os medicamentos antirreabsortivos também são utilizados com menor frequência para tratamento da doença óssea de Paget, artrite reumatoide, osteogênese imperfeita e tumores de células gigantes envolvendo o osso.[51]

Os pacientes podem ser considerados portadores de MRONJ se todas as características apresentadas no Quadro 35.1 estiverem presentes.

Os bisfosfonatos são eliminados pelos rins e uma parte vai para os ossos. Esses medicamentos apresentam uma meia-vida longa, tendo capacidade de permanecer onde foram incorporados por mais 4 décadas. O medicamento diminui a capacidade dos osteoclastos de degradar a matriz óssea, quando em baixas concentrações, e induzem apoptose dos osteoclastos, quando em altas concentrações. Os bisfosfonatos são concentrados seletivamente nas áreas de reparo e remodelamento ósseo, com efeitos potenciais ao longo da vida do paciente.[51]

O denosumabe também diminui a função dos osteoclastos, através da inibição da diferenciação osteoclástica. Esse medicamento não é depositado no osso e possui uma meia-vida mais curta que os bisfosfonatos, com eliminação completa em 5 meses.[54,55]

Quadro 35.1 Características necessárias para classificação de osteonecrose maxilomandibular relacionada a medicamentos (MRONJ).
1. Tratamento atual ou anterior com agentes antirreabsortivos ou antiangiogênicos
2. Exposição óssea na região maxilofacial por mais de 8 semanas
3. Ausência de história de radioterapia ou de doença metastática óbvia nos ossos da maxila e da mandíbula

Vários fatores de risco locais e sistêmicos foram correlacionados com a alta frequência de desenvolvimento de osteonecrose (ONJ).[45] Os fatores de risco que estavam relacionados à droga foram o tempo de exposição, a potência da droga e o modo de administração.[56] A região dentoalveolar é considerada o principal fator de risco local para a ocorrência de ONJ, principalmente em pacientes com câncer tratados com bisfosfonatos IV ou agentes antirreabsortivos. O desenvolvimento de ONJ após a extração dentária em pacientes com câncer, expostos a bisfosfonatos IV, variam de 1,6% a 14,8%.[57] Pacientes que utilizam medicamentos antirreabsortivos via oral apresentam risco de MRONJ de 0,5% pós-extração dentária.[58] O risco de desenvolver MRONJ em pacientes que foram expostos a esses medicamentos para inserção de implantes dentários, procedimentos endodônticos ou periodontais, é desconhecido.[51]

Prevenção e tratamento

Antes de iniciar terapia com antirreabsortivos e antiangiogênicos todos os pacientes devem ser orientados quanto à possibilidade de desenvolver MRONJ e da importância de realizar tratamento odontológico prévio. A detecção de possíveis fontes de infecção, tanto as já existentes quanto as potenciais devem ser diagnosticadas e eliminadas antes de iniciar o tratamento com esses medicamentos. Dessa forma, a melhor abordagem terapêutica para pacientes com MRONJ é a prevenção. O objetivo é interceptar os pacientes antes de iniciar esse tipo de terapia, para melhorar a saúde bucal e assim evitar procedimentos futuros que intervenham no tecido ósseo.[59,60]

Durante o tratamento com antirreabsortivos e antiangiogênicos, recomenda-se que o paciente visite periodicamente um dentista para consultas de manutenção. Essas consultas devem ser realizadas pelo menos uma vez por ano, para detectar precocemente cáries e doenças periodontais, visando evitar terapias invasivas.[61]

Pacientes que estiverem utilizando tratamento IV e que tenham indicação de cirurgia dentoalveolar, recomenda-se a suspensão do medicamento 3 meses antes e 3 meses após o procedimento. No entanto, atualmente, não há evidências que suportem que essa interrupção da terapia altere o risco de ONJ em pacientes após cirurgia dentoalveolar.[56]

Aqueles que estiverem utilizando tratamento VO a cirurgia dentoalveolar eletiva não está contraindicada.[51]

O tratamento para pacientes com diagnóstico de MRONJ tem como objetivo o manejo da dor, o controle de infecção dos tecidos moles e duros, e minimizar a progressão ou ocorrência de necrose óssea. O protocolo de tratamento utilizado para MRONJ é baseado no estadiamento clínico da doença, demonstrado na Tabela 35.4.[51]

Tabela 35.4 Estadiamento e estratégias de tratamento.

Estadiamento da osteonecrose relacionada à medicação na mandíbula	Estratégia de tratamento
Em risco - ausência de osso necrótico aparente em pacientes tratados com bifosfonatos (VO ou IV)	▪ Nenhum tratamento indicado ▪ Orientação do paciente
Estágio 0 - ausência de evidência clínica de osso necrótico, mas presença de sintomas ou achados clínicos e radiográficos inespecíficos	Manejo sistêmico, incluindo o uso de analgésicos e antibioticoterapia
Estágio 1 - osso necrótico exposto ou fístulas que penetram o osso em pacientes assintomáticos e sem evidência de infecção	▪ Enxaguatório bucal antibacteriano ▪ Acompanhamento clínico trimestral ▪ Orientação do paciente e revisão das indicações para manutenção da terapia com bisfosfonatos
Estágio 2 - osso necrótico exposto ou fístulas que penetram o osso associado à infecção, evidenciada pela dor e eritema na região do osso exposto com ou sem drenagem purulenta	▪ Tratamento sintomático com antibioticoterapia (VO) ▪ Enxaguatório bucal antibacteriano ▪ Controle da dor ▪ Debridamento para aliviar a irritação dos tecidos moles e controle da infecção
Estágio 3 - osso necrótico exposto ou fístulas que penetram o osso em pacientes com dor, infecção e pelo menos uma das características abaixo: ▪ osso necrótico exposto estendendo-se além região do osso alveolar (ou seja, borda inferior e ramo mandibular, seio maxilar e zigoma maxilar); ▪ fratura patológica; ▪ fístula extra oral; ▪ comunicação buco-sinusal ou buco-nasal; ▪ osteólise estendendo-se para borda inferior da mandíbula ou soalho do seio maxilar.	▪ Enxaguatório bucal antibacteriano ▪ Antibioticoterapia e controle da dor ▪ Debridamento cirúrgico ou ressecção para alívio em longo prazo da infecção e dor

O sucesso no tratamento é relatado para todos os estágios do MRONJ após a terapia cirúrgica (sequestrectomia, ressecção)[62,63] e a terapia não cirúrgica.[64,65] Foi demonstrado índice de falha somente para os casos no estágio 3 da doença ou naqueles casos com um sequestro bem definido.[64,65] A terapia com oxigênio hiperbárico como adjuvante do tratamento não cirúrgico e cirúrgico do MRONJ mostrou melhora na cicatrização de feridas, nos escores de dor em longo prazo e na qualidade de vida.[66]

Outras estratégias terapêuticas não cirúrgicas, tais como irradiação com laser de baixa potência,[67,68] hormônio paratireoídeo,[69] plasma rico em plaquetas[70,71] e proteína óssea morfogênica[72] têm sido estudadas. Porém, a eficácia dessas modalidades de tratamento ainda precisa ser estabelecida.

Em pacientes sintomáticos no estágio 3, poderá ser indicada a ressecção e reconstrução com uma placa ou obturador. Deve ser considerado o potencial para o fracasso da placa de reconstrução devido aos efeitos da exposição aos bisfosfonatos. Independentemente do estágio da doença, os segmentos móveis do sequestro ósseo devem ser removidos sem expor o osso não envolvido.[73,74] A extração de dentes sintomáticos dentro do osso necrótico exposto deve ser considerado porque é improvável que a extração exacerbe o processo necrótico estabelecido.[75]

Devido ao índice crescente de casos de MRONJ, a natureza não remissiva de algumas lesões, o desconforto e a morbidade associada, os pacientes que realizam essas terapias devem ser orientados quanto à possibilidade de desenvolver a doença, antes de iniciar o tratamento.

Doença do enxerto contra o hospedeiro

A doença do enxerto contra o hospedeiro (DECH) é uma complicação muito comum do transplante de células-tronco hematopoiéticas (TCPH) e apresenta uma taxa de prevalência de 20% a 50%.[76] O TCPH alogênico é amplamente utilizado para o tratamento de diferentes doenças hematológicas benignas e malignas.[77,78] Antes do transplante, o indivíduo receptor é submetido ao tratamento mielossupressor e imunossupressor, a fim de garantir que o sistema imunológico do receptor (hospedeiro) seja reconstruído após o transplante das células do doador (enxerto). Após o transplante, no entanto, os linfócitos T imunocompetentes do doador podem reconhecer as células do receptor como estranhas, desencadeando assim uma reação imune acompanhada de respostas inflamatórias. Essa reação é uma consequência da incompatibilidade entre os antígenos do sistema HLA do doador e do receptor, e pode acarretar danos aos tecidos do receptor que é conhecida como DECH.[79] A DECH pode se apresentar na forma aguda, observada em 50% a 70% dos pacientes com TCPH alogênico, ou crônica, observada em 30% a 50%.[80] A forma aguda se desenvolve três meses após o transplante e envolve principalmente a pele, o trato gastrointestinal e o fígado. Quando acomete a mucosa bucal, a DECH aguda se apresenta como eritema descamativo e com úlceras dolorosas. Os sintomas mais comuns são náuseas, vômitos, cólicas estomacais e diarreia.[81] A forma crônica pode ocorrer durante o primeiro ano após o transplante e, geralmente, os sintomas não se manifestam antes de 100 dias após o transplante.[82] A DECH crônica é a principal causa de morbidade e mortalidade em pacientes submetidos a TCPH alogênico. A cavidade bucal está entre as áreas mais comumente acometidas e pode ser o primeiro local afetado.[82] As principais características clínicas bucais da DECH crônica (Figura 35.5) – DECH crônica caracterizada por ulcerações e atrofia da mucosa em paciente pós TCPH alogênico) incluem alterações liquenoides, ulcerações e atrofia da mucosa, disfunção das glândulas salivares, mucoceles superficiais, limitação na abertura da boca e fibrose perioral.[83,84] Os sintomas mais comuns incluem dor, sensibilidade, xerostomia e disgeusia.[76,85] O diagnóstico da DECH pode ser difícil devido a variedade de manifestações clínicas. O diagnóstico diferencial inclui infecção viral, toxicidade por drogas e carcinoma espinocelular, e em alguns casos o exame histopatológico é necessário.[84]

Prevenção e tratamento

A prevenção é a principal estratégia para reduzir a ocorrência da DECH. Testes de histocompatibilidade e esquemas profiláticos com agentes imunomoduladores e imunossupressores têm reduzido a prevalência de DECH aguda. O tratamento inclui várias medidas terapêuticas para acelerar a eficiência terapêutica. As modalidades de tratamento para GVHD oral incluem um tratamento sistêmico adequado em combinação com uma boa higiene oral e o uso de corticosteroides tópicos.[86]

Em geral, algum grau de DECH é esperado nos pacientes receptores de TCPH alogênico. O prognóstico depende do grau de progressão e da possibilidade de controle da condição.

FIGURA 35.5

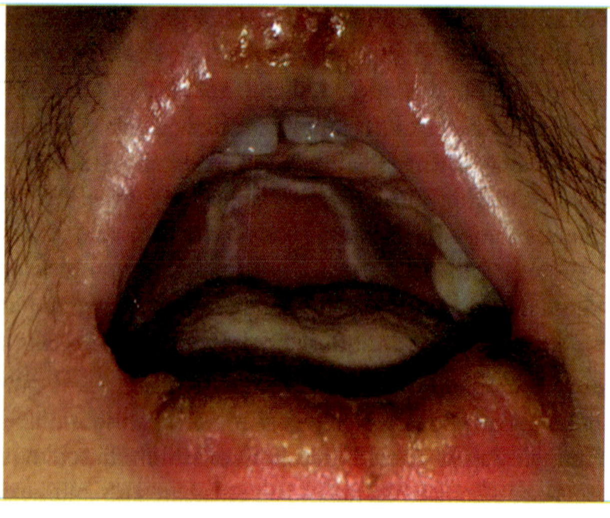

DECH crônica caracterizada por ulcerações e atrofia da mucosa em paciente pós TCPH alogênico.

CONSIDERAÇÕES FINAIS

O tratamento oncológico é um tratamento longo e bastante debilitador, tanto do ponto de vista emocional como físico. A cavidade bucal é o sítio de efeitos adversos graves que comprometem a qualidade de vida e a sobrevida desses pacientes. Sendo assim, é fundamental o acompanhamento do cirurgião dentista desde o momento do diagnóstico, durante todo o tratamento e no acompanhamento pós-tratamento oncológico, a fim de diminuir a gravidade e até evitar essas sequelas (Figura 35.6). – Resumo das comorbidades bucais decorrentes do tratamento antineoplásico).

FIGURA 35.6

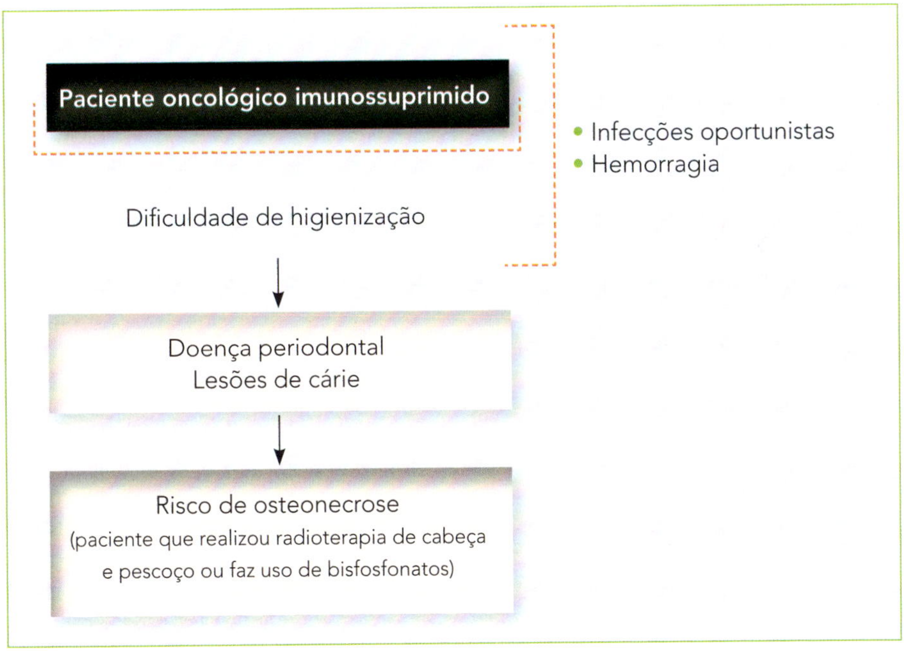

Resumo das comorbidades bucais decorrentes do tratamento antineoplásico.

REFERÊNCIAS BIBLIOGRÁFICAS

1. Gco.iar.fr. World Health Organization and International Agency for Research on Cancer.
2. Inca.gov.br Instituto Nacional do Câncer. [acesso em 28 de maio de 2018].
3. Niederwieser D, Baldomero H, Szer J, et al. Hematopoietic stem cell transplantation activity worldwide in 2012 and a SWOT analysis of the Worldwide Network for Blood and Marrow Transplantation Group including the global survey. Bone Marrow Transplant. 2016;51(6):778-85.
4. Liu X, Yang Y, Feng X, et al. Early versus late distant metastasis and adjuvant chemotherapy alone versus both radiotherapy and chemotherapy in molecular apocrine breast cancer. Oncotarget. 2016;2;7(31):48905-17.
5. Lalla RV, Bowen J, Barasch A, et al. MASCC/ISOO clinical practice guidelines for the management of mucositis secondary to cancer therapy. Cancer. 2014;120(10):1453-61.

6. Wu H, Chen X, Yang X, et al. Early Prediction of Acute Xerostomia During Radiation Therapy for Head and Neck Cancer Based on Texture Analysis of Daily CT. Int J Radiat Oncol Biol Phys. 2018;1,(18)30737-35.

7. Sonis ST. Mucositis as a biological process: a new hypothesis for the development of chemotherapy-induced stomatotoxicity. Oral Oncology. 1998;34:39-43.

8. Sonis ST. Pathobiology of mucositis. Semin Oncol Nurs. 2004;20:11-15.

9. Paraleukar W, Mackenzie R, Bjarnason G, et al. Scoring oral mucositis. Oral Oncol. 1998;34(1):63-71.

10. Elting LS, Cooksley C, Chambers M, et al. The burdens of cancer therapy. Clinical and economic outcomes of chemotherapy-induced mucositis. Cancer. 2003;98:1531-39.

11. Bezineli LM, Eduardo FP, Neves VD, et al. Quality of life related to oral mucositis of patients undergoing haematopoietic stem cell transplantation and receiving specialised oral care with low-level laser therapy: a prospective observational study. Eur J Cancer Care. 2016;25(4):668-74.

12. Chaveli-López B, Bagán-Sebastián JV. Treatment of oral mucositis due to chemotherapy. J Clin Exp Dent. 2016;8(2): e201-209.

13. Bultzingslowen I, Brennan MT, Spijkervet FK, et al. Growth factors and cytokines in the prevention and treatment of oral and gastrointestinal mucositis. Support Care Cancer. 2006; 14(6):519-27.

14. Curra M, Pellicioli ACA, Kretzmann Filho NA, et al. Photobiomodulation reduces oral mucositis by modulating NF-kB. Journal of Biomedical Optics. 2015;20(12), 125008.

15. Scully C, Epstein JB. Oral health care for the cancer patient. Eur J Cancer B Oral Oncol. 1996; 32:281-92.

16. Bonan PRF, Lopes MA, Alves FA, et al. Clinical, biological, histological features and treatment of oral mucositis induced by radiation therapy: a literature review. Rev Bras Cancerol. 2005;51(3):235-422.

17. Curra M, Martins MAT, Lauxen IS, et al. Effect of topical chamomile on immunohistochemical levels of IL-1β and TNF-α in 5-fluorouracil-induced oral mucositis in hamsters. Cancer Chemotherapy and Pharmacology. 2012;71:293-99.

18. Benkovic V, Kopjar N, Knezevic AH, et al. Evaluation of Radioprotective Effects of Propolis and Quercetin on Human White Blood Cells in Vitro. Biol. Pharm. Bull. 2008;31:1778-85.

19. Van Dijk LV, Thor M, Steenbakkers RJHM, et al. Parotid gland fat related Magnetic Resonance image biomarkers improve prediction of late radiation-induced xerostomia. Radiother Oncol. 2018; 26: S0167-8140(18)33309-7.

20. Cate ART. Oral histology: Development, structure and function. 5ª edição. St Louis: Mosby. 1998, p. 345-58.

21. Santos PSS, Soares Junior LAV. Medicina Bucal – A prática na odontologia hospitalar. São Paulo: Santos, 2013, p.117-124.

22. Carvalho CG, Medeiros-Filho JB, Ferreira MC. Guide for health professionals addressing oral care for individuals in oncological treatment based on scientific evidence. Support Care Cancer. 2018;26(8):2651-61.

23. Bahl A, Oinam AS, Elangovan A, et al. Evaluation of Reirradiation in Locally Advanced Head and Neck Cancers: Toxicity and Early Clinical Outcomes. J Oncol. 2018;26:8183694.

24. Suresh AV, Varma PP, Sinha S, et al. Risk-scoring system for predicting mucositis in patients of head and neck cancer receiving concurrent chemoradio- therapy [rssm-hn]. J Cancer Res Ther. 2010;6(4):448-51.

25. Neville BW, Damm DD, Allen CM, et al. Patologia Oral e Maxilofacial. 3ªedição. Rio de Janeiro: Elsevier, 2009, p.213-216/241-257.

26. Bosch ML, Strand KB, Rose TM. The gamma herpesviruses: sequence comparisons. J. Virol. 1998, 72:8458-8459.

27. Hague C, Beaslev W, Garcez K, et al. Prospective evaluation of relationships between radiotherapy dose to masticatory apparatus and trismus. Acta Oncol. 2018(4)9:1-5.

28. Gupta S, Piyush P, Mahajan A, et al. Fibrotomy with diode laser (980 nm) and habit correlation in oral submucous fibrosis: a report of 30 cases. Lasers Med Sci. 2018 Jun 8. doi: 10.1007/s10103-018-2531-8.

29. He Y, Liu Z, Tian Z et al. Retrospective analysis of osteoradionecrosis of the mandible: proposing a novel clinical classification and staging system. Int J Oral Maxillofac Surg. 2015;44(12):1547-57.

30. Owosho AA, Kadempour A, Yom SK, et al. Radiographic osteoradionecrosis of the jaw with intact mucosa: proposal of clinical guidelines for early identification of this condition. Oral Oncol. 2015;51(12):e93–6.

31. Owosho AA, Tsai CJ, Lee RS, et al. The prevalence and risk factors associated with osteoradionecrosis of the jaw in oral and oropharyngeal cancer patients treated with intensity-modulated radiation therapy (IMRT): The Memorial Sloan Kettering Cancer Center experience. Oral Oncol. 2017;64: 44-51.

32. Lohia S, Rajapurkar M, Nguyen SA, et al. A comparison of outcomes using intensity-modulated radiation therapy and 3-dimensional conformal radiation therapy in treatment of oropharyngeal cancer. JAMA Otolaryngol Head Neck Surg. 2014;140(4):331-7.

33. Setton J, Caria N, Romanyshyn J, et al. Intensity-modulated radiotherapy in the treatment of oropharyngeal cancer: an update of the Memorial Sloan-Kettering Cancer Center experience. Int J Radiat Oncol Biol Phys. 2012;82(1):291-8.

34. Lee IJ, Koom WS, Lee CG, et al. Risk factors and dose-effect relationship for mandibular osteoradionecrosis in oral and oropharyngeal cancer patients. Int J Radiat Oncol Biol Phys. 2009;75(4):1084-91.

35. Chronopoulos A, Zarra T, Troltzsch M, et al. Osteoradionecrosis of the mandible: a ten year single-center retrospective study. J Cranio-maxillo-facial Surg. 2015;43(6):837-46.

36. Kuo TJ, Leung CM, Chang HS, et al. Jaw osteoradionecrosis and dental extraction after head and neck radiotherapy: A nationwide population-based retrospective study in Taiwan. Oral Oncol. 2016;56:71-7.

37. Oh HK, Chambers MS, Martin JW, et al. Osteoradionecrosis of the mandible: treatment outcomes and factors influencing the progress of osteoradionecrosis. J Oral Maxillofac Surg. 2009;67(7):1378-86.

38. O'Dell K, Sinha U. Osteoradionecrosis. Oral Maxillofac Surg Clin North Am. 2011;23(3):455-64.

39. Curi MM, Luciano LD. Osteoradionecrosis of the jaws: a retrospective study of the background factors and treatment in 104 cases. J Oral Maxillofac Surg. 1997;55(6):540-4.

40. Schwartz HC, Kagan AR. Osteoradionecrosis of the mandible: scientific basis for clinical staging. Am J Clin Oncol. 2002;25(2):168-71.

41. Robard L, Louis MY, Blanchard D, et al. Medical treatment of osteoradionecrosis of the mandible by PENTOCLO: preliminary results. Eur Ann Otorhinolaryngol Head Neck Dis. 2014;131(6):333-8.

42. Wong JK, Wood RE, McLean M. Conservative management of osteoradionecrosis.Oral Surg Oral Med Oral Pathol Oral Radiol Endod. 1997;84(1):16-21.

43. Oh H, Chambers M, Martin J, et al. Osteoradionecrosis of the mandible: treatment outcomes and factors influencing the progress of osteoradionecrosis. J Oral Maxillofac Surg. 2009;67(7):1378-1386.

44. Vescovi P. Bisphosphonates and osteonecrosis: an open matter. Clin Cases Miner Bone Metab. 2012;9(3):142-4.

45. Vescovi P, Merigo E, Meleti M, et al. Bisphosphonates-related osteonecrosis of the jaws: a concise review of the literature and a report of a single-center experience with 151 patients. J Oral Pathol Med. 2012,41(3):214-21.

46. Reid IR, Bolland MJ, Grey AB. Is bisphosphonate-associated osteonecrosis of the jaw caused by soft tissue toxicity? Bone. 2007;41(3):318-20.

47. Allen MR, Burr DB. The pathogenesis of bisphosphonate related osteonecrosis of the jaw: So many hypotheses, so few data. J Oral Maxillofac Surg. 2009;67(5):61-70.

48. Landesberg R, Woo V, Cremers S, et al. Potential pathophysiological mechanisms in osteonecrosis of the jaw. Ann NY Acad Sci. 2011;1218:62-9.

49. Ruggiero SL, Fantasia J, Carlson E. Bisphosphonate-related osteonecrosis of the jaw: Background and guidelines for diagnosis, staging and management. Oral Surg Oral Med Oral Pathol Oral Radiol Endod. 2006;102(4):433-41.

50. Marx RE. Pamidronate (Aredia) and zoledronate (Zometa) induced avascular necrosis of the jaws: a growing epidemic. J Oral Maxillofac Surg. 2003;61(9):111-7.

51. Ruggiero SL, Dodson TB, Fantasia J, et al. American Association of Oral and Maxillofacial Surgeons position paper on medication-related osteonecrosis of the jaw – 2014 Update. J Oral Maxillofac Surg. 2014;72(10):1938-56.

52. Rosen LS, Gordon D, Tchekmedyian NS, et al. Long-term efficacy and safety of zoledronic acid in the treatment of skeletal metastases in patients with nonsmall cell lung carcinoma and other solid tumors: A randomized, Phase III, double-blind, placebo-controlled trial. Cancer. 2004;100(12):2613-21.

53. Berenson JR, Hillner BE, Kyle RA, et al. American Society of Clinical Oncology clinical practice guidelines: The role of bisphosphonates in multiple myeloma. J Clin Oncol. 2002;20(17):3719-36.

54. Papapoulos S, Chapurlat R, Libanati C, et al. Five years of denosumab exposure in women with postmenopausal osteoporosis: Results from the first two years of the FREEDOM extension. J Bone Miner Res. 2012;27(3):694-701.

55. Colella G, Campisi G, Fusco V. American Association of Oral and Maxillofacial Surgeons position paper: Bisphosphonate-RelatedOsteonecrosis of the Jaws-2009 update: the need to refine the BRONJ definition. J Oral Maxillofac Surg. 2009;67(12):2698-9.

56. Ruggiero SL, Dodson TB, Assael LA, et al. American Association of Oral and Maxillofacial Surgeons position paper on bisphosphonate-related osteonecrosis of the jaws-2009 Update. Aust Endod J. 2009;35(3):119-30.

57. Yamazaki T, Yamori M, Ishizaki T, et al. Increased incidence of osteonecrosis of the jaw after tooth extraction in patients treated with bisphosphonates: A cohort study. Int J Oral Maxillofac Surg. 2012;41(11):1397-403.

58. Kunchur R, Need A, Hughes T, et al. Clinical investigation of C-terminal cross-linking telopeptide test in prevention and management of bisphosphonate associated osteonecrosis of the jaws. J Oral Maxillofac Surg. 2009;67(6):1167-73.

59. Saad F, Brown JE, Van Poznak C, et al. Incidence, risk factors, and outcomes of osteonecrosis of the jaw: Integrated analysis from three blinded active-controlled phase III trials in cancer patients with bone metastases. Ann Oncol. 2012;23(5):1341-7.

60. Vandone AM, Donadio M, Mozzati M, et al. Impact of dental care in the prevention of bisphosphonate-associated osteonecrosis of the jaw: A single-center clinical experience. Ann Oncol. 2012;23(1):193-200.

61. Bagán J, Blade J, Cozar JM, et al. Recommendations for the prevention, diagnosis, and treatment of osteonecrosis of the jaw (ONJ) in câncer patients treated with bisphosphonates. 2007;12(4):E336-40.

62. Graziani F, Vescovi P, Campisi G, et al. Resective surgical approach shows a high performance in the management of advanced cases of bisphosphonate-related osteonecrosis of the jaws: A retrospective survey of 347 cases. J Oral Maxillofac Surg. 2012;70(11):2501-7.

63. Stockmann P, Vairaktaris E,Wehrhan F, et al. Osteotomy and primary wound closure in bisphosphonate-associated osteonecrosis of the jaw: A prospective clinical study with 12 months follow-up. Support Care Cancer. 2010;18(4):449-60.

64. Ferlito S, Puzzo S, Palermo F, et al. Treatment of bisphosphonate-related osteonecrosis of the jaws: Presentation of a protocol and an observational longitudinal study of an Italian series of cases. Br J Oral Maxillofac Surg. 2012; 50(5):425-9.

65. Scoletta M, Arduino PG, Dalmasso P, et al. Treatment outcomes in patients with bisphosphonate-related osteonecrosis of the jaws: A prospective study. Oral Surg Oral Med Oral Pathol Oral Radiol Endod. 2010;110(1):46-53.

66. Freiberger JJ, Padilla-Burgos R, McGrawT, et al. What is the role of hyperbaric oxygen in the management of bisphosphonate related osteonecrosis of the jaw: A randomized controlled trial of hyperbaric oxygen as an adjunct to surgery and antibiotics. J Oral Maxillofac Surg. 2012;70(7):1573-83.

67. Atalay B, Yalcin S, Emes Y, et al. Bisphosphonate-related osteonecrosis: Laser-assisted surgical treatment or conventional surgery? Lasers Med Sci. 2011;26(6):815-23.

68. Vescovi P, Merigo E, Manfredi M, et al. Nd:YAG laser biostimulation in the treatment of bisphosphonate-associated osteonecrosis of the jaw: Clinical experience in 28 cases. Photomed Laser Surg. 2008;26(8):628-32.

69. Bashutski JD, Eber RM, Kinney JS, et al. Teriparatide and osseous regeneration in the oral cavity. N Engl J Med. 2010;363(25): 2396-405.

70. Lee CY, David T, Nishime M. Use of platelet-rich plasma in the management of oral biphosphonate-associated osteonecrosis of the jaw: A report of 2 cases. J Oral Implantol. 2007;33(6):371-82.

71. Soydan SS, Uckan S. Management of bisphosphonate-related osteonecrosis of the jaw with a platelet-rich fibrin membrane: Technical report. J Oral Maxillofac Surg. 2014;72(2):322-6.

72. Gerard DA, Carlson ER, Gotcher JE, et al. Early inhibitory effects of zoledronic acid in tooth extraction sockets in dogs are negated by recombinant human bone morphogenetic protein. J Oral Maxillofac Surg. 2014;72(1):61-6.

73. Ferrari S, Bianchi B, Savi A, et al. Fibula free flap with endosseous implants for reconstructing a resected mandible in bisphosphonate osteonecrosis. J Oral Maxillofac Surg. 2008;66(5):999-1003.

74. Seth R, FutranND,AlamDS, et al. Outcomes of vascularized bone graft reconstruction of the mandible in bisphosphonate-related osteonecrosis of the jaws. Laryngoscope. 2010;120(11):2165-71.

75. Carlson ER, Fleisher KE, Ruggiero SL. Metastatic cancer identified in osteonecrosis specimens of the jaws in patients receiving intravenous bisphosphonate medications. J Oral Maxillofac Surg. 2013;71(12):2077-86.

76. Dignan FL, Amrolia P, Clark A, et al. Diagnosis and management of chronic graft-versus-host disease. Br J Haematol.2012;158(1):46-61.

77. Ferrara JL, Deeg HJ. Graft-versus-host disease. N Engl J Med. 1991;324(10):667-74.

78. Jaglowski SM, Devine SM. Graft-versus-host disease: why have we not made more progress? Curr Opin Hematol. 2014;21(2):141-7.

79. Kuten-Shorrer M, Woo SB, Treister NS. Oral graft-versus-host disease. Dent Clin North Am. 2014;58(2):351-68.

80. Elad S, Zeevi I, Or R, et al. Validation of the National Institutes of Health (NIH) scale for oral chronic graft-versus-host disease (cGVHD). Biol Blood Marrow Transplant. 2010;16:62-9.

81. Demarosi F, Lodi G, Carrassi A, et al. Oral malignancies following HSCT: graft versus host disease and other risk factors. Oral Oncol. 2005;41(9):865-77.

82. Treister NS, Cook EF Jr., Antin J, et al. Clinical evaluation of oral chronic graft-versus-host disease. Biol Blood Marrow Transplant. 2008;14(1):110-5.

83. Noce CW, Gomes A, Shcaira V, et al. Randomized double-blind clinical trial comparing clobetasol and dexamethasone for the topical treatment of symptomatic oral chronic graft-versus-host disease. Biol Blood Marrow Transplant. 2014;20(8):1163-8.

84. Filipovich AH, Weisdorf D, Pavletic S, et al. National Institutes of Health consensus development project on criteria for clinical trials in chronic graft-versus-host disease: I. Diagnosis and staging working group report. Biol Blood Marrow Transplant. 2005;11(12):945-55.

85. Schubert MM, Correa ME. Oral graft-versus-host disease. Dent Clin Nort Am. 2008;52(1):79-109, viii-ix.

86. Brown RS, Edwards D, Walsh-Chocolaad T, et al. Topical tacrolimus with custom trays in the treatment of severe oral chronic graft-versus-host disease refractory to a potent topical steroid therapy: a case report. Oral Surg Oral Med Oral Pathol Oral Radiol. 2013;115(4):e26-30.

CAPÍTULO 36

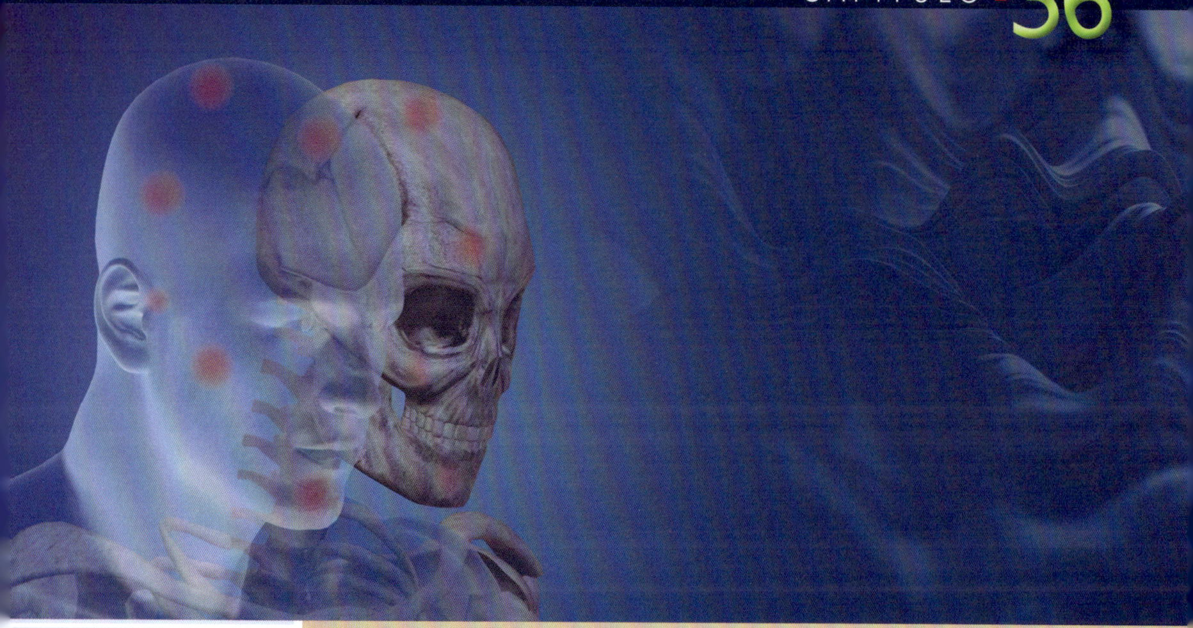

José Oswaldo de Oliveira Júnior
Eduardo Grossmann
Alessandra Shenandoa Heluani

Neuralgias Cranianas e Causas Centrais de Dor Facial

INTRODUÇÃO

O sistema nervoso central (SNC), em especial nosso cérebro, é o conjunto estrutural de mais alta complexidade biológica, cuja função nos individualiza como a espécie mais evoluída e vitoriosa do planeta em que vivemos.[1] Assim, a região cefálica é a sede do órgão de maior investimento biológico que possuímos e, destarte, é a mais protegida. Essa verdadeira "joia" do sistema nervoso é protegida por um equipamento hidráulico e imunológico, cujo elemento fundamental é o líquido cefalorraquidiano. O couro cabeludo é, adicionalmente, uma proteção térmica e mecânica.

O crânio se constitui uma espécie de cofre bastante resistente a uma grande variedade de estímulos mecânicos. O contorno externo, liso e redondo, aliado à falta de aderência e fixação do couro cabeludo, promove grande movimentação e possibilidade de desvios de vetores de forças associados a traumatismos.

A face, por sua vez, representa nossa porção de exploração inicial e primária do meio externo. O olfato e a audição conferem condições formidáveis não apenas como elementos de defesa na qualidade de vítima ou presa, como também de ataque na qualidade de agressor ou caçador.

Ainda, a sensibilidade craniofacial configura um verdadeiro conjunto complexo de alarme e segurança que é crítico para a sobrevivência do indivíduo como tal e, de maneira mais abrangente, filogeneticamente, da própria espécie.[1] A região craniofacial é inervada por uma rica rede de fibras aferentes, sensitivas, dos nervos trigêmeo (V), intermédio (VII), glossofaríngeo (IX), vago (X) e das primeiras raízes cervicais (C_1, C_2 e C_3). O emaranhado de fibras sensitivas corresponde a um intrincado sistema de alarme e proteção.

A riqueza e a complexidade de inervação craniofacial periférica associada à disposição anatomofuncional dos núcleos espinal e sensitivo principal do trigêmeo, coclear, comissural, do trato solitário, vestibular e da porção superior da medula espinal cervical são as grandes responsáveis pela dificuldade que temos em separar, mesmo para fins didáticos, as dores exclusivamente faciais das craniofaciais.[1]

As síndromes álgicas craniofaciais constituem, ainda hoje, um grande desafio, pois condições numerosas e similares, muitas vezes, sem sinais clínicos, acometem essa região.

As dores craniofaciais provocam forte resposta emocional, interpretada pelo paciente e expressa como profundo sofrimento e marcante incapacidade. Em muitos casos, a recorrência crônica ou a persistência da dor geram acionamento tônico do sistema límbico, de maneira a tornar a experiência dolorosa extremamente desagradável e degradante da personalidade. As alterações psicológicas tornam o diagnóstico e o tratamento mais difíceis.

Outra dificuldade encontrada com frequência é a falta de abordagem multidisciplinar integrada do portador de dor craniofacial. Em diversas circunstâncias, os pacientes chegam ao consultório frustrados, com as queixas dolorosas mantidas após terem passado por diversos especialistas, como fisiatras, cirurgiões, neurologistas, otorrinolaringologistas, oftalmologistas, dentistas, entre outros. Não é raro as dores originais estarem adicionadas de transtornos iatrogênicos variados decorrentes de avaliações e condutas equivocadas.

As neuralgias cranianas e as dores faciais de causas centrais constituem um grupo especialmente desafiador por estarem entre as chamadas dores não adaptativas, que correspondem aos desconfortos incuráveis das disfunções do sistema de sensibilidade craniofacial.

NOÇÕES DE FISIOLOGIA DO FENÔMENO DOLOROSO

Quando a estrutura nervosa está preservada, em condições de normalidade, a transdução dos estímulos dolorosos é feita pelos nociceptores situados nas extremidades distais dos neurônios pseudounipolares dos nervos cranianos (V, VII, IX, X) e espinais (C_1, C_2 e C_3). A transdução e a transmissão ortodrômica desses estímulos danosos ou potencialmente danosos permitem ao restante do sistema a detecção e a localização deles.

As estruturas nervosas periféricas contribuem adicionalmente para a identificação dos possíveis agentes estimuladores e fontes, e deflagram respostas de complexidade variada, desde reflexos motores ou autonômicos de alças curtas (envolvendo poucos segmentos medulares) até comportamentos mais elaborados (envolvendo percepção, interpretação e planejamento cortical de várias áreas). Em suma, a informação sensitiva é captada pelas estruturas periféricas e transmitida para o SNC, onde é decodificada e interpretada.

Ocorrendo estímulo nocivo ou potencialmente nocivo, os receptores nociceptivos modificam-se de modo lento, gerando dor prolongada em decorrência da alteração da estrutura subcelular e da funcionalidade do sistema nervoso periférico (SNP), além da liberação de substâncias algiogênicas nos tecidos e de neurotransmissores excitatórios no SNC.

A sensibilização dos neurônios periféricos gera hiperalgesia e alodínea termomecânica primária, e a dos neurônios centrais, hiperalgesia e alodínea mecânica secundária.

A ocorrência da dor é fruto da interação entre as unidades excitatórias e inibitórias em várias regiões do sistema nervoso. Na dependência do estado funcional das estruturas nervosas e da relação desses aspectos com traços constitucionais; das experiências da vida pregressa e presente; da ocorrência de anormalidades orgânicas ou funcionais; do estado de alerta do indivíduo; das condições ambientais, a informação nociceptiva é ou não transferida para centros nervosos que participam da percepção ou das reações reflexas.

Vias de transdução, transmissão e, principalmente, de modulação são de tal modo dispostas e relacionadas entre si que pode haver estimulação dolorosa intensa e efetiva junto aos nociceptores sem existir, de fato, a experimentação consciente de sensação dolorosa. O contrário também é possível – ocorrência de dor na ausência do respectivo estímulo.[2] O conceito paradoxal da anestesia dolorosa, destarte, não parece tão bizarro.

Na maioria das vezes, após um período de restauro e cessação da estimulação dolorosa, todas as mudanças funcionais que ocorreram durante o complexo processo de sensibilização costumam esmaecer, regredir e retornar a patamares anteriores. A reversibilidade fisiológica é uma das principais características da dor aguda que é considerada previsível aos estímulos adversos, quer sejam mecânicos, químicos ou térmicos.[3]

DORES POR AUMENTO DE NOCICEPÇÃO

As dores por aumento de nocicepção são aquelas mais facilmente entendidas pelos próprios pacientes, acompanhantes e médicos, já que são dores com experimentação similar em âmbito coletivo, com vocabulário direto ou comparativo difundido e compreendido.[2]

No entanto, a persistência da estimulação nóxica com intensidade mantida ou aumentada por tempo prolongado pode inibir o retorno às condições neurofisiológicas prévias ao início dela. Nessas condições, as mudanças de sensibilização não apenas persistem, como ficam progressivamente acentuadas e acabam por significar a cronificação da dor. A dor aguda é promovida da situação de mero sintoma para a de doença quando se torna crônica, ficando destituída das funções de alarme e proteção.

As anormalidades neuroplásticas segmentares e suprassegmentares, as anormalidades comportamentais psíquicas primárias ou secundárias e a adoção de comportamentos anormais pelo reforço da condição de mal-estar contribuem para sua cronificação. Não há, ainda, um consenso entre os estudiosos do fenômeno doloroso sobre qual o período de tempo necessário para a cronificação da dor, embora seja aceito que o prazo esteja em uma faixa entre três e seis meses. A dor crônica está mais relacionada ao grau de sensibilização das estruturas nervosas do que estritamente ao tempo de sua evolução.[2]

DORES NEUROPÁTICAS

A sensação dolorosa embute em si, mesmo que de maneira tênue, um nexo entre o sofrimento e o estímulo que a causou. Enquanto a dor por aumento de nocicepção reforça essa relação, um tipo particularmente intrigante de desconforto craniofacial é encontrado na prática clínica: a dor neuropática, que rompe com ela.[4]

A dor neuropática ocorre em pacientes suscetíveis após sofrerem lesões no sistema nervoso, em especial nas vias somáticas-sensitivas.

Dependendo do sítio lesado ou disfuncionante, a dor neuropática pode ser talâmica, mesencefálica, pontina, bulbar, mielopática, radiculopática, plexopática, neuropática periférica ou de outra natureza. Embora a lesão ou disfunção possa ser primariamente detectável e localizada em um ponto do sistema, é difícil que as alterações se restrinjam a ela.[5,6] A complexidade da interdependência entre os diversos componentes neurais implica uma disfunção coletiva.[2,4]

Lesões semelhantes no sistema nervoso não reproduzem o quadro álgico, sugerindo que o paciente que o desenvolve possui características peculiares anatômicas e funcionais.

A dor neuropática é considerada fruto da regeneração imperfeita do sistema nervoso.[2]

Nos últimos anos, as condições neuropáticas são associadas progressivamente com a ativação de células da glia. Essas mudanças nas células da glia e no SNC podem ser importantes contribuintes para o entendimento do fenômeno da sensibilização central.[5,6] Tal sensibilização causa mudanças nos impulsos periféricos, com a diminuição ou o aumento da resposta aos impulsos aferentes e a ampliação dos campos receptivos do corno dorsal.[6]

Nas últimas duas décadas, áreas como o córtex dorsal posterior insular agora são alvos principais de várias pesquisas sobre os mecanismos encefálicos da dor.[7]

A inadequação da classificação das dores neuropáticas em periféricas e centrais

Há uma solidariedade funcional entre todos os neurônios do sistema nervoso.[2] Lesões ou disfunções em qualquer ponto do sistema acarretam alterações não apenas a montante como também a jusante.

As repercussões de cada possível lesão ou disfunção são muito mais complexas, tridimensionalmente distribuídas. A concepção da existência de uma malha de interconexões neuronais no SNC, em especial no encéfalo, é referida por alguns autores como a "matriz de dor",[8] ou por outros como "neuromatrix".[1] Algo semelhante ocorre também nas áreas medulares. A transmissão de estímulos dolorosos pela medula espinal determinará as mensagens que chegarão ao córtex cerebral, pois os circuitos intramedulares podem alterar tais estímulos.[2,3]

As regiões primárias ligadas à dor compreendem a área somática-sensitiva, a ínsula, o cíngulo anterior, as áreas pré-frontais, o tálamo, a amígdala e o cerebelo.

A teoria da matriz da dor é determinada pelos aspectos genéticos e sensitivos, de dentro do corpo e em várias regiões cerebrais. É formada por uma rede de informações que vão modular a dor, e essas informações são sensitivas (vindas dos receptores), cognitivas (geradas das experiências anteriores), afetivas (emocionais) e motoras (respostas ao perigo detectado ou interpretado), além de toda a incorporação do sistema límbico.

A teoria da matriz da dor é mais complexa do que a da comporta, pois desloca o principal cenário de ações da medula para o cérebro, fazendo-nos nos distanciarmos da premissa cartesiana de dor como uma sensação produzida por lesão, inflamação ou outra patologia do tecido e percebermos que a dor é uma experiência multidimensional, ou seja, produzida por múltiplas influências.[2,8]

O conceito matricial da dor começou a ser cogitado porque algumas respostas ainda não haviam sido encontradas para explicar a sensação dolorosa da dor fantasma (dor que os pacientes sentem em membro inexistente, após uma amputação, e não relacionada à existência de possíveis neuromas). A matriz da dor permite entender que a dor do membro fantasma pode decorrer da falta de conciliação entre um esquema corporal completo em estruturas cerebrais diversas e a aferência incompleta, mutilada, após a amputação.

As dores neuropáticas costumam, inapropriadamente, ser divididas em periféricas e centrais, de acordo com a respectiva localização anatômica no sistema nervoso da lesão ou da doença.[9] Nem todos os pacientes acometidos por tais doenças sofrem de dor em sua sintomatologia clínica; porém, aqueles que dela sofrerem serão considerados como tendo um perfil genético preconcebido.[6]

A concepção da divisão das dores neuropáticas em periféricas e centrais parece ignorar tanto a complexa disposição matricial hoje aceita como a existência de uma verdadeira solidariedade funcional neuronal que esvaece as fronteiras propostas. O vetusto conceito remonta aos idos do final dos anos de 1930,[10] é ultrapassado e, nos parece, de reedição controversa.

Quando um paciente sofre de uma neuropatia periférica como as diabéticas, se torna óbvio que os neurônios do SNC também são influenciados e apresentam modificações de comportamento funcional que irão, por sua vez, alterar outros neurônios, e assim por diante. A concepção matricial já comentada anteriormente expande de modo surpreendente as possibilidades de impactos indiretos distantes do local inicial de comprometimento por lesão ou doença.

O mesmo ocorre quando o comprometimento inicial atinge o SNC, em especial o sistema somático-sensitivo. Alterações decerto se manifestarão no SNP e em outras áreas do sistema nervoso, incluindo as não diretamente relacionadas com a sensibilidade.

Taxonomia controversa da dor neuropática

No final da primeira década do presente milênio, a Associação Internacional para o Estudo da Dor (IASP) modificou a definição adotada para a dor neuropática, sendo considerada a partir de então como "dor induzida por uma lesão ou doença afetando diretamente o sistema somático-sensitivo".[9]

O novo conceito, que concebe a presença de uma doença ou lesão que afeta e modifica o sistema somático-sensitivo, permite que várias afecções sejam incluídas nesse cenário na qualidade de causas prováveis de dores neuropáticas, entre elas: diabetes açucarada, polineuropatia, radiculopatias compressivas, neuropatia periférica e dor talâmica.[9]

A definição anterior de dor neuropática, que a considerava como decorrente de disfunção do SNC ou do SNP, com ou sem lesão detectável, era menos específica e de grande abrangência. Diversos tipos de dores reconhecidamente não neuropáticas poderiam ser interpretadas e classificadas de modo errôneo como tal.[11]

A referida definição antiga não permitia distinção clara entre as dores neuropáticas e as síndromes dolorosas fibromiálgicas, as artralgias crônicas por osteoartrose e até as lombalgias crônicas, o que poderia dificultar, assim, o diagnóstico, a detecção das possíveis causas e, consequentemente, um tratamento mais adequado.[9]

A definição atual excluiu todas as antigas dores consideradas neuropáticas primárias. A maioria das dores excluídas pela nova definição foi agrupada sob a designação de disfuncional (funcional, nocipática ou, ainda, nociplástica).

Quando, no passado, se separou as dores em neuropáticas e nociceptivas, foram utilizados critérios de classificação baseados nos aspectos fisiopatológicos envolvidos; na separação entre as primárias e as secundárias, os critérios foram etiológicos, enquanto na separação em típicas e atípicas os critérios foram clínicos.

A nova classificação rompeu com os limites antigos e introduziu critérios etiológicos na definição da dor neuropática, excluindo as primárias.

Um grupo especial de dores chamadas neuralgias primárias (também conhecidas como essenciais ou criptogenéticas) apresenta nítida e íntima identidade (tanto sob os aspectos fisiopatológicos como sob os clínicos) com as outras dores ainda consideradas neuropáticas, sem nenhum compartilhamento de características com as dores agora tidas como disfuncionais.

As neuralgias primárias ficaram em um controverso "limbo classificatório".[9]

As características clínicas e o diagnóstico da dor neuropática

O trabalho de esclarecimento, compilação e convencimento quanto às novas regras taxonômicas está longe de seu término e tenta reunir as características que compõem a dor neuropática, incluindo o desconforto doloroso e os sintomas sensitivos que perduram além do período esperado de cicatrização ou resolução para cada respectivo dano; as intensidades variáveis de sintomas sensitivos detectados positivamente pela presença de parestesia, hiperestesia, disestesia, alodínea ou negativamente por hipoestesia, hipoalgesia, anestesia; e a presença de outras variáveis neurológicas nos sistemas motor e autonômico por meio dos sinais positivos ou negativos já mencionados.[12]

A presença de anormalidades no exame da sensibilidade, como a alodinia (percepção da dor decorrente de um estímulo que, por hábito, é inofensivo e reconhecidamente indolor) e a hiperalgesia (aumento da intensidade dolorosa provocada por um estímulo mecânico, térmico ou químico), em geral concomitantes, sugere o diagnóstico de dor neuropática, mas pode ocorrer também em dores não neuropáticas. A hiperpatia (reação comportamental dolorosa aumentada com estímulos repetitivos após períodos de dor prolongados) pode, ainda, estar presente.[6,13,14]

A dor neuropática ocorre pelo comprometimento de situação um pouco mais distante da periferia, nos próprios troncos nervosos, em vez de por lesão em tecido não nervoso, e, por conta desse aspecto, acaba tendo como desfecho a dor crônica e um pior prognóstico.[15]

A identificação e o diagnóstico de dor neuropática podem não se constituir uma tarefa fácil, pois as queixas contemplam informações subjetivas e emocionais por conta de sensações desagradáveis que causam aos indivíduos.

Informações sobre a dor, como o local em que o paciente a sente, o tipo dela, a intensidade e o impacto que causa nas tarefas cotidianas, no humor e no sono, bem como a resposta do indivíduo a tratamentos anteriores, são importantes na compreensão daquela de natureza neuropática.[6]

A dor, muitas vezes, pode ser descrita como uma fisgada, uma queimadura, entre outros termos, que configuram uma maneira de elaboração cognitiva da qualidade da dor experimentada.[16]

Na tentativa de atenuar as incertezas criadas com a nova definição de dor neuropática, vários autores advogam pela criação de uma classificação menos ríspida e binária com relação ao aspecto etiológico.

As características que compõem o diagnóstico atualmente vigente de dor neuropática podem ser resumidas em quatro itens.[9,12]

1. Dor como manifestação neuroanatomicamente plausível de distribuição (uma região correspondendo a um território de inervação periférica ou representação topográfica das partes do corpo no SNC).
2. Histórico sugestivo de lesão ou doença afetando o sistema somato-sensitivo periférico ou central (relação da história e da distribuição da dor).
3. Demonstração plausível de pelo menos um teste de confirmação (presença de sinais neurológicos positivos ou negativos concordantes com a distribuição de dor e que podem ser corroborados por exames laboratoriais e objetivos para verificar anormalidades subclínicas). Os questionários também são úteis quando se cogita dor neuropática.
4. Demonstração de lesão ou doença por pelo menos um teste confirmatório (exames de imagem como ressonância magnética (RM) e tomografia computadorizada (TC), exames laboratoriais etc.).

A flexibilização proposta sugere que, quando são verdadeiros os quatro itens listados, a dor recebe o diagnóstico de dor neuropática definida; quando verdadeiros os itens 1 e 2, e o mesmo ocorrer para apenas um dos itens 3 e 4, o diagnóstico será de dor neuropática provável; quando os itens 1 e 2 forem verdadeiros e nenhum dos itens 3 e 4 forem confirmados, o diagnóstico será de dor neuropática possível; já a ausência do preenchimento dos critérios desses três níveis (definida, provável ou possível) sugere o diagnóstico de dor neuropática improvável.[9]

NEURALGIA, NEVRALGIA, DOR NEUROPÁTICA

O termo neuralgia, sinônimo de nevralgia, significava anteriormente dor neuropática (ou, ainda, neuropatia dolorosa) referente a determinado nervo.

Neuralgias são síndromes caracterizadas por dores contínuas ou paroxísticas, ocupando o trajeto dos nervos sensitivos e seus respectivos territórios de inervação. A essas dores podem associar-se alterações vasomotoras, secretórias e tróficas. Suas causas são múltiplas.[17]

O distúrbio predominante (não exclusivo) pode ser localizado em ramos periféricos, no tronco nervoso ou, ainda, a nível central. Recebe o nome do nervo acometido (por exemplo, neuralgia do trigêmeo) ou da causa, se ela for conhecida (por exemplo, pós-herpética).[1]

Diferenças clínicas e ausência ou presença de etiologia orgânica detectável permite o reconhecimento de duas formas de neuralgias: essenciais (ou primárias) e sintomáticas (ou secundárias).[1]

Nas neuralgias antigamente conhecidas como essenciais (veja mais adiante, neste mesmo capítulo, a classificação adotada pela Sociedade Internacional de Cefaleia), as dores são consideradas típicas, ou seja, são restritas aos territórios dos respectivos nervos, não ultrapassam a linha média, são paroxísticas (início e fim abruptos), de forte intensidade, assemelhadas a raios ou choques elétricos, e cursam em crises de curta duração (máximo de dois minutos), separadas entre si por períodos sem dores.

O exame clínico das neuralgias típicas não flagra anormalidade, embora sejam aceitas alterações transitórias de redução de sensibilidade no período que se segue a salvas de crises dolorosas subentrantes.[1] Tal fenômeno que ocorre de modo predominante em um cenário de circuitos sensitivos apresenta muitos pontos que coincidem com o desenvolvimento de paralisia de Todd, também temporária, após convulsões subentrantes, em um cenário de circuitos motores. Provavelmente, receptores purinérgicos mitocondriais detectam a depleção causada pela hiperatividade neuronal das moléculas de alta energia intrínseca, como as de adenosina trifosfato, e induzem a utilização do peculiar arsenal genético da mesma organela para modificar o comportamento celular, de modo persistente, ou mesmo transitório.

Nesse grupo de neuralgias costuma existir uma ou mais áreas (cutâneas ou mucosas) em que ocorre alodinia, ou seja, quando atingidas por estímulo reconhecidamente não doloroso (tátil), há o desencadeamento de um ou mais paroxismos dolorosos.[1]

A presença de pontos e/ou áreas de gatilho não é exclusividade das dores neuropáticas e pode ocorrer em outras dores, como aquelas por aumento de nocicepção. O fenômeno "gatilho" foi um dos equívocos da teoria da comporta em meados da década de 1960. Na época, já era sabido que, na dor neuropática mais prevalente em humanos, a diabética, havia comprometimento de fibras finas. O mesmo ocorria com as neuralgias hereditárias, como as de Fabri. Paradoxalmente, toda a lógica dos procedimentos antálgicos periféricos se baseava na obtenção de hipoalgesia ou analgesia por meio de redução da atividade das fibras A-delta e C, as mais finas, aquelas que detinham a exclusividade da condução ortodrômica (centrípeta) dos impulsos nociceptivos. Dessa maneira, os pontos ou as áreas de gatilho somente são silenciados com a obtenção de hipoestesia, não bastando hipoalgesia ou analgesia para tal, uma vez que o fenômeno é mediado pelas fibras mais grossas, táteis.

No tronco cerebral e na medula espinal cervical alta há mecanismos que impactam de modo importante na percepção final da dor. Trata-se dos neurônios especiais de segunda ordem, chamados de neurônios de variação dinâmica ampla (WDR, *wide dinamic range*) e localizados na porção posterior da substância cinzenta medular, no trato e no núcleo trigeminal, cujo comportamento celular é variável conforme o grau de sensibilização.[11] Os WDR são neurônios considerados como unidades de referência sensitiva dolorosa. Neles, a habilitação de sinapses em geral silentes e provenientes de neurônios sensitivos não dolorosos pode resultar em alodínea, isto é, sensação de dor a partir de estímulos reconhecidamente não dolorosos. De modo similar, neles, a habilitação de sinapses em geral silentes e provenientes de prolongamentos colaterais ascendentes e dos neurônios sensitivos dolorosos que trafegam pelo trato de Lissauer pode resultar em dores referidas, isto é, dores sentidas em locais diferentes da sede original da estimulação.[11]

Na situação de hiperexcitabilidade dos neurônios de segunda ordem, além da alodinia há a possibilidade de instabilidade de resposta represada, com chance repentina de liberação.

Nas neuralgias sintomáticas, as dores são, na maioria dos casos, atípicas; embora possam respeitar os territórios e trajetos nervosos, são contínuas ou subcontínuas. Os portadores costumam não possuir zona-gatilho. Deficiências sensitivas e/ou motoras, não transitórias, são encontradas no exame clínico.[1]

Na literatura, e em nossa experiência, são registrados casos de lesões neoplásicas, vasculares, desmielinizantes e até parasitárias, que evoluíram durante certo tempo, tendo uma neuralgia, com todas as características clínicas das essenciais, como sintoma único, até que o diagnóstico etiológico fosse feito.

A expressão clínica (típica ou atípica) parece estar relacionada com o tipo e o grau de acometimento do nervo, tendo as neuralgias típicas mais relacionadas com lesões delicadas, menos intensas, e as atípicas relacionadas com lesões mais grosseiras, mais intensas.

A exploração da fossa posterior de pacientes com neuralgia trigeminal típica com exame neurológico e exames neurorradiológicos normais (descartando os casos de doenças desmielinizantes) conseguiu demonstrar em sua esmagadora maioria (99,52%) a presença de neoplasias, compressões aneurismáticas, compressões vasculares simples e mistas.[18-21] Os achados inicialmente divulgados na investigação de portadores de neuralgia trigeminal foram sendo confirmados nas demais neuralgias tidas como essenciais e de outros nervos.

Também é importante ressaltar o envolvimento dos canais de sódio voltagem-dependentes na neuralgia trigeminal. Foi identificada alteração de expressão tanto do canal Nav1.7 como do canal Nav1.3, sugerindo que a neuralgia trigeminal pode ser, na verdade, um tipo de canalopatia.[22]

O adjetivo "essencial" aparece, em muitos textos, trocado por "típica", valorizando o quadro clínico e supondo que, na maioria das vezes, as neuralgias são sintomáticas. O termo "clássica" também substitui "primária" na adjetivação das neuralgias pela mesma razão.

CLASSIFICAÇÃO INTERNACIONAL DAS CEFALEIAS

A seguir, utilizaremos a Classificação Internacional das Cefaleias (ICHD-3 β)[21] para identificar e discorrer sobre cada uma das principais neuralgias ou nevralgias craniofaciais e dores centrais do segmento cefálico.

A classificação (ICHD-3 β) dividiu as cefaleias e algias craniofaciais em três partes:

- **Parte 1:** primárias (1. enxaqueca; 2. cefaleia tipo tensão; 3. cefaleias trigemino-autonômicas; 4. outras cefaleias primárias);
- **Parte 2:** secundárias (5. atribuída à lesão ou traumatismo cranioencefálico e/ ou cervical; 6. atribuída à perturbação vascular craniana ou cervical; 7. atribuída à perturbação intracraniana não vascular; 8. atribuída a uma substância ou a sua privação; 9. atribuída à infecção; 10. atribuída à perturbação da homeostasia; 11. atribuída à perturbação do crânio, do pescoço, dos olhos, dos ouvidos, do nariz, dos seios perinasais, dos dentes, da boca ou de outra estrutura craniofacial; 12. atribuída a uma perturbação psiquiátrica);
- **Parte 3:** neuropatias cranianas dolorosas, outras dores faciais e outras cefaleias (13. neuropatias cranianas dolorosas, outras dores faciais; 14. outras cefaleias).

Quanto às neuropatias cranianas dolorosas, elas são agrupadas como: 13.1. neuralgia do trigêmeo; 13.2. neuralgia do glossofaríngeo; 13.3. neuralgia do nervo intermédio; 13.4. neuralgia do occipital; 13.5. neurite óptica; 13.6. cefaleia atribuída à isquemia do nervo oculomotor; 13.7. síndrome de Tolosa-Hunt; 13.8. síndrome oculossimpática paratrigeminal de Raeder; 13.9. neuropatia oftalmoplégica dolorosa recorrente; 13.10. síndrome da ardência bucal; 13.11. dor facial persistente idiopática; 13.12. dor neuropática central.

Neuralgia do trigêmeo

A neuralgia ou nevralgia do trigêmeo é caracterizada por dores recorrentes, unilaterais, do tipo choque, de curta duração, com início e fim abruptos, limitadas ao território de distribuição de uma ou mais divisões desse nervo e provocada por estímulos não nocivos. Pode não ter causa aparente ou ser secundária a outra afecção diagnosticada. O intervalo entre as crises pode ser assintomático ou contemplar uma dor facial persistente de intensidade menor, em geral moderada.

Neuralgia do trigêmeo clássica

Conhecida previamente como "*tic douloureux*", "neuralgia essencial do trigêmeo" ou, ainda, "neuralgia trigeminal criptogenética", não tem causa aparente (excetuando-se conflito neurovascular).

Como critérios diagnósticos, a neuralgia do trigêmeo clássica apresenta suas dores de modo exclusivo em uma ou mais divisões do respectivo nervo e possui pelo menos três das quatro características seguintes: 1) crises recorrentes paroxísticas de curta duração (até um máximo de dois minutos); 2) as dores são de forte intensidade; 3) são descritas como choque elétrico, fisgada, facada, punhalada ou cutucada; e 4) são desencadeadas por estímulos inócuos no lado afetado da face em pelo menos três episódios dolorosos.

Além desses, são adicionados outros dois critérios: ausência de anormalidades neurológicas clinicamente detectáveis; e não ser mais bem classificada ou diagnosticada em outra parte da ICHD-3 β.

As neuralgias clássicas do trigêmeo podem ser subdivididas conforme tipo apresentado das dores em exclusivamente paroxísticas (sem dores entre as crises) e associadas a dores faciais persistentes.

Neuralgia do trigêmeo clássica puramente paroxística

A neuralgia clássica do trigêmeo puramente paroxística, conhecida antigamente como neuralgia essencial do trigêmeo, é a mais conhecida e temida das neuralgias. É uma afecção dolorosa da face, um pouco mais incidente nas mulheres e de início habitual após os 50 anos.[1] A ocorrência de neuralgia trigeminal familiar é muito rara.[1]

As dores são consideradas típicas, apresentam-se como lancinantes, de forte intensidade, geralmente do tipo choque elétrico e limitadas às regiões de inervação do quinto nervo craniano. O início da dor é repentino, abrupto, podendo ser desencadeado por atos como a mastigação ou, ainda, por um estímulo tátil suave na zona-gatilho.[1,21-23] Essas zonas são normalmente localizadas na distribuição da divisão envolvida, tanto extra como intrabucal. Não é raro encontrá-las na mucosa bucal, no rebordo alveolar e sobre o próprio dente.[23,24] A segunda e a terceira divisões são as mais frequentemente afetadas, e a primeira só o é em menos de 5% dos casos. Em 10% a 15% dos pacientes, há comprometimento das três divisões, e em 3% a 5% das vezes é bilateral.[24]

A duração de cada crise de dor pode atingir até 2 minutos, podendo ocorrer várias vezes ao dia, sem alterações motoras na área afetada.

No início, a administração de anticonvulsivante, em particular a carbamazepina, de modo sistemático, melhora significativamente a dor. A boa resposta analgésica inicial é quase uma certeza, e, em caso de ela não se manifestar, pode significar suspeita e até mudança do diagnóstico.[1,23]

No curso da neuralgia, pode haver períodos de acalmia em que as dores desaparecem mesmo com redução ou suspensão dos medicamentos. Há casos em que a dor retorna sem motivos aparentes.[25-33] Tais períodos podem dificultar o diagnóstico no início da doença. Nos ensaios clínicos, os períodos de acalmia podem contribuir para vieses de interpretação quanto ao resultado perante tratamentos farmacológicos ou não farmacológicos.

As crises causam extrema restrição mandibular, incluindo limitações em funções cotidianas como mastigar, falar e escovar os dentes.[1]

A indicação cirúrgica da neuralgia do trigêmeo clássica puramente paroxística ocorre na ausência ou na perda do efeito do tratamento medicamentoso, e também no aparecimento de efeitos adversos do tratamento medicamentoso.

A descompressão neurovascular pelo acesso microcirúrgico do ângulo ponto-cerebelar é eficaz e um procedimento excelente para o ensino de técnica neurocirúrgica. A taxa de óbitos, que mostra tendência à progressiva redução na compilação de séries em anos consecutivos, em até 30 dias de pós-operatório, chega a 0,15%. O procedimento requer condições clínicas mínimas para sua realização. É o melhor método de diagnóstico do conflito neurovascular, superior em cerca de 20% aos melhores exames de imagem.[34]

A identificação do conflito pode confirmar o diagnóstico de neuralgia secundária e corroborar com a classificação de dor neuropática definitiva.

Os procedimentos ablativos percutâneos que abordam o nervo ou o gânglio trigeminal costumam ser igualmente eficazes, no entanto, mais seguros (taxa de óbito de aproximadamente 0,007%).

A escolha do método percutâneo deve levar em conta a experiência da equipe cirúrgica, as condições clínicas gerais do paciente e os territórios de distribuição nervosa acometidos. As dores da primeira divisão merecem a preferência da isquemia induzida pela microcompressão por balão, assim como quando há combinação de acometimento de mais de uma divisão. Alguns autores que se especializaram e acumularam grande experiência e resultados de sucesso com o uso do balão defendem seu uso para todas as possibilidades de distribuição das dores.[35]

A escolha pela aplicação de radiofrequência convencional, ou térmica ablativa, recai sobre as dores no território da terceira divisão. Na dependência da disponibilidade e da experiência da equipe com eletrodos retráteis curvos (*side-electrode*), a radiofrequência constitui boa opção para o alívio das dores do território da segunda divisão.[36]

Em que pese o entusiasmo inicial, hoje a aplicação de radiofrequência pulsada (ou pulsátil) não tem indicação para esse tipo de afecção.[37,38]

Neuralgia do trigêmeo clássica com dor facial persistente

A neuralgia trigeminal clássica com dor facial persistente foi conhecida previamente como neuralgia trigeminal atípica, neuralgia facial atípica ou, ainda, como neuralgia do trigêmeo tipo 2.[21] Os critérios de diagnóstico incluem todos aqueles para neuralgia do trigêmeo clássica, acrescidos da presença de dores persistentes na hemiface comprometida.[21]

Áreas ou pontos-gatilho, em que estímulos inócuos podem deflagrar as crises dolorosas ou exacerbá-las, são de ocorrência mais rara. A dor facial persistente desse tipo de neuralgia trigeminal clássica parece estar relacionada com fenômenos de sensibilização central.[21]

A resposta analgésica aos tratamentos farmacológicos e não farmacológicos costuma ser insatisfatória.[21] A aplicação de radiofrequência pulsada no gânglio esfenopalatino demonstrou resultados promissores para o alívio das dores persistentes na região facial, porém necessita de mais ensaios clínicos a respeito.[39]

Neuropatia dolorosa trigeminal

A neuropatia dolorosa trigeminal é a dor de cabeça e/ou da face no território de distribuição de um ou mais ramos do nervo trigêmeo causada por lesão ou doença indicativa de lesão neuronal. A dor é variável na qualidade e na intensidade, conforme a respectiva causa.

No grupo das neuropatias dolorosas trigeminais são incluídas as herpéticas, as associadas à esclerose múltipla (EM), a processos expansivos, a traumatismos e a outras afecções.

Antigamente, as neuropatias trigeminais dolorosas atribuídas à infecção do vírus herpes-zóster guardavam relação com época da erupção vesicular e eram conhecidas como neuralgias trigeminais pré, trans e pós-herpética. Atualmente, apenas dois grupos permaneceram. As dores que precediam a erupção pela ocorrência mais incomum, pela intensidade menor e pela efemeridade perderam lugar, enquanto a dor relacionada a herpes-zóster agudo a englobou, com as dores do período da erupção e as consideradas subagudas.

Neuropatia trigeminal dolorosa atribuída a herpes-zóster agudo

As neuropatias trigeminais dolorosas atribuídas à infecção do vírus herpes-zóster agudo se manifestam por dor na cabeça ou na face, unilateral e no território de distribuição de um ou mais ramos do nervo trigêmeo. Ela tem menos de três meses de duração e é causada e associada a outros sintomas e/ou sinais clínicos de infecção herpética (zóster) aguda.

Os critérios de diagnóstico são: 1) presença de dores craniofaciais unilaterais durante menos de três meses, acometendo território de distribuição de inervação dos ramos do nervo trigêmeo, precedidas de erupção herpética por período inferior a sete dias; 2) erupção herpética no território de distribuição de um ou mais ramos do nervo trigêmeo ou detecção de material genético (DNA) do vírus varicela-zóster no líquido cefalorraquidiano (LCR) pela reação em cadeia da polimerase (PCR); e 3) não ser mais bem classificada ou diagnosticada em outra parte da ICHD-3 β.

O comprometimento do gânglio trigeminal pela erupção herpética pelo zóster ocorre entre 10% a 15% dos casos, e, na maioria das vezes (80% delas), no território da divisão oftálmica (primeira divisão).

A neuralgia na ausência de erupção é rara e dificulta o diagnóstico, que, nesses casos, necessita de comprovação subsidiária da detecção do DNA do vírus varicela-zóster pela PCR no LCR.

As dores são, em geral, descritas como cutucadas, agulhadas, queimor, com caráter lancinante, muitas vezes acompanhadas por alodinia cutânea. O prurido ocorre em concomitância a outros sinais e sintomas em 9% dos pacientes na fase aguda. O desconforto do prurido em alguns pacientes superou o da dor e aumentou os casos complicados por infecção bacteriana secundária nas áreas da erupção. Alguns persistiram após a resolução das lesões e da própria dor.[32]

O herpes oftálmico pode estar associado ao comprometimento de outros nervos cranianos (oculomotor, troclear e abducente).

A infecção do herpes-zóster costuma ocorrer em pacientes imunodeprimidos, como os portadores de síndrome de imunodeficiência adquirida, transplantados, oncológicos em regime de quimio e/ou radioterapia, pneumopatas usuários crônicos de corticosteroides e portadores de linfoma (10% dos portadores em geral e 25% daqueles com linfoma de Hodgkin), entre outros.

Neuropatia trigeminal dolorosa pós-herpética

A neuropatia trigeminal dolorosa pós-herpética era antes conhecida como neuralgia trigeminal pós-herpética. Corresponde a dor craniofacial persistente ou recorrente, durante pelo menos três meses, acometendo o território de distribuição de um ou mais ramos do nervo trigêmeo, com alterações sensitivas variáveis, causadas por herpes-zóster.

O diagnóstico é firmado pelos mesmos critérios utilizados para as neuropatias trigeminais dolorosas atribuídas a infecção do vírus herpes-zóster agudo, com a diferença de reconhecer as dores que sucedem, no decorrer do tempo, as agudas, mantendo um período de persistência de, no mínimo, três meses após a erupção viral. Tipicamente, a dor é do tipo em queimor ou ardor, às vezes muito desconfortável.

Desafio adicional é a presença concomitante de prurido refratário nos portadores da neuropatia trigeminal pós-herpética. A prevalência de prurido persistente em neuropatia pós-herpética varia entre 30% e 58%.[32] No entanto, mudanças cronológicas no prurido não foram investigadas em detalhes.

O prurido pós-herpético é uma condição intratável para a qual nenhuma abordagem terapêutica eficaz foi reconhecida. Os raros casos publicados mostraram que os tratamentos utilizados com sucesso para o alívio da dor neuropática nada ou muito pouco auxiliaram no controle do prurido concomitante, sugerindo diferenças importantes na fisiopatologia das duas situações.[32,33]

O exame neurológico dos portadores de neuropatia trigeminal dolorosa pós-herpética, geralmente, flagra anormalidades sensitivas e presença de alodinia nos territórios envolvidos. Algumas vezes, cicatrizes pálidas ou discretamente arroxeadas das vesículas da erupção viral constituem verdadeiras tatuagens que identificam de maneira visual os referidos territórios.

Bloqueios seriados do gânglio estrelado ipsilateral podem reduzir substancialmente as dores neuropáticas trigeminais relacionadas com a infecção herpética.

Substâncias com efeito anestésico local são aplicadas sobre as áreas de alodinia, o que pode resultar em alívio do desconforto doloroso. O efeito tópico/transdérmico costuma proporcionar resultados analgésicos a partir do início da terceira semana de uso.

Neuropatia trigeminal dolorosa pós-traumática

A neuropatia trigeminal dolorosa pós-traumática recebia previamente a denominação de "anestesia dolorosa".[21] As dores são unilaterais, faciais e/ou orais, decorrentes de um traumatismo do nervo trigêmeo, com outros sintomas e/ou sinais clínicos de disfunção do mesmo nervo.

Os critérios de diagnóstico incluem a unilateralidade da dor facial e/ou oral e simultaneamente: 1) localização do desconforto na distribuição do mesmo nervo trigêmeo; e 2) aparecimento da dor entre três e seis meses que se seguiram após um evento traumático. A história pregressa de um evento traumático, que pode ser mecânico, químico, térmico ou causado por radiação, é sempre presente. O exame neurológico mostra sinais e sintomas positivos (hiperestesia e/ou alodinia) e/ou negativos (hipoestesia, hipoalgesia, até mesmo anestesia).[21]

A maioria das lesões traumáticas trigeminais não evolui com desconforto doloroso e não é contemplada na ICHD-3 β. Um subgrupo de neuropatias trigeminais dolorosas pós-traumáticas de particular interesse para intervencionistas na área de dor é o constituído por quadros iatrogênicos, como o decorrente de lesões causadas deliberadamente por radiofrequência em portadores de neuralgia trigeminal. Nesses pacientes, as dores desse tipo chegam a se manifestar em 6% do total dos operados.

A duração da dor varia de modo amplo, de paroxística a constante, podendo ser mista. A neuropatia dolorosa pós-traumática pode apenas aparecer após a latência de meses de uma lesão ganglionar induzida por radiação.

Neuropatia trigeminal dolorosa atribuída a uma placa de esclerose múltipla (EM)

As dores são, em geral, unilaterais. Acometem a face e/ou a cabeça, na distribuição do nervo trigêmeo e com características de neuralgia trigeminal clássica, induzida por uma placa de EM afetando a raiz do nervo trigêmeo e associada a outros sintomas e/ou sinais clínicos de EM.

Os critérios de diagnóstico incluem: 1) características da neuralgia trigeminal clássica com ou sem dor facial persistente, porém sem a exigência da unilateralidade das dores; 2) diagnóstico firmado de EM; 3) presença de placa de EM afetando a raiz do nervo trigêmeo, demonstrada por exame de imagens obtidas por RM ou por estudos eletrofisiológicos de rotina (reflexo córneo-palpebral ou estudos evocados trigeminais), indicando comprometimento do nervo trigeminal afetado; e 4) não ser mais bem classificada ou diagnosticada em outra parte da ICHD-3 β.

As dores são faciais e se aproximam das características encontradas nas neuralgias trigeminais clássicas, ocorrendo em apenas 1% a 8% dos casos de EM. É bilateral em 7,1% a 12,5% dos pacientes.

A média etária dos portadores de EM é inferior (45,2 anos) a daqueles que sofrem de neuralgia idiopática. A dor facial raramente é a primeira e única manifestação da doença. Costuma suceder a instalação da EM durante períodos de até 13 anos. O tratamento é similar ao das neuralgias do trigêmeo.[40]

A rizotomia percutânea por radiofrequência do nervo trigêmeo alivia a dor em aproximadamente 95% dos pacientes com dor facial causada por EM.

A neurite óptica (retrobulbar) é mais comum no gênero feminino. Resulta em déficit visual e papiledema, quase sempre acompanhados de dor atrás do globo ocular. EM, lúpus eritematoso sistêmico, outras afecções desmielinizantes (diabetes), deficiência de vitamina B12, sífilis ou vasculopatias também são suas causas.

O tratamento consiste na administração, por via venosa, de metilprednisolona (1 g/dia). Essa medida reduz o período de estado da afecção, mas não influencia na ocorrência de sequelas. Corticosteroides, por via oral, parecem associar-se à elevada frequência de recorrência da neurite óptica.[40]

Neuropatia trigeminal dolorosa atribuída à lesão ocupando espaço

A dor é unilateral e acomete a face e/ou cabeça nos territórios de distribuição do nervo trigêmeo e com características da neuralgia trigeminal clássica, induzida pelo contato de processo ocupando espaço em conflito com o respectivo nervo trigêmeo afetado.

Os critérios de diagnóstico incluem: 1) características da neuralgia trigeminal clássica com ou sem dor facial persistente, mantendo a distribuição unilateral das dores; 2) diagnóstico de presença de lesão em conflito por espaço com o nervo trigêmeo por exame de imagem; 3) dor depois do aparecimento da lesão em contato com o nervo trigêmeo ou sua descoberta por investigação; e 4) não ser mais bem classificada ou diagnosticada em outra parte da ICHD-3 β.

O exame neurológico detecta anormalidades sensitivas, ou elas podem ser flagradas por exames eletrofisiológicos.[41]

Neuropatia trigeminal dolorosa atribuída a outra perturbação

Os critérios de diagnóstico requerem: 1) dor craniofacial com características similares a neuralgia trigeminal clássica com ou sem dor facial persistente, não necessariamente unilateral; 2) diagnóstico firmado de afecção diferente das outras descritas, mas conhecida como sendo capaz de causar a neuropatia trigeminal dolorosa; 3) dor após o início da afecção ou cuja investigação levou a sua descoberta; e 4) não ser mais bem classificada ou diagnosticada em outra parte da ICHD-3 β.

Neuralgia do glossofaríngeo

A neuralgia essencial do glossofaríngeo é uma entidade extremamente rara, estimando-se que ela seja cerca de oitenta vezes menos comum que a neuralgia do trigêmeo. A possibilidade de essas duas neuralgias serem presentes e concomitantes em um mesmo paciente aumenta em muito os erros de diagnóstico.

Antigamente, era conhecida como neuralgia vagoglossofaríngea. As dores são típicas e acometem de maneira unilateral a base da língua, a loja tonsilar e a faringe, irradiando-se para a orelha ipsilateral ou para a região submandibular profundamente.

Em suas crises, podem ocorrer rubor e lacrimejamento ipsilateral. Os paroxismos podem ser deflagrados por deglutição, fala ou tosse.

A neuralgia glossofaríngea é similar à neuralgia trigeminal, diferenciando-se pela distribuição anatômica da dor. A recidiva e a acalmia que ocorrem na neuralgia do glossofaríngeo também são muito semelhantes àquelas na neuralgia do trigêmeo.

A neuralgia do IX nervo craniano ocorre em pacientes entre 15 e 85 anos, com média de idade de 50 anos, sem diferenças entre os gêneros.[42] As dores são episódicas, unilaterais, do tipo choque elétrico, lancinantes e intensas. Ainda, são de curta duração, de 30 a 60 segundos, podendo se repetir em salvas por algumas horas. O gatilho da dor pode ser desencadeado por deglutição, bocejo, fala, mastigação ou toque de algum instrumento, objeto ou alimento na tonsila ou no palato mole ipsilateral.[21,23,29,43]

A neuralgia do glossofaríngeo pode ser acompanhada de alterações cardiovasculares como bradicardia, assistolia, hipotensão ou síncope.[44] Frequentemente, o local de maior dor, referido pelo paciente, fica abaixo do ângulo mandibular, podendo existir zona-gatilho junto ao meato acústico externo.[43,44]

A intensidade da dor da neuralgia do glossofaríngeo é mais fraca que a da neuralgia do trigêmeo; no entanto, ela pode induzir desenlaces piores pela dificuldade maior relacionada com a alimentação, que costuma se associar à perda de peso.

Os critérios de diagnóstico requerem: 1) pelo menos três episódios de dor unilateral, localizada na parte posterior da língua, na fossa tonsilar, na faringe, na proximidade do ângulo da mandíbula e/ou no ouvido. Ela recorre em acessos paroxísticos de até dois minutos, com forte intensidade, lancinante, em choques, em raios, em facadas ou cutucadas. Há deflagração por deglutição, tosse, fala ou bocejo; 2) ausência de deficiências neurológicas clinicamente evidentes; e 3) não ser mais bem classificada ou diagnosticada em outra parte da ICHD-3 β.[21]

O tratamento indicado é similar ao empregado na neuralgia trigeminal.[25] A despeito da melhora obtida com fármacos na neuralgia do glossofaríngeo, o insucesso no tratamento não é incomum. Diferente do que ocorre no tratamento da neuralgia trigeminal, a necessidade de abordagem neurocirúrgica é maior.

Os tratamentos ablativos, como a rizotomia percutânea a céu aberto ou por estereotaxia, a tratotomia e/ou a nucleotomia trigeminal, não proporcionam o mesmo êxito analgésico que é alcançado com o alívio da neuralgia trigeminal clássica puramente paroxística.

Na experiência da Central da Dor do A.C. Camargo Cancer Center, a exploração retromastoidea do ângulo ponto-cerebelar para provável descompressão microcirúrgica neurovascular é o procedimento relacionado com a melhor resposta analgésica. Outros autores compartilham da mesma opinião.[43]

A aplicação de radiofrequência pulsada (ou pulsátil) por acesso percutâneo no forame rasgado posterior parece alternativa mais segura quanto a complicações e eficaz mesmo quando em presença de dores mistas por aumento de nocicepção, como ocorre em portadores de câncer de cabeça e pescoço.[45]

Ainda hoje, o grande problema clínico reside no diagnóstico da neuralgia glossofaríngea, pois é rara e necessita de avaliação especializada por profissionais com experiência nesse campo.[43,46]

Neuralgia do laríngeo superior

A neuralgia do laríngeo superior é uma afecção de raro diagnóstico. A dor acomete principalmente o pescoço, a face e a faringe. A zona-gatilho, na maior parte das vezes, encontra-se no seio piriforme. O exame neurológico costuma ser considerado normal.[47]

Originalmente, foi descrita como idiopática, embora algumas publicações a tenham relacionado com inflamações, diverticulites, pequenos traumatismos (no curso pós-operatório tardio de cirurgias otorrinolaringológicas) e deformidade do osso hioide.[48-50]

Em muitos casos, a distinção entre a neuralgia glossofaríngea e a do laríngeo superior fica quase impossível, exceto quando o paciente é submetido a testes terapêuticos.[48]

A neuralgia do laríngeo superior não foi elencada dentre as neuralgias cefálicas. O motivo talvez derive da expulsão limitada do domínio neurológico das neuralgias cefálicas para o campo otorrinolaringológico, ou seja, atribuído a sua raridade (embora isso não impeça a neuralgia do glossofaríngeo de assumir seu lugar entre semelhantes) ou aos nebulosos contornos da respectiva afecção – permanece, pois, uma questão mais prontamente colocada do que respondida.[47,49]

Tratamentos eficazes, no entanto, muito diversificados e representados por relatos de casos únicos ou de pequenas séries, foram publicados, variando desde bloqueios anestésicos e neurotomias até radiocirurgia.

Os relatos de respostas analgésicas persistentes obtidas com bloqueios anestésicos locais incentivam a utilização preferencial desse método, antes da indicação de outros mais invasivos.[51,52]

Neuralgia do nervo intermédio

A neuralgia do nervo intermédio, conhecida como neuralgia do nervo facial, neuralgia do gânglio geniculado, neuralgia do geniculado ou, ainda, neuralgia de Wrisberg, é outra afecção rara caracterizada por paroxismos de dor rápida, sentida profundamente no canal auditivo, irradiando, por vezes, para as regiões parietal e/ou occipital. Pode ocorrer sem causa aparente ou como complicação de herpes-zóster.[21]

Com o passar do tempo, a frequência das dores pode tornar-se tão alta que os pacientes começam a se queixar de dores contínuas. Alguns casos mostram o comprometimento também de territórios vizinhos.

Pode eventualmente ser confundida com a neuralgia do glossofaríngeo, que manifesta desconforto no território do nervo de Jacobson (ramo timpânico do IX). A dor não é deflagrada por manobras de Valsalva, como por tosse ou por espirro.

A dor é unilateral, aguda, fina, em choque elétrico, localizada profundamente na orelha ou no pavilhão auricular, com a presença de zonas-gatilho junto à porção posterior do meato acústico externo, mas raramente envolve os dois terços anteriores da língua e o palato mole.[23,31]

Pode ser desencadeada no ato de falar ou engolir, além de ser associada com lacrimejamento, salivação, sabor amargo, zumbido ou vertigem junto ao lado sintomático.

O tratamento é semelhante ao da neuralgia trigeminal, ou seja, empregam-se anticonvulsivantes associados a antidepressivos em baixas doses. Caso não haja uma resposta terapêutica satisfatória, pode ser necessária cirurgia a céu aberto, visando a sua descompressão. O tratamento ablativo não oferece bons resultados e está associado a sequelas sensitivas e motoras.[53,54]

Neuralgia clássica do nervo intermédio

É a denominação das dores típicas que acometem o território de inervação sensitiva do nervo facial e que, quando são excetuados os conflitos neurovasculares, não se relacionam com causas aparentes.

O exame neurológico não mostra anormalidades evidentes. As dores são rápidas, paroxísticas e podem ser desencadeadas por estímulos inócuos em áreas de gatilho na proximidade da região auricular e na parede posterior do canal auditivo.

Há um "condomínio" de territórios de inervação com fronteiras sobrepostas e mal definidas do ramo auriculotemporal (ramo do trigêmeo), facial (nervo intermédio), vago e do segundo nervo raquidiano (cervical). A complexidade é tamanha que a identificação de um único nervo como responsável e fonte do desconforto fica difícil sem a visualização de um conflito neurovascular.

Os efeitos psicológicos em seu portador podem resultar em grande piora da qualidade de vida.

Neuropatia dolorosa secundária do nervo intermédio

A maioria das neuralgias secundárias do nervo intermédio é decorrente de erupção herpética. Assim, a sinonímia contempla o uso dos termos "neuralgia secundária do nervo intermédio atribuída a herpes-zóster agudo" e "neuralgia pós-herpética do nervo intermédio".

O exame neurológico mostra alterações sensitivas e motoras (paresia da musculatura da mímica facial e hiperacusia). O quadro clínico agudo, em grande parte ainda em vigência das erupções herpéticas, é conhecido também como síndrome de Ramsay-Hunt e foi descrito originalmente como composto, além de dor e de paresia, também de queixas de vertigens, presença de acufenos (zumbidos), náuseas, entre outros sintomas.[53,54]

Neuralgia do nervo occipital

A neuralgia do nervo occipital, ou simplesmente neuralgia occipital, é sempre relacionada entre as neuralgias craniofaciais ou do segmento cefálico, no entanto, em geral poupa a face. Eventualmente, a neuralgia occipital pode ocasionar dor referida frontal do mesmo lado, em especial orbital.[21,55]

Caracteriza-se pela presença de uma dor em choque ou queimação, em geral unilateral, localizada junto à região occipital, acompanhada de disestesia e/ou hipoestesia na região afetada e de dor à palpação do tronco do nervo occipital.

A palpação da musculatura cervical e a reprodução da dor após manipulação de áreas de gatilho possibilitam o diagnóstico. É aliviada, momentaneamente, após a infiltração com anestésicos locais do tronco nervoso.[55]

Destarte, como critérios de diagnóstico são consideradas as dores uni ou bilaterais, que concomitantemente: 1) se localizam nos territórios de distribuição dos nervos grande, pequeno e/ou terceiro occipitais; 2) apresentam duas das três seguintes características: a) recorrência de dores paroxísticas, de curta duração (até dois minutos); b) intensidade forte; c) com caráter lancinante, em cutucadas, cortante, em tranco; 3) são associadas: a) disestesias e/ou alodinia em resposta à estimulação inócua do cabelo e/ou do couro cabeludo; b) presença de hipersensibilidade nos ramos dos nervos afetados ou presença de pontos-gatilho na emergência do grande nervo occipital ou em áreas de distribuição do segundo nervo espinal cervical.[21]

Os critérios para o diagnóstico da neuralgia occipital ainda contemplam: a interrupção do desconforto doloroso temporariamente pelo bloqueio anestésico do nervo afetado; e não ser mais bem classificada ou diagnosticada em outra parte da ICHD-3 β.[21]

Não é tarefa fácil a distinção entre a neuralgia occipital e as dores por aumento de nocicepção referidas para o mesmo território provenientes de estruturas articulares (como as zigoapofisárias superiores e a atlantoaxial) ou musculares (síndrome dolorosa miofascial).

O tratamento consiste de medicina física, infiltração das zonas-gatilho, anticonvulsivantes e psicotrópicos. Em casos em que a terapia clínica conservadora ou pouca invasiva falha, pode ser indicada a neurectomia do nervo occipital ou a rizotomia da segunda raiz cervical a céu aberto ou por radiofrequência.[55-58]

Nas últimas duas décadas vem ganhando preferência a aplicação da radiofrequência pulsada (ou pulsátil) no gânglio da segunda raiz cervical do mesmo lado afetado.[59]

Neurite óptica

Conhecida também como neurite (ou nevrite) retrobulbar, é representada por dores situadas atrás de um ou ambos os olhos, secundárias à doença que acomete o nervo óptico, e se associa à perda de visão central.

O comprometimento do nervo óptico em geral se dá por desmielinização (EM, doença de Devic – DD). Tanto a EM como a DD são doenças inflamatórias imunomediadas que comprometem a mielina central (ou seja, os oligodendrócitos). Antigamente, a DD (conhecida também por neuromielite óptica) era considerada uma variante mais agressiva da EM. O acúmulo recente de conhecimentos permitiu separar um pouco a ainda incompleta etiopatogenia das duas afecções, possibilitando a associação de autoanticorpos para aquaporina-4 com a DD e a identificação de fatores de predisposição genética e ambientais para a EM.

A dor pode preceder as alterações visuais. Na maioria das vezes (ao redor de 90%), há queixa também de cefaleia concomitante com a neurite óptica. Prevalência igualmente alta (90%) ocorre de dor deflagrada com os movimentos oculares.

Cerca de 40% dos portadores de neuromielite óptica apresentam lesões desmielinizantes no tronco cerebral detectáveis nas imagens de RM que se associam ao aparecimento de náuseas, soluços e vômitos, muitas vezes incoercíveis.

Os critérios de diagnóstico para a neurite retrobulbar requerem: 1) dor uni ou bilateral satisfazendo à a) relação de nexo temporal com a neurite; e b) localização (retro-orbital, frontal e/ou temporal) e/ou piora com a movimentação ocular; e 2) evidência clínica, eletrofisiológica, imagenológica e/ou laboratorial confirmando a presença de neurite óptica.[21]

Os tratamentos para EM e DD são um pouco diferentes, mas convergem, infelizmente, quanto ao fato de não serem curativos. As terapias das duas afecções podem incluir a pulsoterapia e a plasmaférese na fase aguda, e o uso de plasmaférese na DD é mais comum que na EM por conta da gravidade dos ataques.

Após o controle da fase aguda, os pacientes com DD devem ser mantidos com imunossupressores (azatioprina, ciclosfosfamida, mitoxantrone, metotrexato e ciclosporina) em decorrência do risco de novos ataques.

Nos portadores de EM, os interferons (especialmente o β 1) e o acetato de glatirâmer costumam auxiliar na prevenção de novos surtos e na estabilização da doença.

A prevenção de novos ataques de DD em geral é feita com o uso de corticosteroides orais, imunossupressores, ou anticorpos monoclonais, mas vale ressaltar que não existe nenhum medicamento aprovado especificamente para a DD. Alguns pacientes com DD que foram tratados de modo equivocado com medicamentos utilizados na EM tiveram um aumento do número de ataques ou quadros muito graves.

O desenvolvimento de anticorpos monoclonais para o tratamento da EM (natalizumabe) permitiu a introdução dessa classe de medicamentos biológicos na terapêutica.

O tratamento anti-inflamatório clássico com os corticoides sintéticos é eficaz para o alívio da dor da neurite óptica. Já os neuromoduladores costumam reduzir o desconforto doloroso, porém de modo menos intenso.[60]

Tanto na EM como na DD a terapêutica deve incluir, além das medicações, o uso da chamada neurorreabilitação, de terapias de apoio e de complementares.[60]

Cefaleia atribuída à paralisia isquêmica do nervo oculomotor

Corresponde à dor unilateral periorbital e/ou frontal causada por e associada a outros sintomas e/ou sinais clínicos de paresia isquêmica do III, IV ou VI nervos cranianos ipsilaterais.[61]

A maior parte das paralisias do oculomotor é dolorosa, não importando a associação ou não da diabetes açucarada. A dor é mais frequente nas paresias do III nervo, menos nas do VI nervo e ainda menos frequente nos casos de paralisia do IV nervo.[62]

Assim sendo, como critérios de diagnóstico são consideradas as dores unilaterais com: 1) reforço de nexo causal a) pela relação de tempo de início e duração com a paralisia do nervo oculomotor; e b) localização periocular e na sobrancelha ipsilateral; 2) dados clínicos e imagenológicos confirmando a paralisia isquêmica do nervo oculomotor; e 3) não ser mais bem classificada ou diagnosticada em outra parte da ICHD-3 β.[21]

Síndrome de Tolosa-Hunt

Nessa síndrome, a dor é orbital, unilateral e associada à paresia de um ou mais nervos cranianos (III, IV e/ou VI). A etiologia permanece indefinida, causada por uma inflamação granulomatosa inespecífica no seio cavernoso, na fissura orbital superior ou na órbita.

Os sinônimos da síndrome de Tolosa-Hunt incluem oftalmoplegia dolorosa, oftalmoplegia recorrente e síndrome de oftalmoplégica. Essa síndrome é uma das doenças raras reconhecidas pela Organização Nacional de Doenças Raras (Nord) e é incluída entre as neuropatias craniofaciais dolorosas.

A primeira descrição foi publicada em 1954,[63] pelo neurocirurgião espanhol Eduardo Tolosa. Casos semelhantes foram relatados por Hunt et al. em 1961.[64] O epônimo em homenagem aos dois autores foi sugerido por Smith e Taxdal em 1966.[65] Até então, era uma entidade clínica obscura. A partir disso, numerosos casos e estudos foram relatados em todo o mundo.

O diagnóstico é feito quando se associa a presença de: 1) dor unilateral, acometendo a região periorbital e da sobrancelha ipsilateral; 2) nexo a) causal: inflamação granulomatosa do seio cavernoso, da fissura orbital superior ou da órbita (demonstrada por biópsia ou exame de imagem por RM); 2b) temporal: cefaleia que precedeu a paresia dos III, IV e/ou VI nervos por até duas semanas ou se desenvolveu com ela; e 3) não é mais bem explicada por outro diagnóstico.[21]

A inervação autonômica (simpática) está eventualmente afetada. Alguns casos foram publicados com envolvimento adicional do nervo trigêmeo, em geral da primeira divisão ou de outros nervos como o óptico, o VII ou o VIII.

A síndrome de Tolosa-Hunt é geralmente idiopática, e acredita-se que seja causada por inflamação inespecífica na região do seio cavernoso e/ou da fissura orbital superior.[66] No entanto, lesões traumáticas, neoplasias ou aneurismas podem ser os desencadeadores potenciais.

A maioria dos pacientes com oftalmoplegia dolorosa não é portadora da síndrome de Tolosa-Hunt. A investigação cuidadosa desses pacientes é necessária para a exclusão de outras causas de oftalmoplegia dolorosa, como as secundárias a neoplasias, vasculites, meningite de base de crânio, sarcoidose, diabetes açucarada.

Tanto a dor como a fraqueza muscular costumam responder ao tratamento com corticosteroides. A resposta, no entanto, não basta para o diagnóstico, pois a administração de anti-inflamatórios hormonais pode ser também eficaz, pelo menos temporariamente, em outras situações semelhantes.

O prognóstico costuma ser bom. Muitos pacientes relatam alívio das dores nas primeiras 72 horas, e a maioria, em até uma semana após o início da administração de corticosteroide, enquanto a recuperação da paresia dos nervos comprometidos costuma demorar um pouco mais, cerca de oito semanas. Na síndrome de Tolosa-Hunt é rara a presença de sequelas após o uso de corticosteroide.

As recidivas tendem a ocorrer em pouco menos da metade dos pacientes e podem ser ipsilaterais, contralaterais ou bilaterais. São mais comuns em jovens do que em pacientes mais velhos.[67]

Toda recaída deve idealmente ser investigada de modo completo, pois a síndrome de Tolosa-Hunt é um diagnóstico de exclusão. Não está claro se os esteroides ajudam a prevenir recaídas.

Uma porcentagem muito pequena de pacientes necessitará de imunossupressão com outros agentes, seja para evitar os efeitos colaterais da terapia com esteroides em longo prazo, seja para suprimir, também em longo prazo, o próprio processo da doença. Azatioprina, metotrexato, micofenolato de mofetila, ciclosporina e infliximabe têm sido usados como terapia de segunda linha.[68]

Há relatos de radioterapia sendo empregada como terapia de segunda linha, para surtos recorrentes que levam à dependência de esteroides, ou como terapia de primeira linha, na presença de contraindicações aos esteroides.[68] Geralmente, esses pacientes teriam um diagnóstico comprovado por biópsia da síndrome de Tolosa-Hunt (não bastando apenas as imagens de RM) antes de iniciar uma segunda terapia.

Síndrome oculossimpática paratrigeminal de Raeder

A dor é unilateral, constante, na distribuição da divisão oftálmica do nervo trigêmeo, às vezes atingindo também a região inervada pela divisão maxilar. É acompanhada por síndrome de Horner incompleta. A síndrome é causada por patologias na fossa craniana média ou na artéria carótida interna (ipsilateral). A dor costuma piorar com a movimentação ocular.[21]

Em 1924, Raeder[69] descreveu ptose, miose e cefaleia na distribuição oftálmica e maxilar do nervo trigêmeo ipsilateral em pacientes com lesões da fossa craniana média, com relatos posteriores citando lesões ou dissecção da artéria carótida interna.[70]

Os sintomas descritos são decorrentes do comprometimento das fibras oculopupilares que cursam ao longo do trajeto da artéria carótida interna (ACI). A distinção da clássica síndrome de Horner se dá pela ausência de anidrose, porque as fibras simpáticas que percorrem a artéria carótida externa são poupadas, deixando a sudorese facial intacta na síndrome de Raeder.[70]

O exame físico não é confiável para a localização da lesão; portanto, essa tríade deve levar em consideração uma investigação complementar com neuroimagem para dissecção arterial, aneurisma ou massa intracraniana.

A síndrome de Horner é caracterizada por ptose, miose e anidrose; ela resulta de qualquer dano à via simpática em seu curso, do hipotálamo ao olho.[71] Já a síndrome de Raeder, ressalta-se, pode ser facilmente confundida com a síndrome de Horner.[69,70,72] Ainda é controversa a questão de qual a melhor nomenclatura a ser utilizada.[73]

Neuropatia oftalmoplégica dolorosa recorrente

Corresponde a episódios repetidos de dor craniofacial associada a paresia em um ou mais nervos motores oculares (geralmente o III) do mesmo lado. Antigamente, era conhecida como enxaqueca oftalmoplégica,[74] porém a síndrome dolorosa é uma neuropatia dolorosa recorrente, e não um tipo de transtorno migranoso.[75] A etiologia permanece incerta, mas pode envolver acessos recorrentes de desmielinização do nervo oculomotor.

A enxaqueca oftalmoplégica é uma síndrome neurológica pouco conhecida, caracterizada por crises recorrentes de dor de cabeça e oftalmoplegia.[74] A revisão sistemática de todos os casos publicados de enxaqueca oftalmoplégica na era da RM revelou que, em até um terço dos pacientes, as dores e outros sintomas não preenchiam os quesitos para enxaqueca. Em três quartos dos casos envolvendo o terceiro nervo, houve espessamento dele e a presença de realce do contraste no exame de imagem.[75]

Na maioria dos casos da revisão sistemática, o diagnóstico de enxaqueca oftalmoplégica foi um equívoco. O quadro, provavelmente, não era uma variante da enxaqueca, mas sim uma neuralgia craniana recorrente. O diagnóstico mais apropriado seria neuropatia craniana oftalmoplégica.[74,75]

A dor pode começar até duas semanas antes da fraqueza muscular ocular. Há alterações de adelgaçamento nervoso ou hiperintensidade com o uso de contraste paramagnético sistêmico (gadolíneo). O tratamento com corticosteroides é benéfico para alguns pacientes.[21,75]

Os critérios de diagnóstico são: 1) pelo menos duas crises de dor unilateral acompanhada por paresia ipsilateral de um, dois ou dos três nervos oculares motores; 2) exclusão de existência de lesão orbital, parasselar ou de fossa posterior; e 3) não ser mais bem explicada ou diagnosticada pela ICHD-3 β.[21]

Síndrome de ardência bucal (SAB)

Conhecida também como síndrome do ardor bucal, recebe as seguintes outras sinonímias: estomatodinia, glossodinia, disfunção oral ou estomatopirose.

Trata-se de ardor intraoral ou sensação disestésica, que evolui em crises de duas ou mais horas de duração, diárias, durante pelo menos três meses. O local mais comum de queixa de ardência é a ponta da língua. Na maioria das vezes, ela é de distribuição bilateral. A intensidade é variável.

Foi originalmente descrita na Europa no início do século XIX e nomeada pelos franceses. Portadores em geral experimentam alterações na sensibilidade e na função gustativas, disgeusia e/ou parageusia.

A condição é de natureza idiopática, e a fisiopatologia subjacente não é bem compreendida.[76] Na síndrome primária, está presente uma neuropatologia, porém na concepção corrente não condiz com a definição de dor neuropática. No conjunto de sinais e sintomas secundários, está inclusa uma doença local ou sistêmica. O diagnóstico diferencial inclui infecção por vírus herpes simplex, candidíase oral, HIV, medicamentos, DRGE, esclerodermia, síndrome de Sjögren, neuropatia, diabetes, deficiência de vitamina, EM, fibromialgia, anemia, desidratação, ansiedade, efeitos anticolinérgicos, estomatite, pênfigo, malignidade, hiperplasia, exposição ao extrato de noz de areca, infecções dentárias e de gengivas, ciguatera (intoxicação alimentar sequencial pela ingestão de peixe contaminado por toxina de mesmo nome, proveniente de dinoflagelados e concentrada em órgãos de grandes peixes de recife, mais comumente barracuda, garoupa, cioba, enguia, robalo e cavala), leucoplasia, uso crônico de tabaco e neoplasias.[77,78]

Há evidências de diversas alterações sensitivas periféricas e centrais.[79-81] As dores podem também envolver a porção anterior do palato e inferior do lábio. Tem duração de meses a anos. Sua manifestação é mínima ao despertar e se exacerba ao longo do dia, piorando à noite.[82] Limiares gustativos do salgado e do doce foram encontrados aumentados nesses pacientes, porém os limiares do azedo estavam reduzidos.[83] Não se sabe exatamente as razões para isso, mas se acredita que a mediação de radicais de hidrogênio tanto no sabor azedo como na dor pode ser a causa.

No caso da SAB, outros autores[79-81] já haviam observado anormalidades gustativas, além de alterações quantitativas e qualitativas salivares.

Anormalidades sensitivas trigeminais podem indicar alterações como hiperglicemia aumentada em pacientes com diabetes melito (DM). Não se devem considerar os fatores locais como possíveis agravantes: cúspides de dentes, xerostomia, traumatismos de mucosa etc.

Com a associação a doenças psiquiátricas, pensa-se que as alterações estruturais e funcionais no sistema nervoso e a perturbação do ritmo circadiano desempenham um papel na etiologia. Interrupções no ritmo circadiano afetam a percepção da dor e o humor e podem romper o eixo hipotálamo-hipófise-adrenal.

A SAB pode ser classificada em três categorias, com base na distribuição temporal dos sintomas e na sugestão como condição associada:

- O tipo 1 geralmente não apresenta sintomas no despertar e piora progressivamente ao longo do dia, com sinais noturnos variáveis. Pode estar relacionado à deficiência nutricional, diabetes ou compartilhar sintomas com essas condições.

- O tipo 2 está associado à ansiedade crônica e apresenta sintomas durante o dia. No entanto, esses pacientes geralmente são poupados dos sintomas noturnos. Aceita-se uma associação com ansiedade, depressão, transtornos de personalidade, porém não é claro se os fatores psicológicos precedem a SAB, ou vice-versa. O tratamento envolve desde abordagens comportamentais cognitivas e/ou psicoterapia de grupo, emprego de fármacos tópicos como ansiolíticos, derivados da capsaicina, até antimicrobianos e laserterapia. Podem-se empregar também antidepressivos tricíclicos; antidepressivos seletivos serotoninérgicos; neurolépticos; anticonvulsivantes; antioxidantes como ácido alfa-lipoico; estimulantes salivares; agonistas de dopamina.[85,86]
- O tipo 3 exibe sintomas diurnos intermitentes e pode ter períodos sem nenhum sintoma. Acredita-se que a alergia alimentar seja um potencial mecanismo subjacente.[87]

O prognóstico é variável e baseado no mecanismo subjacente e em comorbidade. Enquanto alguns casos são transitórios e resolvidos com tratamento sintomático e tempo, os sintomas de outros podem persistir por meses a anos ou nunca se resolver. A doença não é progressiva ou conhecida por causar a morte.

Dor facial persistente idiopática

Conhecida no passado como dor facial atípica, corresponde a dor facial ou oral persistente com variadas apresentações clínicas, de recorrência diária, em crises com mais de duas horas de duração e histórico de mais de três meses, sem deficiências neurológicas.

A maioria adota termos descritivos como ardor, queimor, queimação e ardência. A dor pode ser caracterizada como profunda ou superficial. É possível apresentar exacerbações agudas e ser agravada por estresse.

Ela pode aparecer após traumatismos cirúrgicos e/ou acidentais mínimos na face, na maxila, nos dentes e nas gengivas, e persistir após a cura do evento inicial, sem detecção de alterações locais demonstráveis. No entanto, sob a magnificação permitida por testes neurofisiológicos e neuropsicológicos, podem ser encontradas alterações sensitivas. Alguns autores consideram haver ligações entre uma neuropatia trigeminal pós-traumática por uma agressão mínima, às vezes até mesmo insignificante, e uma dor facial persistente idiopática – e a diferença entre elas seria uma questão de escala ou carência de dedicação investigatória.

O termo odontalgia atípica é comumente aplicado a uma dor persistente em um ou mais dentes ou em um alvéolo dentário após extração, na ausência de qualquer causa dentária comum identificável. A odontalgia atípica poderia ser considerada uma forma peculiar de dor facial persistente idiopática, mais localizada, incidente em uma faixa mais jovem e com distribuição entre ambos os gêneros mais equilibrada. A odontalgia atípica que se segue após um traumatismo poderia ser entendida como uma subforma de neuropatia trigeminal pós-traumática. Faltam estudos que subsidiem melhor a classificação a escolher.

Os critérios de diagnóstico são os que associam dor facial e/ou oral que satisfaça: 1) recorrência diária por crises de duração mínima de duas horas durante mais de três meses; 2) má localização, sem respeitar o território da distribuição de um nervo periférico, e descrição como ardor ou mordência; 3) ausência de alterações no exame neurológico; 4) ausência de causa dentária (exclusão por investigação apropriada); e 5) falta de explicação por outro diagnóstico da ICHD-3 β.[21]

Dor neuropática central

Corresponde a dor craniocervical uni ou bilateral, com apresentação variável, com ou sem alterações sensitivas, de origem central. Dependendo da causa, pode ser constante, remitente e recidivante.

Dor neuropática central atribuída à EM

Dor craniocervical uni ou bilateral com apresentação variável, com ou sem alterações sensitivas, atribuídas a lesão desmielinizante das conexões ascendentes centrais do nervo trigêmeo em um portador de EM. Geralmente, evolui com remissões e recidivas.

Na EM, pode haver coexistência de alterações sensitivas não dolorosas, em geral disestésicas (hipoestesia, anestesia, hipoalgesia, parestesia etc.), com a dor da neuropatia central atribuída à EM.

A dor neuropática central atribuída à EM pode ser paroxística, como na neuropatia trigeminal atribuída à presença de placa desmielinizante, ou contínua.

Critérios de diagnóstico incluem: 1) presença da dor na cabeça e/ou na face; 2) EM diagnosticada com demonstração por imagens de RM de lesão desmielinizante no tronco cerebral ou nas projeções ascendentes do núcleo trigeminal; 3) desenvolvimento da dor com nexo temporal e lesão desmielinizante ou cuja investigação levou a sua descoberta; e 4) não ser mais bem explicada por outro diagnóstico da ICHD-3 β.[21]

Dor central pós-acidente vascular cerebral (DCPAVC)

Corresponde à dor na face e/ou na cabeça, em geral unilateral, com apresentações variadas envolvendo partes ou toda a região craniocervical. É associada a alterações da sensibilidade, causadas por AVC, e manifesta-se até seis meses após a ocorrência dele. Não é explicável por uma lesão do nervo trigêmeo periférico ou de outro nervo craniano ou cervical.

A dor é uma complicação comum após o AVC e está associada à presença de depressão, disfunção cognitiva e comprometimento da qualidade de vida. Permanece subdiagnosticada e subtratada, apesar de evidências de que o tratamento eficaz da dor pode melhorar a função e a qualidade de vida.

A dor central decorrente de AVC é um preditor de suicídio.[88] A gravidade dela se correlaciona com a gravidade do comprometimento cognitivo e depressão.[89] As relações entre essas variáveis continuam a ser exploradas.[90,91]

A dor central pós-AVC é atribuída à lesão das projeções ascendentes do núcleo trigeminal. As vias espinotalâmicas cervicais e o processamento cortical podem também desempenhar um papel significativo. Destarte, os sintomas podem, ainda, envolver o tronco e os membros do lado afetado.

A dor craniocervical que ocorre após uma lesão talâmica faz parte de uma hemissíndrome. Com lesões bulbares laterais, a dor hemifacial pode ocorrer isoladamente, mas, com maior frequência, é acompanhada por hemidisestesia cruzada.

Vários fatores se configuram desafios na identificação, na avaliação e na caracterização da síndrome dolorosa pós-AVC, incluindo a natureza subjetiva dos sintomas e fatores relacionados ao paciente, como a relutância em revelar sintomas, déficits de linguagem e síndromes de negligência.[92]

Existe uma variabilidade significativa em como a dor é abordada para fins de pesquisa, com questionários de autoaplicação, escalas de dor e avaliação clínica fornecendo a maioria dos dados. Perguntar ativamente sobre a dor é essencial, pois muitos pacientes não apresentam esses sintomas, em particular os idosos.[93,94]

Os déficits clínicos específicos causados por AVC estão associados a dificuldades em relatar a dor.[95] Embora existam várias escalas de avaliação para a dor, nenhuma escala de dor específica foi concebida para a análise da dor pós-AVC. As opções incluem escalas analógicas visuais, escalas de dor na face, escalas de classificação numérica e escalas de descritores verbais. Apesar dessas opções variadas, os pacientes com AVC são menos propensos do que os controles pareados por idade a ser capazes de concluir as escalas de avaliação.[96] É importante adaptar a escala aos déficits do indivíduo. Por exemplo, descobriu-se que o uso de uma escala de dor na face é mais confiável nos acidentes vasculares hemisféricos à esquerda do que à direita.[97] Provavelmente, não existe uma escala única e eficaz para todos os pacientes com AVC, dada a heterogeneidade dos déficits neurológicos nessa população.[98]

Os critérios de diagnóstico incluem: 1) dor na cabeça e/ou na face; 2) diagnóstico de infarto isquêmico ou hemorrágico; 3) imagens (em geral obtidas por RM) demonstrando as lesões e os respectivos locais compatíveis; 3) dor que se desenvolveu em um período máximo de seis meses a seguir ao evento vascular; e 4) não ser mais bem explicada por outro diagnóstico da ICHD-3 β.[21]

O tratamento da dor central pós-AVC é um desafio e geralmente envolve um processo de tentativa e erro com várias terapias diferentes. Diversos agentes farmacológicos foram encontrados para serem eficazes a esses pacientes, incluindo antidepressivos tricíclicos, inibidores seletivos de recaptação de serotonina e antiepilépticos, incluindo lamotrigina, gabapentina e pregabalina, e foram discutidos em avaliações anteriores.[99,100] A lidocaína intravenosa[101] e a cetamina[102] também foram empregadas para alívio agudo da DCPAVC, mas os relatos são limitados a pequenas séries de casos. Atualmente, não há evidências de profilaxia farmacológica para dor em pacientes vítimas de AVC.[103]

Novos estudos analisaram a utilidade da metilprednisolona e do levetiracetam no tratamento da DCPAVC. Uma pequena série retrospectiva encontrou uma redução nos escores de dor e analgésicos, quando necessários, com um curso oral gradual de metilprednisolona, embora isso não tenha sido testado prospectivamente ou de maneira randomizada.[104]

Embora outros medicamentos anticonvulsivos sejam úteis no tratamento da DCPAVC, os estudos com o levetiracetam foram decepcionantes. Uma revisão da Cochrane de 2013 mostrou que ele é ineficaz para o combate à dor neuropática,[105] e um recente ensaio clínico randomizado duplo-cego mostrou que é inoperante, especificamente, para a DCPAVC.[106]

A terapia neuroestimulatória também foi avaliada em síndromes centrais de dor, incluindo casos refratários de DCPAVC. A eficácia da estimulação do córtex motor foi verificada em cerca de 50% dos casos em uma revisão sistemática,[107,108] aumentando para até 77% quando os potenciais evocados somatossensoriais foram usados a fim de confirmar a estimulação do eletrodo. Essas taxas de sucesso são menores do que em pacientes com lesão medular e dor neuropática periférica.[107,109]

A estimulação cerebral profunda tem sido utilizada com eletrodos colocados no tálamo somatossensorial e na área cinzenta periventricular; no entanto, os resultados foram decepcionantes para a DCPAVC.[110]

Técnicas não invasivas para o tratamento da DCPAVC também foram exploradas. A estimulação magnética transcraniana repetitiva (EMTr), com estimulação diária repetitiva do córtex motor, demonstrou ser eficaz para a DCPAVC e pode proporcionar um alívio sustentado da dor.[110] Uma pequena série de casos de estimulação calórica em pacientes com DCPAVC descobriu que esse método simples proporciona alívio sintomático duradouro.[111]

A dor é um fenômeno comum em pacientes vítimas de AVC. Existem vários mecanismos que contribuem para o combate à dor pós-AVC e a várias síndromes de dor pós-AVC bem caracterizadas. No entanto, a identificação da dor na população pós-AVC geralmente se mostra desafiadora. A investigação cuidadosa, o uso de escalas de avaliação e o exame físico podem levar a uma melhor identificação e a um tratamento eficaz nesses casos. É possível, assim, melhorar o conforto do paciente, o humor, a reabilitação e a qualidade de vida.[112]

CONCLUSÕES

As dores craniofaciais são consideradas altamente incapacitantes, não somente pela intensidade da dor, mas também pelo impacto na qualidade de vida dos indivíduos.

As neuralgias e as dores faciais de causas centrais são, em particular, especiais, pois não guardam relação estreita com os estímulos dolorosos. Ao contrário; muitas vezes, independem deles, sendo espontâneas e nem sempre previsíveis. A imprevisibilidade pode se associar a intensa insegurança e possível sensação de submissão à revelia diante da dor.

Muitas situações álgicas semelhantes correspondem a diferentes processos subjacentes, destarte, diante de uma dor craniofacial. A avaliação clínica não basta, e uma investigação complementar se faz necessária. Muitas são de etiologia mal definida e fisiopatologia não totalmente esclarecida.

A maioria delas é de afecções incuráveis e o tratamento, exclusivamente sintomático.

A complexidade das dores dificulta a identificação do tipo e a correta classificação. A própria categorização está longe de ser uma obra terminada. As controvérsias presentes nas classificações das neuralgias craniofaciais e das dores faciais espelham o tamanho da lacuna de nosso conhecimento sobre elas.

REFERÊNCIAS BIBLIOGRÁFICAS

1. Oliveira Jr JO. Algia facial. In: Nitrini Condutas em neurologia. São Paulo: Manole; 2017.
2. Oliveira Jr JO. Aspectos referentes à fisiopatologia comparada entre dor neuropática e espasticidade. Rev Dor. 2000;2(1):30-4.
3. Oliveira Jr JO. "Mecanismo e fisiopatologia da dor". In: 1° Consenso Nacional de Dor Oncológica das sociedades Brasileira para o Estudo da Dor. Sociedade Brasileira de Cuidados Paliativos e Brasileira de Oncologia Clínica. São Paulo: Projetos Médicos; 2002.
4. Oliveira Jr JO, Andrade MP, Amaral EM. Dor em oncologia. In: Brentani MM, Coelho FR, Iyeyasu H, et al. Bases da Oncologia. São Paulo: Lemar; 1998.
5. Rocha AP, Kraychete DC, Lemonica L, et al. Dor: aspectos atuais da sensibilização periférica e central. Rev Bras Anestesiol. 2007;57(1):94-105.
6. Gilron I, Baron R, Jensen T. Neuropathic pain: principles of diagnosis and treatment. Mayo Clin Proc. 2015;90(4):532-45.
7. Dum RP, Levinthal DJ, Strick PL. The spinothalamic system targets motor and sensory areas in the cerebral cortex of monkeys. J Neurosci. 2009;29(45):14223-35.
8. Melzack R, Katz J. Pain. Cognitive science. 2013;4(1):1-15.
9. Treede RD, Jensen TS, Campbell JN, et al. Neuropathic pain: redefinitions and a grading system for clinical and research purposes. Neurology. 2008;70(18):1630-5.
10. Riddoch G. The clinical features of central pain. The Lancet. 1938;231(5985): 1093-8.
11. Heluani AS, Oliveira Jr JO. Mecanismo encefálico da dor. In: Posso IP, Grossmann E, Fonseca PR, et al. Tratado de dor: publicação da Sociedade Brasileira para Estudo da Dor. Rio de Janeiro: Atheneu; 2018.
12. Miranda CC, Seda Junior LF, Pelloso LR. New physiological classification of pains: current concept of neuropathic pain. Rev Dor. 2016;17(Suppl 1):S2-4.
13. Lopes JM. Fisiopatologia da dor. Lisboa: Permanyer; 2004.
14. Schestatsky P. Definição, diagnóstico e tratamento da dor neuropática. Rev HCPA. 2008;28(3):177-87.
15. Cohen SP, Mao J. Neurophatic pain: mechanisms and their clinical implications. BMJ. 2014;348(3): 756-64.
16. Gonçalves A. Aspectos psicológicos da dor crônica. Rev Dor. 2002;10(1):1-6.
17. Grossmann E, Siqueira JT, Siqueira SR. Neuralgias craniofaciais e cefaleias trigeminoautonômicas. In: Posso IP, Grossmann E, Fonseca PR, et al. Tratado de dor: publicação da Sociedade Brasileira para Estudo da Dor. Rio de Janeiro: Atheneu; 2018.
18. Jannetta PJ. Arterial compression of the trigeminal nerve at the pons in patients with trigeminal neuralgia. J Neurosurg. 1967;26(1part2):159-62.

19. Barker FG, Jannetta PJ, Bissonette DJ, et al. The long-term outcome of microvascular decompression for trigeminal neuralgia. N Engl J Med. 1996;334(17):1077-84.

20. Lovely TJ, Jannetta PJ. Microvascular decompression for trigeminal neuralgia: surgical technique and long-term results. Neurosurg Clin N Am. 1997;8(1):11-30.

21. The International Classification of Headache Disorders, 3rd ed. Cephalalgia. 2013;33(9)629-808.

22. Siqueira SR, Alves B, Malpartida HM, et al. Abnormal expression of voltage-gated sodium channels Nav1.7, Nav1.3 and Nav1.8 in trigeminal neuralgia. Neuroscience. 2009;164(2):573-7.

23. Grossmann E, de Paiva HJ, de Paiva AM. Dores bucofaciais, conceitos e terapêutica. São Paulo: Artes Médicas; 2013.

24. de Leeuw R, Klasser GD. Orofacial pain: guidelines for assessment, diagnosis and management. 5th ed. New York: AAOOP; 2013.

25. Benoliel R, Eliav E. Neuropathic orofacial pain. Oral Maxillofac Surg Clin North Am. 2008;20(2):237-54.

26. Okeson JP, de Leeuw R. Differential diagnosis of temporomandibular disorders and other orofacial pain disorders. Dent Clin North Am. 2011;55(1):105-20.

27. Linn J, Trantor I, Teo N, et al. The differential diagnosis of toothache from other orofacial pains in clinical practice. Aust Dent J. 2007;52(1 Suppl):S100-4.

28. Devor M, Amir R, Rappaport ZH. Pathophysiology of trigeminal neuralgia: the ignition hypothesis. Clin J Pain. 2002;18(1):4-13.

29. Larsen A, Piepgras D, Chyatte D, et al. Trigeminal neuralgia: diagnosis and medical and surgical management. JAAPA. 2011;24(7):20-5.

30. Viana M, Glastonbury CM, Sprenger T, Goadsby PJ. Trigeminal neuropathic pain in a patient with progressive facial hemiatrophy (Parry-Romberg syndrome). Arch Neurol. 2011;68(7):938-43.

31. Karibe H, Goddard G, McNeill C, et al. Comparison of patients with orofacial pain of different diagnostic categories. Cranio. 2011;29(2):138-43.

32. Zakrzewska JM. Differential diagnosis of facial pain and guidelines for management. Br J Anaesth. 2013;111(1):95-104.

33. Scrivani SJ, Spierings EL. Classification and Differential Diagnosis of Oral and Maxillofacial Pain. Oral Maxillofac Surg Clin North Am. 2016;28(3):233-46.

34. Niemeyer FP. Descompressão vascular do nervo trigêmeo. In: Gusmão S, Castro AB. Neuralgia do trigêmeo. São Paulo; DiLivros; 2010.

35. Correa CF. Compressão do gânglio trigeminal com balão. In: Gusmão S, Castro AB. Neuralgia do trigêmeo. São Paulo: DiLivros; 2010.

36. Oliveira Jr JO. Rizotomia percutânea trigeminal por radiofrequencia. In: Gusmão S, Castro AB. Neuralgia do trigêmeo. São Paulo: DiLivros; 2010.

37. Luo F, Meng L, Wang T, et al. Pulsed radiofrequency treatment for idiopathic trigeminal neuralgia: a retrospective analysis of the causes for ineffective pain relief. Eur J Pain. 2013;17(1):1189-92.

38. Thapa D, Dass C, Verma P. Management of refractory trigeminal neuralgia using extended duration pulsed radiofrequency application. Pain Physician. 2015;18(3):E433-E35.

39. Akbas M, Gunduz E, Sanli S, et al. Sphenopaltine ganglion pulsed radiofrequency treatment in patients suffering from chronic face and head pain. Braz J Anesthesiol. 2016;66(1):50-4.

40. Kretzschmar B, Pellkofer H, Weber MS. The use of oral disease-modifying therapies in multiple sclerosis. Curr Neurol Neurosci Rep. 2016;16(4):38.

41. Kumar A, Kaur H, Singh A. Neuropathic pain models caused by damage to central or peripheral nervous system. Pharmacological Reports. 2018;70(2):206-16.

42. Cheshire WP Jr. Cranial neuralgias. Continuum (Minneap Minn). 2015;21(4 Headache):1072-85.

43. Franzini A, Messina G, Franzini A, et al. Treatments of glossopharyngeal neuralgia: towards standard procedures. Neurol Sci. 2017;38(1): 51-5.

44. den Hartog AW, Jansen E, Kal JE, et al. Recurrent syncope due to glossopharyngeal neuralgia. Heart Rhythm Case Reports. 2017;3(1):73-7.

45. Khan MZ, Jamshed A, Rehman S, et al. Pulsed radiofrequency for glossopharyngeal neuralgia secondary to oral cancer. EJPC 2012;19(1):6-9.

46. Pommier B, Touzet G, Lucas C, et al. Glossopharyngeal neuralgia treated by Gamma Knife radiosurgery: safety and efficacy through long-term follow-up. J Neurosurg. 2018;128(5):1372-9.

47. Bruyn GW. Superior laryngeal neuralgia. Cephalalgia. 1983;3(4):235-40.

48. Bagatzounis A, Geyer G. Lateral pharyngeal diverticulum as a cause of superior laryngeal nerve neuralgia. Laryngorhinootologie. 1994;73(4):219-21.

49. O 'Neill BP, Aronson AE, Pearson BW, et al. Superior laryngeal neuralgia: carotidynia or just another pain in the neck? Headache. 1982;22(1):6-9.

50. Kodama S, Oribe K, Suzuki M. Superior laryngeal neuralgia associated with deviation of the hyoid bone. Auris Nasus Larynx. 2008;35(3):429-31.

51. Aydin O, Ozturk M, Anik Y. Superior laryngeal neuralgia after acute laryngitis and treatment with a single injection of a local anesthetic. Arch Otolaryngol Head Neck Surg. 2007;133(9):934-5.

52. Takahashi Sato K, Suzuki M, Izuha A, et al. Two cases of idiopathic superior laryngeal neuralgia treated by superior laryngeal nerve block with a high concentration of lidocaine. J Clin Anesth. 2007;19(3):237-8.

53. Inoue T, Shima A, Hirai H, et al. Nervus intermedius neuralgia treated with microvascular decompression: a case report and review of the literature. NMC Case Rep J. 2017;4(3):75-8.

54. Schroeder HK, Neville IS, de Andrade DC, et al. Microvascular decompression of the posterior inferior cerebellar artery for intermediate nerve neuralgia. Surg Neurol Int. 2015;6(2):52-6.

55. Choi I, Jeon SR. Neuralgias of the head: occipital neuralgia. J Korean Med Sci. 2016;31(4):479-88.

56. Ko HC, Choi JG, Son BC. Hemifacial trigeminal pain referred from occipital neuralgia due to compression of the greater occipital nerve by the occipital artery. J Neurol Surg A Cent Eur Neurosurg. 2018;79(5):442-6.

57. Cesmebasi A, Muhleman MA, Hulsberg P, et al. Occipital neuralgia: anatomic considerations. Clinical Anatomy. 2015;28(1):101-8.

58. Guha D, Mohanty C, Tator CH, et al. Occipital neuralgia secondary to unilateral atlantoaxial osteoarthritis: case report and review of the literature. Surg Neurol Int. 2015;6(2):186-92.

59. Manolitsis N, Elahi F. Pulsed radiofrequency for occipital neuralgia. Pain Physician. 2014;17(6): E709-17.

60. Schmader K, Dworkin RH. Herpes zoster and postherpetic neuralgia. In: Benzon HT, Raja SN, Fischman SN, et al. Essentials of pain medicine. 4th ed. New York: Elsevier;2018.

61. Waind APB. Ocular nerve palsy associated with severe headache. Br Med J. 1956;2(2):901-2.

62. Wilker S, Rucker J, Newman N. Pain in ischemic ocular motor nerve palsies. Br J Ophthalmol. 2009;93(1):1657-9.

63. Tolosa E. Periarteritic lesions of the carotid siphon with the clinical features of a carotid infraclinoidal aneurysm. J Neurol Neurosurg Psychiatry. 1954;17(4): 300-2.

64. Hunt WE, Meagher JN, Lefever HE, et al. Painful opthalmoplegia: its relation to indolent inflammation of the carvernous sinus. Neurology. 1961;11(2):56-62.

65. Smith JL, Taxdal DS. Painful ophthalmoplegia: the Tolosa-Hunt syndrome. Am J Ophthalmol. 1966;61(6):1466-72.

66. Buscacio ES, Yamane Y, Nogueira R. Tolosa-Hunt syndrome. Rev Braz Oftalmol. 2016;75(1):64-6.

67. Pérez CA, Evangelista M. Evaluation and management of Tolosa–Hunt syndrome in children: a clinical update. Pediatr Neurol. 2016;62(1):18-26.

68. Kemeny AA. Tolosa-Hunt syndrome: another legitimate target for radiosurgery?. Acta Neurochir. 2016;158(1):141-6.

69. Reader JG. Paratrigeminal paralysis of the oculopupillary sympathetics. Brain. 1924;1(4):126-38.

70. Grimson BS, Thompson HS. Raeder's syndrome: a clinical review. Surv Ophthalmol. 1980;24(4):199-210.

71. Jaffe NS. Localization of lesions causing Horner's syndrome. Arch Ophtalmol. 1950;44(3):710-28.

72. Goadsby PJ. Reader's syndrome: paratrigeminal paralysis of the oculopillary sympathetic system. J Neurol Neurosur Psychiatr. 2002;72(2):297-9.

73. Farooq S, Schloemer FC. Chronic facial pain and other chronic neuralgias. In: Chronic Headache. New York: Springer;2019.

74. Weiss AH, Phillips JO. Ophthalmoplegic migraine. Pediatric Neurol. 2004;30(4):64-6.

75. Gelfand AA, Gelfand JM, Prabakhar P, et al. Ophthalmoplegic "migraine" ou recurrent ophthalmoplegic cranial neuropathy: new cases and a systematic review. J Child Neurol. 2012;27(2):759-66.

76. Patton LL, Siegel MA, Benoliel R, et al. Management of burning mouth syndrome: systematic review and management recommendations. Oral Surg Oral Med Oral Pathol Oral Radiol. 2013;103(Suppl):S39. e1-13.

77. Nasri C, Teixeira MJ, Okada M, et al. Burning mouth complaints: clinical characteristics of a Brazilian sample. Clinics. 2007;62(5):561-6.

78. Cuffari L, Siqueira JT, Nemr K, et al. Pain complaint as the first symptom of oral cancer: a descriptive study. Oral Surg Oral Med Oral Pathol Oral Radiol Endod. 2006;102(1):56-61.

79. Jääskeläinen SK, Forssell H, Tenovuo O. Abnormalities of the blink reflex in burning mouth syndrome. Pain. 1997;73(3):455-60.

80. Eliav E, Kamran B, Schaham R, et al. Evidence of chorda tympani dysfunction in patients with burning mouth syndrome. J Am Dent Assoc. 2007;138(5):628-33.

81. Siviero M, Teixeira MJ, de Siqueira JT, et al. Somesthetic, gustatory, olfactory function and salivary flow in patients with neuropathic trigeminal pain. Oral Dis. 2010;16(5):482-7.

82. Balasubramaniam R, Klasser GD. Orofacial pain syndromes: evaluation and management. Med Clin North Am. 2014;98(6):1385-405.

83. Ship JA, Grushka M, Lipton JA, et al. Burning mouth syndrome: an update. J Am Dent Assoc. 1995;126(7):842-53.

84. Bartoshuk LM, Grushka M, Duffy VB, et al. Burning mouth syndrome: damage to CN VII and pain phantoms in CNV. Chem Sens. 1999;24(3):609-13.

85. Zakrzewska J, Buchanan JA. Burning mouth syndrome. BMJ Clin Evid. 2016;7\9(3):1301-12.

86. Liu YF, Kim Y, Yoo T, et al. Burning mouth syndrome: a systematic review of treatments. Oral Dis. 2018;24(3):325-34.

87. Ritchie A, Kramer JM. Recent advances in the etiology and treatment of burning mouth syndrome. J Dent Res. 2018;97(11):1193-9.

88. Tang WK, Liang H, Mok V, et al. Is pain associated with suicidality in stroke? Arch Phys Med Rehabil. 2013;94(3):863-6.

89. Jonsson AC, Lindgren I, Hallstrom B, et al. Prevalence and intensity of pain after stroke: a population based study focusing on patients' perspectives. J Neurol Neurosurg Psychiatry. 2006;77(2):590-5.

90. Moriarty O, McGuire BE, Finn DP. The effect of pain on cognitive function: a review of clinical and preclinical research. Prog Neurobiol. 2011;93(5):385-404.

91. Bair MJ, Robinson RL, Katon W, et al. Depression and pain comorbidity: a literature review. Arch Intern Med. 2014;163(2):2433-45.

92. Harrison RA, Field TS. Post stroke pain: identification, assessment, and therapy. Cerebrovasc Dis. 2015;39(3-4):190-201.

93. Weiner DK, Rudy TE. Attitudinal barriers to effective treatment of persistent pain in nursing home residents. J Am Geriatr Soc. 2002;50(3):2035-40.

94. Catananti C, Gambassi G. Pain assessment in the elderly. Surg Oncol. 2010;19(3):140-8.

95. Smith JH, Bottemiller KL, Flemming KD, et al. Inability to self-report pain after a stroke: a population-based study. Pain. 2013;154(3):1281-16.

96. Price CI, Curless RH, Rodgers H. Can stroke patients use visual analogue scales? Stroke. 1999;30(2):1357-61.

97. Benaim C, Froger J, Cazottes C, et al. Use of the faces pain scale by left and right hemispheric stroke patients. Pain. 2007;128(3):52-8.

98. Pesonen A, Suojaranta-Ylinen R, Tarkkila P, et al. Applicability of tools to assess pain in elderly patients after cardiac surgery. Acta Anaesthesiol Scand. 2008;52(2):267-73.

99. Widar M, Samuelsson L, Karlsson-tivenius S, et al. Long-term pain conditions after a stroke. J Rehabil Med. 2002;34(4):165-70.

100. Hoang CL, Salle JY, Mandigout S, et al. Physical factors associated with fatigue after stroke: an exploratory study. Top Stroke Rehabil. 2012;19(3):369-76.

101. Attal N, Gaude V, Brasseur L, et al. Intravenous lidocaine in central pain: a double-blind, placebo-controlled, psychophysical study. Neurology. 2000;54(3):564-74.

102. Vick PG, Lamer TJ. Treatment of central post-stroke pain with oral ketamine. Pain. 2001;92(3):311-3.

103. Lampl C, Yazdi K, Roper C. Amitriptyline in the prophylaxis of central poststroke pain. Preliminary results of 39 patients in a placebo-controlled, long-term study. Stroke. 2002;33(3):3030-2.

104. Pellicane AJ, Millis SR. Efficacy of methylprednisolone versus other pharmacologic interventions for the treatment of central post-stroke pain: a retrospective analysis. J Pain Res. 2013;6(2):557-63.

105. Tang WK, Liang H, Mok V, et al. Is pain associated with suicidality in stroke? Arch Phys Med Rehabil. 2013;94(2):863-6.

106. Jonsson AC, Lindgren I, Hallstrom B, et al. Prevalence and intensity of pain after stroke: a population-based study focusing on patients' perspectives. J Neurol Neurosurg Psychiatry. 2006;77(3):590-5.

107. Cruccu G, Aziz TZ, Garcia-Larrea L, et al. EFNS guidelines on neurostimulation therapy for neuropathic pain. Eur J Neurol. 2007;14(3):952-70.

108. Oliveira Jr JO, Corrêa CF, Ferreira JA. Invasive treatment to control neuropathic pain. Rev Dor. 2016;17(3):98-106.

109. Rasche D, Rinaldi PC, Young RF, et al. Deep brain stimulation for the treatment of various chronic pain syndromes. Neurosurg Focus. 2006;21(3):E8-12.

110. Khedr EM, Kotb H, Kamel NF, et al. Longlasting antalgic effects of daily sessions of repetitive transcranial magnetic stimulation in central and peripheral neuropathic pain. J Neurol Neurosurg Psychiatry. 2005;76(2):833-8.

111. McGeoch PD, Williams LE, Lee RR, et al. Behavioural evidence for vestibular stimulation as a treatment for central post-stroke pain. J Neurol Neurosurg Psychiatry. 2008;79(4):1298-301.

112. Harrison RA, Field TS. Post stroke pain: identification, assessment, and therapy. Cerebrovasc Dis. 2015;39(3-4):190-201.

CAPÍTULO 37

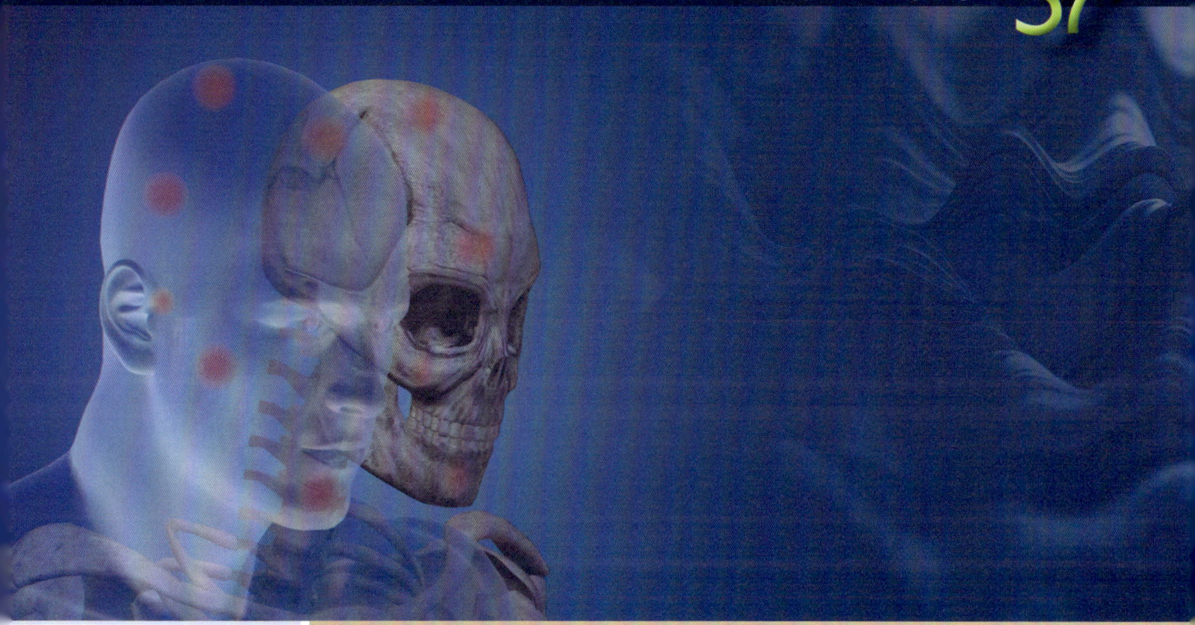

Denise Sabbagh Haddad
Marcos Leal Brioschi
Luciane Fachin Balbinot

Termografia Craniocervical Aplicada às Algias Craniofaciais

TERMOGRAFIA INFRAVERMELHA

A termografia por infravermelho é um método de diagnóstico por imagem seguro, que não utiliza radiação ionizante, nem contraste, sem contato, indolor e sem contraindicação, utilizado na avaliação da dor craniofacial. A radiação infravermelha (IR) emitida pela face pode ser facilmente mensurada em consultório médico e odontológico, ambos preparados para o exame, para determinar a atividade microcirculatória da superfície cutânea e sua atividade vasomotora neurovegetativa simpática.

Todos os corpos emitem raios infravermelhos quando sua temperatura se encontra acima de –273 ºC (zero absoluto de Kelvin). Essa radiação é invisível a olho nu e indica o grau de agitação molecular.

Portanto, o corpo humano também emite raios infravermelhos, especialmente na faixa espectral do infravermelho longo entre 0,7 a 15 μm. O sensor termográfico converte essa energia irradiada pela superfície de um corpo em imagens visíveis de alta resolução, denominadas de termogramas.

A termografia craniocervical tem outras denominações como termometria cutânea, termografia infravermelha e imagem térmica multiespectral. Utilizada em nosso meio mais recentemente, presta-se, especialmente, ao auxílio diagnóstico de processos inflamatórios, doenças musculoesqueléticas e neuropatias. No entanto, a termografia craniocervical é reconhecida há tempos pela *American Academy of Craniofacial Pain* (antiga *American Academy of Head, Neck, Facial Pain* e *American Academy of TMJ Orthopedics*) para avaliação das disfunções dolorosas musculares e dos pontos-gatilho miofasciais que acompanham as disfunções temporomandibulares (DTM); das disautonomias, como a cefaleias trigêmino-autonômicas; a neuralgia trigeminal, além de outras neuropatias.

Embora represente elemento-chave na queixa dos pacientes, a dor em região orofacial comumente é acompanhada pela dificuldade de diagnóstico etiológico devido às diferentes possibilidades, entre elas cefaleia, neuralgias, traumatismos, DTM, sinusite e neoplasias, entre outros.[1] Além disso, as características e a complexidade do sistema nuclear trigeminal favorecem os fenômenos de dor referida no segmento cefálico, o que dificulta ainda mais o diagnóstico clínico.[2] Hoje, o estudo da dor orofacial carece de métodos de imagem para avaliação das doenças funcionais, isto é, que resultam normais nos exames anatômicos. A termografia craniocervical vem para preencher esta lacuna e auxiliar no diagnóstico mais precoce e na documentação por imagem destas doenças.

Disfunção Temporomandibular (DTM)

As dores musculares funcionais dos músculos mastigatórios têm etiologia multifatorial afetando, principalmente, mulheres na meia-idade. Podem envolver músculos cervicais, espalhando-se pelo crânio e mimetizando outras cefaleias.[3] A principal manifestação clínica da DTM é dor em região orofacial, caracterizada como peso ou queimação, podendo permanecer localizada ou referir para outras estruturas da cabeça e pescoço.

Embora a dor represente o sintoma inicial, na maioria dos casos das DTM, limitação da função, fadiga e recrutamento de fibras musculares também constituem manifestações clínicas das mesmas.[4] Há, também, as alterações neurovegetativas presentes.[5,6] A mais comum, porém, poucas vezes perceptível na avaliação clínica, é a alteração térmica que acompanha a DTM devido à disfunção da atividade vasomotora cutânea por irritação de fibras neurovegetativas simpáticas, provocada pela disfunção miofascial e pela dor.[5,6]

Estudos têm demonstrado essas alterações neurovegetativas por meio de imagens térmicas em pacientes com DTM. Não só anormalidades térmicas faciais, mas também em região cervical posterior. A maioria dos casos de DTM, isso é 95,5% dos casos, apresenta hiper-radiação infravermelha sobre a região de projeção do músculo trapézio superior no lado mais sintomático da DTM.[7,8]

Diversos estudos têm indicado estreita correlação anatômica e funcional entre os músculos mastigatórios e a região cervical.[9] A associação entre dor facial e outras áreas regionais dolorosas (pescoço, ombro e braço) confirma que a dor facial é condição crônica dolorosa que se assemelha a outras síndromes álgicas crônicas, como as lombalgias e as cefaleias. Estudos epidemiológicos e experimentais mostram que a DTM pode causar cefaleia, dor no pescoço e dor nos ombros,[7] e estudos clínicos mostram correlação estrutural entre anormalidades intracapsulares da ATM e a coluna cervical.[8]

Essa correlação tem sido observada também por meio da atividade neurovegetativa: estudos utilizando termografia craniocervical têm demonstrado sua capacidade de, isoladamente, separar indivíduos assintomáticos de pacientes com DTM por meio do estudo da distribuição da temperatura da face, isto é, das alterações neurovegetativas que a DTM provoca devido aos reflexos somatossimpáticos vasomotores.[10]

Weinstein e colaboradores[11] conduziram um estudo populacional no *Medical School of New Jersey* envolvendo 4.000 mensurações em 100 voluntários normais e 300 pacientes com DTM para validação do uso da termografia. Eles chegaram ao valor de 0,5 ºC como a temperatura para afirmar a presença de DTM. Quando a diferença de temperatura mínima entre os lados opostos correspondentes era maior que esse valor, a disfunção estava presente clinicamente.

Canavan e Gratt[9] (1995) também conseguiram triar, somente com uso da termografia craniocervical, os pacientes com DTM, separando indivíduos assintomáticos de pacientes com DTM leve a moderada. O estudo deles consistiu de 24 indivíduos assintomáticos controle e 20 pacientes com DTM, que apresentavam clinicamente algumas alterações, como má oclusão dentária, diferentes graus de limitação da abertura da boca, dor muscular leve a moderada e artralgia leve a moderada da ATM. Os resultados indicaram que o grupo controle demonstrou alto índice de simetria térmica sobre a região da ATM. O grupo de pacientes exibiu baixo índice de simetria térmica com valor correspondente delta T de 0,4 ºC. O grupo controle foi selecionado do grupo de pacientes com sensibilidade de 85% (17 de 20), 92% de especificidade (22 de 24) e 89% de acurácia total (39 de 44). Os autores concluíram que a termografia craniocervical é um método que pode diagnosticar qualitativamente as DTM, mesmo leves a moderadas. Resultados semelhantes foram encontrados também por Kalili e Gratt[12] (1996).

Pogrel, Mcneill e Kim[8] (1996) encontraram valores correspondentes de delta T em pacientes com DTM maior que 0,78 ºC, além de aumento da radiação térmica em região de projeção do músculo trapézio superior no lado sintomático em 95,5% dos casos.

Estudo realizado por Mcbeth e Gratt[13] (1996) demonstrou que a termografia craniocervical identificou isoladamente pacientes com estalido doloroso da ATM com sensibilidade de 87%. Indivíduos com DTM porém, sem estalido doloroso, foram identificados com especificidade de 86%. Os achados da termografia craniocervical também tiveram forte correlação com dor à palpação muscular.

Uma das indicações principais e de uso clínico corrente da termografia craniocervical é a documentação das doenças do tecido mole, particularmente aquelas que não podem ser evidenciadas por exames laboratoriais, nem radiológicos ou eletroneuromiográficos, sendo uma condição frequente os pontos-gatilho miofasciais (PGM).

A termografia craniocervical é um exame auxiliar diagnóstico que documenta objetivamente a presença de PGM na forma de pontos hiper-radiantes, conhecidos como *hot spots* (HS) na região de estudo.[14] O HS representa o reflexo somatocutâneo do ponto-gatilho miofascial, isto é, as áreas miofasciais dolorosas ao exame clínico.

Esses HS podem ser corroborados pela sensibilidade local e confirmação da queixa dos pacientes, muitas vezes pelo "sinal de pulo".

Os PGM latentes, não objetivamente queixados pelos pacientes durante exame de termografia craniocervical, também são detectados pelo exame na forma de HS. A presença desses PGM latentes pode ser confirmada pela algometria nessas áreas. Entretanto, quando houver a presença de HS nos termogramas, esse, geralmente, está um pouco deslocado do local exato do PGM encontrado durante a palpação. O indivíduo que apresenta DTM, com ou sem PGM, possui a tendência a apresentar menor temperatura nas regiões dos músculos masseter e temporal anterior quando comparados a indivíduos assintomáticos; consequentemente, ocorre um aumento da resposta vasomotora simpática.[15,16] Após infiltração/agulhamento há alteração do perfil térmico demonstrando resposta reflexa simpática imediata. Os achados de termografia craniocervical representam um meio objetivo de documentar o PGM, corroborando, assim, com as queixas subjetivas do paciente.

O reconhecimento desses pontos-gatilho pela termografia craniocervical é importante para introduzir o tratamento mais adequado direcionado à causa da dor, assim como avaliar sua resposta.[17]

Já as áreas de dor referida apresentam-se, na grande maioria das vezes, hiporradiantes em comparação ao lado correspondente.

A síndrome complexa de dor regional (SCDR), antiga denominação de distrofia simpático-reflexa (DSR), – é condição documentada na literatura como síndrome dolorosa resultante de trauma a uma parte do corpo. As DTM têm sido descritas como lesões que, pelo menos parcialmente, envolvem microtraumas ao tecido mole. Inúmeros pacientes com DTM desenvolvem lentamente uma hiperatividade vasomotora simpática muito semelhante à SCDR. Muitos têm o que se denomina de SCDR leve ou inicial, ou simplesmente hiperatividade simpática ou dor de manutenção simpática.

Tradicionalmente, se diagnostica a SCDR quando determinados critérios clínicos são encontrados e documentados. Para se diagnosticar uma provável SCDR ou dor de manutenção simpática, o paciente necessitaria apresentar cinco ou mais dos seguintes critérios, como indicado na literatura por Colton e Fallat[18] (1996): alodínia (percepção de dor por estímulo que geralmente não é nóxico) ou hiperpatia (resposta exagerada a estímulo doloroso), dor em queimação, trofoedema, alterações na cor da pele, falta de crescimento de pelos, alterações sudomotoras, piloereção, alterações térmicas, desmineralização óssea, alterações ósseas na cintilografia.

Na presença de 3 ou 4 desses critérios, já se considera uma SCDR inicial ou leve ou dor de manutenção simpática.[19] A incidência da hiperatividade vasomotora simpática semelhante à SCDR na DTM é maior do que é registrada atualmente. O diagnóstico por infravermelho é o único meio de imagem reconhecido para identificar corretamente e precocemente essas alterações na microcirculação cutânea.[20-22]

O diagnóstico e o tratamento precoces podem evitar a incapacidade mastigatória, sequela da hipotrofia muscular por desuso, assim como medidas terapêuticas mais agressivas e complexas.[23]

Os meios diagnósticos atuais por imagem para avaliar lesões internas da ATM incluem artrotomografia, artroscopia, tomografia computadorizada e ressonância magnética. Muitas dessas técnicas são demoradas, requerem radiação ionizante e são invasivas; por conseguinte, todas de alto custo. A termografia craniocervical é uma modalidade diagnóstica alternativa mais em conta, rápida, não ionizante e não invasiva, que pode avaliar as repercussões funcionais dessas alterações anatômicas.

Mesmo não sendo um exame propriamente anatômico, a termografia craniocervical também documenta as repercussões articulares inflamatórias da ATM. Akerman[24] (1987) e Akerman e Kopp[25] (1988) registraram um aumento de temperatura intra-articular em pacientes com artrite reumatoide. Os autores introduziram agulhas termopares na ATM de pacientes com esta doença autoimune e notaram temperatura intra-articular com 1,6 °C de diferença em relação à temperatura cutânea da mesma região.

Gratt *et al.*[26] (1994) estudaram 30 pacientes com lesões internas da ATM confirmadas por artrotomografia, e documentaram alteração térmica em todos os casos. Os autores encontraram alta incidência de assimetria térmica, com valores de delta T com diferença de 0,4 °C até 0,8 °C entre cinco regiões anatômicas pré-designadas. Eles avaliaram o padrão de distribuição térmica, o padrão de simetria térmica, a temperatura absoluta, o delta T e a temperatura média destas cinco regiões anatômicas pré-designadas.

Gratt *et al.*[27] (1994) obtiveram resultados semelhantes, conseguindo distinguir corretamente indivíduos com ATM normal de pacientes com DTM articular em 89% dos casos. Quando se separou em grupos com diagnósticos mais específicos, como osteoartrose, lesão interna e ATM normal, a termografia craniocervical classificou corretamente 73% dos casos. As três melhores medidas foram delta T da zona imediatamente sobre a ATM, a zona de temperatura da hemiface e a temperatura pontual anterior ao meato acústico externo.

Em um estudo específico de osteoartrite temporomandibular, confirmado por radiografia, Gratt, Sickles e Wexler[28] (1993) demonstraram padrões térmicos anormais característicos, como baixos índices de simetria térmica com medidas de temperatura absoluta significativamente elevadas, assim como de temperatura média de regiões da face e valores de delta T.

Outro estudo[29] conduzido de forma duplo-cego para o diagnóstico de lesões internas da ATM, realizado por dois especialistas em termografia craniocervical, encontrou 86 ± 7,8% de sensibilidade e 78 ± 7,1% de especificidade. Quando avaliada a simetria térmica apenas da região da ATM, a sensibilidade para identificar indivíduos normais foi 89,3 ± 3,0% e de 66,1 ± 16,2% para os pacientes com lesões internas ($p < 0,01$).

Pogrel *et al.*[7] (1989) demonstraram que a termografia craniocervical além de identificar pacientes com DTM, dor miofascial, por meio de alterações térmicas na região de projeção da ATM e músculos mastigatórios (principalmente masseter), pode ser utilizada da mesma forma para acompanhar a remissão da DTM após tratamento não cirúrgico, quando a imagem retorna ao normal, isto é, simetria térmica.

A termografia craniocervical pode ser utilizada não somente como método auxiliar diagnóstico, mas principalmente como método de acompanhamento ao tratamento.

Wang, Long e Zhu[30] (1998) descreveram o uso da termografia craniocervical na identificação de PGM, conhecidos na medicina chinesa como pontos "*Ah Schi*" na região de projeção da articulação temporomandibular, bem como no acompanhamento do tratamento por acupuntura.

Melo *et al.*[31] (2019) publicaram uma revisão sistemática sobre a eficácia do diagnóstico das disfunções temporomandibulares utilizando a termografia infravermelha. Nove estudos preencheram os critérios de elegibilidade e foram incluídos na revisão sistemática. Quatro estudos concluíram que a termografia apresentou baixa acurácia para o diagnóstico de DTM, apresentando variação substancial na sensibilidade, especificidade e valores da curva ROC. Os outros cinco estudos concluíram que a termografia é uma ferramenta promissora como auxílio diagnóstico complementar na avaliação de DTM. Esses estudos apresentaram valores de sensibilidade variando de 70% a 90% e valores de especificidade variando de 62% a 92%. Apesar dos autores concluírem que a literatura ainda carece de um número suficiente de estudos sobre a confiabilidade da termografia para o diagnóstico de DTM é importante ressaltar que, em nossa experiência, isto reflete a variabilidade de metodologias empregadas e baixa curva de aprendizado dos avaliadores na análise dos resultados termográficos. Assim como em todo método diagnóstico por imagem, o uso em longo prazo aprimora a capacidade do termologista, pois não é um exame de avaliação e intepretação simples.

Enxaquecas

Durante as crises de enxaqueca ocorre dilatação dos vasos sanguíneos intra e extracranianos, e que a estimulação antidrômica em fibras trigeminais que inervam os vasos intracranianos extracerebrais desencadeiam uma inflamação neurogênica com liberação de substâncias vasoativas, como substância P (SP), peptídeo vasoativo intestinal (VIP), neuropeptídeo Y (NY) e o peptídeo relacionado ao gen da calcitonina (CGRP), que acarretam aumento da permeabilidade vascular e extravasamento plasmático para a adventícia do vaso. Mais recentemente a termografia craniocervical tem sido também descrita no estudo de monitoramento e avaliação de tratamentos como ação de β-bloqueadores, de hiperoxia e da cefaleia em crianças.[32-34]

Lance, Anthony e Somerville[35] (1970) descreveram que "a migrânea deve-se à instabilidade vascular hereditária, que torna o indivíduo suscetível às alterações do nível de substâncias vasoativas humorais, particularmente da serotonina, que por sua vez pode ser afetada em uma variedade de circunstâncias". Esses autores utilizaram a termografia craniocervical para pesquisar anormalidades vasculares em casos de migrânea. Diversas substâncias vasoativas, além da serotonina, também estão envolvidas no mecanismo fisiopatológico das cefaleias primárias, como o CGRP e a substância P. O CGRP atua como um forte vasodilatador, e a SP como indutor do extravasamento vascular; a interação de ambos mediadores promove a inflamação neurogênica, também observada na pele.[36]

Wood[37] foi quem registrou pela primeira vez, em 1964, alterações térmicas em pacientes com migrânea por meio de termografia craniocervical. Ele avaliou pacientes com lesões cerebrovasculares e também com cefaleia e, posteriormente, Lance e Anthony[38] (1971) também observaram alterações térmicas semelhantes. Eles descreveram nos termogramas faciais os efeitos termovasculares da reserpina administrada pela via intramuscular e da serotonina por via intravenosa. O efeito da serotonina foi documentado com termografia craniocervical e angiografia a cada dois minutos, após sua injeção na artéria carótida externa. Os autores documentaram o resfriamento frontal no lado afetado em 80% dos pacientes com crises agudas de migrânea (Figura 37.1).

FIGURA 37.1

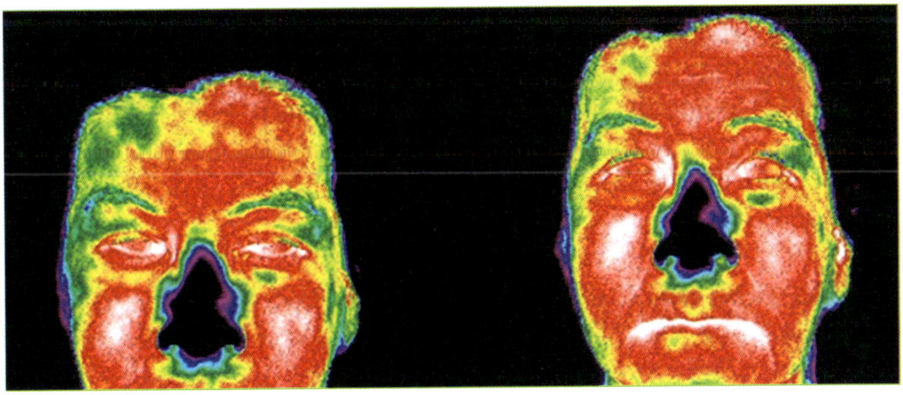

Imagem térmica de paciente com migrânea. Observar o padrão de hiporradiação (*cold patch*) na região frontal direita em ambos os casos (imagens autorizadas de casos dos autores).

O maior interesse no uso da termografia craniocervical como método de pesquisa e investigação da cefaleia ocorreu durante os anos de 1980. Drummond e Lance[39] observaram por termografia craniocervical alterações térmicas provocadas pela dilatação da artéria temporal superficial e seus ramos, nos casos de dor devido à migrânea.

Perrone *et al.*[40] observaram uma distribuição térmica facial assimétrica em 58% dos pacientes durantes as crises de migrânea e em 15% dos casos entre as crises quando utilizou um valor de corte de diferença térmica acima de 1 ºC. Esses autores notaram uma assimetria térmica frequente, marcada como um ponto hiper-radiante (tipo *hot spot*) no canto medial dos olhos.[40]

Diversos autores[41-44] descreveram a presença de uma hiporradiação na região supraciliar, denominada *cold patch* cerebrovascular, e determinaram como um sinal patognomônico da migrânea que está presente em mais de 82% dos pacientes com cefaleia, e permanece fixo na mesma localização em 97% dos casos.

Wood e Friedman[45] foram os pioneiros a publicar artigo sobre termografia craniocervical na avaliação de pacientes com cefaleia em salvas. Kudrow[46] apontou uma correlação entre aumento de temperatura e aumento da velocidade do fluxo sanguíneo em região frontal, mensurado por fluxometria de Doppler em pacientes que melhoraram com tratamento.

Kudrow[47] descreveu um padrão térmico típico em pacientes com cefaleia em salvas: duas linhas verticais aquecidas, contralaterais ao lado doloroso, principalmente no intervalo entre as crises de dor.[47] Drummond e Lance[48] descreveram o padrão térmico da cefaleia em salvas como uma área de resfriamento (*cold patch*) na região orbital afetada, que pode se dispersar acima e abaixo do olho, no nariz e na têmpora afetada em alguns casos. A inalação de oxigênio a 100% reduziu e até aboliu a dor em salvas em 22 de 25 pacientes, coincidindo com o desaparecimento da assimetria térmica. Os mesmos autores documentaram por termografia craniocervical alterações térmicas em região anterior da cabeça durante 209 crises de cefaleia em 186 pacientes.[49]

Neuralgia trigeminal

O sistema neurovegetativo controla o fluxo sanguíneo cutâneo determinando, assim, a quantidade de radiação infravermelha emitida. Diversos estudos demonstram a interação entre fibras neurovegetativas e vias aferentes o que explica as alterações vasomotoras cutâneas na neuralgia trigeminal observadas na termografia craniocervical.

A neuralgia trigeminal é um distúrbio neuropático do nervo trigêmeo, com ataques paroxísticos de dor intensa, com duração de uma fração de segundo a minutos, afeta uma ou mais divisões desse nervo, sendo que o ramo maxilar V2 é o mais frequentemente atingido. A dor tem pelo menos uma das seguintes características: intensa, súbita, superficial, precipitada por fatores-gatilho ou de áreas-gatilho como um toque leve ou pequenos movimentos, como falar, beber, escovar os dentes, barbear-se, mastigar. Porém, uma alteração frequente, porém pouco valorizada, são as alterações vasomotoras neurovegetativas que acompanham o quadro clínico. A termografia craniocervical permite avaliar e estudar quantitativamente de forma inócua, e sem contato, esta disfunção neurovascular pela determinação da variação de temperatura durante as crises, bloqueio e no controle pós-operatório.

Estudo publicado por Lima, Brioschi e Teixeira[50] (2013) documentaram alterações térmicas intraoperatórias em paciente de 78 anos submetida à compressão retrogasseriana por balão. A termografia craniocervical pré-operatória demonstrou diferença de temperatura (Delta-ΔT) de 1,1 °C na área acometida em comparação à hemiface esquerda sem dor. O exame intraoperatório permitiu constatar aumento de 0,6 °C após compressão do gânglio trigeminal na área referida de dor e hiper-radiação em território de V1 e V2 (predominante), o que sinalizou ao cirurgião ter alcançado seu objetivo, a neuropraxia do ramo maxilar do V par craniano. Na reavaliação da paciente no 10º dia pós-operatório, os autores registraram melhora clínica (EVA = 0) confirmada e documentada pelo padrão termográfico simétrico da face sem diferença de temperatura nas áreas analisadas.[50]

PROTOCOLO E ANÁLISE TERMOGRÁFICA CRANIOCERVICAL

Na literatura existem diversos protocolos para a realização de exames termográficos craniocervical bem como de corpo inteiro. Dentre eles, estão o guia prático de termografia neuromusculoesquelético da Academia Americana de Termologia (AAT, *American Academy of Thermology*, 2006), revisado em 2015,[51] sendo o mesmo revisado e adotado pela Associação Brasileira de Termologia (ABRATERM).

Uma anamnese detalhada e direcionada à região de cabeça e pescoço deve ser realizada antes da aquisição das imagens termográficas. Durante a anamnese, é fundamental perguntar sobre as condições sistêmicas do indivíduo no momento do exame, pois elas serão fundamentais para interpretação dos resultados. Algumas condições influenciam diretamente na temperatura cutânea e sua interpretação diagnóstica, como a síndrome fibromiálgica, distúrbios da tireoide, diabetes, período do ciclo menstrual, fogachos provocados pela menopausa, estado febril ou gripal, alergias cutâneas, dores orofaciais, presença de alodinia e hiperalgesia, enxaquecas, doenças cardiovasculares, doença obstrutiva das carótidas e outras. Além disso, é fundamental uma inspeção cuidadosa da superfície cutânea que será examinada, para identificar lesões cutâneas e artefatos, evitando assim ambiguidades nas interpretações após a análise das imagens.

Para a realização do exame termodinâmico e obtenção de imagens com qualidade satisfatória, é extremamente importante que se tenham condições padronizadas do ambiente, preparo da sala, cuidados prévios ao exame e posicionamento correto da região a ser estudada. O monitoramento da temperatura da sala e umidade relativa do ar é feito por um termo-higrômetro digital, quando a sala de exame deve manter a temperatura estável e controlada de 23 ±1 °C, umidade relativa do ar menor que 80% e velocidade do ar menor que 0,2 m/s.[51]

Para melhorar a confiabilidade dos dados registrados, alguns cuidados prévios devem ser seguidos antes do exame termográfico craniocervical. Os pacientes são orientados a não utilizarem secador e prancha alisadora de cabelos ou qualquer tipo de faixa que comprima a região da cabeça, maquiagem, cremes, talcos em excesso, se barbear ou depilar-se no dia do exame. Não fumar e evitar banhos ou duchas quentes com pelo menos de 2 horas de antecedência ao exame. O avaliado deve estar em jejum por pelo menos 3 horas antes do exame. Nas últimas 24 horas que antecedem o exame, não deve ingerir estimulantes como cafeína e álcool, fazer uso de descongestionantes nasais, analgésicos, anti-inflamatórios, corticoides ou qualquer substância que altere a função neurovegetativa simpática, como anti-hipertensivos. Essas são orientações que não são impeditivas para realização da termografia craniocervical, mas devem ser informadas e anotadas pelo avaliador. Entretanto, existem situações em que o exame pode ficar comprometido e deve ser sugerido reagendamento. São elas: quando o avaliado realiza exercícios vigorosos ou atividade física que provoque mudança brusca da temperatura corporal no dia do exame; quando realiza acupuntura, eletroneuromiografia ou fisioterapia facial, como a aplicação de estimulação elétrica transcutânea (TENS) ou manipulação física, nas últimas 24 horas do dia do exame.[51]

Deve-se promover uma termalização, por meio do teste provocativo de estabilização térmica, entre a temperatura cutânea do indivíduo e a temperatura da sala de exame a 23 °C. Para isso, a pessoa que está sendo examinada deve permanecer na sala de exame, no mínimo, por 15 minutos antes de realizar a primeira imagem. Durante a espera, orienta-se para não tocar no seu próprio corpo, palpar, pressionar, esfregar ou coçar nenhuma região cutânea até o término do exame. Se for necessário realizar manobras e palpação clínica, essas só devem ser realizadas ao final, após a aquisição de todas as imagens termográficas. Qualquer forma de toque na superfície cutânea altera o fluxo sanguíneo regional, aumentando ou reduzindo a temperatura regional. Embora esses artefatos sejam facilmente identificados termograficamente e permaneçam por um curto período, o toque na região de estudo deve ser totalmente evitado (técnica *no touch*).

Os óculos devem ser retirados no período de aquisição das imagens. O uso de telefone celular deve ser evitado na região facial nos últimos 30 minutos que antecedem ao exame, assim como mastigar gomas de mascar na última hora que antecede o exame. Isso deve ser observado já na sala de recepção.

A câmera deve ser fixada num tripé e seu posicionamento correto deve estar sempre a 90° em relação à região de interesse (ROI, *region of interest*). As imagens craniocervicais são obtidas a uma distância média de 70 a 100 cm, conforme o enquadramento craniocervical avaliado, com o paciente em posição sentada, despido acima da região clavicular, sem colares, brincos e outros adornos. O paciente deve utilizar uma touca descartável e prender os cabelos com elásticos e presilhas, quando necessário, para que os fios não encubram as áreas de interesse (p. ex. cervical, frontal e orelhas). Durante o exame, o indivíduo deve deixar os músculos da mastigação relaxados, dentes levemente separados e lábios secos até a conclusão do exame.[12,13]

O protocolo craniocervical sugere a captação das imagens frontal, frontal com a cabeça estendida, laterais (direita e esquerda) e cervical dorsal, assim como *close-up* da região de terço superior facial para cálculo do BTT (*brain tunnel temperature*), isso é, temperatura máxima do canto medial dos olhos, diretamente relacionada à temperatura central cerebral.

Existem diversos critérios térmicos que podem ser avaliados em conjunto com as informações clínicas. Entre alguns dos principais, estão dois: uma diferença de temperatura média acima de 0,3 °C entre áreas opostas correspondentes (ROI) para se considerar uma assimetria térmica, que pode ser subclassificada em leve (0,3 °C a 0,6 °C), moderada (0,6 °C a 1 °C) e alta (acima de 1 °C); temperatura máxima do BTT acima de 36,7 °C ou abaixo de 35,8 °C, para analisar o grau de atividade metabólica.[12,13,15]

A análise qualitativa é outro critério muito mais importante do que a medida quantitativa, que não é tanto diagnóstica, mas sim uma medida de intensidade da disfunção. A morfologia das anormalidades térmicas e suas assinaturas térmicas, isto é, a forma como se distribui a temperatura numa determinada região do corpo, traz as principais características térmicas de doença e disfunções. Esse mapeamento térmico é muito mais complexo de se avaliar e exige muito treinamento e experiência do avaliador. Por exemplo, os *hot spots* presentes nas disfunções miofasciais característicos dos pontos-gatilho apresentam-se como áreas hiper-radiantes ovais, bem delimitadas e de padrão avascular, enquanto as alterações inflamatórias são irregulares e de padrão vascular venoso. Tanto na avaliação qualitativa quanto na quantitativa do termograma, a qualidade da imagem é primordial para a acurácia de um diagnóstico preciso e reprodutível.

Após a análise das imagens, o próximo passo mais importante é a interpretação dos termogramas. Para isso, faz-se necessário juntar todas as informações clínicas adquiridas para a finalização e descrição do relatório. A termografia craniocervical é um exame complementar auxiliar de diagnóstico muito eficaz durante a avaliação clínica da dor orofacial, especialmente na documentação por imagem das disfunções, ou seja, quando existe pouca ou nenhuma alteração anatômica que justifique os sintomas.

CASOS CLÍNICOS

Caso 1: DTM

Paciente feminina, 28 anos, com queixa de dor em região parotídea-massetérica e pré-auricular bilateral crônica de grau 5 na Escala Analógica Visual (EVA); crises episódicas (mensais) elevam a intensidade da dor para EVA = 9, acompanhada de cefaleia, com estresse e ansiedade identificados como fatores desencadeantes e agravantes.

Ressonância magnética das ATM evidenciou deslocamentos incompletos anterolaterais dos discos articulares na posição de fechamento da boca, mais evidente à direita; derrame articular bilateral nos espaços articulares superiores (acentuado à direita). Remodelações parciais nos contornos das cabeças mandibulares.

Na imagem térmica observou-se assimetria facial com padrão de hiper-radiação mais acentuada do lado direito. Na superfície cutânea da região das articulações temporomandibulares e músculos masseteres também apresentaram aumento da temperatura local (Figura 37.2).

FIGURA 37.2

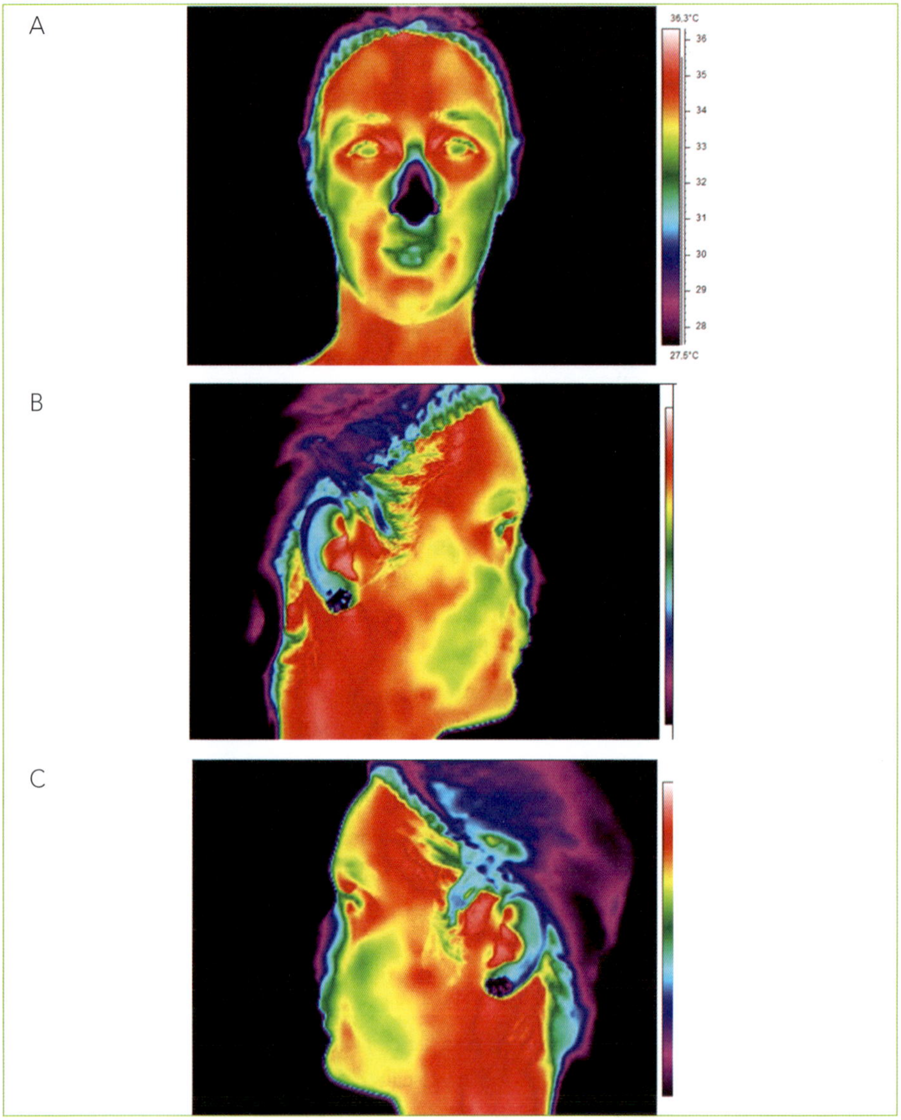

(**A**) Frontal: imagem térmica de paciente com disfunção temporomandibular (DTM). Observar o padrão assimétrico de face, com hiper-radiação acentuada à direita. (**B**) lateral direita e (**C**) lateral esquerda: imagens térmicas da mesma paciente em vistas laterais. Observar o padrão de hiper-radiação na área da articulação temporomandibular (ATM) bilateralmente, bem como *Hot Spot* (HS) em músculo masseter, também bilateralmente.
Fonte: imagem autorizada de caso dos autores.

Caso 2: Enxaqueca

Paciente feminina, 45 anos. Queixa de cefaleia intensa latejante (crises diárias); dor lombar e cervical, depressão. Intensidade da dor = 2 pela EVA. Na imagem térmica observou-se assimetria frontal supraorbital, dT 0,4 ºC, com presença de cold patch frontal esquerdo (Figura 37.3).

FIGURA 37.3

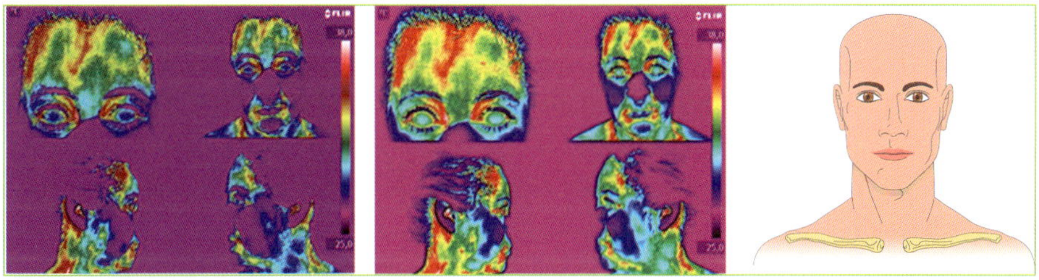

Assimetria frontal supraorbital, dT 0,4 °C, padrão vascular/inflamação neurogênica (enxaqueca). Termografia craniocervical registrou *cold patch* frontal esquerdo.

Caso 3: Dor mista complexa

Paciente feminina, 49 anos. Queixa de cefaleias intensas em regiões parietais, subocciptais e retroauriculares com eventual sensação de compressão e zumbido. Dor cervical posterior. Bruxismo. Sono reparador (medicamentoso), mas acorda cansada. Em uso de Escitalopram e Clonazepam. A termografia craniocervical registrou *cold patch* frontal esquerdo e HS em projeção de masseteres e ATM (Figura 37.4).

FIGURA 37.4

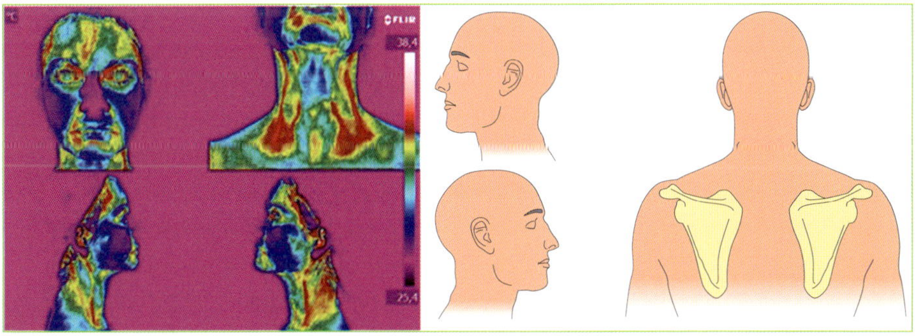

Assimetria frontal supraorbital, dT 1,0 °C, padrão vascular/inflamação neurogênica (enxaqueca). Disfunção miofascial bilateral de masseter e disfunção temporomandibular.

CONSIDERAÇÕES FINAIS

Os métodos complementares contribuem de maneira bastante significativa no diagnóstico da DTM, especialmente na sua documentação por imagem. Em resumo, a solicitação de termografia craniocervical deve ser aventada nos casos de dor craniocervical, como DTM e outras neuropatias, principalmente quando:

1. A hipótese diagnóstica inicial é de condição não específica (muscular/disautonomia/neuropatia), isso é, não tem um substrato objetivo demonstrável por exames anatômicos;
2. Quando a meta é documentar objetivamente pontos-gatilho miofasciais dolorosos para diagnóstico, mapeamento para agulhamento/TENS e acompanhamento do tratamento;
3. O paciente apresenta sinais e sintomas de condição não específica, isso é, funcional;
4. O objetivo é descartar condição não específica (simulação);
5. Os achados descritos nos exames tradicionais não são compatíveis com os achados da história clínica e do exame físico;
6. As alterações encontradas não explicam todo o quadro clínico do paciente;
7. No caso de outros exames complementares não terem detectado alterações que explicam os sintomas;
8. Quando não foram identificadas anormalidades ao exame clínico na presença de queixas;
9. Atender perícias com demonstração objetiva em lides forenses.

É importante que o exame de termografia craniocervical seja realizado por profissional devidamente certificado em Termologia Clínica e realizado em serviço qualificado, e que os equipamentos a serem utilizados para a realização desse exame estejam dentro das especificações preconizadas.

É fundamental lembrar que os exames complementares, quando corretamente indicados e bem feitos, podem auxiliar no diagnóstico clínico da dor craniocervical. Em todos esses casos, é importante lembrar que a clínica continua sendo soberana e que os métodos de imagem servem para sua documentação objetiva. Não se substitui a análise clínica cuidadosa do profissional assistente por nenhum exame. Do contrário, eles podem atrapalhar a investigação e a conduta. Torna-se imperativo, ético e legal, a utilização de métodos de imagens, como a termografia craniocervical, pois servem como documentação objetiva e comprovação clínica para que não se incorra em questões judiciais e periciais. É fundamental conhecer e empregar todos os recursos cientificamente disponíveis para o diagnóstico, tratamento e prognóstico das enfermidades dolorosas craniofaciais, evitando-se navegar ao longo da imperícia, distanciando-se da negligência e colocando em seu labor prudência constante.

REFERÊNCIAS BIBLIOGRÁFICAS

1. Johansson A, Wenneberg B, Wagersten C, et al. Acupuncture in treatment of facial muscular pain. Acta Odontol Scand. 1991;49(3):153-8.
2. Sessle BJ. Acute and chronic craniofacial pain: brainstem mechanisms of nociceptive transmission and neuroplasticity, and their clinical correlates. Crit Rev Oral Biol Med. 2000;11(1):57-91.
3. Camparis CM, Siqueira JT. Sleep bruxism: clinical aspects and characteristics in patients with and without chronic orofacial pain. Oral Surg Oral Med Oral Pathol Oral Radiol Endod. 2006;101(2):188-93.
4. Siqueira JT, Teixeira MJ. Dor orofacial: diagnóstico, terapêutica e qualidade de vida. Curitiba: Editora Maio; 2001.
5. Ramfjord S, Ash,MM. Oclusão. 3 ed. Rio de Janeiro: Interamericana; 1984.
6. Santos JR. Oclusão: tratamento e sintomatologia craniomadibular. São Paulo: Pancast; 1987.
7. Pogrel MA, Erbez G, Taylor RC, et al. Liquid crystal thermography as a diagnostic aid and objective monitor for TMJ dysfunction and myogenic facial pain. J Craniomandib Disord. 1989;3(2):65-70.
8. Pogrel MA, McNeill C, Kim JM. The assessment of trapezius muscle symptoms of patients with temporomandibular disorders by the use of liquid crystal thermography. Oral Surg Oral Med Oral Pathol Oral Radiol Endod. 1996; 82(2):145-51.
9. Canavan D, Gratt BM. Electronic thermography for the assessment of mild and moderate temporomandibular joint dysfunction. Oral Surg Oral Med Oral Pathol Oral Radiol Endod. 1995;79(6):778-86.
10. Weinstein SA, Gelb M, Weinstein G, et al. Thermophysiologic anthropometry of the face in Homo sapiens. Cranio. 1990;8(3):252-7.
11. Weinstein SA, Weinstein G, Weinstein EL, et al. thermography, basis, protocol, and clinical value. Cranio. 1991;9(3):201-11.
12. Kalili TK, Gratt BM. Electronic thermography for the assessment of acute temporomandibular joint pain. Compend Contin Educ Dent. 1996;17(10):979-83.
13. McBeth SB, Gratt BM. Thermographic assessment of temporomandibular disorders symptomology during orthodontic treatment. Am J Orthod Dentofacial Orthop. 1996;109(5):481-8.
14. Fischer AA. Documentation of myofascial trigger points. Arch Phys Med Rehabil. 1988;69(2):286-91.
15. Haddad DS, Brioschi ML, Arita ES. Thermographic and clinical correlation of myofascial trigger points in the masticatory muscles.Dentomaxillofac Radiol. 2012;41(8):621-9.
16. Haddad DS, Brioschi ML, Vardasca R, et al. Thermographic characterization of masticatory muscle regions in volunteers with and without myogenous temporomandibular disorder: preliminary results. Dentomaxillofac Radiol. 2014:20130440.
17. Brioschi ML, Abramavicus S, Correa CF. Valor da imagem infravermelha na avaliação da dor. Rev Dor. 2005;6(1):514-24.
18. Colton AM, Fallat LM. Complex regional pain syndrome. J Foot Ankle Surg. 1996;35(4):284-96.
19. Zyluk A. A new clinical severity scoring system for reflex sympathetic dystrophy of the upper limb. J Hand Surg. 2003;28(3):238-41.
20. Cooke ED, Glick EN, Bowcock SA, et al. Reflex sympathetic dystrophy (algoneurodystrophy): temperature studies in the upper limb. Br J Rheumatol. 1989;28(5):399-403.
21. Cooke ED, Steinberg MD, Pearson RM, et al. Reflex sympathetic dystrophy and repetitive strain injury: temperature and microcirculatory changes following mild cold stress. J R Soc Med. 1993;86(2):690-3.

22. Bruehl S, Lubenow TR, Nath H, et al. Validation of thermography in the diagnosis of reflex sympathetic dystrophy.Clin J Pain. 1996;12(4):316-25.

23. Huygen FJ, Niehof S, Klein J, et al. Computer-assisted skin videothermography is a highly sensitive quality tool in the diagnosis and monitoring of complex regional pain syndrome type I. Eur J Appl Physiol. 2004;91(5-6):516-24.

24. Akerman S. Morphologic, radiologic and thermometric assessment of degenerative and inflammatory temporomandibular joint disease: an autopsy and clinical study. Swed Dent J. 1987;52(1):1-110.

25. Akerman S, Kopp S. Intra-articular and skin surface temperature of the temporomandibular joint in patients with rheumatoid arthritis. Acta Odontol Scand. 1988;46(1):41-8

26. Gratt BM, Sickles EA, Wexler CE, et al. Thermographic characterization of internal derangement of the temporomandibular joint. J Orofac Pain. 1994;8(3):197-206.

27. Gratt BM, Sickles EA, Ross JB et al. Thermographic assessment of craniomandibular disorders: diagnostic interpretation versus temperature measurement analysis. J Orofac Pain. 1994;8(3):278-88.

28. Gratt BM, Sickles EA, Wexler CE. Thermographic characterization of osteoarthrosis of the temporomandibular joint. J Orofac Pain. 1993;7(4):345-53.

29. Gratt BM, Sickles EA, Ross JB. Electronic thermography in the assessment of internal derangement of the temporomandibular joint. Oral Surg Oral Med Oral Pathol. 1991;71(3):364-70.

30. Wang C, Long X, Zhu X. A study on the clinical curative effect by acupuncture for myofascial pain dysfunction syndrome.1998; Zhonghua Kou Qiang Yi Xue Za Zhi. 33(5):273-5.

31. de Melo DP, Bento PM, Peixoto LR, et al. Is infrared thermography effective in the diagnosis of temporomandibular disorders? A systematic review. Oral Surg Oral Med Oral Pathol Oral Radiol. 2019; 127:185-192.

32. Ammer K. Does thermal imaging provide extra information in patients suffering from headache? Thermol Int. 2006; 16:45-48.

33. Govindan S. Imaging the Effect of Betablocker in Migraine. Thermol Int. 2006a; 16:49-52.

34. Govindan S. Imaging the effect of Sumatriptan in Migraine treatment. Thermol Int. 2006b; 16:61-64.

35. Lance JW, Anthony M, Somerville B. Thermographic, hormonal and clinical studies in migraine. Headache. 1970;10(3):93-104.

36. Holzer P. Neurogenic vasodilatation and plasma leakage in the skin. Gen Pharmacol. 1998; 30:5-11.

37. Wood EH. Thermography in the diagnosis of cerebrovascular disease: preliminary report. Radiology. 1964;83(3):540-6.

38. Lance JW, Anthony M. Thermographic studies in vascular headache. Med J Aust. 1971;1(2):240-3.

39. Drummond PD, Lance JW. Extracranial vascular changes and the source of pain in migraine headache. Ann Neurol. 1983;3(1):32-7.

40. Perrone P, Porazzi D, Carnaghi PL, et al. Thermographic patterns in migraine. Acta Thermogr. 1980;5(3):129-32.

41. Swerdlow B and Dieter JN. The validity of the vascular 'cold patch' in the diagnosis of chronic headache. Headache. 1986; 26:22–26.

42. Dalla Volta G, Anzola GP and DiMonda V. The disappearance of the 'cold patch' in recovered migraine patients: Thermographic findings. Headache. 1991; 31:305–309.

43. Ford RG, Ford KT. Thermography in the diagnosis of headache. Semin Neurol. 1997;17:343-9.

44. Antonaci F, Rossi E, Voiticovschi-Iosob C, et al. Frontal infrared thermography in healthy individuals and chronic migraine patients: Reliability of the method. Cephalalgia. 2019;39:489-496.

45. Wood E H, Friedman AP. Thermography in Cluster headache. Res Clin Stud Headache. 1976;4(2):107-11.

46. Kudrow, LA.Thermographic and Doppler flow asymmetry in cluster headache. Headache. 1979;19(4):204-8.

47. Kudrow L.A Distinctive facial thermographic pattern in Cluster headache the "Chai" sign. Headache. 1985;25(3):33-6.

48. Drummond PD, Lance JW. Thermographic changes in Cluster headache. Neurology. 1984a; 34(2):1292-8.

49. Drummond PD, Lance JW. Facial temperature in migraine, tension- vascular and tension headache. Cephalalgia. 1984b;4(2):149-58.

50. Lima RP, Brioschi, ML,Teixeira MJ. Thermoguided trigeminal neuralgia surgery. 2nd ed. Brazilian Clinical Thermology and Thermography Congress, 2013.

51. AMERICAN ACADEMY OF THERMOLOGY, AAT. Guidelines For Dental-Oral And Systemic Health Infrared Thermography. Pan Am J Med Thermol. 2015;2(1):44-53.

CAPÍTULO 38

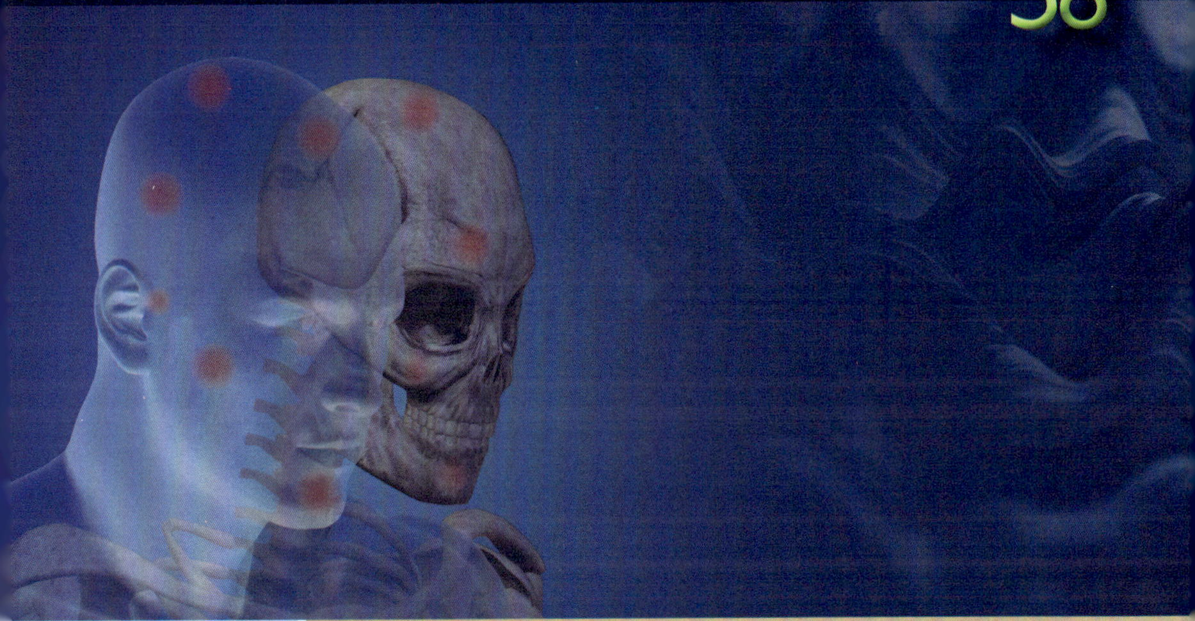

Rhianna Barreto Azeredo

Outras Algias Craniofaciais

INTRODUÇÃO

O entendimento dos mecanismos fisiopatológicos da dor, especialmente das vias neurais envolvidas na dor orofacial, é de extrema importância no diagnóstico e no tratamento. Muitos profissionais da área de saúde têm demonstrado pouco ou nenhum conhecimento sobre as características clínicas e etiológicas das algias craniofaciais, em especial as de origem neuropática, mostrando-se incapazes de realizar o correto diagnóstico, atuando exclusivamente, algumas vezes, no alívio dos sintomas, sem o controle ou a eliminação dos fatores etiológicos envolvidos, contribuindo, dessa forma, para seu agravamento.

Dores persistentes representam um grupo de condições caracterizadas por dor nas estruturas orofaciais que não são de origem pulpar e periodontal, incluindo diversas condições como mialgia mastigatória, neuralgia trigeminal e dor persistente idiopática. Diversos nomes foram empregados para a mesma condição ao longo dos anos, levando a uma falta de consenso na classificação, entre eles, dor facial atípica, odontalgia atípica, dor fantasma e neuropatia pós-cirúrgica. Além dessas condições, há a síndrome da ardência bucal, a ser considerada no capítulo sobre as algias craniofaciais.

Atualmente, procedimentos cirúrgicos e protéticos permitem grandes reabilitações nas regiões oral e facial, praticamente não existindo barreiras técnicas na reabilitação orofacial dos pacientes. Ao mesmo tempo em que trazem diversos benefícios e melhoram a qualidade de vida das pessoas, também levam a um aumento do número de complicações pós-operatórias, incluindo a dor, que pode ser transitória ou permanente. O controle da dor pós-operatória é necessário e deve ser cada vez mais valorizado nos dias atuais, não só para o conforto do paciente, mas também para evitar sua cronificação e/ou agravamento.

A escolha do tratamento das algias craniofaciais, seja ela qual for, deve levar em conta a natureza crônica do processo da doença, assim como os fatores fisiológicos e psicossociais envolvidos. O tratamento objetiva não apenas reduzir a dor, mas também capacitar o paciente a enfrentá-la, sendo importante, portanto, uma abordagem multidisciplinar dela. Independentemente do tratamento adotado e da técnica utilizada, o diagnóstico correto é essencial, pois a ausência desse motiva iatrogenias, causa descrédito nos métodos terapêuticos úteis no controle da dor. Portanto, os procedimentos terapêuticos devem ser escolhidos com base em um diagnóstico correto e por sua indicação e eficácia, e não como meras tentativas de tratamento ou pelo desconhecimento do profissional de outras técnicas.

DOR OROFACIAL

A dor é definida pela International Association fot the Study of Pain (IASP) como uma "experiência sensitiva e emocional desagradável que resulta em dano real ou potencial dos tecidos, ou é descrita em tais termos".[1] De acordo com a Academia Americana de Dor Orofacial (AAOP), o campo de atuação nessa área inclui as condições álgicas dos diferentes tecidos da cabeça e do pescoço, incluindo todas as estruturas que formam a cavidade oral.[2]

A dor na região orofacial, assim como em outras partes do corpo, é geralmente o resultado de danos nos tecidos e a ativação dos nociceptores que transmitem o estímulo nocivo ao cérebro. Em razão de sua rica inervação e vascularização, a região orofacial caracteriza-se uma entidade complexa, com diversos tipos de dor de difícil diagnóstico, sendo a musculoesquelética e a neuropática as mais comuns entre elas depois de excluídos problemas dentários.[2,3]

Estudos clínicos e experimentais têm demonstrado que estímulos nocivos provocam alterações no sistema nervoso central (SNC). A estimulação persistente de nociceptores provoca dor espontânea, redução do limiar de sensibilidade e hiperalgesia, esta classificada como primária ou secundária. A primária é conceituada como o aumento da resposta ao estímulo doloroso no local da lesão, enquanto a secundária é aquela que se estende para áreas adjacentes. A presença de todos esses elementos sugere que a sensibilização periférica não é o único fenômeno responsável por todas essas mudanças e que deve haver envolvimento do SNC nesse processo.[4,5]

As dores orofaciais podem ser agudas ou crônicas, sendo as primeiras associadas a condições clínicas de início recente e que cessam com o tratamento da causa. As dores crônicas nem sempre desaparecem com a eliminação da causa e o tempo de evolução, que, segundo a IASP, é de mais de três meses. Estudos mostram que indivíduos com dor orofacial crônica podem apresentar alterações sensitivas e emocionais e parecem ter mais suscetibilidade a dor musculoesquelética.[6,7]

Fisiopatologia da dor orofacial

No segmento cefálico, a sensibilidade da região é conduzida por alguns nervos cervicais e pelos nervos facial, glossofaríngeo, vago e trigêmeo. Essa convergência neuronal se dirige para o trato espinal do nervo trigêmeo, sendo em parte responsável pela complexidade das dores craniofaciais.[8]

Os mecanismos periféricos e centrais das dores orofaciais são explicados, resumidamente, a seguir.

Componentes periféricos

Os componentes periféricos da dor orofacial incluem terminações nervosas livres (A delta e C), mediadores da inflamação como histamina (H), bradicinina (BK), serotonina (5HT), prostraglandina E (PGE) e neurotransmissores como 5HT, substância P (SP) e peptídio relacionado ao gene da calcitonina (CGRP). No local da lesão, as terminações nervosas ficam sensibilizadas e têm seu limiar de percepção da dor reduzido pelos estímulos nociceptivos, o que é denominado sensibilização periférica, a qual é um importante fenômeno na geração e na manutenção da dor, e pode ainda ser responsável por gerar inflamação neurogênica, que amplia a área da dor para áreas adjacentes.[8-10]

Componentes centrais

As informações do crânio e da face são recebidas pelo tronco encefálico, mais especificamente no sistema trigeminal, e dirigem-se ao tálamo e ao córtex, que participam na modulação da informação dolorosa. Essas estruturas cefálicas estão conectadas ao sistema neurovegetativo (simpático e parassimpático), o que explica muitas manifestações sistêmicas, como taquicardia, náusea e aumento da pressão sanguínea periférica. No subnúcleo caudal do trato espinal do trigêmeo ocorre a modulação da dor orofacial e a conexão com neurônios de segunda ordem. Nessa região, há predominância de mediadores químicos envolvidos na transmissão dolorosa como glutamato e SP, receptores como N-metil-D-aspartato (NMDA) e moduladores inibitórios da dor, como serotonina e ácido gama-aminobutírico (GABA).[8,11]

Modulação da transmissão nociceptiva

A atividade no sistema nuclear trigeminal é modulada por projeções descendentes inibitórias do SNC e pela presença de interneurônios. A inibição da dor tem como principal componente envolvido a região cinzenta periaquidutal, que contém corpos celulares de neurônios que se projetam para regiões rostrais da medula após receberem estímulos dos centros superiores.[8]

Neuroplasticidade

São mudanças morfológicas, bioquímicas e funcionais dos neurônios em decorrência de modificações dos mecanismos de transmissão das informações sensitivas ou da degeneração de seus aferentes. Essas alterações contribuem para expansão dos campos receptores dos neurônios nociceptivos, elevando sua resposta ao estímulo irritante e reduzindo o limiar de tolerância a estímulos na área afetada. Esse aumento da excitabilidade neuronal pode ser acompanhado por comportamento de dor, e é considerado uma consequência de uma plasticidade neuronal funcional central, ou "sensibilização central", que é considerada uma contribuinte da dor crônica, da dor espontânea, alodínea e hiperalgesia decorrente de lesão ou inflamação.[8,12,13]

Efeitos excitatórios centrais

A sequência de eventos anteriormente descritos gera ampla resposta do organismo a estímulos dolorosos. Na dor aguda ou crônica, esses eventos ativam o sistema motor e neurovegetativo, responsável por parte dessas manifestações. Além disso, alterações emocionais que se seguem ao estímulo nocivo fazem parte da resposta dolorosa e não devem ser subestimadas, sendo seu reconhecimento pelo profissional importante na prática clínica e no controle da dor.[6,8]

DOR FACIAL IDIOPÁTICA PERSISTENTE/ ODONTALGIA ATÍPICA/DOR FACIAL ATÍPICA

A dor é uma parte considerável da rotina dos cirurgiões dentistas, independentemente de sua área de atuação, e, mesmo assim, até os dias atuais, ainda é, muitas vezes, minimizada e subtratada, por falta de compreensão do profissional em relação à fisiopatologia e aos aspectos relacionados à experiência de dor. A dor é considerada o quinto sinal vital, sendo uma experiência multidimensional, que envolve aspectos sensitivos, emocionais e cognitivos, devendo ser amplamente valorizada e receber maior atenção, principalmente nos casos em que se torna persistente. Sua forma crônica oriunda de procedimentos cirúrgicos odontológicos ainda é a maior fonte de morbidade, ocorrendo em 5% a 13% dos pacientes. Estudos atuais mostram que o controle adequado da dor pré e pós-operatória podem contribuir para diminuir a incidência de dor crônica, principalmente nas populações de risco.[1,13,14]

As algias craniofaciais (AC) ainda são consideradas assunto de discussão e de difícil classificação, não havendo clareza e consenso entre as entidades em relação aos critérios diagnósticos, ou seja, não existe um sistema de taxonomia único.[15] Atualmente, o diagnóstico baseia-se nos sinais e sintomas clínicos, uma vez que há grande falta de pesquisa que avalia a validade dos diagnósticos e sistemas de classificação.

Entretanto, isso não implica ausência de conhecimento sobre as AC, uma vez que existe um consenso entre os profissionais de que existe uma dor crônica contínua na região orofacial que não pode ser explicada por outras doenças.[16]

Em 1778, John Hunter fez uma descrição: "há uma doença da mandíbula que parece na realidade não ter conexão com os dentes, mas os dentes são geralmente suspeitos de serem a causa dela. Os operadores têm sido frequentemente enganados por ela e até mesmo, algumas vezes, foram extraídos dentes por causa de um erro infeliz". A condição recebeu nome e descrição pela primeira vez por Harris em 1974, que chamou de periodontalgia idiopática uma dor com sintomas semelhantes a uma dor de dente, mas que não apresentava causa aos exames clínicos e radiográficos. Marbach (1978) a chamou de "dor de dente fantasma" e a definiu como uma condição que não é incomum na clínica diária, principalmente entre endodontistas.[17,18] Desde então, diversos autores definiram essa entidade clínica como "dor fantasma", "odontalgia atípica", "dor persistente pós-traumática" e "dor facial atípica". Em 2012, dois novos termos surgiram na literatura como dor dentoalveolar persistente e neuralgia pós-traumática dolorosa.[19-21]

Atualmente, a denominação dor facial idiopática persistente é apresentada pela Associação Internacional para o Estudo da Dor (IASP IV-5) para odontalgia atípica (AO)[1] e a Classificação Internacional de Cefaleia (IHS-2004) para dor facial atípica (DFA).[22] Pode ser considerada diagnóstico de exclusão de pacientes com queixa de dor facial que ainda não tiveram diagnóstico bem estabelecido nem boa resposta aos tratamentos.[21] Entre os descritores, foi considerada uma dor facial vaga e difusa em pressão, latejamento, queimação, repuxo ou aperto, circunscrito ou difuso, começando em um quadrante e, muitas vezes, se espalhando, de qualidade variável e duração irregular, sem as características de neuralgia do trigêmeo ou da neuralgia do glossofaríngeo.[13,23]

O Quadro 38.1 apresenta a Classificação Internacional de Cefaleias.

Quadro 38.1 Classificação Internacional de Cefaleias.

Item 13 – Neuralgias cranianas e dores faciais de origem central
13.1 – Neuralgia trigeminal
13.2 – Neuralgia do glossofaríngeo
13.15 – Neuragia pós-herpética
13.18 – Dor facial de causas centrais
13.18.4 – Dor facial idiopática persistente (dor facial atípica/odontalgia atípica)
13.18.5 – Síndrome da Ardência Bucal (SAB)

Fonte: Classification and diagnostic criteria for headache disorders, cranial neuralgias and facial pain.

Sistemas de classificação são importantes, pois direcionam o diagnóstico, ajudam na seleção dos tratamentos e são indicadores de prognóstico. Na ausência de um único sistema de classificação aceito, numerosos rótulos têm sido empregados para descrever uma mesma condição ou pelo menos condições que apresentam a mesma semelhança, um fator comum: nenhum tem etiologia definida, nem evidências concretas de lesão ou trauma como causa além de ter uma resposta ao tratamento imprevisível.[24,25] Sendo assim, para fins didáticos, será utilizado o termo da Classificação Internacional de Cefaleias – dor facial idiopática persistente (DFIP) neste capítulo para as condições já citadas.

Epidemiologia

Até o momento, não há estudos que permitam estimar a prevalência e a incidência da DFIP na população geral.[24] O aparecimento da dor é frequente, mas nem sempre está relacionado a um procedimento que afeta o sistema trigeminal. Estudos mostram a prevalência dessa condição após tratamento endodôntico, cirurgia de terceiros molares inferiores, implantes osseointegrados, apicectomia, cirurgia ortognática e periodontal, anestesia local e até mesmo colocação de próteses.[26-29] Fatores de risco como dor pré-operatória, dor crônica prévia, sexo feminino, histórico de tratamentos dolorosos na região orofacial e genética são relatados, embora a dor também possa começar de forma idiopática ou após outros procedimentos cirúrgicos, além de ter influência biopsicossocial. Relatos de início espontâneo da dor variam de 17% a 64%.[21,30] O sexo feminino é o mais afetado.[31]

Dois procedimentos parecem apresentar maior prevalência (3% a 6%): as extrações dentárias e os tratamentos endodônticos. Atualmente, com a maior demanda de implantes osseointegrados, lesões de nervo, queixas de anormalidade sensitiva e dores persistentes tornaram-se mais comuns, mesmo não havendo perda do implante e ele estando osseointegrado, o que leva, muitas vezes, à tentativa de remoção desse, o que nem sempre elimina a dor e pode ainda agravar o quadro álgico.[31] O paciente exibe a maioria dos sinais e sintomas da patologia pulpar, levando a terapias como tratamento endodôntico ou exodontias, o que pode aliviar a dor transitoriamente, retornando com maior intensidade dentro de alguns dias ou semanas, muitas vezes, acometendo um quadrante inteiro.

Qualitativamente, a dor apresenta-se persistente, variando de leve a moderada, com períodos de crise, raramente afetando o sono. Os descritores variam muito, o que pode dificultar o diagnóstico diferencial. Frequentemente, morbidades como dor muscular mastigatória, cefaleia tipo tensional, depressão e somatização estão presentes, além de influenciar significativamente na qualidade de vida dos indivíduos acometidos.[32,33]

Em relação aos custos em DFIP, existem poucos dados disponíveis. O conhecimento dos custos fornece uma linha de base para melhorar os cuidados em saúde, a eficácia e eficiência do serviço utilizado. Também para diminuir as chances de maiores alterações biopsicossociais, principalmente nos pacientes com níveis mais elevados de incapacidade relacionada à dor.[34] Um estudo de Duhram e Nixdorf mostrou que geralmente esses pacientes acabam procurando mais de uma especialidade de saúde e realizam múltiplos tratamentos falhos em razão de um diagnóstico incorreto.[27]

Fisiopatologia

A fisiopatologia da DFIP ainda não é bem elucidada, embora existam diversas teorias.[28,29] Uma delas sugere que certas lesões nervosas periféricas resultam em mudanças no SNC que geram dor contínua, chamadas de desaferentação, e que a dor da DFIP ocorre dessa forma. Hipóteses de que é um distúrbio neurovascular, dores simpaticamente mantidas e distúrbio psicológico já foram relatadas, mas abandonadas.[30] Há autores que acreditam em três mecanismos que podem coexistir entre si na DFIP, são eles: "nociceptor irritável", que se encontra anatomicamente intacto e fisiologicamente anormal, resultando em sensibilização central e alodínea; degeneração extensa de fibras-C, causando alodínea na região; dor constante com perda sensorial sem alodínea, ou seja, anestesia dolorosa. Outra teoria denominada "neuromatrix" defende que uma lesão ou amputação produziria atividade neural anormal em tecidos próximos aos locais, causando desaferentação e esse processo desencadeia disparos prolongados de dor.[25]

Atualmente, essa entidade é considerada uma dor neuropática, definida pela IASP como "dor causada por lesão ou doença do sistema nervoso somatossensorial" que se divide em três categorias: dor neuropática central, dor neuropática periférica e neuropatia. Embora a DFIP esteja nessa classificação, os mecanismos de manutenção da dor ainda não estão totalmente elucidados. Sabe-se que a lesão das vias sensitivas periféricas e centrais pode resultar em dor espontânea nas áreas desaferentadas, e pacientes com DFIP não apresentam diferenças sensitivas marcantes quando comparados a grupos-controle em testes quantitativos de sensibilidade (TQS), apresentam respostas diferentes a testes anestésicos e aos testes com capsaicina, tornando-se um grupo heterogêneo e sugerindo a coexistência de mecanismos centrais e periféricos de diferentes maneiras e pelo envolvimento de diferentes fibras nervosas.[21,31,33]

Uma pesquisa recente mostra que pacientes com DFIP apresentam pelo menos uma diferença no TQS entre o lado doloroso e o não doloroso, sugerindo alguma forma de anormalidade periférica no lado acometido.[32] Zagury *et al.* observaram que, após estímulo frio na gengiva desses pacientes, a dor persistiu por uma média de 65 segundos *versus* 15 segundos nos controles, mostrando alodínia prolongada nos casos de DFIP, evidenciando sensibilização central.[35] Moana-Filho *et al.* constataram que esses pacientes têm processamento amplificado da dor e padrões de ativação cerebral semelhantes aos pacientes com fibromialgia.[36]

Existe uma extensa literatura sobre fatores psiquiátricos e dor neuropática, no entanto, há poucas evidências sobre morbidades psiquiátricas em pacientes com DFIP. Muitos atribuem a etiologia da DFIP a fatores psicológicos, como transtorno de dor somatoforme. Outros, associam a DFIP a transtornos como depressão e ansiedade. Morbidades psiquiátricas tornam o diagnóstico confuso e influenciam nos resultados dos exames e do tratamento.[37] Estudos mostram que 46,2% dos pacientes com DFIP apresentam algum tipo de transtorno psiquiátrico associado, como esquizofrenia, transtorno bipolar, transtorno depressivo e de ansiedade.[38]

Diagnóstico

A DFIP é considerada diagnóstico de exclusão,[21,23,28] o que o torna mais complexo e exige que o profissional seja capacitado e tenha amplo conhecimento de outras dores que afetam o segmento orofacial, de origem odontogênica ou não. Exames clínicos podem ser confusos, pois a resposta nem sempre é igual nos indivíduos, e exames complementares geralmente não apresentam alterações significativas. Aspectos discriminativos, afetivos, hiperalgesia secundária e alodínea também são fatores importantes, que influenciam no diagnóstico diferencial, tornando-o, muitas vezes, um desafio. Sinais e sintomas frequentemente são relatados como parestesia, disestesia, queimação, dor contínua, alodínea térmica e mecânica.[31,34,37]

Diferenças sutis entre periodontite e DFIP foram relatadas, entre elas, a persistência no tempo de dor, que na DFIP é relatada como contínua por 95% dos pacientes e na periodontite por 40% dos pacientes; e dor à percussão e/ou palpação, que acomete metade dos pacientes com DFIP. Em relação à anestesia local, alguns pacientes em DFIP apresentam melhora integral do quadro, outros, parcial e alguns não apresentam alteração.[39] Dor muscular mastigatória também pode ser encontrada em 50% dos pacientes com DFIP ou confundida, já que os músculos mastigatórios podem referir dor em diversas regiões da face, incluindo dentes e gengiva. Também pode se assemelhar a neuralgia do trigêmeo, nos períodos em que a dor está exacerbada, já que ambas apresentam dor na face, muitas vezes, na região dos dentes, mas as semelhanças são apenas essas, pois as características de neuralgia como paroxismo súbito e choque elétrico não estão presentes na DFIP.[13,40]

Neuralgia pós-herpética, odontalgia, sinusite e síndrome da ardência bucal (SAB) também podem ser confundidas com DFIP. Pacientes que sofrem de cefaleia podem estar predispostas a desenvolver DFIP.[31]

Dependendo do estágio de apresentação da DFIP a história do paciente pode incluir uma longa lista de procedimentos cirúrgicos mal sucedidos, antibioticoterapia prolongada e uso frequente de analgésicos. A remissão espontânea pode acorrer em alguns casos.[40] Não existe, portanto, um exame ao qual o clínico possa recorrer para o diagnóstico da DFIP, sendo a história e os exame físicos indispensáveis, que devem ser realizados de maneira criteriosa, a fim de minimizar intervenções e tratamentos equivocados.[41]

Tratamento e prognóstico

Infelizmente, o tratamento dessa condição é limitado e com poucas evidências científicas. A maioria dos estudos não mostra metodologia adequada. O protocolo mais aceito é o de tratamento de dor neuropática, que sugere uma abordagem multidisciplinar com terapêutica medicamentosa e bloqueios periféricos, visando sempre evitar procedimentos mais invasivos, que possam causar desaferentação e consequentemente aumentar a dor nesses pacientes.[21]

Uma das características da DFIP é sua persistência. Tratamentos convencionais como cirurgias e tratamento endodôntico não resultam em melhora ou eliminação da sintomatologia, ao contrário, podem agravar o quadro e causar espalhamento da dor.[41] Muitas vezes, essas terapias são indicadas por falta de conhecimento da doença ou diagnóstico errôneo. Como não há tratamentos curativos disponíveis, o ideal é conseguir fazer o controle da dor, o que, infelizmente, leva muitos pacientes a terem dificuldade em aceitar o diagnóstico de DFIP.[42]

Entre as terapêuticas medicamentosas, drogas de ação central como antidepressivos tricíclicos, inibidores de recaptação da serotonina e da noradrenalina e neurolépticos são os mais utilizados. A gabapentina apresenta algum sucesso para tratamento da DFIP, sendo um estabilizador de membrana que tem ação tanto no SNC quanto no SNP. Baclofeno tem sido utilizado em vários tipos de dor neuropática como um complemento a outras medicações. Benzodiazepínicos como o clonazepam têm pouca atividade analgésica na DFIP.[21,42-44]

Os analgésicos opioides são fonte de controvérsia para dor neuropática, mas têm seu papel no tratamento. Raramente, resultam em dependência quando bem indicados. São considerados eficazes no alívio da dor, porém suas doses devem ser individualizadas e o equilíbrio entre o alívio da dor e os efeitos colaterais que eles promovem é essencial.[25]

A administração de medicamentos transdérmicos e tópicos também é ampla e está relatada na literatura, pela facilidade de administração e por ser via de escolha para pacientes sistemicamente comprometidos, além de apresentar efeitos colaterais e interações medicamentosas insignificantes. Esses medicamentos são utilizados diretamente sobre o local doloroso, exercendo suas funções farmacológicas.[43] Um estudo realizado com mistura de lidocaína e prilocaína resultou em 60% de alívio 5 minutos após a aplicação, mas seu efeito não foi duradouro. Capsaicina 0,025% também já foi testada, com relatos de alívio da dor em 63% dos pacientes participantes. O uso de gabapentina e clonazepam também é relatado na literatura como eficaz.[44]

Bloqueios simpáticos locais e do gânglio estrelado também são relatados com variabilidade da melhora desde sem resultado até com 80% do alívio da dor.[33] Toxina botulínica do tipo A utilizada nos casos de DFIP refratária apresenta redução significativa da dor, com duração de 2 a 6 meses. Estudos com injeções de anestésico local em comparação com solução salina mostraram alterações na dor, porém com durabilidade limitada de 24 horas.[45,46] Injeções de anestésico local lidocaína comparado com placebo e de anestésico local combinado com corticosteroides também são relatadas como eficazes, mas seu sucesso está relacionado a fatores como quantidade utilizada dos corticosteroides, local da aplicação e precocidade no tratamento.[47]

Procedimentos periféricos ablativos como neurotomia podem levar a dor por desaferentação, não sendo recomendados. Crioterapia pode aliviar a dor temporariamente, em torno de 6 meses. Injeções com álcool e fenol são dolorosas e podem ter complicações graves, como ulcerações e necrose. Acupuntura, *biofeedback* e relaxamento também podem ser utilizados como terapia complementar conservadora, e estudos mostram sua eficácia em relação ao placebo. Laser terapêutico parece não ter ação eficaz no tratamento da DFIP.[16]

Tratamentos cirúrgicos mais invasivos têm indicações ocasionais. Entre eles, há a radiofrequência, a rizotomia trigeminal percutânea, a nucleotratotomia trigeminal ou a talamomesencefalotomia, que podem beneficiar alguns pacientes, porém apresentam maiores complicações, transitórias ou não, como ataxia sensitiva, soluços, hipoestesia de hemicorpo contralateral, anormalidades na motricidade ocular e hemiparesia, e estão mais associados à recorrência.[16]

Outras terapias menos comuns são a infusão de fármacos no SNC, a radiocirurgia *gamma-knife*[16] e a estimulação magnética transcraniana (EMT), que vem ganhando cada vez mais estudos, já que produz um efeito analgésico e é um procedimento não invasivo. O cirurgião deve ter conhecimento e pesar os riscos e benefícios do paciente realizar o procedimento, uma vez que podem exacerbar e agravar a dor.[13]

Fatores psicológicos, história de depressão e estresse, ansiedade, falta de concentração e sono irregular também podem estar associados à DFIP, uma vez que é uma dor incessante e incapacitadora. Então, uma avaliação psiquiátrica também pode ser indicada.[25]

SÍNDROME DA ARDÊNCIA BUCAL

A síndrome da ardência bucal (SAB) é uma entidade ainda pouco conhecida entre os profissionais de saúde, caracterizada por sintomatologia dolorosa de queimação em uma ou mais regiões da língua, mucosa oral e lábio. É idiopática, crônica, persistente e pode ser confundida com outras entidades dolorosas que também apresentam característica de queimação. Até o momento, não foi comprovado efeito causal entre a SAB e fatores psicogênicos e sua etiologia ainda é controversa, embora as evidências científicas apontem para uma dor neuropática.

Assim como outras entidades dolorosas, a SAB tem diversas definições. Foi descrita pela primeira vez em 1935 e tem sido estudada desde então. A IASP define a SAB como uma condição crônica caracterizada por uma sensação de queimação na mucosa oral, que não tem causa aparente e afeta comumente a parte anterior da língua, a mucosa labial e o palato.[1] A queimação pode ser acompanhada de formigamento ou dormência e xerostomia, embora a mucosa e o fluxo salivar encontrem-se normais, ou seja, a queimação não está relacionada a anormalidades clínicas e laboratoriais. A Academia Americana de Dor Orofacial também reconhece a SAB como uma sensação de queimação na mucosa oral, sem achados clínicos ou laboratoriais que justifiquem.[48]

Alguns termos são utilizados para descrever essa condição: glossodínea, glossopirose, língua dolorosa, estomatodínea, língua ardente, queimação bucal e disestesia oral.[13] A Classificação Internacional de Cefaleias define a SAB como sensação de queimação ou disestesia intraoral que ocorre diariamente, por mais de 2 horas no dia, por mais de 3 meses, sem evidência clínica de lesão causadora.[48-50]

O termo "síndrome" parece ser o mais apropriado, uma vez que os sintomas relatados vão além de dor e queimação, incluindo xerostomia subjetiva, alteração no paladar, dor de cabeça, insônia, gosto metálico, entre outros, como dor na ATM e nos músculos da mastigação, além de sensação de ardor.[13]

A sensação de queimação pode ser uni ou bilateral, estando presente na maior parte do dia. Não interfere no sono e pode piorar durante e após as refeições. Secura bucal subjetiva, disestesia, alteração do paladar e gosto metálico são frequentemente relatados. É importante lembrar que a sensação de queimação e ardência pode estar presente em diversos tipos de entidades dolorosas, exigindo que o profissional esteja preparado para fazer um correto diagnóstico diferencial, o que influencia diretamente no tratamento e no prognóstico, uma vez que outras entidades dolorosas, muitas vezes, apresentam sintomatologia semelhante, mas tratamentos diferentes.[50-52]

Em relação aos tratamentos, a grande maioria dos pacientes necessita de terapias prolongadas, nem sempre curativas, de ação central e local, de acompanhamento em equipe multidisciplinar. Acompanhamento psicológico, muitas vezes, é necessário.

Epidemiologia

A prevalência da SAB é bem variável. Os dados são pobres, principalmente, por não existir critério diagnóstico único, e variam de 0,7% a 15% da população geral. É mais comum em mulheres, na quinta e sexta décadas de vida, geralmente pós-menopausa. Homens também podem desenvolver a condição, mas em uma proporção menor. O sítio oral mais comum é a língua, principalmente os dois terços anteriores, seguidos pelo palato e pelo lábio, podendo ocorrer em toda mucosa oral.[13]

Fisiopatologia

Indícios da literatura apontam a SAB como uma dor neuropática que envolve o sistema nervoso central, periférico ou ambos. Mudanças no paladar ou disfunções sensoriais e químicas indicam uma origem neuropática para essa síndrome.[53] Outras etiologias como neurodegeneração envolvendo o nervo corda do tímpano,[54] neuropatia sensorial de pequenas fibras do trigêmeo e neuropatia idiopática regional de pequenas fibras também são citadas na literatura.[55] Estudos recentes também mostram alterações na atividade central no fluxo neuronal por meio de imagem de ressonância magnética funcional[56] e exames de tomografia por emissão de pósitrons (PET) mostram ação dopaminérgica reduzida em pacientes com SAB.[13] A teoria de neuropatia periférica de fibras pequenas tem sido aceita mediante a realização de biópsia e coloração imuno-histoquímica de marcadores para alterações na mucosa lingual. Degeneração axonal das fibras nervosas epiteliais e subpapilares também são citadas na literatura.[57]

No geral, sua fisiopatologia não é clara, não se sabe se existe um único mecanismo ou se vários processos contribuem para a síndrome. Sabe-se que a SAB é uma condição multifatorial, que tem envolvimento de mecanismos neurofisiológicos e psicológicos. É provável que fatores genéticos e ambientais desempenhem o papel de individualizar a experiência de dor.[48] Diversos fatores causais locais e sistêmicos são citados para a SAB, entre eles, xerostomia, uso de drogas, hipossalivação, alteração no paladar persistente, infecção oral, anormalidades na mucosa oral, hábitos parafuncionais, irritações mecânicas e químicas frequentes e uso de próteses dentárias. Doenças autoimunes, distúrbios endócrinos, deficiências hormonais e menopausa e deficiências nutricionais também são mencionadas.[51,53]

A principal queixa entre os pacientes com SAB é a xerostomia subjetiva, porém diversos estudos mostram que não há redução do fluxo salivar nesses pacientes, o que indica que essa sensação está relacionada a alterações sensoriais derivadas da síndrome. O que ocorre são alterações na composição salivar, com concentrações elevadas de sódio, potássio, cloro, cálcio, amilase e imunoglobulina A e alterações prováveis na circulação do local da ardência.[13]

Fatores psicológicos como ansiedade e depressão, somatização também são encontrados em pacientes com SAB. Não se sabe se essas condições são fatores causais ou modificadores da mesma, mas é importante que o profissional indique uma avaliação psiquiátrica a esses pacientes, até mesmo porque diversas medicações usadas no tratamento desses distúrbios psicológicos podem ser responsáveis por efeitos como xerostomia, hipossalivação e alterações no paladar. Além disso, pacientes com SAB podem apresentar limitação funcional e diminuição da qualidade de vida.[51,52]

Também podem ocorrer outras neuropatias crônicas, como fibromialgia, dor facial idiopática persistente, neuralgia do trigêmeo, disfunção temporomandibular, entre outras, concomitantemente com a SAB, o que parece estar relacionado com hiperatividade dos componentes sensitivo e motor do nervo trigêmeo e perda de inibição central como resultado de dano no paladar e no nervo corda do tímpano.[48,50]

Diagnóstico

Diversos critérios diagnósticos e sistemas de classificação têm sido aplicados para a SAB ao longo dos anos, não havendo consenso quanto aos ideais. Quando alterações na mucosa são evidentes e fatores sistêmicos conhecidos que possam causar ardor na boca são encontrados, estes devem ser curados, para garantir que a ardência bucal não seja proveniente deles.

Os critérios diagnósticos aceitos atualmente de forma universal são os da Classificação Internacional de Cefaleias (ICHD-3), presentes no Quadro 38.2.[22]

Quadro 38.2 Critérios diagnósticos para a síndrome da ardência bucal.

13.11 – Síndrome da ardência bucal

A. Dor oral preenchendo os critérios B e C
B. Recorrente diariamente por > 2h/dia por > 3 meses
C. A dor possui as seguintes características:
   i. qualidade em queimação
   ii. sentida superficialmente na mucosa bucal
D. A mucosa oral tem aparência normal e o exame clínico, incluindo o teste sensorial, é normal
E. Não é melhor explicado por outro diagnóstico da ICHD-3.

Notas:
A dor é geralmente bilateral; o local mais comum é a ponta da língua.
A intensidade da dor flutua.

Fonte: Classificação Internacional de Cefaleias (ICHD-3).

Outros autores classificaram a SAB de acordo com a variação da intensidade da queimação, compreendendo três subtipos:[51]

- **Tipo 1:** caracterizado por queimação todos os dias, mas sem queimação ao acordar, que se torna contínua durante o dia e sua maior piora é no período da noite; pode estar associada a distúrbios sistêmicos.
- **Tipo 2:** caracterizado por queimação que ocorre diariamente, presente ao acordar e que atrapalha o sono. Pode ter alterações de humor, nos hábitos alimentares e na socialização.
- **Tipo 3:** caracterizado por queimação intermitente, presente em apenas alguns dias, com locais incomuns de queimação (soalho bucal, mucosa bucal, orofaringe). Pode estar associado a ansiedade e reações alérgicas.

Mesmo diante de diversos nomes e classificações importantes para o meio didático, nenhuma delas é essencial para o diagnóstico e o tratamento de pacientes com essa alteração.[51] Entre os descritores de sintomatologia para essa condição estão queimação, ardência, dormência e formigamento. Digeusia e disestesia também estão frequentemente presentes. O principal local acometido são os dois terços anteriores da língua, seguido da borda lateral da língua, do palato duro e da mucosa labial, podendo ocorrer em um ou mais desses sítios. A dor não parece seguir uma distribuição nervosa específica.[51]

A SAB é uma condição idiopática e de início espontâneo, mas alguns pacientes a relacionam com eventos como tratamento odontológico, infecção do trato respiratório e estresse. A sensação de queimação pode se intensificar diante da ingestão de alimentos quentes, ácidos e picantes, fadiga e estresse. Além de alterações no paladar, pode estar presente a diminuição à sensibilidade para salgado, doce, azedo e amargo.[57]

Essencialmente, dois critérios podem ser empregados nos pacientes com SAB, especialmente para estabelecer o tratamento adequado dessa condição álgica: 1) ardência primária ou idiopática, quando não se encontram razões clínicas e laboratoriais que justifiquem a queimação; 2) ardência secundária, na qual a sintomatologia se justifica por alguma doença sistêmica.[13]

Diversas doenças podem causar ardência e queimação bucal, caracterizando a SAB secundária; entre elas, as mais comuns são anemia, *diabetes mellitus*, candidíase, câncer bucal, neuropatia idiopática persistente pós-traumática e síndrome de Sjögren. Além disso, procedimentos cirúrgicos para neuralgia trigeminal e outros na cavidade oral podem levar o paciente a desenvolver ardência. Doença periodontal também pode ter queixa de ardor bucal associada, não devendo ser descartada. Testes diagnósticos, como exames de sangue para descartar fatores sistêmicos e testes de fluxo salivar e TSQ podem ser realizados para auxiliar no diagnóstico da SAB.[57]

Fatores locais como hipossalivação, candídiase, língua geográfica, respiração bucal, alergias, líquen plano, refluxo esofágico, trauma mecânico, lesões térmicas e químicas, estomatite de contato e fatores sistêmicos como deficiências vitamínicas, ferro, ácido fólico e vitamina B12, doenças imunológicas, hipotireoidismo e distúrbios endócrinos, além do uso de medicamentos, também estão entre os fatores precipitantes de SAB.[13,54]

Tratamento

As opções de tratamento geralmente são definidas de acordo com o tipo de SAB (idiopática ou secundária) e com a sintomatologia relatada pelo paciente, mas nem sempre tem resultados satisfatórios. Coletar uma boa anamnese é essencial. É importante lembrar que, muitas vezes, não existe tratamento curativo e, sim, paliativo, que minimiza a sintomatologia, mas dificilmente leva à cura da SAB. O mais importante é que o paciente seja informado e esclarecido acerca de sua condição e que uma abordagem multidisciplinar seja empregada.

Medidas comportamentais como abordagem cognitiva comportamental e psicoterapia devem ser empregadas, a fim de cessar hábitos parafuncionais ou componentes irritantes. Orientações de dieta, ingestão de líquidos, cuidados orais, como uso de dentifrícios e colutórios adequados e com as próteses, caso o paciente faça uso delas, são fundamentais. Terapias tópicas com clonazepam e uso de comprimido oral (mantendo-se o comprimido na boca por três minutos antes da ingestão) tem efeito significativo na diminuição da dor.[58] Uso de anestésicos, capsaicina e protetores de mucosa (*aloe vera* e ureia) é relatado na literatura. No caso da capsaicina tópica, pode haver aumento da queimação com o uso em longo prazo. Laser de baixa potência também pode ser empregado.[13,50]

A abordagem medicamentosa sistêmica inclui uso de antidepressivos, anticonvulsivantes, antioxidantes (ácido alfalipólico), inibidores da monoaminoxidase, estimulantes salivares e suplementação vitamínica. Terapias como EMT e acupuntura também têm resultados satisfatórios relatados na literatura.[51] Bochechos com benzidamina e uso de saliva artificial e lubrificação com ureia a 2% não alcoólica também têm sido utilizados.[13] Pastilhas de bupivacaína e catuama (produto fitoterápico à base de extrato de plantas medicinais como guaraná, catuaba, gengibre e muirapuama) têm relatos de sucesso no controle da dor e da queimação.[58,59]

REFERÊNCIAS BIBLIOGRÁFICAS

1. Classification of chronic pain, descriptions of chronic pain, syndromes and definitions of pain terms, second edition. New York: IASP; 1994.
2. Reiter S, Goldsmith C, Emodi-Perlman A, et al. Masticatory muscle disorders diagnostic criteria: the American Academy of Orofacial Pain versus the research diagnostic criteria/temporomandibular disorders (RDC/TMD). J Oral Rehabil. 2012;39(12):941-7.
3. Conti PC, Pertes RA, Heir GM, et al. Orofacial pain: basic mechanisms and implication for successful management. J Appl Oral Sci. 2003;11(1):1-7.
4. Rocha AP, Kraychete DC, Lemonica L, et al. Dor: aspectos atuais da sensibilização periférica e central. Rev Bras Anestesiol. 2007;57(1):94-105.
5. Fishman SM, Ballantyne JC, Rathmell JP. Bonica's management of pain. Philadelphia: Lippincott Williams & Wilkins; 2009.
6. Ren K, Dubner R. Descending modulation in persistent pain: an update. Pain. 2002;100(1-2):1-6.
7. Camparis CM, Siqueira JT. Sleep bruxism: clinical aspects and characteristics in pacients with and without chronic orofacial pain. Oral Surg Oral Med Oral Pathol Oral Radiol Endod. 2006;101(2):188-93.
8. Sessle BJ. Peripheral and central mechanisms of orofacial pain and their clinical correlates. Minerva Anestesiol. 2005;71(2):117-36.
9. Teixeira MJ. Dor: manual para o clínico. São Paulo: Atheneu; 2006.
10. Basbaum A, Bushnell MC. Pain: basic mechanisms. In: Giamberadino MA (editor). Pain: na update rewiwe – International Association for the Study of Pain. Seattle: IAPS Press; 2002: 3-7.
11. Dubner R, Ren K. Brainstem mechanisms of persistent pain following injury. J Orofac Pain. 2004;18:299-305.
12. Salter MW. Cellular neuroplasticity mechanisms mediating pain persistence. J Orofac Pain. 2004;18:318-324.
13. Siquera JTT, Teixeira MJ, et al. Dores orofaciais diagnóstico e tratamento. 2 ed. São Paulo: Artes Médicas; 2012.
14. Siqueira SR, Teixeira MJ, Siqueira JT. Orofacial pain and sensory characteristics of chronic patients compared with controls. Oral Surg Oral Med Oral Pathol Oral Radiol. 2013;115(6):e37-45.
15. Nixdorf D, Moana-Filho E. Persistent dento-alveolar pain disorder (PDAP): working towards a better understanding. Rev Pain. 2011;5(4):18-27.
16. Lewis MA, Sankar V, De Laat A, et al. Management of neuropathic orofacial pain. Oral Surg Oral Med Oral Pathol Oral Radiol Endod 2007;103(Suppl): S32.e1-24. Review.
17. Marbach JJ. Phantom tooth pain. J Endod. 1978;4(12):362-72.
18. Nixdorf DR, Moana-Filho EJ, Law AS, et al. Frequency of nonodontogenic pain after endodontic therapy: a systematic review and meta-analysis. J Endod. 2010;36(9):1494-8.

19. Baad-Hansen L, Benoliel R. Neuropathic orofacial pain: facts and fiction. Cephalalgia. 2017;37(7):670-9.

20. Benoliel R. Classifying head, face and oral pain. Cephalalgia. 2017;37(14):1315-16.

21. Malacarne A, Spierings EL, Lu C, et al. Persistent dentoalveolar pain disorder: a comprehensive review. J Endod. 2018;44(2):206-11.

22. The International Classification of Headache Disorders, 3rd edition (beta version). Cephalalgia. 2013;33(9):629-808.

23. Nixdorf DR, Law AS, John MT, et al. Differential diagnoses for persistent pain after root canal treatment: a study in the National Dental Practice-based Research Network. J Endod. 2015;41(4): 457-63.

24. Nixdorf DR, Drangsholt MT, Ettlin DA, et al. Classifying orofacial pains: a new proposal of taxonomy based on ontology. J Oral Rehabil. 2012;39(3):161-9.

25. Marbach JJ, Raphael KG. Phantom tooth pain: a new look at an old dilemma. Pain Med. 2000;1(1):68-77.

26. Siqueira SR, Teixeira MJ, Siqueira JT. Somatosensory investigation of patients with orofacial pain compared with controls. J Neuropsychiatry Clin Neurosci. 2014;26(4):376-81.

27. Durham J, Nixdorf DR. Healthcare pathway and biopsychosocial impact of persistent dentoalveolar pain disorder: a qualitative study. Int Endod J. 2014;47(12):1151-9.

28. Marbach JJ. Is phantom tooth pain a deafferentation (neuropathic) syndrome? Part I: evidence derived from pathophysiology and treatment. Oral Surg Oral Med Oral Pathol. 1993;75(1):95-105. Review.

29. Marbach JJ. Is phantom tooth pain a deafferentation (neuropathic) syndrome? Part II: psychosocial considerations. Oral Surg Oral Med Oral Pathol. 1993;75(2):225-32.

30. Spencer CJ, Gremillion HA. Neuropathic orofacial pain: proposed mechanisms,diagnosis, and treatment considerations. Dent Clin North Am. 2007;51(1):209-24. Review.

31. Rodríguez-Lozano FJ, Sanchez-Pérez A, Moya-Villaescusa MJ, et al. Neuropathic orofacial pain after dental implant placement: review of the literature and case report. Oral Surg Oral Med Oral Pathol Oral Radiol Endod. 2010;109(4):e8-12.

32. Porporatti AL, Costa YM, Stuginski-Barbosa J, et al. Quantitative methods for somatosensory evaluation in atypical odontalgia. Braz Oral Res. 2015;29. pii: S1806-83242015000100400. doi:10.1590/1807--3107BOR-2015.vol29.0020.

33. Porporatti AL, Costa YM, Stuginski-Barbosa J, et al. Effect of topical anaesthesia in patients with persistent dentoalveolar pain disorders: a quantitative sensory testing evaluation. Arch Oral Biol. 2015;60(7):973-81.

34. Durham J, Exley C, John MT, et al. Persistent dentoalveolar pain: the patient's experience. J Orofac Pain. 2013;27(1):6-13.

35. Zagury JG, Eliav E, Heir GM, et al. Prolonged gingival cold allodynia: a novel finding in patients with atypical odontalgia. Oral Surg Oral Med Oral Pathol Oral Radiol Endod. 201;111(3):312-9.

36. Moana-Filho EJ, Alonso AA, Kapos FP, et al. Multifactorial assessment of measurement errors affecting intraoral quantitative sensory testing reliability. Scand J Pain. 2017;16(2):93-98.

37. Nasri-Heir C, Zagury JG, Thomas D, et al. Burning mouth syndrome: Current concepts. J Indian Prosthodont Soc. 2015;15(4):300-7.

38. Miura A, Tu TT, Shinohara Y, et al. Psychiatric comorbidities in patients with Atypical Odontalgia. J Psychosom. 2018;104(2):35-40.

39. Pigg M. Chronic intraoral pain-assessment of diagnostic methods and prognosis. Swed Dent J Suppl. 2011;(220):7-91.

40. Rees RT, Harris M. Atypical odontalgia. Br J Oral Surg. 1979;16(3):212-8.

41. Battrum DE, Gutmann JL. Phantom tooth pain: a diagnosis of exclusion. Int Endod J. 1996;29(3):190-4.

42. Clark GT, Padilla M, Dionne R. Medication treatment efficacy and chronic orofacial pain. Oral Maxillofac Surg Clin North Am. 2016;28(3):409-21.

43. Nasri-Heir C, Khan J, Heir GM. Topical medications as treatment of neuropathic orofacial pain. Dent Clin North Am. 2013;57(3):541-53.

44. Baad-Hansen L, List T, Jensen TS, et al. Increased pain sensitivity to intraoral capsaicin in patients with atypical odontalgia. J Orofac Pain. 2006;20(2):107-14.

45. Cuadrado ML, García-Moreno H, Arias JA, et al. Botulinum neurotoxin type-A for the treatment of atypical odontalgia. Pain Med. 2016;17(9):1717-21.

46. Babiloni AH, Kapos FP, Nixdorf DR. Intraoral administration of botulinum toxin for trigeminal neuropathic pain. Oral Surg Oral Med Oral Pathol Oral Radiol Endod. 2016;121(5):148-53.

47. List T, Leijon G, Helkimo M, et al. Effect of local anesthesia on atypical odontalgia-a randomized controlled trial. Pain. 2006;122(3):306-14.

48. Feller L, Fourie J, Bouckaert M, et al. Burning mouth syndrome: aetiopathogenesis and principles of management. Pain Res Manag. 2017;2017:1926269

49. Siqueira SR, Teixeira MJ, de Siqueira JT. Orofacial pain and sensory characteristics of chronic patients compared with controls. Oral Surg Oral Med Oral Pathol Oral Radiol. 2013;115(6):e37-45.

50. Grushka M, Ching V, Epstein J. Burning mouth syndrome. Adv Otorhinolaryngol. 2006;63(2):278-87. Review.

51. Klasser GD, Grushka M, Su N. Burning Mouth Syndrome. Oral Maxillofac Surg Clin North Am. 2016;28(3):381-96.

52. Klasser GD, Epstein JB. Oral burning and burning mouth syndrome. J Am Dent Assoc. 2012;143(12):1317-9.

53. Grushka M, Epstein JB, Gorsky M. Burning mouth syndrome and other oral sensory disorders: a unifying hypothesis. Pain Res Manag. 2003;8(3):133-5.

54. Nasri-Heir C, Gomes J, Heir GM, et al. The role of sensory input of the chorda tympani nerve and the number of fungiform papillae in burning mouth syndrome. Oral Surg Oral Med Oral Pathol Oral Radiol Endod. 2011;112(1): 65-72.

55. Granot M, Nagler RM. Association between regional idiopathic neuropathy and salivary involvement as the possible mechanism for oral sensory complaints. J Pain. 2005;6(9):581-7.

56. Albuquerque RJ, de Leeuw R, Carlson CR, et al. Cerebral activation during thermal stimulation of patients who have burning mouth disorder: an fMRI study. Pain. 2006;122(3):223-34.

57. Silva LA, Teixeira MJ, Siqueira JT, et al. Xerostomia and salivary flow in patients with orofacial pain compared with controls. Arch Oral Biol. 2011;56(10):1142-7.

58. Liu YF, Kim Y, Yoo T, et al. Burning mouth syndrome: a systematic review of treatments. Oral Dis. 2018;24(3):325-34.

59. Klasser GD, Epstein JB, Villines D. Management of burning mouth syndrome. J Can Dent Assoc. 2011;77:b151.

60. Grushka M, Epstein J, Mott A. An open-label, dose escalation pilot study of the effect of clonazepam in burning mouth syndrome. Oral Surg Oral Med Oral Pathol Oral Radiol Endod. 1998;86(5):557-61.

CAPÍTULO 39

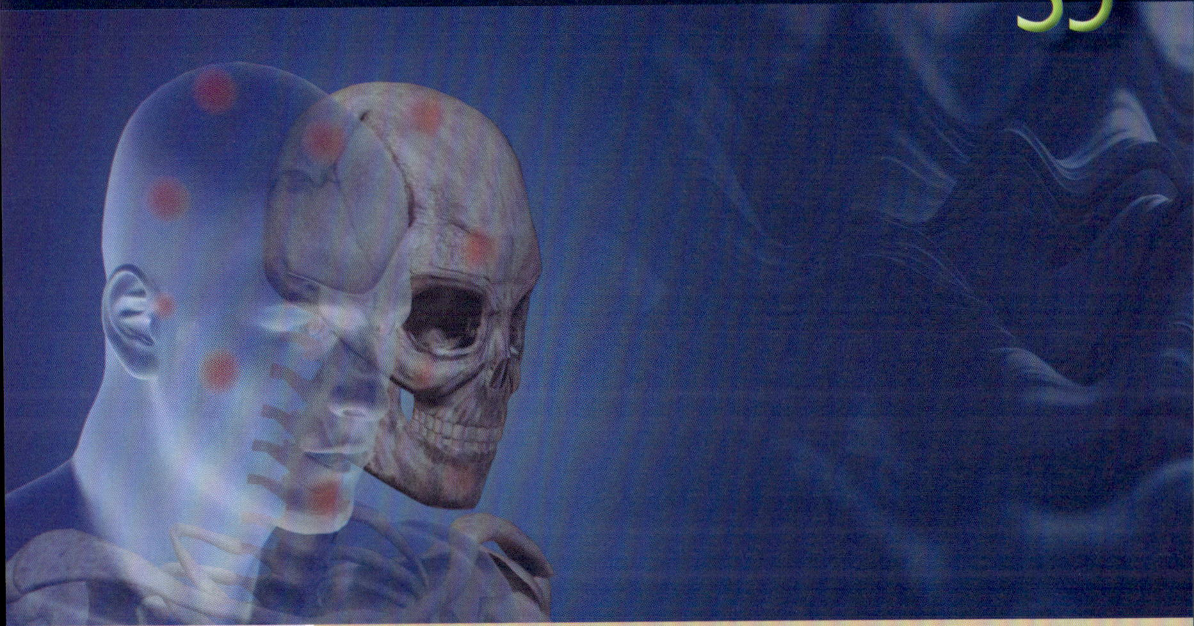

Hong Jin Pai
Marcus Yu Bin Pai

Acupuntura e as Algias Craniofaciais

DOR OROFACIAL

Os distúrbios de dor orofacial compreendem uma ampla gama de condições.[1] Assim, ao avaliar um paciente com dor orofacial, o clínico pode enfrentar um grande desafio diagnóstico.

Os diagnósticos diferenciais para uma queixa de dor orofacial podem incluir patologias de várias categorias: distúrbios musculoesqueléticos, inflamatórios, infecciosos, neurovasculares, neuropáticos, neoplásicos, metabólicos, endócrinos e autoimunes.[1-4]

Pacientes com distúrbios orofaciais podem apresentar um histórico clínico e psicossocial complexo,[4] que pode incluir sintomas agudos ou crônicos, e apresentar-se como alterações únicas ou coexistentes que podem compartilhar inter-relações desconcertantes que envolvem fatores comportamentais psicossociais, bem como patologia física subjacente.[3,5]

Um tratamento bem-sucedido pode estar comprometido em função da natureza crônica da doença e por comportamentos, atitudes e/ou estilos de vida desadaptativos de longa data que podem, de fato, se perpetuar ou resultar na doença.[5] Fatores como dependência química, nutrição inadequada, distúrbios do sono e inúmeros outros estão apenas começando a ser estudados e compreendidos.[6,7]

Em geral, a incapacidade de ajudar o paciente a mudar esses fatores tem um papel importante na falha em obter um resultado satisfatório para esses transtornos em longo prazo.[6] Na prática, observamos que a falta de colaboração por parte do paciente é a fonte principal de insucesso terapêutico.

ACUPUNTURA

O termo acupuntura descreve um conjunto de procedimentos que envolve a estimulação de pontos anatômicos no corpo através de uma variedade de técnicas.[8] A técnica de acupuntura que, com mais frequência, foi estudada pela comunidade científica, envolve a inserção na pele de agulhas metálicas finas e sólidas que são estimuladas pelas mãos ou por dispositivos elétricos.[8]

A prática da acupuntura começou na China há milênios, provavelmente pela necessidade do tratamento e alívio de dores.[9] Pesquisas arqueológicas mostram que antigos moradores de regiões do centro da China já se utilizavam de uma técnica de analgesia com mecanismo de contrairritação como uma forma simples e primária de tratamento.[9] Com o passar dos anos e a evolução da tecnologia e diagnósticos, novas técnicas e teorias foram se aperfeiçoando.[8,9]

A acupuntura contemporânea respeita nosso conhecimento moderno sobre anatomia neuromuscular e fisiologia da dor, ao mesmo tempo em que abrange a clássica percepção chinesa de uma rede sutil de circulação de uma força viva denominada *Qi*. A inserção terapêutica de agulhas sólidas em várias combinações e padrões constitui a base da acupuntura moderna.[8]

A acupuntura vem sendo utilizada com cada vez mais frequência no Ocidente, e em dores e distúrbios musculoesqueléticos que são as patologias mais tratadas e de forma mais bem-sucedida.[8,10] Entretanto, a acupuntura pode ser adaptável a diversas práticas clínicas e pode ser usada como tratamento primário ou complementar.[4] Ela é praticada em ambientes universitários para alívio da dor em mais de 30 países.[11] Em uma revisão quanto ao uso da medicina complementar e alternativa na população dos EUA, cerca de 2,1 milhões de pessoas ou 1,1% da população havia procurado atendimento para acupuntura nos últimos 12 meses. Quatro por cento da população norte-americana realizou tal tratamento em algum momento de suas vidas.[11]

Acupuntura na dor orofacial

Na Medicina Tradicional Chinesa (MTC), o corpo é visto como um equilíbrio delicado de duas forças opostas e inseparáveis, o *Yin* e o *Yang*, e a saúde é alcançada mantendo o corpo em um "estado equilibrado".[12] Nesse caso: o *Yin* representa a estrutura orofacial e o *Yang* representa o conjunto de funções musculares: ambos interagem com o transtorno emocional. Ou melhor, o distúrbio entre os dois gera a dor ou outras alterações doentias.[12] A acupuntura tem uma longa tradição de uso para o tratamento de muitas condições de dor, incluindo a dor orofacial.[13]

O objetivo do tratamento inclui:

1. Aliviar os sintomas;
2. Melhorar a capacidade funcional;
3. Reduzir os efeitos negativos da doença no estilo de vida do paciente;
4. Restaurar a independência do paciente em relação ao sistema de saúde.

Principais conceitos modernos da acupuntura

Desde os anos de 1970, está demonstrado que a analgesia pela acupuntura ativa o sistema de peptídeos opiáceos endógenos e, dessa forma, influencia o sistema regulatório de dor do corpo ao alterar o processamento e a percepção das informações nocivas em vários níveis do sistema nervoso central.[9,10] Além da acupuntura propriamente dita, e da estimulação manual das agulhas, a associação de outros métodos, como moxibustão, ventosa e estímulos elétricos (eletroacupuntura com frequência variada) pode aumentar a eficácia terapêutica.[10] A eletroacupuntura consiste em aplicar correntes elétricas de diferentes tensões e frequências nas agulhas de acupuntura, com vantagem de maior estímulo local durante períodos de tempo programados, resultando em uma maior liberação de endorfinas, encefalinas e outros neurotransmissores analgésicos. A intensidade do estímulo é regulada de acordo com a natureza da doença e a tolerância dos pacientes.[10,14] O estímulo elétrico costuma ser mais bem tolerado pelos pacientes que os estímulos manuais das agulhas, podendo variar, na prática, empregando-se baixa frequência (2-15 Hz) e alta frequência (> 100 Hz), com diferentes mecanismos de ação e analgesia.[10]

Dois modelos de sistemas de analgesia da acupuntura foram desenvolvidos: um sistema endorfina-dependente envolvendo estimulação elétrica de alta intensidade e baixa frequência das agulhas de acupuntura (2-4 Hz), que é lento no início, generalizado ao longo do corpo e cumulativo em estimulações subsequentes; e um sistema monoamina-dependente, envolvendo estimulação elétrica de baixa intensidade e alta frequência das agulhas de acupuntura (≥ 70 Hz) que é rápido no início, segmentar e não cumulativo.[10,15] Combinando os modelos neuro-humorais a outras observações e especulações sobre o mecanismo do impacto exercido pela acupuntura, é criado um modelo de agulha de acupuntura ativador de múltiplos sistemas simultaneamente na fisiologia corporal.[16]

A acupuntura, embora praticada em todo o mundo, ainda suscita dúvidas a respeito de sua eficácia e áreas de atuação. A produção científica de estudos clínicos aumentou significativamente nos últimos anos com a inclusão de ensaios clínicos controlados randomizados de melhor qualidade metodológica, mostrando evidências da sua eficácia.[8,9] As evidências, antes consideradas insuficientes em relação a algumas doenças, passaram a ser validadas com novos estudos randomizados e placebo controlados, estudos que avaliam o efeito da acupuntura por meio de Ressonância Magnética Funcional e estudos básicos em modelos animais.[14,17] Assim, a melhora crescente do método aplicado em pesquisas, integrada aos novos conhecimentos neurofisiológicos, são fatores que vem propiciando o aperfeiçoamento da prática dessa terapia e, certamente, contribuindo para seu melhor entendimento, diferentemente de tempos atrás, quando a orientação para a escolha dos pontos de acupuntura era embasada somente em conceitos dos meridianos, em metáforas da MTC e também em métodos da antiga literatura.[9]

Usos terapêuticos da acupuntura

No Ocidente, a acupuntura encontrou sua maior aceitação e sucesso no tratamento da dor musculoesquelética.[8,9] As lesões musculares esqueléticas agudas, como as contusões de tecido mole, espasmos musculares agudos, entorses e distensões musculotendinosas,[15,18] e dor de aprisionamento agudo de nervos,[19] estão entre os problemas abordados de forma mais frequente e bem-sucedidos com acupuntura. Nesses casos, a acupuntura pode ser legitimamente útil como terapia inicial.[9,19]

Os problemas crônicos de dor musculoesquelética também são frequentes e adequadamente tratados com acupuntura, embora nem sempre como única abordagem.[8] Os problemas que tendem a ser responsivos à intervenção da acupuntura incluem os distúrbios envolvendo distensões repetitivas (p. ex., síndrome do túnel do carpo, cotovelo do tenista, fascite plantar), padrões de dor miofascial (p. ex., artralgia temporomandibular, cefaleias por tensão muscular, dor no tecido mole cervical e torácico, dor regional no ombro), artralgias (em particular, as de natureza osteoartrítica), doença degenerativa de disco com ou sem dor radicular, e dor subsequente à intervenção cirúrgica (musculoesquelética e visceral).[9-11]

No manejo da dor musculoesquelética crônica, a acupuntura oferece uma ampla gama de potencial valor entre os polos terapêuticos convencionais de fármacos e procedimentos invasivos. Outros problemas de dor crônica, comumente responsivos à acupuntura, incluem a neuralgia pós-herpética, dor neuropática periférica e cefaleias por causas diversas.[16]

Evidências da eficácia da acupuntura

Vários efeitos de relevância clínica podem ser gerados pela acupuntura ou eletroacupuntura, entre eles, destacam-se os efeitos analgésicos, relaxante muscular, sedativos/hipnóticos, antiemético, ansiolítico, antidepressivo (leve), antissecretório (HCl), anti-inflamatório, indutor da imunidade, além de facilitar a reabilitação após acidentes vasculares encefálicos (AVE) e estimular a reparação e cicatrização tecidual. A eficácia do tratamento é variável e depende da condição clínica, da técnica utilizada e do estado geral do paciente.[20,21]

Atualmente, existem centenas de revisões sistemáticas sobre o uso da acupuntura. Revisões do Instituto Cochrane concluíram que há evidência positiva da eficácia da acupuntura em: náuseas/vômitos induzidos por quimioterapia, enurese em crianças, náuseas/vômitos no pós-operatório, cefaleia idiopática, dor pélvica e lombar na gestação, prevenção de enxaqueca, tratamento de cefaleia temporal e também de dores cervicais.[22] Apesar de a maioria das revisões Cochrane não encontrar evidências conclusivas da eficácia da acupuntura para várias condições clínicas, na medida em que novos ensaios clínicos de melhor qualidade forem incluídos as conclusões podem ser revistas, como no caso da cefaleia tensional, em que a revisão de 2009 foi inconclusiva, e a mais recente de 2016 encontrou evidências moderadas da eficácia da acupuntura.[23]

Tratamento da dor orofacial por acupuntura

Dores musculoesqueléticas do tipo miofascial

A dor miofascial é uma condição musculoesquelética caracterizada por dor quase sempre descrita como incômoda, e com a presença de áreas sensíveis específicas (pontos-gatilho miofasciais) que podem causar dor local ou dor referida em outras partes do corpo. Os padrões de referência tendem a ser consistentes entre os pacientes e foram documentados detalhadamente.[24,25]

Os músculos mandibulares são conhecidos por causar odontalgia, e isso pode ser percebido pelo paciente e também leva o profissional a acreditar que a dor é de origem dentária ou intraoral. A mialgia referida para os dentes superiores, muitas vezes, tem origem nos músculos masseter e temporal. A inserção de uma agulha de acupuntura no músculo masseter pode produzir dor referida nos dentes mandibulares.[26]

Assim como na dor muscular sentida nos limites da estrutura muscular, a dor muscular referida aos dentes é mais constante, de intensidade leve a moderada, mas muda com o movimento mandibular, função e parafunção, bem como com testes de investigação do músculo causador.[25] Os pontos-gatilho miofasciais podem ser identificados por palpação manual, como uma banda tensa ou "nó". Digitopressão contínua com o auxílio de um localizador eletrônico (1 kg por cerca de 5 a 10s) sobre a fonte de sensibilidade do ponto-gatilho miofascial pode provocar dor que reproduz a queixa de "dor de dente" do paciente. Uma resposta gradual aos estímulos é esperada.[24]

A acupuntura pode ser usada pelos seus efeitos neuro-humorais e relaxante muscular para o tratamento dos pontos-gatilho miofasciais. O agulhamento dos músculos da mastigação como o masseter, e músculos cervicais como o esternocleidomastóideo, trapézio e levantador da escápula podem colaborar na melhora da amplitude de movimento cervical e oral.[13]

Desordens temporomandibulares

As desordens temporomandibulares artrogênicas são divididas em duas categorias basicamente:

Desordens de interferência discal da ATM, que são separados em:

- Deslocamento do disco articular com redução, caracterizado por cliques ou estalidos e crepitação relacionados a movimento da mandíbula e estão associados ao movimento assíncrono do disco em relação à cabeça da mandíbula. Normalmente, esses pacientes não apresentam limitação da abertura bucal.
- Deslocamento do disco articular sem redução, caracterizado pelo deslocamento anterior do disco tanto em boca fechada quanto em boca aberta. Na forma aguda, causa limitação e deflecção na abertura da boca e dor na ATM, mas, com o tempo, há possibilidade da dor desaparecer e o paciente recobrar os movimentos de normalidade mandibular.[1,4,27]

Doença articular degenerativa da ATM, denominada osteoartrose quando não há dor, e denominada osteoartrite quando associada à dor clínica de intensidade variável e movimentos restritos da mandíbula.[27]

Embora a dor miofascial seja a forma mais prevalente de DTM, múltiplos diagnósticos envolvendo músculos e articulações são comuns.[26]

Vários estudos clínicos demonstraram a validade da acupuntura como uma intervenção terapêutica eficaz para dor de cabeça e facial.[23] Embora a terapia com acupuntura não elimine a causa da DTM resultante de anomalias estruturais como alterações degenerativas e deslocamento do disco, a acupuntura pode sim ajudar a aliviar a dor e o desconforto associados a tais condições.[28]

Foi documentado que a acupuntura pode auxiliar no relaxamento muscular e reduzir os espasmos musculares caso sejam de origem muscular. Ela também pode ajudar a minimizar o "clique" da ATM, relaxando os músculos pterigóideos laterais e reduzindo a força de deslocamento anterior do disco da ATM.[29] A acupuntura pode ser usada sozinha ou combinada com outras abordagens terapêuticas.[28]

Em um estudo de 2007, a dor muscular de curto prazo relacionada à ATM teve melhora significativa em pessoas que receberam acupuntura.[30] Em um estudo britânico que envolveu 70 casos, foi realizada acupuntura para ATM. Oitenta e cinco porcento dos pacientes se beneficiaram da sua dor com uma redução média de 75% na intensidade da mesma.[31] Um estudo de 2008 relatou uma grande satisfação do pacientes em longo prazo e melhora dos sintomas de 18 a 20 anos após terapia com acupuntura e/ou dispositivo interoclusal.[32]

Em 2012, pesquisadores conduziram um estudo em duas clínicas de dor: uma em Tucson, Arizona, e outra em Portland, Oregon. Eles analisaram 168 adultos com DTM.[33] A princípio, todos os pacientes participaram de uma aula de 2 horas sobre DTM. Na segunda semana, os pesquisadores encaminharam pacientes com a pior dor temporomandibular (acima de um nível predeterminado) para tratamento com o emprego de medicina tradicional chinesa (MTC) ou para um grupo de autocuidado.[33] A intervenção MTC (consistiu em até 20 visitas dentro de 1 ano) incluiu acupuntura, ervas chinesas, massagem e aconselhamento sobre modos saudáveis de vida. A intervenção de autocuidado incluiu educação do paciente, exercícios de alongamento da mandíbula, treinamento em relaxamento e controle do estresse e terapia comportamental cognitiva. Os participantes do grupo de autocuidado também receberam um manual de autoajuda. Os pesquisadores encontraram que a intervenção com MTC resultou em melhora da dor e qualidade de vida em curto prazo, em comparação ao grupo controle.[33]

Dor neuropática

Em geral, a sensação de dor é parte de um processo fisiológico na transmissão de informações de danos reais ou ameaças ao corpo através de estruturas neurais com funcionamento normal. Por outro lado, a dor neuropática ocorre quando o próprio sistema responsável pela dor (sistema somatossensorial) é afetado por uma lesão ou doença.[34]

Neuralgia do trigêmeo

Neuralgia do trigêmeo, também conhecida como *tique doloroso*, é a dor que afeta o nervo trigêmeo e é caracterizada por episódios curtos de dor repentina, intensa e que pode ser comparada a um choque. Essa dor paroxística é, com mais frequência, unilateral e segue a distribuição de uma das três principais divisões desse nervo: oftálmica (V1), maxilar (V2) ou mandibular (V3). Nesse sentido, pode ocorrer em qualquer lugar dentro daquela região de inervação, incluindo dentes, e simular uma odontalgia.[35]

Pontos-gatilho neurálgicos localizados na face, mucosa oral e dentes ipsilaterais ao ramo afetado do nervo em questão são bastante relatados, onde estímulos não dolorosos, como a escovação dos dentes, o sopro do vento ou um toque de leve desencadeiam uma dor de alta intensidade. Independente da intensidade do estímulo aplicado, a dor quase sempre é estereotipada e não apresenta uma resposta gradual.[26, 35]

O bloqueio anestésico local aplicado às zonas-gatilho pode reduzir ou eliminar temporariamente a sintomatologia ou o desencadeamento da dor, enquanto perdurar o efeito da anestesia. Assim, o clínico deve ter atenção para não concluir, de forma errônea que, se a queixa for odontogênica, ela se deve ao órgão dental. Deve ponderar que a dor não é *do* dente e sim *no* dente, principalmente se a mesma melhorar com a anestesia local.[1,4,35]

Episódios de dor também podem ocorrer de forma espontânea. Em alguns casos, logo em seus primeiros estágios, a neuralgia pré-trigeminal pode ser de difícil diagnóstico devido à variabilidade da dor e à apresentação menos clássica. O diagnóstico adequado pode incluir uma avaliação neurológica e ressonância magnética de encéfalo. Para alguns pacientes, a neuralgia do trigêmeo é uma apresentação secundária de uma condição subjacente, como uma neoplasia cerebral ou esclerose múltipla.[36]

A educação do paciente, associada ao uso de anticonvulsivantes (carbamazepina, oxcarbazepina, gabapentina, baclofeno, etc.), neurocirurgia e, mais recentemente, injeções de toxina botulínica, têm sido utilizados para tratar a neuralgia do trigêmeo. É importante notar que, devido à característica grave e incapacitante dessa condição, os pacientes podem solicitar tratamento para os dentes, se isso fizer parte da apresentação da dor. Na ausência de etiologia identificável, o tratamento odontológico provavelmente será ineficaz e desnecessário.[35,36]

Em estudo realizado pelo Grupo de Dor do Hospital das Clínicas da Faculdade de Medicina da Universidade de São Paulo, com 90 pacientes, encontrou-se que a acupuntura foi eficaz na redução da dor média de pacientes com neuralgia trigeminal idiopática, com melhora também na redução da dor miofascial associada e melhora da amplitude do movimento mandibular para os grupos acupuntura e acupuntura *sham*. No entanto, apenas o grupo acupuntura manteve os resultados após 6 meses do tratamento. Os pesquisadores também encontraram melhora em padrões de sensibilidade tátil e vibrátil pelo Teste Quantitativo Sensorial. A acupuntura pode ser um tratamento complementar para pacientes com neuralgia trigeminal e dor miofascial associada.[37]

Dor neurovascular

Dores de cabeça primárias, como enxaquecas, cefaleias em salvas e outras cefaleias envolvendo o nervo trigêmeo, foram relatadas como "dor de dente". Acredita-se que os distúrbios neurovasculares estejam associados a alterações transitórias na função e sensibilização do nervo trigêmeo e dos vasos da cabeça.[38] A dor é referida e sentida nas áreas do sistema nervoso somático como na fronte, têmporas, região posterior dos olhos, seios nasais e, às vezes, nos próprios dentes. Os episódios de dor podem ser espontâneos, graves e latejantes, e apresentam períodos de remissão.[39]

A dor de dente odontogênica também pode aumentar e diminuir, mas tende a deixar algum nível de dor reminiscente. Em contraste, os pacientes com dores de cabeça que mencionam dor nos "dentes", em geral, terão períodos sem dor entre os episódios. A atenção ao tempo, duração e características associadas ajudará a diferenciar o distúrbio subjacente.[38]

A enxaqueca, que afeta aproximadamente 18% das mulheres e 6% dos homens, é, talvez, a mais comum queixa de cefaleias que se apresenta como dor de "dente".[40]

As cefaleias trigêmino-autonômicas, como a cefaleia em salvas, são distúrbios neurovasculares unilaterais raros. Os ataques de dor são acompanhados por características periféricas ipsilaterais na face, como eritema facial, edema periorbital e palpebral, lacrimejamento, injeção conjuntival, congestão nasal, rinorreia, ptose ou miose. O tratamento difere de acordo com o diagnóstico e, em geral, inclui medicamentos, alterações na dieta e mudanças no estilo de vida.[40]

Um grande estudo controlado, randomizado, avaliou 401 pacientes com cefaleia crônica, na sua maioria, enxaqueca. Os pacientes foram alocados de forma aleatória para receber até 12 tratamentos de acupuntura durante três meses ou para uma intervenção de controle com os tratamentos convencionais.[41] Os pacientes do grupo de acupuntura tiveram o equivalente a 22 dias a menos de dor de cabeça por ano (de 8 a 38 dias). Em comparação, no grupo controle, os pacientes que passaram pela acupuntura usaram 15% menos medicação (p = 0,02), fizeram 25% menos visitas a clínicos gerais (p = 0,10) e perderam 15% menos de dias de trabalho por motivo de doença. (p = 0,2).[41] Esses autores concluíram que a acupuntura leva a benefícios persistentes e de relevância clínica para pacientes de atendimento primário com cefaleia crônica, em especial, a enxaqueca.[41]

Dor referida de patologia regional ou à distância

Dores nasais/nos seios paranasais

Problemas nos seios maxilares e/ou na mucosa paranasal podem referir dor aos dentes maxilares. A dor, quase sempre, é sentida em vários dentes e é descrita como pressão, ou latejante. Às vezes, ela está associada à pressão abaixo dos olhos e pode aumentar quando se abaixa a cabeça, colocando pressão sobre os seios da face, tosse ou espirros.[42] Testes realizados nos dentes, como aplicação de frio, mastigação e percussão, podem exacerbar a dor de origem sinusal. A suspeita de uma "dor de dente" relacionada à sinusite deve ser considerada no caso de histórico de infecção no trato respiratório superior, secreção nasal purulenta, congestão nasal ou obstrução.[42] Um diagnóstico e um tratamento adequado devem ser realizados por um otorrinolaringologista.[43] Testes diagnósticos, como exame nasal, tomografia da face ou ressonância magnética, podem ser úteis para confirmar essa condição. Enquanto a dor não diminui com a anestesia na região dos dentes, a aplicação de anestesia tópica intranasal na região deve eliminá-la. As opções de tratamento incluem anti-histamínicos, descongestionantes e antibióticos.[42,43]

Evidências em estudos randomizados controlados sugerem que a acupuntura pode ajudar a aliviar os sintomas de sinusite, como a congestão nasal,[44] embora possa não ser tão eficaz quanto à medicação convencional.[45] No entanto, as pesquisas ainda são limitadas, e mais estudos clínicos randomizados de alta qualidade são necessários para avaliar a eficácia da acupuntura para sinusite.

Um estudo piloto de 2009, publicado no *The American Journal of Rhinology & Allergy*, relata que a acupuntura aumentou, de forma significativa, o fluxo de ar pelo nariz e diminuiu a sua obstrução em pacientes com congestão nasal crônica e sinusite.[44] O estudo avaliou 24 pacientes com história de congestão nasal devido à sinusite crônica. Os pacientes que receberam acupuntura "real" mostraram melhorias bem significativas nas escalas de dor e fluxo de ar nasal. Esses benefícios também aumentaram 30 minutos após o tratamento.[44]

Outro estudo publicado no *Annals of Allergy, Asthma and Immunology* revisou a pesquisa atual sobre acupuntura para o tratamento de sintomas de alergia nasal. Ele sugere que a acupuntura é um tratamento eficaz para os sintomas de congestão nasal devido a alergias adquiridas em estações específicas.[46] Os autores avaliaram 12 ensaios clínicos e encontraram resultados mistos para rinite alérgica sazonal, mas encontraram evidências sugestivas de eficácia da acupuntura para rinite alérgica do tipo perene.[46]

Dor relacionada com neoplasias e outras lesões na cabeça e pescoço

Neoplasias e outras lesões localizados nas proximidades da ramificação do nervo trigêmeo têm o potencial de causar sua compressão. Qualquer estrutura somática inervada por esse par craniano também pode causar dor referida para a boca e para os dentes.[36] A apresentação dos sintomas pode ser um tanto variável, porém pode haver presença de sintomas sensoriais trigeminais, parestesia ou dor no ramo afetado. Quando o distúrbio de origem é intracraniano, a dor de cabeça é uma queixa comum.[35] Dependendo da extensão e localização da lesão, regiões além do território trigeminal podem vir a ser afetadas. Devido à apresentação muito variável de sintomas, pode ser necessário um exame abrangente dos nervos cranianos, bem como técnicas avançadas de imagem: tomografia computadorizada ou ressonância magnética, em especial para pacientes com histórico de câncer.[34]

Neoplasias na parede da faringe, seio maxilar e mandíbula foram relatados como dor de "dente". Vasculopatias, como dissecção da artéria carótida, aneurismas e arterites, também podem ser a origem de casos de dor "odontogênica" não odontogênica. Os sintomas nos dentes podem ser acompanhados por alterações sistêmicas, como perda de peso, mal-estar ou fadiga. Embora sejam possíveis, esses problemas são muito raros e o encaminhamento adequado para diagnóstico e tratamento adicionais é indicado.[47]

Uma revisão sistemática de 2012 publicada na *Supportive Care in Cancer* avaliou 15 ensaios clínicos randomizados sobre acupuntura como monoterapia ou terapia adjuvante para dor oncológica. Os pesquisadores encontraram que a acupuntura associada ao tratamento medicamentoso convencional apresentava melhor alívio analgésico do que o tratamento medicamentoso isolado. A acupuntura poderia ser um tratamento complementar importante para esses pacientes.[48]

No entanto, outra revisão sistemática de 2015, do Instituto Cochrane, avaliou 5 ensaios clínicos randomizados com 285 pacientes. Encontraram evidências insuficientes para a eficácia da acupuntura aplicada em pacientes com dor oncológica, devido a elevados risco de vieses.[49]

Transtornos de dor relacionados a fatores psicológicos

A acupuntura pode ser usada como monoterapia, ou associada a medicamentos e ao tratamento convencional para tratamento de depressão, ansiedade, e principalmente nos distúrbios do sono associados à dor.[37]

Os distúrbios psicossensoriais na categoria de transtornos de natureza somática são caracterizados por queixas e sintomas somáticos que não são explicados por uma causa física, mas podem estar relacionados a fatores psicológicos. Pacientes com dor psicogênica, diferente dos casos de comportamento fingido, não fabricam de maneira consciente os sintomas para alcançar certo benefício.[37] No entanto, a verdadeira dor psicogênica é um diagnóstico de extrema raridade, e de exclusão, quando se trata de dores de qualquer tipo.[2] Considerar que essa dor se apresentaria nos dentes é ainda mais improvável.[1] Portanto, essa categoria de dor talvez seja superdiagnosticada, quando a verdadeira fonte da mesma ainda não foi identificada, e a sobreposição de fatores psicossociais cria uma apresentação "colorida" de sintomas.[4]

Os transtornos da dor estão, muitas vezes, comórbidos a transtornos mentais (entre eles, ansiedade, depressão, catastrofização, somatização) e podem contribuir para a experiência da dor.[5] No entanto, um nexo causal entre fatores psicológicos e as "dores de dente" de origem não dentária não foi estabelecido ainda. Uma consulta com um psicólogo ou psiquiatra pode esclarecer possíveis fatores cognitivos comportamentais e/ou psicossociais para a experiência de dor persistente.[6]

Uma revisão sistemática da literatura da *CNS Neuroscience and Therapeutics*, encontrou que os efeitos da acupuntura para o tratamento de ansiedade é comparável à terapia cognitivo-comportamental (TCC).[50]

Um estudo recente da Universidade de York (Inglaterra) avaliou 755 pessoas com depressão moderada a grave. Setenta por cento dos pacientes tomavam antidepressivos e continuaram com eles durante todo o estudo. Tal trabalho concluiu que tanto a acupuntura quanto a psicoterapia tiveram um efeito fortemente positivo na depressão, diminuindo a escala de depressão de uma média de 16 de 27 no início do estudo, para 9 de acupuntura e 11 de aconselhamento em sua conclusão. Os benefícios duraram 3 meses após o término do tratamento.[51]

EFEITOS ADVERSOS DA ACUPUNTURA

Nas mãos de um profissional capacitado, a acupuntura é uma terapia bastante segura e indulgente. É difícil introduzir problemas novos e duradouros com o emprego de tal procedimento.[52]

Muitos pacientes relatam uma sensação de bem-estar ou relaxamento em seguida ao tratamento de acupuntura, sobretudo quando a estimulação elétrica é utilizada.[9,37] Essa sensação de relaxamento, porém, às vezes, evolui para uma sensação de fadiga ou depressão que dura vários dias. Outras respostas psicofisiológicas transientes podem ser a sensação de "cabeça leve", ansiedade, agitação e choro.[52]

Os possíveis riscos e complicações de um tratamento por acupuntura são o desmaio, perfuração de órgão, infecção, retenção de uma agulha.[52] Esses riscos podem ser minimizados com a cuidadosa esterilização das agulhas, aquisição de habilidades clínicas confiáveis, conhecimento da anatomia de superfície e interna, e exercício de um julgamento clínico responsável. O pneumotórax é relatado com pouca frequência e constitui a complicação visceral mais facilmente produzida pela aplicação das agulhas de acupuntura.[52]

PERSPECTIVAS FUTURAS

O potencial da acupuntura está apenas começando a ser conhecido. Apesar da escassez de estudos para algumas dores orofaciais, a maioria dos estudos com acupuntura tem mostrado que ela pode ser uma opção terapêutica segura e promissora. Futuramente, pesquisas clínicas devem esclarecer a melhor forma de integrar a acupuntura ao sistema de assistência médica convencional.[1]

A acupuntura oferece a oportunidade de expandir a medicina contemporânea para tratar condições para as quais as intervenções atualmente disponíveis são ineficientes ou produzem efeitos secundários indesejados. Devido a sua utilidade e adaptabilidade a tantos aspectos da medicina alopática, a acupuntura provavelmente poderá cada vez mais ser integrada às práticas privadas e institucionais.

REFERÊNCIAS BIBLIOGRÁFICAS

1. Okeson J P, de Leeuw R. Differential diagnosis of temporomandibular disorders and other orofacial pain disorders. Dental Clinics. 2011;55(1):105-20.
2. Renton T, Durham J, Aggarwal VR. The classification and differential diagnosis of orofacial pain. Expert Review Neurother. 2012;12(5):569-76.
3. Kumar A, Brennan MT. Differential diagnosis of orofacial pain and temporomandibular disorder. Dental Clinics. 2013;57(3):419-28.
4. Benoliel R, Sharav Y. Chronic orofacial pain. Cur Pain Headache Reports 2010;14(1):33-40.
5. Ahmad M, Schiffman EL. Temporomandibular joint disorders and orofacial pain. Dental Clinics. 2016;60(1):105-24.
6. Gormsen L, Rosenberg R, Bach FW, et al. Depression, anxiety, health-related quality of life and pain in patients with chronic fibromyalgia and neuropathic pain. Eur J Pain. 2010;14(2):127-e1.
7. Ji RR, Xu ZZ, Gao YJ. Emerging targets in neuroinflammation-driven chronic pain. Nature reviews Drug Discover. 2014;13(7):533.
8. Vickers AJ, Cronin AM, Maschino AC, et al. Acupuncture Trialists' Collaboration, F. T. Acupuncture for chronic pain: individual patient data meta-analysis. Arch Intern Med. 2012;172(19):1444-53.
9. Han JS, Ho YS. Global trends and performances of acupuncture research. Neurosc Biobehav Reviews. 2011;35(3): 680-7.
10. Zhang R, Lao L, Ren K, et al. Mechanisms of acupuncture–electroacupuncture on persistent pain. Anesthesiology. 2014;120(2):482-503.
11. Zhang Y, Lao L, Chen H, et al. Acupuncture use among american adults: what acupuncture practitioners can learn from national health interview survey 2007? Evid Based Complement Alternat Med. 2012;2012:710750.
12. Wang T, Xu C, Pan K, et al. Acupuncture and moxibustion for chronic fatigue syndrome in traditional Chinese medicine: a systematic review and meta-analysis. BMC Complement Altern Med. 2017;17(1):163.
13. La Touche R, Angulo-Díaz-Parreño S, de-la-Hoz JL, et al. Effectiveness of acupuncture in the treatment of temporomandibular disorders of muscular origin: a systematic review of the last decade. J Altern Complem Med. 2010;16(1):107-12.

14. Wu MT, Sheen JM, Chuang KH, et al. Neuronal specificity of acupuncture response: a fMRI study with electroacupuncture. Neuroimage. 2002;16(4):1028-37.

15. Tsui P, Leung MC. Comparison of the effectiveness between manual acupuncture and electro-acupuncture on patients with tennis elbow. Acupunc electro-therap Res. 2002;27(2):107-17.

16. Cabýoglu MT, Ergene N, Tan U. The mechanism of acupuncture and clinical applications. Int J Neurosci. 2006;116(2):115-25.

17. Napadow V, Makris N, Liu J, et al. Effects of electroacupuncture versus manual acupuncture on the human brain as measured by fMRI. Human brain mapping. 2005;24(3):193-205.

18. Berman BM, Lao L, Langenberg P, et al. Effectiveness of acupuncture as adjunctive therapy in osteoarthritis of the knee: a randomized, controlled trial. Ann Intern Med. 2004;141(12):901-10.

19. Napadow V, Liu J, Li M, et al. Somatosensory cortical plasticity in carpal tunnel syndrome treated by acupuncture. Hum Brain Map. 2007;28(3):159-71.

20. Napadow V, Ahn A, Longhurst J, et al. The status and future of acupuncture mechanism research. J Altern Complem Med. 2008;14(7):861-9.

21. Cheng KJ. Neurobiological mechanisms of acupuncture for some common illnesses: a clinician's perspective. J Acupunc Mer Studies. 2014;7(3):105-14.

22. Lee MS, Ernst E. Acupuncture for pain: an overview of Cochrane reviews. Chin J Integr Med. 2011;17(3):187-9.

23. Linde K, Allais G, Brinkhaus B, et al. (2016). Acupuncture for the prevention of tension-type headache. Cochrane Database Syst Rev. 2016;4:CD007587.

24. Pal US, Kumar L, Mehta G, et al. Trends in management of myofascial pain. Nat J Maxillof Surg. 2014;5(2):109.

25. Borg-Stein J, Iaccarino MA. Myofascial pain syndrome treatments. Phys Med Rehabil Clin. 2014;25(2):357-74.

26. Fernández-de-las-Peñas C, Cuadrado ML, Arendt-Nielsen L, et al. (2007). Myofascial trigger points and sensitization: an updated pain model for tension-type headache. Cephalalgia. 2007;27(5):383-93.

27. Tanaka E, Detamore MS, Mercuri LG. Degenerative disorders of the temporomandibular joint: etiology, diagnosis, and treatment. J Dental Res. 2008;87(4):296-307.

28. La Touche, R. Goddard, G. De-la-Hoz, et al. Acupuncture in the treatment of pain in temporomandibular disorders: a systematic review and meta-analysis of randomized controlled trials. Clin J Pain. 2010;26(6):541-50.

29. Smith P, Mosscrop D, Davies S, et al. The efficacy of acupuncture in the treatment of temporomandibu lar joint myofascial pain: a randomised controlled trial. J Dent. 2007;35(3):259-67.

30. Shin BC, Ha CH, Song YS, et al. Effectiveness of combining manual therapy and acupuncture on tem poromandibular joint dysfunction: a retrospective study. Amer J Chin Med. 2007;35(2):203-8.

31. Rosted P, Bundgaard M, Pedersen AM. The use of acupuncture in the treatment of temporomandibular dysfunction – an audit. Acupunct Med. 2006;24(1):16-22.

32. Bergström I, List T, Magnusson T. A follow-up study of subjective symptoms of temporomandibular disorders in patients who received acupuncture and/or interocclusal appliance therapy 18-20 years earlier. Acta Odontol Scand. 2008;66(2):88-92.

33. Ritenbaugh C, Hammerschlag R, Dworkin SF, et al. Comparative effectiveness of traditional Chinese medicine and psychosocial care in the treatment of temporomandibular disorders-associated chronic facial pain. J Pain. 2012;13(11):1075-89.

34. Treede RD, Jensen TS, Campbell JN,et al. Neuropathic pain redefinition and a grading system for clinical and research purposes. Neurology. 2008;70(18):1630-35.

35. Love S, Coakham HB. Trigeminal neuralgia: pathology and pathogenesis. Brain. 2001;124(12):2347-60.

36. Eller JL, Raslan AM, Burchiel KJ. Trigeminal neuralgia: definition and classification. Neurosurg Focus. 2005;18(5):1-3.

37. Ichida MC, Zemuner M, Hosomi J, et al. Acupuncture treatment for idiopathic trigeminal neuralgia: A longitudinal case-control double blinded study. Chin J Integr Med. 2017;23(11):829-36.

38. Goadsby PJ. Neurovascular headache and a midbrain vascular malformation: evidence for a role of the brainstem in chronic migraine. Cephalalgia. 2002;22(2):107-11.

39. Goadsby PJ. Pathophysiology of cluster headache: a trigeminal autonomic cephalgia. The Lancet Neurology. 2002:1(4):251-257.

40. Lipton RB, Bigal ME, Diamond M, et al. Migraine prevalence, disease burden, and the need for preventive therapy. Neurology. 2007;68(5):343-9.

41. Wonderling D, Vickers AJ, Grieve R, et al. Cost effectiveness analysis of a randomised trial of acupuncture for chronic headache in primary care. BMJ. 2004;328(7442):747.

42. Silberstein SD. Headaches due to nasal and paranasal sinus disease. Neurologic clinics 2004;22(1):1-19.

43. Blumenthal HJ. Headaches and sinus disease. Headache. 2001;41(9):883-8.

44. Sertel S, Bergmann Z, Ratzlaff K, et al. Acupuncture for nasal congestion: a prospective, randomized, double-blind, placebo-controlled clinical pilot study. Am J Rhinol Allerg. 2009;23(6):e23-e28.

45. Stavem K, Røssberg E, Larsson PG. Health-related quality of life in a trial of acupuncture, sham acupuncture and conventional treatment for chronic sinusitis. BMC Res Notes. 2008;1(1):37.

46. Lee MS, Pittler MH, Shin BC, et al. Acupuncture for allergic rhinitis: a systematic review. Ann Allerg Asth Immunol. 2009;102(4):269-79.

47. Walsh D, Donnelly S, Rybicki L. The symptoms of advanced cancer: relationship to age, gender, and performance status in 1,000 patients. Supp Care Cancer. 2000;8(3):175-9.

48. Choi TY, Lee MS, Kim TH, et al. Acupuncture for the treatment of cancer pain: a systematic review of randomised clinical trials. Supp Care Cancer. 2012;20(6):1147-58.

49. Paley CA, Johnson MI, Tashani OA, et al. Acupuncture for cancer pain in adults. Cochrane Database Syst Rev. 2015;(10):CD007753.

50. Errington-Evans N. Acupuncture for anxiety. CNS Neurosci Therap. 2012;18(4):277-84.

51. MacPherson H, Richmond S, Bland M, et al. Acupuncture and counselling for depression in primary care: a randomised controlled trial. PLoS Med. 2013;10(9):e1001518.

52. MacPherson H, Thomas K, Walters S, et al. The York acupuncture safety study: prospective survey of 34 000 treatments by traditional acupuncturists. BMJ. 2001;323(7311):486-7.

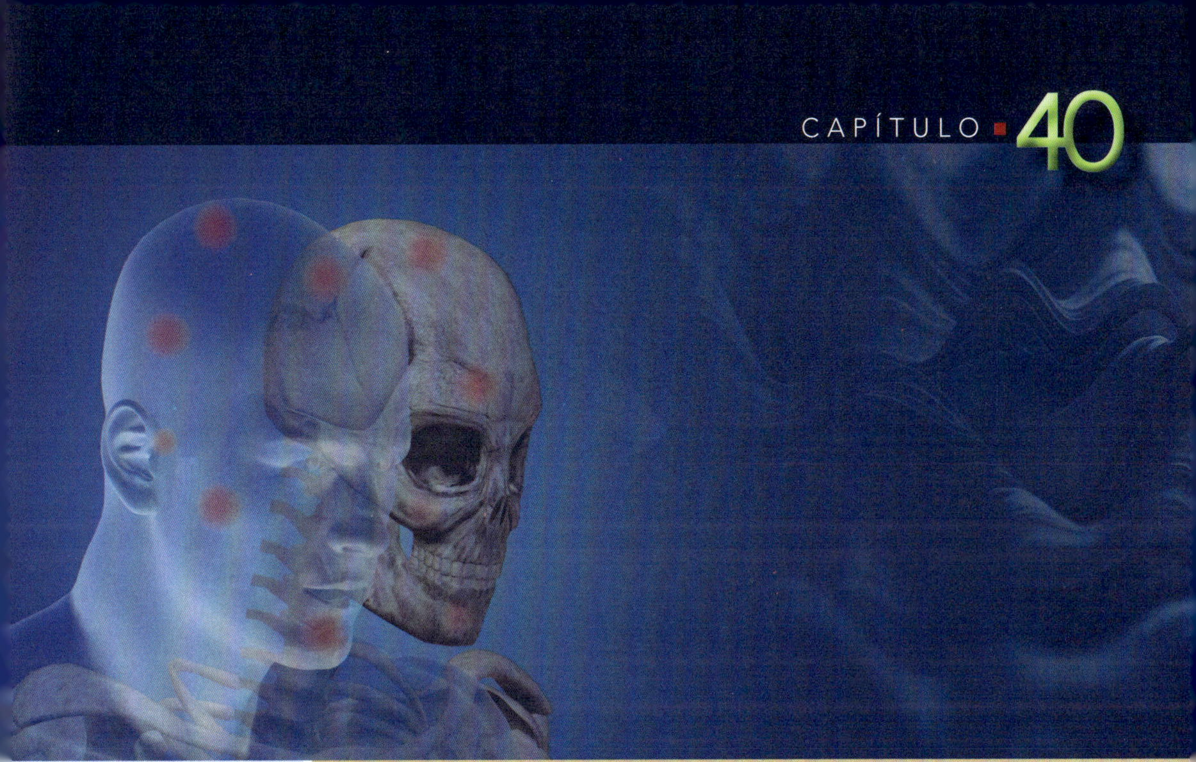

CAPÍTULO 40

Heráclito Fernando Gurgel Barboza
Rafael Tardin Rosa Ferraz Gonçalves
Juliana Barcellos de Souza

Fisioterapia Aplicada às Algias Craniofaciais

INTRODUÇÃO

A Fisioterapia é uma profissão da área da saúde, que atua na reabilitação e promoção de saúde, especialmente para o resgate e aprimoramento das funçoes relacionadas ao movimento. Então, o fisioterapeuta é o profissional responsável pelo diagnóstico funcional baseado na avaliação do movimento, e pela elaboraçao de planos de tratamento que reabilite ou promova qualificação de performance gestual e postural. Seu cliente é aquele cuja função está ameaçada, por doença, por lesão ou pelo processo de envelhecimento.[1] Promover função significa aumentar amplitudes articulares, força, resistência, equilíbrio postural, capaz de garantir o desempenho do indivíduo em suas atividades cotidianas, laborais ou de lazer. Entre os pacientes com algias craniofaciais, a presença do fisioterapeuta é fundamental para a manutenção ou resgate dessas condições, pois as evidências demonstram que os movimentos em exercícios funcionais ativos são intensos moduladores da Dor Crônica Orofacial, especialmente as idiopáticas, e Desordens Temporomandibulares (DTM), notadamente as miogênicas.

O fisioterapeuta, profissional da Fisioterapia, pode fazer parte da equipe multiprofissional envolvida com o tratamento das diversas classificações diagnósticas das Dores Orofaciais (DOF) e DTM, como reabilitador e na atenção analgésica complementar ao paciente. Participa em equipe, para que as decisões sejam tomadas, correspondendo às necessidades clínicas do paciente. Há participação consagrada do fisioterapeuta nas fases crônicas das Síndromes Dolorosas ou no tratamento de sequelas pós-operatórias craniofaciais, porém atualmente é crescente a intervenção como profissional complementar, aumentando a eficácia no atendimento à dor aguda, ou reagudização da dor crônica craniofacial. Por exemplo, no atendimento às algias craniofaciais agudas e cefaleia do tipo tensional, onde técnicas de terapia manual vem apresentando resultados no alívio da dor e melhora da funcionalidade,[2] além disso, o tratamento adequado da dor aguda reduz a probabilidade à cronificação da mesma.[3]

Avanços conquistados pela Fisioterapia, nas últimas décadas, em pesquisas acadêmicas, e no desenvolvimento do raciocínio clínico em saúde, conduzem a atuação desse profissional a uma abordagem que vai além da intenção em complementar o tratamento à lesão ou doença, mas ampliando o apoio integral ao paciente. Consiste em tratar a dor e os demais fenômenos fisiológicos alcance da graduação e das capacitações do fisioterapeuta, guardando o escopo de atuação aos limites da profissão. O fisioterapeuta possui formação e treinamento para avaliação funcional – movimento e postura – do segmento crânio-oro-facial, e das inter-relações dinâmicas desse com o restante do corpo. A avaliação realizada pelo fisioterapeuta do impacto funcional, pela presença de uma discopatia na Articulação Temporomandibular (ATM), pode ajudar o cirurgião dentista na classificação da morbidade dessa doença e auxiliar a tomada das decisões clínicas. Exemplificando, é incomum em situações agudas de discopatias a liberdade da abertura e demais movimentos da ATM, e comum mediante essa tentativa ativa algum nível de compensação gestual e postural, nem sempre observadas pelo atendimento na cadeira do cirurgião dentista, mas avaliável pelo fisioterapeuta capacitado, estas observações minuciosas da qualidade do movimento, podem correlacionar ao agravamento das condições patológicas. O fisioterapeuta tem um olhar crítico sobre o movimento e sua relação com as doenças.

A complexidade da dor crônica exige qualidade na sua avaliação e da função – movimentos da cabeça, pescoço, mandíbula e suas combinações entre si e com os demais segmentos do corpo, podem ser críticos ao desempenho nas tarefas elementares (mastigação, fonoarticulação, ajustes da postura do pescoço para leitura, conversação, socialização, vestimenta, higienização, comunicação, vocalização). Além da avaliação, o conhecimento das ferramentas multimodais disponíveis (modelos diversos de cinesioterapia; terapia manual; recursos de termoterapia, eletroterapia e fototerapia), a capacitação em técnicas de comunicação não nocebo, educação em dor no atual modelo biopsicosocial, e relacionamento multiprofissional são importantes para o aumento da eficácia no tratamento da dor.

Esse capítulo, direcionado aos profissionais de saúde em geral, tem a intenção de aprofundar os conhecimentos do leitor sobre a atuação do fisioterapeuta nas dores craniofaciais, da avaliação ao tratamento, sua interação com equipe multidisciplinar, com ênfase na educação continuada no processo fisioterapêutico.

EDUCAÇÃO NO PROCESSO TERAPÊUTICO

Embora o modelo de educação em saúde transite entre o modelo biomédico linear de causa e efeito, e o modelo biopsicossocial circular, onde o efeito também pode influenciar sua causa, neste capítulo abordaremos somente o modelo biopsicossocial, com suas limitações e pretensões. Na evolução do conhecimento científico, aceitou-se durante quase dois séculos a dualidade entre causa e efeito. Proposta pelo filósofo René Descartes, Século XVII, a linearidade entre a causa e a consequência desconsiderava a possibilidade de interação entre efeito e sua própria causa. De certo modo, este modelo tornou-se simplista para o estudo da dor. Em virtude da etiologia incerta da dor crônica, recorre-se, preferencialmente, ao modelo biopsicossocial para estudo e tratamento da dor. A diversidade de componentes da dor nos pacientes que sofrem com algias persistentes é incluída nessa abordagem, sem exigir necessariamente especulações de causa inicial do problema. Para saber mais sobre os pontos fortes e críticos do modelo biomédico recomenda-se a leitura do Capítulo "Educação no Processo Terapêutico".[4-6]

O modelo biopsicossocial encoraja as relações interdisciplinares, onde as propostas de trabalhos em campo variam consideravelmente, atendendo as expectativas das diferentes profissões de saúde que atuam com educação no processo terapêutico.[6] Enquanto alguns modelos visam melhorar o conhecimento do paciente sobre a sua condição de saúde ou suas habilidades para o autocuidado, outros programas têm seu foco na melhora da autoestima, na redução de medos e angústias, no medo da morte, nas orientações para uso de fármacos, no tratamento de feridas e na prevenção de amputações, na melhora da mobilidade urbana, ou da autonomia em seu lar.

A ausência de identificação da causa "x" ou da cura "y" pelo tratamento "k" para a dor craniofacial ou orofacial, aumenta diretamente a aceitação das estratégias de manejo dos sintomas em curto e longo prazo por parte dos cirurgiões dentistas, cirurgiões, fisioterapeutas e demais profissionais que atuam com esses pacientes. Além disso, há uma tendência mundial descrita pela *American Academy of Orofacial Pain*[7] de recomendações de tratamentos conservadores e de automanejo da dor sobre os mais agressivos e de efeito menos reversíveis. O objetivo dessas terapias conservadoras está no ganho de função, na redução da dor e em minimizar o impacto na qualidade de vida dos pacientes, principalmente daqueles com DTM. Cabe destacar que para ganho de funcionalidade é necessário trabalho cinesiológico específico na musculatura e articulações que envolvem o complexo da articulação temporomandibular. O movimento da mastigação e da fala envolve mais estruturas que a dentição e a língua. Mandíbula, maxilas, crânio e coluna cervical atuam em harmonia e sinergismo biomecânico para garantir funcionalidade com baixo gasto energético e elevada eficácia.[7]

Nas dores craniofaciais, os informativos por meio de *folders* e vídeos destacam-se consideravelmente para alcançar grandes escalas de pacientes. Esses *folders* visam explicar as disfunções e as dores craniofaciais, orientar os pacientes e familiares para o pré e pós-operatório, assim como desenvolver habilidades no autocuidado. De forma sucinta, as orientações se repetem e focam no manejo e compreensão da DTM, propondo aos pacientes diversas estratégias que, embora sejam potencialmente benéficas, tendem a aumentar a vulnerabilidade, dramatização e hipervigilância frente à dor crônica. Por exemplo, algumas dessas recomendações ao pacientes com dor e disfunção da articulação temporomandibular são: (a) evitar o ranger e o apertar dos dentes; (b) manter os dentes ligeiramente afastados e a mandíbula relaxada; (c) evitar mastigar itens que não sejam alimentos como canetas, lápis, unhas; (d) evitar tocar instrumentos musicais que tencionam a mandíbula; (e) evitar grandes aberturas da boca ao bocejar, mastigar. Limitar a abertura à distância de até dois dedos de largura, (f) evitar a mastigação de alimentos de alta densidade como carnes duras, pães, balas duras, (g) colocar bolsa térmica fria ou compressa quente úmida sobre o local com dor, (h) massagear músculos doloridos, (i) desenvolver técnicas para controle do estresse e para relaxamento, (j) realizar alongamentos e exercícios suaves para a mandíbula, conforme orientado por fisioterapeuta ou cirurgião dentista, (k) buscar estratégias para melhora do sono, (l) manter registro da dor informando intensidade e atividade em que a mesma aparece, entre muitas outras.[7]

Para o sucesso no tratamento da dor crônica, independente de ser craniofacial ou outra, há evidências da importância da redução da dramatização da mesma, de minimizar a hipervigilância e principalmente que o melhor desfecho para avaliar a melhora do paciente é a funcionalidade.[8] Contudo, nas recomendações clássicas citadas no parágrafo acima, verifica-se muitas normas complexas e que reduzem de forma impactante a qualidade de vida dos pacientes, pois os mesmos devem inclusive cuidar da abertura bucal, para alimentação, comunicação e até expressões como risos e raiva. Limitar a emoção dos pacientes, criar indiretamente a culpa por não ter seguido as orientações que aparentemente parecem óbvias e simples de um ponto de vista puramente biomecânico, parece nos fazer esquecer, contudo, das características psicossociais da pessoa que sofre com dores.

Para um programa educativo com boa adesão e melhora na funcionalidade e indiretamente na intensidade da dor, defende-se que o processo educativo conduza o paciente às escolhas, flexibilize suas atitudes e ressignifique alguns conceitos emocionais.[9] Por exemplo, uma paciente de origem gaúcha, cujo sua cultura local aprecia a carne, sistematicamente há encontros para um churrasco. Impedir a paciente de participar e de alimentar-se é excluí-la do seu contexto social. Em equipe, o fisioterapeuta, o cirurgião dentista e o paciente devem buscar estratégias para flexibilizar sua participação sem que isso seja mais um motivo para aumentar a intensidade de suas dores por uma insatisfação psicossocial. Deve-se discutir as opções, como a escolha do corte da carne, o ponto de cozimento, e o uso de utensílios alimentares para facilitarem o corte do alimento, economizando "algumas mastigações" e esforço dos músculos. Talvez a pessoa seja identificada pelos outros por não seguir "ao pé da letra" a tradição, porém a pessoa participa, saboreia e se diverte. Mas é importante construir estratégias para o dia anterior e o dia seguinte ao evento do churrasco, ou seja, minimizar as formas de estresse da ATM, massagear a musculatura ou colocar compressas quente/gelada no local. Tudo isso para preparar-se para um dia de "maratona da cavidade oral" durante o churrasco.

ALGIAS CRANIOFACIAIS TRATADAS PELA FISIOTERAPIA

A Fisioterapia é recomendada para tratar pacientes com diversas das algias craniofaciais, tanto nas fases agudas como crônicas, na maioria dos diagnósticos. (Quadro 40.1). As metodologias variam conforme a fase da doença, se aguda ou na agudização de uma síndrome crônica, como também na prevenção e atenuação de crises durante a fase crônica. Na fase aguda prevalecem as medidas fisioterapêuticas analgésicas, que na fase crônica, prevalecem as medidas ativas de educação comportamental e da qualificação das estruturas envolvidas com o movimento.

Entre os diagnósticos citados acima (Quadro 40.1), existem diversas subclassificações diagnósticas que, avaliadas criteriosamente pelo fisioterapeuta capacitado em dor, e pela equipe multiprofissional, poderão ou não receber intervenções fisioterapêuticas. Por exemplo, no Código DA0E.7, referente às Desordens Parafuncionais Dentofacial, encontramos Apertamento Dentário e Bruxismo, cujos pacientes são tratados pelo cirurgião dentista (dispositivos interoclusais, clínica) e o fisioterapeuta. Esse último realizará um trabalho que atenda as consequências musculares dessas condições na situação da agudização (massagem, acupuntura, TENS) e, nos períodos de abrandamento, desvia-se a terapêutica para manobras de relaxamento mental e físico, associadas ao controle da tensão operacional muscular (*miofeedback*) durante os movimentos da língua e da abertura e fechamento da boca.

Outro exemplo, na classificação 30.5 Dor Neuropática Crônica, é previsto tratamento da fisioterapia na fase aguda e crônica, porém, no caso de neuralgia trigeminal, destacada, no Quadro 40.1, com o Código 8B82.0 não é beneficiada pelo tratamento da fisioterapia na fase aguda, mas há benefícios com o tratamento complementar multimodal na fase crônica. As radiculopatias cervicais e outras neuropatias periféricas, produtoras de algias craniofaciais, eventualmente, podem ser tratadas pelo fisioterapeuta na fase aguda. O fisioterapeuta com treinamento para o tratamento da dor, poderá tomar a decisão clínica mais adequada, em função do conhecimento das classificações diagnósticas, da taxonomia da dor e sua avaliação e da funcionalidade envolvidos com a fase da dor.

Quadro 40.1 Diagnósticos, segundo CID-11,[10] de pacientes atendidos pela fisioterapia nas fases aguda ou agudização da dor crônica e na fase crônica.

Diagnóstico e códigos CID-11	Agudo/Agudização	Crônico
MG 30.03 Cefaleia Crônica ou DOF Primária	✓	✓
MG 30.60 DOF Crônica Secundária	✓	✓
MG 30.62 Cefaleia Crônica ou Dor Neuropática Orofacial	✓	✓
MG 30.63 Cefaleia ou DOF atribuída a DTM Crônicas Secundárias	✓	✓
DA0E.8 DTM	✓	✓
8B82.0 Neuralgia Trigeminal	✞	✓
MG30.2 Dor Crônica Pós-cirúrgica ou Pós-traumática	✓	✓
8A81 Cefaleia Tensional	✓	✓
8B82.1 Dor Facial Atípica	✓	✓
MG30.5 Dor Neuropática Crônica	✓	✓
MG 30.3 Dor Musculoesquelética Secundária	✓	✓
MG30.01 Dor Crônica Difusa	✓	✓

Legenda: DOF = Dor Orofacial; DTM = Dores Temporomandibulares;
✓ = SIM, ao tratamento fisioterapêutico; ✞ = NÂO, ao tratamento fisioterapêutico; CID-11 = Código Internacional de Doenças 11 (2018).[10-27]

AVALIAÇÃO DA DOR E FUNCIONALIDADE

Estima-se que a dor aguda, seja a motivadora de, pelo menos, 80% das consultas e busca por tratamento. Embora, muitas vezes, seja difícil identificar a causa fisiopatológica que induziu a experiência da dor, a conduta terapêutica é aliviar. Nos casos de dor crônica, a percepção de vulnerabilidade do paciente frente aos seus sintomas, incapacidade funcional e emocional parecem influenciar a procura por um especialista.[29] Nos casos de dor crônica deve-se buscar estratégias para alívio dos sintomas, assim como condutas terapêuticas que induzam a modificação do padrão comportamental do paciente ao estimular maior participação social e melhorar enfrentamento nas atividades cotidianas,[8] sejam elas laborais ou de lazer.

A formação do fisioterapeuta, no Brasil ou no mundo, há um extenso enfoque sobre a funcionalidade do corpo, valoriza-se a carga horária no estudo da anatomia, cinesiologia, biomecânica e controle neuromuscular. Contudo, há uma lacuna no que diz respeito ao estudo da dor, sobretudo da dor crônica, que muitas vezes é distorcida como o sinal de dor aguda persistente. Essa lacuna influencia diretamente a atuação clínica dos profissionais, pois a dor é mal diagnosticada e, consequentemente, com chances a abordagens terapêuticas mal elaboradas. Por exemplo, ao reconhecer a interação da dor com o sistema neuroendócrino, facilitando respostas como o estresse, distúrbios do sono e do humor, o fisioterapeuta poderá atuar, e encaminhar ao especialista (sono, endocrinologista).[30] Desde a década de 1980 estudos científicos defendem cadeias de interações neuroendócrinas como uma das causas da persistência do sinal doloroso.[31] Para aprofundar sobre os aspectos da neurociência da dor, recomenda-se a leitura de alguns capítulos do Tratado de Dor da Sociedade Brasileira para o Estudo da Dor.[32,33]

Quanto à questão da grade curricular nos cursos de Fisioterapia, recomendamos estudos brasileiros com estratégias e conteúdos para ensino a abordagem da dor nas graduações do referido curso.[34-36] Atualizações são sempre bem vindas e surgem pelos debates institucionais. Por exemplo, a própria definição de dor, proposta pela Sociedade Internacional para o Estudo da Dor (IASP), em 1994,[37] deverá em breve ser atualizada, pois novas definições são propostas como a de Williams e Craig, em 2016,[38] que por tradução livre dos autores define-se a dor como uma experiência angustiante associada ao dano tecidual real ou potencial com componentes sensoriais, emocionais, cognitivos e sociais. As definições tendem a evoluir, nas perspectivas da saúde da dor e da atuação dos profissionais de saúde, para produção de melhores desfechos clínicos ao paciente e sociedade.

Avaliação da dor

A dor está conceituada em um modelo complexo, como uma experiência multi-dimensional (somato-sensorial, afetiva-motivacional e cognitiva-avaliativa) e de origem multifatorial. O Questionário de Dor proposto pela equipe da McGill[39] e validado em português[40] aborda essas três dimensões: (a) somatosensorial pelo conjunto de sensações somáticas associadas à dor, como por exemplo: em pontada, queimação, choque entre outras; (b) afetivo-motivacional representada pelas emoções associadas à dor, entre elas a dor amedrontadora, apavorante, aterrorizante, cruel, maldita, miserável, entre outros adjetivos; e finalmente (c) cognitivo-avaliativa, ou seja dor desagradável, forte, incapacitante, etc.

Tendo em vista essa complexidade da dor, principalmente a crônica, o fisioterapeuta deve ampliar sua avaliação, abordando três eixos centrais para a elaboração do plano de tratamento adequado: (a) eixo físico-funcional (biomecânica e cinesiologia do segmento doloroso e segmentos conexos); (b) eixo emocional (vulnerabilidade do paciente frente à dor, irritabilidade, distúrbios do humor e do sono, auto-estima); (c) eixo sócio-ambiental (relação com família, trabalho, moradia e associações com a dor) complementando a anamnese, o exame físico, os testes diagnósticos funcionais específicos do segmento doloroso e das estruturas conexas. Dentre as atribuições do fisioterapeuta no tratamento da dor e ganho de funcionalidade, o profissional deve saber verificar exames de imagem e laboratoriais para ponderar suas escolhas terapêuticas em função da mediação de potenciais critérios de segurança/exclusão para utilização de técnicas, manobras, métodos e instrumentação dentre os recursos terapêuticos disponíveis.

A localização da dor deve ser identificada pelo paciente, afinal, mesmo com as adaptações na definição de dor, ela persiste sendo um sintoma, logo, subjetivo. A localização pode ser feita pelo desenho sobre uma imagem de uma cabeça nos planos frontal e posterior, sagital esquerdo e direito, transversal superior, assim como em imagens oblíquas. Alguns autores recomendam a identificação da intensidade da dor em cada ponto assinalado pelo paciente. A intensidade da dor pode ser quantificada pela utilização da Escala Visual Analógica, entre outras. A utilização dessas escalas parecem simples, porém exigem treinamento do profissional que as aplica, para calibrar o exame e valida-lo.[41] A caracterização da dor e sua avaliação com auxílio de equipamentos simples (pincel, estesiômetro, calor, frio, diapasão, algodão, etc.) podem nos oferecer indicativos de distúrbios periféricos e centrais na modulação da dor, como por exemplo acessar zonas de alodínia, hiperalgesia, parestesia, entre outros. Para saber mais sobre testes funcionais de dor e questionários recomendamos a leitura do Capítulo 32[42] e Capítulo 34[43] no Tratado de Dor da SBED.

Durante a anamnese e entrevista com o paciente é importante estar atento para identificar os fatores desencadeantes da dor, de manutenção e de alívio do sintoma. Essas informações chaves auxiliam na elaboração do raciocínio clínico do caso do paciente. Crenças, valores, estratégias de gestão da dor e a percepção de vulnerabilidade frente a mesma, geralmente são acessadas pelo discurso do paciente. Ou seja, o relato do paciente com dor não deve ser negligenciado, a escuta atenta deve ser priorizada por ser informativa ao tratamento do movimento, da funcionalidade e da dor propriamente dita. Atentar a algumas características da dor: *espontânea* (ocorre sem a provocação de estímulos), *desencadeante* (ocorre ao estímulo mecânico, térmico ou químico), *paroxística* (dor que tem aumentos repentinos), *constante* (dor com intensidade constante). Vale destacar que a natureza da dor deve ser descrita pelo paciente com as próprias palavras sobre sua sensação dolorosa. Essas informações podem fornecer hipóteses de diagnóstico, já que sabemos que diferentes condições de dor conseguem caracterizar, por exemplo, a dor em choque elétrico como dor neuropática, a dor pulsada como a dor de cabeça neurovascular, a dor difusa como dor musculoesquelética.

Vários são os modelos de avaliação existentes, de acordo com o nível de exigência do serviço e do público. Considerar as informações básicas sobre a dor, como localização, intensidade, frequência, a disfunção do movimento e o impacto sobre a vida do examinado são condições elementares para o diagnóstico fisioterapêutico e a tomada de decisões clínicas. O fisioterapeuta que estuda dor, incluirá em sua anamnese e exames, observações relacionadas à taxonomia da dor que, além de incluir o paciente em alguma classificação, permite aprofundar a avaliação sobre o impacto da dor no comportamento biopsicossocial do mesmo.

Melhores avaliações conduzem a raciocínios clínicos e condutas mais eficazes, por dimensionarem o problema de saúde ao tamanho da realidade, evocando terapias do tamanho da necessidade, diminuindo os efeitos nocebo e sofrimento ao paciente, e custos sociais ao sistema de saúde.

O Quadro 40.2 apresenta um modelo de ficha de avaliação de triagem, preenchido pelo paciente, utilizado pela Clínica de Dor Orofacial e Disfunção Mastigatória da Faculdade de Odontologia da Universidade Federal do Rio de Janeiro desde 1993. Avaliam-se aspectos das dimensões biopsicossociais e cria ao final um *índice de disfunção* (numérico para valor estatístico, desenvolvido em 1985 na Universidade da Califórnia – UCLA) e uma *classificação clínica* (assintomático, disfunção leve, moderada ou grave), que juntas auxiliam a *classificação da morbidade da doença.* Esses dados subjetivos colhidos através desse simples questionário, orientam o examinador sobre a necessidade e precocidade ou não das avaliações diagnósticas complementares (exames clínicos palpatórios e investigadores da função mastigatória – observação da qualidade e medidas das amplitudes dos movimentos – imaginologia, escolha condicional do uso de critérios diagnósticos como RDC/TMD ou DC/TMD, exames clínicos específicos como algometria, QST, estesiometria, *cold test*, termografia por infravermelho – importantes complementos em muitos casos de dor crônica primária, sensibilização central e neuropatias). A intersecção do índice de disfunção, da classificação clínica e da classificação da morbidade da doença, demonstram o *perfil sintomático*. Esse perfil sintomático, significa o retrato do impacto da dor e disfunção na vida do paciente, o que curiosamente pode ilustrar contradições relacionando descritores de dor (1 Dor, do Quadro 40.3) e disfunção intensas (2 Intracapsular, 3 Disfunção, e 4 Oclusão, do Quadro 40.3) com baixo índice de impacto em sua vida (5 Incapacitação, do Quadro 40.3), determinando menor sofrimento pessoal e exigência do sistema de saúde. O inverso também é possível. Pacientes com descritores de dor e disfunção de baixa intensidade, porém grande impacto de vida social, demonstrando comportamento físico-mental desproporcionais ao quadro doloroso, aumentam a exigência do sistema de saúde.

Esse perfil sintomático também auxilia o controle da evolução, permitindo avaliações seriadas transientes, dirigindo as decisões clínicas dos tratadores (Quadro 40.4).

BIOLOGIA DA DOR APLICADA À FISIOTERAPIA

A *American Association of Orofacial Pain,*[7] define Dor Orofacial como aquela em que dor e disfunção afetam a transmissão motora e sensitiva no sistema nervoso trigeminal. A Fisioterapia pode atuar reduzindo a percepção exteroceptiva e aumentar a qualidade motora proprioceptiva, cooperando para o alívio da dor.

A *International Headache Society*[44] classifica as cefaleias em primárias e secundárias. O fisioterapeuta tem campo de atuação junto a algumas das cefaleias primárias, prevalecendo a cefaleia tensional, e algumas secundárias, especialmente as cervicogênicas, as derivadas de DOF e DTM. Em comum, pode existir aumento da percepção do tecido do escalpo craniano, e/ou da face e/ou superior do pescoço, a partir da sensibilização nervosa periférica direta ou indireta das raízes cranianas, das vias trigeminais e/ou associados a irritação do sistema musculoesquelético desses segmentos.[7]

Quadro 40.2 Ficha de avaliação de triagem.

UNIVERSIDADE FEDERAL DO RIO DE JANEIRO
FACULDADE DE ODONTOLOGIA
DISCIPLINA DE DISFUNÇÃO MASTIGATÓRIA

TRIAGEM	SIM	NÃO
1. VOCÊ SENTE DOR QUANTO MASTIGA?	____	____
2. VOCÊ CONSEGUE COLOCAR 3 DEDOS NA BOCA?	____	____
3. VOCÊ SENTE RUIDOS (estalidos ou crepitação) NA ATM?	____	____
4. VOCÊ SENTE DOR ____ ARTICULAR ou ___ MUSCULAR À PALPAÇÃO?	____	____

QUESTIONÁRIO data:___/___/20019

NOME: ______________________________ Mat. ____________
ENDEREÇO: ______________________________ Bairro: ____________
TELEFONE: Residência: ____________ Cel. ____________ Trabalho: ____________
SEXO: ________ feminino ____ maculino Idade: ____ anos Profissão: ____________
QUEM LHE INDICOU A ESTA CLÍNICA? ______________________________
QUEIXA PRINCIPAL: ______________________________
____

A quanto tempo você tem este problema? _____ meses; ____ anos.
A quanto tempo você recebe tratamento? _____ meses; _____ anos.
Com que profissional? ____ Médico; ____ Dentista: ____ Outro ____________
Nome: ______________________________ Telefone: ____________
Quais os remédios que você está tomando? ______________________________
____

Como você considera sua saúde geral?

0. Excelente; Eu nunca tive nenhum problema.
0. Boa; eu nunca tive nenhum problema sério.
1. Razoável; eu tive problemas comuns de saúde no passado.
2. Ruim; eu tenho histório de saúde debilitada.
3. Eu sou incapacitado, devido a problemas de saúde.

Você tem artrite? ____ não ____ sim, há _____ anos.

Você perdeu os dentes de trás? ____ não ____ sim, há ____ anos.

Você mastiga mais de um lado? _____ não ____ sim (___ direito, ____ esquerdo)

Você range ou trinca os dentes? _____ não ____ sim (___ de dia, ____ de noite)

Você já teve extração de dente molar complicada, ou ficou de boca aberta muito tempo no dentista?
____ não ____ sim

Você já teve os dentes desgastados pelo dentista para melhorar a mordida? ___ não sim, há ____ anos.

Você é nervoso(a) ou ansioso(a)? _____ não _____ sim

Você já teve os dentes desgastados pelo dentista para melhorar a mordida? ____ não
____ sim, há nos.

Você ronca? ____ não ____ pouco ____ muito ____ reclama do meu ronco

Você sente sono durante o dia? ____ não ____ pouco ___ muito ___ eu apago de vez em quando

Faça um traço vertical na linha abaixo, indicando a dor mastigatória mais forte que você sentiu na última semana.

Sem dor ______________________________

pior dor possível ______________________________

Quadro 40.2 Ficha de avaliação de triagem. (*Continuação*)

MARQUE A RESPOSTA QUE DESCREVE MELHOR O SEU PROBLEMA:

1. INTENSIDADE DE DOR MASTIGATÓRIA 0 1 2 3

Você sente dor quando mastiga ou usa a boca? 0 Não 1 Leve 2 Moderada 3 Forte

A dor continua quando você não está mastigando ou usando a boca?
0 Não 1 Leve 2 Moderada 3 Forte

Você sente a boca cansada depois de comer ou de usá-la? 0 Não 1 Pouco 2 Meio 3 Muito

2. FREQUÊNCIA DE ESTALIDO OU TRAVAMENTO 0 1 2 3

Com que frequência ocorrem estalidos na articulação da mandíbula (à frente do ouvido)?
0 Nunca ou raramente 1 Ás vezes, ou quando abro muito a boca
2 Durante certos períodos 3 Quase toda vez que mastigo, mordo ou abro muito a boca
Ao abrir a boca, a mandíbula prende impedindo que você complete o movimento?
0 Não 1 Ocasionalmente, mais eu posso contornar o ponto em que prende
2 Ocasionalmente prende por algum tempo
3 Está continuamente presa

3. DISFUNÇÃO – MASTIGATÓRIA 0 1 2 3

Qual o problema que você tem atualmente com a mastigação?
0 Nenhum 1 Dificuldade ocasional 2 Preciso evitar algumas comidas.
3 Preciso apoiar a mandíbula para comer: ou, limitar os movimentos; ou, não posso comer o suficiente

Como a dor incomoda a sua fala ou mastigação?
0 Não tenho dor. Não incomoda. 1 Incomoda continuamente
2 Pode impedi-la temporariamente 3 Limita severamente a função mandibular

Como o estalido incomoda a sua fala ou mastigação?
0 Não ocorrem estalidos 1 Os estalidos não incomodam
2 Por vezes é difícil ou doloroso completar certos movimentos mandibulares
3 Eu não posso completar alguns movimentos: ou, eu tenho que mover a mandíbula em torno do ponto em que ela prende; ou o estalido desapareceu mas agora eu não posso abrir a boca por completo

4. DESCONFORTO DENTAL/OCLUSAL 0 1 2 3

Você sente a sua mordida desconfortável 0 Não 1 Pouco 2 Meio 3 Muito
Você sente dor nos dentes? 0 Não 1 Pouco 2 Meio 3 Muito

5. INCAPACITAÇÃO – SOCIAL 0 1 2 3

Quanto o seu problema incomoda o relacionamento familiar ou social?
0 Não incomoda 1 Família ou amigos sabem do meu problema
2 Ás vezes causa aborrecimento, estraga ou modifica meus programas
3 Eu tenho que planejar minha vida em função do problema

Quanto o seu problema o(a) prejudica no trabalho?
0 Não prejudica 1 Prejudica a minha concentração
2 Prejudica minha habilidade, e/ou a qualidade ou produção 3 Eu estou incapacitado de trabalhar

FREQUÊNCIA DAS POSSÍVEIS RESPOSTAS 0 1 2 3

(Considere a mais grave de cada categoria)

6. DOR PERIFÉRICA 0 1 2 3

Você sofre de dor de cabeça? 0 Não 1 Leve 2 Moderada 3 Intensa
Você sente dores no pescoço ou ombro? 0 Não 1 Leve 2 Moderada 3 Intensa
Você tem dor de cabeça frequente?
0 Não 1 Uma ou duas por mês 2 Uma ou duas por semana 3 Diariamente ou quase diariamente

CRITÉRIO DO ÍNDICE DE DISFUNÇÃO BASEADO NO RELATÓRIO MAIS GRAVE DE CADA UMA DAS 5 PRIMEIRAS CLASSES				
GRAVIDADE	CATEGORIA CLÍNICA	CRITÉRIO	ÍNDICE	ÍNDICE
0	ASSINTOMÁTICO	Categorias sem resposta positiva	0	1
1	Leve	Categorias somente sintomas leves	2	3
2a	Moderada	1-2 Categorias com sintomas moderados	4	5
2b	Moderada	3-5 Categorias com sintomas moderados	6	7
3a	Grave	1-2 Categorias com sintomas intensos	8	9
3b	Grave	3-5 Categorias com sintomas intensos	10	11

Fonte: Pulilinger A. P. e Monteiro A. A.; J craniomandibular practices 1988, 156-65

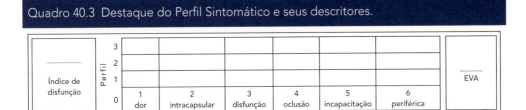

Quadro 40.3 Destaque do Perfil Sintomático e seus descritores.

	Perfil							
______	3							______
Índice de disfunção	2							EVA
	1							
	0	1 dor	2 intracapsular	3 disfunção	4 oclusão	5 incapacitação	6 periférica	

Quadro 40.4 Destaque do Acompanhamento Transiente do Perfil Sintomático.

1 = Branda	Dia									
2 = Moderada	Mês									
3 = Forte	Ano									
+	Revisão de sintomas								Revisão de sintomas	
	1. Dor mastigatória (Funcional)	I	I	I	I	I	I	I	Mialgia	
	2. Intracapsular	I	I	I	I	I	I	I	Artralgia ATM	
	3. Disfunção	I	I	I	I	I	I	I	Otalgia	
	4. Oclusal-dental	I	I	I	I	I	I	I	Ouvido abafado	
	5. Incapacitação social	I	I	I	I	I	I	I	Zumbido/tonteira	
	6. Dor periférica	I	I	I	I	I	I	I	Apneia-sono-obstrução	
	Índice	I	I	I	I	I	I	I	Olho, nariz, garganta	

Então, torna-se possível a sensibilização com desmodulação do Sistema Nervoso Trigeminal (SNT) e outros pares cranianos, do Sistema Nervoso Espinal periférico (SNP), do Sistema Nervoso Autonômico (SNA), dos sistemas límbico e cognitivo e outras áreas do Sistema Nervoso Central (SNC).[45]

Considerando que a execução do movimento pode passar por uma crise da sensoriedade, por alteração do *feedback* sensorial (nocicepção, exterocepção e propriocepção) com consequências motoras inibitórias ou desvantajosas, e esse evento pode intensificar ou perpetuar a percepção da dor, é importante que o fisioterapeuta use recursos para analgesia e modulação da exterocepção mecânica e propriocepção profunda, para o desfecho do controle da dor.[22,25]

Um exemplo de trabalho exteroceptivo e proprioceptivo seria a aliança da modalidade massagem facial com estimulação à mímica facial em situações não agudas de síndromes dolorosas que envolvam o sistema trigeminal.[13,23] Os núcleos sensitivos do trigêmeo tem sua origem no trato espinal trigeminal e no núcleo mesencefálico, onde estão os corpos celulares dos neurônios proprioceptivos que transmitem *inputs* do ligamento periodontal e das fibras musculares que se contraem durante o reflexo de fechamento da boca. Esses neurônios proprioceptivos e os nervos periféricos com corpos celulares no SNC, fazem sinapses nos núcleos motores do trigêmeo localizados medialmente ao núcleo sensorial principal (NSP), onde matrizes de pequenos interneurônios estabelecem a conexão sensoriomotora. Então, o NSP recebe o *input* proprioceptivo e de pressão mecânica facial para os comportamentos de mímica facial, mastigação, sorriso e toque suave, além do reflexo de fechamento da

Quadro 40.5 Ficha Síntese dos Exames Subjetivo e Clínico.

CLÍNICA DE DOR OROFACIAL E DISFUNÇÃO MASTIGATÓRIA
SÍNTESE DOS EXAMES SUBJETIVOS E CLÍNICO

Data:__/___/___

Nome: ______________________________ Mat: __________

Queixa principal: ______________________________

Índice de disfunção	Perfil							EVA
	3							
	2							
	1							
	0	1 dor	2 intracapsular	3 disfunção	4 oclusão	5 incapacitação	6 periférica	

Características da dor atual: ______________________________

Curso desde o início: ______________________________

Psico-social: ______________________________

___discriminativo ___cognitivo ___afetivo (apreensão; ansiedade; medo) ___motivacional ___lazer ___trabalho ___sono ___ganho 2º

Síntese do exame clínico:

Diagnóstico: Ordene os diagnósticos, por elevância (Classificação). Identifique fatores etiológicos primários e secundários (pela cronologia do histórico). Identifique os fatores agravantes (bruxismo, estresse, psicogênico, oclusão)

Plano de tratamento: ______________________________

___informação ___exercícios ___medicação ___fisioterapia ___aparelho ortopédico ___bloqueio ___laser ___encaminhamento

Especificar: ______________________________

Aluno: ______________________________ Professor:______________

Quadro 40.5 Ficha Síntese dos Exames Subjetivo e Clínico. (*Continuação*)

CARACTERÍSTICA DA DOR ATUAL

1. Intensidade: ___ branda ___ moderada ___ forte

2. Localização: a) anatômica ______________________________

b) comportamento ___ localizada ___ difusa (__ se espalha, alarga __ penetra __ migra __ irradiada

3. Sensação: __ usual (regular) __ paroxismica (choque elétrico)
(dores individuais)

__ coceira	__ sensibilidade	__ suave pressão	__ calor	
__ irritação	__ dolorimento	__ pulsante	__ ardência	__ queima
__ pontada	__ ferroada	__ pressão	__ aperto	__ puxa
__ cansaço	__ esgotamento	__ abafada	__ enjoativa	__ sufocante
__ tanebrosa	__ cruel	__ mortal		

b) efeito __ estimulante (via, clara) ___ deprimente (nublada, surda)

4. Comportamento temporal:

a) dores individuais

início: __ espontâneo __ induzido __ desencadeado

Fluxo: __ contínuo __ intermitente

duração: __ momentânea (sec) __ longa (min. horas) __ prolongada (dias)

b) episódio: __ recorrente __ periódica __ crônica

5. Afetada por:

a) Movimento

b) Posições:

__ do corpo
__ da cabeça
__ face
__ mandíbula
__ língua
__ mastigação
__ deglutição
__ fala
__ ranger/trincar
__ pressão digital
__ relaxamento
__ estresse

c) Temperatura:

__ tempo/ar
__ bebidas
__ calor __ frio

d) Período do:

__ dia
__ semana
__ mês
__ ano

SENSIBILIDADE MUSCULAR E ARTICULAR À PALPAÇÃO

(x) = desconfortável x = dor moderada X = dor forte

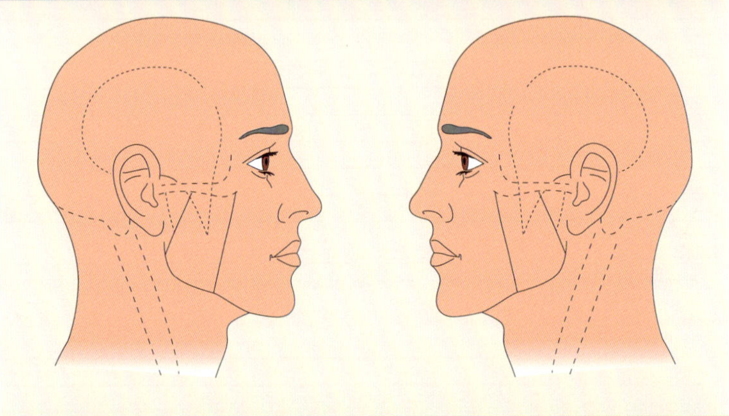

Você sente alguma diferença entre os lados?
Dói, ou é apenas desconfortavel?

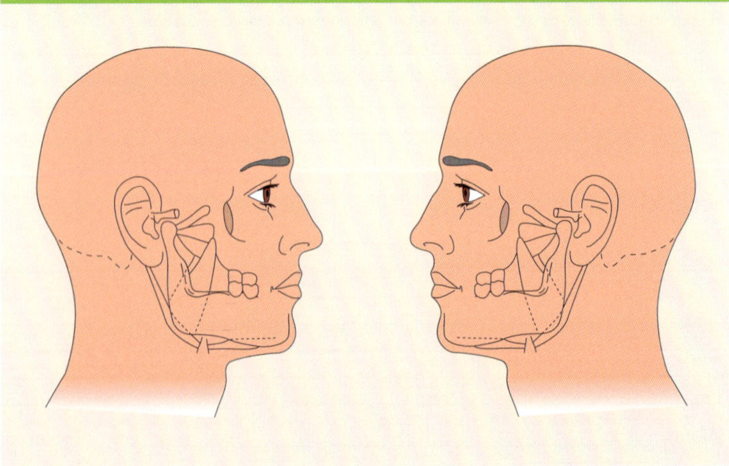

6. Efeitos locais

Motores

__ fadiga
__ contenção
__ espasmo
__ ponto álgico

Sensoriais

__ alodínia
__ hiperalgesia 2ª
__ referida espontânea
__ projetada
__ parestesia
__ disestesia
__ hipoestesia
__ anestesia

Autônomos

__ oculares
__ nasais
__ cutâneos
__ gástricos

Sentidos especiais

__ visual
__ auditivo
__ olfativo
__ gustativo

Quadro 40.5 Ficha Síntese dos Exames Subjetivo e Clínico. *(Continuação)*

1 = Branda		Dia								
2 = Moderada		Mês								
3 = Forte		Ano								
+	**Revisão de sintomas**								**Revisão de sintomas**	
	1. Dor mastigatória (Funcional)	I	I	I	I	I	I	I	Mialgia	
	2. Intracapsular	I	I	I	I	I	I	I	Artralgia ATM	
	3. Disfunção	I	I	I	I	I	I	I	Otalgia	
	4. Oclusal-dental	I	I	I	I	I	I	I	Ouvido abafado	
	5. Incapacitação social	I	I	I	I	I	I	I	Zumbido/tonteira	
	6. Dor periférica	I	I	I	I	I	I	I	Apneia-sono-obstrução	
	Índice	I	I	I	I	I	I	I	Olho, nariz, garganta	

+	Exame clínico	mm	mm	mm	mm	mm	mm	mm	
	Mobilidade cervical								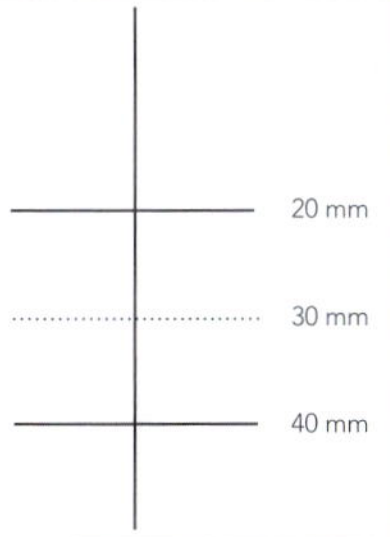
	Abertura bucal máxima								
	• Alongamento passivo								
	• Desvio								
	Estalido DIR Abaixamento								
	Elevação								
	Laterotrusão D								
	E								
	Protrusão								
	Desvio PI suave-forte (ant. dir. esq)								
	Desvio PR-PI (ant. dir. esq)								
		+/–	+/–	+/–	+/–	+/–	+/–	+/–	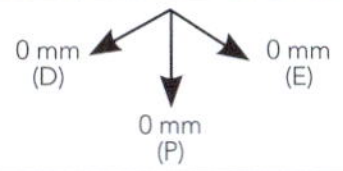
	Crepitação __ dir __ esq								
	Som oclusal (alto/baixo; curto/longo)								
	Contração do masseter								
		D-E	D-E	D-E	D-E	D-E	D-E	D-E	
	ATM dorsal	I	I	I	I	I	I	I	
	ATM lateral	I	I	I	I	I	I	I	
	Temporal anterior	I	I	I	I	I	I	I	
	médio	I	I	I	I	I	I	I	
	posterior	I	I	I	I	I	I	I	
	Masseter superficial	I	I	I	I	I	I	I	**1 = branda**
	profundo	I	I	I	I	I	I	I	**2 = moderada**
	Digástrico posterior	I	I	I	I	I	I	I	**3 = forte**
	Esternocleidomastóideo	I	I	I	I	I	I	I	
	Trapézio	I	I	I	I	I	I	I	
	Cervical posterior	I	I	I	I	I	I	I	
	Pterigóideo medial	I	I	I	I	I	I	I	
	lateral	I	I	I	I	I	I	I	
	Tendão temporal	I	I	I	I	I	I	I	

Contatos P.I. durante pressão leve																	
18	17	16	15	14	13	12	11		21	22	23	24	25		26	27	28
48	47	46	45	44	43	42	41		31	32	33	34	35		36	37	38
Contatos RR. => RI.																	
18	17	16	15	14	13	12	11		21	22	23	24	25		26	27	28
48	47	46	45	44	43	42	41		31	32	33	34	35		36	37	38
Contatos Protrusivos																	
18	17	16	15	14	13	12	11		21	22	23	24	25		26	27	28
48	47	46	45	44	43	42	41		31	32	33	34	35		36	37	38
Contatos Laterotrusão direita																	
18	17	16	15	14	13	12	11		21	22	23	24	25		26	27	28
48	47	46	45	44	43	42	41		31	32	33	34	35		36	37	38
Contatos Laterotrusão esquerda																	
18	17	16	15	14	13	12	11		21	22	23	24	25		26	27	28
48	47	46	45	44	43	42	41		31	32	33	34	35		36	37	38

__ Sobremordida __ mm (__ aberta)

__ Abertura bucal total __ mm

__ Sobresaliência __ mm

__ Linha média __ mm __ dir __ esq

__ Mordida de topo __ ant, __ dir, __ esq

__ Mordida cruzada __ ant, __ dir, __ esq

__ Molar Dir classe __ Esq classe __

__ Canino Dir classe __ Esq classe __

__ Guia __ canina __ anterior __ grupo __ posterior

__ Abrasão Dir: __ mm, ( ) inc, ( ) can, ( ) pré, ( ) molar

Esq __ mm, ( ) inc, ( ) can, ( ) pré, ( ) molar

__ Perda de suporte posterior Dir __ Esq __

__ Vestibularização dos incisivos

__ Edentação língua/mucosa

__ Mobilidade dental ____________________

Quadro 40.5 Ficha Síntese dos Exames Subjetivo e Clínico. *(Continuação)*

Clínica de dor orofacial e disfunção mastigatória

Data – RVD – SOAP-PC	**Atividade clínica** (Subjetivo. Objetivo. Avaliação. Procedimento – Próxima consulta)

boca. O núcleo espinal trigeminal divide-se em três subnúcleos. Os dois primeiros, oral e interpolar, estão envolvidos com as fibras nociceptivas periféricas, recebendo informações de temperatura pelas fibras C e Aδ e impulsos táteis pelas fibras Aβ da periferia. Transmitem essa entrada via interneurônios para os núcleos motores, produzindo respostas motoras reflexas, podendo ser responsáveis pelas hiperalgesias cutâneas e musculares secundárias (relacionadas a mialgias por fadiga, ou na perpetuação da resposta a instalação de formação de pontos-gatilho latentes e ativos – PGs), características da dor miofascial[46] e dores faciais referidas.[45]

O fisioterapeuta, em sua avaliação, pode encontrar hiperalgesia muscular por contração muscular reflexa sustentada, baixo limiar de dor à pressão em PGs e descontrole da tarefa muscular com falha na calibragem da tensão exercida, por inibição ou hipertensão.[45] O fisioterapeuta tem papel fundamental na avaliação e na decisão clínica terapêutica para atender os objetivos possíveis de inativação dos pontos-gatilho, ou relaxamento por técnicas manuais diretas miotensivas associadas, ou técnicas manuais indiretas sobre articulações da coluna vertebral ou ATM, ou estimulação à motricidade por exercícios ativos ou eletroestimulação com efeito excitomotriz – todas as decisões com objetivo de modular a dor.[2,14]

Ainda entre os subnúcleos trigeminais encontramos o terceiro, o caudal, envolvido também com transmissão das fibras A e C, rápidas e lentas, podendo participar da convergência dos *inputs* sensoriais da face, por exemplo, da lâmina facial 5 com fonte de dor do campo receptivo C4 excitando os mesmos neurônios de segunda ordem, produzindo então a dor referida. Além disso, no caminho ascendente, eles podem se projetar para os outros subnúcleos, como também para as estruturas da formação reticular, antes dos neurônios de terceira ordem no tálamo, circuito gânglio-córtico-

-basais-tálamo-basais, que interpretam a dor e geram as reações motoras e modulatórias da dor descendente. Nessa situação, as terapêuticas de modulação da resposta muscular reflexa,[46] que envolvem os vários músculos da face, do pescoço e até da cintura escapular, possuem alta correlação tanto na dor aguda quanto na crônica.[1,7,45]

Nas DTM, DOF e em algumas cefaleias, os mecanismos descritos acima estão envolvidos, em uma condição de hiperatividade excitatória ascendente e baixo controle inibitório nóxico difuso (DNIC), na modulação da resposta a estímulos dolorosos.[7] Essa condição traz, ao fisioterapeuta, um quadro de descalibragem da tensão de repouso e tensão operativa do músculo relacionado à dor. Seu objetivo é recalibrar a tensão muscular através da modulação da dor condicionada, possível através de diversas ferramentas fisioterápicas, utilizadas em série e de forma progressiva, especialmente nos casos de dor crônica, alongando o tempo de relacionamento e tratamento além do tempo normalmente envolvido com a recuperação de um trauma tecidual.[1,2] Importante lembrar que a soma de nocicepção por essa arborização descrita acima, se exceder a inibição descendente, pode levar a níveis progressivos de Sensibilização Central (SC) em locais superiores do cérebro e no subnúcleo oral, produzindo hiperalgesia e alodínea. Nessa situação, estímulos de baixo limiar são suficientes para desencadear dor e respostas reflexas, onde a dosimetria dos estímulos fisioterápicos são necessárias,[45] tanto pelos estímulos táteis de uma massagem, como pelas terapias manuais, ou pelos exercícios, ou pelos recursos eletro-termo-mecanoterapêuticos. Nesses casos, os estímulos fototerapêuticos como o laser, ou estímulos sensoriais podem produzir uma primeira modulação, abrindo campo para estímulos progressivamente mais sofisticados no campo da exterocepção, evoluindo para estímulos proprioceptivos ativos através de exercícios de exposição gradual e crescente em direção ao resgate da funcionalidade de vida prática e diária.[1,47]

Na nocicepção persistente, a excitação pode exceder a capacidade inibitória e ocorre um espectro de alterações neuroplásticas, primeiro perifericamente e depois centralmente. Essas mudanças são chamadas de sensibilização periférica e central. As seguintes alterações são características da sensibilização neuronal: os limiares nervosos são reduzidos, os campos receptivos são aumentados, a expressão gênica é alterada e a dor é persistente e evocada por estímulos não dolorosos.[7] Essa nociplasticidade depende da intensidade e tempo de sustentação da dor, daí a necessidade de terapia multiprofissional e multimodal.[48]

O fisioterapeuta deve usar várias ferramentas na mesma sessão, dosificando cada um dos estimuladores (recursos eletro-foto-termo-mecânicos,[20] exercícios,[17,19] terapia manual,[11,12,18] acupuntura, realidade virtual, *biofeedback*, entre outras) associado à Educação em Dor e Comunicação Cuidadosa para a evitar o efeito nocebo,[27] segundo a necessidade avaliada. Casos com menor potencial agressivo e nóxico, devem ser estimulados com uma movimentação precoce, com crescimento gradual da exposição em direção a movimentos sofisticados e pró-condicionamento físico.[49] Casos com maior potencial agressivo e nóxico, claramente classificados como sensibilização central, os estímulos geradores de conforto podem partir da Educação em Dor para diminuição de crenças "*backfire*" e medos, hipnose, práticas integrativas e complementares, imagética motora, automassagem, terapias manuais, exercícios assistidos e exercícios gerais realizados fora do consultório em meios não ambulatoriais.[1]

A dor projetada no SNC, especialmente aquela sentida e percebida com valor de significância, produz mecanismos de minimização da nocicepção, alterando os padrões motores e os movimentos, levando as compensações gestuais e posturais, significando então o aumento da operação contrátil e do número de músculos envolvidos com o gesto, muitas vezes alterando o modelo plástico do movimento, aumentando os segmentos corpóreos envolvidos com a tarefa.[2] Cite-se como exemplo: a elevação dos ombros e a contração dos músculos corrugadores da mímica facial e do pescoço,[21] durante a abertura da mandíbula, definidos como co-contrações, entre muitos pacientes com DTM, restringindo o movimento da mandíbula em resposta à dor do músculo masseter ou a previsão ao ressalto do disco.[50] Os músculos da mandíbula, da língua, anteriores e posteriores do pescoço trabalham sinergicamente para executar múltiplas funções orofaciais, mas a dor nesses músculos altera a eficiência dos movimentos. A dor no pescoço ou no ombro pode resultar em movimentos alterados da mandíbula ao mastigar ou deglutir, e uma cefaleia intensa também pode diminuir a eficiência mastigatória ou a comunicação verbal. Enquanto a convergência é um fenômeno anatomofisiológico para a dor referida, a sensibilização, com suas respostas alodínicas e hiperalgésicas, está por trás das alterações neurofisiológicas que tornam difícil o diagnóstico e o tratamento da dor persistente envolvendo o sistema trigeminal.[7]

As relações entre estressores sociais-afetivo-ambientais e o sofrimento, provocam a quebra da homeostase e o aumento da atividade simpática, cooperam para o aumento da excitabilidade e da crise energética, fatores de geração, intensificação e perpetuação da dor crônica. Para tanto, o modelo biopsicossocial em associação com os conhecimentos sobre a Genética e Epigenética, vem auxiliar os cuidadores e pacientes de dor.[7]

MODELOS E INSTRUMENTOS DE TRATAMENTOS FISIOTERAPÊUTICOS

Engel desenvolveu o modelo biopsicossocial. Na Clínica Especializada e Multiprofissional de Dor, esse modelo está consagrado, utilizado para as observações frequentes e transientes, desde a avaliação inicial até a alta do paciente. Consiste de questões biológicas, psicológicas e sociológicas, particulares e individuais, ponderadas a partir da experiência do paciente e relacionadas, pelo clínico de dor, à doença associada à patologia demonstrável e à doença relacionada à saúde ruim.[7,51]

Mente e corpo estão associados, e novas técnicas de exames podem demonstrar, por exemplo, modificação de marcadores neuroendócrinos e da sensibilização central entre vítimas de abuso, que geralmente sofrem de muitas comorbidades desprovidas de base biológica, inclusas em classificações de dores idiopáticas.[7]

A dor é multidimensional, afetiva-motivacional, cognitiva-avaliativa, sensitivo--discriminativa e então pode sofrer interferência singular ou em combinações dessas diversas dimensões. A dor pode ter espectros desproporcionais ao esperado pela avaliação do comportamento do paciente frente a pequena ou nenhuma lesão, ou estresse psicológico ou físico crônico.[26,27,52] As questões perceptuais, homeostáticas e comportamentais mediante o estresse devem ser consideradas durante o tratamento; isso significa dar atenção e escuta à maneira como o paciente significa a dor, como o corpo reage e como o paciente age socialmente. Auxiliar, através das ferramentas fisioterapêuticas e dos profissionais de saúde envolvidos, a conquista de resiliência e tolerância aos estímulos estressores materiais e imateriais de sua existência.[1,53]

O uso de Inventários e Guias de Avaliação para os fatores biológicos (Eixo I) e psicossociais (Eixo II) pode melhor proporcionar o entendimento da condição do paciente. Questões psicológicas afetam o prognóstico e exigem que a fisiologia dos parâmetros psicossociais seja melhor abordada.[54]

A expressão de códigos e de comportamentos genéticos pode não determinar uma DTM, mas resultar em alterações na expressão de muitos genes que contribuem para a patologia e a dor, como a epigenética determinando a quantidade e qualidade do sono, a quantidade de exercício, podendo assim proteger ou tornar a pessoa mais susceptível à progressão da doença.[7, 45,54,55]

O paciente deve ser incentivado a incorporar atividades que naturalmente evoquem uma resposta parassimpática, como caminhar, nadar, praticar yoga, *tai chi*, pilates, meditação ou *mindfulness*. Esses exercícios enfatizam o aumento do repertório da respiração e aumentam a flexibilidade, e incorporá-los à rotina diária do paciente reduzirá o efeito negativo dos principais fatores de risco e ajudará a sua capacitação, tornando o mesmo um participante ativo no gerenciamento de sua doença.[55]

De fato, o principal material observado e tratado pelo fisioterapeuta é o movimento, que está presente no Sistema Neuro-Músculo-Esquelético. As estruturas participantes do movimento, e especialmente o *status* e o comportamento do músculo, podem estar envolvidos com as algias craniofaciais. Na Figura 40.1, segundo Okeson,[45] há um modelo de dor dos músculos mastigatórios que descreve a relação entre vários distúrbios de dor muscular clinicamente identificáveis, juntamente com algumas considerações etiológicas.

Considerando que na maioria das algias craniofaciais, a hiperprogramação e hipertensão muscular são estados disfuncionais a serem modulados através de estratégias de inibição e relaxamento, a terapia manual (osteopatia, massagem, manobras de liberação miofascial, neuromiofasciaterapia,[1,14] manobras miotensivas, técnicas neuromusculares modernas, técnicas de energia muscular, *strain and counterstrain*, IRS), acupuntura, agulhamento seco, laserterapia, eletroestimulação de baixa frequência para inativação de pontos-gatilho, estimulação opioidérgica, termoterapia de adição para relaxamento muscular, microcorrente para recuperação da fadiga muscular, técnicas ativas através de exercícios de desprogramação, *neurobiofeedback, miofeedback*, técnicas de imagética motora, poderão cobrir essa necessidade, preparando o paciente para melhor desempenho de suas atividades de vida prática e diária.[1]

FIGURA 40.1

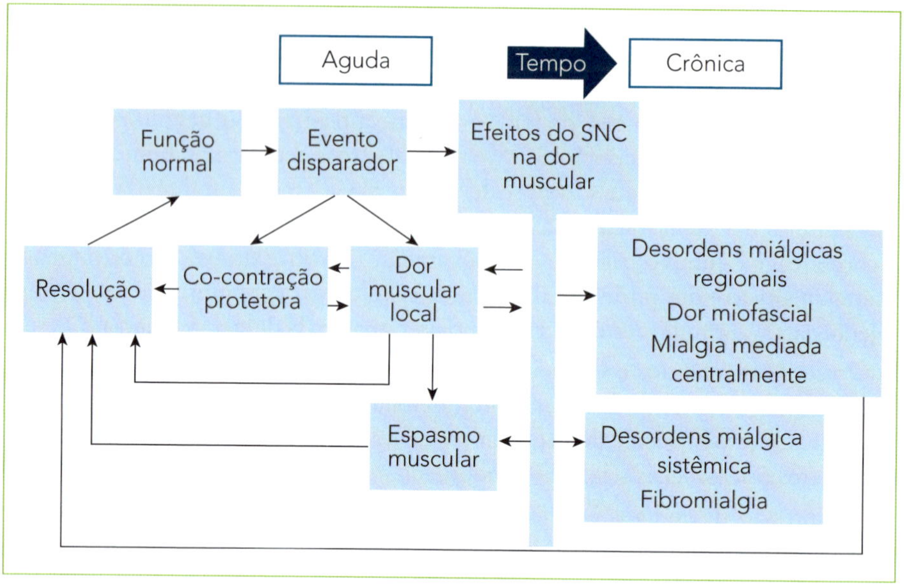

Modelo da dor dos músculos mastigatórios e que descreve a relação entre os vários distúrbios da dor muscular clinicamente identificados e algumas considerações etiológicas.
Fonte: Adaptada de Okeson JP; 2014.[45]

RESUMINDO

- Os pacientes com algias craniofaciais precisam ser bem diagnosticados, quanto à dor e funcionalidade;
- A morbidade da doença é produto da interação biopsicossocial, e deve ser considerada para evocar melhor assistência;
- O fisioterapeuta treinado em dor pode diagnosticar, tratar a dor e disfunções nas fases aguda e crônica;
- O movimento é o principal campo de trabalho do fisioterapeuta, e seu aperfeiçoamento modula a dor e reduz o sofrimento;
- O fisioterapeuta pode participar de uma equipe multiprofissional em dor, porque seus termos, atenção e experiências são comuns, atendendo com eficácia o público necessitado.

REFERÊNCIAS BIBLIOGRÁFICAS

1. Barboza HF. Fisioterapia em dor. In. Posso IP, Grossman E, Oliveira Jr JO, et al. Tratado de Dor. São Paulo: Ateneu; 2017. v.2.
2. Sluka KA, Pain IA. Mechanisms and management of pain for the physical therapists. 2nd ed. Philadelphia: Wolters Kluwer Health; 2016.
3. Jones J Jr, Southerland W, Catalani B. The importance of optimizing acute pain in the orthopedic trauma patient. Orthop Clin North Am. 2017;48(4):445-65.

4. Como usar a CIF: um manual prático para o uso da Classificação Internacional de Funcionalidade, Incapacidade e Saúde (CIF). Versão preliminar para discussão. Genebra: OMS; 2013.

5. Fisioterapia e terapia ocupacional. Conselho Federal de Fisioterapia e Terapia Ocupacional-COFFITO. https://www.coffito.gov.br/ (Acesso em 4 de abril de 2019)

6. Souza JB, Paranhos Jr E. Educação no processo terapêutico. In. Posso IP, Grossmann E, Oliveira Jr JO, et al. Tratado de dor. São Paulo: Atheneu; 2017.

7. Leeuw Rd, Klasser GD, Pain AA. Orofacial pain: guidelines for assessment, diagnosis, and management (American Academy of Orofacial Pain). 6th ed. Chicago: Quintessence; 2018.

8. Gosling AP, Neves ML. Medicina física e reabilitação da dor. In. Posso IP, Grossmann E, Oliveira Jr JO, et al. Tratado de dor. São Paulo: Ateneu; 2017.

9. Charest J, Souza JB, Gaumond I, et al. Interventions systémiques et stratégiques dans le traitement en groupe de la douleur chronique: l'École interactionnelle. Rev Québécoise Psychol. 2009;30(1):163-87.

10. The Global Standart for diagnostic health information [Internet]. World Health Organization, 2018. Available from: https://icd.who.int/.

11. Chaibi A, Tuchin PJ, Russell MB. Manual therapies for migraine: a systematic review. J Headache Pain. 2011;12(2):127-33.

12. Chaibi A, Russell MB. Manual therapies for primary chronic headaches: a systematic review of randomized controlled trials. J Headache Pain. 2014;15:67.

13. Espí-López GV, Arnal-Gómez A, Arbós-Berenguer T, et al. Effectiveness of physical therapy in patients with tension-type headache: literature review. J Jpn Phys Ther Assoc. 2014;17(1):31-8.

14. Falsiroli Maistrello L, Geri T, Gianola S, et al. Effectiveness of Trigger point manual treatment on the frequency, intensity, and duration of attacks in primary headaches: a Systematic Review and Meta-Analysis of Randomized Controlled Trials. Front Neurol. 2018;9(2):254.

15. France S, Bown J, Nowosilskyj M, et al. Evidence for the use of dry needling and physiotherapy in the management of cervicogenic or tension-type headache: a systematic review. Cephalalgia. 2014;34(12):994-1003.

16. Gil-Martínez A, Paris-Alemany A, López-de-Uralde-Villanueva I, et al. Management of pain in patients with temporomandibular disorder (TMD): challenges and solutions. J Pain Res. 2018;11(2):571-87.

17. Gross A, Kay TM, Paquin JP, et al. Exercises for mechanical neck disorders. Cochrane Database Syst Rev. 2015;1:CD004250.

18. Gross A, Langevin P, Burnie SJ, et al. Manipulation and mobilisation for neck pain contrasted against an inactive control or another active treatment. Cochrane Database Syst Rev. 2015(9).CD004249.

19. Gross AR, Paquin JP, Dupont G, et al. Exercises for mechanical neck disorders: a Cochrane review update. Man Ther. 2016;24(2):25-45.

20. Kroeling P, Gross A, Graham N, et al. Electrotherapy for neck pain. Cochrane Database Syst Rev. 2013(8):CD004251.

21. Leininger B, Brønfort G, Haas M, et al. Spinal rehabilitative exercise or manual treatment for the prevention of tension-type headache in adults. Cochrane Database Syst Rev. 2016;2016(5). pii:CD012205.

22. Luedtke K, Allers A, Schulte LH, et al. Efficacy of interventions used by physiotherapists for patients with headache and migraine-systematic review and meta-analysis. Cephalalgia. 2016;36(5):474-92.

23. Moore CS, Sibbritt DW, Adams J. A critical review of manual therapy use for headache disorders: prevalence, profiles, motivations, communication and self-reported effectiveness. BMC Neurol. 2017;17(1):61.

24. Geneen LJ, Moore RA, Clarke C, et al. Physical activity and exercise for chronic pain in adults: an overview of Cochrane Reviews. Cochrane Database Syst Rev. 2017;1:CD011279.

25. Paço M, Peleteiro B, Duarte J, Pinho T. The effectiveness of physiotherapy in the management of temporomandibular disorders: a systematic review and meta-analysis. J Oral Facial Pain Headache. 2016;30(3):210-20.

26. Racicki S, Gerwin S, Diclaudio S, Reinmann S, Donaldson M. Conservative physical therapy management for the treatment of cervicogenic headache: a systematic review. J Man Manip Ther. 2013;21(2):113-24.

27. Scholten-Peeters GG, Neeleman-van der Steen CW, van der Windt DA, et al. Education by general practitioners or education and exercises by physiotherapists for patients with whiplash-associated disorders? A randomized clinical trial. Spine (Phila Pa 1976). 2006;31(7):723-31.

28. Marchand S. The Phenomenon of Pain. IASP Press 2012.

29. Bourgault P, St-Cyr-Tribble D, Devroede G, et al. Help seeking process in women with irritabl Bowel Syndrome. Part 2: Discussion. Gastrointestinal Nurs. 2009;6(1):22-7.

30. Lin CS. Brain signature of chronic orofacial pain: a systematic review and meta-analysis on neuroimaging research of trigeminal neuropathic pain and temporomandibular joint disorders PLoS One. 2014;9(4):e94300.

31. Millan MJ. Descending control of pain. Prog Neurobiol. 2002;66(2):355-474.

32. Reis FJJ, O'Keeffe M. Aspectos da neurociência e clínicos do medo relacionado a dor. In: Posso IP, Grossmann E. Tratado de dor. São Paulo: Ateneu; 2017.

33. Durval Neto GF. Dor aguda Vs. dor crônica. in. Posso IP, Grossmann E, Oliveira Jr JO, et al. Tratado de Dor. São Paulo: Ateneu; 2017.

34. De Santana JM, Souza JB, Reis FJ, et al. Currículo em dor para graduação em Fisioterapia no Brasil. Rev Dor. 2017;18(2):72-8.

35. Castro CE, Parizotto NA, Barboza HF. Programa mínimo sobre mecanismos de dor e analgesia para cursos de graduacao em fisioterapia. J Phys Therap. 2003;7(3):85-92.

36. Venturine JS, Pires GMT, Pereira ML, et al. Overview of curricula about pain in physical therapist education programs in Brazil: a faculty survey. Phys Ther. 2018;98(11):918-24.

37. Merskey H, Bogduk N. Classification of chronic pain, second edition. IASP Task Force on Taxonomy,"Part III: Pain Terms, A Current List with Definitions and Notes on Usage". Seattle: IASP; 1994.

38. Williams AC, Craig KD. Updating the definition of pain. Pain. 2016;157(11):242.

39. Melzack R. The McGill pain questionnaire: major properties and scoring methods. Pain. 1975;1(2):277-99.

40. Castro CES. A formação linguistica da dor – versão brasileira do questionário de McGill de dor. Tese (Doutorado) – Universidade de São Carlos. São Carlos. SP, 1999.

41. Price DD. Psychological mechanisms of pain and analgesia. São Paulo: IASP; 1999.

42. De Santanta JM. Avaliação da percepção de dor. in. Posso IP, Grossmann E, Oliveira Jr JO, et al. Tratado de Dor. São Paulo: Ateneu; 2017.

43. De Santanta JM. Avaliação Física e funcional da dor. in. Posso IP, Grossmann E, Oliveira Jr JO, et al. Tratado de Dor. São Paulo: Ateneu; 2017.

44. The International Classification of Headache Disorders, 3rd edition. Cephalalgia. 2018;38(1):1-211.

45. Okeson JP. Oral and facial pain bell"s oral and facial pain. 7th ed. Chicago: Quintessence; 2014.

46. Khan M, Nishi SE, Hassan SN, et al. Trigeminal neuralgia, glossopharyngeal neuralgia, and myofascial pain dysfunction syndrome: an update. Pain Res Manag. 2017;2017(1):7438326.

47. Tait RC, Ferguson M, Herndon CM. Chronic orofacial pain: burning mouth syndrome and other neuropathic disorders. J Pain Manag Med. 2017;3(1):pii 120.

48. Cunha AM, Martins MR. Manejo interdisciplinar. in. Posso IP, Grossmann E, Oliveira Jr JO, et al. Tratado de Dor. São Paulo: Ateneu; 2017.

49. Dworkin RH, Turk DC, McDermott MP, et al. Interpreting the clinical importance of group differences in chronic pain clinical trials: IMMPACT recommendations. Pain. 2009;146(3):238-44.

50. Gremillion HA, Klasser GD. Temporomandibular disorders. New York: Springer International; 2018.

51. Coghill RC, McHaffie JG, Yen YF. Neural correlates of interindividual differences in the subjective experience of pain. Proc Natl Acad Sci USA. 2003;100(14):8538-4.

52. Jantsch HH, Kemppainen P, Ringler R, et al. Cortical representation of experimental tooth pain in humans. Pain. 2005;118(3):390-9.

53. Courtney CA, Fernández-de-Las-Peñas C, Bond S. Mechanisms of chronic pain - key considerations for appropriate physical therapy management. J Man Manip Ther. 2017;25(3):118-27.

54. Klasser GD, Manfredini D, Goulet JP, et al. Oro-facial pain and temporomandibular disorders classification systems: a critical appraisal and future directions. J Oral Rehabil. 2018;45(3):258-68.

55. Farah CS, Balasubramaniam R, McCullough MJ. Contemporary oral medicine: a comprehensive approach to clinical practice. Genéve: Springer International; 2016.

56. Pullinger AP, Monteiro AA. J Craniomandibular Practices, 1988; 156-65.

CAPÍTULO 41

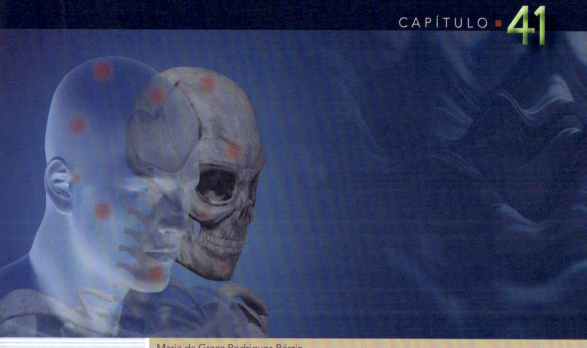

Maria da Graça Rodrigues Bérzin
Dirce Maria Navas Perissinotti

Contribuições da Psicologia nas Algias Craniofaciais

INTRODUÇÃO

Além de significar o maior flagelo da humanidade, a dor representa hoje um sério problema de saúde pública. Trata-se da principal causa de sofrimento e incapacidade humana, presente na maioria das doenças sistêmicas, sendo o principal motivo das visitas ao sistema de saúde. Sua prevalência é crescente, atingindo hoje 30% a 40% da população adulta brasileira.[1,2]

No entanto, em que pese à universalidade desse fenômeno, tão extensamente presente na vida das pessoas ao longo da história da humanidade, a dor ainda nos causa uma desconfortável sensação de desconhecimento.

A vasta literatura sobre dor reflete o antigo e constante interesse do homem pelo assunto. Ao longo dos séculos muitas teorias sobre dor têm sido acumuladas e, com elas, muitas controvérsias.

Por anos predominaram teorias sobre dor, com caráter puramente organicista. Foi somente a partir da segunda metade do século XX, mais precisamente na década de 1950, que a dor passou a ser entendida como um fenômeno multidimensional, adquirindo assim, uma conotação biopsicossocial. Com isso, tornou-se possível uma melhor compreensão acerca da sua neuroanatomia e neurofisiologia, seus componentes psicológicos, mecanismos modulatórios, sintomatologia clínica e comportamento doloroso.

Ao longo dos últimos 40 anos, temos visto em muitos países a criação de centros de pesquisa relacionados à dor, sociedades científicas, entidades especializadas, órgãos de classe promoverem estudos e eventos que debatem o assunto em suas mais diferentes formas.

A fundação da *International Association for the Study of Pain* (IASP) por John Bonica a partir de 1975, foi um marco na história dos estudos sobre dor. Foi a partir dessa Associação que muitos estudos sobre o assunto passaram a ser publicados em revistas especializadas.

O conceito de dor proposto pela IASP, há mais de 30 anos, ainda é considerado, atualmente, um dos mais aceitos pela comunidade científica e pelos clínicos. E, de acordo com tal definição, toda dor é sempre uma dor psíquica. A experiência da dor vai além da existência de estímulos nociceptivos e sua percepção no sistema nervoso. Ela também representa um tipo e significado particular de experiência humana chamada sofrimento que, por sua vez, é expresso por meio de sinais objetivos de comportamento que precisam ser considerados e compreendidos.

Além de ser um indicador de algo que não vai bem no organismo, a dor possui um forte componente motivacional, responsável pelos reflexos de defesa ante os agentes nociceptivos. Além disso, a experiência da dor estimula o processo de organização do psiquismo.[3]

Há um consenso atual acerca da dor como uma experiência de natureza multidimensional, complexa, cuja expressão se reveste de subjetividade, de difícil mensuração, que se manifesta clinicamente a partir de uma grande diversidade de maneiras, podendo apresentar inúmeros fatores causais.[4]

Seus modos de expressão, bem como seu significado, variam entre diferentes culturas e indivíduos, apesar das semelhanças anatômicas e fisiológicas. Para além dos componentes físicos, fatores cognitivo-comportamentais, de personalidade, contexto psicossocial, história de vida e a espiritualidade também exercem um papel relevante na origem e perpetuação dos processos álgicos, especialmente crônicos.

Sabe-se hoje que a percepção dolorosa, as reações à dor e a neuromodulação central dos estímulos nociceptivos podem ser influenciados por fatores psicológicos, psicossociais e de comportamento. A personalidade do paciente, o grau de dependência e adaptação à dor, ganhos secundários afetivos e estímulos ambientais estressantes influenciam no tratamento.

Tais fatores quando não abordados adequadamente, podem diminuir a aderência ao tratamento, provocar recidivas, agravar o quadro doloroso e prolongar o sofrimento do paciente, prejudicando ainda mais sua qualidade de vida.

O sofrimento pela dor prolongada abala a autoestima, promove sentimentos de angústia, desamparo, regressão e forte necessidade de ser cuidado. Sob tais condições, o paciente pode expressar reações ansiosas, depressivas ou agressivas, que põem à prova a capacidade do clínico de manejar o seu paciente e, inclusive, a sua própria estrutura cognitiva e emocional.[5]

Por essas e outras razões, o objetivo deste capítulo é apresentar algumas considerações oriundas da área da saúde mental na tentativa de auxiliar os profissionais de diferentes áreas da saúde a compreender melhor a psicodinâmica do paciente com dor, as motivações que determinam seu comportamento que, por sua vez, podem levar ao agravamento do processo doloroso produzindo, como dissemos, recidivas e dificuldades de adesão ao tratamento. Esperamos que tais conhecimentos possam contribuir para facilitar o manejo terapêutico e, consequentemente, melhorar a qualidade da prática assistencial em dor.

O OLHAR BIOPSICOSSOCIAL DA DOR

Há mais de 60 anos, a dor vem sendo analisada sob o conceito da interdisciplinaridade. A etiologia da dor passou assim a ser vista sob um enfoque biopsicossocial. O nível biológico é constituído de suas características físicas que podem ser herdadas ou adquiridas. Envolve o metabolismo, resistências e vulnerabilidades dos órgãos e sistemas. O nível psicológico refere-se aos processos afetivos, emocionais e cognitivos que compõem a personalidade, seu modo de percepção e de vivência particular que cada pessoa experimenta na vida. O nível social indica os valores, crenças e papéis desempenhados pelo indivíduo nas mais diferentes situações. A dimensão social também inclui o meio ambiente e a localização geográfica.[5]

O enfoque biopsicossocial é muito importante, pois possibilita a percepção do homem como um todo. É a partir de suas potencialidades biológicas, psicológicas e sociais que ele enfrenta o cotidiano de sua vida nas mais diferentes situações.

A interligação de cada uma dessas dimensões permite que se compreendam de forma humanizada as pessoas, suas experiências, seu comportamento, seus potenciais e dificuldades em diferentes situações. O modo como se processa essa interligação de experiências humanas é muito particular, varia de pessoa para pessoa, em função das diferentes representações e significados que essas experiências têm para cada um. Isso vale tanto para aquele que padece de dor como para pessoas que se ocupam em tratar pessoas com dor.

Convém lembrar que a lente através da qual as pessoas atribuem significados às suas mais diferentes experiências é sempre afetiva.

Ballone *et al.*[6] descrevem bem o processo vivencial das experiências humanas: *"Cada pessoa tem sua lente afetiva, ou seja, sua própria tonalidade afetiva, portanto, cada um valoriza a seu modo os fatos que lhe sucedem. Podem ser percebidos com mais animação, empolgação, desinteresse, insegurança, ou com confiança, prazer, ânimo e assim por diante, dependendo da tonalidade afetiva de cada um. Portanto, objetivamente falando, os fatos em si não querem dizer muita coisa, mas, as vivências sim".*

William Osler, considerado o pai da medicina humanista, afirmava em 1849 que tanto é importante conhecer a doença que o homem tem quanto é conhecer o homem que tem a doença.

Autores mais atuais ressaltam cada vez mais a importância do olhar humanista. Consideram que para os profissionais que atuam na área não basta compreender a dor do paciente, mas sim, a pessoa do paciente como um todo. Como bem lembrou o saudoso médico psiquiatra Figueiró: *"Não existe apenas a compreensão da dor de alguém, mas a compreensão de alguém, do que a pessoa percebe e sente e de como lida com o que sente".*[7]

Para Carvalho,[8] *"a dor é subjetiva, mas não é abstrata. Ela é sentida por alguém e este alguém precisa ser compreendido e respeitado na sua realidade e totalidade, para que esta dor possa ser verdadeiramente tratada".*

A abordagem humanizada em saúde, no entanto, é resultado de um processo amplo, demorado e complexo, ao qual se oferecem resistências, pois envolve mudanças de comportamento, que sempre despertam insegurança e resistência. Embora atualmente muitos reconheçam a importância do olhar humanista, do enfoque biopsicossocial, ainda hoje se observa uma tendência entre algumas especialidades de se adotar uma abordagem mais tecnicista do que humanista no trato da dor orofacial.[9]

Além disso, outros fatores de dificuldades e deficiências na formação dos profissionais são observados. O enfoque excessivo nas especializações das áreas de saúde, que propiciam uma visão fragmentada da dor; a dificuldade de reconhecimento da diferença entre dor aguda e dor crônica; a insistência na utilização empírica de drogas (tipos, doses e intervalos inadequados); a ignorância a respeito de métodos e cuidados apropriados destinados ao paciente com dor são alguns desses fatores.

DOR OROFACIAL

O termo *Dor Orofacial*, consagrado entre cirurgiões dentistas e outros profissionais da saúde, pode ser definido de modo geral como o conjunto de condições dolorosas provenientes do crânio, boca, face e região cervical próprias, porém, não exclusivas da área odontológica.

Representa uma interface entre a Odontologia e Medicina. Incluem as Odontalgias, as Disfunções Temporomandibulares (DTM); a Neuralgia de Trigêmeo, alguns tipos de cefaleias, por exemplo, tensional; a Síndrome de Dor Miofascial (SDM); câncer bucal; dor cardíaca referida à boca; Síndrome de Ardência Bucal; Dor Facial Atípica e outros quadros dolorosos.[10] Apesar do grande desenvolvimento de pesquisas na área, muitos aspectos da dor orofacial ainda não foram esclarecidos.

Há muitas dúvidas sobre a fisiopatologia das dores crônicas em geral, seu controle e interações medicamentosas.

Apesar dos estudos epidemiológicos sobre a dor crônica na população geral brasileira serem escassos e metodologicamente deficientes, observa-se que em nosso meio a prevalência das dores orofaciais, em diferentes segmentos da população, é alta e cresce progressivamente, acarretando muito sofrimento e sérios prejuízos à saúde e qualidade de vida das pessoas, dada a sua perspectiva biopsicossocial. [11, 12]

As dores orofaciais, especialmente crônicas, representam um dos principais motivos de busca por assistência de saúde, o que as caracterizam como um verdadeiro problema de saúde pública, que apresentam grandes dificuldades diagnósticas e terapêuticas. As odontalgias, a chamada dor de dente, representam um problema de grande repercussão social e econômica pela sua alta prevalência no país, 38,4% de pessoas, e pelo alto custo de seu tratamento.[13]

Alguns quadros de dor orofacial podem envolver estruturas fora do Sistema Estomatognático, definido como o conjunto de estruturas e órgãos constituídos pelo esqueleto facial e o neuro-crânio, ATM, músculos da mastigação e da mímica, cavidade bucal, irrigação arterial, drenagem venosa e linfática e nervos cranianos (trigêmeo, facial, glossofaríngeo e vago). Um exemplo desse tipo de dor que envolve outras áreas para além do Sistema Estomatognático é a dor cardíaca referida à boca.

Por ocasião do Ano Mundial contra a Dor Orofacial (outubro/2013 a outubro/2014), a IASP propôs a atualização de uma série de conceitos sobre os diferentes tipos de dor orofacial. Enfatiza o caráter multidisciplinar da dor, discute a importância da especialização em dor orofacial, especialmente por parte do cirurgião dentista, ressalta a necessidade do amplo conhecimento acerca da fisiopatologia da dor e dos mecanismos neurobiológicos subjacentes aos quadros dolorosos persistentes, especificamente na dor musculoesquelética, neuropática, neurovascular e psicogênica.[14]

De acordo com a Sociedade Brasileira para o Estudo da Dor (SBED) mais de 10 milhões de pessoas no Brasil são acometidas por algum tipo de dor orofacial crônica não odontogênica[15] como as disfunções temporomandibulares (DTM), a síndrome de dor miofascial (SDM), neuralgia de trigêmeo, a dor orofacial de origem cardíaca, alguns tipos de cervicalgias e cefaleias, dor facial atípica, síndrome de ardência bucal entre outros quadros.

A literatura traz muitas informações sobre o atendimento clínico de pacientes que apresentam diagnóstico de cefaleia, bastante prevalente em pacientes com DTM. A própria *International Headache Society*, através de seu Comitê Internacional de Taxonomia das Cefaleias, refere algumas condições bucais como as DTM, bruxismo e outros hábitos orais, associados a alguns tipos de cefaleia como a tensional.[16]

A cefaleia tensional está presente em muitos quadros de DTM. Atinge mais de 60% da população, sendo mais prevalente em mulheres. Já, a migrânea, também conhecida por enxaqueca, atinge 49% das pessoas, também mais frequente em mulheres; é menos intensa e tende a diminuir após os 50 anos. A cefaleia crônica diária acomete cerca de 4% a 5% da população geral.[17,18]

Uma das dores orofaciais mais prevalentes são as Disfunções Temporomandibulares (DTM), que provocam dores crônicas na região da cabeça, articulações temporomandibulares (ATM), músculos mastigatórios, região suboccipital e musculatura supraescapular. Atingem cerca de sete milhões de pessoas no Brasil, principalmente mulheres na faixa etária de 25 a 44 anos, representando cerca de 6% da população brasileira. Constata-se, atualmente, que as DTM têm acometido populações cada vez mais jovens.[19]

As DTM são alterações musculoesqueléticas de difícil diagnóstico pela extensa e diversificada sintomatologia, etiologia complexa, multifatorial, com forte presença de componentes emocionais e de grande impacto sobre a vida cotidiana do paciente. Por isso, representam, juntamente com outras dores orofaciais não odontogênicas, verdadeiros desafios para os profissionais de saúde que atuam na área.[20]

A Síndrome de Dor Miofascial (SMF) é uma condição muscular dolorosa que pode afetar, geralmente de maneira isolada, várias regiões do corpo como coluna cervical, lombar, cintura escapular, pélvica e várias outras partes do corpo. Apresenta-se como bandas musculares tensas palpáveis, na forma de nódulos musculares intensamente dolorosos, chamados pontos-gatilho miofasciais que, quando estimulados, ocasionam dor intensa local e referida, próximo à origem da dor. Sua etiologia é associada ao trauma muscular, por sobrecarga em determinadas regiões (erguer peso, alterações posturais, atletas de final de semana) ou por estresse emocional. De alta prevalência nos centros de dor (85% a 93%), predomina em mulheres sedentárias, na faixa de 30 a 49 anos que referem alterações no sono, fadiga e intolerância a exercícios físicos.

A síndrome de Ardência Bucal caracteriza-se pela sensação de queimação da mucosa oral, crônica, de difícil diagnóstico e tratamento, que acomete principalmente mulheres. Pode ocorrer em várias áreas, principalmente na língua. Sua etiologia é controversa e multifatorial e demanda, na maioria das vezes, uma abordagem terapêutica multidisciplinar. [21,22]

A Dor Facial Atípica é uma condição dolorosa localizada numa área delimitada da face ou em ambos os lados, geralmente na maxila. O quadro é associado à dor mandibular ou cervical, sem anormalidades neurológicas, de longa duração, com predominância de distúrbios emocionais, altos índices de intervenções clínicas e suposta iatrogenia. De acordo com a classificação da Sociedade Internacional de Cefaleias tal condição também é denominada Dor Facial Idiopática Persistente. De origem central, não apresenta característica de neuralgias cranianas e nem evidências comprovadas de causas orgânicas.[23]

A dor torácica referida aos dentes, maxilares ou à face atinge 18% da população acometida por problemas cardíacos. Trata-se da chamada Dor Orofacial de Origem Cardíaca que necessita de diagnóstico correto e rápido. Pode representar a manifestação primária e exclusiva de uma doença coronariana que exige do profissional preparo técnico na prática de diagnóstico diferencial.[23]

O nervo trigêmeo é responsável pela sensibilidade da face desde a parte frontal do couro cabeludo até o mento. A neuralgia do trigêmeo é uma condição dolorosa causada por uma lesão da bainha de mielina que envolve o nervo, provoca um tipo de descarga elétrica, percebida como choque intenso na região. Atinge principalmente mulheres acima de 55 anos, no lado direito da face, afetando com frequência as regiões do masseter e da mandíbula. A sua causa está associada a inflamações próximas ao nervo, herpes zoster, neoplasias na região e anormalidades vasculares (conflito neurovascular). As crises podem ser desencadeadas por estímulos sensitivos de pequena intensidade como o vento, mastigação ou escovação dentária.[24]

Esses são, portanto, alguns exemplos de dores orofaciais crônicas não odontogênicas mais comuns na clínica de dor.

DOR CRÔNICA

Estudos sobre a prevalência de dor em geral apontam que ela acomete em torno de 1,9 bilhões de pessoas no mundo. No Brasil, estudo realizado pela SBED, em parceria com o IBGE, em todas as regiões do país, durante o biênio 2015-2016, mostra que 42% da população padecem de algum tipo de dor, sendo crônica em 37%.[2]

A dor crônica é um fenômeno complexo que acarreta consequências bastante negativas na vida das pessoas. Persiste para além do tempo previsto para a cura de uma lesão ou decorre de processos patológicos crônicos. Pode durar meses ou anos. É vaga ou mal delimitada e pode ser decorrente ou agravada por fatores estressantes ambientais ou psicopatológicos. Não possui nenhuma utilidade biológica e quando ocorre, produz nas pessoas altos níveis de estresse, muitas vezes insuportáveis, podendo levar a graves consequências sobre o psiquismo e a sua vida como um todo.[15,21]

Além disso, evidências recentes de ordem funcional, anatômica e neuroquímica, demonstradas principalmente através de estudos de neuroimagem, demonstram que dor crônica também pode ser considerada uma doença em si.[25]

De modo geral, muitos fatores podem contribuir para a alta prevalência da dor crônica. O próprio desenvolvimento de recursos diagnósticos e terapêuticos tem permitido o aumento da longevidade e a sobrevida de muitas pessoas portadoras de doenças graves, até a pouco consideradas fatais. Por outro lado, constata-se que, embora as pessoas vivam mais anos, elas não têm tido necessariamente uma qualidade de vida melhor. A dor crônica na velhice aumenta a cada dia.[23,26] Da mesma forma atinge populações cada vez mais jovens.

Modificações no ambiente físico, nem sempre ergonômico, a piora nos hábitos de vida como má alimentação e sedentarismo respondem pela alta prevalência da obesidade em nosso meio e, consequentemente, da dor crônica. Isso tudo sem contar com o estresse, condição presente no cotidiano da vida de tantas pessoas.[5]

Carga horária de trabalho excessiva, competitividade profissional, dificuldades econômicas e familiares, falta de lazer, solidão afetiva e tantas outras condições estressantes da vida moderna, também oferecem a sua contribuição para aumentar os índices de dor crônica. Portadores de DTM, por exemplo, referem com frequência esse cenário, como estilo de vida habitual.[10]

Quando se trata da dor pós-cirúrgica também se constatam, apesar do grande desenvolvimento no campo da fisiopatologia da dor e da farmacologia antálgica, deficiências na prática do controle da dor. Observa-se ainda, entre cirurgiões, uma falta de conhecimento acerca de dosagens e duração dos efeitos de analgésicos, preocupações infundadas sobre dependência, depressão respiratória, além da percepção, hoje superada, de que a dor é uma experiência inevitável e que precisa ser suportada estoicamente. Sabe-se, hoje, que muitas dores pós-cirúrgicas mal tratadas acabam transformando-se em dores crônicas. O mesmo se pode afirmar a respeito dos métodos de controle da dor oncológica, considerada por muitos estudiosos e clínicos como subtratada, acarretando um sofrimento desnecessário aos pacientes e familiares. Enfim, o subtratamento da dor aguda é considerado um fator de risco para a dor crônica.[7]

Muitas são as consequências negativas que a dor crônica exerce sobre o psiquismo e a qualidade de vida das pessoas. Pode desencadear, por exemplo, sentimentos de angústia, ansiedade, raiva, irritabilidade, tristeza e desconfiança. Restringe a atividade física, dificulta o convívio familiar e social, altera a percepção corporal, prejudica os recursos emocionais e cognitivos, inibe o apetite sexual, compromete a autoestima, aumenta o sentimento de rejeição social e profissional, altera o sistema de crenças e gera preocupações em relação ao futuro. Além disso, piora a qualidade do sono, agravando a condição geral de saúde que, por sua vez, compromete a percepção e o manejo da dor, além de agravar doenças preexistentes e reduzir a imunidade do organismo. Enfim, a dor crônica, além de não ter nenhuma utilidade biológica, tem o poder, muitas vezes silencioso, de devastar vidas, de produzir sofrimentos desnecessários, frequentemente não compreendidos e até mesmo potencializados pela falta de humanidade de alguns clínicos e de entendimento desse fenômeno tão complexo que é a dor.[4]

Por conta de tantas condições desfavoráveis que afetam de muitas maneiras a vida e o psiquismo do portador de dor crônica, sua abordagem diagnóstica e terapêutica nem sempre é fácil. Isso é particularmente observado na clínica de DTM e Dor Orofacial.[27]

O tratamento da dor crônica representa um verdadeiro desafio aos profissionais da saúde, pela sua ampla sintomatologia, etiologia complexa, multidimensional, dificuldades diagnósticas e pela forte presença de fatores emocionais. Tais fatores exigem do profissional boa formação teórico-técnica e capacidade pessoal de manejo da própria estrutura cognitiva e emocional.

A PRÁTICA DA INTERDISCIPLINARIDADE

A prática interdisciplinar é preconizada por vários autores e clínicos como a mais indicada para tratar pessoas com dor. É apontada como uma tarefa difícil pela grande maioria dos médicos há pouco mais de 20 anos. Hoje, tal dificuldade parece menor. Estudo brasileiro realizado em 2007 aponta que apenas 28% dos médicos referem dificuldades em aderir à prática interdisciplinar em dor. Tal resultado sugere um maior reconhecimento atual da importância da abordagem multi e interdisciplinar e individualizada no tratamento do paciente com dor.[28]

O trabalho interdisciplinar e individualizado, porém, demanda algumas condições que envolvem o cotidiano da prática clínica e merecem ser considerados.

Possibilita a colaboração de várias especialidades que denotam conhecimentos específicos. Por isso, a integração do trabalho da equipe é imprescindível para que seja possível uma visão global do paciente, o que permitirá um processo terapêutico mais rápido e eficiente.[29]

Antes de tudo, a importância do papel da boa relação com o paciente deve ser reconhecida pelos profissionais da dor. Esse tema será desenvolvido mais adiante. A equipe de trabalho deve ser realmente interdisciplinar e atuar de forma harmônica em relação às necessidades clínicas do paciente que, por sua vez, apesar de seu sofrimento, deve sentir-se como parte dela, participando ativamente do seu tratamento. Os recursos cognitivos e comportamentais de enfrentamento do paciente, fundamentais para o seu reaprendizado e reabilitação em dor, devem ser estimulados e encorajados pela equipe.[30]

Convém lembrar alguns fatores que caracterizam a prática de uma equipe verdadeiramente interdisciplinar. A participação de múltiplos profissionais de diferentes áreas da saúde, com seus diferentes olhares, bem como a possibilidade de uma interatividade dinâmica entre os membros, possibilita uma visão mais integral sobre o paciente e seus sintomas ou doença, possibilitando uma maior assertividade diagnóstica e terapêutica.

Porém, infelizmente, podemos observar com frequência em nosso meio, a prática de encaminhamentos de pacientes sem a devida interação entre eles. Ao nosso ver, tal conduta pode caracterizar mais um "descarte de pacientes", o que revela o despreparo de muitos profissionais para entender e manejar as manifestações emocionais presentes no comportamento desse paciente.[31]

É o que ocorre, por exemplo, quando o cirurgião dentista justifica o encaminhamento do paciente para o psicólogo: *"Não consigo trabalhar com esse paciente, ele só quer conversar, por isso, acho que é caso de psicólogo!"* Como se "ouvir e conversar com o paciente" não fizesse parte do trabalho clínico de qualquer especialidade da saúde, ainda mais quando se atua na área de dor.

Ouvir o paciente é a primeira conduta terapêutica importante na clínica de dor. Ao sentir-se compreendido em seu sofrimento, muitas resistências e dificuldades do paciente com dor em relação ao seu tratamento são minimizadas. Hannah Arendt foi muito feliz ao afirmar: *"Toda dor pode ser suportada se sobre ela puder ser contada uma história".*

Outros fatores importantes que devem estar presentes no trabalho verdadeiramente interdisciplinar é o interesse, pouco frequente entre especialistas, por conhecimentos oriundos de outras áreas da saúde. Não é comum encontrarmos profissionais que manifestem alguma curiosidade acerca de conhecimentos de outras áreas da saúde. Parece predominar entre os clínicos uma postura autocentrada em sua própria especialidade, acompanhada de um desinteresse por conhecimentos de outras áreas. Tal cenário fica ainda mais prejudicado pela pouca disponibilidade de cada um em transferir conhecimentos aos outros colegas de equipe.

É necessário reconhecer que prática clínica em dor é uma experiência pessoal e profissional muito difícil. Compõe esse cenário de dificuldades inerentes ao trabalho: as dificuldades teórico-técnicas próprias da área de dor; as condições gerais de trabalho, na maioria das vezes desfavoráveis; a relação profissional/paciente; o manejo que o profissional de saúde necessita fazer da própria estrutura emocional para lidar com situações de muito sofrimento humano.[29]

Quanto às condições desfavoráveis de trabalho na área, podemos citar o excesso de carga horária, a necessidade de vários empregos e de se trabalhar em finais de semana, a falta de reconhecimento profissional, pressões por produção, insatisfação com a remuneração, ambiente de trabalho desfavorável, competitividade profissional e impossibilidade de seguimento dos estudos.

Alguns fatores que impactam sobre a estrutura cognitiva e emocional dos profissionais da dor também precisam ser considerados: desgaste emocional (estresse), dificuldades econômicas e familiares, falta de lazer, solidão afetiva, desequilíbrio crônico da saúde física e emocional, sofrimento pessoal e familiar, baixa motivação para o trabalho, prejuízo do desempenho profissional, autoconfiança prejudicada e outros.

O papel da relação profissional-paciente com dor

Tal como no adoecer psíquico, a vivência da dor crônica pode levar o paciente a experimentar um processo de regressão há um tempo precoce de sua vida, chamado narcisismo, no qual predomina um modo de funcionamento psíquico caracterizado pela presença de sentimentos ligados a vivências de desamparo, medo, necessidade de ser cuidado por alguém com capacidade de empatia e poder de proteção, tal como a mãe ou sua substituta. A emergência de tais emoções desencadeia muita angústia no próprio paciente que, ao mesmo tempo pode reconhecer sua condição de pessoa adulta, com capacidade de autonomia, até o momento em que é atingido por seus sintomas ou doença, o que pode abalar sua autoimagem e criar a necessidade de cuidados para resgatá-la. Essa tentativa, muitas vezes desesperada, de resgate da autoestima por parte do paciente e seus familiares, pode se manifestar na forma de exigências ansiosas na relação com o profissional de saúde.

Tais processos são, na maioria das vezes, inconscientes por parte do paciente que tende a repetir, junto ao seu profissional cuidador, padrões de vinculação afetiva primária.

Tal fenômeno inconsciente é denominado "transferência inconsciente". Por sua vez, os componentes pessoais e inconscientes do profissional da saúde, a chamada "contratransferência", também é decisiva na determinação da qualidade humana dessa relação. São esses, pois, os ingredientes particulares e mais importantes que compõem a chamada relação profissional-paciente que vai muito além da oferta de conhecimentos teóricos, procedimentos técnicos e conduta ética.[1,32] Por isso, o primeiro passo em direção a uma terapêutica eficaz de quadros dolorosos crônicos é considerar a relação empática entre profissional e paciente como a primeira e talvez mais importante ferramenta de trabalho. Relação essa que não deve ser estabelecida prioritariamente entre sintoma e técnica. Deve, acima de tudo, significar um encontro humanizado entre duas pessoas: por um lado aquela que adoece e sofre e, por outro, a que se sensibiliza e cuida.[5,32,33]

Miceli[34] afirma com propriedade: *"A relação médico-paciente, por sua complexidade, é feita de laços e nós. Precisamos desenvolver maneiras de construir e apertar os laços sem que eles se transformem em nós".*

A empatia, considerada um importante requisito na relação entre profissionais e pacientes, consiste na mais complexa capacidade psicológica do profissional de colocar-se no lugar do paciente com dor e compreender profundamente o seu sofrimento. Além disso, deve haver uma disponibilidade interna do profissional para estar por inteiro com seu paciente, para ouvi-lo e comunicar-se atenciosamente com ele e seus familiares, tanto de forma verbal como não verbal, por meio de sua postura física, expressão facial e o olhar.[31]

Algumas pesquisas têm mostrado que, sob a óptica de pacientes portadores de dor e de doenças graves em estado avançado e de seus familiares, algumas atitudes profissionais como o suporte emocional e a capacidade de comunicação, podem contribuir para a melhoria da qualidade dos cuidados. Além disso, ressalta-se a importância da atitude ética por parte dos profissionais de saúde, que deve sempre nortear sua prática clínica.

Entretanto, infelizmente, o ensino acadêmico nas diferentes áreas de saúde como, por exemplo, a Medicina e Odontologia não têm priorizado questões relativas à relação profissional-paciente.[35] A grande maioria dos médicos e cirurgiões dentistas ignora o significado dos conceitos de transferência e contratransferência psicológica, fenômeno inevitável presente na dinâmica de todo ato clínico.[5]

Um estudo brasileiro[31] mostrou que menos de 50% dos médicos que tratam pacientes com dor dão importância a essa relação, o que é pior ainda para os dentistas, dos quais menos de 25% consideram ser essa relação importante, acreditando que os procedimentos técnicos são os mais importantes no tratamento da dor crônica.[10]

ABORDAGEM PSICODINÂMICA DA DOR

A forte presença de fatores emocionais tanto na etiologia como na manutenção de alguns quadros dolorosos crônicos tem sido apontada por clínicos de diversas áreas da saúde que atuam na área de dor.

No entanto, apesar dos prejuízos causados por problemas emocionais sobre a vida das pessoas, observa-se que muitas delas não aderem à abordagem psicológica.

A resistência em reconhecer a presença de aspectos emocionais na etiologia e agravamento de muitas doenças, partilhada inclusive por alguns clínicos, leva ambos a priorizar terapêuticas físicas, na tentativa de aliviar seu sofrimento. Tal conduta pode explicar a ocorrência de casos de insucesso e recidivas.

A abordagem psicológica da dor é relativamente recente na prática clínica.

Nos últimos anos tem havido um crescente reconhecimento de que a percepção dolorosa, as reações à dor e até mesmo a neuromodulação central dos estímulos nociceptivos seja parcialmente mantida ou exacerbada por fatores psicológicos, psicossociais e comportamentais que, quando não abordados de forma apropriada, prejudicam o processo terapêutico, podem agravar o quadro clínico, aumentando o sofrimento do paciente, diminuindo sua aderência ao tratamento e majorando, inclusive, o índice de recidivas.

A Neuropsicologia visa estudar o comportamento, as emoções e os pensamentos humanos e entender como eles se relacionam com o cérebro. Sob essa óptica, toda escuta psicológica deve considerar a existência de um complexo trabalho neural que permite todas as formas de expressão humana.

Sob o olhar da Neurociência da Dor, podemos ver que ela chega a afetar o estado dinâmico do cérebro e da mente. Alterações neuroplásticas no cérebro de portadores de dor, especialmente crônica, têm sido relatadas em inúmeros trabalhos científicos. Exames de imagens demonstram a presença de alterações morfológicas em várias áreas corticais como cíngulo, corpo caloso, hipocampo. Além disso, mudanças funcionais e genéticas, especialmente na dor persistente, evidenciam a extensão e complexidade do problema.

De acordo com a abordagem psicológica da dor, aprofundar o entendimento acerca do sofrimento imposto pela dor e dos diferentes tipos de comportamento doloroso são condições fundamentais para a boa qualidade de assistência ao paciente que padece de dor. Cada pessoa com dor, especialmente crônica, atribui significados particulares ao seu sofrimento que, por sua vez, determinam o modo como cada um convive com sua dor e a forma como se comporta.

O sofrimento imposto pela dor pode ser entendido sob três enfoques. O *existencial*, quando a dor representa uma ameaça ou impedimento à realização de um projeto de vida. *Circunstancial*, quando a dor estimula sentimentos de ameaça por situações externas como exames, relações com a equipe de saúde e iatrogenia. Finalmente, o sofrimento pela dor pode evocar *experiências preexistentes*, exacerbando conflitos emocionais ou familiares anteriores.[4,37]

Entende-se por comportamento doloroso todos os sinais objetivos que indicam a presença de dor. Tais sinais ou reações são observáveis e utilizadas pelas pessoas para expressar de muitas formas diferentes a sua experiência dolorosa. Podem se expressar de forma verbal ou não verbal e variar muito de pessoa para pessoa e de acordo com inúmeros fatores como a personalidade de base, o padrão comportamental aprendido a partir do convívio familiar e fatores culturais.[36]

O comportamento doloroso muitas vezes resulta da vivência de verdadeiros conflitos experimentados internamente pelo paciente. Por exemplo, apesar de desejar muito o alívio de sua dor, de ter esperança nesse alívio, de ter uma boa intenção em relação ao tratamento, muitas vezes sua mente fica tomada pelo medo, pelas dúvidas e pelos sacrifícios que ele deverá fazer para atingir os objetivos terapêuticos. Além disso, o comportamento doloroso também é determinado pelo perfil de personalidade. do paciente.

A baixa adesão ao tratamento por parte do paciente com dor crônica é um problema que tem sido relatado por muitos clínicos e alguns afirmam que de 25% *a* 50% dos pacientes, independentemente da doença, tratamento e prognóstico, não aderem ao regime terapêutico.[37]

Por isso, é importante identificar os fatores que interferem na adesão do paciente e que podem contribuir para a aliança terapêutica. Tais fatores dizem respeito ao tratamento propriamente dito, às necessidades do paciente e à conduta do profissional de saúde. Cada um desses fatores envolvem os seguintes pontos: grau de conhecimento sobre o tratamento, forma de comunicação, possibilidade de narrativa, memória de experiências anteriores e a adesão propriamente dita.

As dificuldades de adesão ao tratamento por parte do paciente podem decorrer de muitos motivos. Um fenômeno muito frequente, porém, mal compreendido e manejado pelos clínicos é o que chamamos de "resistência ao tratamento". Trata-se de uma reação inconsciente que leva o paciente a experimentar sentimentos opostos em relação a qualquer processo de mudança melhoradora. Ocorre em diferentes níveis de consciência psíquica e deve ser percebida, apontada e compreendida e não censurada. A resistência ao tratamento não é um sintoma psíquico!

Devemos referir também o papel desempenhado pelos "pensamentos catastróficos" na determinação de comportamentos disfuncionais que contribuem para a incapacidade e o estresse decorrente de dores crônicas. Trata-se de um tipo de pensamento cujos componentes afetivos e cognitivos é caracterizado pela predominância de negativismo, desesperança, vitimização, magnificação do sintoma e ruminação mental. A existência de crenças catastróficas contribui para fortalecer a relação entre intensidade da dor e incapacidade. Dessa forma o paciente enfatiza os aspectos mais desagradáveis da experiência dolorosa, o que pode acarretar num menor envolvimento em atividades físicas, no desenvolvimento da depressão e menor adesão ao tratamento.[11]

Outro fenômeno presente no processo terapêutico de pacientes com dor crônica é o "ganho secundário ao sintoma", um tipo de atitude disfuncional na qual se busca, por meio dos sintomas dolorosos, alguma forma de gratificação afetiva ou expiação de culpa e punição, na tentativa de obter uma compensação ilusória do sofrimento. Muitas vezes, essa atitude representa um padrão de comunicação mais aceito no ambiente familiar e pode dificultar muito a eficácia do tratamento.

A "adaptação do paciente aos sintomas dolorosos" é outro exemplo de atitude disfuncional que impacta profundamente na terapêutica da dor. Nessa condição, o paciente experimenta um forte sentimento de impotência diante da dor que persiste, levando-o a desenvolver um tipo de "anestesia psíquica". Para ele a dor deixa de ser um sintoma ou uma doença, ou seja, uma experiência ego-distônica, motivo de sofrimento, e passa a ser ego-sintônica, ou seja, a fazer parte de sua personalidade. Dessa forma, os sintomas dolorosos passam a ter um significado de normalidade e a fazer parte da sua vida. Assim, o paciente deixa de buscar tratamento, o que leva a um agravamento do quadro clínico doloroso.

Além das atitudes disfuncionais, convém aprofundar o entendimento acerca de um dos mais importantes fatores para a adesão terapêutica do paciente com dor. Trata-se de um fenômeno transferencial relativamente racional chamado "Aliança Terapêutica de Trabalho" que deve ocorrer entre o profissional e seu paciente.

Pessoas portadoras de alguma falha em seu desenvolvimento de personalidade, como aquelas que se mostram excessivamente narcisistas, autocentradas ou impulsivas, podem apresentar dificuldades para manter a aliança de trabalho com seu profissional de saúde. Da mesma forma, pessoas com traços de rigidez de pensamento e de conduta podem apresentar uma tendência predominantemente racional, que também compromete a capacidade de aliança de trabalho. Isso pode ser visto tanto no paciente com dor como no profissional.

A memória do sofrimento pela vivência prolongada da dor crônica contribui para a tendência do paciente em estabelecer vínculos transferenciais com o profissional de saúde. A natureza desse vínculo pode ajudar ou dificultar a formação da aliança terapêutica de trabalho que, por sua vez exerce um papel fundamental na questão da adesão ao tratamento.

Num nível racional, o profissional de saúde representa para o paciente com dor a possibilidade de alívio do seu sofrimento. O sentimento de desamparo do paciente em relação ao seu sofrimento desencadeia reações primitivas, muitas vezes de natureza hostil e ansiosa em relação àqueles que podem assisti-los. Tais reações têm um caráter de onipotência. Ou seja, para ele o profissional de saúde "tem a obrigação de ajudá-lo".

Outro aspecto importante que possibilita a formação de aliança de trabalho é a capacidade do paciente e do profissional, de comunicar-se de diversas maneiras, por palavras, sentimentos e também por seus comportamentos e atitudes. Ambos devem ser capazes de ouvir, de compreender, ponderar e refletir.

Alguns elementos do contexto terapêutico também podem influenciar favoravelmente a aliança de trabalho e consequentemente a adesão ao tratamento. A possibilidade de contato frequente com a equipe de saúde, a duração do tratamento, a possibilidade de atitudes empáticas entre eles e o reconhecimento de que o tratamento da dor deve ser visto como um trabalho em conjunto. O paciente, apesar de seu sofrimento, não deve ser um expectador, mas um protagonista, deve fazer parte ativa do tratamento.

Algumas características de personalidade e certas atitudes do clínico também exercem o seu papel negativo no processo de aliança de trabalho. A personalidade rígida, fria e distante pode, por exemplo, desencadear no paciente um fenômeno inconsciente nomeado de "identificação com o agressor", provocando atitudes hostis e/ou de oposição em relação ao profissional da dor.

Enfim, num processo terapêutico de dor não deve haver lugar para o autoritarismo, afetação, distanciamento e nem indulgência por parte do profissional de saúde. O paciente com dor não responde apenas ao conteúdo técnico do tratamento, mas, principalmente à maneira como se trabalha com ele, às atitudes dos profissionais, o clima emocional envolvido no ambiente de trabalho, o humor do profissional.

Também devemos considerar a presença de possíveis comorbidades psiquiátricas como a ansiedade, depressão e o estresse, que podem influenciar o modo como o comportamento doloroso se expressa e acarretar dificuldades terapêuticas. A seguir, apresentamos algumas breves considerações sobre o assunto.

A ansiedade pode ser definida como um estado de tensão física e/ou psíquica provocada pela antecipação de um estímulo ameaçador. Trata-se de uma condição muito presente nos quadros de dor. São indicadores da presença de ansiedade o estado de apreensão, preocupação, alerta, aumento da tensão psíquica e/ou física, a sensação de perda de controle além de outros. Pode ser desencadeada por estímulos ambientais, conflitos psíquicos, crises situacionais, crises da cronologia humana, perfil de personalidade passivo dependente ou mesmo a história de vida. Está presente em diversos quadros nosológicos como a depressão, psicose, neurose de ansiedade, fobias, obsessões e outros.

Assim como a ansiedade, a depressão também pode estar presente nos quadros de dor crônica, tanto em sua etiologia, ou como uma resposta à experiência dor. No entanto, não se pode diferenciar com clareza a presença da depressão primária nos pacientes com dor e os sintomas de natureza depressiva secundários à dor. Tal diagnóstico diferencial se mostra muito necessário, pois a depressão pode interferir negativamente na adesão do paciente ao tratamento. Dificuldades de enfrentamento da dor e adoção de atitudes disfuncionais são frequentemente observadas em pacientes deprimidos.[38]

A depressão é um transtorno psiquiátrico que quando presente em pacientes com dor representa um grande desafio para os profissionais da saúde. É considerada uma reação patológica de pesar, normalmente de longa duração na qual a pessoa expressa um estado de humor caracterizado por uma profunda apatia ou melancolia, contato comprometido com a realidade e prejuízo da autoestima. Há uma inibição geral das funções psíquicas e, com frequência, a produção de sintomas físicos. O comportamento depressivo é marcado pela presença frequente de um fenômeno, de natureza regressiva, denominado atuação (*acting-out*) que é caracterizado por ações geralmente impulsivas, que compromete a capacidade de pensar, refletir e elaborar. Trata-se de uma atividade motora que se sobrepõe à atividade mental.

Para o paciente deprimido o profissional da dor é visto como alguém dotado de poder onipotente e mágico de curar, em decorrência de sua impotência, dependência e falta de iniciativa.

Convém lembrar que a depressão não pode ser confundida com o sentimento de tristeza, que se apresenta com uma psicodinâmica diferente. A tristeza é definida como um estado de pesar normal diante de perdas reais (luto), de duração mais curta do que a depressão. Apesar da lamentação e o sentimento de vazio, na tristeza a pessoa mantém sua dignidade, não faz acusações generalizadas. Com o tempo, ela aceita a perda e o objeto perdido permanece como memória positiva.

Vale a pena referirmos também os transtornos psicossomáticos que impõem muitas dificuldades no manejo terapêutico da dor. Nesta condição ocorre uma dissociação entre emoções e pensamentos, que torna as emoções "ininteligíveis", e uma descarga direta sobre o organismo, produzindo os sintomas físicos que predominam e caracterizam o quadro. Não se deve confundir com os transtornos hipocondríacos, nos quais se observa uma menor dificuldade associativa, não há negação dos fatores emocionais que, aliás, são expressos de forma histriônica, juntamente com reações de dependência e desamparo. O paciente hipocondríaco é mais acessível ao tratamento do que o portador de transtornos psicossomáticos.

O estresse é outra condição presente na etiologia e na manutenção de muitos quadros dolorosos. Trata-se de uma reação complexa e global do organismo envolvendo componentes físicos, mentais e hormonais. Desenvolve-se a partir de fases específicas como: Alerta, Resistência e Exaustão. Na fase de alerta ocorre o confronto inicial com o estímulo, reações de luta e fuga (quebra de equilíbrio interno) e aceleração das funções fisiológicas (prontidão). Na fase de resistência o estímulo estressor é longo e ou demasiado intenso; há uma tentativa de reequilíbrio (adaptação) e a retirada do estímulo estressor ou um tratamento, pode inibir o processo do estresse. Já na fase de exaustão ocorre no plano psíquico algumas condições como o estado de apatia, desânimo, depressão, raiva, ansiedade, irritabilidade. No nível físico, observa-se a presença de alguns quadros como a cefaleia, hipertensão, úlcera, obesidade, pânico, TPM, DTM, câncer, angina, doenças dermatológicas.

A relação entre estresse e dor vem sido discutida na literatura como um dos pilares que justificariam a cronificação.

Parte-se do conceito de que naturalmente desenvolvidos de que os comportamentos aprendidos são responsáveis pela previsibilidade da dor com base em pistas internas ou externas o que se constitui como um processo fundamental e altamente adaptativo, que visa à autoproteção. O medo relacionado à dor seria um dos componentes essenciais de resposta autoprojetiva e que é formado através de processos de aprendizagem associativa e instrumental, esquemas comportamentais utilizados para o desenvolvimento das diferentes espécies animais, incluídas a humana.

Na dor crônica, o medo relacionado a ela pode se tornar mal-adapativo, conduzindo a comportamentos de evitação e contribuir para a cronificação dos sintomas. O condicionamento do medo (postulado como pavloviano) elucida que a aprendizagem associativa e a extinção envolvendo os estímulos aversivos, incluindo-se a dor crônica, ainda não estão elucidados, embora algumas evidências tentem elucidar a relação entre estresse crônico e dor; no entanto, o estresse raramente é abordado na reabilitação da dor. A resposta fisiológica ao estresse pode ser evocada pelo medo ou percepção de ameaça à segurança, *status* ou bem-estar, e elicia um processo fisiológico de adaptação a catecolaminas simpáticas (epinefrina e norepinefrina) e hormônios neuroendócrinos (cortisol) visando à manutenção da sobrevivência do organismo.[39]

Neste ponto devemos sempre lembrar que tanto os processos cerebrais, como os psicológicos dele decorrentes (cognitivos e mentais), constantemente geram e atualizam previsões baseadas em experiências "antecedentes" sobre o mundo e o corpo em que ocorre qual que uma "codificação preditiva", que é ativamente modificável a depender tanto do que foi experimentado como da situação atual. Os *inputs* sensoriais e os *outputs* motores aqui são considerados como "inferências" a fim de reduzir os "erros de previsão" angustiantes. Assim, tanto as descargas neuroquímicas (cortisol, catecolaminas e citocinas e neuroendócrinas, dentre outras) como as decorrentes de condicionamento visam à estabilidade do organismo diante de adversidades.

Contudo, o estresse de curto prazo visa à adaptação. As respostas mal-adaptativas[40-42] (por exemplo, aumento, ruminação, desamparo) relacionadas à dor ou a estressores a ela relacionadas ou não (concorrentes) podem intensificar o processo e condicionar diferentes respostas fisiológicas ao estresse recrutadas na tentativa de alívio. Em última análise, uma resposta de estresse prolongada ou exagerada pode perpetuar respostas disfuncionais sejam elas neuroquímicas inflamatórias generalizando e a dor.

Em termos gerais o estresse poderia ser considerado como inevitável na vida e os desafios são inerentes ao sucesso. Seres humanos e outros animais têm a capacidade de modificar o que percebem como estressante alterando a forma como respondem a ele. Contudo, nem sempre se tem essa consciência, o que serviria como meio de retroalimentação e fixação de padrões disfuncionais.

As respostas psicológicas exageradas como comportamentos de evitação e catastrofização, também serviriam de potenciais estressores como ameaçadoras, podem exacerbar mecanismos neuroquímicos e hormonais facilitando a consolidação de memórias baseadas em medo de dor ou estressores não relacionados à dor. Entretanto, o enfrentamento, assim como a reavaliação cognitiva ou confronto de respostas a tais estressores, deve minimizar a retroalimentação condicionada e prevenir a dor crônica e recorrente. Não obstante que em tais situações, como o condicionamento operante não ocorre de maneira consciente, requer estratégias terapêuticas especificas muito bem estruturadas para a dessensibilização, caso contrário, o efeito será muito pouco favorável e induzirá a mais esquemas mal-adaptativos, reforçando o comportamento disfuncional.

Sabe-se que o estresse exerce efeitos diferentes nos processos de aprendizagem emocional e memória sendo que seu mecanismo ainda não está esclarecido e objetivamente postulado com respeito ao medo relacionado à dor crônica.

Tudo indica que o estresse compromete os processos associativos de aprendizagem e extinção relacionados à dor, assim como o envolvimento do processamento atentivo que, alterado, imprime alteração na capacidade executiva e revisão de erros.[40,41] E tais efeitos poderiam ser amplificados pelo estresse crônico devido à adversidade precoce e/ou comorbidade psiquiátrica como depressão ou ansiedade em pacientes com dor crônica.

Sabe-se atualmente que a dor não é um estímulo em si, mas uma resposta comportamental, psicológica e psicossocial. Com isso, a aprendizagem associativa em que a dor atua como uma resposta, não apenas um estímulo, a codificação da informação não nociceptiva previsivelmente coincide com *inputs* nociceptivos e respostas a eventos semelhantes subsequentes. A precisão com a qual a informação multissensorial (temporal, proprioceptiva, espacial) incide sobre o evento doloroso é codificada e representada no cérebro em decorrência de fatores psicossociais e comportamentais, determinando o grau de resposta dolorosa e generalizando-se para eventos similares.[41-43]

Estudos sugerem que o excesso de níveis de cortisol pode alterar o neurotransmissor dopamina (DA). O excesso de liberação de DA da amígdala pode reforçar comportamentos desajustados, como comportamento depressivo, exacerbando sentimentos de desamparo e desesperança. Assim, o estresse e a depressão não coincidentes co-ocorrem frequentemente com a variedade de doenças, incluindo as cardiovasculares, artrite reumatoide e outras patologias.[42,44]

O enfrentamento do estresse e de sentimentos associados através de experimentos com ratos enxertados com tumor[10] foi estabelecido em três condições e como resultado temos a falta de controle sobre estressores, que levou à diminuição da rejeição tumoral e taxa de sobrevida, além de induzir a hiperalgesia.[16] Estudos focados na redução do estresse com base na atenção plena resultaram em aumento do ajuste psicossocial.

Sabe-se que a dor é um estressor de impacto na saúde geral mesmo quando aguda. Quando o estresse se cronifica é reconhecido como fator de risco para sentimentos de depressão e ansiedade, induzindo a alterações morfológicas em dendrites no córtex pré-frontal e no hipocampo, aumentando a densidade da coluna dendrítica na amígdala.[44]

AVALIAÇÃO PSICOLÓGICA DA DOR

Apesar da natureza complexa da dor, sua diversidade de expressão, sua subjetividade e dificuldade de mensuração, ela precisa ser avaliada adequadamente sob pena de prejudicar tanto o diagnóstico como a eficiência terapêutica.

A dor que não é medida não pode ser tratada adequadamente o que, em muitos casos leva à cronificação do quadro doloroso, prolongando desnecessariamente o sofrimento do paciente que, por sua vez, pode ter seu quadro clínico agravado, perpetuando assim, o ciclo da dor. Não podemos esquecer que o sofrimento pela dor crônica representa para muitos pacientes uma porta de entrada para muitos distúrbios físicos e psíquicos.[45]

A avaliação da dor auxilia na identificação da etiologia e compreensão da experiência dolorosa do ponto de vista sensitivo-discriminativo (onde, quanto, como e quando dói); afetivo-emocional (repercussão afetiva e no humor) e cognitivo-

-comportamental (impacto da dor na relação interpessoal). É necessária para o diagnóstico, controle, eficácia do tratamento e na compreensão do papel da dor na rotina diária.

O reconhecimento de que a avaliação da dor deve ser uma prática sistemática e integrada à clínica, tem chamado a atenção dos profissionais e promovido um grande desenvolvimento nos estudos acerca de métodos de avaliação e mensuração da dor.

No entanto, apesar de sua fundamental importância, a dor ainda é avaliada inadequadamente. Estudos demonstram que profissionais de diferentes especialidades da saúde, subestimam a necessidade de avaliar e mensurar adequadamente a dor em todas as suas dimensões.

Apesar da autoavaliação do paciente ser considerada o indicador mais confiável da presença da dor, tal critério esbarra em alguns problemas e limitações, uma vez que depende da sua capacidade de expressão e compreensão acerca de um fenômeno tão complexo como a dor.

Observa-se entre os clínicos um grande aumento na utilização de escalas e questionários de dor, em detrimento do exame físico, da escuta do paciente acerca das limitações para atividades diárias, do seu estado emocional e do comportamento doloroso. Se, por um lado, tal cenário reflete a tentativa de se obter uma interpretação mais precisa dos diferentes aspectos da dor, o que é essencial para o diagnóstico da dor, por outro se nota um empobrecimento da interação entre profissional e paciente.

Essa tendência atual de se restringir a prática da escuta do paciente é atribuída por alguns autores, ao ensino do médico a direcionar a entrevista com o paciente, inclusive com dor, apesar da sua imensa necessidade de falar. *"Nos achamos no direito de fazer o paciente esperar e, quando finalmente está diante de nós, cerceamos-lhe a possibilidade de expressar o que sente, no sentido mais amplo da palavra"*.[46]

Considerando-se que a experiência dolorosa é um fenômeno multidimensional, seu diagnóstico pode demandar uma série de exames e avaliações físicas como exames de imagem, por exemplo. Da mesma maneira deveria incluir, como parte do protocolo de avaliação da dor, a avaliação psicológica. No entanto, infelizmente, não é o que se observa na rotina diária de trabalho dos profissionais que atuam na área. Há dificuldades nessa questão que merece algum comentário.

Como bem lembra Siqueira,[47] há aspectos individuais na dor que fazem com que cada pessoa sinta e viva a dor de uma maneira específica. E para enfrentar a dor é preciso compreendê-la melhor, de forma objetiva. Por isso, é necessária a avaliação psicológica. Porém, nem sempre a solicitação da avaliação psicológica é feita adequadamente, explicada com clareza pela equipe de saúde. Para a maioria dos pacientes, uma indicação desse tipo de avaliação significa que os profissionais não acreditam na realidade da sua dor e que ela é "da sua cabeça". O paciente sente-se só e incompreendido.

Sabe-se hoje que várias áreas corticais são ativadas no processamento da dor. Algumas delas também processam as emoções. Ou seja, do ponto vista neural as mesmas áreas corticais que processam a dor também processam as emoções. Siqueira descreve bem esse processo: "*Não é que a dor seja psicológica e não exista; ela existe e tem influência psicológica. E precisa de enfrentamento psicológico*".[47,48]

A avaliação psicológica da dor tem por objetivo a identificação dos aspectos psicossociais que podem determinar a etiologia, exacerbação e a perpetuação de processos dolorosos. Representa uma documentação importante acerca das condições psíquicas do paciente com dor, muito útil para o diagnóstico, tratamento e processo de reabilitação.

A avaliação psicológica da dor não se ocupa em definir se a dor é um problema físico, considerado "real" ou psíquico, entendido como "imaginário"! Ela deve ajudar na identificação do foco do sofrimento; das atitudes disfuncionais; na avaliação de possíveis comorbidades psíquicas e na averiguação dos recursos de enfrentamento do indivíduo que padece de dor.

Ela também deve ser indicada como uma forma de se prevenir e controlar dificuldades terapêuticas associadas ao comportamento doloroso do paciente ou à presença de sintomas mais graves do que o esperado para uma avaliação clínica, incapacidade importante que interfere na rotina diária, presença de transtornos psíquicos preexistente ou decorrentes da incapacidade e sofrimento, casos de recidivas nos tratamentos, presença de crenças e comportamentos disfuncionais e suspeita de ganho secundário ao sintoma.[49]

Alguns métodos podem ser empregados na avaliação psicológica como a observação, a entrevista e a psicometria. Os testes psicométricos consistem em procedimentos sistemáticos de coleta de informações que auxiliam a avaliação psicológica. Permitem resultados quantitativos expressos por um número ou medida e podem avaliar conteúdos específicos como traços de personalidade, níveis de depressão, ansiedade e estresse e habilidades específicas. Já os testes projetivos de personalidade, como o grafismo, por exemplo, são menos objetivos e seus resultados são expressos por medidas qualitativas.

Convém salientar as limitações implícitas na prática da avaliação da dor por meio de instrumentos de medida que precisam ser fidedignos e validados para populações específicas. A escolha dos testes deve ser feita a partir de critérios técnicos, deve ser adequada ao seu objetivo. Além disso, os testes supõem a capacidade de expressão e compreensão do paciente, nem sempre possível. Por isso, tanto a avaliação psicométrica como a avaliação de dor necessitam de vários métodos.

Informações acerca do comportamento doloroso, da natureza do sofrimento desencadeado pela dor crônica e do perfil psicológico daqueles que padecem de dor podem ser facilitadas pela utilização de ferramentas de medidas psicométricas e projetivas que, juntamente com outros dados obtidos pela história clínica, entrevistas, exame físico, questionários e escalas possibilitam uma compreensão mais acurada e integral dos processos dolorosos, incluindo a percepção da dor e os fatores psicossociais que interferem na experiência dolorosa.

Alguns questionários também têm sido utilizados com o objetivo de averiguar a existência de fatores emocionais e sociais, uma vez que a ansiedade, depressão e outras condições podem dificultar os bons resultados terapêuticos.

A seguir, apresentamos na Tabela 41.1 alguns exemplos de técnicas psicométricas e projetivas, e na Tabela 41.2 alguns exemplos de medidas de avaliação e mensuração da dor, já traduzidas e adaptadas para a população brasileira.[50]

Tabela 41.1 Técnicas de avaliação e mensuração da dor.

Nome do teste	O que avalia	Vantagens/Desvantagens
RDC/TMD – *Research diagnostic criteria for temporomandibular disorders* (Eixo II).	*Status* disfuncional e psicossocial do portador de DTM.	Avalia condições artrogênicas e miogênicas, mas, não contempla todos os sinais e sintomas clínicos de DTM.
Questionário Mc Gill de dor.	Severidade da dor nas dimensões sensoriais, afetivas e avaliativas.	Válido para diferentes tipos de populações. Muito estudado.
Diário de dor.	Intensidade da dor durante o dia, e fatores intervenientes na dor.	Permite a compreensão de variáveis e padrões de comportamento. Aumenta a auto-percepção da dor.
MPI – *Multidimensional Pain Inventory* (Inventário multidimensional de dor).	Mensuração multidimensional de dor crônica.	Indicado em tomadas de decisões a respeito da terapia. Auto-administrável e rápido de aplicar.
BPS – *Behavioral Pain Scale* (Escala comportamental da dor).	Comportamento doloroso.	Avalia a dor de pacientes não comunicativos e sedados em UTI.
PES – *Pain Catastrophizing Scale* (Escala de pensamentos catastróficos sobre dor).	Sub-escalas (desesperança, magnificação e ruminação)	Útil para avaliar a predição de comportamentos disfuncionais associados ao sentimento de negativismo.
PPP – Perfil de percepção da dor.	Dimensão sensorial e afetiva da dor. Limiares de detecção, de tolerância e de desconforto.	Útil para comparar eficácia de diferentes tratamentos.

(*Continua*)

Tabela 41.1 Técnicas de avaliação e mensuração da dor. (*Continuação*)

Nome do teste	O que avalia	Vantagens/Desvantagens
EVA – Escala visual analógica.	Intensidade da dor (dimensão sensório-discriminativa)	Permite importante visão da experiência dolorosa. Útil para dor crônica em idosos.
NRS – Escala de categoria numérica.	Intensidade da dor.	Aplicação simples e flexível.
IPAI – Inventário de avaliação inicial da dor.	Localização, intensidade, qualidade, início, duração, variações e ritmos e modos de expressão da dor.	Aplicação rápida. Contraindicado em casos de dificuldade cognitiva.
IAD – Inventário de atitudes frente à dor.	Domínios de atitudes frente a dor (cura médica, controle, solicitude, incapacidade, medicação, emoção e dano físico)	Útil para avaliar comportamento doloroso.
MPAC – *Memorial Pain Assessment Card* (Escala de avaliação de dor relembrada).	Intensidade, alívio e estresse associado à dor.	Útil para avaliar o estado de ânimo do paciente.
CS – *Comfort Scale* – (Escala de conforto para avaliação de dor pós-operatória).	Sofrimento de criança a adultos, inconscientes e mecanicamente ventilados. Indicadores: estado de alerta, calmo/agitação, respostas respiratórias, movimentos físicos, PA, FC, tônus muscular e tensão facial.	Difícil de aplicar. Utilização restrita em ambiente hospitalar.
FPS – Escala facial de dor.	Intensidade de dor em pessoas com dificuldade de comunicação.	Útil para pessoas com dificuldade comunicação.
PAINAD – *Pain assessment in advanced dementia* (Escala de avaliação de dor em idosos demenciados).	Avalia a dor a partir do estado fisiológico e comportamental como respiração, vocalização negativa, expressão facial, linguagem corporal e capacidade de consolabilidade.	Aplicável em pessoas com déficit cognitivo grave (demência avançada), sem condições de comunicar verbalmente a dor.
BPI – Inventário breve de dor.	Intensidade e interferência da dor nas atividades cotidianas.	Indicada para ambiente hospitalar, útil para avaliar condições pregressivas de doença.

(*Continua*)

Tabela 41.1 Técnicas de avaliação e mensuração da dor. (*Continuação*)

Nome do teste	O que avalia	Vantagens/Desvantagens
NIPS – *Neonatal Infant Pain Scale* (Escala de dor no recém-nascido e no lactante).	Dor em recém-nascido: indicadores comportamentais e fisiológicos.	Não pode ser usado em paciente entubado e paralizado.
CRIES – Escore para Avaliação da Dor Pós-operatória do Recém-nascido.	Dor aguda pós-operatória em neonatos de 0-6 meses.	Ajuda monitorar a dor e o efeito de analgésicos.

Tabela 41.2 Técnicas psicométricas e projetivas.

Nome do teste	O que avalia	Vantagens/Desvantagens
MMPI – Inventário Multifásico de Personalidade Minnesota.	Características multifatoriais de personalidade (população geral).	Avalia traços psicopatológicos importantes na etiologia da dor.
SCL 90-R – Inventário de sintomas.	Identifica sintomas psíquicos. Avalia a dimensão afetiva da dor (somatização, depressão e ansiedade).	Normatizado para paciente psiquiátricos.
EAD – Escala de atitudes disfuncionais.	Crenças que podem criar vulnerabilidade cognitiva para depressão.	Preditor de prognóstico desfavorávem em dor.
SF-36 – Questionário genérico de avaliação de qualide de vida.	Indicadores de qualidade de vida: capacidade funcional, dor, aspectos físicos e emocionais, saúde mental, vitalidade e estado geral de saúde.	Útil para avaliar aspectos negativos (doenças) e positivos (bem estar).
Questionário de saúde geral de Goldberg.	Fatores de saúde mental (stress, desejo de morte, desconfiança no próprio desempenho, distúrbios de sono, psicossomáticos e severidade de saúde mental).	Útil para avaliar a severidade de distúrbios psiquiátricos não severos.
EEP – Escala de stress percebido.	*Stress* da população de idosos, adaptação brasileira.	Utilizado estudos epidermiológicos e multiculturais.

(*Continua*)

Tabela 41.2 Técnicas psicométricas e projetivas. (*Continuação*)

Nome do teste	O que avalia	Vantagens/Desvantagens
GDS-15 – *Geriatric depression scale* – Escala de depressão geriátria de Yesavage (versão abreviada).	Depressão da população de idosos, adaptação brasileira.	Usado em hospitais, domicílios, progamas de saúde da família e casas geriátricas.
MEEM – Mini exame de estado mental.	Funções cognitivas (orientação temporal e espacial, memória imediata e de evocação, atenção, cálculo e linguagem).	Útil para avaliar grau de déficit cognitivo.
HTP – Grafismo (Teste projetivo).	Características de personalidade.	Fornece informações qualitativas, mas, falta padronização para pacientes com dor.
Escala Beck (BDI) – Inventário de depressão.	Intensidade da depressão.	Fácil aplicação; adequado para a população geral a partir de 17 anos.
Escala Beck (BAI) – Inventário de ansiedade.	Intensidade da ansiedade.	Fácil aplicação; adequado para a população geral a partir de 17 anos.
Escala Beck (BHS) – Escala de desesperança.	Extensão de atitude negativas frente ao futuro (pessimismo).	Bom preditor de risco de suicídio.
Escala Beck (BSI) – Escala de ideação suicida.	Presença de ideação suicida.	Indicado para pacientes psiquiátricos adultos
ISSL – Inventário de sintomas de stress para adultos de Lipp.	Presença e fases do stress em adultos, sintomatologia somática e psíquica em jovens e adultos.	Fácil aplicação; inclui a fase de quase-exaustão que possibilita ação preventiva.
IDATE – Inventário de ansiedade traço-estado.	Estado emocional transitório de ansiedade e a propensão à reagir de forma ansiosa à situações de ensão e apreensão.	Aplicável à população geral.
Escala de adaptação social de Homes e Rahe.	Probabilidade de stress em 43 situações estressantes da vida. Fornece indicadores sobre estratégias de enfrentamento.	Reforça o conceito de estresse associado a eventos excessivos de vida.
WHOQOL – Questionário de qualidade de vida OMS.	Indicadores de qualidade de vida da população geral.	

ABORDAGEM TERAPÊUTICA DO PACIENTE COM DOR

A abordagem psicoterapêutica da dor supõe como ferramenta fundamental a escuta atenta e profunda do paciente. A escuta que permite ouvi-lo "com o 3º ouvido". Através da escuta e de atenção cuidadosa e empática, pode-se perceber muitos aspectos psicossociais importantes para o paciente como, por exemplo, o papel dos sintomas na sua vida; o grau de sofrimento; suas fantasias e sentimentos em relação à dor; o grau de dependência e adaptação à dor; suas expectativas e o papel dos estímulos ambientais. A compreensão desses aspectos permite que se auxilie o paciente no sentido de conscientizá-lo a minimizar aqueles que impactam negativamente no quadro de dor. Além disso, ele pode ser ajudado a perceber e desenvolver recursos de enfrentamento, que aliviam seu sofrimento, orientam de forma positiva seu comportamento e o ajudam a aprender novas formas de conduta, mais favoráveis ao bom manejo da dor.

A abordagem terapêutica proposta a partir de conhecimentos oriundos da psicologia da dor, pode se dar a partir de vários métodos e técnicas específicas. Descreveremos a seguir, de forma sucinta, algumas delas.

De acordo com a abordagem cognitivo-comportamental, o objetivo terapêutico é a educação, seja do paciente, seja de seus familiares acerca da fisiopatologia da dor, visando estimulá-lo à prática de atividade física, levando-o à melhora da autoconfiança. Outro aspecto importante da educação do paciente é o estabelecimento de metas, das atividades de lazer, de técnicas de relaxamento, da comunicação assertiva, do desenvolvimento de estratégias de enfrentamento, por ensiná-lo a reestruturar-se cognitivamente, o que favorece a modificação de comportamentos disfuncionais dolorosos, passando a uma postura mais ativa diante do tratamento e da vida.

Algumas formas de terapia grupal podem ser úteis na assistência psíquica ao paciente com dor, pois, apesar da dor ser uma experiência muito pessoal, ela ocorre dentro de um contexto social. Assim, a oportunidade de convivência com outras pessoas que padecem do mesmo problema pode ser muito terapêutica. Um exemplo desse tipo de abordagem que tem se revelado de grande valia para auxiliar pessoas com dor é a técnica dos Grupos Operativos, que tem como objetivo principal o foco em tarefas específicas ligadas a temas que remetem à reflexão sobre as diferentes formas de lidar com as dificuldades na vida e que requerem a necessidade de alguma forma de adaptação ativa à realidade.[51]

As técnicas de relaxamento também são utilizadas para auxiliar principalmente pessoas com transtornos musculares, uma vez que a mesma é um ótimo recurso para promover tranquilização e alívio nas síndromes dolorosas musculoesqueléticas. Apesar das limitações da técnica, quando utilizadas em portadores de transtornos psiquiátricos graves, o relaxamento mostra-se eficaz em alguns quadros crônicos como a fibromialgia. Convém lembrar também que a técnica, no entanto, não exclui a necessidade de um profissional que ofereça a oportunidade da escuta atenta acerca das verbalizações do paciente, que informam sobre significados importantes ligados à sua experiência dolorosa.[47]

FORMAÇÃO PROFISSIONAL EM DOR

A questão da formação em dor é bastante referida na literatura. Do ponto de vista acadêmico, ressaltam-se as deficiências curriculares na formação do profissional de saúde que não abordam teoricamente o assunto em toda sua extensão e complexidade. O mesmo pode-se dizer quanto ao treinamento técnico dos futuros profissionais na prática do diagnóstico e tratamento de muitos quadros que compõem as chamadas dores orofaciais.

A falta de informação por parte dos clínicos a respeito das diferenças entre dor aguda e dor crônica, dos métodos de mensuração da dor e sobre os cuidados apropriados destinados ao paciente com dor, contribui para as dificuldades diagnósticas e terapêuticas das dores orofaciais. Além disso, observa-se uma visão fragmentada da dor com ênfase nas diferentes especialidades da saúde, além da insistência na utilização empírica de medicamentos (tipos dosagens e intervalos inadequados).[52]

A ênfase excessivamente tecnicista atribuída ao trabalho em dor, em detrimento de uma abordagem humanista, é hoje considerada outro aspecto da deficiência da formação profissional.[53]

A boa formação acadêmica é importante pelo suporte teórico-técnico necessário e permite ao profissional não se prender a estereótipos, devendo ajudá-lo, inclusive, a ser tolerante e humilde ao deparar-se com situações de conhecimento científico e clínico pouco esclarecido e dominado.

A educação continuada em dor também preconiza a importância da boa qualificação teórico-técnica na formação dos profissionais que se dispõem a atuar na área. E precisamos reconhecer que avançamos muito nesse sentido. Nunca se estudou tanto sobre dor como atualmente.

Porém, a boa prática profissional não deve ser vista apenas como resultado de conhecimentos teórico-técnicos, aptidões e habilidades pessoais. É mais do que isso. É resultado da conjugação de vários fatores psíquicos e sociais que determinam o padrão de comportamento humano dos profissionais de saúde. E é essa conjugação de fatores técnicos, humanos e sociais que possibilita o bom ajustamento das pessoas às suas profissões, bem como o sentimento de satisfação profissional e o desejo de melhorar seus conhecimentos e competências.[54]

Por isso, é importante lembrar alguns requisitos pessoais que também são considerados necessários e que podem contribuir para a atuação clínica mais adequada e eficaz daqueles que atuam na área de dor.

Do ponto de vista pessoal, espera-se que o profissional de saúde seja capaz de suportar frustrações, criar vínculo positivo com o paciente, apesar de suas resistências e, por vezes, desconfiança. Enfim, ter capacidade de empatia, de suportar e conviver com as várias formas de sofrimento, sem nunca perder de vista o importante e simples gesto de "ouvir e estar com o paciente", para que ele, em meio aos seus infortúnios, possa ao menos ser poupado de experimentar uma das piores dores que é a de não ser compreendido e respeitado como pessoa.[5]

Porém, a capacidade de olhar e tratar com humanidade o outro supõe, antes de tudo, uma condição interna do profissional de saúde de também se perceber humano. Não se pode entender a dor do outro quando a nossa dor não é compreendida. Cuidar humanamente da dor do outro supõe a possibilidade do profissional cuidar-se como pessoa.

A necessidade de uma melhor qualificação nos conhecimentos teórico-técnicos sobre dor, a importância de se humanizar a formação profissional em dor, tanto no que se refere às relações com o paciente, como na assistência às dificuldades psicossociais desses profissionais, é uma realidade que felizmente começa a ser reconhecida.

Oportunamente vemos a iniciativa promovida pela *International Association for the Study of Pain* (IASP), e apoiada pela SBED, de se definir o ano de 2018 como o "Ano Mundial de Excelência em Educação em Dor", propondo ações em quatro domínios principais: gestão pública, qualificação técnica-profissional, abordagem do paciente e desenvolvimento do conhecimento científico sobre dor.

AJUDA DE PSICÓLOGOS NO MANEJO DA DOR

Os psicólogos podem ajudar os doentes a melhor enfrentarem a dor crônica. Apontam que embora o problema de dor seja prevalente, a maior parte das pessoas busca ajuda médica e, muitas vezes, com um alívio pouco efetivo.[3-5,9,11] Dizem que os psicólogos podem ajudar os doentes a melhor enfrentarem a dor crônica.

Apontam que embora o problema de dor seja prevalente, a maior parte das pessoas busca ajuda médica e, muitas vezes, com um alívio pouco efetivo. Dizem que pelo menos 100 milhões de adultos americanos sofrem de dor crônica. E, de acordo com a Academia Médica Americana de Dor, a forma crônica afeta mais americanos do que o diabetes, doença cardíaca e câncer combinadas.

A dor serve a um importante propósito de alerta, mas ao se cronificar, entretanto, ela se torna muito mais complexa. As pessoas pensam frequentemente que dor é puramente uma sensação física. No entanto, a dor envolve fatores biológicos, psicológicos e emocionais e, além disso, a dor crônica pode causar sentimentos como angústia, desesperança, tristeza e ansiedade. Para que efetividade no alívio da dor é necessário que haja uma integração de diferentes aspectos como físico, emocional e o psicológico.

Os tratamentos médicos incluem medicação, cirurgia e reabilitação física e são muito úteis no tratamento da dor crônica. Os tratamentos psicológicos são, também, parte importante do manejo da dor. Entender e lidar com pensamentos, sentimentos, emoções e comportamentos que acompanham o desconforto pode ser muito útil e mais efetivo. Psicólogos são os especialistas em ajudar as pessoas a lidar com seus pensamentos, sentimentos e comportamentos que acompanham a dor crônica. São os únicos profissionais habilitados para oferecer tratamentos que envolvem o manejo comportamental. Os psicólogos trabalham, no geral, em conjunto com outros profissionais na condução do tratamento e, inclusive, para reduzir a sua intensidade.

BUSCANDO PSICÓLOGO PARA DOR

Psicólogos são os especialistas em ajudar pessoas a lidar com seus pensamentos, sentimentos e comportamentos que acompanham a dor crônica. São os únicos profissionais habilitados para oferecer tratamentos que envolvem o manejo comportamental. Os psicólogos trabalham, no geral, em conjunto com outros profissionais, porém, são aqueles mais bem preparados para proceder a indicações clínicas. O psicólogo pode ser bastante útil nas orientações sobre esquemas de pensamentos, sentimentos, emoções e comportamentos, afinal, foram habilitados para tanto como nenhum outro profissional de saúde.

Na área comportamental, certamente, os psicólogos que se dedicam ao tratamento do doente com dor crônica são aqueles que desenvolveram habilidades em sua formação para melhor acompanhar estes pacientes.

O trabalho do psicólogo pode ser bastante útil na ajuda para se obter mudança de estilo de vida permitindo melhor readaptação ao retorno ao trabalho, às atividades de lazer e, frequentemente, auxiliando a desenvolver esquemas comportamentais que visem melhorar o desempenho, como p. ex., diminuir a insônia e outros sintomas objetivos.

O psicólogo pode ser bastante útil para auxiliar a mudança de esquemas de enfrentamento da dor e da vida.

A condição dolorosa é bastante estressante e, infelizmente, o estresse pode contribuir para o agravamento de inúmeros problemas de saúde, incluindo-se o aumento da pressão arterial, da obesidade, diabetes, depressão e ansiedade. O estresse pode ser um disparador da tensão muscular, ou espasmos musculares, que aumentam a dor. Lidar com as emoções pode afetar diretamente a intensidade da dor, assim, os psicólogos podem ajudar no manejo do estresse e das condições de vida relacionada direta ou indiretamente com a dor crônica.

Diferentes técnicas podem ser utilizadas para se obter esse controle. Tanto as técnicas de enfrentamento mais objetivas como as verbais revelaram-se de extrema ajuda no controle das respostas corporais e tensão.

O outro aspecto relacionado ao trabalho único do psicólogo concentra-se na necessidade de mudanças de esquemas de pensamento, ou esquemas afetivos que se perpetuam como num círculo vicioso, dificultando o relacionamento consigo mesmo e com os outros. O manejo de pensamentos disfuncionais, bem como de esquemas afetivos disruptivos, induz à retroalimentação do estresse levando ao aumento de tensão física (muscular), emocional e social o que é, muitas vezes, dificilmente identificável por outros profissionais de saúde e também pelo doente, e quando não bem diagnosticado e trabalhado corretamente pode levar o doente ao insucesso terapêutico geral.

Profissionais de saúde são formados para fornecerem conselhos úteis, porém, não são habilitados ao diagnóstico psicológico preciso que permita estabelecer como os pacientes podem utilizar estratégias para obter mudanças comportamentais e afetivas desejadas.

A mudança comportamental ou emocional exige conhecimento especializado. E, no caso do trabalho com o paciente com dor, o treino especializado específico habilita o psicólogo a propor melhores estratégias. Assim, não basta que um profissional saiba propor uma técnica geral, como por exemplo, relaxamento, se não houver treinamento de como essa técnica pode e deve ser mais bem conduzida diante da dinâmica de personalidade, de como ocorre o processo ou funcionamento psíquico daquele paciente, e como se utiliza seus recursos, seus esquemas de aprendizagem para que possa melhor usufruir a estratégia indicada, como no exemplo citado, de um simples relaxamento.

O problema da dor crônica envolve aspectos de aprendizagem ao longo da vida, isto é, questões relacionadas à dinâmica de memória e ao processamento cognitivo, aspectos estes que são tratados quando da intervenção psicológica adotada pelo trabalho do psicólogo. Assim, podemos dizer que o trabalho do psicólogo, auxiliando o enfrentamento da dor, é o único insubstituível.

CONDUTAS EM PSICOLOGIA

Estudos e prática clínica vêm demonstrando que aspectos psicológicos e psiquiátricos do doente com dor têm relevância para a melhora da condição geral, uma vez que a dor se compõe de diferentes dimensões, como descrito acima.

Observar o papel dos fatores sociais, psicológicos e comportamentais têm sido de interesse no que se refere ao quadro de tratamentos, pois eles são diretamente responsáveis pela responsividade dos tratamentos para dor crônica. A angústia psicológica persiste no decorrer de todo o processo de desenvolvimento da condição e é frequentemente pouco diagnosticada durante os cuidados. Portanto, é essencial que se compreenda melhor as bases biológicas, assim como psicológicas e cognitivas da angústia e suas consequências na saúde geral dos pacientes para que o desenvolvimento de padrões de intervenção seja o mais produtivo possível.

Educar é o melhor a se fazer seja a nós mesmos, profissionais de saúde que trabalham com doentes com dor, seja aos outros envolvidos sobre a importância da abordagem não biomédica, removendo os estigmas relacionados à psicologia e dor. A tomada de consciência deve ocorrer desde a reformulação dos currículos atuais nos cursos de graduação em saúde, políticas públicas dirigidas à minimização do problema em que a educação em saúde propricie que estejamos cientes do fato de que a dor é uma doença multifacetada e requer conhecimento e percepção de uma variedade de campos, a fim de compreender não só a doença, mas suas implicações.

Além de divulgar a importância do conhecimento sobre o papel que o paciente desempenha na compreensão de seu estado físico e mental, a dinâmica entre os dois e as mudanças em ambas as categorias podem revigorar a perspectiva da doença e da vida.

AVALIAÇÃO PSICOLÓGICA DO PACIENTE COM DOR

A avaliação da saúde mental do paciente com dor é ampla e engloba várias subáreas, sendo todas elas complementares e suplementares. Ao lado do diagnóstico médico, psiquiátrico, diagnostica-se através do exame psíquico e de amplo material de uso exclusivo do profissional de psicologia, ou seja, a avaliação do paciente não fica restrita a questionários e inventários. O exame é realizado para definir a situação psicopatológica, além de buscar estabelecer relações entre as condições de doença ou quadro nosográfico descrito através da psicopatologia, mas não somente isso.

Há o diagnóstico realizado pelo psicólogo, chamado tecnicamente de psicodiagnóstico, que para fins didáticos são subdivididos em eixos com objetivos determinados conforme abaixo:[4]

a) Focalizar a posição que a pessoa assume em relação à doença, reacional;
b) Obter visão panorâmica da vida do doente, considerando-se as áreas em que influenciam e são influenciadas pela doença, ou seja, situacional: funcionamento psíquico, social e cultural;
c) Avaliar as relações que o paciente estabelece a partir do adoecimento, como a pessoa se relaciona projetivamente, ou seja, transferencial;
d) Examinar áreas da vida mental como a cognitiva e suas funções (avaliação neuropsicológica, exclusivamente) e/ou afetivo-emocional (incluídos o diagnóstico da dinâmica e estrutura de personalidade), ou seja, funcional;
e) Analisar a vida relacional em diferentes grupos em que o indivíduo participa, ou seja, psicossocial.

Na avaliação da dor são relevantes as observações comportamentais, os verbos utilizados pelos entrevistados se estão no presente indicativo para perguntas: onde, frequência, duração, nexos de causalidade, intensidade, periodicidade, qualidade e não requer conhecimento do significado pessoal subjetivo necessariamente. Já a avaliação do sofrimento requer narrativa do paciente que deve ser conhecido integralmente, informando como a relevância cultural incide na vida do paciente.[55]

No que diz respeito à dor psicológica que a denominamos de sofrimento,[56] pouco se encontra a respeito em não humanos, e para humanos, além da literatura psicanalítica, pouco se tem escrito e, no momento, não será abordada neste artigo.

O significado da vida cotidiana e da dor psicológica[57,58] centra-se na discussão sobre os resultados provenientes de dois procedimentos que envolvem a perda de estímulo, ou motivação, a desvalorização inesperada de recompensa e extinção, ou a omissão inesperada de uma recompensa.[59]

Dor tem valor de sobrevivência, uma vez que serve como aviso de que algo não está bem, sinalizando frequentemente lesão ou doença, mesmo a decorrente de diferentes etiologias dolorosas e com isso deve-se distinguir algumas diferenças e interações entre dores físicas e psicológicas que contribuem para a experiência multidimensional de dor.

Dor e sofrimento são fenômenos distintos, assim como dor e nocicepção não se confundem e são igualmente fenômenos diferenciados. Envolvem diferentes regiões do cérebro que são metabolicamente ativadas para cada um deles. O sofrimento ocorre quando a integridade física e/ou psicológica está ameaçada.[60]

Há tempos se reconhece que o tratamento da dor, do ponto de vista da ciência psicológica, é um importante componente de controle. O gerenciamento psicológico baseia-se em alcançar o alívio, através da participação ativa do paciente, encorajando-o aos cuidados de saúde, além de fomentar a participação ativa na esfera psicossocial. O antigo dilema sobre se os problemas psicocomportamentais seriam causais ou reativos ainda está por se definir.[61]

Essa distinção torna-se particularmente de interesse uma vez que o sofrimento, e não a sensação dolorosa, pode levar a sentimentos de desamparo e desesperança, dois sentimentos que facilmente induzem à depressão. A evitação da "reexperiência", a antecipação e o medo são tentativas pouco adaptadas de enfrentamento que, muitas vezes, acrescentam ao desconforto elementos que induzem ao insuportável e se transformam em ansiedade em curso.[62]

Nenhum dos tratamentos hoje descritos é bem-sucedido em eliminar a dor completamente. E, de certo ponto de vista, nem é desejável que ocorra, pois abolir a dor totalmente ou erradicá-la é abolir/erradicar a capacidade de enfrentamento de situações adversas. Consequentemente, exige-se que a maioria das pessoas precise adaptar-se à presença de dor crônica e aprender a autogestão em face de tal estímulo persistente e suas consequências. No entanto, é o que parece ser o mais complicado no manejo do tratamento de tais doentes. Há um limite tênue entre o conforto desejável e o tratamento possível.

TRATAMENTO PSICOLÓGICO PARA O DOENTE COM DOR E SEUS OBJETIVOS

Em tese, todos temos habilidades ou potencial para desenvolver estratégias de enfrentamento das sensações, que no presente momento, é a condição dolorosa. Isso ocorre através do manejo dos processos mentais para lidar com a experiência advinda do sistema nociceptivo.

Os tratamentos psicológicos são métodos não invasivos e representam risco mínimo ao doente, mas exigem seu envolvimento ativo. Visam à reabilitação, à reintegração e à reinserção do paciente nos papéis funcionais previamente desempenhados em sua vida diária ou, quando isso não é possível, a sua reorientação para novas atividades. Propõem-se, também, a identificar e a tratar os fatores psicossociais, intrapsíquicos, relacionais, psiquiátricos e comportamentais que influenciem a natureza, gravidade, persistência da dor, da doença subjacente, das incapacidades, do sofrimento, dos comportamentos dolorosos e doentios e dos ganhos, sejam eles primários, secundários ou terciários.

Propõe-se um protocolo independentemente da linha teórica a ser utilizada para o manejo do tratamento, cujos critérios são aqueles relativos ao funcionamento mental do doente e sua integração com sua capacidade e sua vulnerabilidade, e deve abordar pelo menos os tópicos abaixo:[4]

1. **Autopercepção:** capacidade de autorreflexão, autoimagem, identidade e diferenciação dos afetos;

2. **Autorregulação:** capacidade de tolerância de afetos, autoestima, regulação de expressão dos instintos e antecipação de consequências;
3. **Autoproteção ou defesa:** tipo de resultados obtidos através da estabilidade, flexibilidade e mecanismos reativos adotados diante de situações-problemas;
4. **Percepção objetiva:** capacidade de diferenciar conteúdo subjetivo-objetivo, empatia, como o objeto da percepção afeta a percepção dos objetos afetivamente;
5. **Comunicação:** contato, a compreensão dos outros afetando a comunicação e a sua própria, reciprocidade;
6. **Vínculo (*Attachment*):** internalização, o desapego, a variabilidade de apego.

Cada modelo psicoterapêutico obedece e se organiza de acordo com seu referencial teórico e devem ser observadas suas especificidades. Assim como qualquer outra técnica, deve ser aplicada de acordo com a necessidade e objetivos que a definem; as técnicas psicoterapêuticas também devem ser aplicadas de acordo com seus objetivos. Caso contrário, é certo o insucesso terapêutico.

As técnicas comportamentais visam o manejo e tratamento de disfunções simples e ou complexas do processo de aprendizagem, envolvendo condicionamentos operantes e dissociativos e/ou mal adaptativos, além de dificuldades relacionadas ao processamento cognitivo mnêmico, atentivo e comportamento motor.

As técnicas cognitivo-comportamentais, por outro turno, são aquelas utilizadas para manejo de disfunções que definem pensamentos específicos verbais e suposição, ou esquemas de pensamentos automáticos.

As técnicas psicodinâmicas são utilizadas no manejo de disfunções das representações simbólicas, dificuldades interpessoais específicas, expectativas relacionadas ao *self* (si mesmo) e aos outros, com relação à organização dos afetos, pensamentos e comportamento em geral.

Não existe uma única técnica que abranja todos os problemas na esfera psicológica e por isso a necessidade, a partir de um psicodiagnóstico, de se estabelecer a estratégia psicoterapêutica que mais se adequa a ser utilizada. É o mesmo que ocorre em qualquer outra modalidade de tratamento. As técnicas devem ser aplicadas quando forem adequadas para cada situação clínica. Diferentes técnicas não podem ser utilizadas se não houver pertinência.

Em condição de dor aguda as técnicas psicológicas utilizadas devem ser as que diminuam a sensação aversiva relacionada ao estímulo doloroso, medo, ansiedade; que melhorem a resposta do Sistema Nervoso Simpático, melhorem a resposta ao estresse (*distress*) evitando a possibilidade de fixação na memória implícita.

Já na dor crônica utilizam-se técnicas que modifiquem a memória implícita e diminuam a reatividade fisiológica emocional, além das respostas não específicas ao estímulo doloroso; devem aumentar o controle sobre a sensação e emoção relacionadas à dor.

Técnicas autoaplicadas auxiliam os doentes com dor crônica a promover maior implicação no estado de doença, enquanto que técnicas hétero-aplicadas, no geral em dor aguda, promovem maior afastamento do doente do estado-dependente de dor.

Técnicas psicoeducativas, não necessariamente aplicadas em grupos, visam amenizar a angústia situacional e utilizam relaxamento passivo e/ou progressivo, imagens mentais ou visualização, distração cognitiva e/ou focalização, hipnose e musicoterapia, e devem incluir intervenções específicas breves visando modificar padrões psicocomportamentais em dimensões específicas: afetivo-motivacional, sensitivo-discriminativo e cognitivo-avaliativa.

CONSIDERAÇÕES FINAIS

Cabe ao profissional da área de saúde mental identificar, através do processo de avaliação diagnóstica, o desajuste básico, tratar as causas do desequilíbrio emocional, seja das interações sociais ou propor reorganização cognitiva ou psicoafetiva individual ou no que se refere ao relacionamento psicossocial, auxiliando a promover, quando possível, mudanças na estrutura da personalidade do paciente com dor, bem como estratégias mais adaptadas de enfrentamento das situações-problema. As demandas devem ser reduzidas ou adaptadas às reais condições do paciente, que deve também ser auxiliado a superar os problemas do cotidiano.

Quando não for possível, deve-se investir na redução do impacto dos fatores sociais e ambientais que estejam fora de controle. Indica-se o tratamento psicológico, ou psicoterapêutico a partir de dados observacionais e de uma avaliação pormenorizada, conforme descrito acima.

Profissionais da psicologia também podem contribuir para auxiliar profissionais de outras áreas da saúde no melhor entendimento acerca da psicodinâmica do paciente com dor e as motivações que determinam seu comportamento, facilitando, com isso, o manejo terapêutico e, consequentemente, melhorando a qualidade da prática assistencial em dor.

REFERÊNCIAS BIBLIOGRÁFICAS

1. Amaral LM. The century XXI's professional and the impact of the transformations in the multidisciplinary team of pain treatment. Curitiba: Maio Editora; 1999.
2. Souza JB, Grossmann E, Perissinotti DM, et al. Prevalence of chronic pain, treatments, perception and interference on life activities: Brazilian population-based survey. Pain Res Manag. 2017;2017:4643830.
3. Perissinotti DM. Compreendendo o processo doloroso: a dor como traição. In: Quayle J, Lucia MC. Adoecer: as interações do doente com sua doença. São Paulo: Atheneu; 2003.
4. Perissinotti DM, Matos P. Terapias comportamentais e psicológicas no controle da dor. In: Posso P, Grossmann E, Fonseca P, et al. Tratado de dor. Rio de Janeiro: Atheneu; 2017.
5. Berzin MG, Siqueira JT, Alves MC, et al. Relationship between professional and patient with pain: a challenge for health professionals. Eur J Pain Suppl. 2011;5(2):433-8.

6. Ballone P, Jones RO. Structure and spin in small iron clusters. Chem Phys Lett. 1995. (94)01491-D.
7. Perissinotti DM, Figueiró JA. Psicoterapias: indicação, modalidades e tratamento para doentes com dor. In: Figueiró JA, Angelotti G, Pimenta CA. Dor e saúde mental. São Paulo: Atheneu; 2005.
8. Guimarães SS. Introdução ao estudo da dor. In: Carvalho MM. Dor: um estudo interdisciplinar. São Paulo: Atheneu;1999.
9. Berzin MGR. Chronic pain: a psychological approach. Br J Oral Sci. 2004;10(3) 480-83.
10. Berzin F, Carvalho Filho J, Berzin MG, et al. Prevalence of signs and symptoms indicating temporomandibular dysfunctions in a Brazilian city. Congr Eur Fed Pain. Hambg Germany, 2011.
11. Sardá J, Nicholas MK, et al. The contribution of self-efficacy and depression to disability and work status in chronic pain patients: a comparison between Australian and Brazilian samples. Eur J Pain. 2009;13(2):189-95.
12. Ruivo MA, Alves MC, Bérzin MG, et al. Prevalence of pain at the head, face and neck and its association with quality of life in general population of Piracicaba city, Sao Paulo: an epidemiological study. Rev Dor. 2015;16(1):15-21.
13. Lacerda JT, Ribeiro JD, Ribeiro DM, et al. Prevalência da dor orofacial e seu impacto no desempenho diário em trabalhadores das indústrias têxteis do município de Laguna, SC. Ciên Saúde Coletiva. 2011;16(10):4275-82.
14. Albright L, Heir G, Krolchyk S, et al. Domperidone in lactation: use as a galactagogue. Int J Pharm Componding. 2004;8(5):329-35.
15. Goh EL, Chidambaram S, Ma D. Complex regional pain syndrome : a recent update. Burns Trauma. 2017;5:2.
16. Goessl VC, Curtiss JE, Hofmann SG. The effect of heart rate variability biofeedback training on stress and anxiety : a meta-analysis. Psychol Med. 2017;47(15):2578-86.
17. Rabello GD. Aspectos clínicos e terapêuticos. Medicina (Ribeirão Preto). 1997;30:458-71.
18. Cruz MC, Cruz LC, Cruz MC, et al. Cefaleia do tipo tensional: revisão de literatura. Arch Heal Investig. 2017;6(2):4-8.
19. Gil-Martínez A, Paris-Alemany A, López-de-Uralde-Villanueva I. Management of pain in patients with temporomandibular disorder (TMD): challenges and solutions. J Pain Res. 2018;11:571-87.
20. Schwartz CA. Tribute to Oliver Sacks. Br J Psychother. 2016;32(1):134-7.
21. Edwards RR, Dworkin RH, Sullivan MD, et al. Chronic orofacial pain: burning mouth syndrome and other neuropathic disorders. Spinal Cord. 2017;3(1):1-30.
22. Thoppay JR, De Rossi SS, Ciarrocca KN. Burning mouth syndrome. Dent Clin North Am. 2014;57(3):497-512.
23. Nóbrega JC, Siqueira SR, Siqueira JT, et al. Differential diagnosis in atypical facial pain: a clinical study. Arq Neuro-Psiquiat. 2007;65(2A):256-61.
24. Fernandes E, Savioli C, Siqueira JT, et al. Oral health and the masticatory system in juvenile systemic lupus erythematosus. Lupus. 2007;16(9):713-9.
25. Shamay-tsoory S. The neuropsychology of empathy : evidence from lesion studies Neuropsychologie. 2015;7(4):237-43.
26. Lages AC, Norte CE, Pedrozo AL, et al. Marcadores neurobiológicos e psicométricos da eficácia da terapia cognitivo-comportamental no transtorno de estresse pós-traumático associado a sintomas dissociativos: relato de caso. Rev Psiquiatr Rio Grande do Sul. 2011;33(1):55-62.
27. Van Dijk JF, Vervoort SC, van Wijck AJ, et al. Postoperative patients' perspectives on rating pain : a qualitative study. Int J Nurs Stud. 2016;53:260-9.

28. Correa EC, Berzin F. Efficacy of physical therapy on cervical muscle activity and on body posture in school-age mouth breathing children. Int J Pediatr Otorhinolaryngol. 2007;71(10):1527-35.

29. Castro MM, Quarantini LC, Daltro C, et al. Comorbid depression and anxiety symptoms in chronic pain patients and their impact on health-related quality of life. Rev Psiquiatr Clin. 2011;38(4):2-5.

30. Portnoi AG. O enfrentamento da dor. In: Teixeira MJ. Dor: contexto interdisciplinar. Curitiba: Editora Maio; 2003.

31. Berzin MG, Siqueira JT. Study on the training of Brazilian dentists and physicians who treat patients with chronic pain. Braz J Oral Sci. 2009;8(1):44-9.

32. Pini MH. Compartilhando a dor e diminuindo o abandono. In: Pimenta CA, Shibata N GC. Anais Do 6º Simpósio Brasileiro e Encontro Internacional Sobre Dor. Instituto SIMBIDOR; 2003.

33. Banja JD. Stigmatization, empathy, and the ego depletion hypothesis. Pain Med. 2011;12(11):1579-80.

34. Miceli AV. Comunicação Médico-paciente da dor total no câncer. In: Portnoi AG. A psicologia da dor. São Paulo: Guanabara Koogan; 2014.

35. Stewart H. Michael Balint: object relations pure and applied. London: Institute of Psycho-Analysis;1996.

36. Cardoso MG, Weinstock JG, Sardá Jr JJ. Adesão ao tratamento da dor neuropática. Rev Dor. 2016;17(1):107-9.

37. Loduca A, Socosi AS, Müller BM. In Samuelian. Dores crônicas: como melhorar a adesão ao tratamento. São Paulo: Do Autor; 2015, 63P.

38. Studart L, Acioli MD. A comunicação da dor : um estudo sobre as narrativas dos impactos da disfunção temporomandibular. 2011:15(37):487-503.

39. Elsenbruch S, Wolf OT. Could stress contribute to pain-related fear in chronic pain. Front Behav Neurosci. 2015;9(5):1-8.

40. Perissinotti DMN. Integração de terapêuticas farmacológicas e não-farmacológicas em dor neuropática. Rev Conex Sinapsen. 2018; 3(5):4-7.

41. Perissinotti DMN. Dói aqui, dói alí: vicissitudes da dor crônica. In: Quayle J (Ed) O Adoecer. 2019. Editora dos Editores, São Paulo, Cap. 8. pgs 113-133.

42. Kuner R, Flor H. Structural plasticity and reorganisation in chronic pain. Nat Rev Neurosci. 2016;18(1):20-30.

43. Bustan S, Gonzalez-Roldan AM, Kamping S, et al. Suffering as an independent component of the experience of pain. Eur J Pain. 2015;19(7):1035-1048.

44. Slavich GM. Life Stress and Health. Teach Psychol. 2016. doi:10.1177/0098628316662768

45. Silva JA. O uso da avaliação e a avaliação de seu uso (acerca da avaliação da qualidade do ensino). Paidéia (Ribeirão Preto). 2004;14(29):255-64.

46. Silva JA, Ribeiro-Filho NP. Avaliação psicofísica da percepção de dor. Psicol USP. 2011;22(1):223-63.

47. Siqueira SR. Existential meaning of patients with chronic facial pain. J Relig Health. 2018;57(3):1125-32.

48. Kandel ER, Schwartz JH, Jessell TM. Principles of neural science. 4th ed. New York: MacGraw Hill; 2000.

49. Sardá JJJ, Angelotti G. Avaliação psicológica da dor. In: Figueiró JA, Angelotti G, Pimenta CA. Dor e saúde mental. São Paulo: Atheneu; 2004.

50. Bastos DF, Silva GC, Bastos ID, et al. Dor. Rev SBPH. 2007;10(1):86-9.

51. Portnoi AG. Psicologia da dor. São Paulo: GEN; 2014.

52. Budker D. Some rules of good scientific writing. Berkeley: University of California; 2016.

53. Turk DC, Wilson HD, Cahana A. Treatment of chronic non-cancer pain. Lancet. 2011; 377(9784):2226-35.
54. Berzin MG. Qualidade de vida dos profissionais que tratam pacientes com dor. In: Siqueira JT, Teixeira, MJ. Dores orofaciais: diagnóstico e tratamento. São Paulo: Artes Medicas; 2012.
55. Lipman AG. Where is the evidence for pain, suffering, and relief-can narrative help fill the void? J Pain Palliat Care Pharmacother. 2011;25(1):25-8.
56. Loeser JD. Pain and suffering. Clin J Pain. 2000;16(2 Suppl):S2-6.
57. Perissinotti DMN. Dor Psicogênica. In: Posso IP, Grossmann E, et al.(Eds). Tratado de Dor. São Paulo: Atheneu; 2017:1359-1365.
58. Perissinotti DMN. Dor psicogênica: mito ou realidade? http://www.dol.inf.br/Html/Repensando/DorPsicogenica.pdf Acesso 27 de abril de 2019.
59. Papini MR, Fuchs PN, Torres C. Behavioral neuroscience of psychological pain. Neurosci Biobehav Rev. 2015;48(2):53-69.
60. Cassell EJ. The nature of suffering and the goals of medicine. London: Oxford University; 2004.
61. Critchley HD. Psychophysiology of neural, cognitive and affective integration: fMRI and autonomic indicants. Int J Psychophysiol.2009;73(2):88-94.
62. Merskey H, Bogduk N. Classification of chronic pain: descriptions of chronic pain syndromes and definitions of pain terms. Rio de Janeiro: IASP; 1994.

Índice Remissivo

Obs.: números em negrito indicam tabelas e quadros; números em *itálico* indicam figuras.

A

B

C

D

E

G

H

M

N

Q

R

S

T

IMPRESSÃO:

PALLOTTI
GRÁFICA

Santa Maria - RS | Fone: (55) 3220.4500
www.graficapallotti.com.br